中华人民共和国卫生标准汇编

放射卫生标准卷（下）

国家卫生计生委卫生和计划生育监督中心　编

中国标准出版社

北　京

图书在版编目(CIP)数据

中华人民共和国卫生标准汇编．放射卫生标准卷．下/国家卫生计生委卫生和计划生育监督中心编．—北京：中国标准出版社，2014.11

ISBN 978-7-5066-7749-3

Ⅰ.①中… Ⅱ.①国… Ⅲ.①卫生标准-汇编-中国②放射卫生-卫生标准-汇编-中国 Ⅳ.①R194-65②R14-65

中国版本图书馆 CIP 数据核字(2014)第 243590 号

中国标准出版社出版发行
北京市朝阳区和平里西街甲 2 号(100029)
北京市西城区三里河北街 16 号(100045)

网址 www.spc.net.cn
总编室：(010)64275323 发行中心：(010)51780235
读者服务部：(010)68523946
中国标准出版社秦皇岛印刷厂印刷
各地新华书店经销

*

开本 880×1230 1/16 印张 49.5 字数 1528 千字
2014 年 11 月第一版 2014 年 11 月第一次印刷

*

定价 252.00 元

前　言

卫生标准是为实施国家卫生计生法律、法规和政策，保护人体健康，在研究与实践的基础上，对职责范围内涉及人体健康和医疗卫生服务等事项制定的各种技术规定。经过近几十年的发展，法定传染病、职业病诊断标准基本实现全覆盖，医疗领域卫生标准迈出坚实步伐，卫生信息、营养等标准从无到有，初步形成了覆盖信息、传染病、寄生虫病、地方病、营养、病媒生物控制、职业卫生、放射卫生、环境卫生、学校卫生、医疗机构管理、医疗服务、医院感染控制、护理、临床检验、血液、消毒17个专业的标准体系，较好地保障了广大人民群众身体健康，推动了卫生事业的发展。截至2013年12月31日，国家已发布实施现行有效的卫生标准1045项。

为推动卫生标准的实施，满足各有关部门和单位业务管理、执法监督的实际需求，国家卫生计生委卫生和计划生育监督中心编制了《中华人民共和国卫生标准汇编》，并按专业分卷，本次包括6卷9册，分别为：职业卫生标准卷（上、下）、职业病诊断标准卷、放射卫生标准卷（上、下）、放射性疾病诊断标准卷、临床检验标准卷、医疗卫生标准卷（上、下）。其中收录现行有效的职业卫生标准227项、职业病诊断标准121项、放射卫生标准98项、放射性疾病诊断标准51项、临床检验标准80项、医疗服务标准42项、医疗机构管理标准6项、医院感染控制标准8项、护理标准2项、血液标准6项。

编　者

2014年9月

目　　录

ICS 13.100
C 57

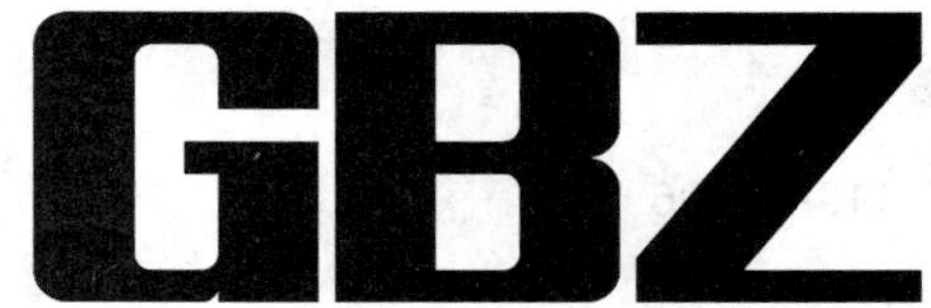

中华人民共和国国家职业卫生标准

GBZ 113—2006
代替 GBZ 113—2002, GBZ/T 153—2002

核与放射事故干预及医学处理原则

Guidelines on intervention and medical management in the nuclear and radiological accident

2006-11-03 发布　　　　2007-04-01 实施

中华人民共和国卫生部　发布

前 言

本标准第5、6章为强制性，其余为推荐性。

本标准代替GBZ 112—2002《电离辐射事故干预水平及医学处理原则》和GBZ/T 153—2002《放射性碘污染事故时碘化钾的使用导则》。本标准自实施之日起，GBZ 113—2002和GBZ/T 153—2002同时废止。

本标准与GBZ 113—2002和GBZ/T 153—2002相比，主要修改如下：

——标准名称改为“核与放射事故干预及医学处理原则”。

——在范围中增加了“本标准不适用于非电离辐射（如微波、紫外线、可见光及红外线等）对人员可能造成的危害防护”。

——将GBZ 113—2002“5 工作人员应急照射的剂量控制”和“6 对公众采取应急防护对策的干预水平”改为“5 事故干预的决策与干预水平”、“6 从事干预的工作人员的防护”和“7 事故的评价和监测”。

——增加了“对受用剂量大于2Gy者送专科医院救治”等内容，增加了内污染的干预水平表。

——根据GB 18871—2002《电离辐射防护与放射源安全基本标准》，并参照ICRP、IAEA等组织的有关建议，增加了附录E、F、G、H，增强了标准的可操作性。

本标准的附录A、附录B、附录E、附录F和附录H是资料性附录，附录C、附录D和附录G是规范性附录。

本标准由卫生部放射卫生防护标准专业委员会提出。

本标准由中华人民共和国卫生部批准。

本标准起草单位：中国医学科学院中国协和医科大学放射医学研究所、中国疾病预防控制中心辐射防护与核安全医学所、军事医学科学院附属307医院。

本标准主要起草人：姜恩海、张良安、谭绍智、王桂林、刘长安。

本标准所代替的标准的历次版本发布情况为：

——GB 9662—1988，GBZ 113—2002；

——GB/T 16138—1995，GBZ/T 153—2002。

核与放射事故干预及医学处理原则

1 范围

本标准规定了核和放射事故时，对工作人员应急照射的剂量控制、公众采取应急防护对策的干预及干预水平、受照人员的医学处理以及重建正常工作秩序的防护原则要求。

本标准适用于核与放射事故时受照人员的医学处理，以及从事干预的工作人员和公众的防护。

本标准不适用于非电离辐射(如微波、紫外线、可见光及红外线等)对人员可能造成的危害防护。

2 规范性引用文件

下列文件中的条款通过本标准的引用而成为本标准的条款。凡是注明日期的引用文件，其随后所有的修改单(不包括勘误的内容)或修订版均不适用于本标准，然而，鼓励根据本标准达成协议的各方研究是否可使用这些文件的最新版本。凡不注明日期的引用文件，其最新版本适用于本标准。

GB/T 18197 放射性核素内污染人员的医学处理规范

GB/T 18199 外照射事故受照人员的医学处理和治疗方案

GB 18871 电离辐射防护与辐射源安全基本标准

GBZ 96 内照射放射病诊断标准

GBZ 102 放冲复合伤诊断标准

GBZ 103 放烧复合伤诊断标准

GBZ 104 外照射急性放射病诊断标准

GBZ 106 放射性皮肤疾病诊断标准

WS/T 186 人体体表放射性污染去污规范

3 术语和定义

下列术语和定义适用于本标准。

3.1

事故 accident

从防护和安全的观点，其后果或潜在后果不容忽视的任何意外事件，包括管理、操作错误、设备失效或损坏。

3.2

核事故 nuclear accident

因链式反应失控或放射性物质外泄失控而造成的突发性意外事件或事件序列。这类事件很有可能对外界环境造成不良后果(主要指放射性物质失去控制地向环境释放)，并可能危及公众的健康。

3.3

临界事故 criticality accident

意外发生的自持或发散的中子链式反应所造成的能量和放射性释放事件。

3.4

放射事故(辐射事故) radiation accident

核装置或其他辐射源失去控制时，导致或可能导致异常照射条件的事件的统称。有时也用来指操作失误所致的异常照射事件。

3.5

应急 emergency

需要立即采取某些超出正常工作程序的行动以避免事故发生或减轻事故后果的状态；同时，也泛指立即采取某些超出正常工作程序的行动。

3.6

持续照射 prolonged exposure

长期持续存在的非正常公众照射，这种照射的剂量率基本上是恒定的或者下降缓慢。

3.7

事故照射 accidental exposure

异常照射的一种，指在事故情况下受到的非自愿的、意外的照射。

3.8

应急照射 emergency exposure

异常照射的一种，指在发生事故之时或之后，为了抢救遇险人员，防止事态扩大、或其他应急情况而有计划地接受的过量照射。

3.9

行动水平 action level

在应急照射或持续照射情况下，应考虑采取相应的防护行动或补救行动的剂量率水平或活度浓度水平。

3.10

放射性核素体外污染 external contamination of radionuclides

放射性核素粘附于体表。

3.11

放射性核素体内污染 internal contamination of radionuclides

经消化道、呼吸道、皮肤创面进入体内，放射性核素在体内的含量超过其自然存在量。

3.12

急性照射 acule exposure

短时期内受到的大剂量的照射。

3.13

干预水平 intervention levels

针对应急照射情况或持续照射情况所制定的可防止的剂量水平，当达到这种水平对应考虑采取相应的防护行动或补救行动。

3.14

随机性效应 stochastic effect

发生几率与剂量成正比而严重程度与剂量无关的辐射效应。一般认为，在辐射防护感兴趣的低剂量范围内，这种效应的发生不存在剂量阈值。

3.15

确定性效应 deterministic effect

通常情况下存在剂量阈值的一种效应，超过阈值，剂量越高则效应的严重程度越大。

3.16

宫内照射 irradiation in uterus

由受精卵着床到新生儿出生之前，在子宫内所接受的照射。

3.17

关键人群组 critical group

在某一给定的放射源和照射途径，受照相当均匀，并能代表因该给定辐射源和该给定照射途径所受有效剂量和当量剂量最高的个人的一组公众成员。

3.18

防护对策 countermeasure

旨在缓解事故后果的一种行动。

3.19

防护行动 protective action

为避免或减少公众成员在持续照射或应急照射情况下的受照剂量而进行的一种干预。

3.20

预期剂量 projected dose

若不采取防护行动或补救行动，预期会受到的照射剂量。

3.21

可防止的剂量 avertable dose

采取防护行动所减少的剂量，即在采取防护行动的情况下预期会受到的剂量与不采取防护行动的情况下预期会受到的剂量差。

3.22

稳定性碘 stable iodine

含有非放射性碘的化合物，当事故已经导致或可能导致释放碘的放射性同位素的情况下，将其作为一种防护药物分发给居民服用，以降低甲状腺的受照剂量。

3.23

隐蔽 sheltering

应急防护措施之一。指人员停留于（或进入）室内，关闭门窗及通风系统。其目的是减少飘过的烟羽中外照射剂量和放射性物质吸入，也为了减少来自放射性沉积物的外照射剂量。

3.24

撤离 evacuation

应急防护措施之一。指将人们从受影响区域紧急转移，以避免或减少来自烟羽或高水平放射性沉积物产生的高照射剂量。该措施为短期措施，预期人们在预计的某一有限时间内可返回原地区。

3.25

避迁 relocation

应急防护措施之一。指人们从受污染地区迁出，以避免或减少地面沉积外照射的长期累积剂量。其返回原地区的时间或为几个月到1～2年，或难以预计而不予考虑。

3.26

重新进入 re-entry

在控制条件下，允许部分或全部撤离人员返回受影响的原先居住的区域。

3.27

分级医疗体制 hierarchical medical system

为管理上的需要，将三级职能水平的应急医疗任务相应地落实到各医疗机构中而形成的二级或三级职责分工明确、又有机衔接的负责辐射应急医学处理的阶段性医疗体系。

4 总则

4.1 对核与放射事故进行干预应遵循 GB 18871—2002 第五章中对干预的主要要求。

4.1.1 为避免发生确定性效应，应采取防护措施、限制个人的受照剂量，使之低于可引起确定性效应的剂量阈值，参见附录A。

4.1.2 应限制随机性效应的总发生率，使其达到可合理做到的尽可能低值。

4.1.3 采取任何一种防护对策时，应根据其利益、风险和代价进行最优化的判断和权衡，参见附录B。避免采取得不偿失的应急措施，给社会带来不必要的损失。

4.2 许可证持有者和有关干预组织及审管部门，应按国家有关法规和标准的要求承担对应急照射情况下干预的准备、实施和管理方面的责任。

4.3 事先应按GB 18871的要求，根据源的类型、规模和场址特征制定应急照射计划，并履行相应的批准程序。

4.4 核与放射事故时对人体产生照射的剂量范围可能很大，可发生随机性效应，也可产生确定性效应。评价确定性效应，最适宜的量是器官或组织的吸收剂量，单位是Gy。评价随机性效应，表示个人危险度的量是全身的有效剂量，单位是Sv。但在有可能发生急性损伤的大剂量照射时，不宜采用有效剂量。

4.5 核与放射事故时，不仅要评价受照个人的剂量水平，也要评价在人群中导致有害健康的总效应。集体有效剂量可用来粗估人群随机性效应的发生率。

4.6 在核与放射事故中放射防护和医疗所面临的主要问题是外照射(局部照射、全身照射)、内照射、放射性皮肤损伤以及各种复合伤。

5 事故干预的决策与干预水平

5.1 紧急防护行动的决策(事故应急计划)应以事故时的主导情况为基础。实际可行时，则应根据放射性物质向环境释放的预计情况来做出决策，但不能为了要验证释放而将决策推迟到根据释放开始后的测量结果。

5.2 应根据干预水平和行动水平来实施核写放射事故的干预。干预水平用实施干预行动时预计可以防止的剂量来表示；行动水平则用放射性核素在食品、水和农作物等中的放射性活度浓度来表示，有时也可用预期剂量率或预期剂量来表示。

5.3 如果任何个人所受的预期剂量或剂量率接近或预计接近任何情况下预期均应进行干预的剂量水平，见附录C，则采取防护行动几乎总是正当的，此时若不采取紧急防护行动的决策，必须对其正当性进行判断。

5.4 如果任何个人所受的预期剂量或剂量率低于或预计低于任何情况下预期均应进行干预的剂量水平，而且可防止的剂量大于相应的通用优化干预水平时，见附录D，通常情况下表明需要采取干预防护行动，但此时事故应急计划中的干预水平和行动水平应是最优化的。在确定可防止的剂量时，应适当考虑采取防护行动时可能发生的延误和可能影响行动执行效能的其他因素。

5.5 通用优化干预水平下的可防止的剂量值是指对适当选定的人群样本的平均值，而不是指对最大受照(关键居民组中)个人所受到的剂量，但无论如何，应使关键人群组的预期剂量保持在通用优化干预水平以下。

5.6 事故应急计划中的干预水平和行动水平值仅作为实施防护行动的初始准则，在应急响应过程中应根据实际情况对其值进行修改。

5.7 在应急计划中应明确事故防护行动的主要措施，见附录C。

5.8 干预组织应使临时避迁人员了解他们返回家园的大体时间和他们的财产的保护状况。

5.9 应参考附录B所给出的准则，结合事发现场的特点制定受照人员避迁、撤离、返回、永久再定居等的干预行动的优化干预水平。

5.10 在开始实施永久再定居计划之前，应与可能受影响的人员进行充分的协商。

6 从事干预的工作人员的防护

6.1 事先应按GB 18871的要求对可能参与实施应急计划的人员进行专门的技术培训和演练，对未通过技术培训和演练的人员均不能参与实施应急计划的干预行动。

6.2 除下列情况外，从事干预的工作人员所受到的照射应按职业照射剂量限值进行控制：

a) 为抢救生命或避免严重损伤；

b) 为避免大的集体剂量；

c) 为防止演变成灾难性情况。

6.3 在6.2中所列举情况下从事干预时，除了抢救生命的行动外，必须尽一切合理的努力，将工作人员所受到的剂量保持在100 mSv以下；对于抢救生命的行动，应做出各种努力，将工作人员的受照剂量保持在500 mSv以下，以防止确定性效应的发生。此外，当采取行动的工作人员的受照剂量可能达到或超过500 mSv时，只有在行动给他人带来的利益明显大于工作人员本人所承受的危险时，才应采取该行动。

6.4 采取行动使工作人员所受的剂量可能超过50 mSv时，采取这些行动的工作人员应是自愿的；应事先将采取行动所要面临的健康危险清楚而全面地通知工作人员，并应在实际可行的范围内，就需要采取的行动对他们进行特殊培训。

6.5 应在应急计划中明确规定能确保6.2、6.3和6.4的要求得以满足的法人。

6.6 应急人员在参与抢救工作时，应采取安全可靠的防护措施。尽可能减少内、外照射和表面污染。

6.7 一旦应急干预阶段结束，从事恢复工作(如工厂和建筑物修理，废物处置，或厂区及周围地区去污等)的工作人员所受的照射应按职业照射剂量限值进行控制。

6.8 不得因工作人员在应急照射情况下接受了剂量而拒绝他们今后再从事伴有职业照射的工作。但是，如果经历过应急照射的工作人员所受到的剂量超过了500 mSv，或者工作人员自己提出要求，则在他们进一步接受任何照射之前，应认真听取具有资质的放射病专业合格医生的医学劝告。

7 事故的评价和监测

7.1 应采取一切合理的步骤，对事故使公众成员所受到的照射进行评价，并应通过适当的方式将评价结果向公众公布。

7.2 应采取一切合理的步骤为应急干预提供适当的防护，并对参与应急干预的工作人员的受照剂量进行记录和评价。干预结束后，应向有关工作人员通告他们所接受的剂量和可能带来的健康危险。

7.3 评价应以已获得的最有价值的资料为基础，并应根据能得出更准确结果的任何新的资料及时地加以修改。

7.4 应将有关的调查、监测、评价结果及其修改的所有信息进行全面的记录，并予以妥善保存。

7.5 如果评价表明，继续实施防护行动已不再是正当的，则应停止所实施的防护行动。

8 事故照射人员的医学处理原则

8.1 一般原则

8.1.1 我国对核事故时受照人员的救治实行三级医疗救治体系，对放射事故时受照人员的分级救治实行两级医疗救治体系，各级医学应急救治组织在早期分类诊断和医学处理时，可依据GB/T 18197、GB/T 18199、GBZ 96、GBZ 102、GBZ 103、GBZ 104、GBZ 106、WS/T 186进行医学处理。首先应尽快消除有害因素的来源，同时将事故受照人员撤离现场，检查人员受危害的程度。并积极采取救护措施，及时向上级部门报告。

8.1.2 根据事故的性质、受照的不同剂量水平、不同病程，迅速采取相应对策和治疗措施。在抢救中应首先处理危及生命的外伤、出血和休克等，对估计受照剂量较大者应选用抗辐射药物。

8.1.3 对疑有体表污染的人员，应进行体表污染的监测，首先处理危及生命的外伤、出血和休克等，并迅速进行去污染处理，防止污染的扩散。

8.1.4 对事故受照人员逐个登记并建立档案，除进行及时诊断和治疗外，尚应根据其受照情况和损伤程度进行医学处理及相应的随访观察，以便及时发现可能出现的远期效应，达到早期诊断和治疗的目的。

8.2 外照射事故受照人员

8.2.1 可根据受照人员的初期症状、体征、外周血淋巴细胞绝对数和事故剂量重建计算机方法估算早期剂量，并参照其他物理剂量的估算结果，迅速作出病情的初步估计，参见附录E(资料性附录)。有条件者可进行外周血淋巴细胞染色体畸变分析(适用剂量范围为0.1 Gy～5.0 Gy)和淋巴细胞微核测定(适用剂量范围为0.25 Gy～5.0 Gy)等作进一步的生物学剂量估算。

8.2.2 根据核与放射事故的分级救治要求，进行分级救治，全身受照剂量小于0.1 Gy者可作一般医学检查，确定是否需要治疗；受照剂量大于0.25 Gy者应予以对症治疗；对受照剂量大于0.5 Gy者应住院观察，并给予及时治疗；受照剂量大于1 Gy者，必须住院严密观察和治疗；对受照剂量大于2 Gy患者应送专科医院救治。

8.2.3 外照射急性放射病人，应根据GBZ 104采取综合性对症治疗。

8.2.4 对伴有急性放射皮肤损伤的病人，应根据GBZ 106进行分度诊断和治疗。

8.2.5 对伴有放冲复合伤或放烧复合伤的病人，应根据GBZ 102、GBZ 103进行诊断和治疗。

8.3 内照射事故受照人员

8.3.1 放射性核素可经呼吸道、消化道、皮肤伤口甚至完好的皮肤进入体内造成内照射损伤。

8.3.2 内照射放射病人应根据GBZ 96诊断治疗。

8.3.3 内照射的判定可依据污染史(事故性质、事故现场放射性核素的种类、浓度、人体污染途径等)，进行生物样品的放射性测定分析(如血、尿、粪及其他内容物等)和全身或靶器官的体外放射性测量，用事故剂量重建计算机方法估算剂量，并结合临床表现等综合判定。

8.3.4 放射性核素进入人体内的医学处理

a) 尽早清除初始进入部位的放射性核素。包括：彻底洗消体表污染，防止污染物的扩散。疑有吸入时，应清拭鼻腔、含嗽、祛痰，必要时使用局部血管收缩剂。有摄入时，可催吐、洗胃、使用缓泻剂和阻吸收药物。

b) 根据放射性核素的种类和摄入量，尽早选用相应药物进行促排治疗，见附录H。有放射性碘进入体内时，应按附录F服用稳定性碘；有氚进入体内时应大量饮水或补液。

8.3.5 对超过5个年摄入量限值(*ALI*)的放射性核素内照射人员应进行医学观察及相应的治疗；超过20个*ALI*者属于严重内照射，应进行长期、严密的医学观察和积极治疗，并注意远期效应。

8.4 内外混合照射事故照射人员

内外混合照射时的医学处理可参照8.2及8.3进行。伴有体表创伤时，可用生理盐水络合剂反复冲洗。对用生理盐水和络合剂难以去除的污染，可考虑扩创手术切除。

9 放射性污染的控制

9.1 发生污染性事故时，应首先控制污染，保护好事故现场，阻断一切扩散污染的可能途径。如暂时关闭通风系统或控制含有放射性核素的液体外溢，或用物体吸附或遮盖密封，防止污染再扩散。

9.2 隔离控制区，禁止无关人员和车辆随意出入现场。或用路障、或用明显线条标记出污染的边界区域及其污染程度。由隔离区进入清洁区，要通过监督区，确保清洁区不受放射性污染。

9.3 进入污染区必须穿戴个人防护用具，通过缓冲区进入污染区。

9.3.1 从污染区出来的人员，要进行个人监测，手、脸、头发、鞋要给以特别注意，其次是臀部、膝、袖口等处。

9.3.2 由污染区携出的物品、设备，必须在缓冲区经过检查和去污处理，达到去污标准后，才能带入清洁区。

9.3.3 污染的监测结果必须记录，用一定面积的平均计数率值表示之，如监测地板、天花板、墙表面用

1 000 cm^2 以上的平均计数率值；皮肤和工作服污染测量用 100 cm^2；其他情况可根据实际情况确定。

9.4　任何表面受到放射性污染后，应及时采取综合去污措施，尽可能清洗到本底水平或按附录 G 列出值进行控制。

9.5　个人体表去污时用肥皂、温水认真冲洗，或软毛刷轻擦洗。去污时要按顺序进行，先轻度污染部位后重度污染部位，防止交叉污染。要特别注意手部，尤其是指甲沟、手指缝。必要时可用弹力粘膏敷贴 2 h～3 h，揭去粘膏再用水清洗，对去除残留性污染有较好效果。或采用特种去污剂，参见附录 H。擦洗头发一般用大量肥皂和水，要特别注意防止肥皂泡沫流入眼睛、耳、鼻和嘴。

每次洗消前后要进行监测，对比去污效率。除污染的废水须收集，人员的服装、用具等污染物经监测后装入专用塑料袋内方可酌情处理。

9.6　受过严重放射性污染的车辆或设备，其表面虽然经除污达到了许可水平，但是，当检修、拆卸内部结构时，仍要谨慎，防止结构内部污染的扩散，要进行监测和控制。

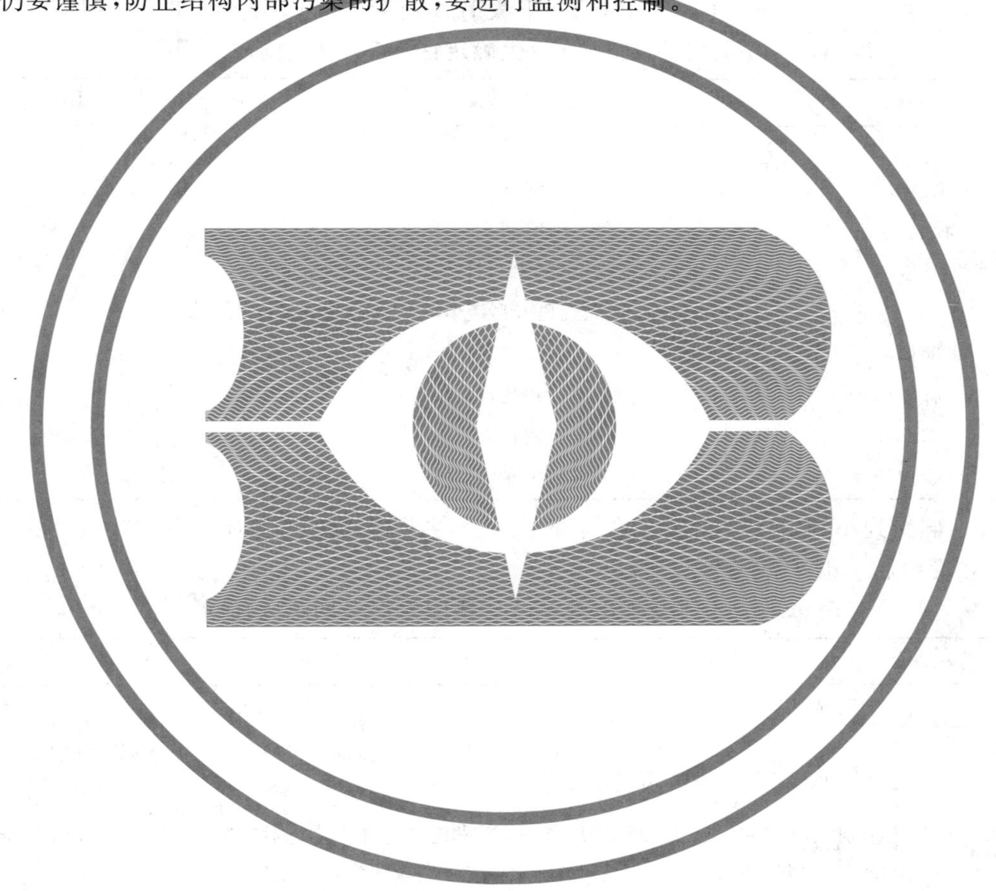

附 录 A
（资料性附录）
电离辐射对人体的健康效应

A.1 确定性效应

A.1.1 确定性效应可出现在受到足够大剂量照射的任何器官或组织，其严重程序随剂量而变化，可能存在剂量的阈值。在发生核与放射事故情况时，个人可能遭到急性照射而出现确定性效应，出现确定性效应常见的器官和组织有骨髓、肺、甲状腺、眼晶体、生殖腺和皮肤等。

A.1.2 正常人群受到γ射线照射时，若剂量低于下表A.1所列值，预期不会出现确定性效应。

表 A.1 主要组织、器官不发生确定性效应的剂量水平上限

组织或器官	确定性效应	剂量水平上限/Gy
胎儿	致畸	0.1
全身	呕吐	0.5
骨髓	细胞凋亡	1.0
生殖腺	不育(永久性)	3.0
皮肤	红斑及脱毛	3.0
眼晶体	白内障	5.0
肺	肺炎(非致死性损伤)	5.0
肺	死亡	10.0
甲状腺	功能减退、粘液水肿	10.0

A.1.3 正常人群受到小剂量γ射线一次全身外照射后，主要出现以植物神经系统功能紊乱为主的早期临床症状，在受照后1 d～2 d内可自行消失，见表A.2。

表 A.2 人体受到小剂量γ射线照射后早期临床症状

受照剂量/Gy	临床症状	血液学变化
<0.1	无明显变化	
0.10～0.25	无明显变化	淋巴细胞数略降后升高，逐渐恢复，白细胞数变化不明显
0.25～0.50	个别人(约2%)出现轻微症状：头晕、乏力、食欲下降、睡眠障碍等	淋巴细胞和白细胞数略低于正常值，有的下降25%左右，但较快恢复到正常水平
0.50～1.00	少数人(约5%)出现轻度症状：头晕、乏力、不思食、失眠、口渴等	淋巴细胞、白细胞、血小板可降低到照前的25%～50%，半年内可能恢复到正常水平
1.00～1.50	一部分人(约5%～50%)出现恶心，少数人可能出现呕吐	淋巴细胞和血小板可降低50%以上，白细胞可降低至50%，可恢复到正常值

A.1.4 皮肤受照射的反应有各种不同效应，最早观察到的效应是暂时性红斑、暂时性脱毛。随着剂量增加，出现永久性脱毛、干性或湿性脱屑、皮肤变色、水肿、水泡形成等，严重者出现溃疡、坏死、萎缩和纤维化。效应的发生率、严重程度和出现持续时间，取决于照射条件。

A.2 随机性效应

A.2.1 随机性效应的严重程度与所受剂量的大小无关，但其发生率取决于剂量。可能不存在阈值。

最主要的随机性效应是诱发癌和各种严重的遗传疾患。

A.2.2 国际放射防护委员会和国际原子能机构推荐的放射防护用的致死性和非致死性癌的危险度见表 A.3。

表 A.3 致死性和非致死性癌的危险度

组织或器官	致死性癌/($10^{-4}Sv^{-1}$)	非致死性癌/($10^{-4}Sv^{-1}$)
性腺(最初二代)[a]	40	
乳腺	25	15
红骨髓	20	
肺	20	
甲状腺	5	100
骨	5	
其余所有组织	50	
皮肤	1	100

[a] 性腺系指遗传效应的危险度,个人(最初二代)取 0.4,群体(全部后代)取 0.8。

A.2.3 电离辐射照射的危险度随受照个体性别和年龄的不同而变化。女性受照后诱发致死性癌症估计为 $1.5\times10^{-2}Sv^{-1}$;而男性受照后诱发致死性癌症为 $1.0\times10^{-2}Sv^{-1}$。又如胎儿或幼年儿童辐射诱发致死性癌症的可能比全人口人群的均值($1.25\times10^{-2}Sv^{-1}$)高出两倍。妇女甲状腺癌比男人高出 2～3 倍。已证明摄入低碘人群的甲状腺癌的发生率较高。

A.3 宫内照射

A.3.1 宫内照射所致效应中最引人关心的是畸形小头症和智力严重障碍。妊娠 8 周～15 周内受到照射而发生严重智力障碍的危险度为 $0.4Sv^{-1}$,目前没有发现明显的阈值;妊娠 15 周后受照危险度较小,并可能有阈值;妊娠 8 周之前受照,尚未发现有这种危险。

A.3.2 胎儿受照后,诱发儿童期致死性恶性肿瘤也是胎儿照射后要关注后果之一,其危险度略高于成年人的危险度,即 $2.3\times10^{-2}Sv^{-1}$。

A.3.3 没有证据证明妊娠早期(妊娠 8 周～15 周内),在短期内受到小于 100 mGy 的照射,能产生致畸效应。

附 录 B
（资料性附录）
应急对策的利益、风险和代价

B.1 隐蔽

人员隐蔽于室内，可使来自放射性烟云的外照射剂量减少到1/2～1/10。关闭门窗和通风系统就可减少因吸入放射性核素污染所致的剂量，隐蔽也可降低由沉降于地面时放射性核素所致的外照射剂量，一般预计可降低到1/5～1/10。上述减弱系数要视建筑物类型及人员所处位置而定。

此对策简单、有效，隐蔽时间较短时，其风险和代价很小；但时间较长（超过12 h～24 h），可能会引起社会和医学方面的问题。它的另一好处是，隐蔽过程中人群已受控制，有利于采取进一步的对策，如疏散人口等。

B.2 个人防护方法

空气中有放射性核素污染的情况下，可用简易法进行呼吸道防护，例如用手帕、毛巾、纸等捂住口鼻，可使吸入的放射性核素所致剂量减少到1/10。防护效果与粒子大小、防护材料特点及防护物（如口罩）周围的泄漏情况等有关。体表防护可用日常服装，包括帽子、头巾、雨衣、手套和靴子等。

公众采取简易的个人防护措施，一般不会引起伤害，所花代价也小。但进行呼吸道防护时，对有呼吸系统疾病或心脏病的人，应注意不利影响。

B.3 服用稳定性碘

碘化钾或碘酸钾可以减少放射性碘同位素进入甲状腺。一次服用100 mg碘（相当于130 mgKI或170 mgKIO_3），一般在5 min～30 min内就可阻止甲状腺对放射性碘的吸收，大约在一周后对碘的吸收恢复正常。服碘时间对防护效果有明显影响，在摄入放射性碘前或摄入后立即给药效果最好；摄入后6 h给药，可使甲状腺剂量减少约50%；摄入后12 h给药，预期防护效果很小；24 h后给药已基本无效。

服用稳定性碘的风险不大，仅少数人可能有过敏反应。但由于服药有明显的时间性，而核事故当时往往时间紧迫，因此，分发药物可能是个较困难的问题，尤其在涉及的人数和范围较大时。必要时可事先分给公众保存使用（详见附录F）。

B.4 撤离

撤离是最有效的防护对策，可使人们避免或减少受到来自各种途径的照射。但它也是各种对策中难度最大的一种，特别是在事故早期，如果进行不当，可能付出较大的代价，所以对此应采取周密的计划。在事先制定应急计划时，必须考虑多方面的因素。如事故大小和特点，撤离人员的多少及其具体情况，可利用的道路、运输工具和所需时间，可利用的收容中心、地点、设施、气象条件等。

B.5 避迁

与撤离的区别主要是采取行动的时间长短不同，如果照射量率没有高到需及时撤离，但长时间照射的累积剂量又较大，此时就可能需要有控制地将人群从受污染地区避迁。这种对策可避免人们遭受已沉降的放射性核素的持续照射。

避迁不像撤离时那样紧急，居民的迁移可预先周密地计划和控制，故风险一般较撤离时小。但风险和代价也可能很高，因为那些离开家园和尚未搬迁的人们都会有心理负担。如果受污染的地区人口众多，代价和困难可能较大。所以，主管部门要了解污染程度及范围，并及时告知公众是否要避迁，认真做好组织和思想工作。

B.6 控制食物和水，使用贮存的粮食和饲料

放射性核素释放到环境时，就会直接或间接地转移到食物和水中。牛奶中的^{131}I峰值一般在一次孤立的放射性核素释放后48 h出现，因此对牛奶的控制较其他食物尤为重要。事故发生后，越早将奶牛和其他肉食用的牲畜撤离受污染的牧场，并喂以未污染的饲料，牛奶及其他肉食品的污染水平就越低，人们可能接受的照射剂量就越小。对受污染的食物(牛奶、水果、蔬菜、谷物等)可采用加工、洗消、去皮等方法除污染，也可在低温下保存，使短寿命的放射性核素自行蜕变，以达到可食用的水平。这种对策的风险和代价很小。

B.7 控制出入

采取此对策可减少放射性核素由污染区向外扩散，并避免进入污染区而受照射。其主要困难在于长时间控制出入后，人们会急着要离开或返回自己家中，以便照料生产或由封锁区运出货物、产品等。

B.8 人员除污染

应对已受到或可疑受到污染的人员除污染。其方法简单，但不要因为人员除污染面延误撤离或避迁。这种对策的风险和代价很小。

B.9 地区除污染

即对受放射性物质污染的地区消除污染。道路和建筑物表面可用水冲或真空抽吸法。设备可用水和适当的清洗剂清洗；耕种的农田和牧场可去掉表层土移往贮存点埋藏，也可深耕而使受污染的表层移向深层。

这种对策的困难、风险和代价在于：(1)进行除污染作业的人员可通过外照射及吸入放射性核素而增加受照剂量，对他们要采取防护措施；(2)除污染面积大时，不仅所花代价大，贮存或处理大量放射性废物也是个困难问题；(3)部分物品因污染而难以使用，也是经济上考虑的主要因素，但实施上述对策对公众健康的危害预计是很小的。

B.10 医学处理

只有在发生严重事故、早期对策无效而对工作人员和公众造成危害时，才需进行医学处理。处理人数较多时，困难和代价较大。

附 录 C
（规范性附录）
应急照射情况下的通用优化干预水平与行动水平

C.1 紧急防护行动：隐蔽、撤离、碘防护的通用优化干预水平

一般情况下，作为防护决策的出发点，可以采用下面所推荐的通用优化干预水平。

隐蔽的通用优化干预水平是2天内可防止的剂量为10mSv。在时间不长或便于执行下一步防护对策（如撤离），决策部门可根据具体情况适当降低。

临时撤离的通用优化干预水平是一周内可防止的剂量为50mSv。决策部门可根据撤离的难易程序适当增加或降低通用优化干预水平。

碘防护的通用优化干预水平是甲状腺可防止的待积剂量为100mGy。

C.2 食品通用行动水平

表C.1列出了食品通用行动水平。实际应用时，应考虑多种核素的总的贡献。

表C.1 食品通用行动水平表

放射性核素	一般消费食品/(kBq/kg)	牛奶、婴儿食品和饮水/(kBq/kg)
^{134}Cs，^{137}Cs，^{103}Ru，^{106}Ru，^{89}Sr	1	1
^{131}I	1	0.1
^{90}Sr	0.1	0.1
^{241}Am，^{238}Pu，^{239}Pu	0.01	0.001

C.2.1 需要时应急计划中应规定用于停止和替代特定食品与饮水供应的行动水平。如果不存在食品短缺和其他强制性的社会或经济因素，则停止和替代特定食品与饮水供应的行动水平应参考表C.1中的所给出的食品通用行动水平值。应将所确定的行动水平应用于可直接食用的食品和经稀释或恢复水分后再食用的干燥的或浓缩的食品。

C.2.2 某些情况下，如果食品短缺或有其他重要的社会或经济因素考虑，可以采用数值稍高一些的优化的食品与饮水行动水平。但是，当所使用的行动水平高于表C.1所给出的行动水平时，则采取行动的决策应经过干预的正当性判断和行动水平的最优化分析。

C.2.3 对于消费数量很少（如少于每人每年10 kg）的食品，如香料，由于它们在人们的全部膳食中所占的份额很小，使个人照射的增加也很小，因此，可以采用比主要食品高10倍的行动水平。

C.2.4 应根据事故后土壤或水体的污染情况考虑农业、水文和其他技术或工业方面的防护行动。

C.2.5 受放射性核素污染食品的国际贸易应遵循本附录中所规定的准则。

C.3 临时避迁和永久再定居

开始和终止临时避迁的通用优化干预水平分别是1个月内可防止的剂量为30 mSv和10 mSv。如果预计在1年或2年内月累积剂量不会降至10 mSv，则也考虑实施不再返回原来家园的永久再定居。当预计终身剂量可能会超过1 Sv时，也应考虑实施永久再定居。

与这些干预水平进行比较的剂量，应是来自采取防护对策可以避免的所有照射途径（但通常不包括食品和饮水途径）的总剂量。

附　录　D
（规范性附录）
任何情况下预期均应进行干预的剂量水平

D.1　急性照射的剂量行动水平

器官或组织受到急性照射时，任何情况下预期进行干预的剂量行动水平如表D.1所列。

表D.1　急性照射的剂量行动水平

器官或组织	2天内器官或组织的吸收剂量/Gy
全身（骨髓）	1
肺	6
皮肤	3
甲状腺	5
眼晶体	2
性腺	3
注：在考虑紧急防护的实际行动水平的正当性和最优化时，应考虑当胎儿在2天时间内受到大于约0.1Gy的剂量时产生确定性效应的可能性。	

D.2　持续照射的剂量率行动水平

器官或组织受到急性照射时，任何情况下预期进行干预的剂量率行动水平如表D.2所列。

表D.2　持续照射的剂量率行动水平

器官或组织	吸收剂量率/(Gy/a)
性腺	0.2
眼晶体	0.1
骨髓	0.4

附 录 E
（资料性附录）
外照射事故受照人员病情估计的依据

E.1 根据早期症状、血象变化以及受照剂量来判断事故受照人员的病情。在小剂量（<1Gy）照射情况下，症状的发生率与受照剂量的关系不如大剂量照射时明显，血象变化与受照剂量的大小有一定的关系，但就个体来说波动较大。在大剂量照射的情况下，上述变化与受照剂量之间的关系较为明显，但仍存在着特异性较差、个体差异较大的问题。因此，在病情判断时，必须结合受照病史、剂量，参考临床表现综合分析，才能做出正确判断。

E.2 小剂量外照射事故受照人员的早期病情判断可参照表E.1进行。

E.3 大剂量外照射事故受照人员的早期诊断可参照GBZ 104进行。

E.4 急性放射皮肤损伤的分度诊断，可参照GBZ 106进行。

E.5 放射复合伤的诊断和治疗，可参照GBZ 102、GBZ 103进行。

表E.1 小剂量外照射事故受照人员的早期临床表现与受照剂量的关系

受照剂量下限/Gy	早期症状和血象变化
<0.10	无症状，血象基本上在正常范围内波动
0.10	基本无症状，白细胞数变化不明显，淋巴细胞数可有暂时性下降
0.25	约有2%人员有症状，白细胞、淋巴细胞数略有减少
0.50	约有5%人员有症状，白细胞、淋巴细胞和血小板数轻度减少
1.00	多数人有症状，白细胞、淋巴细胞数下降明显，血小板数减少

附 录 F
（资料性附录）
放射性碘污染事故时碘化钾的使用导则

F.1 使用碘化钾的一般原则

F.1.1 凡确定、估计或预计公众有体内放射性碘污染，而且甲状腺预期待积剂量为100 mGy时，应采用碘的干预防护行动。

F.1.2 凡确定、估计或预计从事干预的工作人员体内放射性碘污染量超过1个年摄入量限值（*ALI*），或被疑体内放射性碘污染量较高的人员，必须早期服用碘化钾。放射性碘同位素的年摄入量限值（*ALI*）列在表F.1中。

F.1.3 婴儿和胎儿对碘较敏感，因此，婴儿和孕妇必须慎用碘化钾，确需服用时，须严密观察，如有不良反应或副作用，应立即停药。

F.1.4 个别人长期服用碘化钾后出现毒性或毒副反应症状，如加重心脏疾病、肾脏疾病及肺结核病情，因此，患有这类疾病的人不宜服用碘化钾。

F.2 使用碘化钾的方法

F.2.1 时机

在摄入放射性碘前或摄入后即刻服用碘化钾的防护效果最佳。最迟应在放射性碘进入体内6 h之内服碘化钾，但在放射性碘持续或多次进入体内的情况下，服用碘化钾的时间可不受上述限制。摄入放射性碘后立即服用碘化钾，甲状腺内放射性活度可减少87%～96%，摄入放射性碘后4 h再服用碘化钾，防护效率则不到50%。

F.2.2 剂量

成人一次服用量以130 mg（相当于稳定性碘100 mg）为宜，每日1次，连续服用不应超过10次；或每日2次，每次130 mg，总量不超过1.3 g。儿童和青少年用药量为成人用药量的1/2。婴儿用药量为成人的用药量的1/4。新生儿用药量为成人用药量的1/8～1/4（可碾碎后混在果汁或牛奶中）。

F.2.3 保存要求

碘化钾必须密封、防潮及避光保存。

F.2.4 代用品

在缺乏碘化钾供应的情况下，可改服用碘酸钾，其用量为170mg碘酸钾（相当于100mg稳定性碘），若无碘酸钾亦可用其他含碘药物或食物代替，如碘含片、卢氏液及海带等。

用碘酒涂抹皮肤，也可取得一定的防护效果。

表F.1 7种放射性碘同位素对放射工作人员的年摄入量限值，*ALI*

碘核素质量数	物理半衰期	放射工作人员的*ALI*	
		食入/Bq	吸入/Bq
123	13.2h	9.5×10^{7}	1.8×10^{8}
125	60 d	1.3×10^{6}	2.7×10^{6}
131	8.06 d	9.1×10^{5}	1.8×10^{6}
132	2.28 h	6.9×10^{7}	1.0×10^{8}
133	20.3 h	4.6×10^{6}	9.5×10^{6}

表 F.1(续)

碘核素质量数	物理半衰期	放射工作人员的 ALI	
		食入/Bq	吸入/Bq
134	52.5 min	1.8×10^{8}	2.5×10^{8}
135	6.8 h	2.2×10^{7}	4.3×10^{7}

注:在同时摄入几种放射性碘同位素的情况下,通常要求满足下式:

$$\sum_i I(i)/ALI(i) < 1$$

式中:

$I(i)$——一年内 i 种放射性碘同位素的年摄入量,Bq;

$ALI(i)$——i 种放射性碘同位素的年摄入量限值,Bq。

附　录　G
（规范性附录）
放射性表面污染控制水平

表G.1中列出了工作场所的放射性表面污染控制水平。

表G.1　工作场所的放射性表面污染控制水平

单位：Bq/cm^2

<table>
<tr><th colspan="2" rowspan="2">表面类型</th><th colspan="2">α放射性物质</th><th rowspan="2">β放射性物质</th></tr>
<tr><th>极毒性</th><th>其他</th></tr>
<tr><td rowspan="2">工作台、设备
墙壁、地面</td><td>控制区[1)]</td><td>4</td><td>4×10</td><td>4×10</td></tr>
<tr><td>监督区</td><td>4×10^{-1}</td><td>4</td><td>4</td></tr>
<tr><td rowspan="2">工作服、手套
工作鞋</td><td>控制区</td><td rowspan="2">4×10^{-1}</td><td rowspan="2">4×10^{-1}</td><td rowspan="2">4</td></tr>
<tr><td>监督区</td></tr>
<tr><td colspan="2">手、皮肤、内衣、工作袜</td><td>4×10^{-2}</td><td>4×10^{-2}</td><td>4×10^{-1}</td></tr>
<tr><td colspan="5">1）该区内的高污染子区除外。
2）应用这些控制水平时应注意：
a）表内所列数值系指表面上固定污染和松散污染的总数。
b）手、皮肤、内衣、工作袜污染时，应采用去污效率高、对皮肤无刺激、不会促进吸收的去污剂进行及时清洗，尽可能清洗到本底水平。其他表面污染超过表内的水平时，应采取去污措施。
c）墙壁、地面、设备经采用适当的去污措施后，仍超过表内的水平时，可视为固定污染，经审管部门或审管部门授权的单位检查同意，可适当放宽控制水平，但不能超过表列数值的5倍。
d）β粒子最大能量小于0.3 MeV的β放射性物质表面污染的控制水平，可为表内列值的5倍。
e）^{227}Ac、^{210}Pb、^{228}Ra等β放射性物质，按α放射性物表面污染的控制水平执行。
f）氚和氚水的表面污染的控制水平，可为表内列值的10倍。</td></tr>
</table>

附 录 H
（资料性附录）
放射性核素体表污染的洗消剂及内污染的阻吸收和促排药物

H.1 体表污染的去污剂

——各种核素的干性污染，用特制的洗消皂洗消 1 次～2 次，污染基本可以去除；

——^{239}Pu 和超铀核素（^{241}Am、^{242}Cm）、稀土核素应选用 DTPA 复合剂（pH：3～5），5%DTPA 溶液（pH：3～5）和 1%～2%的稀盐酸溶液。

——污染核素种类不明或难以去除的局部污染，可选用 5%次氯酸钠溶液或 6.5%高锰酸钾溶液浸泡后再用 10%～20%的盐酸羟胺刷洗脱色，一般均可去除。

H.2 去污过程中应注意的原则

宜用温水（约 40 ℃）；勿将污物扩散；勿用硬毛刷和刺激性强的或促进放射性核素吸收的制剂；去污次数不要过多，一般以不超过三次为宜，以免损伤皮肤，从而促进放射性核素的吸收。可参照 WS/T 186进行去污处理。

H.3 阻吸收剂

——对^{137}Cs 用普鲁士兰（Prussian blue）；

——对^{90}Sr、^{226}Ra、^{133}Ba、^{60}Co 等二价阳离子的阻吸收用褐藻酸钠（sodium alginate）等；

——对^{131}I 的吸收可用稳定性碘（碘化钾或碘酸钾）阻断；

——对^{3}H 的促排可用强制性大量饮水。

表 H.1 放射性核素内污染医学处理药物一览表

药物名称	用 途	用 法
吐根糖浆	催吐	30 mL 服用，随后饮温水 500 mL
阿朴吗啡	催吐	2 mg～5 mg，皮下注射
碘化钾	阻止^{131}I 甲状腺沉积	130 mg，每日一次，连续服用不超过 10 d。
褐藻酸钠	阻止^{90}Sr 吸收	首次服 3 g～5 g，每日三次，可连用 3 d～5 d。
硫酸钡	阻止^{90}Sr 吸收	50 g～100 g，服 1 次
普鲁士兰	阻止^{137}Cs 吸收	1 g，每日三次，连用 5 d 为一疗程。停 3 d，可用 3～4 疗程
DTPA	^{239}Pu、^{241}Am、^{140}La、^{144}Ce、^{147}Pm、^{241}Am、U、Th	1 g，溶于 500 mL 生理盐水，静脉滴入，每日一次，连用 3 d，停 4 d 为一疗程
喹胺酸	促排^{144}Ce、^{147}Pm、^{239}Pu、^{234}Th、^{95}Zr、U 等	0.5 g 溶于生理盐水，肌肉注射，每日 2 次，连用 3 d，停 4 d 为一疗程
二巯基丁二酸钠	促排^{144}Ce、^{147}Pm、^{210}Po	1 g 溶于 10 mL 生理盐水，静脉注射，每日 2 次，连用 3 d，停 4 d 为一疗程
硫酸镁	腹泻	口服，成人 15 g
双氢克脲噻	促排	口服，25 mg，每日 3 次，连用 2 d，多饮茶水

ICS 13.100
C 57

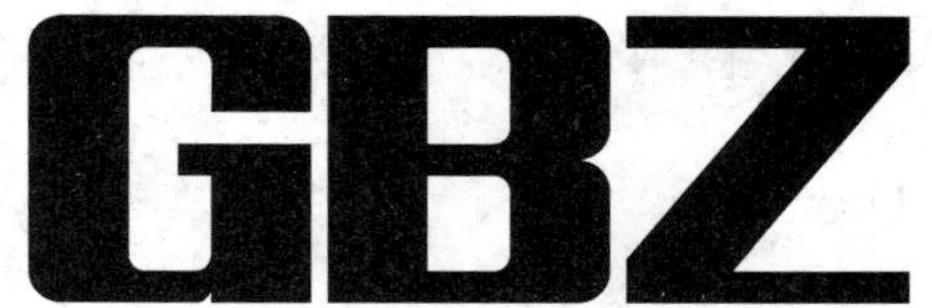

中华人民共和国国家职业卫生标准

GBZ 114—2006
代替 GBZ 114—2002,GBZ/T 135—2002

密封放射源及密封 γ 放射源容器的放射卫生防护标准

Radiological protection standards for sealed radioactive sources and container of sealed γ radiation sources

2006-11-03 发布 2007-04-01 实施

中华人民共和国卫生部 发布

前　言

本标准第4～9章为强制性，其余为推荐性。

本标准代替GBZ 114—2002《使用密封放射源卫生防护标准》和GBZ 135—2002《密封γ放射源容器卫生防护标准》，自本标准实施之日起，原标准GBZ 114—2002、GBZ 135—2002同时废止。

本标准与GBZ 114—2002和GBZ 135—2002相比，主要修订如下：

——将题目改为《密封放射源及密封γ放射源容器的放射卫生防护标准》；

——将范围改为“本标准规定了使用密封放射源（以下简称密封源）和密封γ放射源容器的放射卫生防护要求”；

——将原标准GBZ 114的第五、六、八章改为本标准的六、七、八章，并改动标题；

——将原标准GBZ 114的第七章及原标准GBZ 135的第六章中关于运输的内容合并为本标准的第九章；

——将原标准GBZ 135的第四、五章合并为本标准的第五章，并改动标题；

——将原标准GBZ 135的第七章修订为本标准的6.1。

本标准由卫生部放射卫生防护标准专业委员会提出。

本标准由中华人民共和国卫生部批准。

本标准起草单位：山东省医学科学院放射医学研究所。

本标准主要起草人：朱建国、邓大平、卢峰、宋钢、孟斌、孙作忠、杨迎晓。

本标准的历次版本发布情况为：

——GB 16354—1996，GBZ 114—2002；

——WS 180—1999，GBZ 135—2002。

密封放射源及密封γ放射源容器的放射卫生防护标准

1 范围

本标准规定了使用密封放射源(以下简称密封源)及密封γ放射源容器的放射卫生防护要求。

本标准适用于3.7×10^{4} Bq～3.7×10^{16} Bq(1 μCi～1MCi)量级密封源。

本标准不适用于仪器校准源及玻璃容器封装的密封源;本标准亦不适用于中子密封源。

2 规范性引用文件

下列文件中的条款通过本标准的引用而成为本标准的条款。凡是注日期的引用文件,其随后所有修改单(不包括勘误的内容)或修订版均不适用于本标准,然而,鼓励根据本标准达成协议的各方研究是否可使用这些文件的最新版本。凡不注日期的引用文件,其最新版本适用于本标准。

GB 4075 密封放射源一般要求和分级

GB 11806 放射性物质安全运输规程

GB 15849 密封放射源的泄漏检验方法

GB 18871 电离辐射防护与辐射源安全基本标准

3 术语和定义

下列术语和定义适用于本标准。

3.1

密封(放射)源 sealed radioactive sources

密封在包壳或紧密覆盖层内的放射源,这种包壳或覆盖层具有足够的强度使之在设计的使用条件和正常磨损下,不会有放射性物质泄漏出来。

3.2

密封γ放射源容器 container of sealed γ radiation sources

专用于存放密封γ放射源且能屏蔽(或减弱)密封源辐射,使容器外部的泄漏辐射水平满足相应标准的容器。根据其功能不同,密封γ放射源容器可分为贮存容器、运输容器和工作容器。

4 密封源的放射防护要求

4.1 密封源应符合 GB 4075 的要求,出厂时应提供相应的检验合格的文件。

4.2 密封源超过有效使用期限或发生失控、失火意外时,应追回并检测其活度;并按 GB 15849 的要求进行泄漏检验与表面放射性沾污检验。

4.3 密封源检验合格证书、到货登记以及发放、转让等有关资料应与密封源同时长期保存,并定期核查,应列入永久档案管理。

5 密封γ放射源容器的放射防护要求

5.1 密封γ放射源容器的结构、材料、质量和体积的设计,应依据装载放射源的种类、活度、射线能量、使用及运输方式、包装等级和泄漏辐射水平等内容综合考虑,确保放置稳定、装卸容易、运输安全和使用方便。

5.2 活度小于 3.7×10^{12} Bq 和能量在 0.5 MeV 以下的密封 γ 放射源容器应采用铅、铁作为屏蔽防护材料。活度大于 3.7×10^{12} Bq 和能量在 0.5 MeV 以上的密封 γ 放射源容器的材料应以铅、铁为主,辅以适当厚度的钨和贫铀或其合金作为防护层,以利于提高辐射防护效果,减少容器的体积和质量。并确保能经受正常的运输条件和可能的事故(如撞击、火灾和爆炸等)条件。源容器的整体结构及其防护性能,不会因剧烈震动和温度变化而发生改变。

5.3 密封 γ 放射源容器的提吊部件,应牢靠,满足负荷要求。在正常操作条件下,反复使用不得脱落和断裂。

5.4 密封 γ 放射源容器口应有双层封盖,应能加锁,容易开启。但在经受各种震动、翻倒后,确保放射源不会自动掉出。

5.5 密封 γ 放射源容器的源室应位于容器有效防护层的近中央部位。源室的容积不宜过大,但应便于放入和取出密封 γ 放射源。

5.6 密封 γ 放射源容器的外表面应光滑、平整、无凹陷,防止集水、积水,并且无锈蚀、易去污。并应有符合 GB 18871—2002 附录 B 要求的电离辐射警告标志,同时标有应用部位的名称、编号、装载的核素符号和允许装载的活度值。

5.7 活度大于 2×10^{13} Bq 的密封 γ 放射源专用容器的顶部,应设置排气安全阀和下部设进水口。活度大于 3.7×10^{15} Bq 以上的高活度密封 γ 放射源容器外面应设外壳或护栏,防止热辐射接触烫伤。

5.8 距离装有活度为 3.7×10^{10} Bq 以下的密封 γ 放射源容器外表面 100 cm 处任意一点辐射的空气比释动能率不得超过 $0.05\text{mGy}\cdot\text{h}^{-1}$;距离装有活度为 3.7×10^{10} Bq 以上的密封 γ 放射源容器外表面 100 cm处任意一点辐射的空气比释动能率不得超过 $0.2\text{mGy}\cdot\text{h}^{-1}$。

5.9 密封 γ 放射源容器外表面的非固定性放射性污染,β 不得超过 $4\text{Bq}\cdot\text{cm}^{-2}$,α 不得超过 $0.4\text{Bq}\cdot\text{cm}^{-2}$。

6 工作容器的专用要求

6.1 密封 γ 放射源容器作为工作容器时,应满足各类 γ 辐射应用装置对工作容器的辐射水平限制要求。工作容器应标明编号、型号、核素名称、活度、辐射类型、制选厂家、出厂日期及电离辐射警告标志。

6.2 当密封源处于贮存位置时,应根据不同使用条件和环境,确定工作容器附近相应的剂量当量率限值,保证周围工作人员和公众的受照剂量不超过相应的年剂量限值要求。

6.3 工作容器应具备源位指示器,明确显示密封源处于贮存位置或工作位置。

6.4 工作容器应设有防止密封源脱落或被无关人员打开的特殊结构。

6.5 活度大于 3.7×10^{10} Bq 的 γ 辐射应用装置的工作容器的开口设计,应根据迷路原理,防止有直射线射出。

7 密封源贮存的放射防护要求

7.1 使用单位应有密封源的账目,设立领存登记,状态核查,定期清点,钥匙管理等防护措施。

7.2 根据密封源类型、数量及总活度,应分别设计安全可靠的贮源室、贮源柜、贮存箱等相应的专用贮源设备。

7.3 贮源室应符合防护屏蔽设计要求,确保周围环境安全,贮源室应有专人管理。

7.4 有些贮源室应建造贮源坑,根据存放密封源的最大设计容量确定贮源坑的防护设施,贮源坑应保持干燥。

7.5 贮源室应设置醒目的电离辐射警示标志,严禁无关人员进入。

7.6 贮源室应有足够的使用面积,便于密封源存取;并应保持良好的通风和照明。

7.7 贮源室以及贮源柜、箱等均应有防火、防水、防爆、防腐蚀与防盗等安全设施。

7.8　无使用价值或不继续使用的退役密封源应退回生产厂家。

8　密封源操作的放射防护要求

8.1　密封源操作和管理人员上岗前应接受有关放射防护的职业卫生培训，掌握一定的安全防护知识和技能，并经考核合格。

8.2　应根据密封源的数量和活度，按放射防护最优化原则，充分考虑时间、距离、屏蔽设施等因素，采取各种有效的职业病危害防护措施，必要时应对防护措施进行职业病危害（放射防护）评价，使工作人员受照剂量控制在可合理达到的尽可能低的水平。

8.3　操作密封源应根据其类型和活度，使用相应的工具和屏蔽设施。

8.4　密封源更换容器时，应有放射防护人员进行现场监测，必要时获得合格专家的现场指导。

8.5　使用密封源装置进行作业时（包括野外作业），应把放射工作场所划分为控制区和监督区，并采取相应的防护管理措施。

8.6　作为主要责任方，密封源使用单位对可能发生的密封源事故应有预防和应急救援措施。

8.7　作为主要责任方，密封源使用单位应至少每年进行一次密封源设备防护性能及安全设施检验，如发现污染或泄漏应立即采取措施，详细记录检验结果，妥善保管归档。

9　密封源运输的放射防护要求

9.1　密封源及其运输容器的运输应按照 GB 11806，特别是第 6 章、第 7 章的要求。

9.2　密封源运输车辆不得混装易燃、易爆等危险品。

9.3　密封源运输车辆应具备防止密封源丢失、颠翻散落或被盗等安全设施。

9.4　密封源到货后，应进行包装箱表面污染辐射水平及剂量率监测，核对检测结果与供货单位提供的产品合格证书是否相符。

9.5　装载密封 γ 放射源的运输容器应设有能证明确实未被开启的"铅封"之类标志物。

9.6　常规运输条件下，在交通工具外表面任意一点辐射的空气比释动能率不得超过 $2mGy \cdot h^{-1}$；在距其表面 2 m 处的任意一点不得超过 $0.1mGy \cdot h^{-1}$。

9.7　专载运输条件下，车辆外表面任意一点或在车辆外缘垂直投影面上，在货包表面和车辆下部外表面任意一点辐射的空气比释动能率不得超过 $2mGy \cdot h^{-1}$；距车辆外侧面 2 m 处任意一点或在离车辆外缘垂直平面外 2 m 远的任意一点辐射的空气比释动能率均不得超过 $0.1mGy \cdot h^{-1}$。

ICS 13.100
C 57

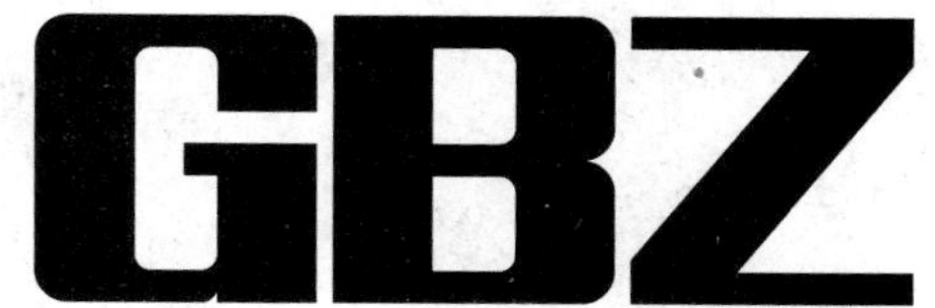

中华人民共和国国家职业卫生标准

GBZ 115—2002

X射线衍射仪和荧光分析仪卫生防护标准

Radiological standards for X-ray diffraction and fluorescence analysis equipment

2002-04-08 发布　　2002-06-01 实施

中华人民共和国卫生部 发布

前　言

本标准第4～10章为强制性的，其余为推荐性的。

根据《中华人民共和国职业病防治法》制定本标准，原标准GB 16355—1996与本标准不一致的，以本标准为准。

本标准参考美国国家标准局NBS Handbook 111(1977)及SSRCR part H(1982)两份文件编制。

本标准由中华人民共和国卫生部提出并归口。

本标准起草单位：北京市疾病预防控制中心。

本标准主要起草人：王时进。

本标准由中华人民共和国卫生部负责解释。

X射线衍射仪和荧光分析仪卫生防护标准

1 范围

本标准规定了X射线衍射仪和X射线荧光分析仪的放射防护标准和放射防护安全操作要求。

本标准适用于X射线衍射仪和X射线荧光分析仪的生产和使用。

2 规范性引用文件

下列标准中的条款通过本标准的引用而成为本标准的条款。凡是注日期的引用文件,其随后所有的修改单(不包括勘误的内容)或修订版本均不适用于本标准,然而,鼓励根据本标准达成协议的各方研究是否可使用这些文件的最新版本。凡不注日期的引用文件,其最新版本适用于本标准。

GB 4075 密封放射源分级

GB 4076 密封放射源一般规定

GB 8703 辐射防护规定

ZBY 226 X射线衍射仪技术条件

3 术语和定义

下列术语和定义适用于本标准。

3.1

X射线衍射仪和X射线荧光分析仪 X-ray diffraction equipment and X-ray fluorescence analysis equipment

X射线衍射仪 利用X射线轰击样品,测量所产生的衍射X射线强度的空间分布,以确定样品的微观结构的仪器。

X射线荧光分析仪 利用射线轰击样品,测量所产生的特征X射线,以确定样品中元素的种类与含量的仪器。

以下把X射线衍射仪和X射线荧光分析仪统称为分析仪。

3.2

闭束型分析仪和敞束型分析仪 enclosed-beam analytical equipment and open-beam analytical equipment

闭束型分析仪 以结构上能防止人体的任何部分进入有用线束区域为特征的分析仪。

敞束型分析仪 结构上不完全符合闭束型分析仪特征的分析仪,操作人员的某部分身体有可能意外地进入有用线束区域。

3.3

射线源 radiation source

本标准中,射线源特指X射线管或能使样品受激后发出特征X射线的密封型放射性核素源(以下简称密封型源)。

3.4

联锁装置 interlocking device

分析仪的一种安全控制装置,当其中相关的组件动作时可以发出警告信号,或能够阻止分析仪进入使用状态,或使正在工作的分析立即关停。

3.5

有用线束　primary radiation

来自射线源并通过窗、光栏或准直器射出的待用射线束。

3.6

受照射部件　exposed components

分析仪中受到有用线束照射的部件，如：源套、遮光器、准直器、样品架、测角仪、探测器等。

3.7

源套　radiation source housing

套在射线源外部的具有一定防护效能的壳体，分为密封源套和X射线管套。

3.8

防护罩　protective enclosure

敞束型分析仪中，用来屏蔽源套和所有受照射部件的一种防护设备。在防护罩的侧面，通常装有可以平移的防护窗，调试、校准等操作结束后，关闭防护窗，能够有效地防止人员受到有用线束和较强散射线的照射。

3.9

遮光器　shutter

安装在有用线束出口处的可以屏蔽有用线束的器件。

4　一般要求

4.1　生产和使用分析仪必须符合国家放射防护基本标准所规定的要求，做到实践正当化，放射防护最优化并严格执行个人剂量限值规定。

4.2　生产和使用分析仪必须合理装配受照射部件，尽可能减少散射线。

4.3　分析仪必须具有下列出厂证件和资料：

a）产品说明书，其中必须包括本标准所规定的技术指标；

b）由卫生部门颁发的产品放射防护合作证书；

c）用户手册，其中必须包括安全操作和放射防护须知。

5　分析仪的辐射屏蔽要求

5.1　当源套安装在分析仪的机壳或防护罩内时，在下列任一条件下，距源套外表面 5 cm 的任何位置，射线的空气比释动能率不得超过 25 μGy · h^{-1}(2.5 mrad · h^{-1})：

a）X射线管处于最高管电压、最大功率；

b）源套内密封源不超过产品说明书给定的最大活度。

5.2　在下列位置，射线的空气比释动能率均不得超过 25 μGy · h^{-1}(2.5 mrad · h^{-1})

a）人体可能到达的距闭束型分析仪一切外表面(包括高压电源、分析仪外壳等)5 cm 的位置；

b）距敞束型分析仪的防护罩、遮光器外表面 5 cm 的任何位置。

5.3　当X射线管处于最高电压、最大功率时，遮光器的厚度不得小于表1所列的铅等效厚度。

表1　遮光器的最低铅等效厚度

阳极电流[1] mA	X射线管电压(峰值电压)/kV		
	≤50	70	100
20	1.5	5.6	7.7
40	1.6	5.8	7.9
80	1.7	5.9	—
160	1.7	—	—

注：[1] 指在X射线管最高电压时，最大功率所对应的阳极电流。

6 带有X射线管的闭束型分析仪的防护要求

6.1 源套和所有的受照射部件必须安装在分析仪的封闭的机壳内部。正常操作时,人体的任何部位都不可能进入机壳内部。

6.2 闭束型分析仪的机壳必须具有联锁装置,一旦打开机壳,即刻自动切断X射线管的高压电源或关闭有用线束的出口。

7 带有X射线管的敞束型分析仪的防护要求

7.1 过滤片

X射线管防护套窗口的过滤片应符合ZB Y 226所规定的要求。

7.2 过载保护

分析仪出现下列过载情况之一时,能自动切断X射线管的高压:

a) X射线管高压超过额定值1 kV~3 kV;

b) X射线管电流超过额定值1 mA~3 mA;

c) 超过设定功率。

7.3 联锁装置

7.3.1 “专用锁—总电源”联锁

分析仪必须有专用锁。专用锁与总电源开关联锁,只有使用专用钥匙开锁之后才能接通总电源。

7.3.2 “防护罩—高压”或“防护罩—遮光器”联锁

敞束型分析仪应当配备防护罩,并可以与X射线管的高压或遮光器联锁。分析仪正常工作时,防护罩处于联锁状态,只有严密关闭其可以平移的防护窗,才能射出有用线束;当分析仪正在工作时,一旦拉开防护窗,即刻切断高压或关闭遮光器,中断有用线束。仅当调试、校准分析仪时,方可以切断防护罩的联锁。

7.4 控制台

控制台必须包括:

a) X射线管高压电源开关、指示灯、高压调节器及读出器;

b) X射线管电流调节器和读出器;

c) 遮光器的控制开关和指示灯。

7.5 警示和标志

7.5.1 在表2所列位置必须安装红色警告信号灯并与相应的开关联动。

表2 警告信号灯和联动开关

警告灯位置	相应的联动开关
防护罩内醒目处	分析仪总电源开关
高压电源开关旁测	高压电源开关
遮光器旁侧	遮光器开关

7.5.2 在下列位置附近必须具有牢固的警告标志:

a) 分析仪的专用锁和总电源开关;

b) X射线管高压电源开关;

c) X射线管防护套。

7.5.3 警告标志除具有GB 8703规定的放射性标志外,并有醒目的警示说明,如:“注意! 通电时仪器产生放射线!,只准合格人员操作!”或类似的警示说明。

8 密封源分析仪的防护要求

8.1 密封源必须符合 GB 4075 和 GB 4076 所规定的要求。

8.2 必须具有能够防止密封源脱落并保护密封源免遭损坏的机械结构和保护措施，如源套。

8.3 警告标志：

8.3.1 当分析仪具有源套时，在源套外表面必须具有牢固的警告标识。

8.3.2 当分析仪不具有源套时，在密封源附近须有牢固的警告标志。

8.3.3 警告标志必须标有：

a) 符合 GB 8703 的放射性标志；

b) 密封源或源套的编号；

c) 密封源的核素、活度、生产厂家、生产日期；

d) 醒目的文字警告："内有放射源，小心"或类似的警示说明。

8.4 带有密封源的敞束型分析仪应当具有遮光器及遮光器开、并状态的明显标志。

9 维修和使用中的防护要求

9.1 一切不使用的射线束出口必须关闭严密。

9.2 操作分析仪时，应特别注意防止手、头部等局部受照，采取佩戴防护眼镜等防护措施。

9.3 分析仪工作时，对正在受到射线照射的样品须有适当的屏蔽。

9.4 更换样品时必须关闭遮光器。

9.5 拆卸、安装源套和其他受照射部件时，必须关闭遮光器并切断 X 射线管的高压。

9.6 不得在 X 射线管裸露的条件下调试分析仪。

9.7 校准、调试分析仪的有用线束，须以较低电压、较低电流操作，避开强射线束，并采取局部屏蔽防护措施。

9.8 未经本单位的放射防护部门或相应的主管部门批准，任何人不得擅自变更分析仪原配套的受照射部件及其装配结构和装配位置。

9.9 当发现较强的漏(散)射线时，应分析来源并采取有效的防护措施。

10 剂量监测

10.1 场所剂量监测

凡下列情况之一，应当进行场所剂量监测：

a) 变更分析仪原配套的受照射部件或变更其装配结构、装配位置；

b) 校准、调整分析仪的有用线束；

c) 分析仪的屏蔽防护设备变更或损坏；

d) 超过规定的检测周期。

10.2 个人剂量监测

10.2.1 当场所剂量监测结果证明，人员受照射的年有效剂量当量没有可能超过 5mSv 时，可免予个人剂量监测，否则应根据需要进行监测，并作记录。

10.2.2 校准、调整、安装、维修敞束型分析仪等操作时，应在手指或腕部佩戴剂量计。

10.3 监测仪器与方法

10.3.1 个人剂量计和剂量巡测仪应与待测分析仪的能量范围相符合。

10.3.2 测量本规定第 5.1 和 5.2 条的各项空气比释动能率，应当在 10 cm^2 面积上取平均值。

10.3.3 受照射部件附近区域的小截面、高强度散射线束的测量应当首先使用胶片方法定性探测这种射线的位置，而后使用巡测仪在相应的位置上测量。

10.3.4 当射线束截面积(S)小于剂量巡测仪探测器截面积时，应对仪器的读出值做必要的修正。一般的简化修正方法可以将读出值乘以修正系数 K。

$$K=\frac{\text{探测器的截面积}}{\text{射线束的截面积}}(S>1\ \text{cm}^2) \qquad \cdots\cdots(1)$$

$$K=\text{探测器截面的平方厘米数}(S<1\ \text{cm}^2) \qquad \cdots\cdots(2)$$

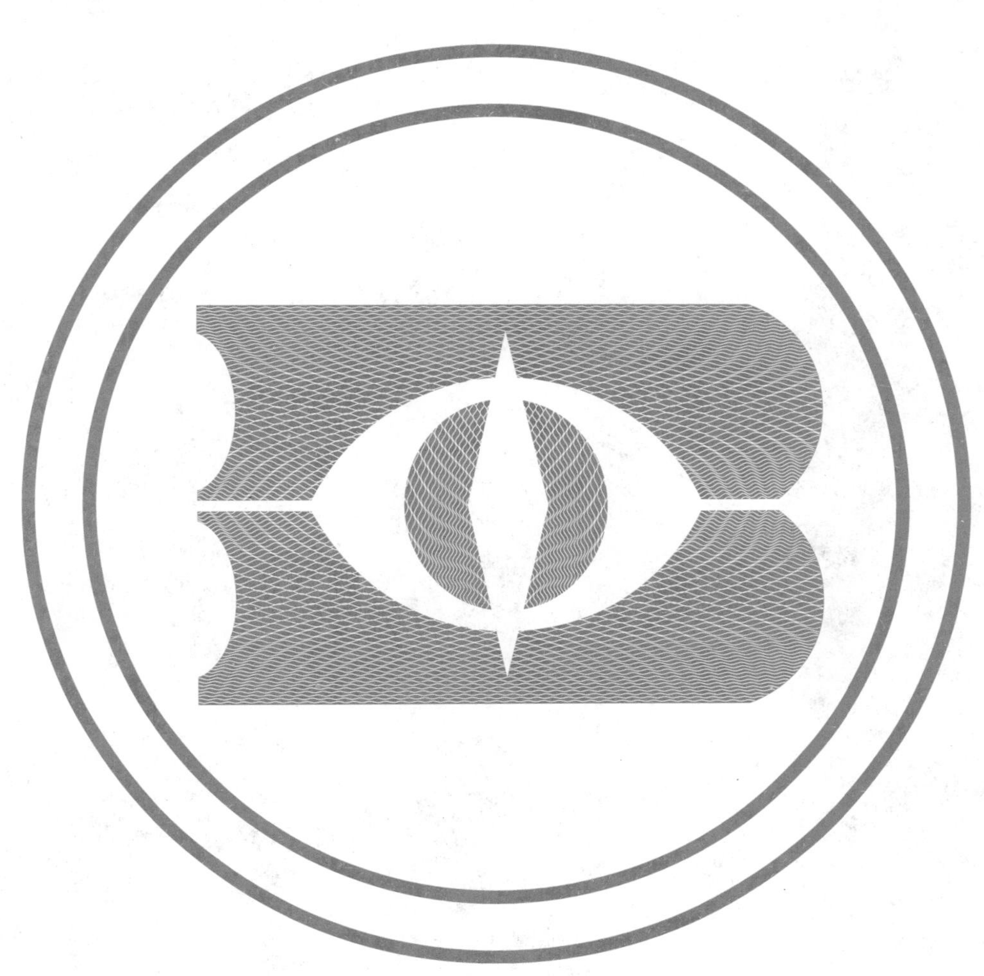

ICS 13.100
C 57

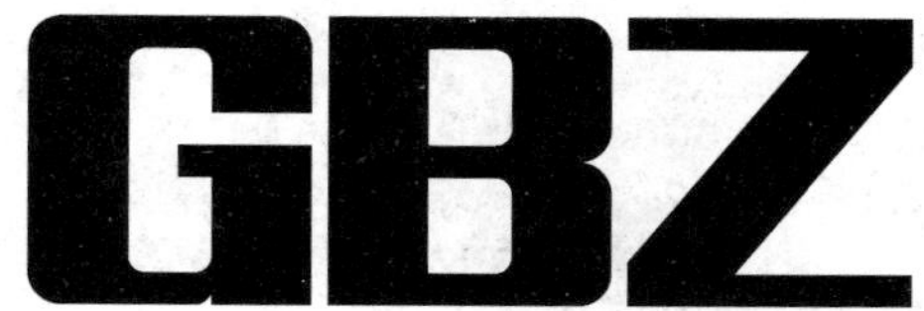

中华人民共和国国家职业卫生标准

GBZ 116—2002

地下建筑氡及其子体控制标准

Standard for controlling radon and its progenies in underground space

2002-04-08 发布　　2002-06-01 实施

中华人民共和国卫生部　发布

前 言

本标准4.1.3、4.1.4、4.2.1和4.2.2为强制性的，其余为推荐性的。

根据“中华人民共和国职业病防治法”制定本标准。原标准GB 16356—1996与本标准不一致的，以本标准为准。

本标准的附录A、附录B是资料性附录。

本标准由中华人民共和国卫生部提出并归口。

本标准起草单位：辽宁省劳动卫生研究所、中国人民解放军军事医学科学院放射医学研究所、四川省劳动卫生与职业病防治研究所、总参工程兵第四设计所。

本标准主要起草人：孟文斌、王功鹏、强志永、田志谦、张伟道。

本标准由中华人民共和国卫生部负责解释。

地下建筑氡及其子体控制标准

1 范围

本标准规定了地下建筑内空气中氡及其子体的控制原则和控制标准。

本标准适用于已建和待建的地下建筑。

本标准不适用于无人停留的地下建筑。

2 规范性引用文件

下列文件的条款通过本标准的引用而成为本标准的条款。凡是注日期的引用文件，其随后所有的修改单(不包括勘误内容)或修改版均不适用于本标准，然而，鼓励根据本标准达成协议的各方研究是否可使用这些文件的最新版本。凡不注日期的引用文件，其最新版本适用于本标准。

GB 6566 建筑材料放射性核素限量

3 术语与定义

下列术语与定义适用于本标准。

3.1

地下建筑 underground space

凡是有目的地建造在地面以下的具有一定空间的地下建筑工程或地下场所统称为地下建筑。

3.2

氡及其子体 radon and its progenies

氡是天然放射性惰性气体，有^{222}Rn、^{220}Rn、^{219}Rn三种同位素。本标准中氡仅指^{222}Rn，氡子体仅指^{222}Rn的短寿命衰变产物^{218}Po、^{214}Pb、^{214}Bi和^{214}Po。

3.3

行动水平 action level

在本标准中，预先规定的地下建筑内的平衡当量氡浓度。超过或预期超过这一浓度时，就需要采取补救行动。

4 控制原则和标准

4.1 控制原则

4.1.1 在地下建筑利用的实践活动中，会使天然辐射水平增高，控制由此增高所造成的暴露量是必要的。在进行与辐射防护有关的设计、建造时，必须遵守实践正当化，辐射防护最优化的原则和本标准的规定，以适当的方式将公众因在地下建筑内吸入空气中氡及其子体而受到的附加照射控制在可合理做到的最低水平。

4.1.2 根据可控制程度，把地下建筑分为已用和待建两种情况。对已用的地下建筑只有通过采取补救行动才能加以控制；对待建的地下建筑在设计、建造时就应采取控制措施。

4.1.3 对已用地下建筑，当空气中平衡当量氡浓度的年平均值超过第4.2.1条的行动水平时，应采取补求行动，包括采取查明氡增高的原因及其来源和有效可行的防护措施。

4.1.4 对待建地下建筑，应在设计建造中采用更合理有效的控制和防护措施，使其平衡当量氡浓度的平均值符合第4.2.2条的限制要求。

4.2 控制标准

4.2.1 已用地下建筑的行动水平为 400 $Bq \cdot m^{-3}$（平衡当量氡浓度）。

4.2.2 待建地下建筑的设计水平为 200 $Bq \cdot m^{-3}$（平衡当量氡浓度）。

5 检验

5.1 应对已经利用和将要利用的地下建筑内氡及其子体浓度进行检验，检验应在地下建筑正常使用的条件下进行，检验的频率根据实际情况确定。

5.2 检验点的选择应考虑地下建筑的结构、面积、用签字、人员分布、通风等条件。

6 防护措施

6.1 通风排氡

适当的通风是排除地下建筑氡及其子体的有效措施。为选择合理的通风换气次数，可参考排氡通风率简表，见附录 A（资料性附录）。

通风应使新鲜空气直接送到人员活动场所为宜，风源应是地面清洁空气，并严防风流受污染。

6.2 控制、隔离氡源

堵塞或密封氡从地基和周围土壤进入地下建筑的所有通路、孔隙，并防止富氡地下水的渗入等。

6.3 净化空气，降低氡子体。

6.4 因需要在超过行动水平的地下建筑内工作时，应经放射卫生主管部门同意。

6.5 待建地下建筑在设计建造时所选地址应尽量避开土壤或岩石中镭含量高的地区，并选用符合GB 6566的建筑材料，适当采取降氡措施。

附　录　A
（资料性附录）
排氡通风率简表及使用说明

A.1　排氡通风率简表（控制标准为 200Bq·m^{-3}）

表 A.1

封闭氡浓度/(kBq·m^{-3})	冬　季		春　秋　季		夏　季	
	通风率/(次·h^{-1})	氡平衡的通风时间/h	通风率/(次·h^{-1})	氡平衡的通风时间/h	通风率/(次·h^{-1})	氡平衡的通风时间/h
≤0.5	0.10	48.5	0.16	42.1	0.16	42.1
1.0	0.13	46.5	0.20	35.5	0.22	30.2
1.5	0.16	42.1	0.23	30.0	0.23	30.0
2.0	0.20	35.5	0.26	24.1	0.26	24.1
3.0	0.26	24.1	0.36	20.0	0.38	17.3
4.0	0.38	16.0	0.39	16.3	0.46	14.3
5.0	0.39	16.3	0.42	15.6	0.52	12.3
6.0	0.52	12.3	0.52	12.3	0.65	9.9
7.0	0.59	11.1	0.65	9.9	0.78	8.2
8.0	0.65	9.9	0.80	8.2	0.84	8.0
9.0	0.75	9.1	0.91	7.1	0.91	7.0
10	0.78	8.2	0.94	6.8	1.0	6.2

A.2　排氡通风率简表（控制标准为 400Bq·m^{-3}）

表 A.2

封闭氡浓度/(kBq·m^{-3})	冬　季		春　秋　季		夏　季	
	通风率/(次·h)	氡平衡的通风时间/h	通风率/(次·h^{-1})	氡平衡的通风时间/h	通风率/(次·h)	氡平衡的通风时间/h
≤0.5	0.05	56.5	0.06	54.0	0.08	50.0
1.0	0.06	54.0	0.08	50.0	0.10	48.5
1.5	0.08	50.0	0.10	48.5	0.11	47.5
2.0	0.10	48.5	0.13	46.5	0.13	46.5
3.0	0.13	46.5	0.16	42.1	0.20	35.5
4.0	0.20	35.1	0.23	26.5	0.23	30.0
5.0	0.22	30.2	0.26	24.1	0.29	18.0
6.0	0.26	24.1	0.32	20.0	0.36	17.1
7.0	0.29	22.1	0.38	17.0	0.39	16.3
8.0	0.36	17.3	0.39	16.3	0.46	14.0
9.0	0.39	16.3	0.46	14.3	0.51	13.1
10.0	0.42	14.0	0.48	12.3	0.56	11.0

A.3 排氡通风简表使用说明

A.3.1 封闭地下建筑 6 天后测量其氡浓度，即为封闭氡浓度。

A.3.2 在测量封闭氡浓度季节栏下与封闭氡浓度相应的通风率即为要查找的通风率。

A.3.3 通风率是指新风通风率，并按连续通风考虑。如地下建筑内进风率为 $5\times10\ \mathrm{km^3\cdot h^{-1}}$，地下空间容积为 $10\ \mathrm{km^3}$，则新风通风率为 $0.5\cdot \mathrm{h^{-1}}$。

A.3.4 当偶尔在地下建筑内短期停留时，应先通风，通风时间达到氡平衡的通风时间后再进入，并在停留期间连续通风。

A.3.5 编制简表时取新风中氡浓度为 $7\ \mathrm{Bq\cdot m^{-3}}$，如新风中氡浓度较高时，应适当修正通风率。

A.3.6 计算新设计的地下建筑排氡通风率时，可参考与新设计的地下建筑所在地区最近的地下建筑的封闭氡浓度。

附 录 B
（资料性附录）
单位换算关系

B.1 氡及其子体浓度单位换算关系

$$1Bq \cdot m^{-3} = 3.45 \cdot 10^{4} MeV \cdot m^{-3} = 5.5 \cdot 10^{-9} J \cdot m^{-3} = 0.27\ mWL$$

B.2 氡及其子体暴露量单位换算关系

$$1\ Jhm^{-3} = 6.24 \cdot 10^{12} MeV \cdot h \cdot m^{-3} = 4.8 \cdot 10^{4} WLh = 1.8 \cdot 10^{8} Bq \cdot h \cdot m^{-3}$$

$$1WLM = 170WLh = 2.2 \cdot 10^{10} MeV \cdot h \cdot m^{-3} = 3.5 \cdot 10^{-3} Jhm^{-3} = 6.3 \cdot 10^{5} Bq \cdot h \cdot m^{-3}$$

$$1Bq\ a\ m^{-3} = 8760Bq\ h\ m^{-3}$$

B.3 控制标准的浓度单位换算表

表 B.1

平衡当量氡浓度 $Bq \cdot m^{-3}$	氡子体 α 潜能浓度		
	$10^{-6}Jm^{-3}$	WL	$10^{3}MeV \cdot L^{-1}$
行动水平 400	2.20	0.108	13.8
设计水平 200	1.10	0.054	6.9

B.4 与控制标准相应的年暴露量单位换算表

表 B.2

控制标准（平衡当量氡浓度）	平衡当量氡浓度的时间积分		氡子体 α 潜能浓度的时间积分			
	$Bqam^{-3}$	$10^{6}Bqhm^{-3}$	$10^{-3}Jhm^{-3}$	WLM	WLh	$10^{6}MeV \cdot L^{-1}$
400	200	1.752	9.70	2.770	473.0	60.94
200	100	0.876	4.85	1.385	236.5	30.47

ICS 13.100
C 57

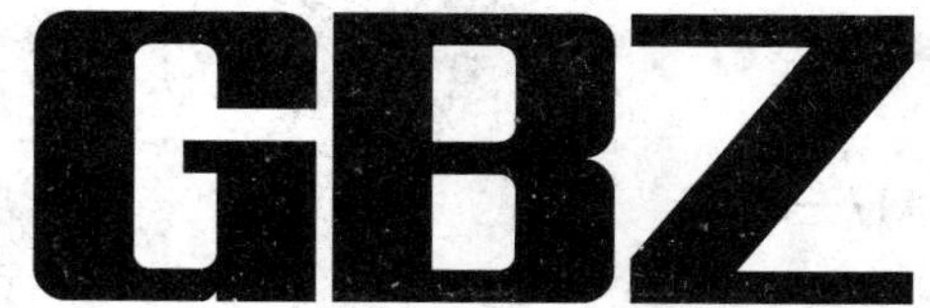

中华人民共和国国家职业卫生标准

GBZ 117—2006
代替 GBZ 117—2002,GBZ/T 150—2002

工业X射线探伤放射卫生防护标准

Radiological protection standards for industrial X-ray detection

2006-11-03 发布　　　　2007-04-01 实施

中华人民共和国卫生部　发布

前　言

本标准第3～5章和附录A、附录D是强制性。

本标准代替GBZ 117—2002《工业X射线探伤卫生防护标准》和GBZ/T 150—2002《工业X射线探伤卫生防护监测规范》。自本标准实施之日起，GBZ 117—2002、GBZ/T 150—2002同时作废。

本标准与GBZ 117—2002、GBZ/T 150—2002相比，主要修改如下：

——删去了引用标准；

——修订了现场探伤作业中工作区域的划分；

——增加了固定探伤室外的剂量约束值；

——限制了周向式探伤机用于现场探伤的条件；

——放射卫生监测部分与原监测规范相整合，大体分为设备防护性能监测、场所放射防护监测和人员剂量监测三个方面。

本标准的附录A和附录D是规范性附录；附录B和附录C是资料性附录。

本标准由卫生部放射卫生防护标准专业委员会提出。

本标准由中华人民共和国卫生部批准。

本标准起草单位：山东省医学科学院放射医学研究所。

本标准主要起草人：邓大平、范瑶华、朱建国、侯殿俊、陈英民、邱玉会、何顺升、袁明、乔建维、李洁清。

本标准所代替标准的历次版本发布情况为：

——GB 16357—1996，GBZ 117—2002；

——GB/T 17150—1997，GBZ/T 150—2002。

工业X射线探伤放射卫生防护标准

1 范围

本标准规定了工业X射线探伤装置、探伤作业场所及放射工作人员与公众的放射卫生防护要求和监测方法。

本标准适用于500 kV以下的工业X射线探伤装置(以下简称X射线装置)的生产和使用。

2 术语和定义

下列术语和定义适用于本标准。

2.1 X射线探伤装置 X-ray defect detecting facilities

包括X射线管头组装体、控制箱及连接电缆在内的对物体内部缺陷进行X射线摄影检查的设备总称。按照X射线发射的方向和窗口范围可分定向式和周向式。按安装形式可分为固定式和移动式。

2.2 X射线探伤室探伤 X-ray defect detecting in the room

在探伤室对物体内部缺陷进行X射线摄影检查的工作过程。

2.3 X射线现场探伤 X-ray defect detecting on-the-spot

在室外、生产车间或安装现场使用移动式X射线探伤装置对物体内部缺陷进行X射线摄影检查的工作过程。

3 X射线探伤装置的放射卫生防护要求

3.1 防护技术要求

3.1.1 X射线管头组装体

3.1.1.1 移动式或固定式的X射线装置管头组装体应能固定在任何需要的位置上并加以锁紧。

3.1.1.2 X射线管头应设有限束装置。

3.1.1.3 X射线管头窗口孔径不得大于额定最大有用线束射出所需尺寸。

3.1.1.4 X射线管头应具有如下标志：

a) 制造厂名称或商标；

b) 型号及顺序编号；

c) X射线管的额定管电压、额定管电流；

d) 焦点的位置；

e) 出厂日期。

3.1.1.5 X射线管头组装体漏射线空气比释动能率

X射线装置在额定工作条件下，距X射线管焦点1 m处的漏射线空气比释动能率应符合如下要求：

表1 X射线管头组装体漏射线空气比释动能率控制值

管电压/kV	漏射线空气比释动能率/(mGy·h^{-1})
<150	<1
150～200	<2.5
>200	<5

3.1.2 控制台

3.1.2.1 控制台应设置有X射线管电压及其通或断状态的显示，以及管电压、管电流和照射时间选取和设定值显示装置。

3.1.2.2　应设置有高压接通时的外部报警或指示装置。

3.1.2.3　控制台或X射线管头组装体上应设置探伤室联锁接口，并设有钥匙开关。

3.1.3　**连接电缆**

对于移动式X射线装置，控制器与X射线管头或高压发生器的连接电缆不得短于20 m。

3.1.4　**产品说明书**

产品说明书应注明X射线装置的型号、规格和主要技术指标与防护性能。

4　X射线探伤作业场所的放射卫生防护要求

4.1　X射线专用探伤室探伤

4.1.1　探伤室的设置应充分考虑周围的放射安全，操作室应与探伤室分开并避开有用线束照射的方向。

4.1.2　屏蔽设计应充分考虑有用线束照射的方向和范围、装置的工作负荷及室外情况。在进行屏蔽墙设计时可取公众剂量约束值0.3 mSv/a，并要求探伤室屏蔽墙外30 cm处空气比释动能率不大于2.5 $\mu Gy \cdot h^{-1}$，无迷路探伤室门的防护性能应与同侧墙的防护性能相同。

4.1.3　应安装门-机联锁安全装置和照射信号指示器，并保证在门关闭后X射线装置才能进行探伤作业。

4.1.4　探伤室一般不设观察窗口。如需设置时，应避开有用线束的照射方向，并应具有与同侧墙相同的屏蔽防护性能。

4.2　X射线现场探伤作业

4.2.1　周向式探伤机用于现场探伤时，应将X射线管头组装体置于被探伤物件内部进行透照检查。做定向照射时应使用准直器(仅开定向照射口)。

4.2.2　应考虑探制器与X射线管和被检物体的距离、照射方向、时间和屏蔽条件等因素，选择最佳的设备布置，以保证进行探伤作业时，人员的受照剂量低于其剂量限值，并达到可合理做到尽可能低的水平。操作人员应尽可能利用各种屏蔽方式保护自己。

4.2.3　探伤作业时，应划定作业场所工作区域，并在相应的边界设置警示标识。

4.2.3.1　将作业时被检物体周围的空气比释动能率大于15 $\mu Gy \cdot h^{-1}$的范围内划为控制区，特殊情况见附录A，并在其边界上应悬挂清晰可见的“禁止进入X射线区”警告牌，探伤作业人员应在控制区边界外操作，否则应采取专门的防护措施。

4.2.3.2　在控制区边界外将作业时空气比释动能率大于1.5 $\mu Gy \cdot h^{-1}$的范围划为监督区，并在其边界上悬挂清晰可见的“无关人员禁止入内”警告牌，必要时设专人警戒。在监督区边界附近不应有经常停留的公众成员。

5　放射防护监测及评价

5.1　监测仪器

5.1.1　**监测仪器检定**

用于工业X射线探伤装置放射防护监测的仪器，按规定进行定期检定，并取得相应证书。

5.1.2　**监测仪器性能要求**

用于监测散漏辐射的仪器应具备下列主要性能：

a)　最小读出数值为0.01 $\mu Gy \cdot h^{-1}$；

b)　能量响应100 keV～500 keV±30%；

c)　读数响应时间小于15 s。

5.2 监测记录

工业 X 射线探伤的放射卫生防护监测，应按附录 C 给出原始记录。

5.3 X 射线探伤装置的监测和检查

5.3.1 X 射线探伤机泄漏辐射空气比释动能率的监测

5.3.1.1 监测环境条件

应无其他电离辐射的干扰。在进行监测时 X 射线管头组装体应距墙壁 2 m 以上。

5.3.1.2 监测方法

X 射线管出束口用 10 个半值层的铅罩严密覆盖，半值层数据参见附录 B。在额定管电压、管电流照射条件下监测附录 D 中图示位置的空气比释动能率。辐射探测器(例如：电离室)中心与 X 射线管焦点之间的距离为 1 m，测量时尽可能采用远距离测量或累积测量，测试点与 X 射线管之间内不应有其他屏蔽体。

5.3.1.3 监测周期

a) 新产品或老产品转厂投产前，以及连续 3 年内未有型式试验时都应进行型式试验。

b) 对连续生产中的工业 X 射线探伤装置，每年应至少由放射卫生技术报务机构进行 1 次抽验。

c) 工业 X 射线探伤装置至少应每年监测 1 次，由有资质的放射卫生技术服务机构监测。

d) 新投入使用的工业 X 射线探伤装置应由有资质的放射卫生技术服务机构监测进行验收监测。

5.3.1.4 结果评价

X 射线探伤装置在额定工作条件下，距 X 射线管焦点 1 m 处的泄漏辐射空气比释动能率应符合 3.1.1.5的要求。

5.3.2 X 射线探伤装置的防护安全性能检查，应符合 3.1.1～3.1.4 的要求。

5.4 X 射线探伤室的监测和检查

5.4.1 探伤室周围辐射水平的监测

5.4.1.1 周围辐射水平巡测

探伤室的放射卫生防护监测，特别是验收监测时应首先进行周围辐射水平的巡测，以发现可能出现的高辐射水平区。巡测范围应根据探伤室设计特点、照射方向及建造中可能出现的问题决定。无固定照射方向的探伤室在有用线束照射四面屏蔽墙时，应巡测墙上不同位置及门上、门四周的辐射水平。设有窗户的探伤室，应特别注意巡测窗外不同距离处的辐射水平。测试时探伤机应工作在额定工作条件下、没有探伤工件、探伤装置置于与测试点可能的最近位置，如使用周向式探伤装置应使装置处于周向照射状态。

5.4.1.2 定点监测

一般应监测以下各点：

a) 通过巡测，发现的辐射水平异常高的位置；

b) 探伤室门外 30 cm 离地面高度为 1 m 处，测门的左、中、右侧 3 个点和门缝四周；

c) 探伤室墙外或邻室墙外 30 cm 离地面高度为 1 m 处，每个墙面至少测 3 个点；

d) 人员可能到达的探伤室屋顶或探伤室上层外 30 cm 处，至少包括主射束到达范围的 5 个监测点；

e) 人员经常活动的位置。

5.4.1.3 监测周期

探伤室建成后应由有资质的放射卫生技术服务机构进行验收监测。投入使用后每年至少进行 1 次常规监测。

5.4.1.4 结果评价

X 射线探伤装置在额定工作条件下，探伤室周围辐射水平应符合 4.1.2 的要求。

5.4.2 **探伤室的安全检查**

对正在使用中的探伤室应检查探伤室防护门-机联锁装置，以及出束信号指示灯等安全措施，当同时使用多台探伤装置时，每台装置均应联锁。

5.5 现场探伤作业场所的监测

5.5.1 **分区**

5.5.1.1 使用移动式X射线探伤装置进行现场探伤时，通过巡测划出控制区和监督区。

5.5.1.2 当X射线探伤装置、场所、被检物体(材料、规格、形状)、照射方向、屏蔽等条件发生变化时，均应重新进行巡测，确定新的划区界线。

5.5.2 **监测周期**

凡属下列情况之一应由有资质的放射卫生技术服务机构进行场所监测：

a) 新开展现场X射线探伤的单位；

b) 每年抽检一次；

c) 在居民区进行的现场探伤；

d) 发现个人剂量超过5 mSv/3月。

5.6 应对探伤作业人员进行个人剂量监测，监测人员的深部剂量当量[$H_P(10)$]，以此估算工作人员个人年有效剂量。

附　录　A
（规范性附录）
X射线现场探伤作业控制区与监督区的确定

A.1　控制区边界空气比释动能率定为 15 μGy·h^{-1}，是按放射工作人员年有效剂量限值的四分之一（5mSv）和每周实际开机时间为 7 h 推算后，取两位有效数字。如果每周实际开机时间 t 明显不同于 7 h，控制区边界空气比释动能率应按下式计算：

$$\dot{K}=\frac{100}{t} \qquad \text{(A.1)}$$

式中：

$\dot{K}$——控制区边界空气比释动能率，μGy·h^{-1}；

t——每周实际开机时间，h。

100——5mSv 平均分配到每年 50 工作周的数值，即 100 μSv/周。

同时，管理区边界空气比释动能率也相应改变。

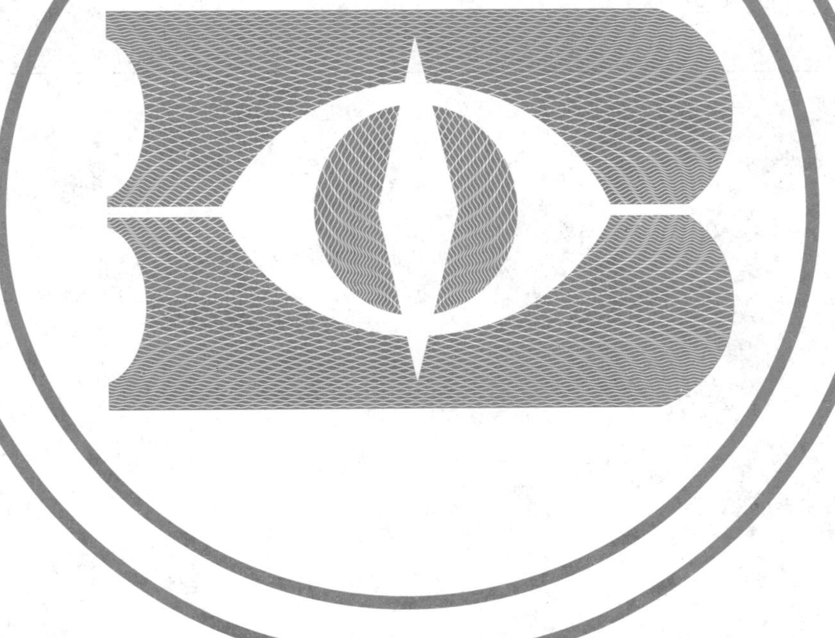

附 录 B
（资料性附录）
X 射线防护材料半值层

B.1 宽 X 射线束屏蔽材料的近似半值层见表 B.1。

表 B.1 铅和混凝土的宽 X 射线束的近似半值层

X 射线管电压/kV	$d_{1/2}$/cm	
	铅	混凝土
50	0.005	0.4
75	0.015	—
100	0.025	1.6
150	0.029	2.2
200	0.042	2.6
250	0.086	2.8
300	0.17	3.0
400	0.25	3.0
500	0.31	3.6

附　录　C
（资料性附录）
监测原始记录

表 C.1　监测原始记录表

共　页　第　页

装置名称__________ 型号__________
生产厂家__________ 编号__________
监测项目__________ 监测日期__________
监测地点及环境条件__________
监测方法和仪器__________

监测结果与记录

一、工业 X 射线探伤装置距焦点 1 m 处泄漏射线空气比释动能率

监测时工作条件管电压　　kV，管电流　　mA。

监测点编　号	空气比释动能率/(μGy·h^{-1})	监测点编　号	空气比释动能率/(μGy·h^{-1})
1		9	
2		10	
3		11	
4		12	
5		13	
6		14	
7		15	
8		16	
注：监测点编号参见图 D.1 和图 D.2。			

二、工业 X 射线探伤工作场所空气比释动能率

测定地点	管电压/kV	管电流/mA	空气比释动能率/(μGy·h^{-1})

测试人：　　　　复核人：　　　　日期：

附 录 D
（规范性附录）
泄漏射线空气比释动能率测试位置示意图

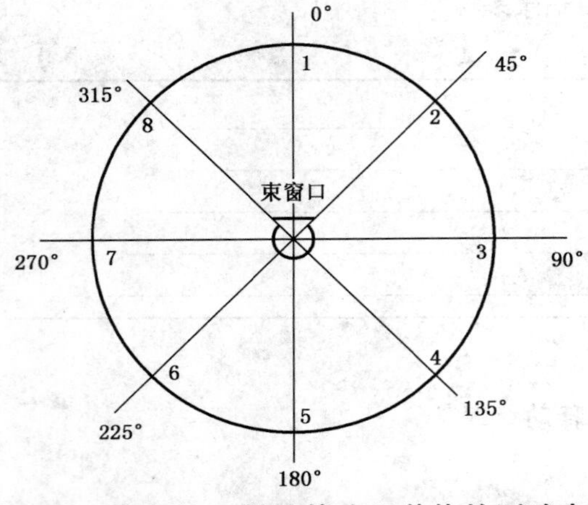

图 D.1 垂直于 X 射线管头组装体的测试点位

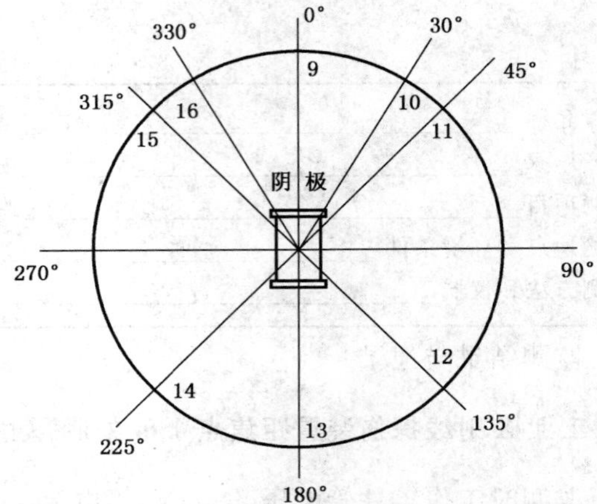

图 D.2 平行于 X 射线管头组装体的测试点位

ICS 13.100
C 57

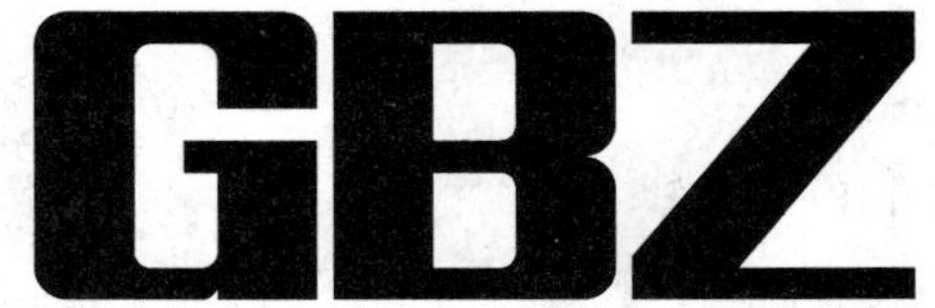

中华人民共和国国家职业卫生标准

GBZ 118—2002

油(气)田非密封型放射源测井卫生防护标准

Radiological protection standards for unsealed radioactive sources logging in oil and gas-field

2002-04-08 发布　　2002-06-01 实施

中华人民共和国卫生部　发布

前　言

本标准第4～7章为强制性的，其余为推荐性的。

根据《中华人民共和国职业病防治法》制定本标准。原标准GB 16358—1996与本标准不一致的，以本标准为准。

本标准附录A是资料性附录。

本标准由中华人民共和国卫生部提出并归口。

本标准起草单位：山东省医学科学院放射医学研究所、胜利油田卫生防疫站。

本标准主要起草人：宗西源、乔东亮、邓大平、杨迎晓、孙作忠、张华宗、胡士良。

本标准由中华人民共和国卫生部负责解释。

油(气)田非密封型放射源测井卫生防护标准

1 范围

本标准规定了油(气)田非密封型放射源(以下简称非密封源)测井的放射卫生防护要求。

本标准适用于油(气)田使用非密封源进行放射性示踪测井的实践。

2 规范性引用文件

下列文件中的条款通过本标准的引用而成为本标准的条款。凡是注日期的引用文件,其随后的修改单(不包括勘误的内容)或修订版均不适用于本标准,然而,鼓励根据本标准达成协议的各方研究是否可使用这些文件的最新版本。凡不注日期的引用文件,其最新版本适用于本标准。

GBZ 128 职业性外照射个人监测规范

GB 8703 辐射防护规定

GB 9133 放射性废物分类标准

GB 11806 放射性物质安全运输规定

GB 11930 操作开放型放射性物质的辐射防护规定

3 术语和定义

下列术语和定义适用于本标准。

3.1

放射性示踪测井 radioactive tracer logging

用注入油井的放射性示踪剂确定流体在井管内或地层孔隙间的运动状态及其分布规律和井身工程质量参数的方法。

3.2

井下释放器 in-well releaser

盛装放射性示踪剂并且能送入井下使其定点或定时释放到井内的一种装置。

4 实验室及其他设施的放射卫生防护要求

4.1 实验室

4.1.1 实验室的分类、分级、选址和布局

4.1.1.1 按照 GB 8703 的规定要求,结合油田测井中使用放射性核素的等效年用量和最大等效日操作量,油田测井用非密封源实验室属于第三类开放型单位,乙级或丙级工作场所。

4.1.1.2 乙级实验室可以设置在单独建筑物内,也可设置在一般建筑物的一层或一端,但必须有单独的出入口。

4.1.1.3 实验室应按照操作放射性水平、放射性污染的危险程度,依次分为清洁区(包括办公室、休息室等)、低活性区(包括仪器维修室、放射性测量室和更衣、淋浴及辐射剂量监测间等)和高活性区(包括开瓶分装室、贮源库与废物贮存设施等)等三个区域。气流方向应从低活性区至高活性区。

4.1.2 实验室的卫生防护要求

4.1.2.1 地面、墙壁、门窗及内部设备的结构力求简单,表面应光滑、无缝隙;地面应铺设可更换、易去污的材料,并设地漏接一般下水系统;高出地面 2 m 以下的墙面应涂以耐酸、碱的油漆。

4.1.2.2 开瓶分装室内必须设通风橱(或工作箱),橱内应保持 200 Pa 的负压,其排气系统应设过滤装

置；橱内下接低放射性废液贮存设施；橱内还应配备屏蔽β、γ外照射的防护设施。

4.1.2.3 应有良好的通风与照明，乙级实验室内换气次数为每小时4～6次，丙级实验室内换气次数为每小时3～4次(或自然通风)。

4.1.2.4 设置专用的放射性废液和固体废物的收集容器或贮存设施。

4.1.2.5 乙级实验室内设卫生通过间(包括更衣、淋浴和辐射剂量监测设施等)，丙级实验室内应设置供更衣、洗手和辐射剂量监测的设施等。供水采用脚踏或臂肘式开关。

4.2 贮源库

4.2.1 贮源库应与开瓶分装室相连接(或相邻)并有单独的出入口。墙壁、门窗的材料与结构具有防盗与防火的作用。

4.2.2 贮源库的地面要光滑无缝隙、易去污、易冲洗。贮源库要有足够的使用面积和良好的通风与照明。

4.2.3 墙壁与门窗要有足够的防护厚度，确保公众受照剂量符合GB 8703的规定。

4.2.4 贮源库内必须设贮源坑或池，源坑(池)内应保持干燥，其上口应至少高出地面10～20 cm，设有防护盖，并且能加锁。室内人员活动区域的空气比释动能率不得超过25 $\mu Gy \cdot h^{-1}$。

4.3 贮源容器

4.3.1 所有放射性核素、示踪剂都必须盛放于严密盖封的内容器内，然后根据其辐射特性再放入具有一定屏蔽能力的贮存运输容器中。内容器外表面应有示踪剂生产批号和放射性核素名称、化学形式、物理状态、活度与标定日期的标签及鲜明的电离辐射警示标识。并附有含上述内容的说明书。

4.3.2 盛装放射性示踪剂的内容器应选用质地坚韧，并具有良好密封性能的容器，不应使用容易损坏、破裂的容器。

4.3.3 贮存运输容器应便于搬运和易于放入与取出容器，而且必须能加锁。其外面除有容器编号和放射性核素名称、活度与标定日期外，还必须有鲜明的电辐射警示标识和“当心电离辐射”字样以及使用单位名称。距防护容器外表面5 cm处的空气比释动能率不得超过25 $\mu Gy \cdot h^{-1}$，1 m处的空气比释动率不得超过2.5 $\mu Gy \cdot h^{-1}$。贮存运输容器外表面的放射性污染，α不得超过4×10^{-1} $Bq \cdot cm^{-2}$，β不得超过4 $Bq \cdot cm^{-2}$。

4.3.4 贮存β放射性核素的贮存运输容器壁厚必须大于β粒子在该容器材料中的最大射程，β粒子最大能量在1MeV以上时，需注意屏蔽韧致辐射。

4.4 废液废物贮存设施

4.4.1 放射性液体和固体废物的分类按照GB 9133的规定执行。

4.4.2 低放射性废液的排放按照GB 8703的规定执行。

4.4.3 实验室内应设放射性污物桶，所有固体放射性废物应丢入污物桶内收集或放入贮存设施内暂存。污物桶和贮存设施表面的空气比释动能率不得超过25 $\mu Gy \cdot h^{-1}$。

4.4.4 实验剩余放射性溶液和高浓度的容器刷洗液等不能排放的废液，按半衰期长短分别收集在专用收集容器内，可作为放射性废物在贮存设施中封存。

5 非密封源操作的卫生防护要求

5.1 一般要求

测井用非密封源的操作应遵循GB 11930中有关的辐射防护原则与要求，尤其注意以下几点：

a) 在满足技术要求的条件下，选用毒性较低、γ辐射能量较低、半衰期较短的放射性核素，并尽量减少使用及贮存的活度；

b) 采用远距离操作，尽量选用机械、自动和密闭的方式操作；

c) 熟练操作技术，努力缩短操作时间；

d) 及时处理放射性污染，防止污染的扩散；

e) 尽量减少放射性废液、废物的产生;

f) 加强安全防护管理,防止放射性污染事故的发生。

5.2 实验室操作卫生防护要求

5.2.1 操作放射源前,应做好充分准备工作,熟悉操作程序,核对放射性物质名称、活度、出厂日期、总量、分装量,检查仪器设备是否正常,通风是否良好,检查实际活度是否与标示活度一致。

5.2.2 采用新技术新方法时,应通过"模拟试验"确认切实可行,并经放射卫生技术服务机构认定操作熟练后,方能正式操作。

5.2.3 对开瓶、分装、配制、蒸发、烘干溶液或当有气体、气溶胶产生的操作须在通风橱或操作箱内进行,易于造成污染的放射性操作必须在铺有易去污材料的工作台上或搪瓷盘内进行。

5.2.4 吸取放射性溶液时,严禁用口吸取。

5.2.5 工作场所要经常湿式清扫,清扫工具不得与非放射性区混用。

5.2.6 放射工作人员必须了解处理放射性污染事故的原则,熟悉放射性污染事故的处理方法,见附录A(资料性附录)。

5.3 测井中的卫生防护要求

5.3.1 测井中释放放射性示踪剂应采用井下释放方式,将装有示踪剂的井下释放器随同测井仪一起送入井下一定深度处,由井上控制在井下释放放射性示踪剂。

5.3.2 采用井口释放方式时,应先将示踪剂封装于易在井内破碎或裂解的容器或包装内,施行一次性投入井口的方法;禁止使用直接向井口内倾倒示踪剂的方法,以防止污染操作现场。

5.3.3 释放放射性示踪剂前,必须经过认真检查井口各闸门、井管压力与水流量正常,井管与套管通畅,井口丝堵与防喷盒结构严密后,按照常规操作程序释放示踪剂,防止含放射性示踪剂的井水由井口回喷,污染井场与环境。

5.3.4 操作放射性示踪剂和扶持载源井下释放器或注测仪进出井口时,必须采用适当长度的操作工具。

5.3.5 测井现场的空气比释动能率超过 2.5 μGy・h^{-1},有可能受到放射性污染的范围,应划为警戒区。并在其周围设置电离辐射警示标识,防止无关人员进入。

5.3.6 现场测井操作人员,必须穿戴符合要求的专用工作服、帽子、口罩和手套等个人防护用品,并要做到统一保管和处理。操作强 γ 放射源时,还应使用铅防护屏和戴铅防护眼镜。

5.3.7 放射性示踪测井施工前、后,须按 7.3 与 7.4 进行常规监测,发现异常及时进行妥善处理。

5.3.8 未用或剩余放射性示踪剂(或连同释放器)以及放射性废物必须带回实验室处理。

5.3.9 每次使用后的井下释放器及同位素注测仪的同位素小室,必须带回实验室内,由专人在专用洗刷池内冲洗、去污及维修、保养后待用。

6 测井用非密封源运输的卫生防护要求

6.1 油田外部运输时,其包装和运输工具要求应符合 GB 11806 中的有关规定。

6.2 供测井用载运放射性物质的专(兼)用交通工具,必须设有固定源罐的安全装置与防护设施,并且能与车上的固定物连锁。

驾驶员受到的外照射剂量应小于相应的年剂量限值。车辆外表面的空气比释动能率不得超过 25 μGy・h^{-1},距车辆外表面 1 m 处不得超过 2.5 μGy・h^{-1}。

6.3 搬运或传递放射源的工具必须操作灵活、使用方便、性能可靠,并使放射源与人体间保持适当的距离。

7 防护监测

7.1 个人剂量监测按照 GBZ 128 的规定执行。

7.2 所有放射性核素的容器及其外包装，贮存和运输设备，使用前、后要进行γ辐射水平和表面放射性污染水平的测定。

7.3 实验室内每次高活性操作和现场测井操作前、后，必须对工作场所辐射水平和设备及场所的放射性表面污染进行测量，必要时应测量空气中放射性气溶胶浓度。

7.4 当实验与测井操作人员工作结束离开实验室或现场时，必须测量其裸露皮肤、工作服和个人防护用品的放射性沾污水平，发现污染，立即妥善处理。

7.5 一般情况下，实验室辐射水平与设备、地面及墙壁表面的放射性污染水平，每月进行一次全面监测。

7.6 环境剂量监测按照 GB 8703 中规定执行。

附 录 A
（资料性附录）
放射性污染事故的处理原则与应急措施

A.1 处理原则

a) 尽早采取去污措施；
b) 配制合适的去污试剂；
c) 选择合理的去污方法，防止交叉污染和扩大污染；
d) 正确处理废物、废液；
e) 穿戴有效的个人防护用品；
f) 详细记录事故过程和处理情况，档案妥善保管。

A.2 应急处理措施

A.2.1 一般污染事故

A.2.1.1 液态放射性物质的洒、漏，可用吸液球或吸水纸吸干，粉末状放射性物质的撒落，可用胶布粘贴或湿抹布清除，然后用温水仔细清洗。为防止污染的扩散，去污程序应先从污染轻的周围渐向污染重的部位。

A.2.1.2 如经反复清洗效果不明显时，可根据放射性核素的化学性质和污染表面的性质，选用有效的去污剂进一步去污。

A.2.2 严重污染事故

A.2.2.1 立即通知在场的其他人员，同时迅速标出污染范围，防止其他人员进入污染区。

A.2.2.2 当皮肤或伤口受到污染时，应立即进行清洗；当眼睛受到污染时，应立即用水冲洗；如果放射性物质有可能进入体内时，应立即通知医务人员，必要时及时采取急救促排措施。

A.2.2.3 污染区的人员经采取减少危害和防止污染扩散的必要措施后，要脱去污染的衣服并将其留在污染区，立即离开此区。

A.2.2.4 事故发生后，应尽快通知防护负责人和主管人员，并立即向有关监督管理部门报告。防护人员应迅速提出全面处理事故的方案，并协助主管人员组织实施。污染区经去污、监测后，经防护人员批准方可重新工作。

A.2.2.5 详细记录事故经过和处理情况，作为查找事故原因，改进防护工作，鉴定健康状况的依据。

A.3 常用的去污试剂和方法

常用的去污试剂和方法见表 A.1。

表 A.1 常用的去污试剂和方法

表面种类	去污试剂	操作方法	备　　注
玻璃器皿和瓷制品	肥皂、洗涤剂	拌水刷洗、冲刷	
	铬酸混合液、柠檬酸、盐酸	将器皿置于 3%盐酸和 10%柠檬酸溶液中浸泡 1 h，然后取出用水洗涤，再放入洗液（即重铬酸钾在浓硫酸中的饱和溶液）中片刻，取出用水冲洗	浓盐酸不适于碳-14、碘-131 等
木器	除去表层	用工具刨去表面几毫米	一般去污仍不符合要求时

表 A.1（续）

表面种类	去污试剂	操作方法	备 注
衣服类	肥皂或洗衣粉	污染大于1 000脉冲/min时，用洗衣机洗涤，若污染小于1 000脉冲/min，可用普遍方法洗涤	
	柠檬酸、草酸	污染程度较高的用洗衣机洗涤	尼龙宜用柠檬酸，粘胶、木棉宜用草酸
	剪去修补	剪去污染部位作废物处理，再用布补上	适用于局部性的严重污染
金属类	肥皂或洗涤剂	一般浸泡擦拭洗涤方法	效果不好，适用于低污染
	9%～18%盐酸或3%～6%硫酸溶液	先湿润表面，然后刷洗，最后用水冲洗	
	柠檬酸或稀硝酸	对不锈钢先置于10%硝酸溶液浸泡1 h，后用水冲洗，再在稀硝酸中浸2 h，然后用水洗净	大部分金属不能浸泡
	加热法	在加热的10%硝酸溶液中作用约15 min，然后再用10%热草酸溶液或10%氢氧化钠溶液或0.5%硅氟化氢氨(NH_4SiF_6)	对表面有明显损伤；适用于不锈钢
瓷砖	3%柠檬酸铵水溶液或10%磷酸钠水溶液或10%EDTA溶液	刷洗，清水冲净	效果好
	10%稀盐酸	刷洗，清水冲净	表面受损伤
塑料	柠檬酸铵	用煤油等有机溶剂稀释后刷洗	
	酸类或四氯化碳	用其稀释液刷洗	
油漆类（包括漆）	水、温水、蒸汽、洗涤剂	对污染部位进行冲洗	蒸汽去污效果较好，可达50%～90%
	3%柠檬酸或草酸溶液	洗刷	
	1%磷酸钠水溶液	洗刷	不能用于铅上面的油漆
	有机溶剂或氢氧化钠或氢氧化钾浓溶液	把油漆逐渐溶解除去	不能用于漆布
	10%稀盐酸	洗刷	
	刮(剪)法		适用于局部污染
橡胶制品	肥皂	一般清洗	
	稀硝酸	洗刷、冲洗	不适用碳-14、碘-131污染

ICS 13.100
C 57

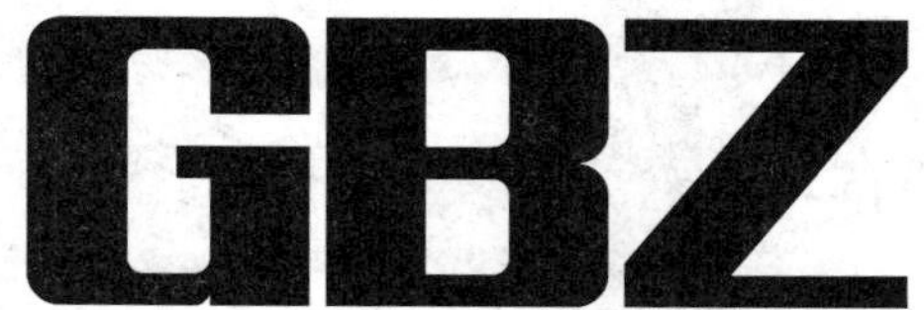

中华人民共和国国家职业卫生标准

GBZ 119—2006
代替 GBZ 119—2002

放射性发光涂料卫生防护标准

Radiological protection standards for radioactive luminescent paint

2006-11-03 发布　　　　2007-04-01 实施

中华人民共和国卫生部　发布

前　言

本标准第4至第9章是强制性。

本标准代替GBZ 119—2002《放射性发光涂料卫生防护标准》。自本标准实施之日起，GBZ 119—2002同时废止。

本标准与GBZ 119—2002相比，主要变化如下：

——作了编辑性修改，由原标准共13章3个附录，现调整为共9章2个附录。

——删除原标准放射性发光涂料工作单位类别的内容，并对原标准放射性废物管理与辐射监测等章节内容作了必要的调整与删除。

——修改了工作人员和公众成员一年中吸入或食入^{3}H和^{147}Pm的年摄入量限值。

——修改了工作场所空气中^{147}Pm的控制浓度值。

本标准附录A是规范性附录，附录B是资料性附录。

本标准由卫生部放射卫生防护标准专业委员会提出。

本标准由中华人民共和国卫生部批准。

本标准起草单位：复旦大学放射医学研究所。

本标准主要起草人：吴锦海。

本标准所替代的历次版本发布情况为：

——GB 16359—1996，GBZ 119—2002。

放射性发光涂料卫生防护标准

1 范围

本标准规定了放射性发光涂料操作中的放射卫生防护原则和基本要求。

本标准适用于含放射性核素^{3}H 和^{147}Pm 发光涂料的操作实践。

本标准不适用于含放射性核素^{226}Ra 发光涂料和含放射性发光涂料制品的应用。

2 规范性引用文件

下列文件中的条款通过本标准的引用而成为本标准的条款。凡是注日期的引用文件，其随后所有修改单(不包括勘误的内容)或修订版均不适用于本标准，然而，鼓励根据本标准达成协议的各方研究是否可使用这些文件的最新版本。凡是不注日期的引用文件，其最新版本适用于本标准。

GB 18871　电离辐射防护与辐射源安全基本标准

3 术语和定义

下列术语和定义适用于本标准。

3.1

放射性发光粉　radioactive luminescent powder

发光基质与放射性核素组合并在其射线的激发作用下会发出可见光的粉末状制品。

3.2

放射性发光涂料　radioactive luminescent paint

放射性发光粉与粘合剂混合的发光物质。

4 放射防护基本要求

4.1　一切从事放射性发光涂料操作的实践活动，必须遵守 GB 18871 规定的放射实践正当性、放射防护最优化和个人受照剂量限值的放射防护基本要求。

4.2　从事放射性发光涂料操作的放射工作人员应遵守的年摄入量限值(*ALI*)见附录 A 的表 A.1。

4.3　放射性发光涂料工作场所空气中^{147}Pm 的控制浓度应不超过 $2\times10^{3}\,Bq/m^{3}$。

4.4　放射性工作场所和放射性工作人员的各类表面放射性污染控制水平，见附录 A 表 A.2。

4.5　公众中个人应遵守的年摄入量限值(*ALI*)，见附录 A 的表 A.3。

5 工作场所放射防护要求

5.1　从事放射性发光涂料操作的单位在选址、设计、建造、运行和退役等不同阶段应遵照 GB 18871 的规定要求，实施行之有效的工程实践，应进行放射防护与安全措施的安全评价以及制定恰当的应急预案，以有效防范放射事故。

5.2　放射性发光涂料操作的工作场所可按日等效最大操作量的大小分级，见表 1。

5.3　放射性发光涂料的贮存、分装、称量、配制、涂描、烘干、罩光和装配等场所均属非密封型放射性工作场所。对甲级和乙级的工作场所应按控制区和监督区的分区原则布局，并设置卫生通过间。工作场所应集中在建筑物的同一层或一端，与非放射性工作场所隔开，并有独立的出入口。

5.4　应把放射性发光涂料操作属甲级或乙级水平的工作场所划分为控制区和监督区。

5.4.1　在作为区域分界的自然边界处，应设置相应的区域标志牌。控制区：红色；监督区：橙色。

5.4.2　应将需要和可能需要专门防护手段或安全措施的区域，如从事放射性发光涂料操作的各车间或场所定为控制区。

表 1　放射性发光涂料工作场所的分级

级别	日等效最大操作量/Bq	级别	日等效最大操作量/Bq
甲	$>4\times10^{9}$	丙	豁免活度值以上～2×10^{7}
乙	$2\times10^{7}\sim4\times10^{9}$		

注 1：放射性核素的日等效操作量等于核素的实际操作量(Bq)与核素毒性组别修正因子的积，除以操作方式有关的修正因子所得的商。

注 2：放射性核素毒性组别修正因子：^{3}H 为 0.01；^{147}Pm 为 0.1。

注 3：操作方式修正因子：干式发尘操作 0.01；产生少量气体，气溶胶的操作 0.1；一般湿式操作 1；很简单的湿式操作 10；储存 100。

5.4.3　应对部分未被定为控制区，在其中通常虽不需要专门的防护手段或安全措施，但需经常对职业照射条件进行监督和评价的区域均定为监督区。如放射性废物暂存场所等。

5.5　工作场所的地面、台面、墙壁和天棚应当采用表面光滑、易于去污的材料铺装；照明、取暖、通风和给排水等设备及管道应尽可能暗装。

5.6　放射性发光涂料操作的工作场所应当设有通风橱和手套箱，通风橱和手套箱内应有 100 Pa～200 Pa的负压，或者操作口在半开状态下的截面风速应大于 $1\ m\cdot s^{-1}$。

5.7　各级放射工作场所的排风机应当设在靠近排气管道出口端，排风机应采用离心式风机，排风机前应安装有效过滤装置，排气口应高于本建筑屋脊。

5.8　放射工作场所内应当设置收集或贮存固体和液体放射性废物的专用容器。

6　操作的放射防护要求

6.1　工作人员进入工作场所控制区前必须在卫生通过间按不同工种穿戴相应的专用个人防护用具，如工作服、口罩、手套和鞋帽等。每次工作结束后应仔细洗手或淋浴，并须经放射性污染检查合格后方可离去。

6.2　操作放射性发光涂料的工作人员必须经专业技术和放射卫生防护知识培训，并经考核合格后方可上岗操作。

6.3　在放射工作场所不得将食品和个人生活用品带入控制区，严禁在控制区内进食、饮水和吸烟；也不得将控制区内的工作物品和清洁用具随意带出。

6.4　工作人员进入控制区前必须先开启通风装置，放射性发光涂料的操作都必须在专用的通风橱或手套箱内操作，所用的操作工具应放在各自的通风橱或手套箱内，严禁拿出箱外。

6.5　放射性发光涂料操作中的各项操作应当仔细与熟练，严防放射性物质泼洒或溢出容器外。

6.6　放射性发光涂料的涂描用具使用后应当及时用溶剂洗净，并放在专用架上，严禁直接放在工作台上；涂描操作台上的放射性发光涂料的存放量，不得超过日等效最大操作活度；涂描后的含放射性发光涂料物件和盛有放射性发光涂料的容器都应当放在有通风装置的存放处；刮除物件上的放射性发光涂料，必须事先用溶剂湿润，避免干式发尘操作。

6.7　孕妇、哺乳期妇女不得参加放射性发光涂料的操作中有较大可能引起内照射潜在危害的操作。

6.8　操作高活度放射性发光涂料时，应当尽量采用远距离操作工具或屏蔽防护以防外照射。

7　放射性发光粉的储存

7.1　放射性发光粉应当储存在专用的储存室内，储存室应具有良好的通风、照明、防盗、防淹和防火等条件，储存室门外应当设有电离辐射警示标志。

7.2　储存室应当远离其他危险品库房，室内不得存放易燃易爆和腐蚀性的物品。

7.3 含^{3}H发光粉应当存放在密闭的玻璃容器或玻璃钢容器内。

7.4 储存容器上应当有明显标记，标明内容物名称、放射性比活度、总活度和存放时间，并有电离辐射警示标志。

7.5 储存室门应当设有双锁，由双人负责管理，并实行储存物品存、取登记领用制度。

8 放射性废物管理

8.1 放射性发光涂料操作中产生的放射性废液，应当集中于专用的容器或放射性废水池中储存，并按要求进行处理后，经审管部门确认满足GB 18871—2002第8.6条的要求后，方可排放。

8.2 放射性发光涂料操作中产生的固体放射性废物，应当分类收集在专用容器内，经暂时存放后集中送往所在地指定的放射性废物库存放或处置。废物容器及暂存处的放射防护要求见第7章的规定。

9 工作人员和工作场所的监测

9.1 工作人员个人监测项目

9.1.1 手部表面的放射性污染水平监测。

9.1.2 工作服、鞋帽、手套和口罩的表面污染水平监测。

9.1.3 外照射个人剂量监测。

9.1.4 尿^{3}H或尿^{147}Pm的放射性污染量监测。

9.2 工作场所监测项目

9.2.1 地面、工作台、设备等表面的放射性污染水平监测。

9.2.2 场所环境辐射剂量水平监测。

9.3 工作人员和工作场所监测项目与频率参见附录B中的表B.1、表B.2。

附 录 A
（规范性附录）
次级限值与导出限值

A.1 放射工作人员的放射性核素年摄入量限值（*ALI*）见表 A.1。

表 A.1 吸入和食入的 *ALI* 限值[a]

核 素	吸入的 *ALI*/Bq	食入的 *ALI*/Bq
^{3}H	—	1×10^{9}
^{147}Pm	4×10^{6}	8×10^{7}

注：[a] 年剂量限值取 0.02Sv。

A.2 放射性表面污染控制水平

A.2.1 放射工作人员体表、衣服和工作场所等表面的β放射性污染控制水平见表 A.2。

表 A.2 各类放射性表面污染控制水平

表面类型		$^{3}H/(Bq/cm^{2})$	$^{147}Pm(Bq/cm^{2})$
手、皮肤、内衣、工作袜		4	2
工作服、手套、工作鞋	控制区	4×10^{1}	2×10^{1}
	监督区	4×10^{1}	2×10^{1}
工作台、设备、地面、墙壁	控制区	4×10^{2}	2×10^{2}
	监督区	4×10^{1}	2×10^{1}

A.3 公众成员的放射性核素年摄入量的限值（*ALI*）见表 A.3。

表 A.3 公众成员的 *ALI* 限值[a]

核 素	吸入的 *ALI*/Bq	食入的 *ALI*/Bq
^{3}H	—	6×10^{7}
^{147}Pm	2×10^{5}	4×10^{6}

注：[a] 年剂量限值取 0.001Sv。

附 录 B
（资料性附录）
工作人员和工作场所监测项目与频率

B.1 工作人员个人监测项目与频率应按表B.1的要求。

表B.1 工作人员个人监测项目与频率

监测项目	频率	备 注
手部放射性污染	每日	每日下班前进行
工作服、鞋帽、手套和口罩的表面污染	每周	每周末进行
外照射个人剂量*	每季度	每季度末进行
尿^{3}H或^{147}Pm	不定期	在疑有内污染时进行

注：* 仅操作发光涂料者，此项不用监测。

B.2 工作场所监测项目和频率应按表B.2要求。

表B.2 工作场所监测项目与频率

工作场所	表面污染	外照射
甲级	每周一次	每月一次
乙级	每周一次	每月一次
丙级	酌情	每半年一次

ICS 13.100
C 57

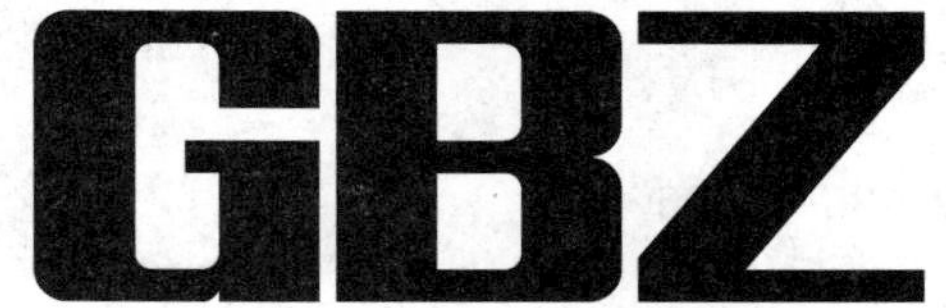

中华人民共和国国家职业卫生标准

GBZ 120—2006
代替 GBZ 120—2002

临床核医学放射卫生防护标准

Radiological protection standards for clinical nuclear medicine

2006-11-03 发布　　2007-04-01 实施

中华人民共和国卫生部　发布

前　言

本标准第 3～6 章是强制性。

本标准根据《中华人民共和国职业病防治法》和中华人民共和国国家标准 GB 18871—2002《电离辐射防护与辐射源安全基本标准》修订。

本标准代替 GBZ 120—2002《临床核医学放射卫生防护标准》。自本标准实施之日起，GBZ 120—2002 同时废止。

本标准与原标准相比，主要修订如下：

——主要技术内容遵从我国放射防护新基本标准 GB 18871—2002 的规定，删去不符合 GB 18871—2002 所规定原则的内容；

——为加强条理性，重新组织标准章条的内容，结构从原十一章两个附录调整为六章一个附录；

——增加引用相关标准，使本标准涵盖全部相关内容，又节省篇幅。

本标准附录 A 是资料性附录。

本标准由卫生部放射卫生防护标准专业委员会提出。

本标准由中华人民共和国卫生部批准。

本标准起草单位：中国疾病预防控制中心辐射防护与核安全医学所。

本标准起草人：郑钧正。

本标准所替代标准的历次版本发布情况为：

——GB 16360—1996，GBZ 120—2002。

临床核医学放射卫生防护标准

1 范围

本标准规定了临床核医学诊断与治疗实践中有关工作人员以及工作场所的放射卫生防护要求。

本标准适用于临床核医学应用放射性药物施行诊断与治疗的实践。

2 规范性引用文件

下列文件中的条款通过本标准的引用而成为本标准的条款。凡是注日期的引用文件，其随后所有的修改单(不包括勘误的内容)或修订版均不适用于本标准，然而，鼓励根据本标准达成协议的各方研究是否可使用这些文件的最新版本。凡是不注日期的引用文件，其最新版本适用于本标准。

GB 18871 电离辐射防护与辐射源安全基本标准

GBZ 128 职业性外照射个人监测规范

GBZ 129 职业性内照射个人监测规范

GBZ 133 医用放射性废物管理卫生防护标准

GBZ 165 职业性皮肤放射性污染个人监测规范

3 总则

3.1 获准开展临床核医学工作的单位，其法人(即许可证持有者)应对临床核医学中的放射防护与安全工作全面负责。应按照 GB 18871 规定，(1)做好临床核医学工作场所的选址、设计和建造；(2)装备与获准开展临床核医学工作相适应的仪器设备及防护设施；(3)配备与获准开展临床核医学工作相适应的结构合理的各种专业人员；(4)加强有关人员的专业素质教育与放射防护培训；(5)建立明确的放射防护质量保证大纲和有关规章制度，并且认真实施。

3.2 临床核医学工作人员所受职业照射的防护以及临床核医学工作所致公众照射的防护，应按照 GB 18871的规定严格执行。

3.3 应加强临床核医学工作中人员与工作场所的各种放射防护监测，按照 GB 18871 及相关标准做好放射防护评价，不断提高放射防护水平。有关工作人员所受职业性外照射、职业性内照射以及皮肤放射性污染的个人监测，分别按 GBZ 128、GBZ 129 以及 GBZ 165 执行。各项监测结果应记录在案，妥善保存。

3.4 应做好临床核医学工作中各种放射性废物的处置与管理，严格执行 GB 18871 和 GBZ 133 等。

3.5 开展临床核医学诊治的单位应制定恰当的应急预案，以有效防范放射事故。应急预案要有明确的责任分工和切实可行的应急措施，应急措施的实施应由训练有素的专职或兼职防护人员负责，并且平常应加强应急准备。

4 临床核医学工作场所的放射防护要求

4.1 临床核医学的工作场所应按照 GB 18871 非密封源工作场所分级规定进行分级，并采取相应放射防护措施。

4.2 一般临床核医学的活性实验室、病房、洗涤室、显像室等工作场所属于 GB 18871 规定的乙级或丙级非密封源工作场所。为便于操作，针对临床核医学实践的具体情况，可以依据计划操作最大量放射性核素的加权活度，把工作场所分为Ⅰ、Ⅱ、Ⅲ等三类(见表 1)。

表 1　临床核医学工作场所具体分类[1)]

分类	操作最大最放射性核素的加权适度[2)]/MBq
Ⅰ	＞50 000
Ⅱ	50～50 000
Ⅲ	＜50
注：[1)] 本表和表 2、表 3 均依据国际放射防护委员会(ICRP)第 57 号出版物； [2)] 加权活度＝(计划的日操作最大活度×核素的毒性权重因子)/操作性质修正因子	

4.3　供计算操作最大量放射性核素的加权活度用的核医学常用放射性核素毒性权重因子和不同操作性质的修正因子分别见表 2 和表 3。

表 2　核医学常用放射性核素的毒性权重因子

类别	放射性核素	核素的毒性权重因子
A	^{75}Se，^{89}Sr，^{125}I，^{131}I	100
B	^{11}C，^{13}N，^{15}O，^{18}F，^{51}Cr，^{67}Ce，^{99m}Tc，^{111}In，^{113m}In，^{123}I，^{201}Tl	1
C	^{3}H，^{14}C，^{81m}Kr，^{127}Xe，^{133}Xe	0.01

表 3　不同操作性质的修正因子

操作方式和地区	操作性质修正因子
贮存	100
废物处理 闪烁法计数和显像 候诊区及诊断病床区	10
配药、分装以及施给药 简单放射性药物制备 治疗病床区	1
复杂放射性药物制备	0.1

4.4　按表 1 划分的三类核医学工作场所室内表面及装备结构的基本放射防护要求见表 4。

表 4　不同类别核医学工作场所的室内表面及装备结构要求[1)]

场所分类	地面	表面	通风橱[2)]	室内通风	管道	清洗及去污设备
Ⅰ	地板与墙壁接缝无缝隙	易清洗	需要	应设抽风机	特殊要求[3)]	需要
Ⅱ	易清洗且不易渗透	易清洗	需要	有较好通风	一般要求	需要
Ⅲ	易清洗	易清洗	不必	一般自然通风	一般要求	只需清洗设备
注：[1)] 依据国际放射防护委员会(ICRP)第 57 号出版物。 [2)] 仅指实验室。 [3)] 下水道宜短，大水流管道应有标记以便维修检测。						

4.5　合成和操作放射性药物所用的通风橱，工作中应有足够风速(一般风速不小于 1 m/s)，排气口应高于本建筑屋脊，并酌情设有活性炭过滤或其他专用过滤装置，排出空气浓度不应超过有关法规标准规定的限值。

4.6　凡Ⅰ类工作场所和开展放射性药物治疗的单位应设有放射性污水池，以存放放射性污水直至符合排放要求时方可排放。废原液和高污染的放射性废液应专门收集存放。

4.7　临床核医学工作场所应备有收集放射性废物的容器，容器上应有放射性标志。放射性废物应按长半衰期和短半衰期分别收集，并给予适当屏蔽。固体废物如污染的针头、注射器和破碎的玻璃器皿等应贮于不泄漏、较牢固、并有合适屏蔽的容器内。放射性废物应及时按 GBZ 133 进行处理。

4.8 临床核医学诊断及治疗用工作场所(包括通道)应注意合理安排与布局。其布局应有助于实施工作程序，如一端为放射性物质贮存室，依次为给药室、候诊室、检查室、治疗室等。并且应避免无关人员通过。

4.9 临床核医学诊断用给药室与检查室应分开。如必须在检查室给药，应具有相应的放射防护设备。

4.10 临床核医学诊断用候诊室应靠近给药室和检查室，宜有受检者专用厕所。

5 放射性药物操作的一般放射防护要求

5.1 操作放射性药物应有专门场所，如给药不在专门场所进行时则需采取适当防护措施。放射性药物使用前应有恰当屏蔽。

5.2 装有放射性药物的给药注射器应有适当屏蔽。难以屏蔽时应注意控制操作时间。

5.3 操作放射性药物应在衬有吸水纸的托盘内进行，工作人员应穿戴个人防护用品。

5.4 操作放射性碘化物等挥发性或放射性气体应在通风橱内进行，并按操作情况进行气体或气溶胶放射性浓度的常规监测以及必要的特殊监测，应注意对放射性碘在操作人员甲状腺内沉积的防护。

5.5 在放射性工作场所不得进食、饮水、吸烟，也不得进行无关工作及存放无关物品。

5.6 工作人员操作后离开放射性工作室前应洗手和进行表面污染监测，如其污染水平超过 GB 18871 规定值，应采取相应去污措施。

5.7 从控制区取出任何物品都应进行表面污染水平检测，以杜绝超过 GB 18871 规定的表面污染控制水平的物品被带出控制区。

5.8 为体外放射免疫分析目的而使用含^{3}H、^{14}C，和^{125}I等核素的放射免疫分析试剂盒可在一般化学实验室进行。

5.9 放射性物质的贮存容器或保险箱应有适当屏蔽。放射性物质的放置应合理有序、易于取放，每次取放的放射性物质应只限于需用的那部分。

5.10 放射性物质的贮存室应定期进行放射防护监测，无关人员不得入内。

5.11 贮存和运输放射性物质时均应使用专门容器。取放容器中内容物时，不应污染容器。容器在运输时应有适当的放射防护措施。

5.12 贮存的放射性物质应及时登记建档，登记内容包括生产单位、到货日期、核素种类、理化性质、活度和容器表面放射性污染擦拭试验结果等。

6 临床核医学治疗的放射防护要求

6.1 使用治疗量发射 γ 射线放射性药物的区域应划为控制区。用药后患者床边 1.5 m 处或单人病房应划为临时控制区。控制区入口处应有 GB 18871 规定的电离辐射警告标志；除医务人员外，其他无关人员不得入内，患者也不应随便离开该区。

6.2 配药室应靠近病房，尽量减少放射性药物和已给药治疗的患者通过非放射性区域。

6.3 根据使用放射性药物的种类、形态、特性和活度，确定临床核医学治疗病房的位置及其放射防护要求。病房应有防护栅栏，以控制已给药患者同其他人保持足够距离；必要时可采用附加屏蔽防护措施。

6.4 接受放射性药物治疗的患者应使用专用便器或者设有专用卫生间和浴室。

6.5 住院接受放射性药物治疗患者的被服和个人用品使用后应作去污处理，并经表面污染监测合格后方可作一般处理。

6.6 使用过的放射性药物注射器、绷带和敷料，应作污染物件处理或作放射性废物处理。

6.7 接受^{131}I治疗的患者，应在其体内的放射性活度降至低于 400 MBq 方可出院。以控制该患者家庭与公众成员可能受到的照射。

6.8　对近期接受过放射性药物治疗的患者，外科手术处理应遵循下列原则：

a）　应尽可能推迟到患者体内放射性活度降低到可接受水平不需要放射防护时再作手术处理；

b）　进行手术的外科医师及护理人员应佩戴个人剂量计；

c）　对手术后的手术间应进行放射防护监测和去污，对敷料、覆盖物等其他物件也应进行放射防护监测，无法去污时应作放射性废物处理。

6.9　对近期接受过治疗量放射性药物的患者，其死后尸体的处理应遵循如下原则：

a）　没有超过附录A列出的放射性核素上限值时不需要特殊防护措施；

b）　尸检应符合6.8关于外科手术处理的原则；

c）　尸检样品的病理检查，如所取组织样品含明显放射性，应待其衰变至无显著放射性时进行。

附　录　A
（资料性附录）
不需要特殊防护措施即可处理的尸体含放射性核素的上限值

A.1　不需要特殊防护措施即可处理的尸体含放射性核素的上限值见表 A.1。

表 A.1　不需要特殊防护措施即可处理的尸体含放射性核素的上限值　　MBq

放射性核素	解剖/防腐	掩埋	火化
^{131}I	10	400	400
^{198}Au 颗粒	10	400	100
^{125}I	40	4 000	4 000
^{90}Y	200	2 000	70
^{198}Au 胶体	400	400	100
^{32}P	100	2 000	30
^{89}Sr	50	2 000	20
注：本表依据国际放射防护委员会(ICRP)第 57 号出版物。			

ICS 13.100
C 57

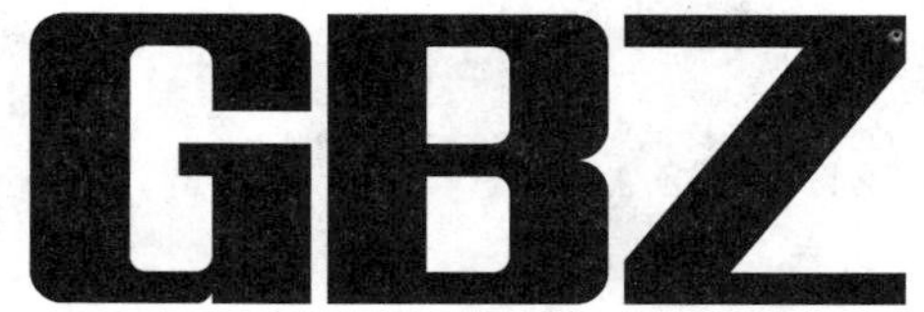

中华人民共和国国家职业卫生标准

GBZ 121—2002

后装γ源近距离治疗卫生防护标准

Radiological protection standards for gamma-ray afterloading brachytherapy

2002-04-08 发布　　2002-06-01 实施

中华人民共和国卫生部　发布

前　言

本标准第 4～7 章为强制性的，其余为推荐性的。

根据《中华人民共和国职业病防治法》制定本标准。原标准 GB 16364—1996 与本标准不一致的，以本标准为准。

本标准由中华人民共和国卫生部提出并归口。

本标准起草单位：山东省医学科学院放射医学研究所。

本标准主要起草人：宗西源、邓大平、孙作忠、杨迎晓、邱玉会。

本标准由中华人民共和国卫生部负责解释。

后装γ源近距离治疗卫生防护标准

1 范围

本标准规定了后装γ源近距离治疗(下称“后装放疗”)设备、放射治疗室和实施后装放射治疗的防护要求与设备的检测。

本标准适用于采用密封γ源后装技术进行近距离放射治疗的实践。

2 规范性引用文件

下列文件中的条款通过本标准的引用而成为本标准的条款。凡是注日期的引用文件,其随后所有的修改单(不包括勘误的内容)或修订版均不适用于本标准,然而,鼓励根据本标准达成协议的各方研究是否可使用这些文件的最新版本。凡不注日期的引用文件,其最新版本适用于本标准。

GB 2894 安全标志

GB 4076 密封放射源一般规定

GB 11806 放射性物质安全运输规定

3 术语和定义

下列术语和定义适用于本标准。

3.1

后装技术 afterloading techniques

预先在病人需要治疗的部位正确地放置施源器,然后采用自动或手动控制,将贮源器内放射源输入施源器内实施治疗的技术。

3.2

后装γ源近距离治疗 γ radiation source afterloading brachytherapy

采用后装技术,依照临床要求,使γ放射源在人体自然腔、管道或组织间驻留而达到预定的剂量及其分布的一种放射治疗手段。

3.3

贮源器 store container

贮存后装治疗用放射源的容器。包括供运输(或暂存)放射治疗源用的运输贮源器和供后装机配套用的工作贮源器。

3.4

施源器 radiation sources applicator

预先放入人体腔、管道或组织间,供放射源驻留或运动,并实施治疗的特殊容器,又称施治器。例如针、管或具有其他特殊形状的施源器。

4 后装放射治疗设备的防护要求

4.1 放射源

4.1.1 后装放射治疗用γ放射源,必须符合GB 4076的规定。

4.1.2 放射源必须有生产厂家提供的说明书及检验证书。说明书应载明放射源编号、核素名称、化学符号、等效活度、表面污染与泄漏检测日期和生产单位名称等。

4.1.3 放射源使用前必须有法定计量机构认可的参考点空气比释动能率,其总不确定度不大于±5%。

4.1.4　放射源的更换必须由合格的专业技术人员，在放射防护人员监督下进行。

4.1.5　放射源的运输必须符合 GB 11806 的规定。

4.1.6　退役放射源必须及时退还原生产厂家或送指定的放射性废物库统一处理或妥善保存。

4.2　贮源器

4.2.1　放射源贮源器表面必须标有放射性核素名称，最大容许装载活度过和牢固、醒目的电离辐射警示标识(参见 GB 2894)。

4.2.2　运输贮源器(或工作贮源器)内装载最大容许活度时，距离贮源器表面 5 cm 处的任何位置，泄漏辐射的空气比动能率不得大于 100 μGy・h^{-1}；距离贮源器表面 100 cm 处的球面上，任何一点的泄漏辐射的空气比释动能率大于 10 μGy・h^{-1}。

4.2.3　装载后装治疗用放射源的运输贮源器(或工作贮源器)除运输外，必须存放在限制一般人员进入的放射治疗室或专用贮源库内。

4.3　施源器

施源器的形状、结构设计以及材料选择应适应靶区的解剖特点，保证放射源在其中正常驻留或运动，并按照剂量学原则，形成各种预定的剂量分布，最大限度地防护邻近正常组织和器官。

4.4　放射源控制与传输

4.4.1　后装治疗设备的控制系统，必须能准确地控制照射条件，应有放射源起动、传输、驻留及返回工作贮源器的源位显示与治疗日期、通道、照射总时间及倒计数时间的显示。

4.4.2　后装治疗设备控制系统应有安全锁等多重保护和联锁装置。必须能防止由于计时器控制、放射源传输系统失效，源通道或控制程序错误以及放射连接脱落等电气、机械发生故障或发生误操作的条件下造成对患者的误照射。严禁在去掉保护与联锁控制装置的条件下运行。

4.4.3　实施治疗期间，当发生停电、卡源或意外中断照射时，放射源必须能自动返回工作贮源器。必须同时显示和记录已照射的时间和剂量，直到下一次照射开始，同时应发出声光报警信号。

当自动回源装置功能失效时，必须有手动回源措施进行应急处理。

4.4.4　在控制台上，必须能通过 γ 射线监测显示放射源由工作贮源器内输出和返回贮存位置的状态。

4.4.5　控制照射时间的计时误差必须小于 1%。

4.4.6　连接施源器各通道与施源器的放射源传输管道及施源器应尽量平滑，具有可允许的最小曲率半径，以保证放射源传输畅通无阻。

4.4.7　连接施源器与放射源传输管道时，必须使接头衔接严密、牢固，防止放射源冲出或脱落。

4.4.8　放射源传输到施源器内驻留位置的偏差不得大于 $\pm$1 mm。

4.4.9　必须在生产厂家给出的放射源最大安全传输次数内，不发生放射源脱落、卡源等故障。

4.4.10　放射治疗机随机文件中必须给出放射源从贮源器到施源器的最大传输时间。

5　后装放射治疗室的防护要求

5.1　放射治疗室必须经专业人员设计，治疗室必须与准备室和控制室分开设置。治疗室使用面积应不小于 20 m^2。

5.2　治疗室入口必须采用迷路设计，设置门机联锁，并在治疗室门上要有声、光报警。治疗室内应设置使放射源迅速返回贮源器的应急开关与放射源监测器。

5.3　治疗室墙壁及防护门的屏蔽厚度应符合防护最优化的原则，确保工作人员及公众的受照剂量小于相应的年剂量限值。

5.4　在控制室与治疗室之间应设观察窗(或监视器)与对讲机。

6　实施后装放射治疗的防护要求

6.1　必须制定并实施质量保证计划，确保剂量准确。既能使治疗区获得合理的剂量及其分布，又能最大限度缩小正常组织的受照剂量与范围。

6.2 治疗中技术人员必须密切注视控制系统的各项显示与病人状况，以便及时发现和排除异常情况。

6.3 实施放疗时，必须详细记录治疗日期、治疗方式、治疗源类型、活度、数目、通道、照射时间、单次照射剂量及总剂量和放射源在施源器内的驻留位置及照射长度，并绘示意图存档。

6.4 实施治疗时，除病人外，治疗室内不得停留任何人员。

7 后装放射治疗设备的检测

7.1 验收检测 新安装或大修后的后装治疗设备，正式投入使用前，必须组织专业技术人员进行验收检测，检测项目如下：

a) 距离贮源器表面 5 cm 处[1]的任何位置及距离贮源器表面 100 cm 处[2]任一点的泄漏辐射空气比释动能率的测量；

注：1) 在距离贮源器表面 5 cm 处测量时，应在不超过 10 cm^2 的范围内，取泄漏辐射空气比释动能率的平均值。

2) 在距离贮源器表面 100 cm 处测量时，应在不超过 100 cm^2 的范围内，取泄漏辐射空气比释动能率的平均值。

b) 后装治疗机控制台的源位指示、声光报警、剂量监测、监视器、对讲机和计时器运行功能的检验；

c) 放射源参考点空气比释动能率的测量；

d) 放射源在传输系统及施源器内的运动状态（驻留、步进与振荡）与返回贮源器的功能检验；

e) 放射源从贮源器至施源器内预定位置传输时间的测定；

f) 后装治疗机控制计时器的误差检验；

注：选择 5 个预调照射时间（不小于最大可预调值的 1%），分别测定、计算每个预调时间的实际持续时间的平均百分误差，再计算出 5 个预调照射时间的平均百分误差的平均值。

g) γ 辐射剂量监测仪表的校验；

h) 放射源的表面污染及泄漏，施源器、治疗床等设备的表面污染检测；

i) 放射源在施源器内驻留位置的偏差检验；

j) 治疗室及其周围环境中辐射水平的测量。

7.2 **定期检测**

使用中的治疗设备必须进行定期检测，检测项目及周期如下：

7.1 条中 a)、c)、f)、g)、h)项每年一次；7.1 条中 e)、f)、i)每月一次；7.1 条中 b)、d)每日一次 。

当其中任一项怀疑有损坏或发生障碍及其他问题时，应随时进行检测。

7.3 换源检测 后装治疗机每次更换放射源后，对 7.1 条中 a)、c)、h)、i)、j)分别进行检测一次。

7.4 衰变校正 放射源的有效活度及参考点空气比释动能率，^{192}Ir 每次照射前一次；^{60}Co 每月一次，^{137}Cs 每半年一次。

ICS 13.100
C 57

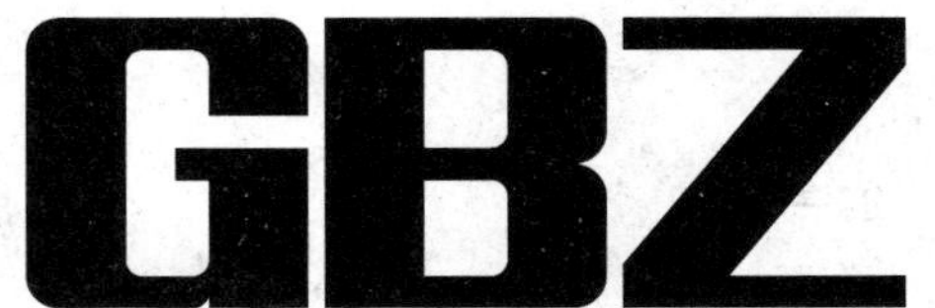

中华人民共和国国家职业卫生标准

GBZ 124—2002

地热水应用中放射卫生防护标准

Radilolgical protection standards for using geothermal water

2002-04-08 发布　　2002-06-01 实施

中华人民共和国卫生部　发布

前言

本标准第 4 章为强制性的，其余为推荐性的。

根据《中华人民共和国职业病防治法》制定本标准。原标准 GB 16367—1996 与本标准不一致的，以本标准为准。

本标准的附录 A 是资料性附录。

本标准由中华人民共和国卫生部提出并归口。

本标准起草单位：中国医学科学院放射医学研究所。

本标准主要起草人：王燮华、郝军。

本标准由中华人民共和国卫生部负责解释。

地热水应用中放射卫生防护标准

1 范围

本标准规定了对地热水(包括温泉水)应用中有关氡(^{222}Rn)的控制水平和检验方法。

本标准适用于地热水的开发和利用。

2 规范性引用文件

下列文件的条款通过本标准的引用而成为本标准的条款。凡是注日期的引用文件,其随后所有的修改单(不包括勘误内容)或修改版均不适用于本标准,然而,鼓励根据本标准达成协议的各方研究是否可使用这些文件的最新版本。凡不注日期的引用文件,其最新版本适用于本标准。

GB 8538.58 饮用天然矿泉水中氡的测定方法

GBZ/T 155 空气中氡浓度的闪烁瓶测定方法

3 术语与定义

下列术语与定义适合于本标准。

3.1

地热水 geothermal water

从地下深层人工钻孔提取或自然涌出地表的地下热水。

3.2

氡泉浴 radon spring bath

用氡浓度大于 110 kBq·m^{-3}的地热水或温泉水作治疗性洗浴。

4 控制水平

4.1 住宅内用于饮用和生活的地热水,其水中氡浓度的控制水平为 50 kBq·m^{-3}。

4.2 工厂车间内用于生产的地热水,其水中氡浓度的控制水平为 100 kBq·m^{-3}。

4.3 医疗用地热水中氡浓度超过 300 kBq·m^{-3}时,医务人员进入浴疗室应采取相应的防护措施。

4.4 与地热水应用有关的一切实践中,不同场所空气中氡和氡子体的控制水平分别由表 1 列出:

表 1 不同场所空气中氡和氡子体的控制水平

应用场所	平衡当量氡浓度 EC_{Rn}/(Bq·m^{-3})	氡子体/(10^{-7} J·m^{-3})
住宅和车间内	200	10
浴疗室	400	20

5 检验方法

5.1 定期对各种场所进行水中氡和空气中氡与氡子体的浓度测定。

5.2 空气中氡的监测方法见 GBZ/T 155。

5.3 水中氡的监测方法见 GB 8538.58,亦可参照采用附录 A(资料性附录)。

6 氡泉浴的放射卫生要求

6.1 应有有经验的理疗科医师作出处方，才能实施氡泉浴。

6.2 健康者不宜作氡泉浴疗养。儿童和孕妇患者应慎作氡泉浴治疗。

6.3 进入氡泉浴治疗室的医务人员，应采用简易可行的放射防护措施，如加强通风换气、控制作业时间、配备个人防护用品等。

附　录　A
（资料性附录）
水中^{222}Rn的快速测定方法——闪烁射气法

A.1　方法提要

采取水样100 mL，封闭在扩散器内，应用电动脱气泵将水中^{222}Rn转移到闪烁室，严格按：脱气、等待、测定等程序完成测试过程。应用仪器刻度后的值，计算出水中^{222}Rn的浓度。

A.2　仪器和设备

A.2.1　闪烁测氡仪。
A.2.2　圆柱型闪烁室，体积250 mL。
A.2.3　电动脱气泵。
A.2.4　带有容量刻度的有机玻璃取样器（扩散器）。
A.2.5　容积为4 mL的干燥管，装有干燥用变色硅胶和二层超纤维过滤膜。
A.2.6　测量系统管道，体积30 mL。

A.3　测试步骤

A.3.1　取样用带有容量刻度的取样器，正确采用水样100 mL，随即封闭并即刻接到测定系统（见图A.1），打开进出气活塞与仪器内的闪烁室接通，开动电动脱气泵，强制鼓气3 min将水样中的^{222}Rn经干燥除氡子体后转移到事前用老化空气清洗过的闪烁室内。
A.3.2　测定^{222}Rn鼓入闪烁室后等待5 min，随后接通液晶数字记录仪在与仪器刻度时相同的条件（衰变时间、管道体积、测量时间校正）下，测定10 min（第5 min～第15 min）由净计数计算水中^{222}Rn的浓度。

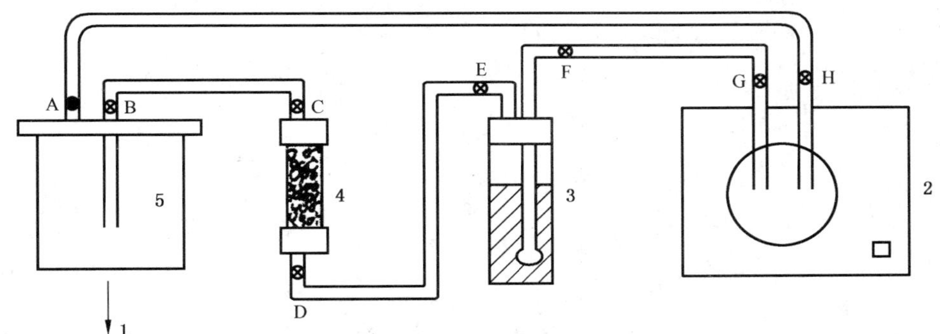

图A.1　测定系统图

1—闪烁测氡仪；2—电动脱气泵；3—取样器（扩散器）；
4—干燥管；5—闪烁室；A～H—阀门

A.4　水中^{222}Rn的浓度计算

A.4.1　刻度用^{222}Rn的活度由式（A.1）计算。

$$C_{Rn标}=Q_{Ra}(1-e^{-\lambda t}) \quad\cdots\cdots(A.1)$$

式中：

$C_{Rn标}$——刻度用^{222}Rn的活度，Bq；

Q_{Ra}——刻度用液体^{226}Ra 源的活度，Bq；

λ——^{222}Rn 衰变常数，d^{-1}；

t——^{222}Rn 的累积时间，d。

A.4.2 仪器刻度值 K 的计算。

$$K = C_{Rn标} \cdot \varepsilon / n_{标} \quad \cdots\cdots (A.2)$$

式中：

K——仪器刻度值，Bq/cpm；

$C_{Rn标}$——液体^{226}Ra 源产生的^{222}Rn 的活度，Bq；

$n_{标}$——刻度^{222}Rn 测得的净计数，cpm；

ε——体积修正系数。

A.4.3 水中^{222}Rn 含量的计算。

$$C_{Rn水} = K \cdot n_{水} / V_{水} \quad \cdots\cdots (A.3)$$

式中：

$C_{Rn水}$——水样中^{222}Rn 的浓度，Bq/L；

K——仪器刻度值，Bq/cpm；

$n_{水}$——按规定时间测得的水样净计数，cpm；

$V_{水}$——水样的总体积，L。

A.4.4 精确度

两次平行样测定结果之差应不大于 20%。

ICS 13.100
C 57

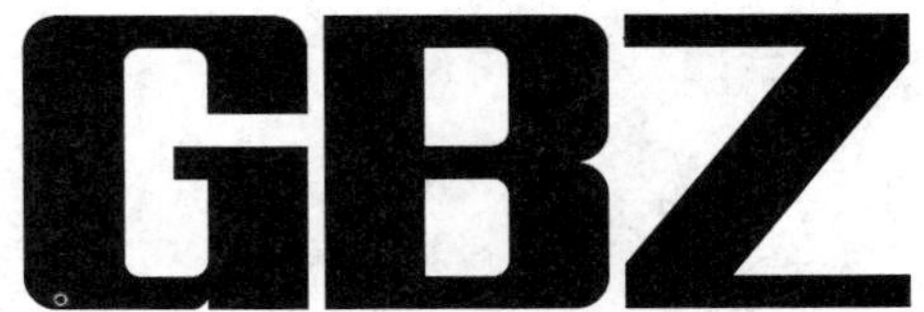

中华人民共和国国家职业卫生标准

GBZ 125—2009
代替 GBZ 125—2002,GBZ 137—2002

含密封源仪表的放射卫生防护要求

Radiological protection requirements for gauges containing sealed radioactive source

2009-10-26 发布　　　　2010-02-01 实施

中华人民共和国卫生部　发布

前　言

根据《中华人民共和国职业病防治法》制定本标准。

本标准全文强制。

本标准代替 GBZ 125—2002《含密封源仪表的卫生防护标准》、GBZ 137—2002《含密封源仪表的卫生防护监测规范》。自实施之日起，GBZ 125—2002 和 GBZ 137—2002 同时废止。

本标准与 GBZ 125—2002、GBZ 137—2002 相比，主要修改如下：

——将 GBZ 125—2002、GBZ 137—2002 合并为本标准；

——“电离辐射标志”等有关内容，引用 GB 18871；

——增加了放射源安全的相关要求和事故应急要求等。

本标准的附录 A 是规范性附录，附录 B 和附录 C 是资料性附录。

本标准由卫生部放射卫生防护标准专业委员会提出。

本标准由中华人民共和国卫生部批准。

本标准起草单位：北京市疾病预防控制中心。

本标准主要起草人：李雅春、王时进、孔玉侠。

本标准所代替标准的历次版本发布情况为：

——GB 16368—1996；

——GBZ 125—2002；

——GBZ 137—2002；

——WS/T 185—1999。

含密封源仪表的放射卫生防护要求

1 范围

本标准规定了源容器和含密封放射源(以下简称“密封源”)的检测仪表的放射防护与安全要求,以及放射防护检验和检查要求。

本标准适用于基于粒子注量测量的含密封源的检测仪表(以下简称检测仪表),包括料位计、密度计、湿度计、核子秤等。

2 规范性引用文件

下列标准中的条款通过本标准的引用而成为本标准的条款。凡是注日期的引用文件,其随后所有的修改单(不包括勘误的内容)或修订版本均不适用于本标准,然而,鼓励根据本标准达成协议的各方研究是否可使用这些文件的最新版本。凡不注日期的引用文件,其最新版本适用于本标准。

GB 4075 密封放射源一般要求和分级

GB 11806 放射性物质安全运输规程

GB 14052 安装在设备上的同位素仪表的辐射安全性能要求

GB 18871 电离辐射防护与辐射源安全基本标准

GBZ 128 职业性外照射个人监测规范

GBZ/T 208 基于危险指数的放射源分类

3 术语和定义

下列术语和定义适用于本标准。

3.1

源容器 radioactive source container

放置密封源使其处于正确的几何位置,并提供足够的屏蔽防护,以使周围辐射水平低于规定值的容器。源容器上还可设置控制有用线束通和断的源闸以及辐射状态指示器等。

3.2

有用线束 useful beam

通过源容器的窗、光栏、圆锥孔或其他形状准直器件的辐射。

4 对源容器的放射防护要求

4.1 用于支持和容纳密封源的部件应做到既能牢固、可靠的固定密封源,又便于密封源的装拆。

4.2 在不同的使用条件下,检测仪表中源容器的安全性能应符合 GB 14052 的相应要求。

4.3 源容器应有能防止未经授权的人员进行密封源安装与拆卸操作的结构与部件,例如具有由外表面不可直接视见的隐式组装结构,或具有使用特殊的专用工具时才能组装、拆卸源容器的零部件、安全锁等。

4.4 当源容器设有限束器、源闸时,应满足下列要求:

a) 当透射式检测仪表探测器处于距密封源最远使用位置时,以密封源为中心的有用线束的立体角不应超出无屏蔽体探测器或探测器的屏蔽体;

b) 源闸在“开”、“关”状态的相应位置应可分别锁定,并有明显的“开”、“关”状态指示;

c) 如果源闸为遥控或伺服控制的,则遥控电路或伺服控制电路发生故障时,源闸应自动关闭;

d) 安装在物料传送带旁侧的源容器的源闸：在传送带运行时，应自动开启；在传送带停止运行时，应自动关闭；

e) 上述 c,d 两项，当源闸自动关闭意外故障时，应有手动关闭源闸的设施。

4.5 邻近密封源的部件应选用散射线、韧致辐射少且耐辐照的材料。

4.6 源容器的生产厂家应给出容器中可装载密封源的核素和最大活度。

4.7 检测仪表在不同场所使用时，见附录 A 所标示的位置的周围剂量当量率应满足表 1 的要求。

表 1 不同使用场所对检测仪表外围辐射的剂量控制要求

检测仪表使用场所	下列不同距离[2)]的周围剂量当量率 $\dot{H}^*$ 控制值/(μSv/h)	
	5 cm	100 cm
对人员的活动范围不限制	$\dot{H}^*<2.5$	$\dot{H}^*<0.25$
在距源容器外表面 1 m 的区域内很少有人停留	$2.5\leqslant\dot{H}^*<25$	$0.25\leqslant\dot{H}^*<2.5$
在距源容器外表面 3 m 的区域内不可能有人进入或放射工作场所设置了监督区[1)]	$25\leqslant\dot{H}^*<250$	$2.5\leqslant\dot{H}^*<25$
只能在特定的放射工作场所使用，并按控制区、监督区[1)]分区管理	$250\leqslant\dot{H}^*<1\,000$	$25\leqslant\dot{H}^*<100$

[1)] 监督区边界剂量率为 2.5 μSv/h。

[2)] 距测量头或源部件及探头表面的距离，详见附录 A 图 A.1～图 A.5。

4.8 源容器外表面应有牢固的标牌并清晰地标明下列内容：

a) 符合 GB 18871 规定的电离辐射标志；

b) 制造厂家、出厂日期、产品型号和系列号；

c) 核素的化学符号和质量数、密封源的活度及活度的测量日期；

d) 符合 GB 14052 规定的检测仪表的类别和安全性能等级的代号。

5 检测仪表的放射防护与安全要求

5.1 生产和销售要求

5.1.1 检测仪表中的密封源的质量应符合 GB 4075 的要求。在满足工作需求的条件下，应选用活度低、贯穿能力弱、放射毒性低的密封源。

5.1.2 当需要以远距离控制的方式把密封源输送到源容器外部时，检测仪表应：

a) 具有在控制台和源容器上醒目显示密封源工作状态的指示部件；

b) 配有监视密封源工作状态的剂量测量仪器。

5.1.3 检测仪表生产厂家应按 GB 14052 规定的密封源容器安全性能进行产品的型式试验和出厂检验，应向用户提供产品出厂检验合格的证件。

5.1.4 检测仪表的随机文件应包括：

a) 检测仪表技术特性的文件中应列出与 4.2、4.6～4.8 有关的内容与技术数据；

b) 检测仪表检验(含本标准表 2 不同类检验与检查项目)合格的证明文件；

c) 有关密封源和源容器安装、拆卸、检修、运输、贮存及退役、放射事故预防、异常事件应急处置、检测仪表使用许可证件办理等放射防护方面的注意事项；

d) 给出检测仪表在工作状态时相应于 2.5 μSv/h 周围剂量当量率辐射区范围的等剂量曲线图或表。

5.1.5 在许可的范围内生产与销售，建立生产与销售检测仪表和其密封源的台账，按国家法规建立管理制度(见附录 B)。

5.2 贮存要求

密封源、含密封源的源容器的贮存,检修检测仪表时含密封源的源容器的临时存放应满足下列要求:

a) 具有防盗、防火、防爆、防腐蚀、防潮湿的贮存条件;按安全保卫审管要求设置防盗锁等安全措施;

b) 由经授权的专人管理,建立收贮台账和定期清点制度;建立领取、借出收回登记和安全状态检查、剂量测量制度;

c) 具有屏蔽防护措施,使非放射工作人员可能到达的任何位置上的周围剂量当量率小于 2.5 μSv/h;

d) 密封源存放处应设有醒目的"电离辐射警告标志"(见 GB 18871)。

5.3 使用要求

5.3.1 在许可的范围内使用检测仪表和其密封源,建立台账,按国家法规建立管理制度(见附录 B)。

5.3.2 新购入的检测仪表应按本标准进行放射防护与安全验收检验。

5.3.3 检测仪表的固定使用场所,源容器应安装牢固、可靠,应采取安保措施防止丢失密封源,阻止人员进入源容器与受检物之间的有用线束区域。

5.3.4 涉及密封源的安装、检查、维修的操作人员必须熟悉源容器的结构,掌握放射防护技能,取得放射工作人员资格证书,并得到操作授权。

5.3.5 在监督区内的放射工作人员、各类检测仪表放射源换装和检测仪表涉源维修时的放射工作人员,应按 GBZ 128 进行个人剂量监测。

5.3.6 退役的密封源应按放射性危险物品严格管理,退回生产厂家或转送退役源保管部门,并有永久的档案。

5.3.7 在检测仪表的源容器场所的醒目位置设置清晰的"电离辐射警告标志"(见 GB 18871)。

5.4 运输要求

密封源、含密封源的源容器的运输应遵守 GB 11806 的要求。

5.5 事故应急要求

5.5.1 对检测仪表及其使用的密封源,应根据其可能发生的放射事故风险,按 GBZ/T 208 判断危险指数和相应的放射源危险分类,为事故应急准备提供依据。主要的检测仪表的危险分类列于附录 C 。

5.5.2 根据生产、使用、贮存密封源和检测仪表的情况及可能发生的放射事故的风险,按国家规定的放射事故分类要求,制定相应的放射事故应急预案,做好应急准备。

5.5.3 发生放射源丢失、失控以及其他放射事故时,应立即启动本单位的应急预案,采取应急措施,保护好事故现场,防止事故进一步扩大,并立即向当地辐射安全监管部门报告。

5.5.4 配合监管部门处置放射事故,直至消除事故的危险状况,并做好事故结案。

6 放射防护检验和检查

6.1 检验检查项目

检测仪表的放射防护性能检验检查项目要求列于表 2。

表 2 检测仪表的放射防护性能检验检查项目和要求

项　　目	条款序号	验收检验	常规检验
源容器的结构和工作状态指示	4.4;5.1.2	直观检验	直观检验
源闸的工作	4.4b)、c)、d)、e)	循环操作 10 次	循环操作 10 次
源容器的标牌检查	4.8	√	√
仪表的随机文件检查	5.1.4	√	×

表 2（续）

项　　目	条款序号	验收检验	常规检验
源容器的安装场所检查	4.4a)；5.3.3；5.3.7	√	√
密封源在贮存位置时源容器的外围剂量和 2.5 μSv/h 剂量边界	4.7	√	×
密封源在工作位置时源容器的外围剂量和 2.5 μSv/h 剂量边界	4.7；5.1.4d)	√	见注 2
注 1：表中"√"表示应检验，"×"表示不需检验。 注 2：仪表固定安装时，每年至少一次；仪表移动应用时，逐次检验。			

6.2 对源容器的检查

6.2.1 查验源容器和检测仪表生产厂家的随机文件及检测仪表用户保存的生产厂家随机文件，该文件应表明源容器的安全性能符合 GB 14052 的要求。

6.2.2 对用户使用的检测仪表源容器工作状态指示的检验，采取直观查验，至少每年查验一次。

6.3 检测仪表外围辐射剂量的测量仪器与方法

6.3.1 测量仪器应适合待测射线的辐射类型、能量和辐射水平；具有计量检定证书，并在检定证书有效期内使用。

6.3.2 密封源在贮存位置（源闸关闭）时，源容器外围辐射剂量测量点如下：

a) 用测量仪器在源容器表面巡测，找到最高辐射剂量位置；

b) 以密封源为坐标原点，有用线束中心轴方向为 Z 轴，垂直于 Z 轴平面内任选相互垂直的 X、Y 轴（a 项探测出的最高剂量点处于其中一轴）。在 X、Y、Z 轴线的正负方向上，距源容器表面 5 cm和 100 cm 的位置上进行测量；

c) 源容器和探测器位于待测物两侧的透射式仪表，在有用线束轴上，源容器和探头的相邻表面之间的距离小于或等于 10 cm 时，不必在二者之间的区域内测量。当该距离大于 10 cm 时，进行测量（见附录 A 图 A.6）；

6.3.3 密封源在工作位置（源闸开启）时，源容器外围辐射剂量的测量，应：

a) 对透射式仪表（被检测体处于密封源和探测器之间的仪表），在无待测物的条件下测量；

b) 对反散射式仪表（密封源和探测器处于被检测体同侧的仪表），在有待测物的条件下测量。

测量点应包括：附录 A 各图所示位置；预计剂量较高的位置；人员可近距离接触辐射源的位置；人员停留时间长的位置等；

c) 确定相应于 $\dot{H}^*(10)$ 为 2.5 μSv/h 的等剂量边界位置。

6.3.4 距 6.3.2 所述边界外 5 cm 处的测量，所记录的周围剂量当量率应是 10 cm^2 面积上的读数平均值，并相应于 $\dot{H}^*(0.07)$。距 6.3.2 所述边界外 100 cm 处的测量和 6.3.3c）的测量，所记录的周围剂量当量率应是 100 cm^2 面积上的读数平均值，并相应于 $\dot{H}^*(10)$。

6.3.5 测量点与边界的距离应以防护剂量测量仪器探测器的中心位置计量。距 6.3.2 所述边界外 5 cm处的检测，当测量仪器的探测器头的体积较大时，可以防护剂量仪器的探头贴近仪表相应表面位置进行近似测量。

6.3.6 对于含中子源的仪表，应使用中子和 γ 辐射测量仪分别进行测量，其周围剂量当量率应是中子和伴随 γ 辐射两者的周围剂量当量率之和。

6.4 测量记录与结果计算

6.4.1 测量记录

应按实验室认证或认可要求，建立规范的测量记录表，并按规范填写测量结果。

6.4.2 **周围剂量当量率计算**

由测读值按下式计算测点的周围剂量当量率：

$$\dot{H}^{*}=\frac{(A_{a}-A_{0})}{f_{1}}\times f_{2} \qquad \cdots\cdots(1)$$

式中：

$\dot{H}^{*}$——测点周围剂量当量率；

A_{a}——测点处的稳定读出值或重复测读的平均值；

A_{0}——本底测读的平均值(在远离源容器处测读，通常连续测读5次)；

f_{1}——能量响应因子；

f_{2}——测量仪器刻度因子，由计量检定证书给出；

6.5 **评价**

6.5.1 按4.8 d)中的安全性能等级代号评价测量结果与源容器标牌上标注的剂量率的一致性。

6.5.2 按4.7表1评价检测仪表使用场所的适宜性。

附 录 A
（规范性附录）
源容器外围的周围剂量当量率测量区示意图

A.1 检测仪表的源容器外围的周围剂量当量率测量区示意图(图 A.1～A.5)

单位:cm

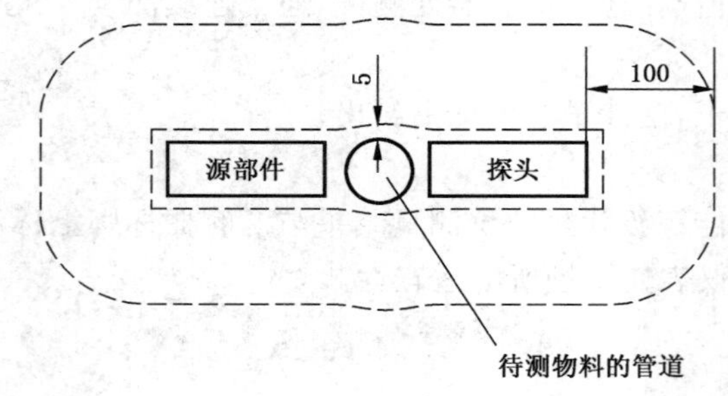

图 A.1 密度计源容器外围的周围剂量当量率测量区示意图

单位:cm

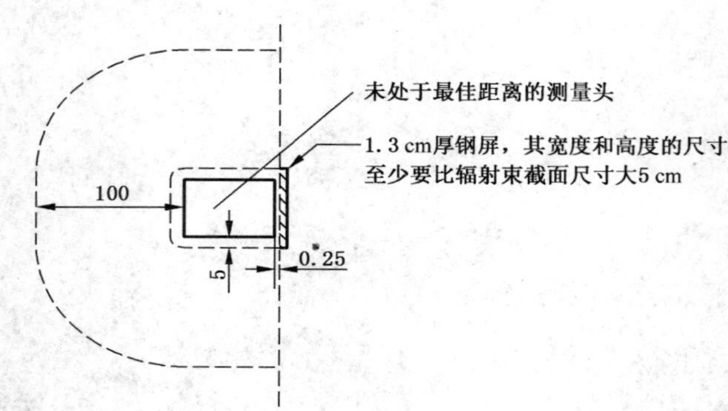

图 A.2 料位计源容器外围的周围剂量当量率测量区示意图

单位:cm

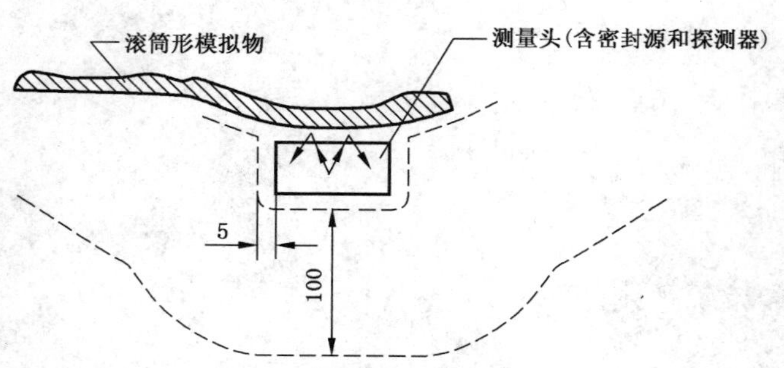

图 A.3 β、γ 反散射式测量仪表源容器外围的周围剂量当量率测量区示意图

单位:cm

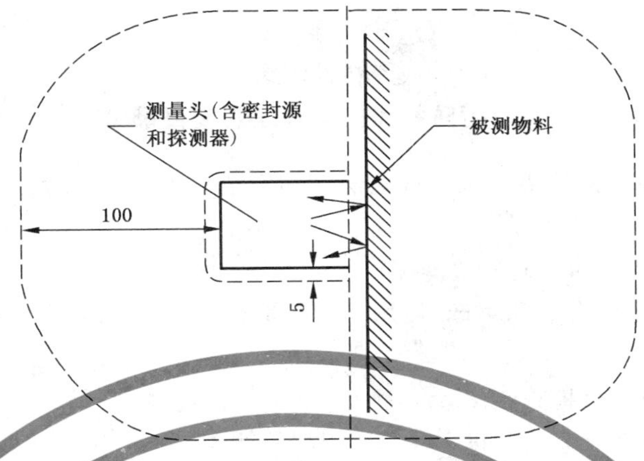

图 A.4 表面反散射式测量仪表源容器外围的周围剂量当量率测量区示意图

单位:cm

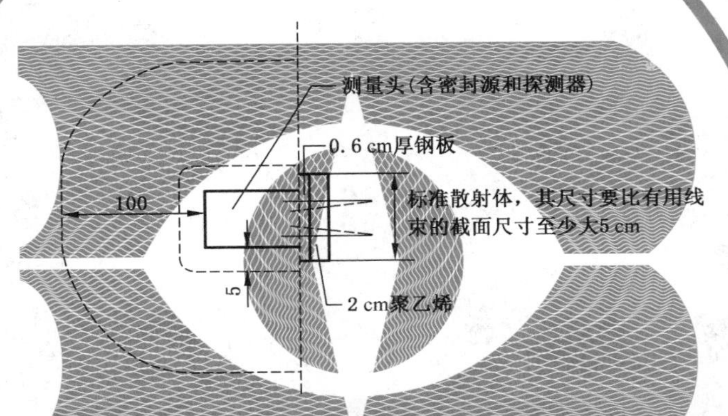

图 A.5 反散射式中子测量仪表外围的周围剂量当量率测试区示意图

A.2 透射式检测仪表探头与源容器相邻表面之间的距离小于、等于或大于 10 cm 时，源闸“开”或“关”状态下，源容器外围的周围剂量当量率测量区等距离轮廓线示意图，如图 A.6 所示。

单位:cm

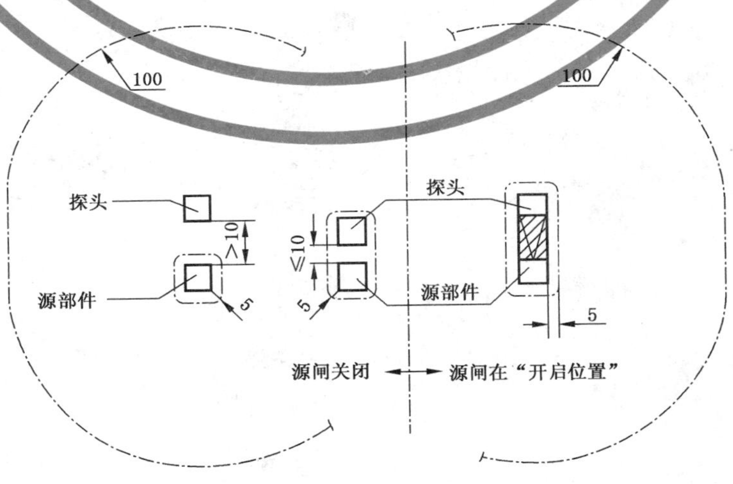

图 A.6 等距离轮廓线示意图

附　录　B
（资料性附录）
放射防护和安全管理制度目录

B.1　生产和使用含密封源检测仪表单位的放射防护和安全管理制度参考目录如下：

1)　放射防护管理组织及职责；
2)　放射源和检测仪表许可管理制度；
3)　放射源和检测仪表的台账和生产、使用、贮存、退役的管理制度；
4)　放射工作人员管理制度；
5)　安全操作、维护和安全检查制度；
6)　装置、场所和人员剂量监测制度；
7)　放射事故应急处理预案；
8)　放射源和检测仪表的防护与安全评估及年度总结制度。

附　录　C
（资料性附录）
常见含密封源检测仪表所用密封源的危险分类

C.1　常见含密封源检测仪表所用密封源的放射性核素、活度典型值及其危险分类见表 C.1（按照 GBZ/T 208 给出(1)）。

表 C.1　某些含密封源检测仪表所用密封源的放射性核素、活度及类别

实践	放射性核素	使用量，A(TBq)			危险活度，D/TBq	A/D 指数			候选类别[2)]			IAEA 类别[1)]
		Ma	Mi	Ty		Ma	Mi	Ty	Ma	Mi	Ty	
料位计	^{137}Cs	1.9E−1	3.7E−2	1.9E−1	1E−1	1.9E+0	3.7E−1	1.9E+0	3	4	3	3
	^{60}Co	3.7E−1	3.7E−3	1.9E−1	3E−2	1.2E+1	1.2E−1	6.2E+0	2	4	3	
核子秤	^{137}Cs	1.5E+0	1.1E−4	1.1E−1	1E−1	1.5E+1	1.1E−3	1.1E+0	2	5	3	3
	^{252}C	1.4E−3	1.4E−3	1.4E−3	2E−2	6.8E−2	6.8E−2	6.8E−2	4	4	4	
螺旋管道测量仪	^{137}Cs	1.9E−1	7.4E−2	7.4E−2	1E−1	1.9E+0	7.4E−1	7.4E−1	3	4	4	3
测井源	^{241}Am/Be	8.5E−1	1.9E−2	7.4E−1	6E−2	1.4E+1	3.1E−1	1.2E+1	2	4	2	3
	^{137}Cs	7.4E−2	3.7E−2	7.4E−2	1E−1	7.4E−1	3.7E−1	7.4E−1	4	4	4	
	^{252}Cf	4.1E−3	1.0E−3	1.1E−3	2E−2	2.0E−1	5.0E−2	5.6E−2	4	4	4	
测厚仪	^{85}Kr	3.7E−2	1.9E−3	3.7E−2	3E+1	1.2E−3	6.2E−5	1.2E−3	5	5	5	4
	^{90}Sr	7.4E−3	3.7E−4	3.7E−3	1E+0	7.4E−3	3.7E−4	3.7E−3	5	5	5	
	^{241}Am	2.2E−2	1.1E−2	2.2E−2	6E−2	3.7E−1	1.9E−1	3.7E−1	4	4	4	
	^{147}Pm	1.9E−3	7.4E−5	1.9E−3	4E+1	4.6E−5	1.9E−6	4.6E−5	5	5	5	
	^{244}Cm	3.7E−2	7.4E−3	1.5E−2	5E−2	7.4E−1	1.5E−1	3.0E−1	4	4	4	
料位计	^{241}Am	4.4E−3	4.4E−4	2.2E−3	6E−2	7.4E−2	7.4E−3	3.7E−2	4	5	4	4
	^{137}Cs	2.4E−3	1.9E−3	2.2E−3	1E−1	2.4E−2	1.9E−2	2.2E−2	4	4	4	
湿度仪	^{241}Am/Be	3.7E−3	1.9E−3	1.9E−3	6E−2	6.2E−2	3.1E−2	3.1E−2	4	4	4	4
密度计	^{137}Cs	3.7E−4	3.0E−4	3.7E−4	1E−1	3.7E−3	3.0E−3	3.7E−3	5	5	5	4
湿度计密度计	^{241}Am/Be	3.7E−3	3.0E−4	1.9E−3	6E−2	6.2E−2	4.9E−3	3.1E−2	4	5	4	4
	^{137}Cs	4.1E−4	3.7E−5	3.7E−4	1E−1	4.1E−3	3.0E−4	3.7E−3	5	5	5	
	^{226}Ra	1.5E−4	7.4E−5	7.4E−5	4E−2	3.7E−3	1.9E−3	1.9E−3	5	5	5	
	^{252}Cf	2.6E−6	1.1E−6	2.2E−6	2E−2	1.3E−4	5.6E−5	1.1E−4	5	5	5	

1) Ma、Mi、Ty 分别指最大值、最小值、典型值。

2) 候选类别为按国家环保部《放射源分类办法》确定的类别。

(1) 取自 GBZ/T 208 引用的 IAEA EPR−D−VALUES 2006 b。

ICS 13.100
C 57

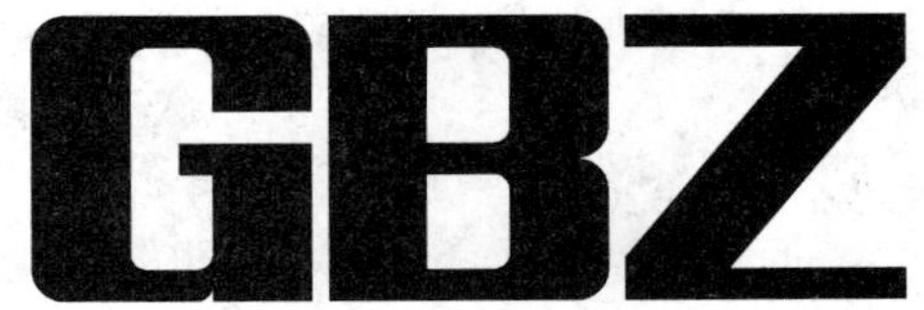

中华人民共和国国家职业卫生标准

GBZ 126—2011
代替 GBZ 126—2002

电子加速器放射治疗放射防护要求

Radiological protection standard of electron accelerator in radiotherapy

2011-11-30 发布　　　　2012-06-01 实施

中华人民共和国卫生部　发布

前　言

根据《中华人民共和国职业病防治法》制定本标准。

本标准按照 GB/T 1.1—2009 给出的规则起草。

本标准第 4 章至第 7 章为强制性的，其余为推荐性的。

本标准是对国家职业卫生标准 GBZ 126—2002 的修订。自本标准实施之日起，GBZ 126—2002 同时废止。

与 GBZ 126—2002 相比，主要技术变化如下：

——原标准名称“医用电子加速器卫生防护标准”改为“电子加速器放射治疗放射防护标准”；

——将原标准的 6 章 2 个附录改变为 7 章 5 个附录；

——对测试区的划分、照射野内杂散辐射的防护要求、患者平面上照射野外的辐射防护要求、患者平面外的辐射防护要求做了修改；

——新标准增加了 M 区域外的中子泄漏辐射的防护要求和故障状态下的泄漏辐射的防护要求的相关内容；

——新标准比原标准增加了在最后一次照射停机 10 s 后，3 min 内进行感生放射性剂量率测量的要求和方法；

——增加了“加速器治疗设备及操作的质量控制要求”和“辐射防护监测和质量控制检测”两章，主要明确了在验收检测、稳定性检测和状态检测中，应检测的辐射防护和质量控制项目、方法和监测周期。

本标准由卫生部放射卫生防护标准专业委员会提出。

本标准由中华人民共和国卫生部批准。

本标准起草单位：中国医学科学院放射医学研究所、四川省疾病预防控制中心。

本标准起草人：张文艺、张良安、丁艳秋、焦玲、何玲、杨翊、寇明英。

本标准所代替标准的历次版本发布情况为：

——GB 16369—1996；

——GBZ 126—2002。

电子加速器放射治疗放射防护要求

1 范围

本标准规定了医用电子加速器(以下简称加速器)用于临床治疗时的放射防护要求,包括基本要求、加速器的放射防护性能要求、治疗室防护和安全操作要求、质量控制要求及其监测方法。

本标准适用于标称能量在50 MeV以下的医用电子加速器的生产和使用。

2 规范性引用文件

下列文件对于本文件的应用是必不可少的。凡是注日期的引用文件,仅所注日期的版本适用于本文件。凡是不注日期的引用文件,其最新版本(包括所有的修改单)适用于本文件。

GB 9706.5—2008 医用电气设备 第2部分:能量为1 MeV至50 MeV电子加速器 安全专用要求

GB 18871 电离辐射防护与辐射源安全基本标准

GB/T 19046 医用电子加速器 验收试验和周期检验规程

GBZ 98 放射工作人员健康标准

GBZ 128 职业性外照射个人监测规范

GBZ 179 医疗照射放射防护基本要求

GBZ/T 201.1 放射治疗机房的辐射屏蔽规范 第1部分:一般原则

3 术语和定义

下列术语和定义适用于本文件。

3.1

正常治疗距离 normal treatment distance,NTD

对于电子辐照,规定为沿着有用线束轴,从电子窗到电子束限束器末端或某一规定平面的距离;对于X射线辐照,规定为沿着有用线束轴,从靶的前表面到等中心的距离;对没有等中心的设备,则是到某一规定平面的距离。

3.2

等中心 isocentre

同中心

放射学设备中,各种运动的基准轴线围绕一个公共中心点运动,辐射束以此为中心的最小球体内通过,此点即为等中心。

3.3

主/次剂量监测组合 primary/secondary dose monitoring combination

一种双道剂量监测系统的组合。其中,一道作为主剂量监测系统,另一道作为次剂量监测系统。

3.4

冗余剂量监测组合 redundant dose monitoring combination

一种双道剂量监测系统的组合,达到剂量监测预选值时,两道剂量监测系统都能终止照射。

3.5

相对表面剂量　relative surface dose

在有用线束轴上，离模体表面 0.5 mm 深度处的吸收剂量与最大的吸收剂量之比。

3.6

标称能量　nominal energy

由生产厂家给定，用以表征辐射束能量的量。对于电子辐射，此能量近似等于测量模体表面的平均能量。以下简称能量。

3.7

均整度　flatteness

量度某一规定照射距离处照射野内各点吸收剂量率是否均匀的性能指标。

3.8

靶体积　target volume

计划靶体积　planning target volume

放射治疗中制定治疗方案时所用的一种几何概念。它考虑了患者与受照组织的移动、组织大小和形状的变化以及射束大小和射束方向等射束几何条件的变化所产生的净效应。

3.9

M 区　M area

M 区是在患者平面，以有用线束轴为中心，并以最大照射野为其边界的区域。

3.10

患者平面　patient plane

用加速器对患者进行治疗时，在正常治疗距离处与治疗床平面平行、与治疗床垂直距离为7.5 cm 的平面。

3.11

患者平面测试区　test area in patient plane

在患者平面上，距有用线束中心半径为 2 m 的，不包括 M 区在内的区域称之为患者平面测试区。

3.12

最大吸收剂量　maximum absorbed dose

在有用线束轴上正常治疗距离处 10 cm×10 cm 照射野内中心测量的吸收剂量。

4　基本要求

4.1　对于放射治疗，应注意逐例进行正当性判断。当确定为放射治疗的适应证并不大可能引起明显的并发症的情况下方可开展放射治疗。

4.2　在对计划受照的靶体积施以所需剂量的同时，应采取适当的屏蔽措施使正常组织在放射治疗期间所受到的照射保持在可合理达到的尽可能低的水平，并在可行和适当时采取器官屏蔽措施。

4.3　除有明显的临床指征外，避免对怀孕或可能怀孕的妇女施行腹部或骨盆部位的放射治疗；若确需要治疗，应周密计划以使胚胎或胎儿所受到的照射剂量较小。

4.4　对加速器治疗中的其他患者防护要求，应符合 GB 18871 和 GBZ 179 的要求。

4.5　对加速器治疗中的放射工作人员，应按 GBZ 128 的要求进行个人剂量监测，按 GBZ 98 的要求进行职业健康监护。

4.6　开展加速器治疗的部门，应制定加速器治疗的质量保证大纲，应包括：

——在调试辐射发生器和辐照装置时的物理参数测量，及以后定期测量；

——患者治疗中使用的相关的物理和临床因素的检验及记录；

——操作(包括肿瘤的定位、患者固定、治疗计划和剂量施予等)、测量、数据分析和结果的规范化验证和书面记录;

——在施用任何照射之前患者身份确认及记录;

——确认医疗照射与执业医师开具的照射处方相一致的验证及记录,在实施照射时应严格按治疗计划系统和书面程序进行,出现显著偏差的情况下采取的纠正行动;

——剂量测定和监测仪器的校准及工作条件的验证;

——设备、仪器和治疗计划系统的质量控制;

——对已制定的质量保证大纲进行定期和独立的审查和评审。

5 加速器的放射防护性能要求

5.1 照射野内杂散辐射的防护要求

5.1.1 杂散辐射测量中所涉及的部件及测量位置参见附录 A。

5.1.2 电子射线治疗时,对杂散辐射的防护要求是:电子束中心轴上实际射程外 10 cm 处的吸收剂量与最大吸收剂量之比(以下简称剂量比),不应超过表 1 中所列的值。

表 1 电子治疗中对剂量比的限制

电子能量/MeV	1	2	5	6	10	15	18	35	50
剂量比/%	3.0	3.2	3.7	3.8	4.2	5.0	5.8	10	20

5.1.3 X 射线治疗时,对杂散辐射的防护要求是:用 30 cm×30 cm 照射野,或用可得到的最大矩形照射野(当最大照射野<30 cm×30 cm 时),相对表面剂量(表面吸收剂量与最大吸收剂量之比)应小于表 2 中的值。

表 2 X 射线治疗时对相对表面剂量的限制

X 射线最大能量/MeV	1	2	5	6	8～30	35	40～50
相对表面剂量/%	80	70	60	58	50	58	65

5.2 对患者平面上的辐射防护要求

5.2.1 对 X 射线泄漏辐射的防护要求

5.2.1.1 若提供的设备有附加过滤器,运行时无论是否使用该附加过滤器,泄露辐射都应满足5.2.1.2 和 5.2.1.3 的要求。

5.2.1.2 透过限束装置 X 射线泄漏辐射测试区主要在 M 区(附录 A 中图 A.1)内进行。

5.2.1.3 任何一个限束装置或其组合,下述要求应适用于每个独立装置或同时一起测量的组合装置:

a) 除适用于 c)的情况外,任何限束装置在 M 区域中任何处泄漏辐射的空气吸收剂量与最大吸收剂量的比值不应超过 2%;

b) 对任何尺寸的照射野,泄漏辐射穿过任何限束装置,在 M 区域中的平均吸收剂量 D_{lx} 与最大吸收剂量的比值不应超过 0.75%;

c) 一个多元限束装置若不能满足 a)和 b)的要求,还需重叠可调节或可互换的限束装置才能满足要求时,则这些限束装置应自动调节成最小尺寸的矩形照射野,包围在多元限束装置限定的照射野周边;

d) 穿过多元限束装置投射在 c)中自动形成的矩形照射野的泄漏辐射所引起的吸收剂量与最大吸收剂量的比值不应超过 5%。

5.2.2 对电子泄漏辐射的防护要求

5.2.2.1 应配备可以调节的或可互换的限束装置和(或)电子束限束器,无论是在 M 区域内或在 M_{10} 区域(包括 M 及其向外扩展 10 cm 的区域)内,都应能衰减所有入射到限束装置、电子束限束和辐射头的其他辐射(不包括中子辐射),并限制电子照射野外的辐射,以满足以下的要求:

a) 几何照射野边界外 2 cm 处至 M 边界之间的区域中,吸收剂量与最大吸收剂量的比值不应超过 10%;

b) 几何照射野边界外 4 cm 处至 M 边界之间的区域中,泄漏辐射的平均吸收剂量 D_{LE} 与最大吸收剂量的比值不应超过下述限制:电子能量 10 MeV 以下(包括 10 MeV)此值为 1%,35 MeV～50 MeV 为 1.8%,对 10 MeV～35 MeV 为 a %,其中 $a=1+0.032(E_e-10)$,E_e 是电子能量,单位 MeV。

5.2.2.2 从任一个电子束限束器外表面外推 2 cm,或从限束器末端到离外壳 10 cm 处,测量的吸收剂量与最大吸收剂量的比值不应超过 10%。

5.2.2.3 当 X 射线限束装置被用作电子辐照限束系统的一部分时,应有联锁设施,当它的实际位置和要求的位置相差 10 cm(在正常治疗距离处)时,应能阻止电子照射。

5.2.3 对 M 区域外泄漏辐射(不包括中子)的防护要求

设备应当提供防护屏蔽,以使与有用线束轴垂直、外延直径为 2 m 的圆形平面内(不包括 M 区域)的泄漏辐射(不包括中子)造成的吸收剂量衰减到以下水平:

a) 吸收剂量与最大吸收剂量的比值不应超过 0.2%;

b) 其平均值与最大吸收剂量的比值不应超过 0.1%。

5.2.4 对 M 区域外的中子泄漏辐射的防护要求

5.2.4.1 此要求仅适用于电子能量超过 10 MeV 的设备。

5.2.4.2 在正常使用条件下,M 区域外,中子的吸收剂量与最大吸收剂量的比值应不超过 0.05%,其平均值(不大于 800 cm^2 面积上的均值) 与最大吸收剂量的比值不应超过 0.02%。

5.2.5 电子束器故障状态的防护要求

在电子束器故障状态发生时能有措施终止照射,并确保 M 区域外的泄漏辐射不超过 5.2.3 规定的 5 倍。

5.3 在患者平面外的辐射防护要求

5.3.1 患者平面外测试区

患者平面外测试区主要指除 M 区、患者平面测试区以外的人员可接触的区域,参见附录 A。

5.3.2 患者平面外泄漏 X 射线的辐射防护

患者平面外测试区泄漏辐射的吸收剂量与最大吸收剂量的比值不应超过 0.5%。

5.3.3 患者平面外泄漏中子辐射的辐射防护

5.3.3.1 此要求仅对电子能量超过 10 MeV 的设备。

5.3.3.2 患者平面外测试区泄漏中子辐射的吸收剂量与最大吸收剂量的比值不应超过0.05%。

5.3.4 终止照射后感生放射性的防护

5.3.4.1 此要求仅适用于电子能量超过10 MeV的设备。

5.3.4.2 在规定的最大吸收剂量率下，进行4 Gy照射，以间隙10 min的方式连续运行4 h后，在最后一次照射终止后的10 s开始测量，测得感生放射性的周围剂量当量 $H^*(d)$，且应满足下列要求：

a) 累积测量5 min，在离外壳表面5 cm任何容易接近处不超过10 μSv，离外壳表面1 m处不超过1 μSv；

b) 在不超过3 min的时间内，测得感生放射性的周围剂量当量率在离外壳表面5 cm任何容易接近处不超过200 μSv/h，离外壳表面1 m处不超过20 μSv/h。

5.3.4.3 在离外壳表面5 cm和1 m测量时，应分别在不大于10 cm^2 和100 cm^2 的面积取平均值；X线模式取其最高能量，电子模式时取产生最大吸收剂量的电子照射能量；照射野取10 cm×10 cm；记录其方法、条件、结果和测量位置。

5.3.5 可伸缩辐射束屏蔽挡块的防护要求

任何可伸缩辐射束屏蔽挡块应有照射时保证位置正确的联锁装置。

5.3.6 非预期电离辐照的防护

高压大于5 kV的电子加速器的部件有可能产生电离辐射，由它引起的周围剂量当量率 $\dot{H}^*(d)$，在距任何可接触的表面5 cm处应不超过5 μSv/h。

5.4 剂量检测系统的指示值要求

剂量检测系统的指示值与相应的吸收剂量的测量结果的相对偏差应不超过3%。

6 治疗室防护和安全操作要求

6.1 治疗室的防护要求

6.1.1 治疗室选址、场所布局和防护设计应符合GB 18871的要求，保障职业场所和周围环境安全。

6.1.2 有用线束直接投照的防护墙(包括天棚)按初级辐射屏蔽要求设计，其余墙壁按次级辐射屏蔽要求设计，辐射屏蔽设计应符合GBZ/T 201.1的要求。

6.1.3 在加速器迷宫门处、控制室和加速器机房墙外30 cm处的周围剂量当量率应不大于2.5 μSv/h。

6.1.4 穿越防护墙的导线、导管等不得影响其屏蔽防护效果。

6.1.5 X射线能量超过10 MV的加速器，屏蔽设计应考虑中子辐射防护。

6.1.6 治疗室和控制室之间应安装监视和对讲设备。

6.1.7 治疗室应有足够的使用面积，新建治疗室不应小于45 m^2。

6.1.8 治疗室入口处必须设置防护门和迷路，防护门应与加速器联锁。

6.1.9 相关位置(例如治疗室入口处上方等)应安装醒目的射指示灯及辐射标志。

6.1.10 治疗室通风换气次数应不小于4次/h。

6.2 安全操作要求

6.2.1 加速器使用单位应配备工作剂量仪、水箱等剂量测量设备，并应配备扫描剂量仪、模拟定位机等放射治疗质量保证设备。

6.2.2 使用单位应有合格的放射治疗医生、医学物理人员及操作技术人员；医学物理人员和操作技术人员应经过防护和加速器专业知识培训，并经过考核合格后方可上岗。

6.2.3 操作人员应遵守各项操作规程，认真检查安全联锁，禁止任意去除安全联锁，严禁在去除可能导致人员伤亡的安全联锁的情况下开机。

6.2.4 治疗期间，应有两名操作人员协调操作，认真做好当班记录，严格执行交接班制度。

6.2.5 治疗期间操作人员应密切注视控制台仪表及患者状况，发现异常及时处理，禁止操作人员擅自离开岗位。

6.2.6 加速器辐射安全、电气、机械安全技术要求及测试方法应符合 GB 9706.5 的有关规定。

7 加速器治疗设备及操作的质量控制要求

7.1 加速器设备功能显示和控制要求

7.1.1 加速器设备应有驱动设备及其他部件的安全控制，并应符合 GB 9706.5 的有关规定；

7.1.2 使用的设备应有双道剂量监测系统，该系统的探测结果应能用来计算受照靶体积内某一参考点的剂量。并应满足以下要求：

a) 双道剂量监测系统可以是冗余剂量监测组合，也可以采用主-次剂量监测组合方式。在冗余剂量监测组合时，两道剂量监测都应达到厂家技术说明书所规定的性能；主-次剂量监测组合时，至少主剂量监测系统应达到厂家技术说明书所规定的性能；

b) 某道剂量监测系统发生故障时，应保障另一道能正常工作；每道剂量监测系统都应能独立地终止照射；冗余剂量监测组合时，每道都应设置为达到预置参数时能终止照射；主-次剂量监测组合时，主道应设置为达到预置参数时能终止照射，次道应设置为超过预置参数时就应终止照射。超过值若采用百分比，则不应超过预置参数的 10%；若采用绝对剂量值，则在正常治疗距离处不超过等效值 0.25 Gy；可任选，应选择与预置参数差值最小的；

c) 任何原因引起的剂量监测读数变化大于 5%时，就应能自动终止照射；

d) 在校准双道剂量监测系统时，应使其对同一剂量在双道剂量监测系统的读数一致；

e) 电源故障或元件失灵造成照射中断或终止时，两道剂量监测系统显示的预选参数和剂量数据应保持不变，失效时刻的预选参数和剂量读数应以可读出的方式储存起来，至少保留 20 min 以上；

f) 中断或终止后应把显示器复位到零，下次照射才能启动；控制台上确定剂量监测系统预选参数前，不得开始照射。

7.1.3 当固定附加过滤器、电子控制系统或计算机控制系统的故障可能产生剂量分布变化时，应对其进行监测，此时要求辐射剂量探测器能够监测到辐射束的不同部分；在规定的均整度测量的深度上，当吸收剂量分布相对偏差超过 10%时，或辐射探测器吸收剂量分布探测信号指示变化大于 10%，其累积照射吸收剂量达 0.25 Gy 之前，应终止照射。

7.1.4 控制台应配置带有时间显示的照射控制计时器，并独立于其他任何控制照射终止系统。当照射中断或终止后，应保留计时器读数；在每次启动之前应检查计时器是否复零，只有在复零后才能启动照射；控制计时器的设定值应不超过使用说明书给定的限制，设定值应小于要剂量控制预置值照射所需时间的 120%，或在所需时间上加 0.1 min，两者取其大。

7.1.5 在任何故障状态下，如果设备在正常治疗距离处能产生技术说明书最大规定值两倍以上的吸收剂量率，则应提供联锁装置，以便在吸收剂量率超出规定最大值，又不大于该值的两倍时就应终止照射；

如果设备在正常治疗距离处能产生比技术说明书规定的最大规定值高10倍以上的吸收剂量率,则应提供辐射束的监测装置,此装置应独立于剂量率监测系统,安装在辐射束分布系统患者一侧,并将照射野内任何一点的剂量限制在4 Gy以下。

7.1.6 在既能产生X射线辐射又能产生电子辐射的设备中,辐射终止后,在控制台上重新选择好辐射类型之前,要有不能照射的联锁装置;当要求辐射治疗室内和控制台上都能选择辐射类型时,仅在两处的选择都完成后才能在控制台上显示出来,当两处的选择不一致时,也要有不能照射的联锁装置;联锁装置应确保,仅在辐射类型的选择以及相应的附件(例如,电子照射的电子束限束器,X射线照射时的楔型过滤器)都到位的情况下,才能开启照射;当使用电子照射用的辐射束分布或电流控制装置到位时,应能阻止X射线的发射;当使用X射线照射用的辐射束分布或电流控制装置到位时,应能阻止电子照射。

7.1.7 在控制台上未选择好能量以前,不能启动设备;当要求辐射治疗室内和控制台上都能选择辐射能量时,仅在两处的选择都完成后才能在控制台上显示出来,当两处的选择不一致时,也要有不能照射的联锁装置;在选定的照射情况下,若轰击X射线靶的平均能量为E_i,而发生下列情况之一时,应停止照射:

a) 在X射线靶上E_i的偏差超过±20%时;

b) 电子辐射窗上E_i的偏差超过±20%时,或±2 MeV(取其小者)时。

7.1.8 对于既能进行固定放射治疗又能进行移动束放射治疗的设备,在控制台上未选择好固定放射治疗或移动束放射治疗以前,不能启动照射;当要求辐射治疗室内和控制台上都进行这类选择时,仅在两处的选择都完成后才能在控制台上显示出来,当两处的选择不一致时,也要有不能照射的联锁装置。

7.1.9 对移动束放射治疗,若运动件的实际位置与用剂量计算出的所需位置在正常治疗距离处的差异大于5°或大于10 mm时,应有终止照射的联锁装置;联锁装置应由两个位置传感器组成冗余组合,其中一个失效时不能影响另一个的功能;当可以选择逆时针或顺时针方向时,则应在控制台上选择一个方向才能启动,但选定的旋转方向与实际旋转方向不一致时,应有终止辐射的联锁装置。

7.1.10 在使用可互换靶或可移动的辐射束产生装置的设备中,在某一辐射类型的一个能量下,可以用多个同类型装置时,应首先选择一个规定的装置,并使该装置标识在控制台上显示出来才能照射;当要求辐射治疗室内和控制台上都进行这类选择时,仅在两处的选择都完成后才能在控制台上显示出来,当两处的选择不一致时,也要有不能照射的联锁装置;若装置的任何部件未正确定位,则应有两个独立的联锁装置来阻止或终止照射。

7.1.11 在使用可移动的均整过滤器或束散射过滤器的设备中,在某一辐射类型的某能量不止使用一个过滤器,应首先选择一个规定的均整过滤器或束散射过滤器,并使该装置标识在控制台上显示出来才能照射;当要求辐射治疗室内和控制台上都进行这类选择时,仅在两处的选择都完成后才能在控制台上显示出来,当两处的选择不一致时,也要有不能照射的联锁装置;若所选过滤器未正确定位,则应有两个独立的联锁装置来阻止或终止照射;任何一个可用手移动的过滤器应有确定该过滤器身份的清晰标志。

7.1.12 在未采用均整过滤器或束散射过滤器而采用其他措施,例如电子束扫描,而获得分布的设备中,应有两个独立的装置及其相应的联锁装置来监测控制信号。当控制信号超过技术说明书中规定的限制时,应有联锁装置来阻止或终止照射。

7.1.13 对带有可选择分布系统的设备,照射终止后,在治疗控制台上重新选择规定的分布系统之前,要使该系统标识在控制台上显示出来才能照射,但此时还不能开启设备;当要求辐射治疗室内和控制台上都进行这类选择时,仅在两处的选择都完成后才能在控制台上显示出来,当两处的选择不一致时,也要有不能照射的联锁装置;若所选过滤器未正确定位,则应有两个独立的联锁装置来阻止或终止照射;若所选系统未正确定位,则应有两个独立的联锁装置来阻止或终止照射;可用手拆卸的任何分布系统应有确定该系统身份的清晰标志。

7.1.14 照射开始前，在控制台上选择好一个规定的楔形过滤器或“无楔形过滤器”之前，不能启动照射；当要求辐射治疗室内和控制台上都进行这类选择时，仅在两处的选择都完成后才能在控制台上显示出来，当两处的选择不一致时，也要有不能照射的联锁装置；配有楔形过滤器的设备，应能够在控制台上显示出正在用的楔形过滤器，每个楔形过滤器应有清晰的识别标记；若所选楔形过滤器未正确定位，则应有两个独立的联锁装置来阻止或终止照射；在治疗室内应有一个清晰可见的指示，它表明带楔形过滤器旋转的限束系统在0°位置，楔形过滤器薄的那边应指向机架，当楔形过滤器要求定位在其他位置时，则应在控制台上显示出相对于0°位置的角位移，楔形过滤器的旋转轴相对于限束系统旋转轴的线性位移；对于只能用工具卸下，自动插入或缩回机构的楔形过滤器，在控制台上应显示所选楔形过滤器已正确插入、此时的剂量预选值，以及楔形过滤器缩回时的剂量值。

7.1.15 在用电子束限束器和辐射束成形装置托盘时，在控制台选择好规定的电子束限束器和辐射束成形装置用托盘之前，不能启动照射；当要求辐射治疗室内和控制台上都进行这类选择时，仅在两处的选择都完成后才能在控制台上显示出来，当两处的选择不一致时，也要有不能照射的联锁装置；所选的电子束限束器和辐射束成形装置用托盘定位错误，则应有联锁装置来阻止或终止照射。

7.2 为防止不必要照射和超剂量照射的要求

7.2.1 控制台应显示辐射类型、标称能量、照射时间、吸收剂量、吸收剂量率、治疗方式、楔形过滤器类型及规格等照射参数预选值。

7.2.2 照射启动应与控制台显示的照射参数预选值联锁，控制台选择各类照射参数之前，照射不应启动。

7.2.3 应装备检查所有安全联锁的设施，用于在照射间歇期间检查安全联锁（包括防止剂量率大于预选值十倍的联锁），确保各类系统终止照射的能力和防止超剂量照射。

7.2.4 控制台和治疗室内应分别安装紧急停机开关。

7.2.5 使用计算机控制系统的加速器软件和硬件控制程序应加密，未经允许不得存取或修改；用于监视联锁或作为测量线路、控制线路一部分的计算机一旦发生故障，应终止照射。

8 辐射防护监测和质量控制检测

8.1 辐射防护监测

8.1.1 加速器安装验收后投入运行前，或者加速器维修后、运行参数及屏蔽条件等发生改变时，应委托具有相应监测资质的技术服务机构进行M区内外杂散辐射的防护监测、患者平面内外辐射防护测量以及患者和其他人员的辐射防护测量，并据此作出辐射安全评价。

8.1.2 加速器设备正常工作中，使用加速器设备的单位可根据需要委托有相应监测资质的机构开展M区内外杂散辐射的防护监测；患者平面内外辐射防护测量和患者和其他人员的辐射防护测量。

8.1.3 上述辐射防护监测方法按附录B的方法进行。

8.1.4 在加速器正常运行情况下，安全联锁系统每月检查1次。

8.1.5 在加速器正常运行情况下，工作场所和周围区域辐射水平每年监测1次。

8.1.6 放射工作人员个人剂量监测按GBZ 128要求执行。

8.2 加速器设备的质量控制检测

8.2.1 加速器初次安装和维修后，使用单位应委托有相应监测资质的机构，按附录E中的要求进行验收检验，在初次安装时应会同制造方一起进行验收检测。

8.2.2 加速器设备正常工作中，使用单位应按附录E中的要求进行稳定性检测。

8.2.3 加速器设备正常工作中，使用单位应委托有相应监测资质的机构，按附录E中的要求对加速器进行定期的状态检测。

8.2.4 验收检测、稳定性检测和状态检测按GB/T 19046推荐的方法进行。

8.3 测量记录与档案

所有辐射防护监测和质量控制检测应详细记录，其资料应妥善保管，存档备案。

附 录 A
（规范性附录）
杂散和泄漏辐射的测试区域示意图

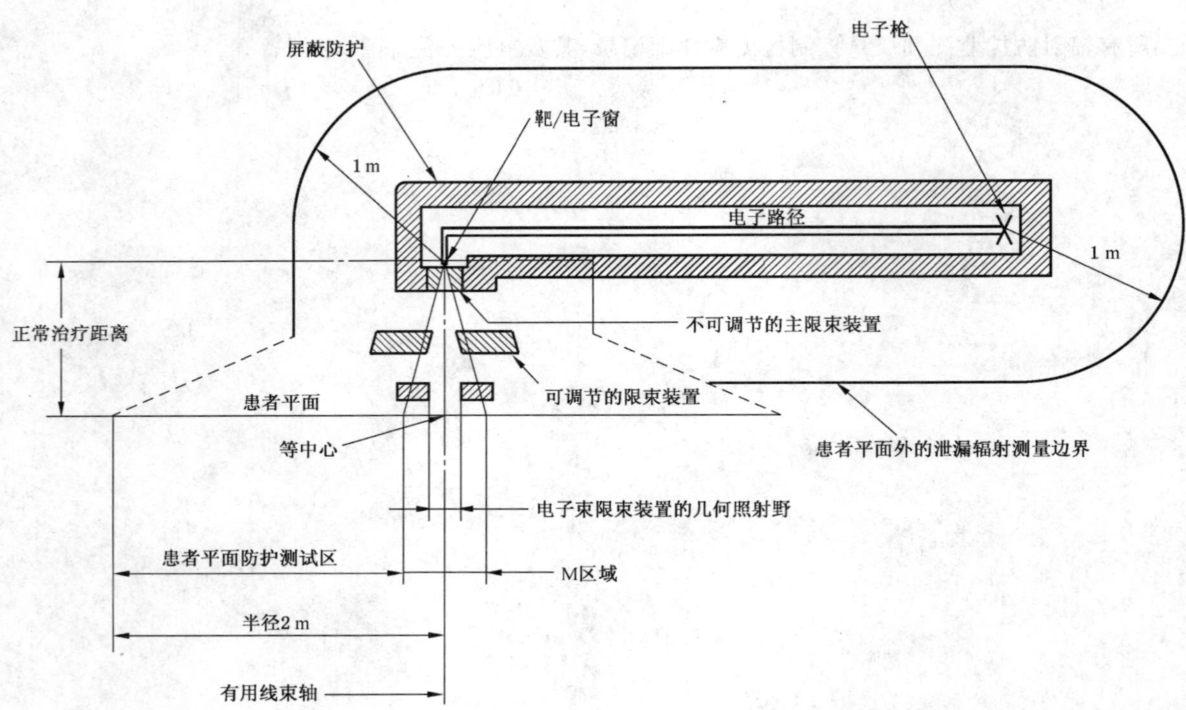

图 A.1 与加速器防护测量相关的部件和测试区剖面图

附 录 B
(规范性附录)
辐射防护监测方法

B.1 照射野内杂散辐射的监测方法

B.1.1 电子照射时杂散辐射的监测方法

B.1.1.1 应在体模中测量,体模各边比照射野至少大 5 cm;体模的深度至少比测量深度大 5 cm,入射表面垂直于参考轴,放置在正常治疗距离;

B.1.1.2 在最大照射野下,对表 1 中给出的电子能量分别测量杂散 X 辐射占总吸收剂量的剂量比。

B.1.2 X 射线照射时相对表面剂量监测方法

B.1.2.1 应在体模中测量,体模各边比照射野至少大 5 cm;体模的深度至少比测量深度大 5 cm,入射表面垂直于参考轴,探测器放置在正常治疗距离;

B.1.2.2 应从辐射束中移开所有不用工具就可取下的辐射束形成装置,所有均整过滤器应留在其规定位置上,在最大照射野下,对表 2 中给出的电子能量分别测量相对表面剂量。

B.2 在患者平面上照射野外的辐射防护测量方法

B.2.1 透过限束装置的泄漏辐射测量方法

B.2.1.1 泄漏辐射测量区域

所有透过限束装置的泄漏辐射测量,均应在有用线束矩形照射野外的 M 区域内进行。

B.2.1.2 X 射线漏辐射测量方法

B.2.1.2.1 应测量透过限束装置所有组合的 X 射线泄漏辐射。测量时,用至少 2 个十分之一层 X 射线吸收材料把任何一个剩余孔隙屏蔽。对非重叠式限束装置,应在最小照射野下进行测量。应配备可限束或可互换的限束装置。

B.2.1.2.2 在最大泄漏辐射处用辐射探测器测量限束装置组合的 X 射线衰减性能,辐射探测器的截面积不超过 1 cm^2,体模中最大吸收剂量深度处测量;对所有的 X 射线能量,均需重复这一测量:

a) 对任何尺寸的照射野,泄漏辐射穿过限束装置(包括多元限束装置)在 M 区域中的平均吸收剂量 D_{Lx} 按下述方法测量。设定 $FX_{max} \times FY_{min}$(FX,FY 分别表示照射野 X,Y 轴),用辐射探测器测量 M 区域中 24 个点(见附录 C),确定 24 个点测量值的平均值(D_{LX})与最大吸收剂量的比值;再设定 $FX_{min} \times FY_{max}$ 做重复测量;对所有能量的 X 射线,重复上述测量过程;如果有一个多元限束装置,则应打开可调节或可互换的限束装置,以便产生一个 300 cm^2 正方形照射野进行测量;把多元限束装置关闭到与该照射野协调一致的最小值(例如用一个 T 形或十字形野),用辐射探测器测量多元限束装置屏蔽的区域。从这些测量值中计算出穿过限束装置(包括多元限束装置)的泄漏辐射在 M 区域上的平均值 D_{LX}。用二维阵列辐射探测器进行本项检验较为方便;

b) 当一个多元限束装置自身不能满足 a)和 b)的要求,而使用可调节或可互换的限束装置才能满足要求时,则这些限束装置应自动调节成最小尺寸的矩形照射野,包围在多元限束装置限定的照射野周边。用直接或间接射线摄影方法确认自动调节能力；

c) 穿过多元限束装置投射自动形成的矩形照射野的泄漏辐射所引起的吸收剂量在最大泄漏辐射处用辐射探测器测量。

B.2.1.3 电子泄漏辐射测量方法

按 GB 9706.5—2008 的 29.3.1.2 的方法进行检验。

B.2.2 M 区域外的泄漏辐射（中子辐射除外）的测量方法（仅进行型式试验）

为了避免限束装置对泄漏辐射测量的影响，限束装置应关到最小孔隙。当需要时，在 M 区域用至少 3 个十分之一层厚的合适的吸收材料屏蔽 X 射线束。

在最大漏辐射的组合条件下，在附录 D 中给出的 24 处位置上，用辐射探测器测量，应当用 24 个点测量的平均值确定泄漏辐射平均吸收剂量的百分比值。

B.2.3 M 区域外的中子泄漏辐射的测量方法

按 GB 9706.5—2008 的 29.2.3 的测量方法仅进行型式试验。

B.2.4 故障状态下泄漏辐射的测量方法

在故障状态下测量。泄漏辐射的吸收剂量率应在不大于 10 s 的时间内取平均。用故障状态下测量值与有用线束轴上 10 cm×10 cm 照射野上吸收剂量率的百分数表示。

B.3 患者面外的辐射防护的测量方法

B.3.1 患者平面外的 X 射线泄漏辐射测量方法

用探测器在患者平面外区域，采用扫描测量方法，测出泄漏辐射最高的三个点，每点测量面积不超过 100 cm^2，使用其平均值。

B.3.2 患者床平面外的中子泄漏辐射测量方法

按 GB 9706.5—2008 的 29.3.3 的测量方法，仅进行型式试验。

B.3.3 感生放射性的测量方法

按 5.3.4.2 所描述的方法测量。

B.3.4 可伸缩辐射束屏蔽挡块的检验方法

将辐射束屏蔽束挡块放置在错误位置，检验是否能启动辐照。

附 录 C
（规范性附录）
X 射线平均泄漏辐射的 24 个测量点分布

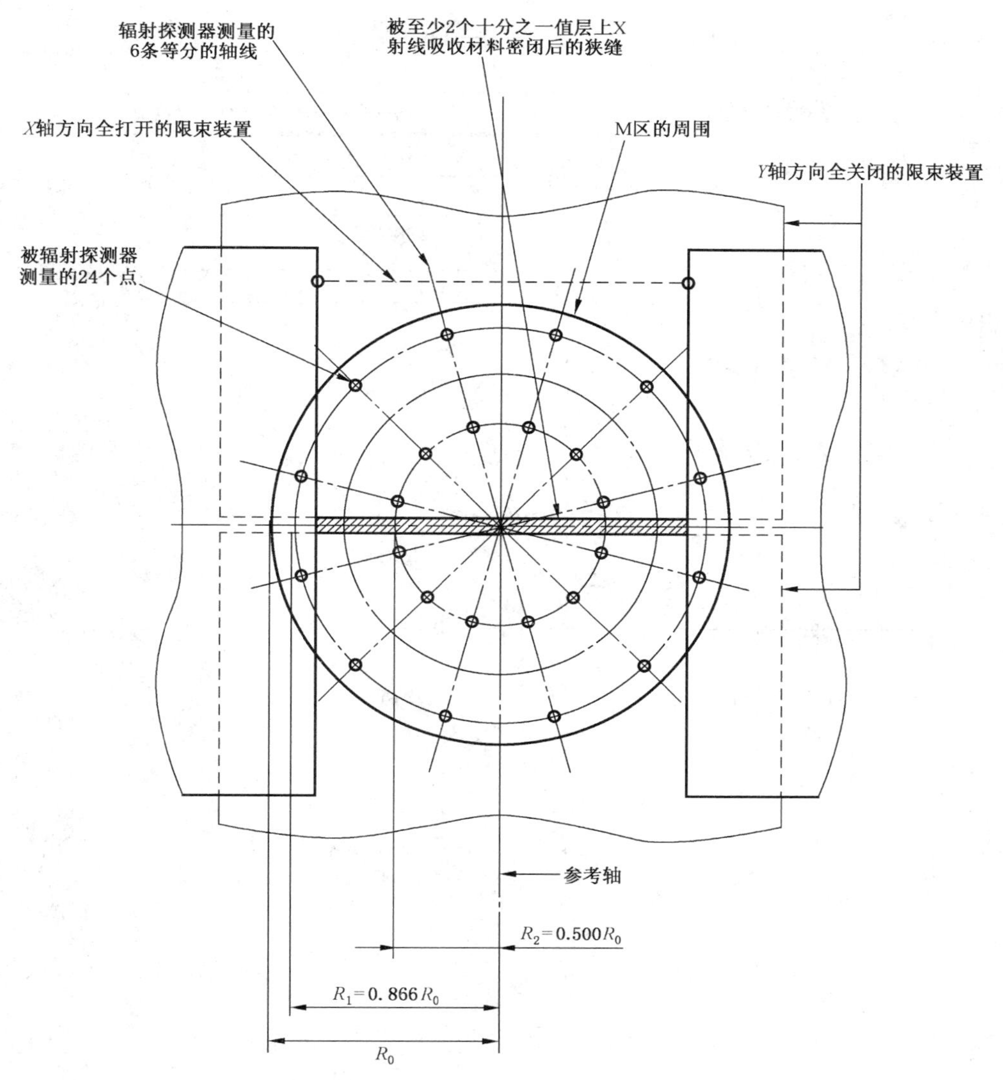

注：S(M 区域的面积)$=\pi R_0{}^2$。

图 C.1 X 射线平均泄漏辐射的 24 个测量点分布示意图

附　录　D
（规范性附录）
M 区域之外平均泄漏辐射的 24 个测量点

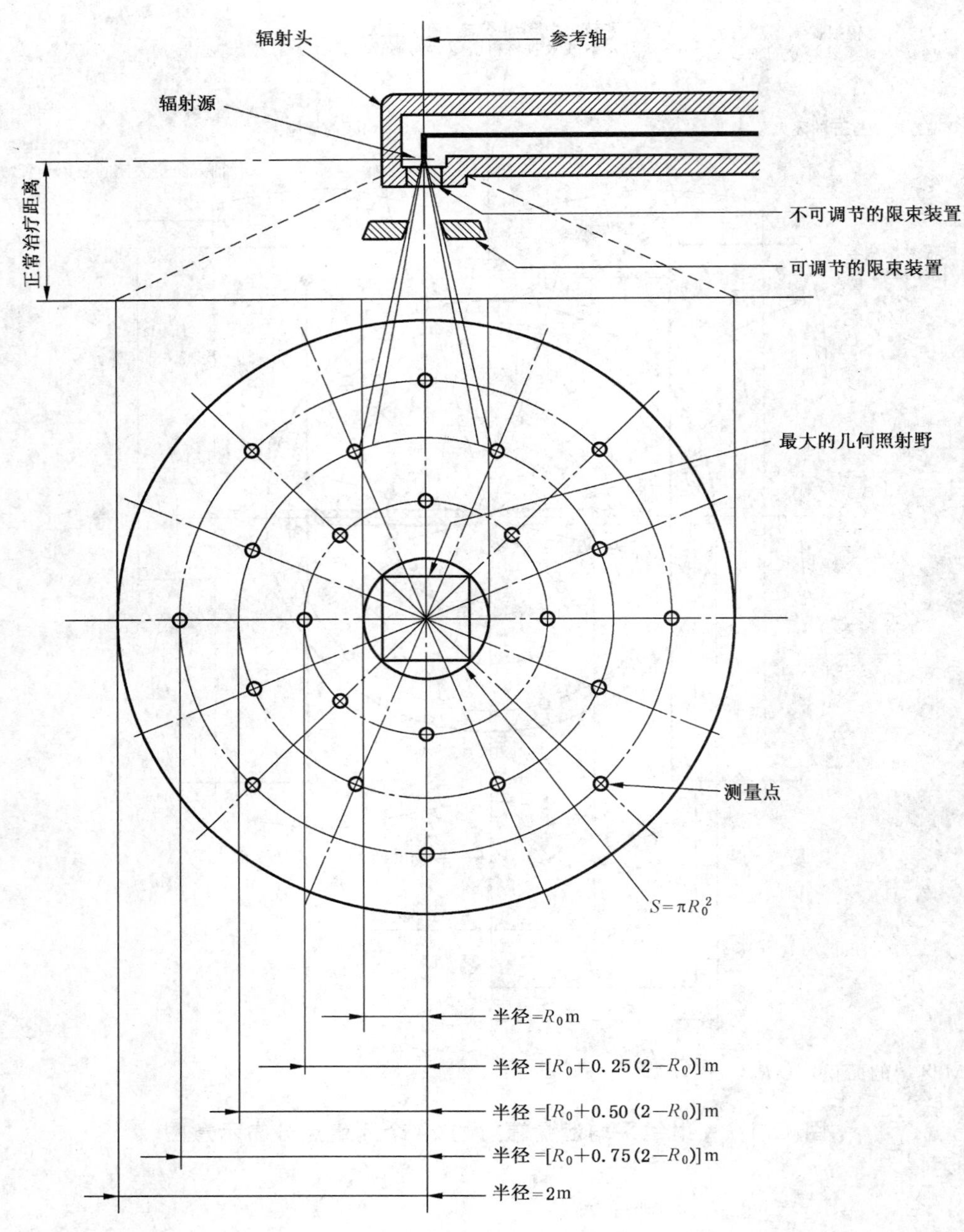

图 D.1　M 区域之外平均泄漏辐射的 24 个测量点

附 录 E
（规范性附录）
质量控制检测项目和周期

加速器设备的质量控制检测项目和周期见表 E.1。

表 E.1 加速器质量控制检测项目和周期

项目	验收检测	状态检测		稳定性检测	
		检测项目	检测周期	检测项目	检测周期
剂量监测系统校准控制	—	—	—	√	每周
重复性	√	√	每年	√	6 个月
线性	√	√	每年	√	6 个月
日稳定性	√	√	每年	√	6 个月
移动束治疗的稳定性	√	√	每年	√	6 个月
输出量和设备预定标称剂量的差异	√	√	每年	√	6 个月
X 射线的深度剂量特性	√	—	—	√	每周
电子辐射深度剂量特性	√	√	每年	√	6 个月
方形 X 照射野的均整度	√	√	每年	√	6 个月
方形 X 照射野的对称性	√	√	每年	√	6 个月
最大吸收剂量率	√	√	每年	√	6 个月
楔形过滤器的 X 照射野	√	√	每年	√	6 个月
电子照射野的均整度	√	—	—	√	每周
电子照射野的对称性	√	—	—	√	每周
照射野的半影	√	√	每年	√	6 个月
X 照射野的数字指示	√	√	每年	√	每月
照射野的光野指示	√	√	每年	√	每月
辐射束轴在患者入射表面上的位置指示	√	—	—	√	每周
辐射束轴在患者出射表面上的位置指示	√	—	—	√	每周
辐射束轴相对于等中心点的偏移	√	√	每年	√	6 个月
到等中心距离的指示	√	√	每年	√	每月
到辐射源距离的指示	√	√	每年	√	6 个月
前后照射野的重合性	√	√	每年	√	—
治疗床的垂直运动	√	√	每年	√	每月
治疗床的等中心旋转	√	√	每年	√	每月

ICS 13.100
C 57

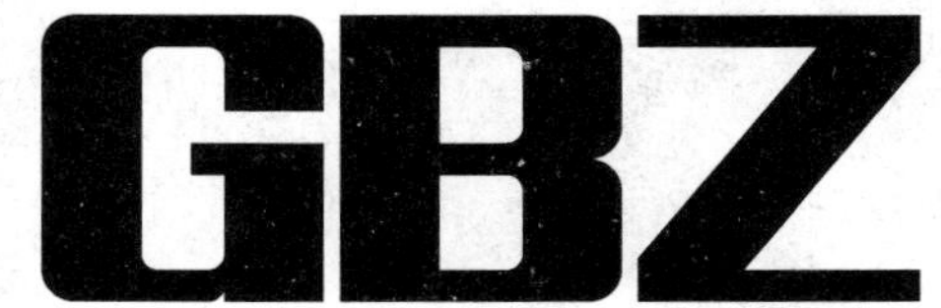

中华人民共和国国家职业卫生标准

GBZ 127—2002

X射线行李包检查系统卫生防护标准

Radiological protection standard for X-ary luggage inspection system

2002-04-08 发布　　　　2002-06-01 实施

中华人民共和国卫生部　发布

前　言

本标准第 3～第 5 章和附录 A 为强制性的，其余为推荐性的。

根据《中华人民共和国职业病防治法》制定本标准。原标准 GB 17060—1997 与本标准不一致的，以本标准为准。

X 射线行李包检查系统是主要在机场、车站、海关等地利用电离辐射对行李包进行安全检查的装置。由于电离辐射对人群的可能危害，在编制本标准时，根据我国设备及其使用情况，参照采用美国联邦行政法规 21CFR1020.40 有关内容。

本标准的附录 A 是规范性附录。

本标准由中华人民共和国卫生部提出并归口。

本标准起草单位：山东省医学科学院放射医学研究所。

本标准主要起草人：侯金鹏、邓大平、朱建国、邱玉会等。

本标准由中华人民共和国卫生部负责解释。

X射线行李包检查系统卫生防护标准

1 范围

本标准规定了X射线行李包检查系统(以下简称系统)及其使用的放射卫生防护技术要求和检测检验要求。

本标准适用于检查行李包的柜式X射线系统。

本标准不适用于检查行李包的便携式小型X射线机、大型集装箱安全检查的X射线系统。

2 术语和定义

下列术语和定义适用于本标准。

2.1

柜式X射线系统 cabinet X-ray system

柜体内安装X射线球管的系统,它用于对进入柜体内部的行李包进行X射线照射检查。在X射线产生时,该系统不仅能屏蔽辐射,并可阻挡人员进入柜体内部。

临时或偶然地配用可携式防护档板的X射线设备(改装者除外)不视为柜式X射线系统。

2.2

外表面 external surface

柜式X射线系统的外部表面,包括高压发生器、门、盖板、闩、控制旋钮和其他永久性安装的刚性器具,以及横跨任何窗口和通道口的平面。

2.3

通道口 port

为传送行李包进出柜式X射线系统接受照射或限于行李包体积难于整体进入柜体内部仅进行部分照射而设计的,在X射线发射期间保持在打开状态的系统外表面的开口。

2.4

门 door

为常规操作而设计的可移动或可开启的任何屏障,一般不需要工具就可打开并允许由此进入柜体内部。安装在门上的刚性器具也属于门的一部分。

2.5

盖板 access panel

为维修或保养目的而设计的可移动或可开启的任何屏障或面板,只有借助工具打开才能进入柜体内部。

2.6

接地故障 ground fault

意外的导体对地短路。

2.7

窗口 aperture

系统外表面的任何开口,但不包括X射线发射期间仍保持打开的通道口。

3 X射线行李包检查系统的放射防护技术要求

3.1 系统产生辐射时,距其外表面5 cm任意一点的空气比释动能率不得超过5 $\mu Gy \cdot h^{-1}$。

3.2 系统通道口处铅胶帘的单片防护厚度不得小于 0.35 mm 铅当量。

3.3 系统的安全联锁

3.3.1 系统的每个门最少需两道安全联锁。当门开启时，其中任意一个联锁就可导致高压发生器供电线路自动断开。除门以外，其他部分移动都不会使电流切断。

3.3.2 每个盖板至少有一道安全联锁。盖板移开，安全联锁开关启动，系统将无法产生 X 射线。

3.3.3 任一安全联锁引起 X 射线发生中断后，必须重新使用开启控制器才能产生 X 射线。

3.3.4 系统任一独立部件的失灵不应引起多于一道的安全联锁失灵。

3.4 接地故障将不应导致系统产生 X 射线。

3.5 系统顶板上应永久安装通电指示灯和 X 射线发射指示灯。

3.6 系统用钥匙开启控制器应确保在钥匙取下后系统不产生 X 射线。

3.7 应确保系统安全的原始设计不被修改和变更。

4 X 射线行李包检查系统使用中的放射防护要求

4.1 系统工作时，不允许身体的任何部位通过通道口和窗口进入射线束内。

4.2 系统使用中遇紧急情况，应该按紧急停止按钮，使系统停止运行。

4.3 系统使用中发现该系统的通电指示灯和 X 射线发射指示灯不能正常工作，应变立即停机修复。

4.4 系统的安全联锁和电气性能应定期维修保养和检验，防止事故的发生。

4.5 系统通道口处铅胶帘应保持完整，对破损铅帘应及时更换。

4.6 系统维修时，应首先切断电源。在恢复安全联锁后，通过强制按钮进行调试。

5 X 射线行李包检查系统的检测检验要求

5.1 对本标准 3.1 所规定的系统外表面辐射控制值的检测，应在门及盖板全封闭并固定到位，X 射线管的电压、电流、射线束方向及散射状况的组合保证处于操作状态的系统外表面 X 射线辐射达到最大时，在直线距离不超过 5 cm，横截面不小于 10 cm^2 的接受面积上进行平均测量。系统外表面辐射测量点平面示意图见附录 A(规范性附录)，要求各点测量结果中的最大值符合本标准 3.1 的规定。

5.2 对系统进行辐射检测时，应使用经过已知能量响应校正的电离室或累积剂量计方法进行测量。

5.3 对系统的任一安全联锁装置进行切断检验，应符合本标准 3.3 的规定。

5.4 对系统的供电开关的检测，在切断供电开关时该系统不应有 X 射线产生。

5.5 新设计、新安装的 X 射线行李包检查系统必须进行防护性能的验收检测。对不合格设备，改造后重新进行检测。

5.6 系统辐射安全的常规检测为每年一次。

附 录 A
（规范性附录）
X射线行李包检查系统外表面辐射测量点平面示意图

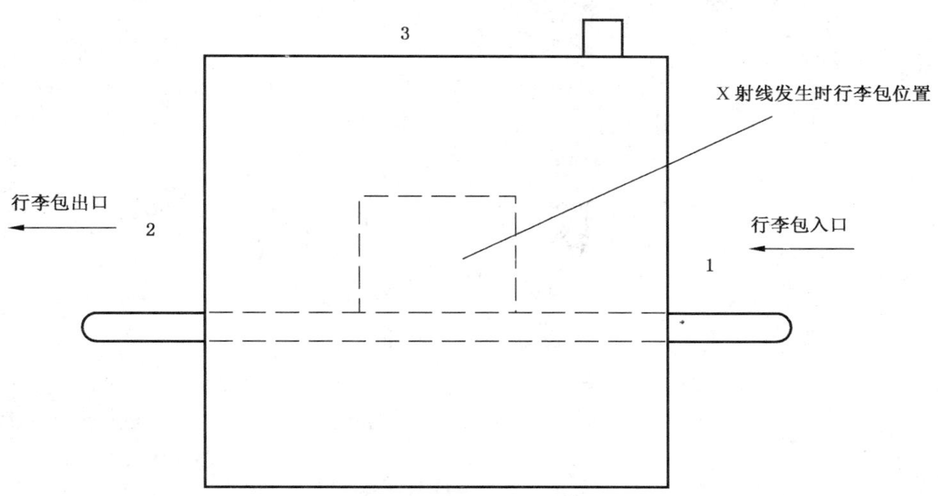

1,2,3—测量点参考位置

图 A.1 旅客通过侧平面示意图

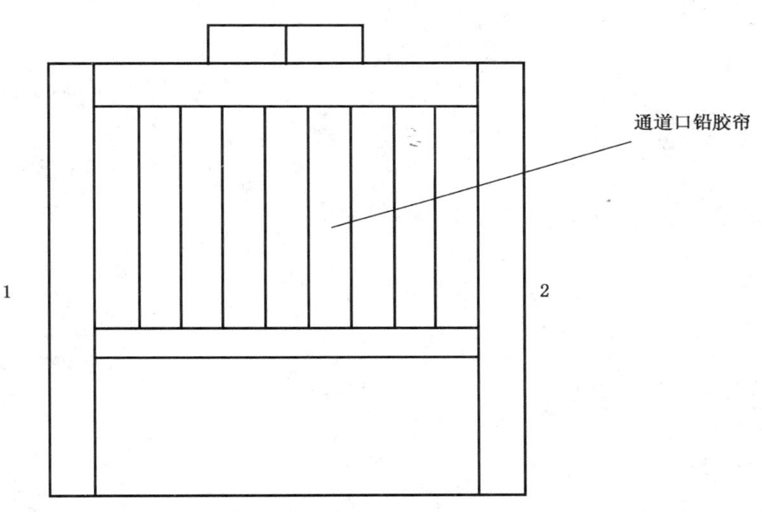

1,2—测量点参考位置

图 A.2 行李包入口侧平面示意图

ICS 13.100
C 57

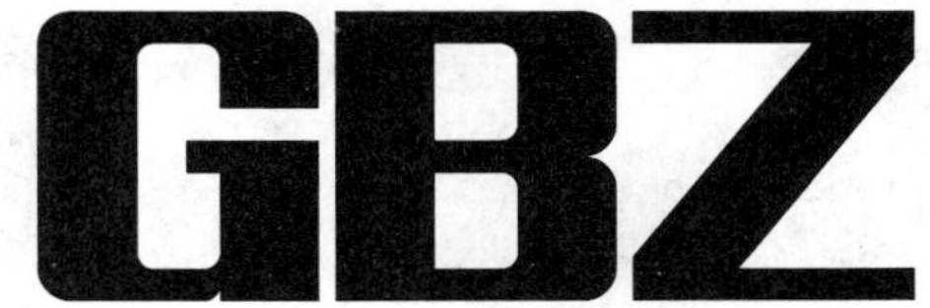

中华人民共和国国家职业卫生标准

GBZ 128—2002

职业性外照射个人监测规范

Specifications of individual monitoring for occupational external exposure

2002-04-08 发布 2002-06-01 实施

中华人民共和国卫生部 发布

前　言

本标准第 4.1 条、第 4.2 条和第 9 章为强制性的，其余为推荐性的。

根据《中华人民共和国职业病防治法》制定本标准，原标准 GB 5294—2001 与本标准不一致的，以本标准为准。

本标准起草时主要依据卫生部令第 52 号《放射工作人员健康管理规定》，并参考 ICRP 第 60 号出版物《国际放射防护委员会 1990 年建议书》、ICRP 第 75 号出版物《工作人员放射防护的一般原则》和 IAEA 安全丛书 115 号《国际电离辐射防护和辐射源安全的基本安全标准》等资料的有关内容。

本标准的附录 A 是规范性附录。

本标准由中华人民共和国卫生部提出并归口。

本标准起草单位：中国疾病预防控制中心辐射防护与核安全医学所。

本标准主要起草人：程荣林、王建超。

本标准由中华人民共和国卫生部负责解释。

职业性外照射个人监测规范

1 范围

本标准规定了职业照射中外照射(以下简称“职业外照射”)个人监测的原则、方法、剂量评价以及质量保证等方面的基本要求。

本标准适用于放射工作人员职业外照射个人监测。

2 规范性引用文件

下列文件中的条款通过本标准的引用而成为本标准的条款。凡是注日期的引用文件,其随后所有的修改单(不包括勘误的内容)或修订版均不适用于本标准,然而,鼓励根据本标准达成协议的各方研究是否可使用这些文件的最新版本。凡不注日期的引用文件,其最新版本适用于本标准。

GBZ/T 151 放射事故个人外照射剂量估算原则

3 术语和定义

下列术语和定义适用于本标准。

3.1

职业照射 occupational exposure

除了国家法规、标准所排除的照射和已规定予以豁免的实践或源产生的照射以外,工作人员在工作过程中所受的所有照射。

3.2

个人监测 individual monitoring

利用工作人员佩带剂量计进行的测量,或对其体内或排泄物中放射性核素的种类和活度进行的测量,以及对测量结果的解释。

3.3

最低探测水平(MDL) minimum detectable level

在辐射监测中,用于评价探测能力的一种统计量的值,指在给定的置信度下,一种测量方法能够探测出(检出)的区别于零值的最小样品贡献。

3.4

异常照射 abnormal exposure

当辐射源失去控制时,工作人员或公众中的成员所接受的可能超过为他们规定的正常情况下的剂量限值的照射。异常照射可以分为事故照射和应急照射。

3.5

参考水平 reference level

为决定采取某种行动而规定的水平。对于辐射防护实践中可测定的任一种量都可以建立参考水平。达到或超过该水平时,则应采取某种相应的行动。这种行动可以是把测量值记录存档,或进一步调查,乃至进行干预,相应的参考水平分别称为记录水平、调查水平和干预水平。

3.6

名义剂量 notional dose

个人监测中,当工作人员佩带的剂量计丢失或因故得不到读数时,用其他方法赋予该剂量计应有的剂量估算值。

4 总则

4.1 监测原则

4.1.1 任何放射工作单位都应根据其从事的实践和源的具体情况，负责安排职业照射监测和评价，职业照射的评价主要应以外照射个人监测为基础。

a) 对于任何在控制区工作，或有时进入控制区工作且可能受到显著职业外照射的工作人员，或其职业外照射年有效剂量可能超过 5 mSv/a 的工作人员，均应进行外照射个人监测。

b) 对于在监督区工作或偶尔进入控制区工作、预计其职业外照射年有效剂量在 1 mSv/a～5 mSv/a范围内的工作人员，应尽可能进行外照射个人监测。

c) 对于职业外照射年剂量水平可能始终低于法规或标准相应规定值的工作人员，可不进行外照射个人监测。

4.1.2 所有从事或涉及放射工作的个人，都应接受职业外照射个人监测。

4.2 监测的量

职业外照射个人监测所要测量的量是个人剂量当量 $H_P(d)$，d 指人体表面指定点下面的深度。根据 d 取值的不同，$H_P(d)$可分成：

a) $H_P(0.07)$，适用于体表下 0.07 mm 深处的器官或组织，多用于皮肤。

b) $H_P(3)$，适用于体表下 3 mm 深处的器官或组织，多用于眼晶体。

c) $H_P(10)$，适用于体表下 10 mm 深处的器官或组织，在特定条件下也适用于有效剂量评价。

4.3 监测类型

4.3.1 常规监测

常规监测是为确定工作条件是否适合于继续进行操作、在预定场所按预定监测周期所进行的一类监测。常规监测与连续操作有关，这类监测是要指明包括个人剂量水平和场所逗留满意度在内的工作条件，同时也是为了满足审管要求。

确定常规监测的周期应综合考虑放射工作人员的工作性质、所受剂量的大小、剂量变化程度及剂量计的性能等诸多因素。常规监测周期一般为 1 个月，也可视具体情况延长或缩短，但最长不得超过 3 个月。

4.3.2 任务相关监测

任务相关监测是为用于特定操作提供有关操作和管理方面即时决策支持数据的一类监测。它也能证明操作是否处于最佳状态。

4.3.3 特殊监测

特殊监测是为阐明某一特殊问题而在一个有限期间所进行的一类监测。特殊监测本质上是一种调查，常适用于有关工作场所安全是否得以有效控制的资料缺乏的场合。这类监测旨在提供为阐明任何问题以及界定未来程序的详细资料。

4.4 监测程序

a) 监测计划制定，特别要规定监测的类型和范围；

b) 监测方法选定；

c) 监测仪器准备，包括仪器选择、调试、校准和维修；

d) 监测实施，包括监测数据判读和初步处理；

e) 剂量结果计算和评价；

f) 监测记录及其保存；

g) 对上述程序实施全面质量保证。

5 监测方法

5.1 光子辐射

5.1.1 对于单一成分已知能量的 γ 或 X 射线，可用无能量鉴别功能的普通个人剂量计测定个人剂量当量。

5.1.2 当遇到以下情况时，应使用能量鉴别式个人剂量计测定个人剂量当量：

a) 单一成分未知能量的 γ 或 X 射线；

b) 多种成分已知能量的 γ 或 X 射线；

c) 多种成分未知能量的 γ 或 X 射线。

5.2 强贯穿辐射和弱贯穿辐射混合辐射场

5.2.1 对于弱贯穿辐射（如 β 射线和低能 X 射线）不明显的强、弱贯穿辐射混合辐射场，一般可只监测 $H_P(10)$。

5.2.2 对于弱贯穿辐射很明显的强、弱贯穿辐射混合辐射场，应使用能识别两者的鉴别式个人剂量计，或用躯体剂量计和四肢剂量计分别测量 $H_P(10)$、$H_P(3)$ 和 $H_P(0.07)$。

5.3 中子和 γ 射线混合辐射场

5.3.1 中子剂量与 γ 剂量的比值不论为多大，且此比值是否已知，原则上都应使用能分别测量中子剂量和光子剂量的鉴别式个人剂量计，测定中子和光子的个人剂量当量，然后计算总剂量。

5.3.2 中子剂量与 γ 剂量的比值不超过 10% 且该比值已知时，也可只用光子剂量计测定光子剂量，然后根据光子剂量监测结果和两者比值计算总剂量。

5.4 不均匀照射

从事可能受到复杂和非均匀照射的操作时，工作人员除应佩带常规个人剂量计外，还应在身体可能受到较大照射的部位，或与主要器官相对应的体表部位佩带局部剂量计（如头箍剂量计、腕部剂量计、指环剂量计或足踝剂量计等），例如在进行密封源操作时，需要在手指上另外佩带指环剂量计。

5.5 异常照射

5.5.1 在预期外照射剂量大大超过剂量限值的情况下（例如从事有可能发生临界事故的操作或应急操作时），工作人员除应佩带常规个人剂量计外，还应佩带报警式个人剂量计或事故剂量计。

5.5.2 当工作人员受到事故照射或应急照射时，除了根据其佩带的剂量计所提供的结果外，估算事故剂量还应参考其他方法测得的剂量资料，例如受到中子照射后工作人员体内感生的 ^{24}Na 和 ^{38}Cl，头发和羊毛衫中的 ^{32}P，或其他感生放射性核素的测量资料。此外，基于外周血淋巴细胞染色体畸变分析的生物剂量计也是有价值的。

事故剂量估算的原则参见国家职业卫生标准 GBZ/T 151。

6 个人剂量计

6.1 基本性能要求

a) 应只对欲测的一种或几种辐射响应，且其响应应不受诸如温度、湿度、灰尘、风、光和磁场等环境因素，以及诸如电源电压波动和频率涨落等作业因素的重大影响。

b) 应具有能覆盖监测范围的宽量程。对于常规监测，量程上限一般应达 1 Sv；对于特殊监测，量程上限应达 10 Gy。

c) 监测 $H_p(10)$ 时，对于常见的 X 或 γ 射线，测量的能量范围通常应宽至 20 keV～1.5 MeV；对于那些可能产生高能 γ 或 X 射线的场合，能量上限应达 9 MeV。监测 $H_p(0.07)$ 时，测量的能量范围应宽至 10 keV～1.5 MeV。

d) 应具有足够高的灵敏度，或足够低的探测下限。

e) 因能量响应和角响应共同引入的误差应不大于 30%（95% 置信度，下同）。

f) 在一个监测周期内累积剂量的损失应不大于10%。

g) 应具有容易识别的标识和编码。

h) 剂量计应具有足够好的机械强度，且其大小、形状、结构和重量应不得影响个人的工作。

6.2 佩带要求

6.2.1 对于比较均匀的辐射场，当辐射主要来自前方时，剂量计应佩带在人体躯干前方中部位置，一般在左胸前；当辐射主要来自人体背面时，剂量计应佩带在背部中间。

6.2.2 对于工作中穿戴铅围裙的场合(如医院放射科)，通常应藉佩带在围裙里面躯干上的剂量计估算工作人员的实际有效剂量。当受照剂量可能相当大时(如介入放射学操作)，则还需在围裙外面衣领上另外佩带一个剂量计，以估算人体未被屏蔽部分的剂量。

只有当受照剂量很小且个人监测仅是为了获得剂量上限估计值时，剂量计才可佩带在围裙外面胸前位置。

6.2.3 对于短期工作和临时进入放射工作场所的人员(包括参观人员和检修人员等)，应佩带直读式个人剂量计，并按规定记录和保存他们的剂量资料。

6.2.4 当上级主管部门开展质量保证活动发放质量控制个人剂量计时，放射工作人员有义务按要求将其与常规监测的个人剂量计同时佩带在同一位置。

6.3 校准

6.3.1 应使用合适的人体模型对个人剂量计进行校准。

6.3.2 应定期对个人剂量计进行校准。

6.3.3 校准用的标准源或参考辐射，其标定的发射率量值应能追溯到国家基准或国际标准。

7 剂量评价

7.1 实用量至防护量的转换

7.1.1 辐射安全分析或剂量评价应依据吸收剂量 D_T、当量剂量 H_T 或有效剂量 E 等防护量。

7.1.2 在职业外照射个人监测中，由一系列测量直接得到的仪器响应进而经校准和计算获得的个人剂量当量 $H_P(d)$ 是实用量，为用于辐射安全评价，应将 $H_P(d)$ 转换为防护量。

7.1.3 转换方法

a) 在γ或X辐射的监测实践中，当人员的年受照剂量低于限值 20 mSv 时，职业外照射个人监测得到的个人剂量当量 $H_P(10)$，可以认为是既不低估也不过分高估的有效剂量值 E。

b) 在年剂量监测结果超过当量剂量或有效剂量相应限值时，应进一步估算主要受照器官或组织的当量剂量 H_T 和有效剂量值 E。这时，可利用多个局部剂量计分区测得主要受照器官或组织的当量剂量 H_T，再按下式估算有效剂量 E：

$$E = \sum_{T} W_T \cdot H_T \qquad \cdots\cdots(1)$$

式中：

E——有效剂量，单位为毫希沃特(mSv)；

W_T——组织权重因子；

H_T——主要受照器官或组织的当量剂量，单位为毫希沃特(mSv)。

7.2 剂量评价一般原则

7.2.1 当放射工作人员的年受照剂量小于 5 mSv 时，只需记录个人监测的剂量结果。

7.2.2 当放射工作人员的年受照剂量达到并超过 5 mSv 时，除应记录个人监测结果外，还应进一步进行调查。

7.2.3 当放射工作人员的年受照剂量大于年限值 20 mSv 时，除应记录个人监测结果外，还应估算人员主要受照器官或组织的当量剂量；必要时，尚需估算人员的有效剂量，以进行安全评价，并查明原因，改进防护措施。

7.3 内、外照射并存条件下的剂量评价原则

7.3.1 任何放射工作人员，在正常情况下的职业照射水平应不超过以下限值：

a) 连续5年内年均有效剂量，20 mSv；

b) 任何一年中的有效剂量，50 mSv；

c) 眼晶体的年当量剂量，150 mSv；

d) 四肢(手和脚)或皮肤的年当量剂量，500 mSv。

7.3.2 职业照射的总剂量，包括在规定期间内职业外照射引起的剂量，以及在同一期间内因摄入放射性核素所致内照射的待积剂量之和。计算待积剂量的期限，对成年人的摄入一般应为50年，对儿童的摄入应算至70岁。

7.3.3 应采用下列方法之一来确定是否符合有效剂量的限值要求：

a) 按下式计算所得的年总有效剂量 E 不大于20 mSv时，被认为不超过剂量限值：

$$E = H_{P}(d) + \sum e_{j,ing} \times I_{j,ing} + \sum e_{j,inh} \times I_{j,inh} \qquad \cdots\cdots(2)$$

式中：

$H_{P}(d)$——该年内贯穿辐射所致外照射个人剂量当量，单位为毫希沃特(mSv)；

$e_{j,ing}$——工作人员单位食入量放射性核素 j 所致的待积有效剂量，单位为毫希沃特每贝克(mSv/Bq)；

$I_{j,ing}$——该年内工作人员的放射性核素 j 食入量，单位为贝可(Bq)；

$e_{j,inh}$——工作人员单位吸入量放射性核素 j 所致的待积有效剂量，单位为毫希沃特每贝克(mSv/Bq)；

$I_{j,inh}$——该年内工作人员的放射性核素 j 吸入量，单位为贝可(Bq)；

b) 满足下式时被认为不超过剂量限值：

$$\frac{H_{P}(d)}{DL} + \sum_{j} \frac{I_{j,ing}}{ALI_{j,ing}} + \sum_{j} \frac{I_{j,inh}}{ALI_{j,inh}} \leqslant 1 \qquad \cdots\cdots(3)$$

式中：

DL——有效剂量年限值，单位为毫希沃特(mSv)；

$ALI_{j,ing}$——食入放射性核素 j 的年摄入量限值，单位为贝可(Bq)；

$ALI_{j,inh}$——吸入放射性核素 j 的年摄入量限值，单位为贝可(Bq)；

8 质量保证

8.1.1 质量保证是职业外照射个人监测的重要组成部分，应将质量保证始终贯穿于从监测计划制定到结果评价的全过程。

8.1.2 在制定职业外照射个人监测计划时，必须同时制定质量保证计划。制定质量保证计划一般应考虑：

a) 健全的个人监测和质量保证组织机构；

b) 标准方法、标准器具、标准物质和参考辐射的应用与保持；

c) 仪器、装置的性能与质量，及其定期校准和经常维护；

d) 监测过程中每一环节的质量控制措施；

e) 监测结果的量值必须能溯源到国家基准并符合不确定度要求；

f) 技术人员的选择和培训。

8.1.3 主管职业外照射个人监测的上级部门应：

a) 对负责职业外照射个人监测单位的技术人员有计划、较系统地进行有关外照射个人监测基础知识、基本技能的培训，并对其考核合格后方允许上岗。

b） 制定和执行核查制度，检查监测单位有无质量保证计划，以及质量保证计划的实施情况。

8.1.4 实施职业外照射个人监测的单位应：

a） 设（配）置相应的质量保证管理机构或人员，并由其负责质量保证工作。

b） 对接受外照射个人监测的职业受照人员经常进行有关职业外照射个人监测，以及正确使用个人剂量计等知识的宣传教育。

8.1.5 除了质量保证管理人员外，监测过程中每一环节的所有人员都应重视和做好职业外照射个人监测的质量保证工作。

8.2 个人剂量计的质量控制

8.2.1 个人剂量计除应满足本标准第6.1条的基本性能要求外，还应满足国家标准规定的其他相应要求。

8.2.2 监测时应使用能提供本底资料的对照剂量计。

8.2.3 监测时应使用质量控制剂量计，以确保监测结果的准确可靠。

8.2.4 作为个人剂量计组成部分的探测器应：

a） 具有良好的组织等效性，否则应配置合适的材料使之组织等效。

b） 具有良好的稳定性和重复性。

c） 在每次监测实施前进行筛选，筛选合格后方可使用。

8.3 实验室和剂量测量系统的质量控制

8.3.1 应制定和严格遵守实验室剂量测量的标准操作规程。

8.3.2 应特别注意对剂量测量系统的质量控制：

a） 剂量测量系统应稳定可靠。

b） 应对剂量测量系统的每一设备编写性能说明书和标准操作规程，并对其性能经常进行校验和维护；设备使用时应严格遵守标准操作规程。

c） 在每次剂量测量前后，应对剂量测量系统的校准值进行验证，以保证测量系统的稳定和测量结果的可靠。

d） 对剂量测量系统的最低探测水平至少每年应核准一次。

8.3.3 应尽量使用质量控制图对测量进行质量控制。质量控制图的上下警戒限和控制限，一般可取测量值的平均值加上与减去2倍和3倍标准偏差。

8.4 监测实施的质量保证

8.4.1 应制定和严格遵守剂量计发放、佩带、运输、回收和保存等每一环节的标准操作规程。

8.4.2 个人剂量计在非工作期间应避免受到任何人工辐射的照射。

8.4.3 对从事开放型放射源的操作进行监测时，剂量计应加密封套，以防止放射性污染。

剂量计回收后应作放射性表面污染检查，若发现污染应及时去污，并在剂量读数记录上加注说明其对测读值的影响。

8.5 不确定度基本要求

8.5.1 在好的实验室条件下，剂量测量的不确定度应优于10％。

8.5 2 对于现场测量：

a） 当监测的剂量水平接近剂量限值时，对光子辐射其不确定度应不超过1.5倍因子，亦即监测值与真值应在－33％～＋50％范围内相符；对电子和能量未知的中子其不确定度的要求可允许更宽些。

b） 当监测的剂量水平更低时，对任何辐射，可进一步放宽对不确定度的要求，直到不超过2倍因子，即监测值与真值应在－67％～＋100％范围内相符。

8.6 相互比对

8.6.1 主管职业外照射个人监测的上级部门，应定期或适时地组织监测实施单位实验室间的外照射个人监测的相互比对。

8.6.2 负责外照射个人监测的单位，应积极参加国内、外实验室间的相互比对，以发现本实验室自己难以发现的误差或问题，并应分析查明原因和采取校正措施。

8.7 数据处理

8.7.1 数据处理应使用适宜的统计学方法（如数据修约方法，均值及标准差计算和表示方法等），以尽量减少数据处理过程中可能产生和积累的计算误差。

8.7.2 应注意测量数据有效数字的正确表示，数据有效数字的位数应恰当反映该测量值的准确度。

8.7.3 对异常数据的剔除必须谨慎，应在现场用复查的方法，或使用适宜的统计学方法剔除异常数据。在剔除异常数据的同时，还应检查和分析其产生原因，并记录在案。

9 记录、档案和报告

9.1 记录

9.1.1 一般要求

a) 记录应有利于操作管理，有利于放射卫生防护主管部门监管，有利于放射防护和医学监护使用，有利于工作人员查询。

b) 记录应包括监测计划、预处理、测量、校准、个人监测结果、质量保证和评价方法等内容，有时可能还要包括工作场所监测的结果。

c) 应清楚、扼要、准确地记录自剂量计发放起至监测结果评价止的整个监测全过程中的每一操作情况。

d) 应特别注意记录重要的原始测量数据，以便将来剂量估算方法有变动时，可根据它们重新估算剂量。

e) 应准许工作人员和医学监护主管人员查询职业照射记录及有关资料。

9.1.2 外照射个人监测结果应记录在统一的表格上。

a) 职业照射的分类应参考附录 A（规范性附录）中表 A1 的分类方法。

b) 常规监测结果应按附录 A（规范性附录）中表 A2 的格式记录。

c) 工作人员因事故或应急受到的过量照射结果应按附录 A（规范性附录）中表 A3 的格式进行记录。

9.1.3 当工作人员职业外照射个人监测结果可疑时，应对其受照情况进行复查，并将复查结果附在其相应的个人监测记录中。复查项目至少应包括：

a) 监测日期；

b) 异常情况概述；

c) 辐射场复查结果；

d) 复查结论；

e) 复查人员签名。

9.1.4 当剂量计丢失、损坏或因故得不到读数时，应尽量确定其名义剂量，并将名义剂量及其确定方法记入监测记录。应根据具体情况合理选择以下方法之一确定名义剂量：

a) 用同时间佩带的即时剂量计记录的即时剂量估算剂量；

b) 用同时间场所监测的结果推算剂量；

c) 用同一监测周期内从事相同工作的同事接受的平均剂量；

d) 用工作人员前十二个月中受到的平均剂量；

e) 用年管理限值的一个适当分数。

9.1.5 当工作人员的外照射个人监测结果小于 MDL 时，可记录为 1/2 MDL。

9.2 档案

9.2.1 所有从事或涉及职业外照射工作的单位应：

a) 为本单位工作人员建立职业照射个人监测档案，该档案是职业卫生档案的重要组成部分，其格式参见附录A(规范性附录)中表A4；

b) 指定专门人员负责管理本单位放射工作人员的职业照射个人监测档案；

c) 在工作人员调换工作单位时向新用人单位提供工作人员职业外照射个人监测档案的复制件；

d) 在工作人员停止放射工作时与放射卫生防护主管部门或他们指定的部门协商，为保存工作人员的职业照射个人监测档案作出安排。

9.2.2 职业照射个人监测档案除了包括放射工作人员平时正常工作期间的个人剂量记录外，还应包括其在异常情况(事故或应急)下受到的过量照射记录。

9.2.3 在工作人员年满75岁之前，放射工作人员的职业照射个人监测档案应妥善保存；在工作人员停止放射工作后，其职业照射个人监测档案至少也应保存30年。

9.2.4 主管个人监测的上级部门有权检查和调阅基层放射工作单位的职业照射个人监测档案。

9.3 报告

9.3.1 负责职业外照射个人监测的单位在完成一个监测周期的监测任务后，应将监测结果通知单及时送交被监测单位，通知单的格式参见附录A(规范性附录)中的表A5。

9.3.2 负责职业外照射个人监测的各级(包括中央、省、地区)单位，应将负责范围内本年度放射工作人员职业外照射个人监测的数据及时整理、汇总、计算和分析，以便掌握个人剂量和集体剂量的变化趋势及其分布情况。

9.3.3 负责职业外照射个人监测的各级单位，应将本地区本年度的职业外照射个人监测最终结果按附录A(规范性附录)中表A6格式填好后按规定逐级报告上级主管部门。监测中发现异常情况应及时报告。

附　录　A
（规范性附录）
职业外照射个人监测记录和报表

A.1　职业照射的职业分类参见表A.1。

表A.1　职业照射的职业分类

职业分类		代号
1 核燃料循环	铀矿开采	1A
	铀矿水冶	1B
	铀的浓缩和转化	1C
	燃料制造	1D
	反应堆运行	1E
	燃料后处理	1F
	核燃料循环研究	1G
2 医学应用	诊断放射学	2A
	牙科放射学	2B
	核医学	2C
	放射治疗	2D
	其他	2E
3 工业应用	工业辐照	3A
	工业探伤	3B
	发光涂料工业	3C
	放射性同位素生产	3D
	测井	3E
	加速器运行	3F
	其他	3G
4 天然源	民用航空	4A
	煤矿开采	4B
	其他矿藏开采	4C
	石油和天然气工业	4D
	矿物和矿石处理	4E
	其他	4F
5 国防活动	核舰艇及支持设备	5A
	其他防卫活动	5B
6 其他	教育	6A
	兽医学	6B
	其他	6C

A.2 职业外照射个人监测记录表参见表 A.2。

表 A.2 职业外照射个人监测记录表

工作人员姓名： 编号：

工作单位：

职业类别：

个人剂量计类型及型号：

剂量测量仪型号：

职业外照射个人监测结果 监测年份：

监测周期(月)	个人剂量当量 $H_P(10)$[1]/mSv				最大受照器官当量剂量[2]/mSv		总有效剂量[3]/mSv	测量人员
	X,γ射线	快中子	热中子	其他	器官名称	当量剂量		
合 计								

填表人：(签名) 负责人：(签名) 填表日期： 年 月 日

注[1]：本表仅列出 $H_P(10)$的结果，它们足以满足常规监测的一般要求。如需要 $H_P(0.07)$和 H_P[3] 的结果，则亦可参照本表格式分别制表列出。

注[2]：仅当人员受照剂量大于 20 mSv 且是不均匀受照时填写，所填器官应是受照最严重的器官，其他受照器官的当量剂量可在表末或添页加注给出。正常情况下可不作这种监测。

注[3]：在人员受照剂量小于 20 mSv 的常规监测中，本项一般可用 $H_P(10)$代替；若辐射成分复杂，以及受照不均匀，则可按本标准 7.1.3 条的公式计算本项。

A.3 职业外照射个人监测异常情况下过量照射记录表参见表 A.3-1。

放射工作人员事故照射年统计表参见表 A.3-2。

表 A.3-1　职业外照射个人监测异常情况下过量照射记录表　　编号：

工作单位：
从事工作种类：
过量照射事件发生日期：
辐射源种类或辐射装置名称：
过量照射发生原因：
涉及人员及其过量受照情况：
调查方法概述：
测量结果：
有效剂量或器官当量剂量(mSv)：
处理意见：
调查人员：

填表人:(签名)　　　　负责人:(签名)　　　　填表日期：　年　月　日

表 A.3-2　××××年放射工作人员事故照射统计表（省、直辖市、自治区或地区）

事故时间（月日）	事故地点	设施和辐射源类型	事故原因	受照人员姓名	关键受照器官	吸收剂量/Gy

填表人：(签名)　　　　负责人：(签名)　　　　填表日期：　年　月　日

A.4 职业照射个人监测档案参见表A.4。

表A.4 职业照射个人监测档案

编号：

工作人员姓名：　　　　性别：　　　　出生日期：　　年　　月　　日

工作单位：

起始从事放射工作时间：

职业照射个人监测档案

监测年份	职业类别	个人剂量当量/mSv $H_P(0.07)$	个人剂量当量/mSv $H_P(7)$	个人剂量当量/mSv $H_P(10)$	内照射待积有效剂量 E_i/mSv	总有效剂量[1)] E/mSv	累积有效剂量 $\sum E$/mSv

填表人：(签名)　　　　负责人：(签名)　　　　填表日期：　　年　　月　　日

注[1)]：近似计算公式：$E=H_P(10)+E_i$。

A.5 职业外照射个人监测结果通知单见表A.5。

表A.5 职业外照射个人监测结果通知单

(被监测单位名称)放射工作人员职业外照射个人监测结果　　××××年第×周期

人员编号	姓名	性别	从事工种	剂量计起始佩带日期(月 日)	剂量计佩带时间(月)	监测周期有效剂量/mSv			剂量评价
						$H_P(0.07)$	$H_P(7)$	$H_P(10)$	
监测结果总评价:									

监测人:(签名)

校核人:(签名)

负责人:(签名)

监测单位:(监测单位公章加盖处)

年　月　日

A.6 职业外照射个人监测结果年度报表参见表 A.6-1 至表 A.6-3。

表 A.6-1 ××地区××××年度放射工作人员职业外照射监测人数分布表

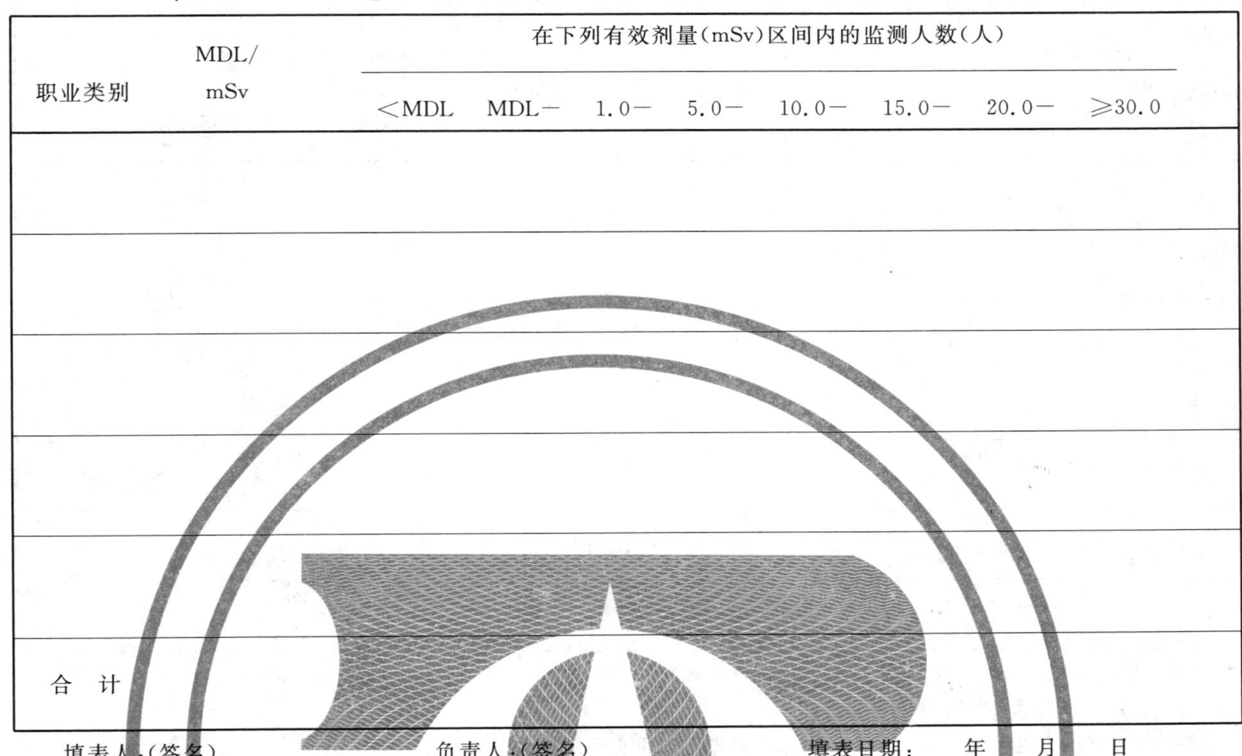

职业类别	MDL/mSv	在下列有效剂量(mSv)区间内的监测人数(人)							
		<MDL	MDL—	1.0—	5.0—	10.0—	15.0—	20.0—	≥30.0
合　计									

填表人:(签名)　　　　负责人:(签名)　　　　填表日期:　　年　　月　　日

表 A.6-2 ××地区××××年度放射工作人员职业外照射年集体剂量分布表

职业类别	在下列有效剂量(mSv)区间内的年集体剂量(人·Sv)							
	<MDL	MDL—	1.0—	5.0—	10.0—	15.0—	20.0—	≥30.0
合　计								

填表人:(签名)　　　　负责人:(签名)　　　　填表日期:　　年　　月　　日

表 A.6-3 ××地区××××年度放射工作人员职业外照射个人监测汇总表

职业类别	应监测人员总数 N_0（人）	受监测人员总数 N_m（人）	可测到受照人员总数 N_d（人）	监测率 R_m（%）	人均年有效剂量 E(mSv) 每受监测人员	人均年有效剂量 E(mSv) 每可测量到受照射人员	年集体有效剂量 S（人·mSv）	NR_E	SR_E

填表人:(签名)　　　　负责人:(签名)　　　　填表日期:　　年　　月　　日

注 1:关于"职业类别"可参见表 A1。

注 2:应监测人员总数(N_0),指统计年份内所有受到职业外照射的放射工作人员总数。

注 3:受监测人员总数(N_m),指统计年份内接受了个人剂量监测,并建立剂量档案的放射工作人员总数。

注 4:可测量到受照人员总数(N_d),指受监测人员中剂量测量结果超过最低探测水平的那部分人员的总数。

注 5:监测率(R_m),指受监测人员总数与应监测人员总数之比,即 $R_m = N_m/N_0$。

注 6:人均年有效剂量,指统计年份内每个受监测人员(或可测量到受照射的人员)全年平均受到的有效剂量,该量与个人危险的平均水平有关,它一般可作为衡量职业外照射水平高低的一个指标。$E = S/N_m$(或 $E' = S/N_d$)。

注 7:年集体有效剂量,指统计年份内给定辐射源所致给定群体内每个人员所受有效剂量的累计值。按定义:

$$S = \sum_{i=1}^{N} E_i$$

式中:

E_i——第 i 个工作人员接受的年有效剂量,单位为毫希沃特(mSv);

N——受监测人员总数(此处即 N_m),单位为人。

实际上,S 通常使用以下替代公式计算:

$$S = \sum_{j=1}^{r} N_j \cdot E_j$$

式中:

r——因填写"监测人数分布表"和"年集体剂量分布表"需要而将年有效剂量测定结果人为划分的区间数;

N_j——第 j 个年有效剂量区间内的人员总数,单位为人;

E_j——第 j 个年有效剂量区间内的人均年有效剂量,单位为毫希沃特每年(mSv/a)。

注 8:NR_E 称人数分布比,指年个人剂量超过 E(mSv)的工作人员数与受监测人员总数的比值。目前,E 多取 15,今后可能会附加较低的值。

注 9:SR_E 称集体剂量分布比,指年个人剂量超过 E(mSv) 的年集体剂量与年总集体剂量的比值。目前,E 多取 15,今后可能会附加较低的值。

ICS 13.100
C 57

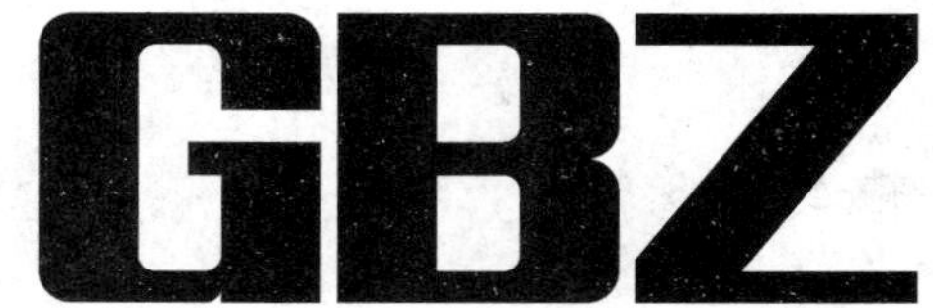

中华人民共和国国家职业卫生标准

GBZ 129—2002

职业性内照射个人监测规范

Specifications of individual monitoring for occupational internal exposure

2002-04-08 发布　　2002-06-01 实施

中华人民共和国卫生部　发布

前　言

本标准第 3 章为强制性的,其余为推荐性的。

根据《中华人民共和国职业病防治法》制定本标准。

本标准主要依据国际放射性防护委员会(ICRP)第 60、75、78 号出版物及国际原子能机构(IAEA)安全丛书 No. RS—G—1.2 编写而成。

本标准的附录 A 是规范性附录。

本标准由中华人民共和国卫生部提出并归口。

本标准起草单位:中国辐射防护研究院。

本标准主要起草人:周永增。

本标准由中华人民共和国卫生部负责解释。

职业性内照射个人监测规范

1 范围

本标准规定了放射工作人员内照射个人监测原则、监测方法、监测计划及测量结果解释的基本要求。

本标准只适用于职业照射的内照射个人监测。

2 术语和定义

下列术语和定义适用于本标准。

2.1

内照射个人监测 individual monitoring of internal exposure

对体内或排泄物中放射性核素的种类和活度进行的监测，以及利用工作人员所佩带的个人空气采样器或呼吸保护器对吸入放射性核素的种类和活度进行的监测(除特别注明外，以下简称个人监测)。

2.2

摄入量 intake

通过吸入或食入、或经由完好皮肤或伤口进入体内的放射性核素的量。

2.3

F类物质 type F material

以快吸收速率从呼吸道进入体液的物质，其全部物质以10 min的生物半衰期被吸收入体液。

2.4

M类物质 type M material

以中等吸收速率从呼吸道进入体液的物质，其10%的物质以10 min的生物半衰期被吸收，90%的物质以140 d的生物半衰期被吸收。

2.5

S类物质 type S material

以慢吸收速率从呼吸道进入体液的相对不溶解的物质，其0.1%的物质以10 min的生物半衰期被吸收，99.9%的物质以7 000 d的生物半衰期被吸收。

2.6

个人空气采样器 personal air sampler(PAS)

一种专门设计用来测量工作人员呼吸带空气中的放射性气溶胶或气体时间积分活度浓度以估算该工作人员摄入量的便携装置。

2.7

固定空气采样器 static air sampler(SAS)

用来监测工作场所条件的装置，并能就放射性核素的构成及粒子大小提供有用的资料。

2.8

调查水平 investigation level(IL)

指诸如有效剂量、摄入量或单位面积或单位体积的污染水平等量的规定值，达到或超过此值时应进行调查。

2.9

记录水平　recording level（RL）

审管部门所规定的剂量、暴露量或摄入量的一个水平，工作人员所接受的剂量、暴露量或摄入量达到或超过这一水平时，则应记入他们的个人受照记录。

2.10

控制区　controlled area

在辐射工作场所内划分的一种区域，在这种区域内要求或可能要求采取专门的防护手段和安全措施，以便：

a） 在正常工作条件下控制正常照射或防止污染扩散；

b） 防止潜在照射或限制其程度。

2.11

监督区　supervised area

未被确定为控制区、通常不需要采取专门防护手段和安全措施但要不断检查其职业照射条件的任何区域。

2.12

常规监测　routine monitoring

为确定工作条件是否适合继续进行操作，在预定场所按预先规定的时间间隔所进行的监测。

2.13

任务相关监测　task—related monitoring

任务相关监测用于特定操作，旨在为有关运行管理的当前决定提供数据资料，也可用于支持防护最优化。

2.14

特殊监测　special monitoring

为了阐明某一特殊问题而在一个有限期间进行的监测。

3　总则

3.1　监测目的

内照射个人监测的主要目的是：

a） 估算待积有效剂量，需要时估算严重受照组织的待积当量剂量，以验证是否符合审管要求；

b） 有助于设施的设计和运行控制；

c） 在事故照射情况下，为启动和支持任何适宜的健康监督和治疗提供有价值的资料。

3.2　监测原则

对于在控制区内工作并可能有放射性核素显著摄入的工作人员，应进行常规个人监测；如有可能，对所有受到职业照射的人员均应进行个人监测，但如果经验证明，放射性核素年摄入量产生的待积有效剂量不可能超过 1 mSv 时，一般可不进行个人监测，但要进行工作场所监测。

3.3　监测方法

为估算放射性核素摄入量而采用的个人监测方法有：

a） 全身或器官中放射性核素的直接测量；

b） 排泄物或其他生物样品分析；

c） 空气采样分析。

每一种测量方法应能对放射性核素定性、定量，其测量结果可用摄入量或待积有效剂量进行解释。

3.4　监测种类

根据监测目的，个人监测可分为常规监测、特殊监测和任务相关监测。伤口监测和医学干预后监测均属特殊监测。

4 监测方法及其选择

4.1 全身或器官中放射性核素的直接测量

4.1.1 全身或器官中放射性物质含量的直接测量技术，可用于发射特征 X 射线、γ 射线、正电子和高能 β 粒子的放射性核素，也可用于某些发射特征 X 射线的 α 辐射体。

4.1.2 用于直接测量全身或器官放射性核素含量的设备由一个或多个安装在低本底环境下的高效率探测器组成。探测器的几何位置应符合测量目的。对于发射 γ 射线的裂变产物和活化产物，如 ^{131}I、^{137}Cs 和 ^{60}Co，可用能在工作场所使用的较简单的探测器进行监测。对少数放射性核素如钚的同位素，则需要高灵敏度探测技术。

4.1.3 伤口中能发射高能量 γ 射线的放射性物质，通常可用 β-γ 探测器加以探测。当污染物为某些能发射特征 X 射线的 α 辐射体的情况下，可用 X 射线探测器探测。当伤口受到多种放射性核素污染时，应采用具有能量甄别本领的探测器。伤口探测器应配有良好的准直器，以便对放射性污染物进行定位。

4.1.4 在进行直接测量前应进行人体表面去污。

4.2 排泄物及其他生物样品分析

4.2.1 对于不发射 γ 射线或只发射低能光子的放射性核素，排泄物监测可能是唯一合适的监测技术。对于发射高能 β、γ 射线的辐射体，排泄物分析也是常用的监测技术。尽管在某些情况下，如当元素主要通过粪排泄或要评价吸入 S 类物质自肺部的廓清时，可能要求分析粪样，但排泄物监测计划一般只包括尿分析。

4.2.2 分析其他生物样品是为了作一些特殊调查，例如，作为常规筛选技术可分析鼻涕或鼻拭样；怀疑有高水平污染时，视情况可分析血样；在 ^{14}C、^{226}Ra 和 ^{228}Th 的内污染情况下，呼出气活度测量是一项有用的监测技术。在极毒放射性核素（如超铀元素）污染伤口的情况下，应对已切除的组织样进行制样和/或原样测量。

4.2.3 收集、储存、处理和分析尿样时应注意：

a） 尿样的收集、储存、处理及分析应避免外来污染、交叉污染和待测核素的损失；

b） 对于大多数常规分析，应收集 24 h 尿。在常规监测情况下，如收集不到 24 h 尿，应把尿量用肌酐量或其他量修正到 24 h 尿；氚是一个例外，一般只取少量尿即能由所测尿氚浓度推算体液浓度、摄入量。

c） 要求分析的体积与分析技术的灵敏度有关。对于某些放射性核素，需要分析累积几天的尿样才能达到所要求的灵敏度；

d） 应按有关标准方法进行样品处理和分析；

e） 在某些情况下（如特殊监测），为减少核素经尿排出的日排量涨落对监测结果的影响，应分别分析连续三天的尿样，或分析连续三天的混合样，其平均值作为中间一天的日排量。

4.2.4 由于核素日粪排量涨落较大，使得粪样常规监测数据的解释含有较大不确定性，因此，应连续收集几天的粪样。粪样监测常用于特殊调查，尤其是已知吸入或怀疑吸入 M 或 S 类物质后的调查。在这些情况下，日粪排量的测量对于评价从肺中的廓清和估算摄入量是很有益的。4.2.3 条中的注意事项同样适用于粪样。

4.2.5 生物样品中 γ 辐射体可用闪烁探测器或半导体探测器直接测定。对 α 和 β 辐射体则要求先化学分离，然后采用合适的测量技术进行测量。样品中总 α 或总 β 活度的测量，作为一项简单的筛选技术有时是有用的，但不能用来定量估算摄入量或待积有效剂量，除非放射性核素的组成是已知的。

4.3 空气采样分析

4.3.1 根据空气样品的测量结果估算摄入量带有很大不确定度，对于不发射强贯穿辐射且在排泄物中浓度很低的放射性核素，如锕系元素，空气样品测量结果可用来估算摄入量。

4.3.2 PAS的采样头应处于呼吸带内，采样速率最好能代表工作人员的典型吸气速率（~1.2 m^3h^{-1}）。可在取样周期终了时对滤膜上的放射性用非破坏性技术进行测量，以及时发现不正常的高水平照射。然后将滤膜保留下来，把较长时间积累的滤膜合并在一起，用放射化学分离提取方法和高灵敏度的测量技术进行测量。

4.3.3 对PAS的要求如下：

a) 应收集足够多的放射性物质，收集量的多少主要取决于对PAS能监测到的最低待积有效剂量的大小的要求。对于常规监测来说，一般要求能监测到年摄入量产生的待积有效剂量超过年剂量限值的1/10；

b) 采样器应抽取足够体积的空气，以便对工作人员呼吸带空气活度浓度给出能满足统计学要求的数值；

c) 采样器的粒子采集特性应是已知的。

4.3.4 PAS不提供关于粒子大小的资料，而粒径对估算粒子在呼吸道的沉积及其剂量有显著影响，所以应实测确定吸入粒子大小的分布或对粒子大小分布作符合实际的假定。在没有关于粒子大小的专门资料的情况下，可假定活度中值空气动力学直径（AMAD）为5 μm。

4.3.5 对于在空气中易于扩散的化合物，如放射性气体和蒸气（如$^{14}CO_2$和氚水），SAS可对其吸入量给出一个较合理的估计，对于其他物质，如再悬浮颗粒，给出的误差可能在一个量级或一个量级以上

4.3.6 通过对PAS和SAS测量结果的比较，确定两者的比值，可利用该比值解释SAS的测量结果。利用SAS的测量结果估算个人剂量时，要求对照射条件及工作实践进行仔细评价。

4.4 监测方法的选择原则

4.4.1 选择监测方法时，应考虑以下几个因素：

a) 放射性核素的辐射特性；

b) 污染物的生物动力学行为；

c) 考虑生物学廓清及放射性衰变后污染物在体内的滞留特性；

d) 所要求的测量频率；

e) 所考虑测量设备的灵敏度、方便程度以及是否具有这种设备。

4.4.2 对于常规监测，如果灵敏度可以满足，一般只用一种测量技术。对于氚，只用尿氚分析即可。对另外一些核素，如钚的同位素，由于测量和数据解释都有一定困难，应结合使用不同的测量方法。特殊监测常采用两种或两种以上监测方法。

4.4.3 从数据解释的准确度考虑，一般来说第4章所述三种监测方法的选择顺序是：全身或器官中放射性核素的直接测量、排泄物及其他生物样品分析、空气采样分析。

5 常规个人监测

5.1 常规监测的应用

依据3.2条，在下述情况下一般应进行常规个人监测：

a) 操作大量气态和挥发性物质，如在大规模生产过程中产生的氚及其化合物；

b) 钚和其他超铀元素的处理；

c) 钍矿开采、选冶和处理以及钍及其化合物的应用；

d) 高品位铀矿石的采矿、选冶和处理；

e) 天然铀和低浓缩铀的处理及反应堆燃料生产；

f) 大量放射性同位素生产；

g) 在氡水平超过行动水平的铀矿和其他工作场所工作；

h) 处理大量^{131}I标记的放射性药物；

i) 可引起裂变和活化产物照射的反应堆维修；

j) 对于新的操作。

5.2 常规监测的频率

5.2.1 常规监测的频率与放射性核素的滞留及排出、测量技术的灵敏度、辐射类型以及在摄入量和待积当量剂量估算中所能接受的误差有关。

5.2.2 确定监测频率时，由于摄入时刻未知而采用摄入发生在每个监测周期中间一天的假定所造成的摄入量低估不应大于3倍。

5.2.3 一般来说，监测周期的选择，不应使得与大于5%年剂量限值相应的摄入量被漏掉。

5.2.4 原则上应尽量采用灵敏的测量方法，但是在测量方法选定前应对利用最灵敏的探测技术和尽可能短的取样周期所需费用，与因利用灵敏度较差的探测技术或较长监测周期而把剂量低估或漏掉产生的辐射危害进行权衡。

6 特殊监测和任务相关监测

6.1 由于特殊监测和任务相关监测均与实际发生或怀疑发生的特殊事件有关，因此摄入时刻是知道的，并且还可能获得关于污染物的物理化学状态的资料。解释常规监测结果的有关规定，不适用于特殊监测和任务相关监测。

6.2 在已知或怀疑有摄入时，或发生事故或异常事件后，需要进行特殊监测。特殊监测也常因常规排泄物测量结果超过导出调查水平以及鼻涕、鼻拭等临时采集的样品和其他监测结果发现异常而进行。

6.3 伤口监测属特殊监测。在这种情况下，应确定伤口部位放射性物质的数量。如已作切除手术，则应对切除组织和留在伤口部位的放射性物质进行测量。然后根据需要再作直接测量、尿和粪排泄监测。

6.4 医学干预后的监测属特殊监测。如果采用了阻吸收或促排药物，则不能直接采用ICRP 78号出版物附件中推荐的有关数据推算待积有效剂量。事故摄入后若进行了这种治疗，则应制定特殊监测计划，对该污染物在事故摄入者体内的分布、滞留和排泄进行追踪监测，并根据这些数据对该摄入者的待积有效剂量作出专门估计。

6.5 当放射性核素摄入量产生的待积有效剂量接近或超过年剂量限值时，一般需要有关受照个体和污染物的数据，包括放射性核素的理化状态、粒子大小、核素在受照个体内的滞留特性、鼻涕及皮肤污染水平、空气活度浓度和表面污染水平等。然后综合分析利用这些数据，给出合理的摄入量估计。

7 测量结果的解释

7.1 常规监测

7.1.1 对于常规监测，假定摄入发生在监测周期 T(天)的中点，则应利用该监测期末获得的测量值 M，按下式计算摄入量 I：

$$I = M/m(T/2) \qquad (1)$$

式中：

I——放射性核素摄入量，单位是贝可(Bq)；

M——摄入后 t 天所测得的体内或器官内核素的含量(Bq)，或日排泄量(Bqd^{-1})；

$m(T/2)$——摄入单位活度后 $T/2$ 天时体内或器官内核素的含量(Bq)，或日排泄量(Bqd^{-1})的预期值。此处活度也可用摄入量的分数表示(氚水除外)。

某些常用放射性核素 $m(T/2)$ 值见附录A(规范性附录)。

7.1.2 在以前监测周期中产生的摄入可能影响当前监测周期的测量结果，如果当前测量值的约10%以上来自以前监测周期中的摄入，并已估算了其摄入量和剂量，那么就应对当前监测周期的测量结果进行校正。对常规监测计划中的一系列测量，可遵从下列步骤：

a) 确定第一个监测周期摄入量数值；

b) 预计该摄入量对以后各监测周期测量结果的贡献；

c) 从以后各监测周期的数据中扣除这次的贡献；

d) 对于下一个监测周期，重复作 a)至 c)。

7.1.3 在常规监测计划中，如果监测结果超过了事先确定的调查水平，则应进行进一步调查。调查的性质将取决于具体情况和监测结果超过调查水平的程度。在调查中，应考虑以下几点：

a) 重复测量，以证实或改进初始评价；

b) 采用另外的监测技术；

c) 评价工作条件和照射情况；

d) 在初始评价中若采用了缺省参数值，如果需要，则应对实际污染物的粒子大小及其化学形态进行调查，并选择更合适的数值；

e) 在大量摄入的情况下，将受污染者调离放射性工作，并对污染物在摄入者体内滞留和排泄特点进行监测，以改进剂量评价。

7.2 特殊监测和任务相关监测

在这种情况下摄入时刻是已知的。如果只作一次测量，则摄入量 I 可由下式计算：

$$I = M/m(t) \qquad \cdots\cdots (2)$$

式中：

I——放射性核素摄入量，单位是贝可(Bq)；

M——摄入后 t 天所测得的体内或器官内核素的含量(Bq)，或日排泄量(Bqd^{-1})；

$m(t)$——摄入单位活度后 t 天时体内或器官内核素的含量(Bq)，或日排泄量(Bqd^{-1})的预期值。此处活度也可用摄入量的分数表示(氚水除外)。

吸入情况下某些常用放射性核素的 $m(t)$ 值见附录 A(规范性附录)，$t>10$ 天时的 $m(t)$ 值可根据附录 A 中有关的图查出。如果取得了多次测量结果，可用最小乘法估算摄入量。

7.3 剂量计算及其评价

7.3.1 摄入量与剂量系数相乘，可求得待积有效剂量。将剂量计算结果与年剂量限值比较，即可实现对剂量的评价。由 PAS 获得的时间积分空气活度浓度与工作人员摄入期间吸入的空气体积相乘，可求得放射性核素的摄入量。

7.3.2 在向工作人员个人通报监测结果可能产生的健康影响时，应考虑摄入时的实际年龄。进行防护评价时可将摄入量直接与年摄入量限值(ALI)比较。

7.4 多种放射性核素混合物

7.4.1 在摄入多种放射性核素混合物的情况下，一般只有少数几个核素对待积有效剂量有显著贡献，这时原则上应先确认哪些核素是有重要放射生物学意义的核素，然后针对这些核素制定监测计划。

7.4.2 当多种放射性核素混合物组成已知并保持不变时，可用代谢规律已知且易被测量的但放射生物学意义并不一定重要的核素作为"示踪"，由此推算其他核素的摄入量。

7.5 调查水平与记录水平

7.5.1 调查水平的制定与监测计划的目的和将要进行的调查的类型有关。对于常规监测来说，可以根据对工作场所条件的了解及具体情况取年剂量限值或年摄入量限值的不同份额作为调查水平。对记录水平采用同样原则。

7.5.2 假如用 $\frac{1}{10}ALI$ 制定调查水平，监测周期为 T 天，则常规监测的导出调查水平 DIL 为：

$$DIL = 0.1ALI \times \frac{T}{365} \times m(T/2) \qquad \cdots\cdots (3)$$

式中：

365——一年的天数；

T——监测周期，天；

$m(T/2)$——意义同式(1)。

当测量结果超过 DIL 时，应进一步调查。

7.5.3 假如用来$\frac{1}{20}ALI$制定记录水平，监测周期为 T 天，则常规监测的导出记录水平 DRL 为：

$$DRL = \frac{1}{20}ALI \times \frac{T}{365} \times m(T/2) \quad \cdots\cdots(4)$$

式中：365、T 与 $m(T/2)$的意义同式(3)。

超过 DRL 的测量结果应记入个人受照记录。

7.5.4 工作人员可能同时受到内、外照射，或混合放射性核素的照射，在事先制定调查水平和记录水平时应对此予以考虑。

8 内照射监测的不确定度与质量保证

8.1 不确定度

8.1.1 剂量估算不确定度为个人监测测量、由测量结果估算摄入量和由摄入量估算剂量这三个阶段不确定度分量的合成。

8.1.2 测量中的不确定度一般较易估计。当活度水平接近探测限时，计数统计涨落产生的不确定度是主要的。对于易测且活度足够大的放射性核素，计数统计涨落产生的不确定度与其他来源不确定度相比是比较小的。另外还必须考虑测量过程中其他系统所引入的不确定度(如校准、直接测量中身材大小的校正等)以及样品和体表污染带来的误差。

8.1.3 采用 ICRP 推荐的放射性核素的生物动力学模型估算摄入量。此估算值的可靠性与放射性核素生物动力学模型的准确性及其在特殊情况下应用的局限性有关。在采用促排药物的情况下，不能用此标准生物动力学模型估算摄入量。

8.1.4 由给定摄入量估算剂量过程中存在不确定度。对于常规监测，当摄入量在年摄入量限值以内时，可用标准生物动力学模型的缺省参数足够准确地估算摄入量；对于达到或超过年摄入量限值的照射，则需较详细的有关摄入物质物理化学性质的资料及摄入者个体的生物动力学参数，以提高用模型估算的准确性。

8.1.5 较好估计摄入量估算值的不确定度是很困难的，因此可先根据标准模型估算摄入量，并将此估算结果视为摄入量标称值，然后再根据照射所产生的健康后果较详细地分析不确定度。

8.1.6 本标准规定，在选择监测周期时，因假定摄入发生在监测周期中间一天而造成的摄入量低估不大于 3 倍。

8.2 质量保证

制定内照射个人监测计划时，必须同时制定质量保证计划。质量保证至少应达到以下要求：

a) 选用符合要求，工作正常的设备和仪器；

b) 定期检定/校准和维修使用的设备和仪器；

c) 定期比对选用的测量方法；

d) 按有关标准收集样品；

e) 按有关标准分析生物样品中的活度；

f) 按有关规定记录和保存监测数据；

g) 由合格的人员进行监测工作。

附　录　A
（规范性附录）
吸入情况下放射性核素的 $m(t)$ 和 $m(T/2)$

A.1　氢

表 A.1.1　特殊监测：吸入、食入或注入氚水情况下的尿活度浓度预期值 $m(t)$，BqL^{-1}/Bq 摄入量[1)]

摄入后时间 t(d)	$m(t)$
1	2.3E−02[2)]
2	2.1E−02
3	2.0E−02
4	1.9E−02
5	1.7E−02
6	1.6E−02
7	1.5E−02
8	1.4E−02
9	1.3E−02
10	1.2E−02

注：[1)] 对于氚水来说，所有摄入途径的 $m(t)$ 值相同。
[2)] 2.3×10^{-2}，铜。

表 A.1.2　常规监测：吸入、食入或注入氚水情况下的尿活度浓度预期值 $m(T/2)$，BqL^{-1}/Bq 摄入量

监测周期 T(d)	$m(T/2)$
30	8.9E−03
14	1.5E−02
7	1.9E−02

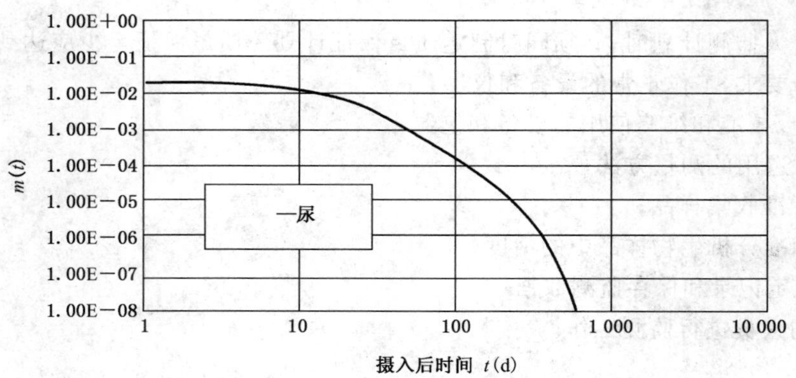

图 A.1.1　^{3}H(氚水)吸入、食入或注入：急性摄入后的预期值 $m(t)$

A.2 钴

表 A.2.1 特殊监测：吸入^{58}Co(M类)情况下的预期值 $m(t)$，Bq/Bq 摄入量

摄入后时间 t/d	$m(t)$			
	全身	肺	日尿排泄	日粪排泄
1	4.8E−01	5.7E−02	2.0E−02	1.0E−01
2	2.5E−01	5.5E−02	9.0E−03	1.4E−01
3	1.5E−01	5.3E−02	3.6E−03	7.0E−02
4	1.0E−01	5.2E−02	2.1E−03	2.9E−02
5	8.7E−02	5.1E−02	1.6E−03	1.2E−02
6	7.8E−02	5.0E−02	1.4E−03	4.8E−03
7	7.3E−02	4.8E−02	1.2E−03	2.2E−03
8	7.0E−02	4.7E−02	1.1E−03	1.2E−03
9	6.8E−02	4.6E−02	1.0E−03	8.0E−04
10	6.5E−02	4.5E−02	9.1E−04	6.4E−04

表 A.2.2 特殊监测：吸入^{58}Co(S类)情况下的预期值 $m(t)$，Bq/Bq 摄入量

摄入后时间 t/d	$m(t)$			
	全身	肺	日尿排泄	日粪排泄
1	4.9E−01	6.4E−02	5.6E−03	1.1E−01
2	2.5E−01	6.1E−02	3.1E−03	1.5E−01
3	1.4E−01	6.0E−02	1.2E−03	7.7E−02
4	9.4E−02	5.9E−02	6.5E−04	3.2E−02
5	7.6E−02	5.8E−02	4.8E−04	1.3E−02
6	6.9E−02	5.7E−02	4.0E−04	5.2E−03
7	6.5E−02	5.6E−02	3.5E−04	2.3E−03
8	6.3E−02	5.5E−02	3.1E−04	1.2E−03
9	6.1E−02	5.4E−02	2.8E−04	7.7E−04
10	5.9E−02	5.2E−02	2.5E−04	6.1E−04

表 A.2.3 常规监测：吸入^{58}Co(M类)情况下的预期值 $m(T/2)$，Bq/Bq 摄入量

监测周期 T/d	$m(T/2)$			
	肺	全身	日尿排泄	日粪排泄
120	1.6E−02	2.3E−02	9.0E−05	(7.8E−05)[1)]
90	2.1E−02	3.0E−02	1.3E−04	(1.3E−04)
60	2.9E−02	4.0E−02	2.2E−04	2.2E−04
30	4.0E−02	5.7E−02	5.8E−04	4.3E−04
14	4.8E−02	7.3E−02	1.2E−03	(2.2E−03)
7	5.2E−02	1.0E−01	2.1E−03	(2.9E−02)

注：[1)] 括号中的数值不满足关于摄入量和剂量估算的不确定度要求。

表 A.2.4　常规监测：吸入^{58}Co(S 类)情况下的预期值 $m(T/2)$，Bq/Bq 摄入量

监测周期 T/d	$m(T/2)$			
	肺	全身	日尿排泄	日粪排泄
180	1.6E−02	1.7E−02	(6.9E−06)[1)]	(4.3E−05)
120	2.3E−02	2.5E−02	(1.3E−05)	(1.0E−04)
90	2.9E−02	3.2E−02	2.0E−05	(1.6E−04)
60	3.7E−02	4.0E−02	(4.2E−05)	2.6E−04
30	4.8E−02	5.3E−02	(1.5E−04)	4.3E−04
14	5.6E−02	6.5E−02	3.5E−04	(2.3E−03)
7	5.9E−02	9.4E−02	6.5E−04	(3.2E−02)

注：1)　括号中的数值不满足关于摄入量和剂量估算的不确定度要求。

表 A.2.5　特殊监测：吸入^{60}Co(M 类)情况下的预期值 $m(t)$，Bq/Bq 摄入量

摄入后时间 t/d	$m(t)$			
	全身	肺	日尿排泄	日粪排泄
1	4.9E−01	5.8E−02	2.0E−02	1.0E−01
2	2.6E−01	5.6E−02	9.2E−03	1.4E−01
3	1.5E−01	5.5E−02	3.7E−03	7.2E−02
4	1.1E−01	5.4E−02	2.2E−03	3.1E−02
5	9.1E−02	5.3E−02	1.7E−03	1.2E−02
6	8.3E−02	5.2E−02	1.5E−03	5.1E−03
7	7.8E−02	5.2E−02	1.3E−03	2.3E−03
8	7.6E−02	5.1E−02	1.2E−03	1.3E−03
9	7.4E−02	5.0E−02	1.1E−03	8.7E−04
10	7.2E−02	4.9E−02	1.0E−03	7.0E−04

表 A.2.6　特殊监测：吸入^{60}Co(S 类)情况下的预期值 $m(t)$，Bq/Bq 摄入量

摄入后时间 t/d	$m(t)$			
	全身	肺	日尿排泄	日粪排泄
1	4.9E−01	6.4E−02	5.7E−03	1.1E−01
2	2.5E−01	6.3E−02	3.1E−03	1.6E−01
3	1.4E−01	6.2E−02	1.2E−03	8.0E−02
4	9.8E−02	6.1E−02	6.7E−04	3.4E−02
5	8.0E−02	6.1E−02	5.0E−04	1.3E−02
6	7.3E−02	6.0E−02	4.3E−04	5.5E−03
7	6.9E−02	5.9E−02	3.8E−04	2.4E−03
8	6.8E−02	5.9E−02	3.4E−04	1.3E−03
9	6.6E−02	5.8E−02	3.1E−04	8.4E−04
10	6.5E−02	5.8E−02	2.8E−04	6.7E−04

表 A.2.7 常规监测：吸入^{60}Co(M 类)情况下的预期值 $m(T/2)$，Bq/Bq 摄入量

监测周期 T/d	m(T/2)			
	肺	全身	日尿排泄	日粪排泄
360	1.1E−02	2.1E−02	6.2E−05	(2.2E−05)[1)]
180	2.1E−02	3.3E−02	1.2E−04	(7.4E−05)
120	2.7E−02	4.0E−02	1.6E−04	1.4E−04
90	3.2E−02	4.6E−02	2.0E−04	2.0E−04
60	3.8E−02	5.3E−02	2.9E−04	3.0E−04
30	4.6E−02	6.5E−02	6.6E−04	5.0E−04
14	5.2E−02	7.8E−02	1.3E−03	(2.3E−03)
7	5.4E−02	1.1E−01	2.2E−03	(3.1E−02)

注：1) 括号中的数值不满足关于摄入量和剂量估算的不确定度要求。

表 A.2.8 常规监测：吸入^{60}Co(S 类)情况下的预期值 $m(T/2)$，Bq/Bq 摄入量

监测周期 T/d	m(T/2)			
	肺	全身	日尿排泄	日粪排泄
360	3.0E−02	3.2E−02	7.8E−06	3.5E−05
180	3.6E−02	4.0E−02	1.6E−05	1.0E−04
120	4.1E−02	4.5E−02	2.3E−05	1.8E−04
90	4.4E−02	4.8E−02	3.1E−05	2.4E−04
60	4.9E−02	5.4E−02	5.6E−05	3.4E−04
30	5.5E−02	6.1E−02	1.7E−04	5.0E−04
14	5.9E−02	6.9E−02	3.8E−04	(2.4E−03)[1)]
7	6.1E−02	9.8E−02	6.7E−04	(3.4E−02)

注：1) 括号中的数值不满足关于摄入量和剂量估算的不确定度要求。

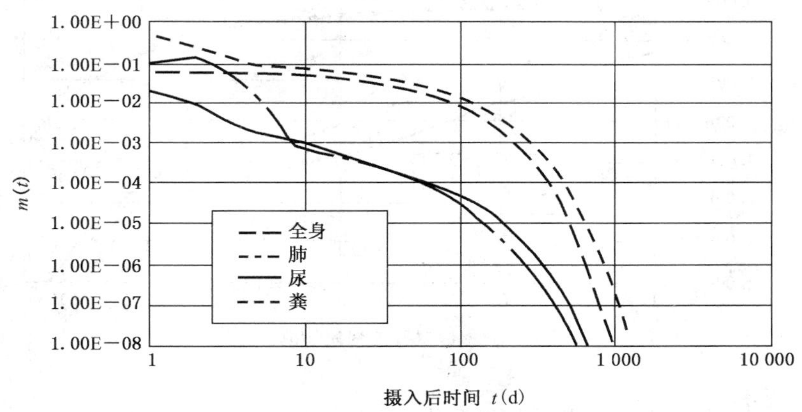

图 A.2.1 吸入^{58}Co，M 类：急性摄入后的预期值，$m(t)$

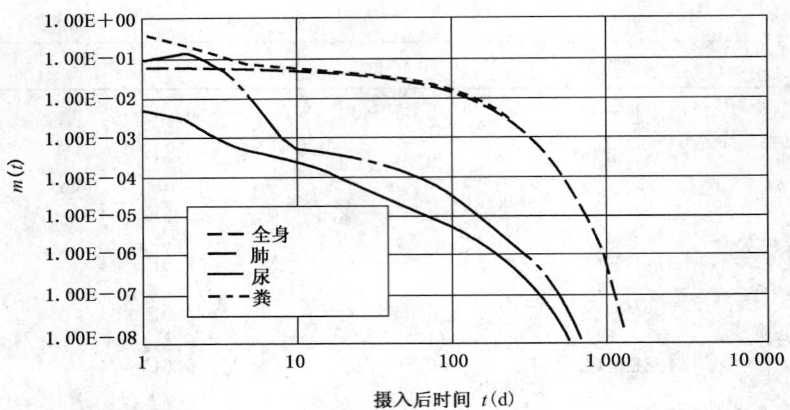

图 A.2.2 吸入^{58}Co,S 类:急性摄入后的预期值,*m*(*t*)

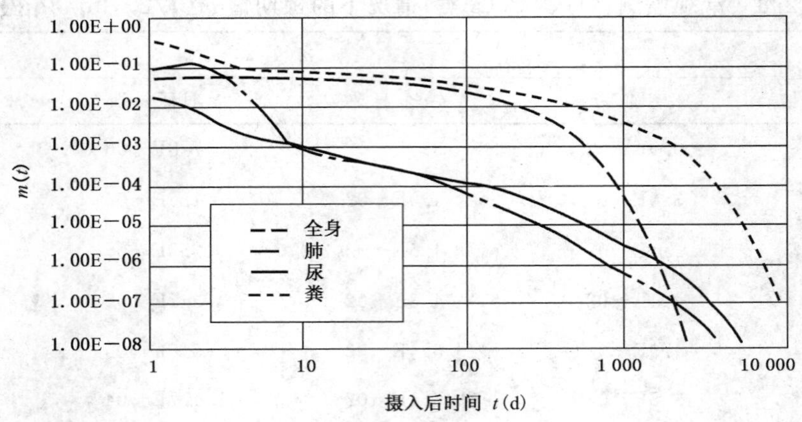

图 A.2.3 吸入^{60}Co,M 类:急性摄入后的预期值,*m*(*t*)

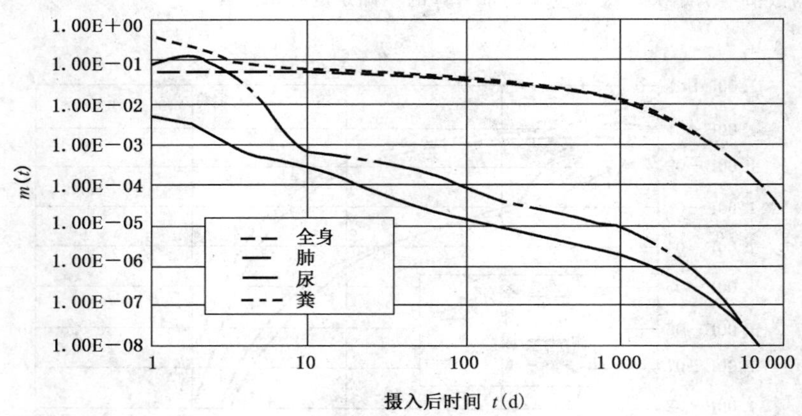

图 A.2.4 吸入^{60}Co,S 类:急性摄入后的预期值,*m*(*t*)

A.3 锶

表 A.3.1 特殊监测：吸入^{90}Sr情况下的预期值 $m(t)$，Bq/Bq 摄入量

摄入后时间 t/d	$m(t)$	
	F类日尿排泄	S类日粪排泄
1	6.8E−02	8.1E−04
2	2.3E−02	3.4E−04
3	1.6E−02	2.2E−04
4	1.2E−02	1.6E−04
5	9.2E−03	1.3E−04
6	7.5E−03	1.1E−04
7	6.3E−03	9.0E−05
8	5.4E−03	7.7E−05
9	4.7E−03	6.8E−05
10	4.1E−03	6.1E−05

表 A.3.2 常规监测：吸入^{90}Sr情况下的预期值 $m(T/2)$，Bq/Bq 摄入量

监测周期 T/d	$m(T/2)$	
	F类日尿排泄	S类日粪排泄
360	5.6E−05	3.1E−06
180	1.1E−04	4.7E−06
120	2.2E−04	6.9E−06
90	(4.1E−04)[1)]	1.0E−05
60	(9.6E−04)	1.8E−05
30	2.6E−03	4.0E−05
14	6.3E−03	9.0E−05
7	1.2E−02	1.6E−04

注：1) 括号中的数值不满足关于摄入量和剂量估算的确定度要求。

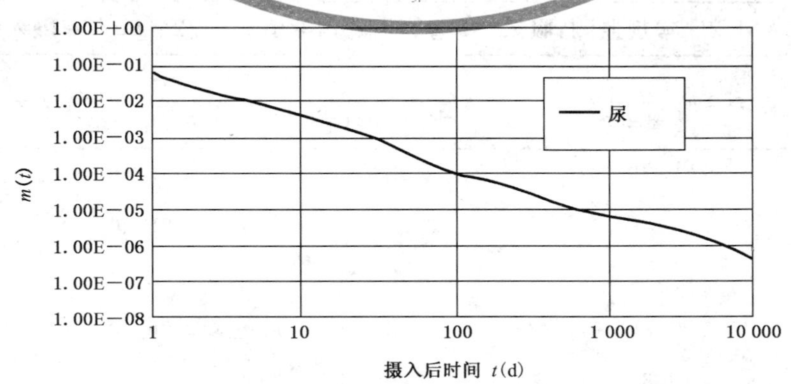

图 A.3.1 吸入^{90}Sr，F类：急性摄入后的预期值，$m(t)$

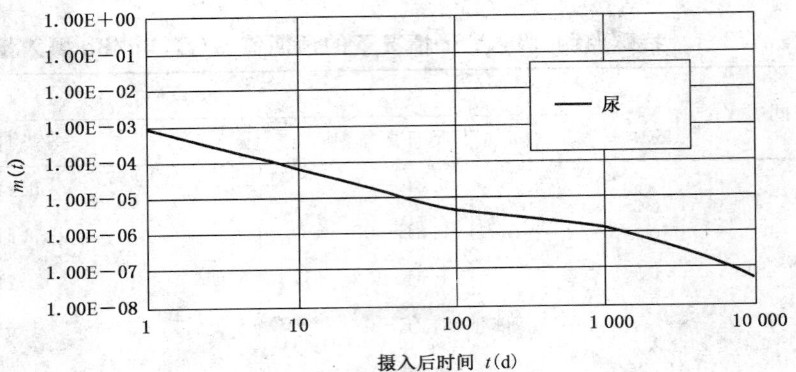

图 A.3.2 吸入^{90}Sr,S 类:急性摄入后的预期值,$m(t)$

A.4 碘

表 A.4.1 特殊监测:吸入^{125}I 情况下的预期值 $m(t)$,Bq/Bq 摄入量

摄入后时间 t/d	$m(t)$			
	F类甲状腺	F类日尿排泄	蒸气甲状腺	蒸气日尿排泄
1	1.3E−01	3.0E−01	2.5E−01	5.7E−01
2	1.4E−01	2.7E−02	2.6E−01	4.9E−02
3	1.4E−01	1.7E−03	2.5E−01	3.2E−03
4	1.3E−01	2.0E−04	2.5E−01	3.6E−04
5	1.3E−01	1.3E−04	2.4E−01	2.4E−04
6	1.3E−01	1.5E−04	2.4E−01	2.8E−04
7	1.3E−01	1.7E−04	2.4E−01	3.3E−04
8	1.2E−01	2.0E−04	2.3E−01	3.7E−04
9	1.2E−01	2.2E−04	2.3E−01	4.1E−04
10	1.2E−01	2.4E−04	2.2E−01	4.4E−04

表 A.4.2 常规监测:吸入^{125}I 情况下的预期值 $m(T/2)$,Bq/Bq 摄入量

监测周期 T/d	$m(T/2)$			
	F类甲状腺	F类日尿排泄	蒸气甲状腺	蒸气日尿排泄
120	4.7E−02	2.5E−04	8.9E−02	4.6E−04
90	6.2E−02	3.1E−04	1.2E−01	5.7E−04
60	8.1E−02	3.5E−04	1.5E−01	6.5E−04
30	1.1E−01	3.0E−04	2.0E−01	5.6E−04
14	1.3E−01	1.7E−04	2.4E−01	3.3E−04
7	1.3E−01	2.0E−04	2.5E−01	3.6E−04

表 A.4.3　特殊监测：吸入^{131}I 情况下的预期值 $m(t)$，Bq/Bq 摄入量

摄入后时间 t/d	$m(t)$			
	F 类甲状腺	F 类日尿排泄	蒸气甲状腺	蒸气日尿排泄
1	1.2E−01	2.8E−01	2.3E−01	5.3E−01
2	1.2E−01	2.3E−02	2.2E−01	4.3E−02
3	1.1E−01	1.4E−03	2.0E−01	2.5E−03
4	9.9E−02	1.5E−04	1.9E−01	2.7E−04
5	9.0E−02	8.9E−05	1.7E−01	1.7E−04
6	8.2E−02	9.6E−05	1.5E−01	1.8E−04
7	7.4E−02	1.0E−04	1.4E−01	1.9E−04
8	6.8E−02	1.1E−04	1.3E−01	2.0E−04
9	6.2E−02	1.1E−04	1.2E−01	2.1E−04
10	5.6E−02	1.1E−04	1.1E−01	2.1E−04

表 A.4.4　常规监测：吸入^{131}I 情况下的预期值 $m(T/2)$，Bq/Bq 摄入量

监测周期 T/d	$m(T/2)$			
	F 类甲状腺	F 类日尿排泄	蒸气甲状腺	蒸气日尿排泄
30	(3.5E−02)[1)]	9.8E−05	(6.6E−02)	1.8E−04
14	7.4E−02	1.0E−04	1.4E−01	1.9E−04
7	9.9E−02	1.5E−04	1.9E−01	2.7E−04

注：[1)]　括号中的数值不满足关于摄入量和剂量估算的不确定度要求。

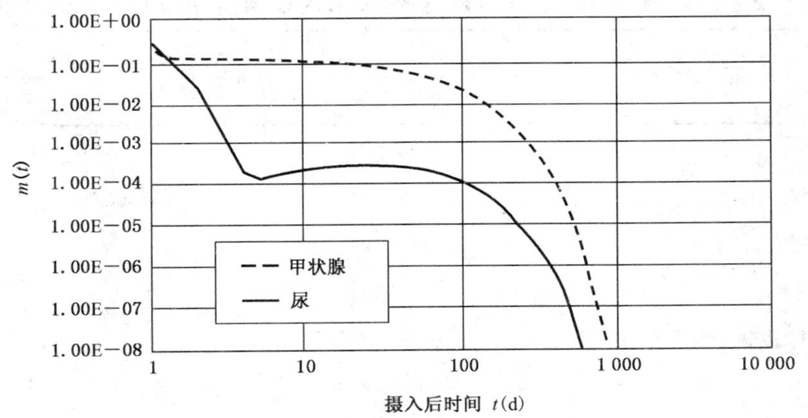

图 A.4.1　吸入^{125}I，F 类：急性摄入后的预期值，$m(t)$

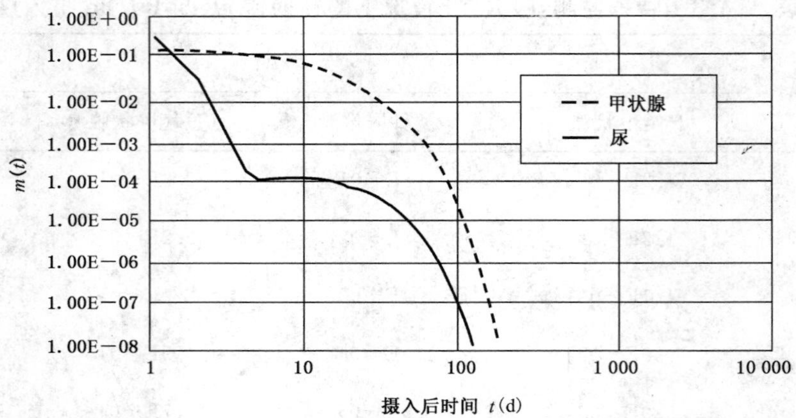

图 A.4.2 吸入^{131}I,F 类:急性摄入后的预期值,$m(t)$

A.5 铯

表 A.5.1 特殊监测:吸入^{137}Cs(F 类)情况下的预期值 $m(t)$,Bq/Bq 摄入量

摄入后时间 t/d	$m(t)$	
	全 身	日尿排泄
1	6.0E−01	7.9E−03
2	5.0E−01	1.1E−02
3	4.6E−01	8.8E−03
4	4.4E−01	6.8E−03
5	4.3E−01	5.4E−03
6	4.3E−01	4.5E−03
7	4.2E−01	3.8E−03
8	4.2E−01	3.3E−03
9	4.1E−01	2.9E−03
10	4.1E−01	2.6E−03

表 A.5.2 常规监测:吸入^{137}Cs(F 类)情况下的预期值 $m(T/2)$,Bq/Bq 摄入量

监测周期 T/d	$m(T/2)$	
	全 身	日尿排泄
360	1.4E−01	7.0E−04
180	2.4E−01	1.2E−03
120	3.0E−01	1.5E−03
90	3.3E−01	1.6E−03
60	3.6E−01	1.8E−03
30	3.9E−01	2.1E−03
14	4.2E−01	3.8E−03
7	4.4E−01	6.8E−03

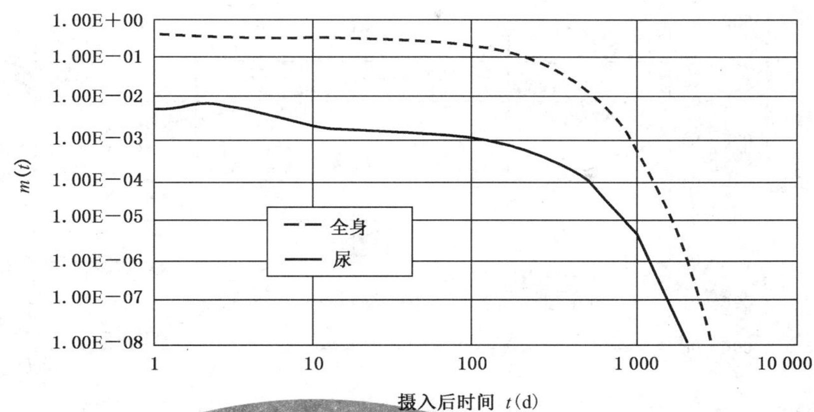

图 A.5.1 吸入^{137}Cs,F 类:急性摄入后的预期值,$m(t)$

A.6 镭

表 A.6.1 特殊监测:吸入^{226}Ra(M 类)情况下的预期值 $m(t)$,Bq/Bq 摄入量

摄入后时间 t/d	$m(t)$	
	全身	日尿排泄
1	5.0E−01	1.6E−03
2	2.7E−01	3.1E−04
3	1.6E−01	2.1E−04
4	1.1E−01	1.5E−04
5	9.3E−02	1.1E−04
6	8.2E−02	7.7E−05
7	7.6E−02	5.7E−05
8	7.2E−02	4.3E−05
9	7.0E−02	3.4E−05
10	6.8E−02	2.7E−05

表 A.6.2 常规监测:吸入^{226}Ra(M 类)情况下的预期值 $m(T/2)$,Bq/Bq 摄入量

监测周期 T/d	$m(T/2)$	
	全身	日尿排泄
360	1.8E−02	2.0E−06
180	3.0E−02	4.5E−06
120	3.8E−02	6.3E−06
90	4.4E−02	7.7E−06
60	5.1E−02	9.5E−06
30	6.2E−02	1.4E−05
14	7.6E−02	(5.7E−05)[1)]
7	1.1E−01	(1.5E−04)

注:[1)] 括号中的数值不满足关于摄入量和剂量估算的不确定度要求。

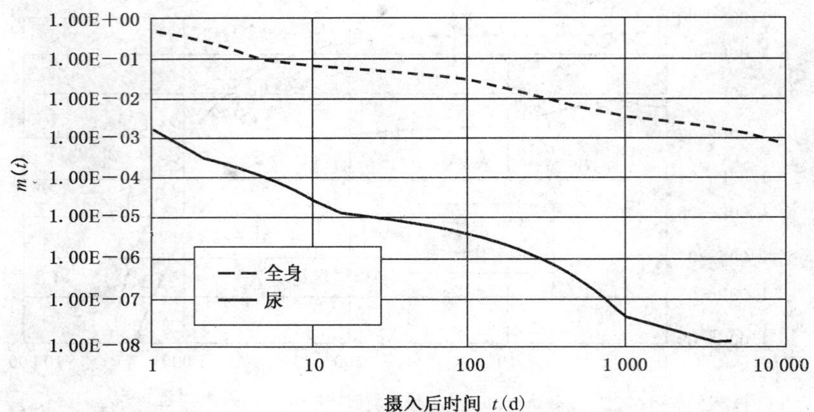

图 A.6.1 吸入^{226}Ra,M 类:急性摄入后的预期值,$m(t)$

A.7 钍

表 A.7.1 特殊监测:吸入^{232}Th 情况下的预期值 $m(t)$,Bq/Bq 摄入量

摄入后时间 t/d	M类			S类		
	全身	日尿排泄	日粪排泄	全身	日尿排泄	日粪排泄
1	5.0E−01	1.1E−03	1.1E−01	4.9E−01	1.3E−05	1.1E−01
2	2.6E−01	2.3E−04	1.5E−01	2.5E−01	3.3E−06	1.6E−01
3	1.5E−01	1.4E−04	8.0E−02	1.4E−01	1.9E−06	8.4E−02
4	1.1E−01	1.1E−04	3.3E−02	9.1E−02	1.6E−06	3.5E−02
5	9.2E−02	9.7E−05	1.3E−02	7.3E−02	1.4E−06	1.4E−02
6	8.5E−02	8.5E−05	5.3E−03	6.6E−02	1.3E−06	5.7E−03
7	8.3E−02	7.5E−05	2.3E−03	6.3E−02	1.1E−06	2.5E−03
8	8.1E−02	6.8E−05	1.2E−03	6.1E−02	1.0E−06	1.3E−03
9	8.0E−02	6.2E−05	7.4E−04	6.0E−02	9.8E−07	8.2E−04
10	8.0E−02	5.8E−05	5.7E−04	6.0E−02	9.2E−07	6.5E−04

表 A.7.2 常规监测:吸入^{232}Th 情况下的预期值 $m(T/2)$,Bq/Bq 摄入量

监测周期 T/d	M类			S类		
	全身	日尿排泄	日粪排泄	全身	日尿排泄	日粪排泄
360	5.8E−02	7.0E−06	(1.5E−05)[1)]	3.3E−02	3.2E−07	3.7E−05
180	6.2E−02	1.2E−05	(6.4E−05)	3.9E−02	3.8E−07	1.1E−04
120	6.5E−02	1.7E−05	(1.3E−04)	4.3E−02	4.4E−07	1.9E−04
90	6.8E−02	2.2E−05	1.9E−04	4.6E−02	5.0E−07	2.5E−04
60	7.1E−02	3.0E−05	2.8E−04	5.1E−02	5.9E−07	3.5E−04
30	7.7E−02	4.5E−05	4.2E−04	5.7E−02	7.7E−07	4.9E−04
14	8.3E−02	7.5E−05	(2.3E−03)	6.3E−02	1.1E−06	(2.5E−03)
7	1.1E−01	1.1E−04	(3.3E−02)	9.1E−02	1.6E−06	(3.5E−02)

注:[1)] 括号中的数值不满足关于摄入量和剂量估算的不确定度要求。

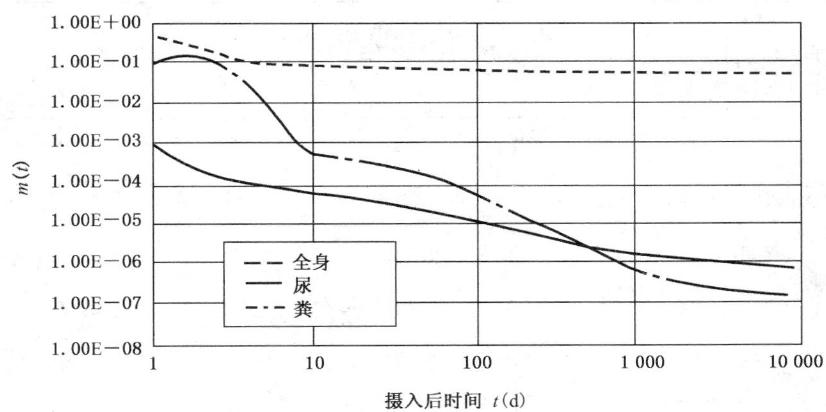

图 A.7.1 吸入^{232}Th,M 类:急性摄入后的预期值,$m(t)$

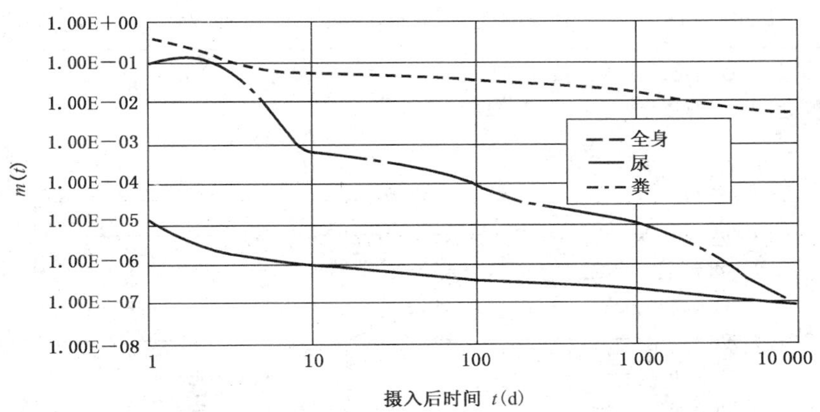

图 A.7.2 吸入^{232}Th,S 类:急性摄入后的预期值,$m(t)$

A.8 铀

表 A.8.1 特殊监测:吸入^{234}U、^{235}U 或^{238}U 情况下的预期值 $m(t)$,Bq/Bq 摄入量

摄入后时间 t/d	F 类	M 类		S 类		
	日尿排泄	肺[1)]	日尿排泄	肺[1)]	日尿排泄	日粪排泄
1	1.8E−01	5.8E−02	2.3E−02	6.4E−02	7.0E−04	1.1E−01
2	6.4E−03	5.6E−02	1.1E−03	6.3E−02	4.4E−05	1.6E−01
3	5.1E−03	5.5E−02	8.5E−04	6.2E−02	2.6E−05	8.4E−02
4	4.6E−03	5.4E−02	7.9E−04	6.1E−02	2.4E−05	3.5E−02
5	4.2E−03	5.3E−02	7.3E−04	6.1E−02	2.2E−05	1.4E−02
6	3.8E−03	5.3E−02	6.9E−04	6.0E−02	2.0E−05	5.7E−03
7	3.5E−03	5.2E−02	6.5E−04	6.0E−02	1.9E−05	2.5E−03
8	3.2E−03	5.1E−02	6.1E−04	5.9E−02	1.8E−05	1.3E−03
9	2.9E−03	5.0E−02	5.7E−04	5.8E−02	1.7E−05	8.2E−04
10	2.7E−03	5.0E−02	5.4E−04	5.8E−02	1.6E−05	6.5E−04

注:[1)] 肺监测仅适用于^{235}U。

表 A.8.2 常规监测：吸入^{234}U、^{235}U或^{238}U情况下的预期值 $m(T/2)$，Bq/Bq 摄入量

监测周期 T/d	F类	M类		S类		
	日尿排泄	肺[2)]	日尿排泄	肺[2)]	日尿排泄	日粪排泄
360	(3.1E−05)[1)]	1.2E−02	6.5E−05	3.2E−02	3.3E−06	3.7E−05
180	(1.2E−04)	2.2E−02	1.2E−04	3.8E−02	4.3E−06	1.1E−04
120	2.3E−04	2.8E−02	1.7E−04	4.2E−02	5.2E−06	1.9E−04
90	3.5E−04	3.3E−02	2.0E−04	4.5E−02	6.0E−06	2.5E−04
60	6.8E−04	3.8E−02	2.7E−04	4.9E−02	7.7E−06	3.5E−04
30	1.8E−03	4.6E−02	4.3E−04	5.5E−02	1.2E−05	4.9E−04
14	3.5E−03	5.2E−02	6.5E−04	6.0E−02	1.9E−05	(2.5E−03)
7	4.6E−03	5.4E−02	7.9E−04	6.1E−02	2.4E−05	(3.5E−02)

注：1) 括号中的数值不满足关于摄入量和剂量估算的不确定度要求。

2) 肺监测仅适用于^{235}U。

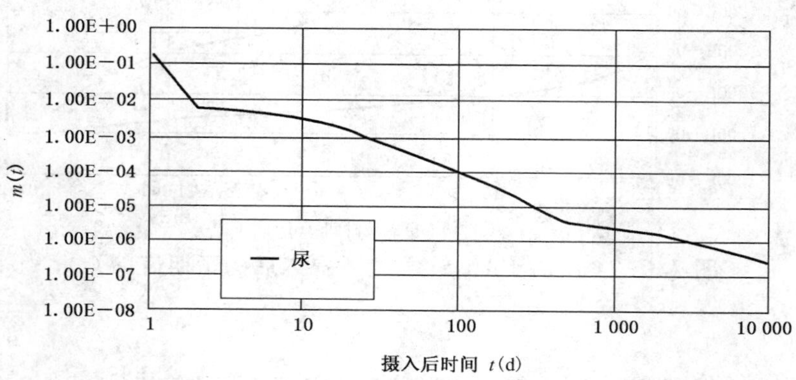

图 A.8.1 吸入^{234}U，F类：急性摄入后的预期值，$m(t)$

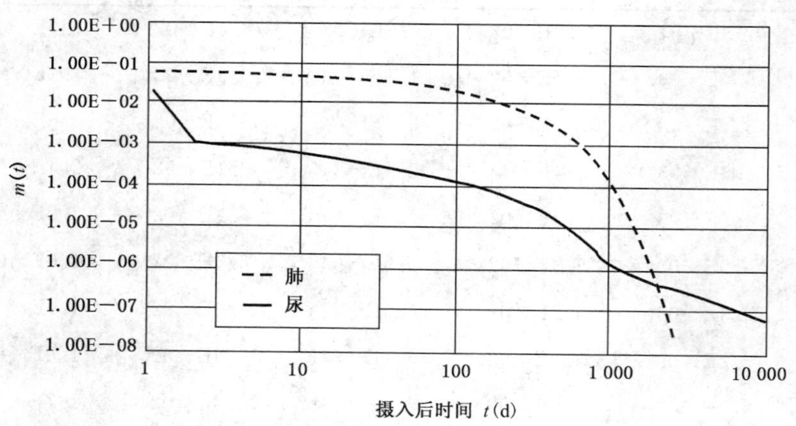

图 A.8.2 吸入^{234}U，M类：急性摄入后的预期值，$m(t)$

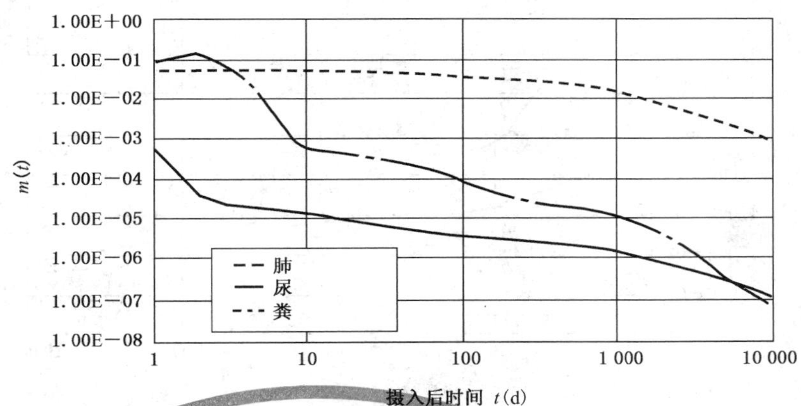

图 A.8.3 吸入^{234}U,S 类:急性摄入后的预期值,$m(t)$

A.9 钚

表 A.9.1 特殊监测:吸入^{239}Pu 或^{240}Pu 情况下预期值 $m(t)$,Bq/Bq 摄入量

摄入后时间 t/d	M类			S类		
	肺	日尿排泄	日粪排泄	肺	日尿排泄	日粪排泄
1	5.8E−02	2.3E−04	1.1E−01	6.4E−02	2.3E−06	1.1E−01
2	5.6E−02	1.3E−04	1.5E−01	6.3E−02	1.4E−06	1.6E−01
3	5.5E−02	7.8E−05	8.0E−02	6.2E−02	8.3E−07	8.4E−02
4	5.4E−02	5.3E−05	3.4E−02	6.1E−02	5.9E−07	3.5E−02
5	5.3E−02	3.9E−05	1.3E−02	6.1E−02	4.5E−07	1.4E−02
6	5.3E−02	3.0E−05	5.4E−03	6.0E−02	3.7E−07	5.7E−03
7	5.2E−02	2.4E−05	2.3E−03	6.0E−02	3.1E−07	2.5E−03
8	5.1E−02	2.0E−05	1.2E−03	5.9E−02	2.7E−07	1.3E−03
9	5.0E−02	1.7E−05	7.6E−04	5.8E−02	2.4E−07	8.2E−04
10	5.0E−02	1.5E−05	5.8E−04	5.8E−02	2.3E−07	6.5E−04

表 A.9.2 常规监测:吸入^{239}Pu 或^{240}Pu 情况下预期值 $m(T/2)$,Bq/Bq 摄入量

监测周期 T/d	M类			S类		
	肺	日尿排泄	日粪排泄	肺	日尿排泄	日粪排泄
360	1.2E−02	5.4E−06	1.7E−05	3.2E−02	1.6E−07	3.7E−05
180	2.2E−02	7.1E−06	(6.7E−05)[1]	3.8E−02	1.6E−07	1.1E−04
120	2.8E−02	8.1E−06	(1.3E−04)	4.2E−02	1.6E−07	1.9E−04
90	3.3E−02	8.7E−06	1.9E−04	4.5E−02	1.7E−07	2.5E−04
60	3.8E−02	9.5E−06	2.8E−04	4.9E−02	1.7E−07	3.5E−04
30	4.6E−02	1.1E−05	4.3E−04	5.5E−02	1.9E−07	4.9E−04
14	5.2E−02	2.4E−05	(2.3E−03)	6.3E−02	3.1E−07	(2.5E−03)
7	5.4E−02	5.3E−05	(3.4E−02)	6.1E−02	5.9E−07	(3.5E−02)

注:[1] 括号中的数值不满足关于摄入量和剂量估算的不确定度要求。

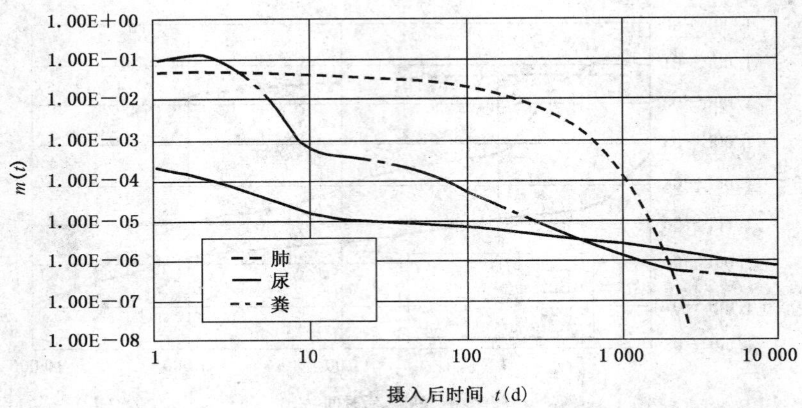

图 A.9.1 吸入^{239}Pu或^{240}Pu，M类：急性摄入后的预期值，$m(t)$

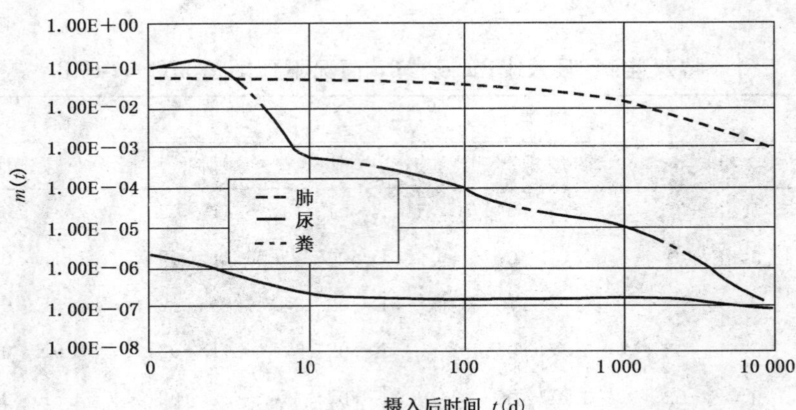

图 A.9.2 吸入^{239}Pu或^{240}Pu，S类：急性摄入后的预期值，$m(t)$

ICS 13.100
C 57

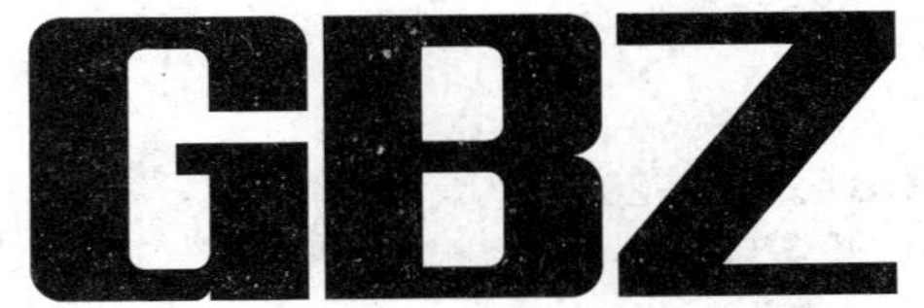

中华人民共和国国家职业卫生标准

GBZ 130—2013
代替 GBZ 130—2002，GBZ 138—2002

医用 X 射线诊断放射防护要求

Requirements for radiological protection in medical X-ray diagnosis

2013-12-11 发布

2014-05-01 实施

中华人民共和国国家卫生和计划生育委员会 发布

前　言

根据《中华人民共和国职业病防治法》制定本标准。

本标准第4章～第7章和附录A、附录B、附录C是强制性内容，其余为推荐性内容。

本标准按照GB/T 1.1—2009给出的规则起草。

本标准代替GBZ 130—2002《医用X射线诊断卫生防护标准》和GBZ 138—2002《医用X射线诊断卫生防护监测规范》。本标准以GBZ 130—2002为主，整合了GBZ 138—2002的内容，与GBZ 130—2002相比，除编辑性修改外，主要技术变化如下：

——删除了关于医用X射线机的生产、X射线机不适用种类限制、X射线源组件泄漏辐射定期检测等内容和有关诊断床板、乳腺摄影支撑台滤过厚度的要求；

——增加了CT机、介入X射线设备可允许的最小第一半值层的内容，牙科机管电压指示的偏离和曝光时间指示的偏离等要求、同室近台操作(非普通荧光屏透视)时透视防护区测试平面剂量率控制值和机房屏蔽体外辐射剂量水平剂量率的控制值，介入放射学设备配置患者受照剂量记录装置的要求和机房防护检测方法以及附录D；

——修改并增加了机房屏蔽防护厚度和机房使用面积的要求，还增加了机房单边长度的要求，并修改了水箱散射标准水模的尺寸；

——将GBZ 138—2002中X射线诊断设备及场所的防护监测要求内容改写在第7章，检测方法内容改写在附录B中。

本标准由中华人民共和国国家卫生和计划生育委员会批准。

本标准起草单位：北京市疾病预防控制中心、中国疾病预防控制中心辐射防护与核安全医学所、江苏省疾病预防控制中心。

本标准主要起草人：娄云、冯泽臣、万玲、岳保荣、范瑶华、余宁乐、王时进、杜国生、王进、张泓。

GBZ 130—2002的历次版本发布情况为：

——GB 8279—2001；

GBZ 138—2002的历次版本发布情况为：

——WS/T 190—1999。

医用X射线诊断放射防护要求

1 范围

本标准规定了医用诊断放射学、牙科放射学和介入放射学用设备防护性能、机房防护设施、X射线诊断操作的通用防护安全要求及其相关检测要求。

本标准适用于医用诊断放射学、牙科放射学和介入放射学实践。

模拟定位设备参照本标准执行。

2 规范性引用文件

下列文件对于本文件的应用是必不可少的。凡是注日期的引用文件，仅注日期的版本适用于本文件。凡是不注日期的引用文件，其最新版本(包括所有的修改单)适用于本文件。

GB 9706.12 医用电气设备 第一部分：安全通用要求 三、并列标准 诊断X射线设备辐射防护通用要求

GB 9706.23 医用电气设备 第2-43部分：介入操作 X射线设备安全专用要求

GB 16348 医用X射线诊断受检者放射卫生防护标准

GB 18871 电离辐射防护与辐射源安全基本标准

GBZ 128 职业性外照射个人监测规范

GBZ 165 X射线计算机断层摄影放射防护要求

GBZ 179 医疗照射防护基本要求

GBZ/T 180 医用X射线CT机房的辐射屏蔽规范

GBZ 186 乳腺X射线摄影影像质量控制检测规范

GBZ 187 计算机X射线摄影(CR)质量控制检测规范

WS 76 医用常规X射线诊断设备影像质量控制检测规范

3 总则

3.1 在医用诊断放射学、牙科放射学和介入放射学实践中，应保障放射工作人员、患者和受检者以及公众的放射防护安全与健康，并应符合GB 18871、GB 16348和GBZ 179的规定。

3.2 应用X射线检查应经过正当性判断。执业医师应掌握好适应证，优先选用非X射线的检查方法。加强对育龄妇女、孕妇和婴幼儿X射线检查正当性判断；严格控制使用剂量较大、风险较高的放射技术、除非有明确的疾病风险指征，否则不宜使用CT进行健康体检。对不符合正当性原则的，不应进行X射线检查。

3.3 遵从防护最优化的原则，在保证获得足够的诊断信息情况下，使患者和受检者所受剂量尽可能低。

3.4 对工作人员所受的职业照射应加以限制，符合GB 18871职业照射剂量限值的规定；对患者和受检者开展的诊疗检查，应以医疗照射指导水平为放射防护指导原则，避免一切不必要的照射；对确实具有正当理由需要进行的医用X射线诊断检查，应在获取所需诊断信息的同时，把患者和受检者的受照剂量控制到可以合理达到的尽可能低水平。

3.5 各种X射线检查应使用相应的专用设备，且各类设备的应用除符合本标准要求外，还应符合X射

线设备其他有关放射防护标准的要求。各种 X 射线设备及场所应经具备放射卫生技术服务机构资质的单位检测，合格后方可使用。

4 X 射线设备防护性能的技术要求

4.1 X 射线设备防护性能的通用要求

4.1.1 各种 X 射线设备 X 射线束的第一半值层应符合附录 A 的规定。

4.1.2 除乳腺摄影用 X 射线设备外，X 射线源组件中遮挡 X 射线束部件的等效滤过应符合如下规定：

a) 在正常使用中不可拆卸的滤过部件，应不小于 0.5 mmAl。

b) 应用工具才能拆卸的滤片和固有滤过(不可拆卸的)的总滤过，应不小于 1.5 mmAl。

4.1.3 除牙科摄影和乳腺摄影用 X 射线设备外，投向患者 X 射线束中的物质所形成的等效总滤过，应不小于 2.5 mmAl。标称 X 射线管电压不超过 70 kV 的牙科 X 射线设备，其总滤过应不小于 1.5 mmAl。标称 X 射线管电压不超过 50 kV 的乳腺摄影专用 X 射线设备，其总滤过应不小于 0.03 mmMo。

4.2 透视用 X 射线设备防护性能的专用要求

4.2.1 透视用 X 射线设备的焦皮距应不小于 30 cm。

4.2.2 透视曝光开关应为常断式开关，并配有透视限时装置。

4.2.3 同室操作的普通荧光屏透视机按附录 B 中 B.1 的要求，在立位和卧位透视防护区测试平面上的空气比释动能率应分别不超过 50 μGy/h 和 150 μGy/h(按附录 C 图 C.1、图 C.2 的要求)。

4.2.4 透视用 X 射线设备受检者入射体表空气比释动能率、荧光屏的灵敏度、透视的照射野尺寸及中心对准应符合 WS 76 的规定。

4.2.5 用于介入放射学、近台同室操作(非普通荧光屏透视)用 X 射线透视设备不受 4.2 限制。

4.3 摄影用 X 射线设备防护性能的专用要求

4.3.1 200 mA 及以上的摄影用 X 射线设备应有可安装附加滤过板的装置，并配备不同规格的附加滤过板。

4.3.2 X 射线设备应有能调节有用线束照射野的限束装置，并应提供可标示照射野的灯光野指示装置。

4.3.3 X 射线设备有用线束的半值层、灯光照射野中心与 X 射线照射野中心的偏离应符合 WS 76 的规定。

4.4 牙科摄影用 X 射线设备防护性能的专用要求

4.4.1 牙科 X 射线设备的 X 射线管电压应满足如下要求：

a) 对于管电压固定的牙科机，管电压应不低于 60 kV；对于管电压可调的牙科机，调节范围应满足 55 kV 至最高管电压，如采用分档调节，相邻档管电压增量应不超过 5 kV；

b) 对于全景机管电压调节范围应满足 60 kV 至最高管电压，如采用分档调节，相邻档管电压增量应不超过 5 kV；

c) X 射线管电压值的偏差应在±10%范围内。

4.4.2 牙科 X 射线设备曝光时间指示的偏离应在－(10%读数＋1 ms)～(10%读数＋1 ms)范围内。

4.4.3 牙科全景体层摄影的 X 射线设备，应有限束装置，防止 X 射线束超出 X 射线影像接收器平面或胶片的宽度。

4.4.4 口内片牙科摄影的 X 射线源组件应配备集光筒，并使 X 射线束限制在集光筒出口平面的最大几何尺寸(直径/对角线)不超过 60 mm 范围内。

4.4.5 牙科摄影装置应配置限制焦皮距的部件，并符合表1的规定。

表 1 牙科 X 射线摄影的最短焦皮距

应用类型		最短焦皮距 cm
标称 X 射线管电压 60 kV 及以下的牙科摄影		10
标称 X 射线管电压 60 kV 以上的牙科摄影		20
口外片牙科摄影		6
牙科全景体层摄影		15
口腔 CT	坐位扫描/站位扫描	15
	卧位扫描	20

4.4.6 连接曝光开关的电缆长度应不小于 2 m，或配置遥控曝光开关。

4.5 乳腺摄影 X 射线设备防护性能的专用要求

4.5.1 标称 X 射线管电压不超过 50 kV 的乳腺摄影专用 X 射线设备，其半值层、光野/照射野的一致性指标应符合 GBZ 186 的规定。

4.5.2 用于几何放大乳腺摄影的 X 射线设备，应配备能阻止使用焦皮距小于 20 cm 的装置。

4.6 移动式和携带式 X 射线设备防护性能的专用要求

4.6.1 X 射线设备应配备能阻止使用焦皮距小于 20 cm 的装置。

4.6.2 手术期间透视用、焦点至影像接收器距离固定且影像接收面不超过 300 cm^2 的 X 射线设备，应有线束限制装置，并将影像接收器平面上的 X 射线野减小到 125 cm^2 以下。

4.6.3 连接曝光开关的电缆长度应不小于 3 m，或配置遥控曝光开关。

4.6.4 移动式牙科摄影设备应满足 4.4 的要求。

4.7 介入放射学、近台同室操作(非普通荧光屏透视)用 X 射线设备防护性能的专用要求

4.7.1 透视曝光开关应为常断式开关，并配有透视限时装置。

4.7.2 在机房内应具备工作人员在不变换操作位置情况下能成功切换透视和摄影功能的控制键。

4.7.3 X 射线设备应配备能阻止使用焦皮距小于 20 cm 的装置。

4.7.4 X 射线设备的受检者入射体表空气比释动能率应符合 WS 76 的规定。

4.7.5 X 射线设备在确保铅屏风和床侧铅挂帘等防护设施正常使用的情况下，按附录 B 中 B.1.2 的要求，在透视防护区测试平面上的空气比释动能率应不大于 400 μGy/h(按附录 C 图 C.3 的要求)。

4.8 防护标志和随机文件要求

4.8.1 X 射线管组件上应有清晰的焦点位置标示。

4.8.2 X 射线管组件上应标明固有滤过，所有附加滤过片均应标明其材料和厚度。

4.8.3 医用诊断 X 射线设备的所有可更换使用的部件，均应给出清晰易辨的标记，并在随机文件中有相应说明。

4.8.4 随机文件应说明下列与防护有关的性能：

a) X 射线管组件的固有滤过；

b) X 射线源组件的滤过；

c) 滤过片的特性；

d) 距焦点 1 m 远处球面上泄漏辐射的空气比释动能率；

e) 限制有用线束的方法；

f) 在各种焦点到影像接收器的各种距离下有用线束照射野尺寸；

g) 焦点到影像接收面的最大和最小距离；

h) 管电压和管电流加载条件；

i) 各种使用条件下焦皮距的说明；

j) 位于有用线束中床板和滤线栅对 X 射线束的衰减当量；

k) 移动式和携带式 X 射线设备不宜做常规检查用；

l) 各种专用和特殊场合使用的 X 射线设备，应具体指出各应用条件下注意采取的相应防护措施。

5 X 射线设备机房防护设施的技术要求

5.1 X 射线设备机房(照射室)应充分考虑邻室(含楼上和楼下)及周围场所的人员防护与安全。

5.2 每台 X 射线机(不含移动式和携带式床旁摄影机与车载 X 射线机)应设有单独的机房，机房应满足使用设备的空间要求。对新建、改建和扩建的 X 射线机房，其最小有效使用面积、最小单边长度应不小于表 2 要求。

表 2 X 射线设备机房(照射室)使用面积及单边长度

设备类型	机房内最小有效使用面积 m^2	机房内最小单边长度 m
CT 机	30	4.5
双管头或多管头 X 射线机[a]	30	4.5
单管头 X 射线机[b]	20	3.5
透视专用机[c]、碎石定位机、口腔 CT 卧位扫描	15	3
乳腺机、全身骨密度仪	10	2.5
牙科全景机、局部骨密度仪、口腔 CT 坐位扫描/站位扫描	5	2
口内牙片机	3	1.5

[a] 双管头或多管头 X 射线机的所有管球安装在同一间机房内。

[b] 单管头 、双管头或多管头 X 射线机的每个管球各安装在 1 个房间内。

[c] 透视专用机指无诊断床、标称管电流小于 5 mA 的 X 射线机。

5.3 X 射线设备机房屏蔽防护应满足如下要求：

a) 不同类型 X 射线设备机房的屏蔽防护应不小于表 3 要求。

b) 医用诊断 X 射线防护中不同铅当量屏蔽物质厚度的典型值参见附录 D。

表 3 不同类型 X 射线设备机房的屏蔽防护铅当量厚度要求

机房类型	有用线束方向铅当量 mm	非有用线束方向铅当量 mm
标称 125 kV 以上的摄影机房	3	2
标称 125 kV 及以下的摄影机房、口腔 CT、牙科全景机房(有头颅摄影)	2	1
透视机房、全身骨密度仪机房、口内牙片机房、牙科全景机房(无头颅摄影)、乳腺机房	1	1
介入 X 射线设备机房	2	2
CT 机房	2(一般工作量)[a] 2.5(较大工作量)[a]	
[a] 按 GBZ/T 180 的要求。		

c) 应合理设置机房的门、窗和管线口位置,机房的门和窗应有其所在墙壁相同的防护厚度。设于多层建筑中的机房(不含顶层)顶棚、地板(不含下方无建筑物的)应满足相应照射方向的屏蔽厚度要求。

d) 带有自屏蔽防护或距 X 射线设备表面 1 m 处辐射剂量水平不大于 2.5 μGy/h 时,可不使用带有屏蔽防护的机房。

5.4 在距机房屏蔽体外表面 0.3 m 处,机房的辐射屏蔽防护,应满足下列要求(其检测方法及检测条件按 7.2 和附录 B 中 B.6 的要求):

a) 具有透视功能的 X 射线机在透视条件下检测时,周围剂量当量率控制目标值应不大于 2.5 μSv/h;测量时,X 射线机连续出束时间应大于仪器响应时间。

b) CT 机、乳腺摄影、口内牙片摄影、牙科全景摄影、牙科全景头颅摄影和全身骨密度仪机房外的周围剂量当量率控制目标值应不大于 2.5 μSv/h;其余各种类型摄影机房外人员可能受到照射的年有效剂量约束值应不大于 0.25 mSv;测量时,测量仪器读出值应经仪器响应时间和剂量检定因子修正后得出实际剂量率。

5.5 机房应设有观察窗或摄像监控装置,其设置的位置应便于观察到患者和受检者状态。

5.6 机房内布局要合理,应避免有用线束直接照射门、窗和管线口位置;不得堆放与该设备诊断工作无关的杂物;机房应设置动力排风装置,并保持良好的通风。

5.7 机房门外应有电离辐射警告标志、放射防护注意事项、醒目的工作状态指示灯,灯箱处应设警示语句;机房门应有闭门装置,且工作状态指示灯和与机房相通的门能有效联动。

5.8 患者和受检者不应在机房内候诊;非特殊情况,检查过程中陪检者不应滞留在机房内。

5.9 每台 X 射线设备根据工作内容,现场应配备不少于表 4 基本种类要求的工作人员、患者和受检者防护用品与辅助防护设施,其数量应满足开展工作需要,对陪检者应至少配备铅防护衣;防护用品和辅助防护设施的铅当量应不低于 0.25 mmPb;应为不同年龄儿童的不同检查,配备有保护相应组织和器官的防护用品,防护用品和辅助防护设施的铅当量应不低于 0.5 mmPb。

5.10 模拟定位设备机房防护设施应满足相应设备类型的防护要求。

表 4　个人防护用品和辅助防护设施配置要求

放射检查类型	工作人员		患者和受检者	
	个人防护用品	辅助防护设施	个人防护用品	辅助防护设施
放射诊断学用 X 射线设备隔室透视、摄影	—	—	铅橡胶性腺防护围裙（方形）或方巾、铅橡胶颈套、铅橡胶帽子	或可调节防护窗口的立位防护屏；固定特殊受检者体位的各种设备
口内牙片摄影	—	—	大领铅橡胶颈套	—
牙科全景体层摄影口腔 CT	—	—	铅橡胶帽子、大领铅橡胶颈套	—
放射诊断学用 X 射线设备同室透视、摄影	铅橡胶围裙 选配：铅橡胶帽子、铅橡胶颈套、铅橡胶手套、铅防护眼镜	或铅防护屏风	铅橡胶性腺防护围裙（方形）或方巾、铅橡胶颈套、铅橡胶帽子	或可调节防护窗口的立位防护屏；固定特殊受检者体位的各种设备
CT 体层扫描（隔室）	—	—	铅橡胶性腺防护围裙（方形）或方巾、铅橡胶颈套、铅橡胶帽子	—
床旁摄影	铅橡胶围裙 选配：铅橡胶帽子、铅橡胶颈套	或铅防护屏风	铅橡胶性腺防护围裙（方形）或方巾、铅橡胶颈套、铅橡胶帽子	—
骨科复位等设备旁操作	铅橡胶围裙 选配：铅橡胶帽子、铅橡胶颈套、铅橡胶手套	移动铅防护屏风	铅橡胶性腺防护围裙（方形）或方巾、铅橡胶颈套、铅橡胶帽子	—
介入放射学操作	铅橡胶围裙、铅橡胶颈套、铅橡胶帽子、铅防护眼镜 选配：铅橡胶手套	铅悬挂防护屏、铅防护吊帘、床侧防护帘、床侧防护屏 选配：移动铅防护屏风	铅橡胶性腺防护围裙（方形）或方巾、铅橡胶颈套、铅橡胶帽子、阴影屏蔽器具	—
注：“—”表示不需要求。				

6　医用 X 射线诊断防护安全操作要求

6.1　医用 X 射线诊断防护安全操作一般要求

6.1.1　放射工作人员应熟练掌握业务技术，接受放射防护和有关法律知识培训，满足放射工作人员岗位要求。

6.1.2　根据不同检查类型和需要，选择使用合适的设备、照射条件、照射野以及相应的防护用品。

6.1.3　按 GB 16348 和 GBZ 179 中有关医疗照射指导水平的要求，合理选择各种操作参数，在满足医疗诊断的条件下，应确保在达到预期诊断目标时，患者和受检者所受到的照射剂量最低。

6.1.4 尽量不使用普通荧光屏透视，使用中应避免卧位透视；健康体检不得使用直接荧光屏透视。

6.1.5 X射线机曝光时，应关闭与机房相通的门。

6.1.6 所有放射工作人员应接受个人剂量监测，并符合GBZ 128的规定。

6.1.7 对示教病例不应随意增加曝光时间和曝光次数。

6.1.8 不应用加大摄影曝光条件的方法，提高胶片已过期或疲乏套药的显影效果。

6.2 透视检查用X射线设备防护安全操作要求

6.2.1 应尽量避免使用普通荧光屏透视检查，采用普通荧光屏透视的工作人员在透视前应做好充分的暗适应。

6.2.2 进行消化道造影检查时，要严格控制照射条件和避免重复照射，对工作人员、患者和受检者都应采取有效的防护措施。

6.3 摄影检查用X射线设备防护安全操作要求

6.3.1 应根据使用的不同X射线管电压更换附加滤过板。

6.3.2 应严格按所需的投照部位调节照射野，使有用线束限制在临床实际需要的范围内并与成像器件相匹配。

6.3.3 应合理选择胶片以及胶片与增感屏的组合，并重视暗室操作技术的质量保证。

6.3.4 应定期对IP板进行维护保养，并符合GBZ 187的规定。

6.3.5 工作人员应在有屏蔽等防护设施的室(区)等防护设施内进行曝光操作，并应通过观察窗等密切观察受检者状态。

6.4 牙科摄影用X射线设备防护安全操作要求

6.4.1 口腔底片应固定于适当位置，否则应由受检者自行扶持。

6.4.2 确需进行X射线检查且固定设备无法实施时才能使用移动设备；曝光时，工作人员躯干部位应避开主射线方向并距焦点1.5 m以上。

6.5 乳腺摄影X射线设备防护安全操作要求

6.5.1 应做好患者和受检者甲状腺部位的防护。

6.5.2 根据乳房类型和压迫厚度选择合适靶/滤过材料组合，宜使用摄影机的自动曝光控制功能，获得稳定采集效果，达到防护最优化要求。

6.6 移动式和携带式X射线设备防护安全操作要求

6.6.1 在无法使用固定设备且确需进行X射线检查时才允许使用移动设备。

6.6.2 使用移动式设备在病房内作X射线检查时，应对毗邻床位(2 m范围内)患者采取防护措施，不应将有用线束朝向其他患者。

6.6.3 曝光时，工作人员应做好自身防护，合理选择站立位置，并保证曝光时能观察到患者和受检者的姿态。

6.6.4 移动式和携带式X射线设备不应作为常规检查用设备。

6.7 介入放射学和近台同室操作(非普通荧光屏透视)用X射线设备防护安全操作要求

6.7.1 介入放射学用X射线设备应具有可准确记录受检者受照剂量的装置，并尽可能将每次诊疗后患者受照剂量记录在病历中。

6.7.2 借助X射线透视进行骨科整复、取异物等诊疗活动时，不应连续曝光，并应尽可能缩短累计曝光时间。

6.7.3 除存在临床不可接受的情况外,图像采集时工作人员应尽量不在机房内停留。

7 X射线设备及场所的防护检测要求

7.1 X射线设备防护性能检测要求

X射线设备防护性能应按卫生计生行政部门规定进行验收检测和定期状态检测。X射线设备防护性能检测要求应符合表5的规定。

表5 X射线设备防护性能检测要求

<table>
<tr><th colspan="3" rowspan="2">检测项目</th><th rowspan="2">标准中条号</th><th>验收检测</th><th>状态检测</th><th rowspan="2">检查方法</th></tr>
<tr><th>要求</th><th>要求</th></tr>
<tr><td colspan="3">焦皮距</td><td>4.2.1
4.4.5
4.5.2
4.6.1
4.7.1</td><td>≥30 cm(透视)
见表1(牙科)
≥20 cm(乳腺)
≥20 cm(移动式和便携式X射线设备)
≥20 cm(介入放射学、近台同室操作)</td><td>—</td><td>附录B.2</td></tr>
<tr><td colspan="3">立位防护区空气比释动能率</td><td>4.2.3</td><td>≤50 μGy/h</td><td>≤50 μGy/h</td><td>附录B.1</td></tr>
<tr><td colspan="3">卧位防护区空气比释动能率</td><td>4.2.3</td><td>≤150 μGy/h</td><td>≤150 μGy/h</td><td>附录B.1</td></tr>
<tr><td colspan="3">透视防护区(介入)工作人员位置空气比释动能率</td><td>4.7.5</td><td>≤400 μGy/h</td><td>≤400 μGy/h</td><td>附录B.1</td></tr>
<tr><td rowspan="6">牙科X射线机</td><td rowspan="2">管电压</td><td>全景机</td><td rowspan="2">4.4.1</td><td>≥60 kV</td><td>≥60 kV</td><td rowspan="2">WS 76</td></tr>
<tr><td>牙片机</td><td>≥60 kV(管电压固定)
≥50 kV(管电压可调)</td><td>≥60 kV(管电压固定)
≥50 kV(管电压可调)</td></tr>
<tr><td colspan="2">管电压指示的偏离</td><td>4.4.1</td><td>±≤10%</td><td>±≤10%</td><td>WS 76</td></tr>
<tr><td colspan="2">半值层</td><td>4.1.1</td><td>见附录A</td><td>见附录A</td><td>WS 76</td></tr>
<tr><td colspan="2">曝光时间指示的偏离</td><td>4.4.2</td><td>±(10%读数+1 ms)</td><td>±(10%读数+1 ms)</td><td>WS 76</td></tr>
<tr><td colspan="2">集光筒出口平面的最大几何尺寸(直径/对角线)</td><td>4.4.5</td><td>≤60 mm</td><td>—</td><td>附录B.5</td></tr>
</table>

7.2 X射线设备机房防护设施和机房周围辐射剂量检测要求

X射线设备机房防护设施和机房周围辐射剂量检测应满足下列要求:

a) X射线设备机房防护检测指标应符合5.4的规定。

b) X射线设备机房的防护检测应在巡测的基础上,对关注点的局部屏蔽和缝隙进行重点检测。

关注点应包括:四面墙体、地板、顶棚、机房的门、观察窗、传片箱、采光窗/窗体、管线洞口等,点位选取应具有代表性。

c) X射线设备机房放射防护安全设施在项目竣工时应进行验收检测,在使用过程中,应按卫生计生行政部门规定进行定期检测。

d) 在正常使用中,医疗机构应每日对门外工作状态指示灯、机房门的闭门装置进行检查,对其余防护设施应进行定期检查。

e) X射线设备及其机房防护检测合格并符合国家有关规定后方可投入使用。

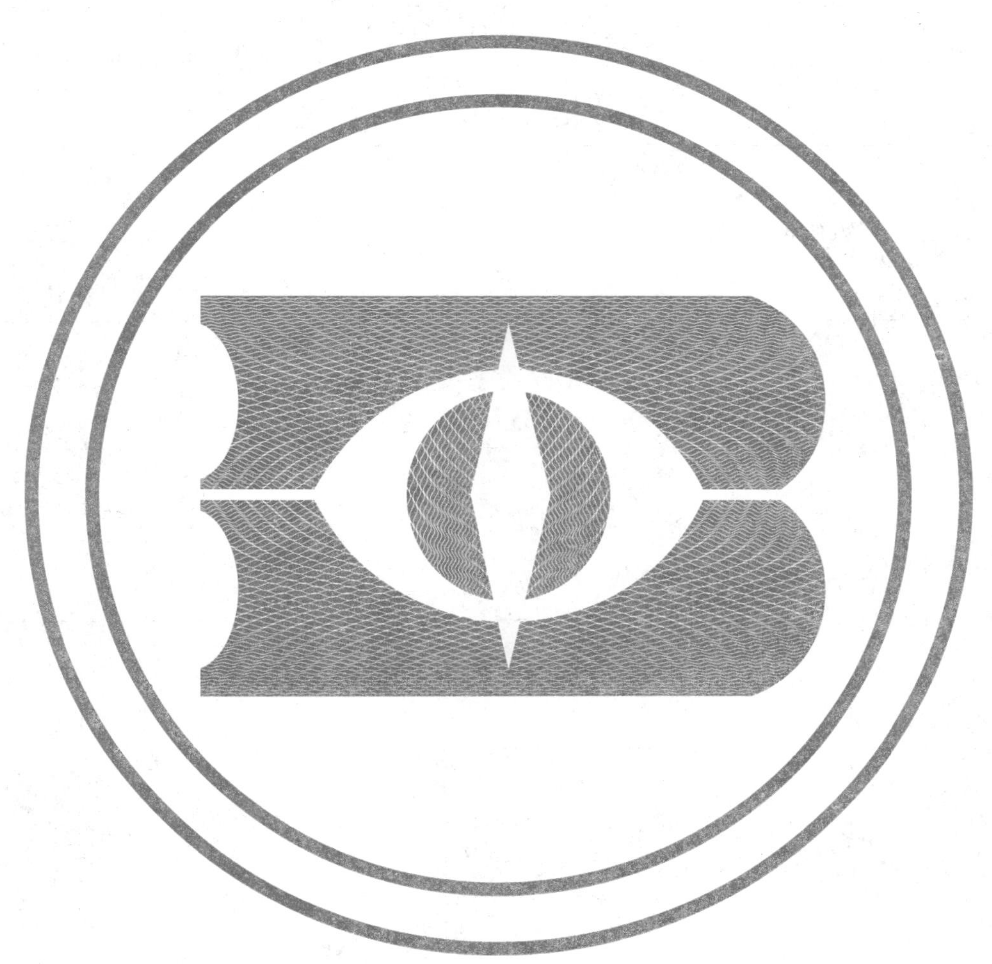

附 录 A
（规范性附录）
X 射线设备的半值层

各种 X 射线设备，对于可在正常使用中采用的一切配置，投向患者和受检者体表的 X 射线束的第一半值层应分别符合表 A.1 和表 A.2 的规定。

表 A.1 医用诊断 X 射线设备的半值层

序号	应用类型	X 射线管电压 kV		可允许的最小第一半值层 mmAl
		正常使用范围	所选择值	
1	乳腺及低电压应用	≤50	<30	—
			30	0.3
			40	0.4
			50	0.5
2	采用口内片的牙科应用	50～70	50	1.5
			60	1.5
			70	1.5
		50～90	50	1.5
			60	1.8
			70	2.1
			80	2.3
			90	2.5
3	其他牙科应用	50～70	50	1.2
			60	1.3
			70	1.5
		50～125	50	1.5
			60	1.8
			70	2.1
			80	2.3
			90	2.5
			100	2.7
			110	3.0
			120	3.2
			125	3.3
4	其他应用	≥30	<50	—
			50	1.5
			60	1.8
			70	2.1
			80	2.3
			90	2.5
			100	2.7

表 A.1（续）

序号	应用类型	X 射线管电压 kV		可允许的最小第一半值层 mmAl
		正常使用范围	所选择值	
4	其他应用	≥30	110	3.0
			120	3.2
			130	3.5
			140	3.8
			150	4.1
			>150	—

注 1：各选择值中间的半值层可利用线性插值法获得。

注 2：引自 GB 9706.12。

注 3：小于及大于表列选择值可线性外推求得相应半值层。

表 A.2　介入 X 射线设备的半值层

应用类型	X 射线管电压 kV		可允许的最小第一半值层 mmAl
	正常使用范围	所选择值	
介入 X 射线设备应用	—	<50	—
		50	1.8
		60	2.2
		70	2.5
		80	2.9
		90	3.2
		100	3.6
		110	3.9
		120	4.3
		>120	—

注 1：各选择值中间的半值层可利用线性插值法获得。

注 2：引自 GB 9706.23；这些半值层是指在恒定电压下工作的总滤过为 2.5 mmAl 的半值层。

注 3：小于及大于表列选择值可线性外推求得相应半值层。

附 录 B
（规范性附录）
X 射线设备防护性能的检测方法

B.1 透视防护区测试平面上空气比释动能率的检测

B.1.1 普通荧光屏透视设备立位和卧位透视防护区测试平面上空气比释动能率的检测方法：

a） 模体：检测中采用标准水模，其尺寸为 300 mm×300 mm×200 mm，箱壁用有机玻璃制作；

b） 模体位置：置于有用线束中，诊床与荧光屏间距调至 250 mm，荧光屏上照射野面积调至 250 mm×200 mm；

c） 检测条件与检测位点：在 70 kV、3 mA 条件下，用 X 射线防护监测仪在透视防护区测试平面上按附录 C 图 C.1 和图 C.2 的要求，测量立位 5 点、卧位 7 点的散射线空气比释动能率。

B.1.2 介入放射学设备、近台同室操作的 X 射线机透视防护区测试平面上空气比释动能率的检测方法：

a） 模体：检测中采用标准水模，标准水模外尺寸为 300 mm×300 mm×200 mm，箱壁用有机玻璃制作；1.5 mmCu，铜板尺寸为 300 mm×300 mm×1.5 mm；

b） 模体位置：置于有用线束中，诊床与影像接收器间距调至 250 mm，照射野面积自动调整或调至 250 mm×200 mm；

c） 检测条件：X 射线设备和设备配置的防护设施呈正常使用摆放状态，采用透视照射模式，照射方式有自动曝光控制的设备，水模体上增加厚度为 1.5 mm 的铜板，选择自动亮度控制条件；无自动亮度控制的设备选择 70 kV、1 mA 条件，射束垂直从床下向床上照射（设备条件不具备时选择射束垂直从床上向床下照射）；

d） 检测位点：测试平面按附录 C 图 C.3 的要求，X 射线剂量率仪有效测量点位于测试平面（140 cm×120 cm）上，测试平面中心点距地面 90 cm，分别在床侧第一术者位和第二术者位平面上按头部、胸部、腹部、下肢和足部位置进行巡测，检测点距地面高度分别为 155 cm、125 cm、105 cm、80 cm和 20 cm。如有第三术者位应在相应位置按上述测试平面和测试条件重复检测。

B.2 焦皮距的检测

B.2.1 普通荧光屏透视机焦皮距检测方法：

a） 工具：使用两只细金属丝做成的圆圈，大圈直径为小圈直径的 2 倍；

b） 方法：将小圈贴在诊视床中间，大圈贴在荧光屏射线入射面上的中心处，在较低条件下透视，并将影像接收器向远处拉，直到两圈图像重合，测量焦台距，此时焦台距即为焦皮距。

B.2.2 其他 X 射线设备焦皮距检测方法：

a） 工具：一根已知长度的细金属丝；

b） 方法：将已知长度的细金属丝固定在限束器表面处，成像装置置于限束器表面外已知距离处，照射成像后，测量成像的细金属丝长度，利用相似三角形原理，计算得出焦皮距。

B.3 牙科 X 射线设备工作电压、管电压指示的偏离检测

使用数字式高压测量仪，检测方法应符合 WS 76 的规定。

B.4 牙科 X 射线设备曝光时间指示的偏离检测

使用数字式曝光计时仪器，检测方法应符合 WS 76 的规定。

B.5 牙科 X 射线设备集光筒出口平面的最大几何尺寸检测

将集光筒抵住胶片盒后曝光，测量胶片上生成图像的最大几何尺寸。

B.6 X 射线设备机房防护检测

检测条件、散射模体和仪表读出值的使用应按表 B.1 的要求。

表 B.1 检测条件、散射模体和仪表读出值的使用

照射方式	检测条件	散射模体	仪表读出值的使用
透视(普通荧光屏)	70 kV、3 mA	水模	曝光时间大于测量仪器响应时间的不需时间修正
透视(影像增强器，无自动控制功能)	70 kV、1 mA	水模	
透视(影像增强器，有自动控制功能)	自动	水模+1.5 mmCu	
摄影(无自动控制功能)	常用曝光条件(原则上≥100 mA)	水模	需要进行测量仪器响应读数时间修正
摄影(有自动控制功能)	自动(原则上≥100 mA)	水模+1.5 mmCu	
CT	常用条件	CT 体模	
乳腺摄影(无自动控制功能)	28 kV、50 mAs	6 cm 乳腺摄影检测专用模体	
乳腺摄影(有自动控制功能)	自动		
牙科摄影	常用条件	水模	

B.7 检测设备

B.7.1 用于防护性能检测的仪器应有法定计量检定合格证，并在有效期内。

B.7.2 用于杂散辐射防护监测的仪器应具备下列主要性能：

a) 最小量程：0 μGy/h～10 μGy/h；

b) 能量响应：25 keV～100 keV，±30%；

c) 读数响应时间：不大于 15 s；

d) 应有测量累积剂量档。

B.7.3 其他检测用设备及配件性能应符合 GBZ 165 和 WS 76 的规定。

附　录　C
（规范性附录）
X射线设备及机房内防护区测试平面防护检测位点示意图

C.1　同室操作的普通荧光屏透视机立位和卧位透视防护区测试平面测试点示意图见图C.1、图C.2。

单位为毫米

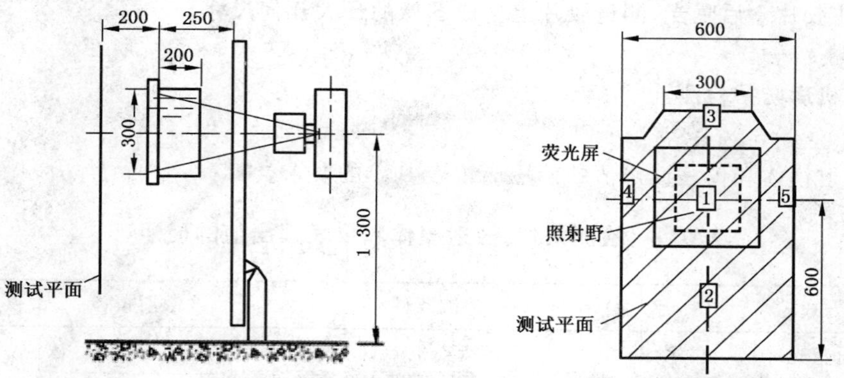

图C.1　立位透视防护区测试平面测试点示意图

单位为毫米

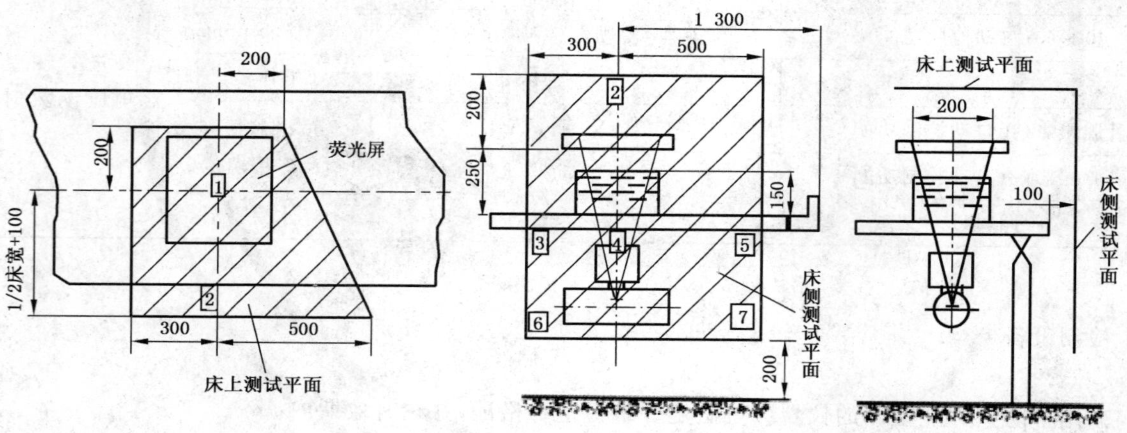

图C.2　卧位透视防护区测试平面测试点示意图

C.2 介入放射学设备、近台同室操作(非普通荧光屏透视)X射线机透视防护区测试点示意图见图C.3。

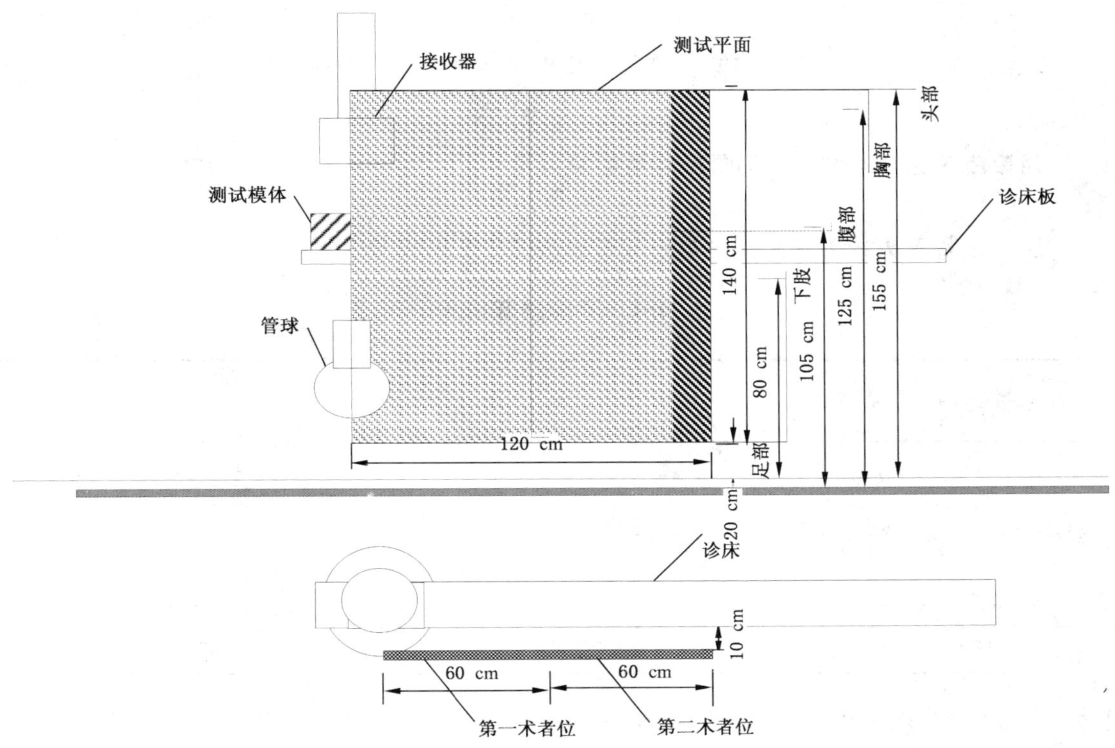

图 C.3　介入放射学设备、近台同室操作的X射线机透视防护区测试点示意图

附　录　D
（资料性附录）
医用诊断 X 射线防护中不同屏蔽物质的铅当量

D.1　医用诊断 X 射线防护中不同屏蔽物质的铅当量

D.1.1　医用诊断 X 射线屏蔽防护中常用屏蔽物质的密度见表 D.1。

表 D.1　不同屏蔽物质的密度

屏蔽物质	密度 t/m^3
铅	11.3
混凝土	2.35
铁	7.4
石膏板	0.705
砖	1.65

D.1.2　不同屏蔽物质的铅当量按以下方法给出：

a)　对给定的铅厚度，依据 NCRP 147 号报告中给出的不同管电压 X 射线辐射在铅中衰减的 α、β、γ 拟合值按式(D.1)计算辐射透射因子 B：

$$B=\left[\left(1+\frac{\beta}{\alpha}\right)e^{\alpha\gamma X}-\frac{\beta}{\alpha}\right]^{-\frac{1}{\gamma}} \qquad \text{(D.1)}$$

式中：

B ——给定铅厚度的屏蔽透射因子；

X ——铅厚度；

α ——铅对不同管电压 X 射线辐射衰减的有关的拟合参数；

β ——铅对不同管电压 X 射线辐射衰减的有关的拟合参数；

γ ——铅对不同管电压 X 射线辐射衰减的有关的拟合参数。

b)　依据 NCRP 147 号报告中给出的不同管电压 X 射线辐射在其他屏蔽物质中衰减的 α、β、γ 拟合值和 a)中的 B 值，使用下式计算出各屏蔽物质的铅当量厚度 X，结果列于表 D.2～表 D.7。

$$X=\frac{1}{\alpha\gamma}\ln\left(\frac{B^{-\gamma}-\frac{\beta}{\alpha}}{1+\frac{\beta}{\alpha}}\right) \qquad \text{(D.2)}$$

式中：

X ——不同屏蔽物质的铅当量厚度；

B ——给定铅厚度的屏蔽透射因子；

α ——不同屏蔽物质对不同管电压 X 射线辐射衰减的有关的拟合参数；

β ——不同屏蔽物质对不同管电压 X 射线辐射衰减的有关的拟合参数；

γ ——不同屏蔽物质对不同管电压 X 射线辐射衰减的有关的拟合参数。

表 D.2 铅、混凝土、铁对不同管电压 X 射线辐射衰减的有关的三个拟合参数

管电压 kV	铅			混凝土			铁		
	α	β	γ	α	β	γ	α	β	γ
30	38.80	178.0	0.347 3	0.317 3	1.698	0.359 3	7.406	41.93	0.395 9
70	5.369	23.49	0.588 1	0.050 87	0.169 6	0.384 7	0.714 9	3.798	0.537 8
90	3.067	18.83	0.772 6	0.042 28	0.113 7	0.469 0	0.397 1	2.913	0.720 4
100(主束)	2.500	15.28	0.755 7	0.039 25	0.085 67	0.427 3	0.341 5	2.420	0.764 5
100(散射)	2.507	15.33	0.912 4	0.039 50	0.084 40	0.519 1	0.342 4	2.456	0.938 8
125(主束)	2.219	7.923	0.538 6	0.035 02	0.071 13	0.697 4	0.213 0	1.677	0.821 7
125(散射)	2.233	7.888	0.729 5	0.035 10	0.066 00	0.783 2	0.213 8	1.690	1.086
120(CT)	2.246	5.730	0.547 0	0.038 30	0.014 20	0.658 0	0.279 6	1.519	1.236
140(CT)	2.009	3.990	0.342 0	0.033 60	0.012 20	0.519 0	0.192 2	0.951 9	0.964 9
150(主束)	1.757	5.177	0.315 6	0.032 43	0.085 99	1.467	0.150 1	1.132	0.856 6
150(散射)	1.791	5.478	0.567 8	0.032 40	0.077 50	1.566	0.151 1	1.124	1.151

注：引自 NCRP147 和 BIR/IPEM Radiation Shielding for Diagnostic X-rays。

表 D.3 石膏板、玻璃、砖对不同管电压 X 射线辐射衰减的有关的三个拟合参数

管电压 kV	石膏板			砖		
	α	β	γ	α	β	γ
30	38.80	178.0	0.347 3	—	—	—
70	5.369	23.49	0.588 1	0.050 60	0.137 0	0.715 0
90	3.067	18.83	0.772 6	0.037 50	0.082 00	0.892 0
100(有用线束)	2.500	15.28	0.755 7	0.035 20	0.088 0	1.149
100(90°非有用线束)	0.014 70	0.040 00	0.975 2	—	—	—
125(有用线束)	2.219	7.923	0.538 6	0.028 70	0.067 00	1.346
125(90°非有用线束)	0.012 00	0.026 70	1.079	—	—	—
120(CT)	—	—	—	—	—	—
140(CT)	—	—	—	—	—	—
150(有用线束)	1.757	5.177	0.315 6	—	—	—
150(90°非有用线束)	0.010 40	0.020 20	1.135	—	—	—

注 1：引自 NCRP147 和 BIR/IPEM Radiation Shielding for Diagnostic X-rays。

注 2："—"文献中未给出值。

表 D.4 不同屏蔽物质 1 mm 铅当量厚度

管电压 kV	X mm			
	混凝土	铁	石膏板	砖
30	122	5.3	318	—
70	93	6.8	271	125
90	74	6.9	239	113
100(有用线束)	70	7.0	234	109
100(90°非有用线束)	69	7.1	221	—
125(有用线束)	87	9.8	278	127
125(90°非有用线束)	80	10.0	251	—
120(CT)	96	9.5	—	—
140(CT)	104	11.8	—	—
150(有用线束)	106	13.5	314	—
150(90°非有用线束)	90	12.8	267	—

表 D.5 不同屏蔽物质 2 mm 铅当量厚度

管电压 kV	X mm			
	混凝土	铁	石膏板	砖
100(有用线束)	129	14.2	413	184
100(90°非有用线束)	128	14.4	395	—
125(有用线束)	158	21.1	492	217
125(90°非有用线束)	147	21.0	451	—
120(CT)	162	18.7	—	—
140(CT)	182	25.0	—	—
150(有用线束)	188	29.9	567	—
150(90°非有用线束)	157	26.6	473	—

表 D.6 不同屏蔽物质 2.5 mm 铅当量厚度

管电压 kV	X mm			
	混凝土	铁	石膏板	砖
100(有用线束)	159	17.9	499	220
100(90°非有用线束)	159	18.0	481	—
125(有用线束)	191	26.5	591	258

表 D.6（续）

管电压 kV	X mm			
	混凝土	铁	石膏板	砖
125(90°非有用线束)	179	26.3	546	—
120(CT)	193	22.8	—	—
140(CT)	216	31.2	—	—
150(有用线束)	222	37.3	676	—
150(90°非有用线束)	187	33.0	566	—

表 D.7 不同屏蔽物质 3 mm 铅当量厚度

管电压 kV	X mm			
	混凝土	铁	石膏板	砖
100(有用线束)	190	21.5	584	256
100(90°非有用线束)	190	21.7	566	—
125(有用线束)	223	31.9	687	298
125(90°非有用线束)	221	31.6	640	—
120(CT)	223	26.9	—	—
140(CT)	249	37.0	—	—
150(有用线束)	255	44.2	778	—
150(90°非有用线束)	216	39.2	656	—

D.2 两种屏蔽物质组合的屏蔽

D.2.1 对于给定两种屏蔽物质的厚度，计算铅当量：查表得到内层屏蔽物质的相当于外部屏蔽物质的当量厚度，加上外部屏蔽物质厚度，得到总的外部屏蔽物质的总当量厚度，查表得到铅当量。

D.2.2 计算在已有外层屏蔽下所需的附加内层屏蔽的铅当量：计算所需外层屏蔽物质的总厚度，扣除已有外层屏蔽，获得所需的附加内层的外层物质的当量厚度，查表得到所需附加内层屏蔽的铅当量或内层屏蔽物质的厚度。

ICS 13.100
C 57

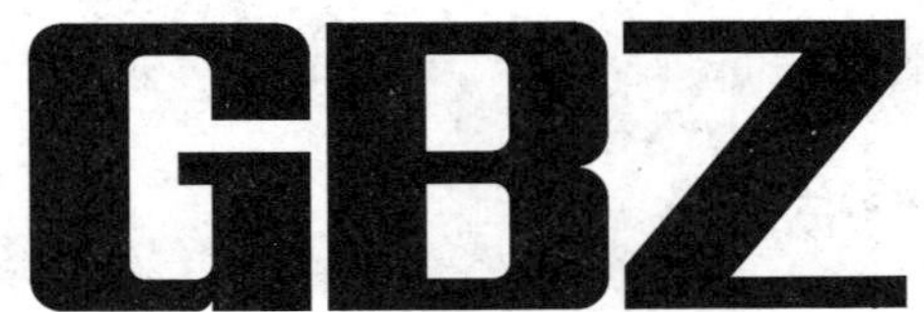

中华人民共和国国家职业卫生标准

GBZ 131—2002

医用 X 射线治疗卫生防护标准

Standards for radiological protection in medical X-ray therapy

2002-04-08 发布　　2002-06-01 实施

中华人民共和国卫生部　发布

前　言

本标准的第 3～7 章是强制性的，其余为推荐性的。

根据《中华人民共和国职业病防治法》制定本标准，原标准 GB 18464—2001 与本标准不一致的，以本标准为准。

本标准规定了医用 X 射线治疗机的辐射防护性能、治疗机使用场所的辐射防护条件和使用治疗机实施放射治疗的辐射防护与安全的技术要求。

本标准由中华人民共和国卫生部提出并归口。

本标准起草单位：北京市放射卫生防护所。

本标准主要起草人：王时进、马永忠。

本标准由中华人民共和国卫生部负责解释。

医用X射线治疗卫生防护标准

1 范围

本标准规定了医用X射线治疗机的辐射防护性能及其检验要求、治疗室的辐射防护条件和使用治疗机实施放射治疗的安全操作与质量保证要求。

本标准适用于标称X射线管电压为10 kV～1 MV的医用X射线治疗机(以下简称治疗机)的生产和使用。

本标准不适用于医用加速器的X射线治疗。

2 规范性引用文件

下列文件中的条款通过本标准的引用而成为本标准的条款。凡是注日期的引用文件，其随后所有的修改单(不包括勘误的内容)或修订版均不适用于本标准，然而，鼓励根据本标准达成协议的各方研究是否可适用这些文件的最新版本。凡不注日期的引用文件，其最新版本适用于本标准。

GB 9706.10—1997　医用电器设备　第二部分：治疗X射线发生装置安全专用要求。

GB 9706.12—1997　医用电器设备　第一部分：安全通用要求　三并列标准：诊断X射线设备辐射防护通用要求。

3 总则

3.1 医用X射线治疗必须遵循放射防护基本原则，要求照射正当化，辐射防护最优化，并使工作者和公众的受照不超过规定的剂量限值；患者所受的医疗照射，应遵循实践的正当性和防护的最优化原则。

3.2 医用X射线治疗必须采取安全措施，尽可能减少或避免导致重大照射事件的发生及不良后果。

4 治疗机防护性能的技术要求

4.1 治疗机泄漏辐射的限制

4.1.1 治疗状态下，X射线源组件的泄漏辐射应按表1控制。

4.1.2 非治疗状态下，X射线源组件的泄漏辐射和非有用辐射的控制值

当X射线源处于以手动中断治疗而X射线管高压仍通电，或预定的治疗终止且X射线管高压断电的非治疗状态时，自中断或终止辐射束发射后5 s开始，空气比释动能率控制值：在距X射线管焦点1 m(包括治疗束方向)处，不得超过0.02 mGy/h；在距X射线源组件表面50 mm处，不得超过0.2 mGy/h。

表1 治疗状态下X射线源组件[1)]泄漏辐射控制值

X射线管额定电压/kV	空气比释动能率控制值/(mGy/h)
＞150	距源组件表面50 mm　300
	距X射线管焦点1 m　10
≤150	距X射线管焦点1 m　1
≤50[2)]	距源组件表面50 mm　1

注：1) X射线源组件包括固定安装在X射线管套上的限束器；

2) 适于可手持的治疗机。

4.1.3 可卸式限束器的泄漏辐射控制水平

可卸式限束器仅指直接与 X 射线管组件连接但可拆卸的集光筒或可调限束器的整体固定部分。在可卸式限束器出口照射野全屏蔽条件下，限束器照射野外的相对空气比释动能率不得超过表 2 的控制水平。

表 2 可卸限束器的相对泄漏辐射控制水平

限束器出线口处屏蔽铅板的尺寸为照射野横（纵）向相应尺寸的倍数	可卸限束器的相对泄漏辐射[1]控制水平/%
1.5 倍	0.5
1.1 倍	2
注：[1] 在距铅板边缘 20 mm 以外任何位置的最大空气比释动能率占同一平面上无铅板时射线束中点处空气比释动能率的百分数。	

4.1.4 除 X 射线源组件外其余部件的泄漏辐射控制值

除 X 射线源组件外，距 X 射线机的任一部件表面 50 mm 的任何位置上，空气比释动能率不得超过 0.02 mGy/h。

4.2 与有用线束辐射输出量相关的技术要求

4.2.1 累积辐射输出量的重复性

照射野内有用线束累积空气比释动能的重复性应不大于 5%（X 射线管电压≤150 kV）和 3%（X 射线管电压＞150 kV）。

4.2.2 累积辐射输出量的线性

照射野内有用线束累积空气比释动能的非线性应不大于 5%。

4.3 治疗机控制台

控制台应具有下列安全控制设备：

（1） 主电源锁。

（2） 预置的照射条件的确认设备。

（3） 在确认照射条件无误后启动照射的设备。

（4） 在紧急情况下中断照射的设备。

（5） 辐射安全与联锁装置（详见第 4.5 条）。

4.4 计时器和剂量监测仪

治疗机的计时器和剂量监测仪，应能防止自动终止照射的意外故障，其要求如下：

（1） 当治疗机同时设有计时器（两台）或剂量监测仪（两台）时，必须以并列或主/次组合方式配置。其中每一台必须能够独立终止照射。

（2） 当达到预置值时，并列组合的两套系统或主/次组合的主系统必须终止照射。因主次组合的主系统故障未终止照射并超过了预置值的 10%，或计时器超过 0.1 min，或剂量监测仪在相应标称距离处的吸收剂量超过 0.1 Gy 时，次级系统必须立即终止照射。

4.5 辐射安全与联锁要求

4.5.1 治疗机必须具有安全设备，当出现第 4.5.2～4.5.5 条中任何一项错误或故障时，能中断照射，并有相应故障显示。

4.5.2 对 X 射线源组件移动设备故障的保护

治疗机照射时，X 射线源组件相对患者的移动设备在执行预置的移动指令过程中，受到卡、阻或发生其他移动故障时，应由保护设备强制自动中断照射。

4.5.3 防止 X 射线管通电时误照射

此项设备可以是辐射吸收部件（如快门），其工作应当：

（1） 若吸收部件工作不正常，不可能使 X 射线管通电。

(2) 当X射线管通电时,吸收部件出现故障应导致X射线管断电。

(3) 当辐射束停止发射时,吸收部件应工作到位。

4.5.4 防止组合照射条件误置时误照射

组合照射条件包括X射线管电压、X射线管电流、固定与附加过滤、限束器(可调限束器或集光筒),以及X射线源组件移动设备等与病人治疗相关的诸照射条件的组合。

控制台设置的组合照射条件有下列情况之一时,治疗机不能输出辐射:

(1) 没有按治疗计划预置。

(2) 预置超过了设备的性能指标。

(3) 预置条件不正确(如过滤器、限束器安放位置不当或安放方向错误)。

(4) 当组合照射条件能够在治疗室内和治疗室外的控制台设置时,控制台的设置与机旁的设置不一致。

(5) 预置未经控制台确认检验。

4.5.5 防止人员误入治疗室

治疗室的防护门必须与治疗机的工作状态联锁,只有关闭治疗室门时才能照射;在治疗机照射状态下意外开启防护门则中断照射。应当采取预防措施,防止照射中意外开启防护门,且此时在控制台应有相应显示。

4.6 辐射束发射的启动与中止

(1) 正常情况下,必须按顺序设置第4.5.4条所述的组合条件,并经控制台确认验证设置无误时,由"启动"键启动照射。在完成预置的照射后自动终止照射。

(2) 正常情况下,再次发射辐射束,必须按上述步骤重新设置与操作。

(3) 在异常情况下,由第4.5条的安全设备中断照射。此时,必须在排除故障并在控制台"复原"后才可由"启动"键启动照射,继续完成原预置的照射;或者在重新设置后才能再次启动照射。

4.7 手持治疗机的特殊要求

(1) 治疗机的X射线管标称电压不得大于50 kV。

(2) X射线管组件除手持外还应有其他的固定方法。

(3) 只能由手持X射线管组件的工作人员控制X射线管的通电。

(4) 必须具有表征X射线管通电的声响和灯光警告信号。

(5) 治疗机必须配备个人防护用帽子、手套和围裙,其对X射线的衰减不小于0.25 mm铅当量,并在随机文件中给出提醒操作者使用这些防护用品的要求。

4.8 部件规格标识和随机文件

4.8.1 部件规格标识

治疗机及其部件必须具有牢固、清晰易认的下列标识:

(1) 在X射线源组件表面,标识出焦点的位置和固定过滤的材料与厚度。

(2) 可卸附加过滤器的材料、厚度、插入方向标记及插入后的工作状态指示。

(3) 治疗束集光筒远端出口照射野的标称尺寸和焦点到远端的距离。

(4) 可调限束器照射野的尺寸和标称焦皮距的指示。

(5) 防护设备辅件对X射线衰减的当量厚度或衰减因子。

4.8.2 随机文件

治疗机的随机文件必须符合GB 9706.10的要求。

4.9 照射野及其他

照射野及其他应符合GB 9706.12中可适用的辐射防护通用要求。

5 治疗室的防护要求

5.1 治疗室的设置必须充分考虑周围地区与人员的安全,一般可以设在建筑物底层的一端。50 kV以上治疗机的治疗室必须与控制室分开。治疗室一般应不小于 24 m^2。室内不得放置与治疗无关的杂物。

5.2　治疗室有用线束照射方向的墙壁按主射线屏蔽要求设计，其余方向的建筑物按漏射线及散射线屏蔽要求设计。

5.3　治疗室必须有观察治疗的设备(如工业电视或观察窗)。观察窗应设置在非有用线束方向的墙上，并具有同侧墙的屏蔽效果。

5.4　治疗室内的适宜位置，应装设供紧急情况使用的强制中止辐照的设备。

5.5　治疗室门的设置应避开有用线束的照射。无迷道的治疗室门必须与同侧墙具有等同的屏蔽效果。

5.6　治疗室内门旁应有可供应急开启治疗室门的部件。

5.7　治疗室门必须安装第 4.5.5 条联锁设备，门外近处应有醒目的照射状态指示灯和电离辐射警告标志。

5.8　治疗室要保持良好的通风。电缆、管道等穿过治疗室墙面的孔道应避开有用线束及人员经常驻留的控制台，并采用弧状孔、曲路或地沟。

6　实施放射治疗的防护要求

6.1　放射治疗的正当性要求

放射治疗必须建立处方管理制度，只有具有资格的处方医师才可申请 X 射线治疗。处方医师必须根据病人状况进行 X 射线治疗的正当性分析与判断，避免不正当的 X 射线治疗。

6.2　优化治疗计划

6.2.1　在对计划照射的靶体积施以所需要的剂量的同时，应使正常组织在放射治疗期间所受到的照射保持在可合理达到的尽量低的水平。

6.2.2　优化治疗计划应当包括：分析病人已进行过的放射与非放射治疗；按照病灶条件拟定单照射野或叠加照射野及每个照射野给与病灶组织的剂量；治疗照射条件的选取；采取屏蔽及合理计划照射的措施保护患者的正常组织与重要器官。

6.3　防护安全操作要求

(1)　操作者必须熟练掌握并严格执行操作规程。重要的安全操作内容必须在治疗机控制室醒目悬挂。

(2)　放射治疗操作者必须佩带个人剂量计。治疗过程中，操作者必须始终监视着控制台和患者，并及时排除意外情况。

(3)　操作者不得擅自拆除辐射安全与联锁设备。当维修需要时，必须经过负责人员同意，并在控制台醒目告示治疗机正在维修。维修后及时恢复安全与联锁设备，检验其控制功能正常，并经负责人员确认后才可进行放射治疗照射。

(4)　50 kV 以上治疗机照射时，除患者外，治疗室内不应有其他人员滞留。

(5)　使用 50 kV 以下手持治疗机时，操作者必须穿戴防护手套和不小于 0.25 mm 铅当量的围裙，并尽可能远离治疗机的 X 射线管组件。

6.4　质量保证的一般要求

6.4.1　放射治疗应配备相应的治疗医师、物理师、技术员等有资格的人员。

6.4.2　放射治疗应建立质量保证管理组织和制定质量保证大纲，建立对实施治疗计划的核查制度，完好地保存治疗记录。

6.4.3　放射治疗必须经常、定期核查治疗机的辐射输出量，保障患者靶区组织所接受的吸收剂量与处方剂量之间的偏差不大于 5%。

6.5　治疗机质量控制检测要求

6.5.1　每日放射治疗前，应检验照射的启动、终止及其相应的照射状态显示以及治疗室门联锁。

6.5.2 治疗单位每周应对治疗机组合照射条件(第 4.5.4 条)和紧急中断照射设备[第 4.3(4)条和第 5.4 条]进行实验检查;用放射治疗剂量测量仪检验辐射输出量。

6.5.3 治疗机生产厂的型式试验和管理部门对定型产品的检验按 GB 9706.10 和本标准的全部要求进行检验。

6.5.4 用户验收检验和管理部门对使用中的治疗机的年度检验除进行第 6.5.1 条和第 6.5.2 条检验外,应对辐射输出量的重复性、线性和治疗机的泄漏辐射(每两年一次)进行检验。检验方法见第 7 章。此外,对第 4.5.2 条和第 4.5.3 条安全联锁应进行模拟实验核查。

6.5.5 治疗机更换 X 射线管或其他大修后,维修部门、用户和管理部门应对影响到的治疗机性能指标进行相应的检验。

7 检验方法

7.1 治疗机泄漏辐射检验

7.1.1 检测条件与要求

(1) 必须在随机文件给定的治疗机性能指标范围内能导致最大泄漏辐射的条件下(即额定 X 射线管电压和相应的最大管电流)进行检测。检测结果扣除预先测定的本底值,并按国家法定计量检定部门定期校准的系数校正为以“mGy/h”为单位的空气比释动能率。

(2) 检测仪表的能量响应和测读范围应能满足相应测量的要求。仪表的基本误差应小于 15%,检测的扩展不确定度应小于 30%。

(3) 距 X 射线管焦点 1 m 位置上的检测,必须在与 X 射线束中心轴垂直的测量平面上长轴线度不大于 20 cm 的 100 cm^2 面积上取平均值。

(4) 在第 4.1 条中,距相应边界 20 mm 和 50 mm 的检测,必须在与 X 射线束中心轴垂直的测量平面上长轴线度不大于 4 cm 的 10 cm^2 面积上取平均值。在检测仪表实际达不到所要求的位置时,可以在尽可能接近所要求的距离上进行检测,并将其作为所要求位置的结果。

7.1.2 治疗状态下 X 射线源组件的泄漏辐射

(1) X 射线管套的辐射束出口必须严密覆盖屏蔽体,其厚度应对有用线束轴上的空气比释动能率具有不少于 10^6 的衰减,其几何尺寸不得超过辐射束边界外 5 mm。

(2) 检测点应当包括:以 X 射线管焦点为中心,有用线束中心轴、X 射线管长轴、与此二轴垂直的轴组成三维坐标体系,每两条轴线之间的夹角为 0°、45°、90°、135°、180°、225°、270°、315°的方向上,相应第 4.1.1 条中表 1 规定的位置。

(3) 照射条件同第 7.1.1(1)条。检测可以采用直接剂量率测读或由计时累积剂量计算。直接测读应使用可在远距离测读的剂量率仪表。累积剂量可以使用热释光剂量计或积分剂量计。

(4) 评价标准:见第 4.1.1 条中表 1。

7.1.3 非治疗状态下 X 射线源组件的泄漏辐射和非有用辐射

(1) 治疗机在第 7.1.1(1)条的条件下照射,在终止照射后迅速在第 4.1.2 条规定的位置以空气比释动能巡测仪表直接测读。

(2) 评价标准:见第 4.1.2 条。

7.1.4 可卸式限束器的泄漏辐射

(1) 对与治疗机配套的所有可卸式限束器逐一检验。

(2) 对可调限束器,测量应在照射野各规定的调节位置上进行。

(3) 卸下限束器远端的透辐射曲面端盖,并将限束器直接接到 X 射线管组件上。

(4) 在与第 7.1.1(1)条相应并具有规定的最大衰减过滤的照射条件下检测。

(5) 在限束器远端出口处照射野几何中心位置,测量空气比释动能率。测量方法同第 7.1.2(3)条。

（6） 以对有用线束中心轴上的空气比释动能率具有不少于 10^4 衰减的平整铅板严密覆盖限束器出口。铅板的形状与出口处照射野的形状相同，几何尺寸符合第 4.1.3 条表 2 的要求。

（7） 在第 4.1.3 条表 2 要求的铅板的外侧平面上，距铅板边缘 20 mm 处，以热释光剂量计检测限束器的泄漏辐射，计算检测点的泄漏辐射空气比释动能率。对于圆形限束器均匀选取八个检测点。对于矩形限束器，沿每条边选取相应边线长度 1/4、1/2、3/4 位置的三个检测点。

（8） 计算本条(7)与(5)的比值，按第 4.1.3 条表 2 评价。

7.1.5 除 X 射线源组件外其余部件的辐射

（1） 其余部件通常指高压发生器。

（2） 照射条件同第 7.1.1(1)条。以空气比释动能率巡测仪在第 4.1.4 条要求的位置直接扫描测量。

（3） 评价标准见第 4.1.4 条。

7.2 累积辐射输出量的重复性、线性检验

7.2.1 检测条件与要求

（1） 通用实验条件同 GB 9706.10 第 50.101 条。

（2） 检验用的电离室剂量计应符合工作级剂量计的要求。

（3） 所有的检测结果都必须扣除预先测读的本底值。除相对测量而外，检测结果都必须按检测时刻电离室所在位置的环境温度与大气压强校正至标准条件(20 ℃，101.3 kPa)，并按国家法定计量检定部门定期刻度的系数转换为相应“SI”单位的量值。测定的不确定度应小于 3%。

7.2.2 生产厂型式试验

检验方法与评价同 GB 9706.10—1997 第 50.2 条和第 50.101～50.104 条。

7.2.3 其他验收检验和状态检验

在电源电压为 220 V 的 99%～101%和最常用的限束器及总过滤(固有过滤与附加过滤的总和)的条件下，按下述方法检验累积辐射输出的重复性和线性。

（1） 在额定 X 射线管电压条件下测量累积照射达到 0.2 满度值的读数。重复测量 10 次。计算前五次测读的平均值 $\overline{K}_1$ 和十次测读值 K_{1j} 的平均值 K_{10} 及其相对标准偏差 C_v。

$$C_v = \frac{1}{K_{10}}\left[\sum_{j=1}^{10}\frac{(K_{1j}-K_{10})^2}{9}\right]^{\frac{1}{2}} \qquad\cdots\cdots(1)$$

（2） 额定 X 射线管电压条件下，测量累积照射达到 0.05 满度值的读数，重复测读 5 次，计算平均值 $\overline{K}_2$。

（3） 在 X 射线管电压为“较低值”(即 50%额定值或规定的最低值，取二者中较高的)时，测量累积照射达到 0.05 满度值和 0.2 满度值的读数。重复测读 5 次，计算平均值 $\overline{K}_3$ 和 $\overline{K}_4$。

（4） 计算上述测读均值 $\overline{K}_i$ 与预置值 Q_i 的比值 M_i：

$$M_i = \frac{\overline{K}_i}{Q_i} \qquad\cdots\cdots(2)$$

（5） 累积辐射输出重复性实验的评价标准：相对标准偏差 C_v 不超过：

0.03—对于额定 X 射线管电压大于 150 kV 的治疗机；

0.05—对于额定 X 射线管电压不大于 150 kV 的治疗机。

（6） 累积辐射输出线性检验的评价标准：

$|M_1-M_2| \leqslant 0.025\,|M_1+M_2|$ 且

$|M_3-M_4| \leqslant 0.025\,|M_3+M_4|$

ICS 13.100
C 57

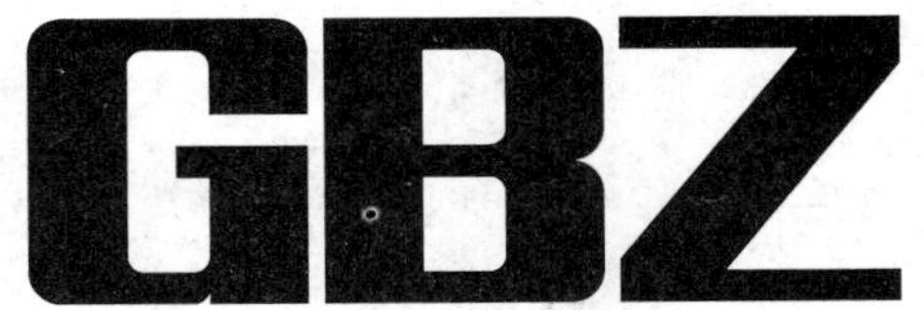

中华人民共和国国家职业卫生标准

GBZ 132—2008
代替 GBZ 132—2002

工业γ射线探伤放射防护标准

Radiological protection standards for industrial gamma-radiography

2008-03-12 发布 2008-10-01 实施

中华人民共和国卫生部 发布

前　言

根据《中华人民共和国职业病防治法》制定本标准。

本标准代替 GBZ 132—2002《工业 γ 射线探伤卫生防护标准》，自本标准实施之日起，GBZ 132—2002 同时废止。

本标准在修订中参考了德国工业标准 DIN 54115-1Bb1.1：2006-01《固定式和移动式 γ 照相设备的处理；控制区的估算》、国际原子能机构安全报告丛书第 13 号《工业照相中的放射防护与安全》(1999)等标准的内容。

本标准与 GBZ 132—2002 相比，主要修改如下：

——修订了现场探伤作业中工作区域的划分，控制区边界剂量率控制值从 40 $\mu Sv\cdot h^{-1}$ 修订为 15 $\mu Sv\cdot h^{-1}$；

——增加了固定探伤室外的剂量约束值；

——增加了电动控制放射源传输的探伤机应具有联锁插口条款；

——探伤的放射防护要求改以通用要求加上固定式和移动式探伤的附加要求来表述；

——增加了移动探伤作业前、后的放射防护技术要求，以及对管线爬行探伤和水下探伤的特殊要求；

——增加了放射源或源容器储存、移动和运输的要求；

——增加了 γ 探伤装置的维修保养和换源要求；

——增加了事故应急要求；

——细化了放射防护监测的内容；

——删除了原附录 A。将原附录 B 改为附录 C 并对其进行了修订；

——增加了附录 A、附录 B、附录 D。

本标准的附录 A、附录 B、附录 C 和附录 D 均是资料性附录。

本标准由卫生部放射卫生防护标准专业委员会提出。

本标准由中华人民共和国卫生部批准。

本标准起草单位：山东省医学科学院放射医学研究所。

本标准主要起草人：邓大平、卢峰、朱建国、赵艳敏、樊树明、王林超、陈英民、宋钢、李海亮、毕明卫、陆向社。

本标准所代替标准的历次版本发布情况为：

——GB 18465—2001；

——GBZ 132—2002。

工业 γ 射线探伤放射防护标准

1 范围

本标准规定了工业 γ 射线探伤机的防护性能及探伤作业中的防护、监测以及事故应急等要求。

本标准适用于工业 γ 射线探伤机的生产与使用。

2 规范性引用文件

下列文件中的条款通过本标准的引用成为本标准的条款。凡是注日期的引用文件，其随后所有的修改单(不包括勘误的内容)或修订版均不适用于本标准，然而，鼓励根据本标准达成协议的各方研究是否可使用这些文件的最新版本。凡不注日期的引用文件，其最新版本适用于本标准。

GB 4075 密封放射源 一般要求和分级

GB 11806 放射性物质安全运输规程

GB/T 14058—1993 γ 射线探伤机

GBZ 128 个人外照射监测规范

3 术语和定义

下列术语和定义适用于本标准。

3.1

γ 射线探伤室 gamma-ray defect detecting room

存放 γ 射线探伤机并对物件进行探伤，且具有屏蔽效能的专用照射室。

3.2

固定式探伤 stationary defect detecting

在 γ 射线探伤室内用固定安装的或可有限移动的探伤机进行的工业 γ 射线探伤。

3.3

移动式探伤 mobile defect detecting

在 γ 射线探伤室以外进行的工业 γ 射线探伤。

3.4

换源器 source changer

专用来更换 γ 射线探伤源组件的屏蔽容器。它具有两个贮源孔，旧源从换源器的一个源孔被推进，新源从另一个源孔中被移出。

3.5

管线爬行器 pipe crawler

一种将 γ-探伤源固定在移动机架上，沿管道内爬行移动，对管道焊缝进行放射探伤的装置(参见附录 A)。它由一个驱动马达前进或后退，并利用一个控制源在管道外对其导向和定位。

3.6

控制源 control source

在管道内爬行探伤的过程中，用来对管线爬行器进行导向和定位的密封放射源，它被安装在手持式装置上并被准直，通常用一个低活度的密封 ^{137}Cs 放射源。

3.7

源托 source holder

用以固定或承载源的装置。

4 γ射线探伤机的放射防护性能要求

4.1 源容器应符合 GB/T 14058—1993 中 5.3 的要求，照射容器周围的空气比释动能率不超过表 1 中的数值。

表 1 照射容器周围空气比释动能率控制值

探伤机类别与代号		距容器外表面不同距离处空气比释动能率控制值/(mGy·h^{-1})		
		0 cm	5 cm	100 cm
手提式	P	2	0.5	0.02
移动式	M	2	1	0.05
固定式	F	2	1	0.1

4.2 使用贫化铀做源容器屏蔽材料时，对来自屏蔽材料本身的β射线的防护应符合 GB/T 14058—1993 中 5.3.1 的要求。

4.3 γ射线探伤机的源容器及其中的密封源应有符合 GB/T 14058—1993 中 8.1.1、8.1.2 要求的标志。

4.4 γ射线探伤机的安全锁、联锁装置、源的位置指示等安合装置的性能按 GB/T 14058—1993 中 5.4 要求。

4.5 用电动控制放射源传输的γ射线探伤机应具有与探伤机房门的开关状态联锁的接口。

4.6 源托的安全性应符合 GB/T 14058—1993 中 5.5 要求。

4.7 在满足探伤工作的情况下，放射源传输控制缆和导向缆的长度应尽可能使操作者与放射源之间的距离最大，每次照相后，放射源应能迅速返回源容器的屏蔽位置。装置快门形式参见附录 B。

4.8 探伤机生产厂家应为产品提供通俗易懂的中文说明书，说明书内容通常应包括如下内容或提示：

a) γ射线探伤装置的技术参数和结构性能，可能的潜在危害以及控制这些危害的安全防护措施；
b) 应急参考程序；
c) 常规操作规程；
d) 在探伤过程中进行的放射监测；
e) 内部检查、试验程序和周期；
f) 设备常见故障和处理；
g) 放射源移动、运输、储存和处置程序；
h) 放射源及γ射线探伤装置存放地点、使用记录和人员责任。

5 γ射线探伤的通用防护要求

5.1 应使用为γ探伤设计的专门设备，探伤人员应全面熟悉所用设备，以及操作方法和潜在的问题。

5.2 所用放射源的核素和活度应优化选择，在保证工作人员的剂量符合"合理达到尽可能低的水平"原则(ALARA)的同时，获得足够的诊断信息，应采用先进的成像技术如影像增强屏或快速片屏组合。

5.3 探伤作业人员应佩戴符合审管部门要求的个人剂量计(包括热释光或胶片剂量计和直读式剂量计)，每一个工作小组应至少配备一台具有检验源的便携式剂量仪，并配备能在现场环境条件下被听见、看见或产生震动信号的个人报警剂量仪。

5.4 探伤作业之前，应对探伤机做如下的检查：

a) 检查源容器和源传输管的照射末端是否损伤、磨损或者有污物；
b) 检查螺母和螺丝的紧密程度、螺纹和弹簧是否有损伤；
c) 确认放射源锁紧装置工作正常；
d) 检查控制软轴末端是否有磨损、损坏(磨损标准由厂家提供)，与控制导管是否有效连接；

e） 检查源容器和源导管是否连接牢固；

f） 检查输源导管和控制导管是否有毛刺、破损、扭结；

g） 检查警告标签和源的标志内容是否清晰；

h） 测量紧靠源容器表面的空气比释动能率是否符合本标准4.1的要求，并确认放射源处于屏蔽状态。如发现以上情况与正常状态不一致，应在更换或维修设备后投入使用。

5.5 工作完毕离开现场前，探伤人员应对探伤装置进行目测检查，确认设备没有被损坏。应用可靠的放射检测仪器对探伤机进行检测确认放射源回到源容器的屏蔽位置。

6 固定式探伤的附加要求

6.1 探伤室屏蔽要求

γ射线探伤室的屏蔽墙厚度应充分考虑直射、散射和屏蔽物材料和结构等各种因素。在进行屏蔽墙设计时剂量约束值可取为 $0.1\ mSv \cdot a^{-1} \sim 0.3\ mSv \cdot a^{-1}$，并要求探伤室屏蔽墙外30 cm处空气比释动能率不大于 $2.5\ \mu Gy \cdot h^{-1}$，无迷路探伤室门的防护性能应与同侧墙的防护性能相同。

6.2 安全设施要求

6.2.1 应安装门-机联锁装置和工作指示灯；探伤室门入口处必须有固定的电离辐射警告标志；探伤室入口处及被探物件出入口处必须设置声光报警装置，该装置在γ射线探伤机工作时应自动接通以给出声光警示信号。

6.2.2 应在屏蔽墙内外合适位置上设置紧急停止按钮，并给出清晰的标记和说明。

6.2.3 应配置固定式辐射检测系统，并与门-机联锁相联系。同时配置便携式辐射测量仪和个人剂量报警仪。

6.2.4 辐射安全装置检查

应定期对探伤室的探伤室防护门-机联锁装置、紧急停止按钮、出束信号指示灯等安全措施进行检查。

6.3 操作要求

6.3.1 工作人员进出探伤室时应佩带个人剂量计、剂量报警仪和便携式剂量测量仪。

6.3.2 每次工作前，探伤作业人员应检查安全装置、联锁装置的性能及警告信号、标志的状态。只有确认探伤室内无人且门已关闭、所有安全装置起作用并给出启动信号后才能启动照射。

7 移动式探伤的附加要求

7.1 现场探伤作业应使用合适的准直器并充分考虑γ射线探伤机和被检物体的距离、照射方向、时间和现场屏蔽等条件。

7.2 探伤作业开始前应备齐下列防护相关物品，并使其处于正常状态：

a） 便携式放射检测仪器和个人剂量计、剂量报警仪；

b） 导向管、控制缆和遥控；

c） 准直器和局部屏蔽；

d） 现场屏蔽物；

e） 警告提示和信号；

f） 应急箱，包括放射源的远距离处理工具；

g） 其他辅助设备，例如：夹钳和定位辅助设施。

7.3 进行探伤作业前，应先将工作场所划分为控制区和监督区。

7.3.1 控制区边界外空气比释动能率应低于 $15\ \mu Gy \cdot h^{-1}$。控制区距离的估算方法可参见附录C。

7.3.2 在控制区边界上用现存的结构如墙、暂时的屏障或绳索、带子制作的警戒线等围住控制区。

7.3.3 在控制区边界上合适的位置设置电离辐射警告标志并悬挂清晰可见的“禁止进入放射工作场

所”标牌。

7.3.4 探伤作业期间应安排人员对控制区边界进行巡逻,未经许可人员不得进入边界内。

7.3.5 探伤作业期间还应对控制区边界上代表点的剂量率进行检测,尤其是探伤的位置在此方向或者辐射束的方向发生改变时,如有必要可调整控制区的边界。

7.3.6 监督区位于控制区外,允许与探伤相关的人员在此区活动,培训人员或探访者也可进入该区域。其外边界空气比释动能率应不大于 2.5 μSv·h^{-1},边界处应有电离辐射警告标志标牌,公众不得进入该区域。

7.4 控制放射源传输的地点应尽可能设置于控制区外,同时应保证操作人员之间有效的交流。

7.5 对管线爬行探伤的特殊要求

7.5.1 管线爬行器工作期间应给出在嘈杂环境中能被听到和看到的警告信号。

7.5.2 爬行器在管线内照射时,应围绕管道设置控制区和监督区。

7.5.3 应对控制源进行严格定位,防止其启动无计划的照射。

7.5.4 在管线爬行器不能自动来回,需要人工找回之前,应确保爬行器不发射射线,必要时还应配备呼吸防护设备。

7.5.5 爬行器的放射源处在关闭状态时,在能接近的管道周围产生的比释动能率不应超过 100 μSv·h^{-1}。

7.6 对水下 γ 探伤的特殊要求

7.6.1 应对潜水员进行适当的专业培训。

7.6.2 探伤机入水之前,应确保控制机构、导向管和照射容器紧密连接,检查连接点确认连接牢固,放射源组装体处于安全位置。

7.6.3 在照射容器上设置浮漂和应急定位装置(如闪光灯)。

7.6.4 所有设备,包括测量仪器应设计为能在水下应用。

8 放射源的安全

8.1 放射源的选用和退役

8.1.1 按 GB 4075 选定密封源的级别。对于工业 γ 探伤,无保护的密封源为 43515 级、装置中源为 43313 级。

8.1.2 退役或不用的放射源按照事先达成的协议退还给设备制造商或其他经授权的废物管理单位进行处置,并有详细的记录归档保存。

8.2 放射源的储存和领用

8.2.1 探伤使用单位应设立专用的放射源(或带源的探伤装置)的储存库。储存库应为单独的建筑,不能和爆炸物品、腐蚀性物品一起存放。储存库的相应位置设置电离辐射警告标志。源容器出入源库时应进行监测并有详细记录。

8.2.2 工作间歇临时储存含源源容器或放射源、控制源,应在专用的储存设施内贮存。放射源储存设施应能做到:

a) 严格限制对周围人员的照射、防止放射源被盗或损坏,并能防止非授权人员采取任何损伤自己或公众的行动,储存设施外应有警告提示;

b) 应能在常规环境条件下使用,结构上防火,远离腐蚀性和爆炸性等危险因素;

c) 如其外表面能接近公众,其屏蔽应能使设施外表面的空气比释动能率小于 2.5 μSv·h^{-1}或者审管部门批准的水平;

d) 门应保持在锁紧状态,钥匙仅由授权人员掌管;

e) 定期检查物品清单,确认探伤源、源容器和控制源的存放地点。

8.2.3 储存要求按国家有关规定执行。

8.2.4 探伤使用单位应设立放射源管理组织,制定领用及交还制度,建立放射源领用台账,明确放射源的流向,并有专人负责。

8.2.5 领用含放射源的源容器或照射容器或连同源与容器的探伤装置时,进行放射性水平测量,确认放射源在源容器或照射容器内。工作完毕交还时,再进行放射性水平测量,确认放射源在其中,并将放射源及其容器放回原储存坑存放。装置的领用和交还都应有详细的登记。

8.3 放射源和照射装置的运输和移动

8.3.1 放射源的货运运输要求按 GB 11806 有关规定执行,应满足 A 类与 B 类运输货包要求。

8.3.2 在公路上运送照射装置时,司机和车辆应符合国家和国际对其有关的要求。

8.3.3 照射装置应置于储存设施内运输,只有在合适的容器内正确锁紧并取出钥匙后方能移动。

8.3.4 在工作地点移动时应使用小型车辆或手推车,使照射装置处于人员监视之下。

9 γ探伤装置的维修保养和换源

9.1 定期对γ探伤装置中涉及放射防护的部件进行检查维护,发现问题及时维修。

9.2 维修γ探伤装置时,应将放射源倒入换源器后进行。

9.3 应经常对γ探伤装置的控制组件包括摇柄、输源导管进行润滑擦洗,齿轮应经常添加润滑剂。经常对输源管接头进行擦洗,避免灰尘和砂粒。

9.4 放射源的更换应在控制区内,由授权人员进行。

10 事故应急要求

10.1 γ探伤应用单位应成立应急组织,并明确参与应急准备与响应的每个人、小组或组织的角色和责任。

10.2 γ探伤应用单位应制定出合适的应急预案及其中必要的应急程序,应急预案和程序应简单、容易理解且尽可能减少源对附近人员的照射。应指明需要采取的应急行动及其主要特征和必需物品。

10.3 应急程序中应确定参与应急响应的人员,如辐射防护负责人、审管机构、临床医生、制造商、应急服务组织、合格专家和其他人员,并包括其姓名、电话号码等必要信息。

10.4 应制定应急计划培训、演习计划,定期对人员进行培训和演习,提高执行应急程序的能力。

10.5 γ探伤应用单位应保证对外联络畅通,以确保与公安、消防和医学救治部门的联络。

10.6 γ探伤应用单位应配备适当的应急响应设备,参见附录 D。

11 放射防护监测要求

11.1 型式试验和出厂检验

生产厂家应按 GB/T 14058—1993 和本标准第 4 章的要求进行型式试验和出厂检验。

11.2 γ射线探伤机的验收检验

11.2.1 检验方法和结果评定

对使用单位新进的γ射线探伤机按本标准第 4 章的放射防护性能要求对γ射线探伤机进行验收检验,其中 4.1 要求的屏蔽效果试验方法应按 GB/T 14058—1993 中 6.1 进行,其结果应符合本标准 4.1 的要求。

11.2.2 检验周期

每次新进γ射线探伤机和设备大修或换源后进行一次。新投入使用的工业γ射线探伤机应由有资质的放射卫生技术服务机构进行验收检验。

11.3 探伤机的防护性能常规检验

11.3.1 检验方法及结果评定

γ射线探伤机防护性能的常规检验方法按 GB/T 14058—1993 的要求进行,结果评定按本标准 4.1

的要求。

11.3.2 检验周期

使用单位应经常对安全装置的性能进行检测，并委托有资质的机构每年对γ探伤机进行一次常规检验。

探伤机移动后，必须用相应仪器进行安全装置的性能检测。

11.4 密封放射源的泄漏检验

11.4.1 检验方法

用滤纸或软质材料沾取5% EDTA-Na_2溶液或其他去污剂擦拭密封导向管内壁，测量擦拭物有无放射性，如有明显增高(例如20 Bq)，应将放射源送回生产厂家进一步检验。

11.4.2 监测周期

每年对探伤机放射源传输管道进行放射性污染检测，检查密封放射源的密封性能。

11.5 γ射线探伤室周围辐射水平的监测

11.5.1 周围辐射水平巡测

用便携式辐射测量仪巡测探伤室墙壁外30 cm处的剂量率水平。巡测范围应根据探伤室设计特点、照射方向及建造中可能出现的问题决定。探伤室四面屏蔽墙外及楼上如有人员活动的可能，应巡测墙上不同位置及门外30 cm门四周的辐射水平。

11.5.2 定点监测

a) 探伤室门外30 cm离地面高度为1 m处，测门的左、中、右侧3个点和门缝四周；

b) 探伤室墙外或邻室墙外30 cm离地面高度为1 m处，每个墙面至少测3个点；

c) 人员可能到达的探伤室屋顶上方1 m处，至少包括主射束到达范围的5个监测点；

d) 人员经常活动的位置。

11.5.3 结果评定

上述测量位置空气比释动能率不大于2.5 $\mu Gy \cdot h^{-1}$。

11.5.4 监测周期

探伤室启用前必须进行上述检测，合格后方能使用。

每年进行一次操作场所及探伤室邻近区域的辐射水平测量，并根据测量结果提出评价或改进意见。

当放射源的活度增加时，应重新测量上述辐射水平，并根据测量结果做出合适的改进。

11.6 移动探伤控制区、监督区边界剂量率的监测

11.6.1 监测方法及结果评定

在探伤机处于照射状态，用便携式辐射测量仪从探伤位置四周由远及近测量空气辐射剂量率，直到15 $\mu Gy \cdot h^{-1}$为控制区边界，到2.5 $\mu Gy \cdot h^{-1}$为监督区边界。收回放射源至屏蔽位置后，在探伤位置四周以该剂量的等剂量线为基础，确定控制区边界和监督区边界。

11.6.2 监测周期

每次移动探伤作业前，凡属下列情况之一应由有资质的放射卫生技术服务机构进行此项监测：

a) 新开展现场γ射线探伤的单位；

b) 每年抽检一次；

c) 在居民区进行的现场探伤；

d) 发现个人季度剂量(3个月)可能超过5 mSv。

11.7 放射工作人员的个人监测

11.7.1 γ射线探伤作业人员(包括维修人员)，应按照GBZ 128的要求进行个人外照射监测。

11.7.2 对作业人员进行涉源应急处理时还应进行应急剂量监测，并按规定格式记入个人剂量档案中。

11.7.3 使用单位防护负责人应事先制定人员受照的调查水平，当作业人员受到的照射超过此水平时应通知防护负责人。

附　录　A
（资料性附录）
管线爬行探伤装置

A.1　管线爬行探伤装置见图 A.1。

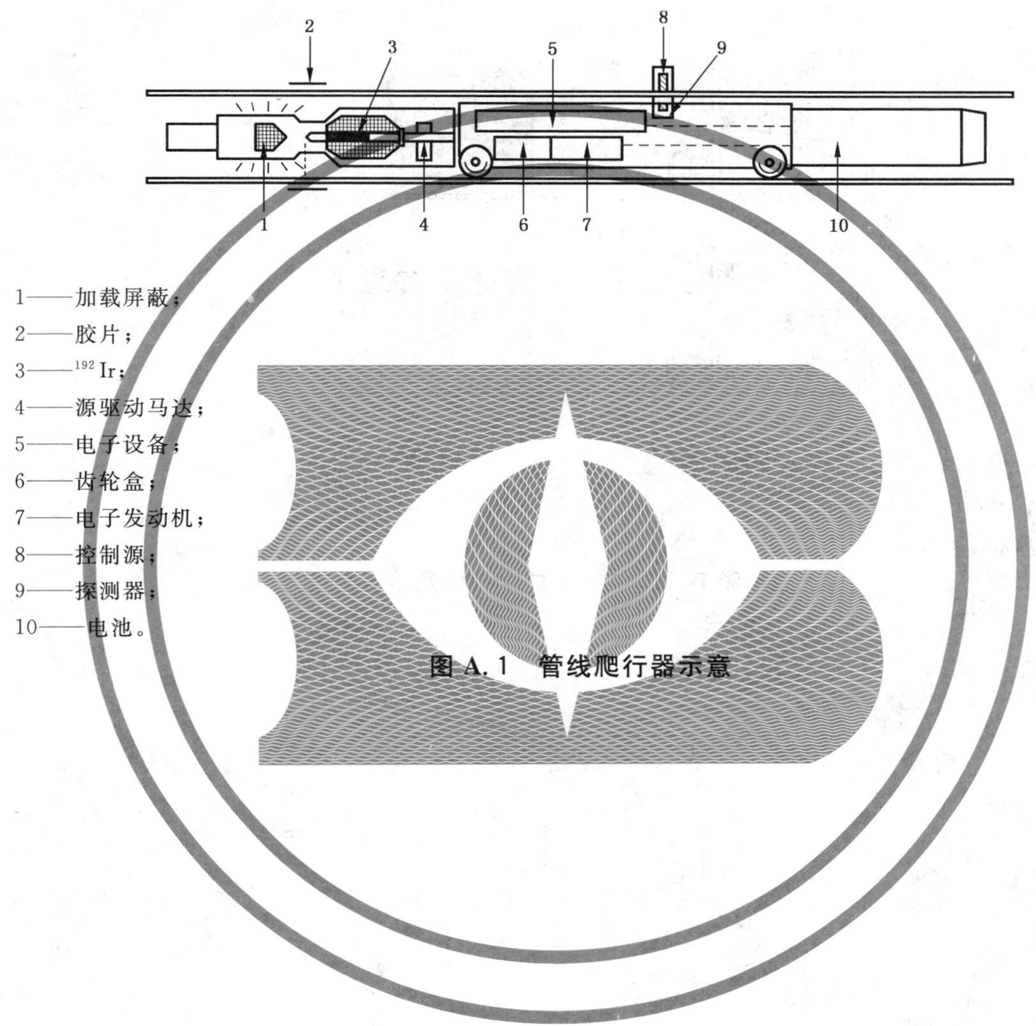

1——加载屏蔽；
2——胶片；
3——^{192}Ir；
4——源驱动马达；
5——电子设备；
6——齿轮盒；
7——电子发动机；
8——控制源；
9——探测器；
10——电池。

图 A.1　管线爬行器示意

附 录 B
（资料性附录）
探伤机快门形式示意图

B.1 探伤机快门形式示意图见图 B.1 和图 B.2。

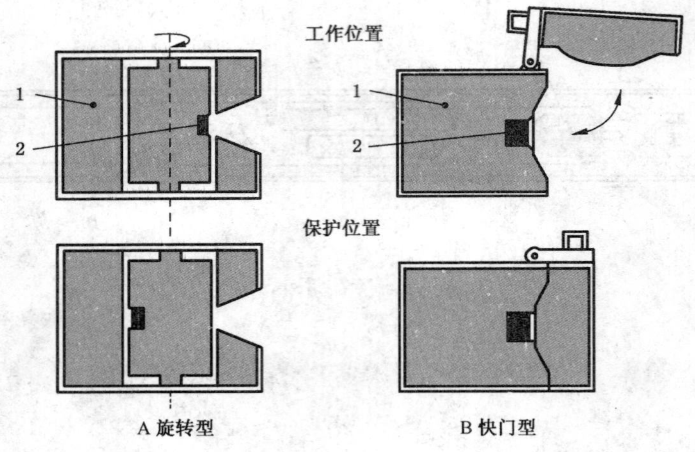

1——照射容器；
2——密封放射源。

图 B.1 非投射式照射装置

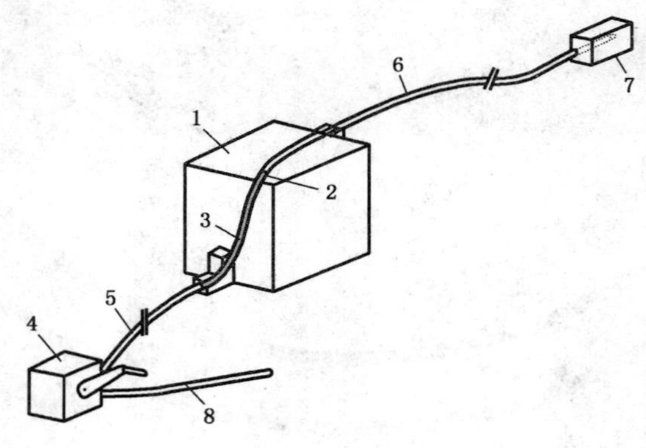

1——照射容器；
2——密封放射源；
3——源托；
4——遥控装置；
5——控制缆和导管；
6——投射管（导向管）；
7——照射头；
8——预备管。

图 B.2 投射式放射照相装置

附　录　C
（资料性附录）
控制区距离的估算

C.1　控制区距离概念

根据放射源的 γ 射线向各个方向辐射时的不同情况，应确定三类不同的控制区距离，如图 C.1 所示。

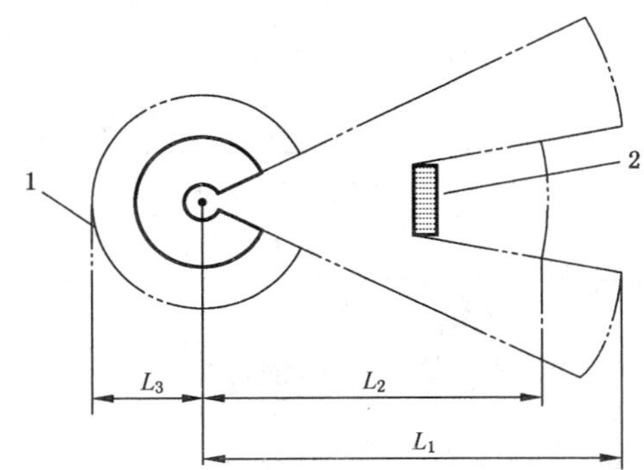

1——源容器屏蔽；

2——探伤对象；

L_1——辐射没有任何衰减时要求的控制区距离；

L_2——有用线束方向，经检测对象屏蔽后要求的控制区距离；

L_3——有用线束方向以外，经源容器或其他屏蔽物屏蔽后要求的控制区距离。

图 C.1　应用屏蔽物的控制区（无比例）

C.2　对于移动探伤，控制区边界的当量剂量率为 15 μSv·h⁻¹，可由如下评定各类控制区距离的大小：

$$L_1 = a_1 \times 1.63 \quad \cdots\cdots(\text{C.1})$$

式中：

a_1——从图 C.2 中查得的数值；

1.63——边界剂量率从 40 $\mu Sv \cdot h^{-1}$ 调整为 15 $\mu Sv \cdot h^{-1}$ 的修正；

L_1——根据 a_1 值经修正后得到的控制区距离值。

L_2 和 L_3 分别由 L_1(m)乘以表 C.2 中不同半值层数相对应的因子而获得（可根据屏蔽物的厚度，除以表 C.1 中相应核素和屏蔽材料的半值层厚度，求出其半值层数，进而从表 C.2 查出相对应的因子）。

表 C.1　不同材料半值层厚度的近似值

屏蔽材料	不同放射源的半值层厚度/mm			
	^{60}Co	^{192}Ir	^{169}Yb	^{75}Se
铝	70	50	27	30
混凝土	70	50	27	30
钢	24	14	8.5	9
铅	13	3	0.8	1
钨	10	2.5	—	—
铀	6	2.3	—	—

表 C.2 用于控制区确定时在有衰减时计算 L_2 和 L_3 的因子

半值层数	因子
0.5	0.9
1	0.7
1.5	0.6
2	0.5
3	0.4
4	0.3
5	0.2
8	0.1
10	0.05
12	0.01

C.3 举例

^{192}Ir,放射性活度 1.85×10^{12} Bq,检测对象为结构钢,厚度 28 mm(2HVL),放射源屏蔽物(照射容器壁)为钨制,厚 25 mm(10 HVL)

L_1:图 C.1 的控制区距离 $L_1=a_1\times1.63=90\times1.63=146.7$(m)

L_2:L_1 乘以表 C.2 的因子:

$$L_2=0.5\times L_1=0.5\times146.7=73.35(\text{m})$$

L_3:L_1 乘以表 C.2 的因子:

$$L_3=0.05\times L_1=0.05\times146.7=7.33(\text{m})$$

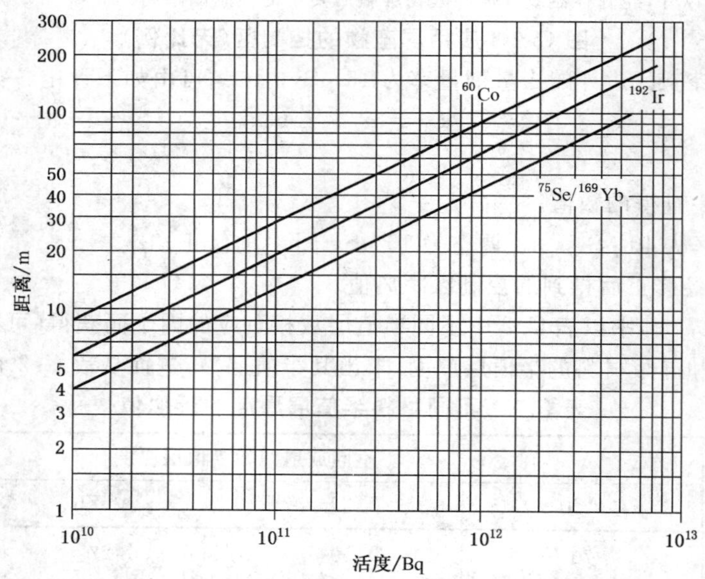

图 C.2 没有衰减时不同活度放射源的 a_1 值
(边界剂量率为 40 μSv·h^{-1}的控制区距离)

附　录　D
（资料性附录）
应急物品配备清单

D.1　放射测量设备

a)　能测量剂量率直到数 $Sv \cdot h^{-1}$ 的宽范围 γ 测量仪；
b)　环境水平测量仪；
c)　污染监测仪或探测器；
d)　测量仪的检验源。

D.2　人员防护设备

a)　应急响应成员直读式剂量仪；
b)　应急响应人员个人剂量计；
c)　防护工装库、套鞋和手套；
d)　急救箱。

D.3　通讯设备

手提无线通讯设备。

D.4　供给

a)　合适的屏蔽物(明显减少辐射，例如：至少两种铅粒包，即，对 ^{192}Ir 源 2 kg，^{60}Co 源 10 kg)；
b)　至少 1.5 m 长的夹钳，适合于处理源组装体；
c)　屏蔽容器；
d)　合适的处理工具；
e)　放射警告标志和标签；
f)　防止设备污染的塑料；
g)　记录簿。

D.5　支持文件

a)　设备操作手册；
b)　分类响应程序；
c)　监测的程序；
d)　人员辐射防护程序。

ICS 13.100
C 57

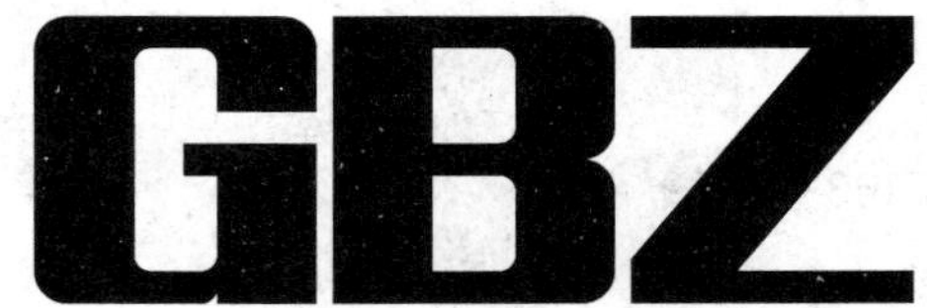

中华人民共和国国家职业卫生标准

GBZ 133—2009
代替 GBZ 133—2002

医用放射性废物的卫生防护管理

Radiological protection management for medical radioactive waste

2009-10-26 发布　　2010-02-01 实施

中华人民共和国卫生部　发布

前　言

根据《中华人民共和国职业病防治法》制定本标准。

本标准的附录A、附录C为推荐性，其余各章和附录B为强制性。

本标准代替GBZ 133—2002《医用放射性废物管理卫生防护标准》。自本标准实施之日起，GBZ 133—2002同时废止。

本标准与GBZ 133—2002相比，主要修改如下：

——在第2章，增加引用标准GB 18871—2002，GBZ 120—2006与GBZ 167—2005；

——在第3章，增加“3.1”清洁解控水平与“3.2”免管废物的术语和定义；

——在第4章，依据GBZ 18871对原标准条文作部分增减或修改；

——在第5～7章，对各类废物处理或排放前增加须经审管部门审核准许等内容；

——在第8章，增加核医学治疗患者死后尸体的管理内容；

——附录B的内容，修改为医用常用放射性核素的清洁解控水平推荐值。

本标准的附录A、附录C是资料性附录，附录B是规范性附录。

本标准由卫生部放射卫生防护标准专业委员会提出。

本标准由中华人民共和国卫生部批准。

本标准起草单位：复旦大学放射医学研究所。

本标准起草人：吴锦海、顾乃谷。

本标准所代替的历次版本发布情况为：

——WS 2—1996，GBZ 133—2002。

医用放射性废物的卫生防护管理

1 范围

本标准规定了对医用放射性废物管理的基本防护、液体废物、固体废物、气载废物、含放射性核素尸体的卫生防护管理要求及废物管理制度。

本标准适用于医学实践中所产生的含有放射性核素或被放射性核素所污染且不再利用的废弃物即医用放射性废物(以下简称放射性废物)的管理。

本标准不适用于经医学应用后被废弃的密封放射源与粒子源的管理。

2 规范性引用文件

下列文件中的条款通过本标准的引用而成为本标准的条款。凡是注日期的引用文件,其随后所有的修改单(不包括勘误的内容)或修订版均不适用于本标准,然而,鼓励根据本标准达成协议的各方研究是否使用这些文件的最新版本。凡是不注日期的引用文件,其最新版本适用于本标准。

GB 9133 放射性废物的分类

GB 18871—2002 电离辐射防护与辐射源安全基本标准

GBZ 120—2006 临床核医学放射卫生防护标准

GBZ 167—2005 放射性污染的物料解控和场址开放的基本要求

3 术语和定义

下列术语和定义适用于本标准。

3.1

清洁解控水平 clearance level

由审管部门规定的、以放射性核素的活度浓度或总活度表示的一种特定值,可以用来判断放射性废物是否可以免管。

3.2

免管废物 exempt waste

因其中放射性核素的活度浓度或总活度低于或等于清洁解控水平,从而可以免除或解除其审管控制的废物。

4 放射性废物管理的基本防护要求

4.1 根据 GB 18871—2002 中 8.5 和 8.6 的原则要求,确定各类放射性废物的处理或处置管理方法。

4.2 放射性废物分类,应根据在医学实践中所产生废物的形态及其中的放射性核素种类、半衰期、活度水平和理化性质等,将放射性废物按 GB 9133 进行分类收集和分别处理。医学常用放射性核素参见附录 A。

4.3 按照清洁解控原则,应区分放射性废物与免管废物,不可混同处理。应力求控制和减少放射性废物产生量。

4.4 如果经审管部门确认或批准,凡放射性核素活度浓度小于或等于附录 B 所示清洁解控水平推荐值的放射性废物,按免管废物处理。

4.5 放射性废物含有多种核素时,按公式(1)来判断该废物是否容许被免管。

$$\sum_{j=1}^{n} \frac{C_j}{C_{j,h}} \leqslant 1 \qquad \cdots\cdots (1)$$

式中：

C_j——放射性核素 j 在该废物中的活度浓度(Bq/g)；

$C_{j,h}$——附录B所示放射性核素 j 的清洁解控水平推荐值(Bq/g)；

n——该废物中所含放射性核素的种类数。

5 液体废物的管理

5.1 放射性废液

5.1.1 使用放射性核素其日等效最大操作量等于或大于 2×10^7 Bq 的临床核医学单位和医学科研机构,应设置有放射性污水池以存放放射性废水直至符合排放要求时方可排放。放射性污水池应合理选址,池底和池壁应坚固、耐酸碱腐蚀和无渗透性,应有防泄漏措施。

5.1.2 产生放射性废液而可不设置放射性污水池的单位,应将仅含短半衰期核素的废液注入专用容器中通常存放10个半衰期后,经审管部门审核准许,可作普通废液处理。对含长半衰期核素的废液,应专门收集存放。

5.1.3 经审管部门确认的下列低放废液可直接排入流量大于10倍排放流量的普通下水道:每月排放总活度或每一次排放活度不超过GB 18871—2002中8.6.2规定的限制要求,且每次排放后用不少于3倍排放量的水进行冲洗,每次排放应作记录并存档。

5.1.4 含放射性核素的有机闪烁废液,应存放在不锈钢或玻璃钢容器内。含放射性核素的有机闪烁液,其活度浓度大于或等于37 Bq/L,应按放射性废液处理。

5.2 注射或服用过放射性药物的患者排泄物

5.2.1 使用放射性药物治疗患者的临床核医学单位,应为住院治疗患者提供有防护标志的专用厕所,对患者排泄物实施统一收集和管理。规定患者住院治疗期间不得使用其他厕所。

5.2.2 专用厕所应具备使患者排泄物迅速全部冲洗入专用化粪池的条件,而且随时保持便池周围清洁。

5.2.3 专用化粪池内排泄物在贮存衰变后,经审管部门核准方可排入下水道系统。池内沉渣如难于排出,可进行酸化预处理后再排入下水道系统。

5.2.4 对可不设置专用厕所和专用化粪池的单位,应为注射或服用放射性药物(如 ^{131}I、^{32}P 等)的住院治疗患者提供具有辐射防护性能的尿液、粪便收集器和呕吐物收集器。收集器内的排泄物在贮存衰变后,经审管部门批准可作免管废物处理。

5.2.5 收集含 ^{131}I 患者排泄物时,应同时加入 NaOH 或 10%KI 溶液后密闭存放待处理。

5.2.6 对含有放射性核素的实验动物排泄物,如本单位不具备专用化粪池,可以按照5.2.4处理。

5.2.7 对同时含有病原体的患者排泄物应使用专用容器单独收集,在贮放衰变、杀菌和消毒处理后,经审管部门批准可排入下水道系统。

5.2.8 符合下列条件之一的患者排泄物不需要统一管理:

a) 注射或服用放射性药物的门诊患者排泄物;

b) 符合出院条件的患者排泄物。

6 固体废物的管理

6.1 废物收集

6.1.1 按4.2放射性废物分类和废物的可燃与不可燃、可压实与不可压实、有无病原体毒性,分开收集废物。

6.1.2 供收集废物的污物桶应具有外防护层和电离辐射警示标志。污物桶放置点应避开工作人员工作和经常走动的区域。

6.1.3 污物桶内应放置专用塑料袋直接收纳废物,装满后的废物袋应密封,不破漏,并及时转送贮存室,并放入专用容器中贮存。

6.1.4 对注射器和碎玻璃器皿等含尖刺及棱角的放射性废物,应先装入硬纸盒或其他包装材料中,然后再装入专用塑料袋内。

6.1.5 每袋废物的表面剂量率应不超过 0.1 mSv/h,重量不超过 20 kg。

6.2 废物临时贮存

6.2.1 产生少量放射性废物的非密封型放射性核素应用单位,经审管部门批准可以将其废物临时贮存在许可的场所和专门容器中。贮存时间和总活度不得超过审管部门批准的限制要求。

6.2.2 贮存室建造结构应符合放射卫生防护要求,且具有自然通风或安装通风设备,出入处设电离辐射警示标志。

6.2.3 废物袋、废物桶及其他存放废物的容器必须安全可靠,并应在显著位置标有废物类型、核素种类,比活度水平和存放日期等说明。

6.2.4 废物包装体外表面的污染控制水平:$\alpha < 0.04\ \mathrm{Bq/cm^2}$;$\beta < 0.4\ \mathrm{Bq/cm^2}$。

6.2.5 应在临时贮存期满前及时把废物送往城市废物贮存库或废物处置单位。

6.3 废物处理

6.3.1 焚烧可燃性固体废物必须在具备焚烧放射性废物条件的焚化炉内进行。

6.3.2 对有病原体污染的固体废弃物,如可以焚烧的,直接焚烧处理;不可以焚烧的,应当消毒、灭菌后处理或处置。

6.3.3 未知核素的废物在其活度浓度小于或者等于 2×10^4 Bq/kg 时,或废物中的核素已知且其活度浓度符合 4.4 或者 4.5 时,可作免管固体废物处理。

7 气载废物的管理

7.1 操作放射性碘化物等具有挥发性的放射性物质时,应在备有活性炭过滤或其他专用过滤装置的通风橱内进行。

7.2 凡使用^{133}Xe 诊断检查患者的场所,应具备回收患者呼出气中^{133}Xe 的装置,不可直接排入大气。

8 含放射性核素尸体的管理

8.1 实验动物尸体的管理

8.1.1 含有放射性核素的动物尸体应防腐、干化、灰化。灰化后残渣按固体放射性废物处理。

8.1.2 含有长半衰期核素的动物尸体,可先固化,然后按固体放射性废物处理。

8.1.3 含有较高放射性的动物尸体一般不应进行防腐处理,而应及时作焚化处理。焚化后残渣按固体放射性废物处理。

8.2 核医学治疗患者死后尸体的管理

近期接受过放射性药物治疗量的死亡患者,其尸体的处理应按照 GBZ 120—2006 中 6.9 的处理原则进行。

9 废物管理制度

9.1 医疗机构应配备有专(或兼)职人员负责管理废物的分类收集、存放和处理。废物管理人员应熟悉国家有关放射性废物管理法律法规,具备掌握放射防护和剂量监测专业技术的安全文化素养。

9.2 应具有预防发生废物丢失、被盗、容器破损和灾害事故的安全措施。贮存室的显著位置应设电离辐射警示标志,并建立废物档案和出入贮存室登记与双人双锁管理制度。

9.3 设废物贮存登记卡，废物主要特性和处理过程应记录在卡片上，并存档备案。卡片格式参见附录C。

9.4 医用密封放射源应按国家有关法规和标准的要求废弃和处理，不得按本标准有关固体废物的要求废弃或处理。

9.5 接触放射性废物的工作人员必须使用个人防护用具或屏蔽防护设施，并佩戴个人剂量计。

附 录 A
（资料性附录）
医学常用放射性核素

A.1 医学常用放射性核素见表 A.1

表 A.1 医学常用放射性核素

核素	半衰期	衰变类型	产生主要废物
^{3}H	12.3a	β^-	闪烁液
^{14}C	5.73E+03a	β^-	闪烁液
^{15}O	2.04 min	β	注射器、清洗液
^{18}F	1.83 h	β^+、γ	注射器、清洗液
^{32}P	14.3 d	β^-	尿、粪、注射器、敷贴剂
^{51}Cr	27.7 d	Ec	试管、注射器、洗涤液
^{59}Fe	44.5 d	β^-、γ	试管、注射器
^{67}Ga	3.26 d	Ec	注射器、清洗液
^{89}Sr	50.5 d	β^-	注射器、清洗液
^{90}Sr	28.1a	β^-	敷贴剂、清洗液
^{90}Y	2.67 d	β^-	敷贴剂、清洗液
^{99}Mo	2.75 d	β^-	废发生器柱、标记淋洗液
^{99m}Tc	6.02 h	IT	废发生器柱、标记淋洗液
^{113}Sn	115 d	Ec	废发生器柱、标记淋洗液
^{113m}In	1.66 h	IT	废发生器柱、标记淋洗液
^{125}I	60.1 d	Ec	试管、标记淋洗液、清洗液
^{131}I	8.04 d	β^-、γ	尿、粪、清洗液
^{133}Xe	5.3 d	β^-	气体（诊断检查时）
^{169}Yb	32 d	Ec	尿、注射器、清洗液
^{198}Au	2.69 d	β^-、Ec	注射器、清洗液
^{201}Tl	3.04 d	Ec	注射器、清洗液

附 录 B
（规范性附录）
常见医用放射性核素的清洁解控水平推荐值

B.1 清洁解控水平推荐值

由于到目前为止还没有可用的清洁解控水平的具体数值，为此根据 GB 18871—2002 中 4.2.5.2 的原则，将其附录 A 所给出的豁免水平作为清洁解控水平的取值依据，由此得出医用常用放射性核素的清洁解控水平推荐值，列于表 B.1 中。

表 B.1 以核素活度浓度表示的清洁解控水平推荐值

解控水平/(Bq/g)	核 素
1×10^{6}	^{3}H
1×10^{5}	^{35}S
1×10^{4}	^{14}C
1×10^{3}	^{32}P、^{151}Cr、^{89}Sr、^{90}Y、^{113}Sn、^{125}I、^{133}Xe
1×10^{2}	^{15}O、^{90}Sr、^{99}Mo、^{99m}Tc、^{113}In、^{131}I、^{198}Au、^{203}Hg、^{201}Tl
1×10^{1}	^{18}F、^{59}Fe

注 1：上述解控水平推荐值原则上只适用于在组织良好、人员训练有素的工作场所对产生小量放射性固体废物的医学应用或实验室。

注 2：严禁为申报清洁解控而采用人工稀释等方法来降低核素活度浓度。

注 3：本表数值取自 GB 18871—2002 附录 A，并与 GBZ 167—2005 附录 B 的取值相一致。

附 录 C
（资料性附录）
医用放射性废物贮存登记卡

C.1 医用放射性废物贮存登记卡

送贮部门________________日期________________年________月________日

贮存容器种类(废物袋、废物包或其他贮存容器)____________________________________

废物种类____

污染核素名称										
污染核素半衰期										

废物重量(kg)________ 放射性比活度________ 贮存容器表面剂量率______________

送贮保证：① 贮存容器(废物袋、废物包或其他贮存容器)使用的标签必须坚固耐用和保持字迹清楚。

② 减小容积，并有附加包装。

③ 无易燃、自燃、腐烂和病原体等物品。

④ 无非放废物。

处理意见____

送贮人(签名)____

每个贮存容器填一张卡片存留。

ICS 13.100
C 57

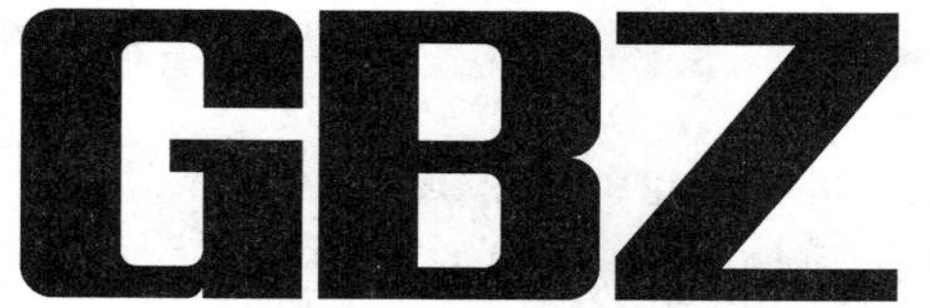

中华人民共和国国家职业卫生标准

GBZ 134—2002

放射性核素敷贴治疗卫生防护标准

Radiological protection standard for radionuclide applicator therapy

2002-04-08 发布　　　　2002-06-01 实施

中华人民共和国卫生部 发布

前　言

本标准第4～9章和附录A为强制性的,其余为推荐性的。

根据《中华人民共和国职业病防治法》制定本标准。自本标准实施之日起,原标准WS 179—1999同时废止。

为加强临床放射性核素敷贴治疗中的放射卫生防护与监督管理工作,保障专业工作人员,患者与公众的健康与安全。在对部分省市放射性核素敷贴治疗的临床应用与卫生防护状况进行全面调查研究的基础上,参考国内外有关资料,制定本标准。

本标准的主要内容为放射性核素敷贴治疗器的卫生防护要求、贮源箱的卫生防护要求、敷贴治疗室的卫生防护要求和敷贴治疗中的卫生防护要求。

本标准的附录A是规范性附录。

本标准的附录B、附录C是资料性附录。

本标准由中华人民共和国卫生部提出并归口。

本标准起草单位:山东省医学科学院放射医学研究所

本标准主要起草人:邓大平、宗西源、侯金鹏、朱建国、邱玉会。

本标准由中华人民共和国卫生部负责解释。

放射性核素敷贴治疗卫生防护标准

1 范围

本标准规定了放射性核素敷贴治疗器、贮源箱、治疗室和实施敷贴治疗时的放射卫生防护要求以及放射防护检测内容与方法。

本标准适用于对皮肤和眼科疾病等采用密封型放射性核素敷贴治疗器进行敷贴治疗的实践。

2 规范性引用文件

下列文件通过在本标准的引用而成为本标准的条款。凡是注日期的引用文件,其随后所有的修改单(不包括勘误的内容)或修订版均不适用于本标准,然而,鼓励根据本标准达成协议的各方研究是否可使用这些文件的最新版本。凡不注日期的引用文件,其最新版本适用于本标准。

GB 2894 安全标志

GB 4075 密封放射源分级

GB 4076 密封放射源一般规定

3 术语和定义

下列术语和定义适用于本标准。

3.1

敷贴治疗 applicator therapy

选择适当的放射性核素面状源作为敷贴器覆盖在患者病变部位的表面,照射一定时间,达到治疗目的的接触放射治疗方法。

3.2

放射性核素敷贴器 radionuclide applicator

将一定活度与能量的放射性核素,通过一定的方式密封起来,制成具有不同形状和面积的面状源,作为敷贴治疗用的放射源,简称敷贴器或敷贴源。

3.3

贮源箱 source storage chest

存放放射性核素敷贴器并具有防火防盗和防辐射性能的容器。包括供运输用的贮源器和在治疗室内存放敷贴源的贮源箱。

3.4

源面吸收剂量率 source surface absorbed dose rate

由放射性核素敷贴器内的片状放射源在整个敷贴器有效面积的表面产生的空气吸收剂量率($mGy \cdot min^{-1}$)。

4 放射性核素敷贴治疗器的卫生防护要求

4.1 放射性核素应选用半衰期较长、β射线能量较高,不伴生γ辐射或仅伴生低能γ辐射的放射性核素,例如^{90}Sr-^{90}Y和^{32}P敷贴器,其特性见附录A(规范性附录)。

4.2 放射性核素敷贴器必须具有生产厂家或制作者的说明书及检验合格证书,并应有生产批号和检验证书号。说明书应载明敷贴器编号、核素名称及化学符号、辐射类型及能量、放射性活度、源面照射剂量率、表面放射性污染与泄漏检测、检测日期、使用须知和生产单位名称。

4.3 商品敷贴器除具有源箔、源壳、源面保护膜、铝合金保护环框和源盖外，尚须有防护屏和手柄或其他固定装置，敷贴器的安全分级应符合 GB 4705 的要求。

4.4 敷贴源必须封装严密，并规定推荐使用期限。超过使用期限或表面污染超过标准或疑有泄漏者应送回制作单位经检修后，再确定能否继续使用。

4.5 敷贴源投入临床使用前，除^{32}P 敷贴器外必须有法定计量机构认可的源面照射均匀度和源面空气吸收剂量率或参考点空气吸收剂量率的测量数据，其总不确定度不大于±7%，并附带有剂量检定证书。

4.6 眼科用敷贴器可根据病变需要做成不同形状(如圆形、船形、半圆形)或开有上述不同形状的窗的防护套来适应治疗不同角膜、结膜病变的需要。

4.7 敷贴器所用放射性核素的半衰期在一年以上者，废弃敷贴器应在实验室内封存或送交生产厂家处理。

5 ^{32}P 敷贴器的特殊防护要求

5.1 ^{32}P 敷贴器的制作单位必须持有省级政府卫生行政部门颁发的从事放射性同位素工作的许可证，制作者必须是放射专业人员。

5.2 ^{32}P 敷贴器的制作单位必须配备活度计及 β 污染检查仪，并具有制作^{32}P 敷贴器的专用工具。

5.3 ^{32}P 敷贴器的制作间，其墙壁、地面及工作台面应铺易去除污染的铺料。

5.4 ^{32}P 敷贴器制作时应在通风橱内操作，制作者应戴乳胶手套。制作方法可参考附录 B(资料性附录)。

5.5 ^{32}P 敷贴器制作过程中应根据病变形状准确计算剂量，力求源面剂量均匀分布；并用三层优质塑料薄膜与胶布套封，以保证其密封性。敷贴器应经检测表面无放射性污染后方能使用。

5.6 实施治疗时，必须由医护人员操作，在不接触患者皮肤的一面用 3 mm 厚的橡皮覆盖屏蔽。

5.7 自制的^{32}P 敷贴器，应对其数量、活度、使用情况等进行登记，^{32}P 敷贴器用后由医护人员清点，交制作单位收回处理，并做记录。

6 贮源箱的卫生防护要求

6.1 贮源箱的外表面必须标有放射性核素名称、最大容许装载放射性活度和牢固、醒目的电离辐射警示标识(见 GB 2894)。

6.2 贮源箱的屏蔽层结构须分内外两层。内层为铝或有机玻璃等低原子序数材料，其厚度须大于 β 辐射在相应材料中的最大射程，见附录 C(资料性附录)。外层为适当厚度的铅、铸铁等重金属材料。并具有防火、防盗的性能。

6.3 贮源箱必须能锁于固定物体上，防止失盗。距离贮源箱表面 5 cm 和 100 cm 处的韧致辐射的空气吸收剂量率分别不得超过 10 $\mu Gy \cdot h^{-1}$ 和 1 $\mu Gy \cdot h^{-1}$。

7 敷贴治疗室的卫生防护要求

7.1 敷贴治疗室必须与诊断室、登记值班室和候诊室分开设置。治疗室内使用面积不应小于 10 m^2。

7.2 治疗室墙壁及防护门的屏蔽厚度应符合放射防护原则，以保证工作场所以外人员受照剂量在相应的年剂量限值以下。

7.3 治疗室内高 1.5 m 以下的墙面应有易去污的保护涂层。地面，尤其在治疗患者位置，必须铺有可更换的质地较软又容易去污染的铺料。

7.4 治疗室内患者座位之间应保持 1.2 m 的距离或设置适当材料与厚度的防护屏蔽。

7.5 治疗室内必须制定放射治疗操作规程及卫生管理制度，并配有 β 污染检查仪等检测仪器。

7.6 治疗室内应配备专用清洁设施及工具，不得与非治疗室混用。

8 敷贴治疗中的卫生防护要求

8.1 敷贴治疗应坚持实践正当化和防护最优化的原则，必须制定并实施质量保证计划，确保治疗剂量准确，既能使治疗病变获得合理的剂量及其分布，又能最大限度地缩小正常组织的受照范围与剂量。

8.2 实施敷贴治疗前，必须详细登记治疗日期、使用敷贴源的编号、辐射类型、活度、照射部位与面积，并发给具有患者姓名、性别、年龄、住址、诊断和照射次数等项目的治疗卡。

8.3 每次治疗前，先收回患者的治疗卡，再给予实施敷贴治疗。治疗完毕，先如数收回敷贴器再发给治疗卡。由工作人员收回敷贴器放回贮源箱内保存。

8.4 治疗前依照病变的部位、形状、面积、病变程度和治疗源的有效面积及源面空气吸收剂量率，合理设计治疗方案，精确计算疗程的分次照射剂量(时间)和累积照射剂量(时间)。

8.5 实施敷贴治疗时严禁将敷贴源带出治疗室外。

8.6 实施治疗时，必须用 3 mm 厚的橡皮泥或橡胶板屏蔽周围的正常组织。对颜面部位的病变，屏蔽其周围正常皮肤；对其他部位的病变，则在病变周围露出正常皮肤 0.5 cm。并在周围已屏蔽的皮肤上覆盖一张玻璃纸或塑料薄膜后，将敷贴器紧密贴在病变部位。

8.7 敷贴治疗时，照射时间长的可用胶布固定、请患者或陪同人员协助按压敷贴器，照射时间短的可由治疗人员亲自按压固定敷贴器，有条件者可利用特制装置进行远距离操作。

8.8 敷贴器须定期进行衰变校正，以调整照射剂量。每次治疗时应有专人使用能报警的计时器控制照射时间。治疗过程中应密切观察治疗反应和病变治疗情况，及时调整照射剂量，防止产生并发症。

8.9 敷贴治疗中，医务人员应采取有效的个人防护措施，如戴有机玻璃眼镜或面罩和尽量使用远距离操作工具。

8.10 操作敷贴器时，不得将源面朝向人，更不得用眼睛直视源面。

8.11 敷贴器使用中应避免锐器损坏源窗面。不得将敷贴器浸入水、酒精等溶剂中，使用后应存放于干燥处。

8.12 一次最大允许敷贴面积，成人不得大于 200 cm^2，儿童不得大于 100 cm^2，婴幼儿应酌情减少。

9 敷贴治疗的卫生防护检测

9.1 验收检测

新购置或经检修后的敷贴器正式用于临床前，必须由放射卫生技术服务机构进行验收检测，验收检测项目如下：

a) 敷贴器源窗表面完整性和放射性物质泄漏的检测；

b) 敷贴器源面辐射均匀性的检测；

c) 敷贴器源面空气吸收剂量率或参考点空气吸收剂量率的检测；

d) 敷贴器有效活度及源面吸收剂量率的衰变校正；

e) 距离贮源箱表面 5 cm 及表面 100 cm 处空气吸收剂量率的检测；

f) 敷贴治疗室内 β、γ 辐射水平，地面与治疗设备表面放射性污染的检测；

g) 敷贴治疗计时器计时误差的检测。

9.2 定期检测

在临床应用过程中，应定期检测的项目及周期如下：

a) 第 9.1 条中 a)、b)、c)、e)及 g)项，^{90}Sr-^{90}Y 敷贴源每年一次，^{32}P 敷贴源每半月一次；

b) 第 9.1 条中 f)项每周一次；

c) 第 9.1 条中 d)项 ^{90}Sr-^{90}Y 敷贴源每两年一次，^{32}P 每日一次；

d) 当其中任一项疑有损坏或问题时应随时检测。

9.3 检测方法与评价指标

a) 敷贴器源窗表面完整性污染与放射性物质泄漏的检测，按 GB 4076 推荐的擦拭法测其 β 放射性活度，其值小于 200 Bq 的源可视为不泄漏。

b) 敷贴器源面辐射均匀性的检测，采用胶片自显影方法，应用黑度计，分五点测量，其百分偏差不大于±5％。

c) 敷贴器源面空气吸收剂量率测定。应用活度计采用相对法测量，其中标准源采用外推电离室精确测量，总不确定度为±5％。

附 录 A
（规范性附录）
敷贴治疗常用放射性核素的特性

放射性^{32}P、^{90}Sr-^{90}Y的物理性质及组织吸收情况见表A.1。

表A.1 ^{32}P、^{90}Sr-^{90}Y的物理性质及组织吸收情况

核素	半衰期	β—射线能量/MeV		不同深度等效组织内吸收能量占总能量的百分数(裸源)/%		
		平均值	最大值	1 mm[1)]	2 mm	3 mm
^{32}P	14.3 d	0.69	1.69	50	82	>90
^{90}Sr	28.1a		0.546	59	81	91
注：1) ^{32}P为0.8 mm。						

附 录 B
（资料性附录）
制作^{32}P简易敷贴器的参考方法

B.1 制作方法

B.1.1 采用优质滤纸（新华Ⅱ）按病变形状要求剪成规格大小及形状不同的纸片，作为^{32}P溶液的支持物，滤纸上画有格子。

B.1.2 用生理盐水分别将不同大小与形状的滤纸做一次吸水试验以确定滴加^{32}P溶液的毫升数。

B.1.3 用手控移液管吸取预先计算好的混有色剂^{32}P溶液，按每张滤纸的吸水量分格滴加^{32}P溶液，通过颜色的深浅来调^{32}P活度的分布均匀性。

B.1.4 烤干滤纸，色剂均匀分布。用三层优质塑料薄膜与胶布套封，经检测表面无放射性污染后即可使用。

B.2 注意事项

B.2.1 正式滴加^{32}P前，在滤纸上注明核素名称，活度与制作日期。

B.2.2 由于滤纸边缘的虹吸作用，而使边缘放射性增加，所以近边缘部位要少滴^{32}P溶液。

B.2.3 如^{32}P比放射性较低，一次不能加完时，可用红外线边烤干，边滴加^{32}P溶液。

附 录 C
（资料性附录）
屏蔽材料β粒子射程

几种材料的β粒子射程见表C.1。

表C.1 几种材料的β粒子射程

β粒子能量，E_{β}/Mev	不同材料的β粒子射程/cm		
	铝	组织或水	空气
0.4	0.042 6	0.135	85.7
0.5	0.059 3	0.187	119
0.6	0.077 8	0.246	157
0.7	0.092 6	0.292	186
0.8	0.115	0.363	231
0.9	0.13	0.41	261
1.0	0.152	0.48	306
1.25	0.202	0.632	406
1.50	0.247	0.78	494
1.75	0.301	0.95	610
2.0	0.351	1.11	710
2.5	0.452	1.43	910

ICS 13.100
C 57

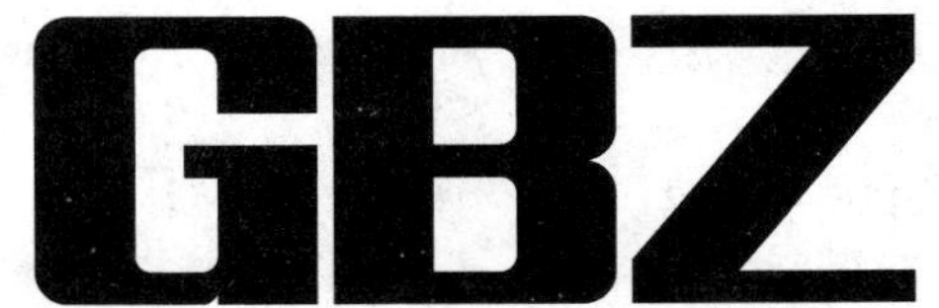

中华人民共和国国家职业卫生标准

GBZ 136—2002

生产和使用放射免疫分析试剂(盒)卫生防护标准

Radiological protection standards ments for the production and use of radioimmunoassay kit

2002-04-08 发布　　　　2002-06-01 实施

中华人民共和国卫生部　发布

前　言

本标准第 4～6 章为强制性的，其余为推荐性的。

根据《中华人民共和国职业病防治法》制定本标准，自本标准实施之日起，原标准 WS 181—1999 同时废止。

本标准的附录 A 是资料性附录。

本标准由中华人民共和国卫生部提出并归口。

本标准起草单位：中国核工业北京华清公司。

本标准主要起草人：张永祥、李光谦、孙东生。

本标准由中华人民共和国卫生部负责解释。

生产和使用放射免疫分析试剂(盒)卫生防护标准

1 范围

本标准规定了放射免疫分析试剂盒的生产(包括研制)和使用以及储存、运输、经销等过程中的放射防护基本要求。

本标准适用于从事放射免疫分析试剂盒上述实践的单位和个人。

2 规范性引用文件

下列文件中的条款通过本标准的引用而成为本标准的条款。凡是注日期的引用文件,其随后所有修改单(不包括勘误的内容)或修订版均不适用于本标准,然而,鼓励根据本标准达成协议的各方研究是否可使用这些文件的最新版本。凡不注日期的引用文件,其最新版本适用于本标准。

GB/T 7161 非密封放射性物质 识别和证书

GB 8703 辐射防护规定

GB 9133 放射性废物的分类

3 术语和定义

下列术语和定义适用于本标准。

3.1

放射免疫分析试剂盒 radioimmunoassay kit

指将标准品、标记物、结合试剂、分离剂和缓冲溶液等组装在一起的一整套组分(包括操作说明书)。根据放射免疫分析原理,利用该整套组分可在体外测定某一超微量生物活性物质的量,并能达到一定的精确度或准确度。简称放免试剂盒。

4 生产单位的防护要求

4.1 一般原则

4.1.1 生产放免试剂盒的单位属开放型放射工作单位,它的分类及其工作场所的分级和放射卫生防护要求应按 GB 8703 执行。

4.1.2 生产放免试剂盒的单位必须按有关法规的要求办理放射卫生许可登记。

4.1.3 生产放免试剂盒的单位在实践中的放射防护和监督管理要求应符合我国有关法规和标准的规定。

4.2 操作的防护要求

4.2.1 生产放免试剂盒的工作场所,应根据有关规定实行分区管理,防止交叉污染。

4.2.2 操作开放型放射性物质应严格遵循操作程度和安全规程,必要时应事先通过"模拟操作"熟练掌握技能。新开展的或可能发生意外的操作应在防护人员监督下进行。

4.2.3 开瓶、转移、标记、分离纯化等易产生放射性物质逸出或飞散的操作,其操作的放射性物质活度达到乙级工作场所水平时,需在有适当负压的通风柜或工作箱内进行。

4.2.4 操作液体放射性物质应在易去除污染的工作台上放置的搪瓷盘内进行,并铺以吸水性好的材料。

4.2.5 吸取液体的操作必须用合适的器具，严禁用口吸取。

4.2.6 伴有外照射的操作应充分运用蔽、距离和时间三大防护要素，采取相应的防护措施。

4.2.7 操作放射性物质的工作人员应正确穿戴好所需的个人防护用品。不允许用裸露的手直接接触放射性物质或行污染物件操作。

4.2.8 放射性操作之后应对工作台、设备、地面及个人防护用品等进行表面污染检查、清洗、去污。工作人员应进行淋浴。

4.2.9 严禁在放射性工作场所进食、饮水、吸烟和存放食物。

4.2.10 表面放射性物质污染控制水平按 GB 8703 辐射防护规定的第 3.1.4 条执行。

4.3 放射源(液)的防护要求

4.3.1 生产放免试剂盒所用的放射源(液)应有专人管理并建立保管、领用、注销和定期检查制度。

4.3.2 放射源(液)的容器必须有明显的标签：注明核素名称、理化状态、活度水平、存放起始日期和负责人等。

4.3.3 放射源(液)的容器应采取措施防范破损泄漏和污染扩散。

4.3.4 放射源(液)用后应及时存放在专用柜内，需防盗、防水、防火，柜外应有电离辐射标志。

4.4 放射性废物的收集、处置和处理

4.4.1 生产放免试剂盒过程中应取必要措施尽量减少放射性废物的产生量，严禁把带有放射性污染的废物混同一般废物处理。放射性废物的分类应按 GB 9133 执行。

4.4.2 放射性气载废物的排放应按 GB 8703 第 4.3 条执行。

4.4.3 放射性液体废物应收集在能防止破损、泄漏的容器内置于暂存间衰变。小于或等于 $3.7\times10^{5}\ Bq\cdot L^{-1}$ 的低放废液的排放应按 GB 8703 的第 4.4 条执行。

4.4.4 放射性污染的固体废物不准乱扔乱放，应及时收集并按污染核素半衰期的长短或可燃否而分别装入容器内采取密封措施，严禁将液体废物和易腐蚀物混入其中，视情况按有关要求送指定的废物库或放入暂存间处置。经放射防护部门测定，比活度小于 $7.4\times10^{4}\ Bq\cdot kg^{-1}$ 的放射性污染固体废物可按非放固体废物处理。

4.4.5 废物暂存间应有通风措施和电离辐射标志。

4.5 放射防护监测

4.5.1 生产单位应根据有关防护标准、规定结合本单位的具体特点制定监测实施计划。附录 A 给出了工作场所常规监测的内容与周期。

4.5.2 生产单位应具备必要的监测仪器、仪表和专(兼)职放射防护人员。

4.5.3 对监测工作应全面、认真、详细地记录、建档。

4.5.4 根据监测结果定期进行评价，不断改进和完善放射防护工作。

5 储存、运输和经销的防护要求

5.1 放免试剂盒的包装和标志

5.1.1 放免试剂盒应有抗挤压、抗震动、防破漏和一定的屏蔽效能措施。

5.1.2 放免试剂盒表面放射性物质污染水平应小于 $4\times10^{-1}\ Bq\cdot cm^{2}$。

5.1.3 放免试剂盒表面 0.1 m 处任一点的剂量当量率应小于 $1\ \mu Sv\cdot h^{-1}$。

5.1.4 放射试剂盒需系有(粘、印)非密封放射性物质识别证书，其要求按 GB/T 7161 执行。

5.2 储存

5.2.1 生产、经销放免试剂盒应具备储存库(室)。库门上应有电离辐射标志。

5.2.2 储存库内不得存放易燃、易爆及腐蚀性危险品，应设有防火、防水、防盗措施。

5.2.3 应有专人负责保管。建立登记制度，做到出库、入库账物相符。

5.3 **运输**

5.3.1 放射源(液)、放免试剂盒在市内运输过程中,应有专人传递,防止丢失。

5.3.2 放免试剂盒办理托运时,货包内不准混放其他物品。

5.3.3 ^{125}I标记的放免试剂盒,每件活度总量不超过 2×10^{8} Bq时可办理邮寄。超过时按放射性物质货包办理托运。

5.4 **经销**

5.4.1 经销的放免试剂盒必须符合第5.1条要求。

5.4.2 经销单位应视其经销所涉及的放射性水平,参照第6.1条办理许可登记或申报注册。

6 使用单位的防护要求

6.1 一般原则

6.1.1 使用放免试剂盒如所涉及的放射性水平超过了开放型放射工作单位的分类及其工作场所的分级的下限时,必须按要求办理放射卫生许可登记,并遵循开放型放射工作单位的卫生防护要求与监督管理。

6.1.2 使用放免试剂盒,如所涉及的放射性物质小于第6.1.1条所提到的分类、分级下限时,可以豁免许可登记,但必须向放射卫生防护部门申报注册。

6.2 使用的防护要求

6.2.1 使用放免试剂盒应在单独的房间内进行。房间门口应有电离辐射标志。为预防污染扩散,无关人员和物品不得入内。

6.2.2 使用、操作放免试剂盒的人员应经过职业卫生培训,具备相应的技能和防护知识。

6.2.3 使用放免试剂盒之前需进行外观检查,若发现有破漏污染迹象应停止使用。必要时要向有关部门报告、追查原因并做进一步地处理。

6.2.4 使用操作应在指定的工作台或搪瓷盘内进行,并采取必要可行的防污染措施。

6.2.5 操作人员需配戴个人防护用品,应避免皮肤直接接触放射性物质。

6.2.6 操作完毕应及时清整用品,妥善收存。接触过放射性物质的用品,未经放射防护部门测量不准挪做它用。

6.2.7 储存放免试剂盒应备专用柜并加锁,柜门上应有电离辐射标志。

6.2.8 放免试剂盒需有专人管理交收、库存和消耗账目。

6.3 放射性污染固体废物的收集、处置和处理按第4.4.4条实施。

附　录　A
（资料性附录）
常规监测内容与周期

表 A.1 是生产放免试剂盒工作场所的常规监测内容与周期。

表 A.1　常规监测内容与周期

工作场所级别	监测内容周期						
	个人剂量		工作场所			流出物	
	内照射	外照射	表面污染	气载浓度	辐射水平	废液	废气
甲	一个月	三个月	一个月	一个月	一个月	三个月	三个月
乙	三个月	半年	二个月	二个月	二个月	半年	半年
丙	半年	一年	三个月	三个月	三个月	一年	一年

ICS 13.100
C 57

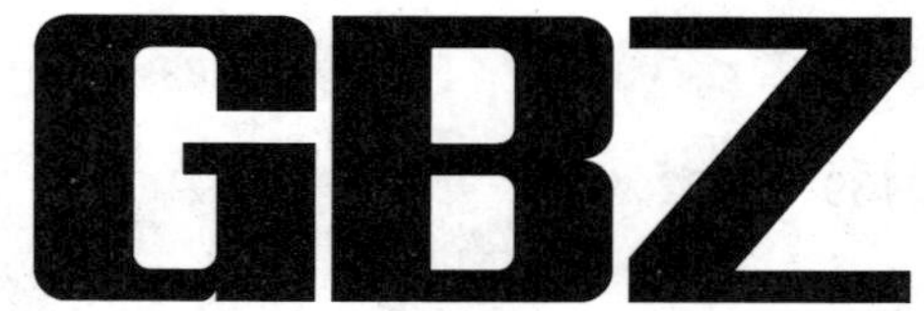

中华人民共和国国家职业卫生标准

GBZ 139—2002

稀土生产场所中放射卫生防护标准

Radiological protection standards for the production places of rare-earth elements

2002-04-08 发布 2002-06-01 实施

中华人民共和国卫生部 发布

前　言

本标准第3～7章和附录A为强制性的，其余为推荐性的。

根据《中华人民共和国职业病防治法》制定本标准。

本标准参照了国际原子能机构安全丛书第115号《国际电离辐射防护和辐射源安全的基本安全标准》(1997)、我国国家标准《放射卫生防护基本标准》(GB 4792—84)、《辐射防护规定》(GB 8703—88)及其待报批的修改版本中有关放射性核素的豁免及其应用、毒性分组和开放型工作场所的分级等情况，并结合我国国情，用以确定稀土生产中的放射性工作场所划分的依据，并提出相应的卫生防护要求。

本标准的附录A是规范性附录，附录B是资料性附录。

本标准由中华人民共和国卫生部提出并归口。

本标准起草单位：中国疾病预防控制中心辐射防护与核安全医学所、广东省放射防护所和包头市卫生防疫站。

本标准主要起草人：陈兴安、查永如、武墨亭、肖慧娟和程永娥。

本标准由中华人民共和国卫生部负责解释。

稀土生产场所中放射卫生防护标准

1 范围

本标准规定了稀土生产的放射工作场所划分及其放射卫生防护原则和基本要求。

本标准适用于稀土矿山开采、选矿、冶炼等生产场所中对于稀土矿中的天然放射性核素及其子体的防护。

2 规范性引用文件

下列文件的条款通过本标准中引用而成为本标准的条款。凡是注明日期的引用文件，其随后所有的修改单(不包括勘误的内容)或修订版均不适用于本标准，然而，鼓励根据本标准达成协议的各方研究是否使用这些文件的最新版本。凡是不注明日期的引用文件，其最新版本适用于本标准。

GB 4792 放射卫生防护基本标准

GBZ 98 放射工作人员健康标准

3 总则

凡属于放射工作的稀土生产场所，必须遵循实践的正当化、防护最优化以及个人剂量的限制和约束等放射防护基本原则，并遵循本标准要求。

4 稀土生产放射工作场所及其分级

4.1 稀土生产放射工作场所

从事稀土生产的场所，符合下列条件之一者应划为稀土生产放射工作场所。

4.1.1 稀土物质中的天然铀、钍含量大于千分之一，且日最大操作量大于下列值：

a) 稀土开采、选矿、精矿干燥及冶炼，天然铀、钍总量 10 kg。

b) 矿石场、精矿仓库、稀土合金仓库，天然铀、钍总量 50 kg。

4.1.2 稀土物质中的天然铀、钍含量虽小于千分之一，且满足一般的卫生防护条件，但生产场所空气中含铀钍粉尘和铀、钍系有关放射性核素的年平均浓度大于各自导出空气浓度的十分之一时。有关放射性核素及其导出空气浓度参见附录 A(规范性附录)。

4.2 稀土生产放射工作场所的分级

4.2.1 依据日等效最大操作量，稀土生产放射工作场所的分级见表 1。

表 1 稀土生产放射工作场所的分级

级别	日等效操作量的最大值/Bq
甲	$>4\times10^{9}$
乙	$2\times10^{7}\sim4\times10^{9}$
丙	$<2\times10^{7}$

注 1：表中放射性核素的日等效操作量等于放射性核素的实际日操作量(Bq)与该核素毒性组别修正因子的乘积再除以与操作性质有关的修正因子所得的商。

4.2.2 天然铀和天然钍均系中毒组放射性核素，其毒性组别修正因子均为 0.1。

4.2.3 稀土生产过程中的操作物质，作为表面污染水平较低的固体，其操作性质的修正系数见表 2。

表 2 操作性质的修正系数

操作性质	修正系数
干式发尘操作	10
湿式操作	100
贮存	1 000

5 放射卫生防护基本要求

5.1 甲级工作场所和乙级工作场所应设卫生通过间及专用洗衣房并配备防护衣具、监测设备和个人衣物贮存柜，以及提供皮肤、工作服和携出物品污染的监测设备、冲洗或淋浴设施及污染衣具的贮存柜。

5.2 放射工作场所内部装修墙面和地面，所用材料应不易积尘和易于去污，并定期冲洗。

5.3 应用局部排风除尘系统，使内部保持负压。局部机械通风应当与全面机械通风相结合，并保证不同级别工作场所的换气次数不得低于下列要求：

甲级 6～10 次/小时

乙级 4～6 次/小时

丙级 3～4 次/小时

5.4 由车间排出的含尘废气必须达到国家规定的排放标准。

5.5 稀土生产放射工作场所空气中含铀、钍等天然放射性核素的粉尘浓度应低于 2 mg/m^3。

5.6 稀土生产许可证持有者应为工作人员提供适用、足够和符合卫生防护要求的个人防护用具。

6 场所监测和剂量估算

6.1 场所监测

a) 稀土生产干式发尘操作放射工作场所的监测内容要以空气中粉尘和氡、氙及其短寿命子体浓度、粉尘中长寿命天然放射性核素的含量为主。

b) 稀土生产湿式操作放射工作场所的监测内容要以空气中氡、氙及其短寿命子体浓度、γ 外照射和放射性表面污染为主。

c) 稀土矿石、精矿、成品等贮存场所的监测内容要以氡、氙及其短寿命子体浓度和 γ 照射为主。

6.2 剂量估算

若有必要，应依据监测结果进行剂量估算，估算方法参见附录 B(资料性附录)。

用表 B.1 给出的剂量转换系数(单位摄入量所致剂量)估算钍、铀及镭所致摄入后 50 年内的待积有效剂量。实际工作中依特定情况，也可采用矿尘及不同比例钍、铀化合物的剂量转换系数估算有效剂量。

7 稀土生产放射工作人员健康管理

7.1 从事稀土生产的放射工作人员，应遵守国家有关放射工作人员个人剂量监测和健康管理的要求，由用人单位组织上岗前和在岗期间定期的职业健康检查，并建立职业卫生档案。未进行上岗前职业健康检查的人员，不得参加放射工作。

7.2 上岗前和在岗期间的职业健康检查内容和要求应按 GBZ 98 执行。

附 录 A
（规范性附录）
有关放射性核素的导出空气浓度

A.1 依据吸入物质不同类型，按年剂量限值 20 mSv 计算得到放射工作人员的有关核素导出空气浓度 *DAC*，见表 A.1。含铀钍粉尘（慢吸收速率类型）在工作场所空气中的最大允许浓度 $MPC_{粉尘}$ 为2.0 mg/m^3。

表 A.1 导出空气浓度 *DAC*[1)]

核素 j	吸入物质类型[2)]	DAC_j/(Bq/m^3)
^{210}Pb	F	1.5×10^{0}
^{210}Po	F	3.8×10^{0}
^{224}Ra	M	1.0×10^{1}
^{226}Ra	M	3.9×10^{0}
^{228}Ra	M	0.72×10^{1}
^{228}Th	M	0.60×10^{-1}
^{228}Th	S	1.0×10^{-1}
^{232}Th	M	0.76×10^{-2}
^{232}Th	S	1.7×10^{-2}
^{234}U	S	2.3×10^{-1}
^{238}U	S	2.6×10^{-1}

注 1)：表 A.1 中的 *DAC* 值引自 GB 4792，并已作年剂量限值的修正，即取其五分之二。

注 2)：表 A.1 中的吸入物质类型 S、M、F，依次表示肺内吸收速率慢、中等、快的物质所属分类，相当于 GB 4792 中的 Y、W、D 分类。

A.2 为实施第 4.1.2 条，应采用下列公式判断，符合下列条件者应划为放射工作场所：

$$\sum_j \frac{C_j}{0.1DAC_j} + \frac{C_{Th尘}}{0.1MPC_{Th尘}} > 1 \qquad \text{(A.1)}$$

式中：

C_j——表 A.1 中所列有关放射性核素 j 的空气中浓度，(Bq/m^3)。

$C_{Th尘}$——含铀钍粉尘在空气中浓度，(mg/m^3)。

DAC_j——表 A.1 中所列有关放射性核素 j 的导出空气浓度，(Bq/m^3)。

$MPC_{粉尘}$——含铀钍粉尘在空气中的最大允许浓度，2 mg/m^3。

附　录　B
（资料性附录）
剂量估算方法

B.1　按第6.2条要求估算剂量时所用转换系数。

表 B.1[1)]　吸入钍、铀系放射性核素或矿尘的剂量转换系数(μSv/Bq)[2)]

放射性核素	类型[3)]	f_1	粒度 *AMAD*/μm[5)]			
			0.5	1	5	10
^{232}Th	S	0.000 2	26	23	12	8.1
^{238}U	S	0.002	8.4	7.3	5.7	3.5
^{226}Ra	M	0.2	3.5	3.2	2.2	1.5
Th矿尘[4)]	S	n/a	14	13	9.7	5.7
U矿尘[4)]	S	n/a	6.9	6.2	4.5	2.9
1Th:1U[4)]	S	n/a	9.9	9.2	6.7	4.1
3Th:1U[4)]	S	n/a	11	11	8.1	4.8
10Th:1U[4)]	S	n/a	13	13	9.1	5.4

注：1) 表B.1和表B.2数据来自IAEA1997年10月发行(内部)的Radiation Protection from Thorium in Industrial Operations (Draft Safety Report NSRW-78) P.14-15

2) 取自ICRP出版物中针对职业照射参考人(鼻式呼吸1.2 m³/h)的数据。

3) 吸入物质类型:S、M、F依次表示肺内吸收速率慢、中等、快的物质所属分类,相当于以往文献中的Y、W、D分类。

4) 所表达的是每Bq总α活度的^{232}Th及其子体共6个衰变和^{238}U及其子体共8个衰变(设^{220}Rn或^{222}Rn无丢失)所致剂量μSv。对于经过细碎和化学处理过的矿石,上述假定不正确。

5) *AMAD*活性中值空气动力学直径,若缺此参数,可用5 μm。

B.2　当氡和氢子体的暴露量较大时,应当利用表B.2中的剂量转换系数估算其所致剂量。

表 B.2[1)]　氡和氢子体暴露时的剂量转换系数

剂量转换系数值		剂量转换系数单位
^{222}Rn子体	^{220}Rn子体	
1.4	0.47	mSv/(mJh/m³)
5	1.7	mSv/(WLM)
1.2	0.39	mSv/(mJ)

注：1) 同表B.1　注1)

B.3　当特定物质的参数未知时,在吸入含钍和含铀的灰尘后计算待积有效剂量时,可以用表B.3中对缺省参数的基本假设。

表 B.3　对缺省参数的基本假设

缺　省　参　数	基　本　假　设
放射性核素成分	^{232}Th 和 ^{238}U 系均处于平衡态
粒度(AMAD)	5 μm
吸收率	S类——高度不吸收
肠转移因子	对 Th,为 0.02%;对 U,为 0.2%
^{220}Rn,^{222}Rn 发射率	<1%
呼吸率	1.2 m^3/h(71%轻度锻炼,29%休息)
呼吸方式	鼻
呼吸防护因子	没有考虑防尘口罩的使用

注 1:引自表 B.1 的同一出处,P15。

注 2:在没有地点专有数据时,上述假设应用于将摄入量转换成剂量。

注 3:在大多数情况下,钍的矿物已被加工处理,可认为钍是以相对难吸收的物质存在;但当钍受到剧烈化学反应后,如独居石的加工,存在的钍相对容易吸收。

B.4　总有效剂量的计算公式(引自表 B.1 的同一出处,P65)

若有必要进行剂量评估时按照下列公式计算总有效剂量 E_T。

$$E_T = H_P(d) + h_{RD}I_{RD} + h_{RnP}I_{RnP} + h_{TnP}I_{TnP} \qquad \cdots\cdots(B.1)$$

式中:

$H_P(d)$——在该年受到的来自贯穿辐射的个人剂量当量(mSv)。

h——单位暴露量或摄入量所致待积有效剂量。对于放射性灰尘应按表 B.1 给出的剂量转换系数计算;对于氡或氙子体应按表 B.2 给出的剂量转换系数计算。

I——摄入量或暴露量。对于放射性灰尘,用 Bq 表示总 α 摄入量;对于氡或氙子体,用 mJh/m^3 表示暴露量。

RD——放射性灰尘。

RnP——氡子体。

TnP——氙子体。

ICS 13.100
C 57

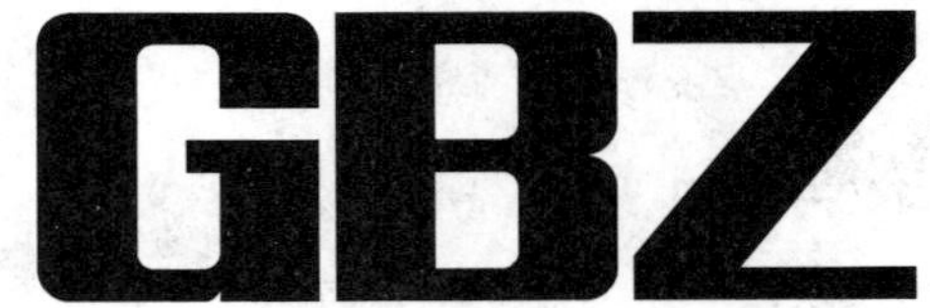

中华人民共和国国家职业卫生标准

GBZ 140—2002

空勤人员宇宙辐射控制标准

Standard for controlling exposure to cosmic radiation of air crew

2002-04-08 发布　　　　2002-06-01 实施

中华人民共和国卫生部　发布

前　言

本标准第3章为强制性的，其余为推荐性的。

根据《中华人民共和国职业病防治法》制定本标准。

宇宙辐射照射属天然源照射，但航空空勤人员执行飞行任务期间所接受的宇宙辐射照射属职业照射。航空公司业主有责任采取适当措施控制空勤人员可能受到高于1 mSv/a的宇宙辐射职业照射。本标准旨在规定空勤人员所受宇宙辐射照射的控制指标和措施等，适用于从事飞行高度在8 000 m以上的各类民用航空飞行的空勤人员。

本标准在编写中等效采用了"欧洲基本安全标准指南第7部分执行建议中关于显著增高的天然源照射，第4节空勤人员"(Recommendations for the Implementation of Title Ⅶ of the European Basic Safety Standards Directive, Concerning Significant increase in exposure due to Natural Radiation Sources, Section 4-Air Crew)(1996)。本标准的控制指标也参照了"国际放射防护委员会一九九〇年建议书"(ICRP第60号出版物)和"国际电离辐射防护和辐射源安全的基本安全标准"(IAEA安全丛书No. 115)。

本标准的附录A、附录B都是资料性附录。

本标准由中华人民共和国卫生部提出并归口。

本标准起草单位：中国疾病预防控制中心辐射防护与核安全医学所

中国民用航空医学研究室

中国原子能科学研究院。

本标准主要起草人：王其亮、任天山、夏益华、王晓飞、葛盛秋、温静。

本标准由中华人民共和国卫生部负责解释。

空勤人员宇宙辐射控制标准

1 范围

本标准规定了空勤人员所受宇宙辐射职业照射的控制要求。

本标准适用于从事各类民用航空飞行的公共航空运输承运人及其空勤人员。外交信使等经常乘喷气式飞机执行公务的人员也可参考使用。

本标准不适用于飞行高度在 8 000 m 以下的空勤人员。

2 术语和定义

下列术语和定义适用于本标准。

2.1

空勤人员 air crew

指飞行期间在航空器上执行任务的航空人员，包括驾驶员、领航员、飞行机械人员、飞行通信员和乘务员。又称机组成员。

2.2

宇宙辐射 cosmic radiation

来自太阳和外层空间的电离辐射，随海拔高度和纬度而变化。宇宙辐射又称宇宙射线。

2.3

职业照射 occupational exposure

除了国家法规、标准所排除的照射以及按规定予以豁免的实践或源产生的照射以外，工作人员在其工作过程中所受的所有照射。

2.4

公共航空运输承运人 a public air transport enterprise

指在我国境内依法设立的，使用最大起飞全重 5 700 千克以上的多发动机航空器从事定期、不定期航空客、货(邮)运输经营活动的公共航空运输企业。以下简称承运人。

2.5

飞行高度 flight altitude

飞机完成爬升后的续航高度，又称巡航高度。

2.6

飞行时间 flight duration

指飞机为准备起飞而借自身动力开始移动时起，直到飞行结束并停止移动为止的时间。

3 控制标准

3.1 空勤人员职业照射有效剂量不得超过 20 mSv/a。

3.2 女性空勤人员从发现妊娠之日起，在孕期余下的时间内应采取补充的控制措施，使其腹部表面(下躯干)累积接受的剂量不超过 1 mSv。

4 一般要求

各航空承运人(业主)应采取适当措施控制本企业内空勤人员可能受到的高于 1 mSv/a 宇宙辐射职业照射。

4.1 向空勤人员进行航空飞行辐射安全教育，宣讲、解释并让其知晓来自宇宙辐射职业照射的可能危险，女性雇员应知道妊娠期间需接受特殊控制。

4.2 评估和控制空勤人员辐射剂量。可以用仪器在机舱内实测或用经过验证、得到国家有关部门审核的软件计算评估飞行人员在所有飞行安排中接受的直接和间接宇宙辐射电离辐射成分的照射，所用软件应能重复附录A(资料性附录)中表A.1、表A.2所列的结果。有条件时应用有源或无源探测仪器在典型航班和航线上加以核实。

4.3 安排空勤人员飞行计划时应考虑降低空勤人员所受宇宙辐射剂量。

4.4 对妊娠期间的女性空勤人员按3.2节的要求给予特殊控制，但不得把妊娠作为拒绝女性空勤人员继续工作的理由。

5 控制措施

5.1 对有效剂量低于1 mSv/a的空勤人员不需要采取进一步控制措施。附录B(资料性附录)中给出了太阳活动最小情况下在北纬60°和赤道不同飞行高度时接受1 mSv照射所需的飞行小时数，表B.1可以用来识别宇宙辐射职业照射年有效剂量不超过1 mSv的飞行航线。

5.2 对有效剂量预计在1～5 mSv/a之间的空勤人员，应进行个人剂量估算或监测，并让本人知道结果；对有效剂量预计可能超过5 mSv/a的空勤人员，应特别注意宇宙辐射照射的控制，调整、轮换他们的飞行航线，建立个人剂量档案。

5.3 对在飞行高度低于15 km的航线上飞行的空勤人员，可用计算机软件估算剂量；对飞行高度大于15 km的航线，除用软件估算外，机舱内应配备能预警宇宙辐射剂量率突然升高的主动式监测器，必要时应在主动监测仪器监控下及时降低飞行高度，以降低太阳耀斑引起的短时间内宇宙辐射强度的急剧增加。在空勤人员剂量评估时应考虑这种短期剂量率的急剧变化。

5.4 女性空勤人员一旦发现妊娠应及时报告，以便业主及时采取补充措施，调整安排其空勤工作，以保证满足第3.2条的要求。

附 录 A
（资料性附录）
不同航线机舱内宇宙辐射有效剂量（软件计算结果）

A.1 某些短航线的有效剂量见表 A.1。表 A.1 可以用来验证计算软件的可靠性。

表 A.1

航线（单程）	飞行时间 / min	航线有效剂量/ μSv	千小时有效剂量/ (mSv/1 000 h)
北京—广州	180	6.8	2.3
北京—上海	115	4.1	2.2
北京—东京	205	8.9	2.6
广州—上海	120	3.8	1.9
上海—广州	120	3.7	1.8
上海—成都	140	4.8	2.1
上海—昆明	185	6.5	2.1

注：假设短航线的巡航高度为 11.0 km，爬升到巡航高度的时间为 20 min，降落 20 min。飞行时间取自公布的时刻表。表中各航线的剂量是 1999 年的平均值，剂量估算的误差约为±20%。

A.2 某些长航线的有效剂量见表 A.2。表 A.2 可以用来验证计算软件的可靠性。

表 A.2

航线（单程）	飞行时间/ min	航线有效剂量/ μSv	千小时有效剂量/ (mSv/1 000 h)
北京—旧金山	460	43	5.6
北京—哥本哈根	535	40	6.0
北京—布鲁塞尔	665	68	6.2
北京—巴黎	650	66	6.2
上海—温哥华	650	66	6.2
上海—布鲁塞尔	845	82	5.8
广州—墨尔本	550	27	3.0
广州—阿姆斯特丹	860	76	5.3
斯得哥尔摩—东京	605	51	5.0
法兰克福—曼谷	630	30	2.9
阿姆斯特丹—温哥华	645	70	6.6
布鲁塞尔—新加坡	675	30	2.7

注：假设长航线 50%飞行时间的巡航高度为 11.0 km，另 50%飞行时间的巡航高度为 12.5 km。爬升到巡航高度的时间为 30 min，降落时间 30 min。飞行时间取自公布的时刻表，因此包括停在地面上的时间。表中的国外航线是太阳活动最小情况下的计算结果，而起点在中国的航线是 1999 年的平均值，计算结果的误差约为±20%。

附 录 B
（资料性附录）
在北纬60°和赤道处给定飞行高度飞行累积接受1 mSv宇宙辐射有效剂量所需的飞行小时数

表 B.1 不同纬度[(1)]和高度飞行时接受宇宙辐射有效剂量1 mSv的飞行小时数[(2)]

飞行高度，km（千呎）	飞行纬度	
	北纬 60°	赤道 0°
8(26.3)	620	1 330
9(29.5)	440	980
10(32.8)	330	750
11(36.1)	250	600
12(39.4)	200	490
13(42.7)	160	420
14(45.9)	140	380
15(49.2)	120	350

注：

(1) 本表中的纬度指地磁纬度（λ_m），可以根据地理坐标（经度 a°和纬度 b°）计算出 λ_m：

$$\lambda_m = \sin b^\circ \cos 11.7^\circ + \cos b^\circ \sin 11.7^\circ \cos(a^\circ - 291^\circ)$$

(2) 本表是用 CARI-3 计算的太阳电位 500 MV（接近太阳活动最小）情况下接受 1 mSv 照射所需的飞行小时数，估计不确定度为±20%。可以用来识别年剂量不超过 1 mSv 的飞行航线。例如，飞行高度低于 8 km 的航班在北纬 60°飞行 620 h 和在赤道飞行 1 330 h，其空勤人员的年剂量将是 1 mSv。北纬 60°和赤道指定高度飞行对应民用航空相同飞行高度情况下宇宙辐射职业照射剂量最大和最小两种极限情况，其他纬度飞行条件下的飞行时间可以根据本表中给出的飞行时间线性内插估计。

ICS 13.100
C 57

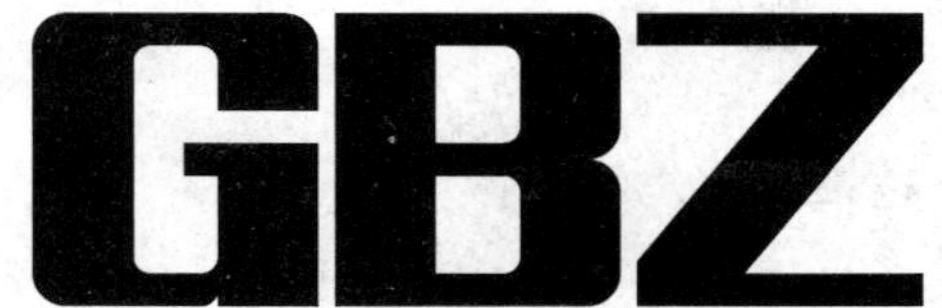

中华人民共和国国家职业卫生标准

GBZ 141—2002

γ射线和电子束辐照装置防护检测规范

Specifications for radialogical protection test of γ-rays and electron irradiation facilities

2002-04-08 发布　　2002-06-01 实施

中华人民共和国卫生部　发布

前　言

根据《中华人民共和国职业病防治法》制定本标准。

本标准第4～7章为强制性内容,其余为推荐性内容。

本标准是GB 10252—1996《钴-60辐照装置的辐射防护标准》、GB 17279—1998《水池贮源型γ辐照装置设计安全准则》、GB 17568—1998《γ辐照装置设计建造和使用规范》配套的放射防护检测规范。

本标准适用于各种类型的γ源辐照装置和能量小于或等于10 MeV的电子加速器辐照装置。

本标准规定了辐照装置的分类,各类辐照装置外照射泄漏辐射剂量水平、放射性物质表面污染、贮源井水放射污染和放射源泄漏等项放射防护检测的仪器、方法及评价,也规定了辐射安全设施的检测方法。

本标准的附录A和附录B是资料性附录。

本标准由卫生部提出并归口。

本标准起草单位:北京市放射卫生防护所。

本标准主要起草人:王时进、娄云。

本标准由卫生部负责解释。

γ射线和电子束辐照装置防护检测规范

1 范围

本标准推荐了用于γ射线和电子束辐照装置的放射防护检测项目、频率、方法及评价的技术规范。

本标准适用于γ射线和能量小于或等于10 MeV的电子加速器辐照装置。

2 规范性引用文件

下列文件中的条款通过本标准的引用而成为本标准的条款。凡是注日期的引用文件，其随后所有的修改单(不包括勘误的内容)或修订版均不适用于本标准，然而，鼓励根据本标准达成协议的各方研究是否可适用这些文件的最新版本。凡不注日期的引用文件，其最新版本适用于本标准。

GB 5750 《生活饮用水标准检验方法》

GB 16140 《水中放射性核素的γ能谱分析方法》

GB/T 10252 《钴-60辐照装置的辐射防护与安全标准》

GB 17279 《水池贮源型γ辐照装置设计安全准则》

GB 17568 《γ辐照装置设计建造和使用规范》

3 辐照装置分类

3.1 γ射线辐照装置

按γ放射源的贮源和照射方式分为：

Ⅰ类 自屏蔽(整装)式干法贮源辐照装置(见附录A 图1)。

Ⅱ类 固定源室(宽视野)干法贮源辐照装置(见附录A 图2)。

Ⅲ类 整装式湿法贮源辐照装置(见附录A 图3)。

Ⅳ类 固定源室(宽视野)湿法贮源辐照装置(见附录A 图4)。

3.2 电子束辐照装置

按人员可接近辐照装置的情况分为：

Ⅰ类 配有联锁装置的整体屏蔽装置，运行期间人员实际上不可能接近这种装置的辐射源部件(见附录A 图5)。

Ⅱ类 安装在屏蔽室(辐照室)内的辐照装置，运行期间借助于入口控制系统防止人员进入辐照室(见附录A 图6)。

4 检测项目、频率与仪器

4.1 外照射泄漏辐射水平检测

4.1.1 检测内容

辐射空气比释动能率检测包括下列内容：

(1) 装载辐照装置用的γ射线源的运输容器的泄漏辐射检测。

(2) γ射线辐照装置的放射源安装、转移、退役过程中，对操作与工作场所检测。

(3) Ⅰ、Ⅲ类γ射线辐照装置和Ⅰ类电子束辐照装置外部的辐射水平验收和使用中的定期检测。定期检测至少每年一次。

(4) Ⅱ、Ⅳ类 γ 射线辐照装置和Ⅱ类电子束辐照装置辐照室外围的辐射水平验收和使用中的定期检测。定期检测至少每年一次。

4.1.2 **检测仪器**

(1) 检测仪器应包括环境辐射水平和防护水平的剂量仪器。环境水平仪器的最低位读出值应≤1×10^{-2} μGy/h。防护水平仪器的最高位读出值应≥1×10^{2} mGy/h。

(2) 仪器测量误差应≤30%。

4.2 **表面放射性污染检测**

4.2.1 **检测内容**

(1) 放射源运输、倒装容器的表面放射性污染检测。

(2) 工作场所的设备、工具、地面和工作人员的衣服、体表的表面放射性污染检测。

4.2.2 **检测仪器**

直接测量放射性物质表面污染的仪器应满足下列要求:

(1) 仪器的探测器对 2π 方向入射的钴-60β 放射性粒子的探测效率≥10%。

(2) 仪器的表面污染最小可探测下限(仪表本底标准偏差的 3 倍)≤0.4 Bq/cm^2。

(3) 当仪器用于表面污染擦拭样品(简称拭样)测量时,其最小可探测下限≤40 Bq。

(4) 仪表的测量误差≤30%。

4.3 **湿法贮源(Ⅲ、Ⅳ类)钴-60γ 射线辐照装置的贮源井水放射污染检测**

4.3.1 **检测内容**

在下列情况下进行贮源井水放射污染检测:

(1) 贮源井水排放前。

(2) 辐照装置安装(增装、退役)放射源前、后,及贮源井清洗前后。当该操作后的第一次水样的钴-60 比放射性活度明显高于操作前贮源井水对照样品并大于 1 Bq/L 时,每 1~2 周测试一次,直至井水比放射性活度不再增加时停止。

(3) 正常运行时,贮源井水检测不少于每半年一次。当发现水样的钴-60 比放射性活度明显高于前一次检测结果并大于 1 Bq/L 时,每 1~2 周测试一次,直到水中比放射性活度不再增加时停止。

4.3.2 **检测仪器**

(1) 用于贮源井水放射污染检测的实验室仪器一般有:总 β 放射性测量用低本底 β 射线测量仪器、钴-60 成分化学分析设备、γ 能谱和液体闪烁测量仪器。

(2) 低本底 β 射线测量仪应满足:对 2π 方向入射的钴-60β 粒子的探测效率≥10%;对水样的最小可探测限:以 KCl 粉末源标定的总 β 比放射性活度≤0.1 Bq/L。

(3) 用 γ 谱仪或液体闪烁测量仪测定时,其对水样的钴-60 比放射性活度的最小可探测限应≤1 Bq/L。

4.4 **干法贮源(Ⅰ、Ⅱ类)γ 射线辐照装置的放射源泄漏检测**

4.4.1 **检测内容**

在辐照装置安装放射源后或在放射源退役时,对人员可触及的且可能受到污染的区域,以擦拭法间接检验放射源的泄漏。

在正常运行期间,此项检验至少每半年一次。

4.4.2 **检测仪器**

(1) 仪器的探测器对 2π 方向入射的钴-60β 粒子的探测效率应≥10%。

(2) 仪器对拭样的最小可探测限应≤2 Bq。

4.5 **湿法贮源(Ⅲ、Ⅳ类)钴-60γ 射线辐照装置的放射源泄漏检测**

4.5.1 **检测内容**

在下列情况下应进行放射源泄漏检测:

(1) 放射源退役前。

(2) 贮源井水的钴-60 比放射性活度大于 10 Bq/L。

(3) 放射源超过保质期后，每次辐照装置全面维修或增装放射源时。

4.5.2 检测仪器

(1) 在辐照装置的贮源井中，使用本标准附录 B(提示的附录)所述的装置获取检验水样，并对其进行放射性测量，初步检验放射源的泄漏。检验水样的测量设备同第 4.3.2 条。

(2) 对初步检验认为可能已有泄漏的放射源，送往放射源的生产厂或具有“热室”操作和放射源泄漏检验条件的单位，进行密封源泄漏检验。

5 检测方法与评价

5.1 外照射泄漏辐射水平检测

5.1.1 一般原则

(1) 距表面 5 cm 的空气比释动能率测定，应将检测仪表在整个待测对象的表面上扫描巡测，记录剂量较高位置的测量值。而后测定相应此位置距表面 1 m 处的空气比释动能率。

(2) 对电子束辐照装置，应在额定的工作条件下测量。对 γ 射线辐照装置，在实际装源活度下的检测结果，只用于该装源条件下的评价。对于 γ 射线辐照装置的验收检测，应将检测结果乘以设计的额定源活度与检测时的实际源活度之比。

(3) 距表面≤10 cm 的空气吸收剂量率检测，必须在长轴线度≤4 cm 的 10 cm^2 面积上取平均值；距表面≥30 cm 的检测，必须在长轴线度≤20 cm 的 100 cm^2 面积上取平均值。

5.1.2 放射源运输容器的检测

5.1.2.1 托运和接收放射源容器时，对运输货包应进行下列剂量核查：

(1) 沿整个货包表面测量距表面 5 cm 处的空气吸收剂量率。与测出的较高剂量点相对应，测量距货包表面 1 m 处的空气吸收剂量率(μGy/h)，以它与 10 μGy/h 之比表征运输指数(TI)。

(2) 检测不同运输工具外表面的空气比释动能量率；公路运输时检测人员座位处的空气比释动能率。

5.1.2.2 检测结果应符合下表所列的控制值。

运输放射源货包的剂量控制值

运输安排	位　置	空气比释动能率控制值/(mSv/h)
通常	货包表面	2
	距货包表面 1 m	0.1
特殊	货包表面	10
	运输工具表面	2
	距运输工具表面 2 m	0.1
公路运输	人员座位处	0.02

在上表中，特殊安排指：不能满足通常运输安排的要求，经主管部门特殊批准特殊安排的运输。如：铁路、公路运输时，货包在运输车辆上牢固固定，有防止人员进入运输车辆的保护措施，且在运输的起点至终点之间无装卸作业。

5.1.3 Ⅰ、Ⅲ类 γ 射线和Ⅰ类电子束辐照装置外部的辐射水平检测

沿整个辐照装置表面测量距表面 5 cm 处的空气比释动能率，应特别注意装源口、样品入口等可能的薄弱部位的测量。

测量结果一般应不大于 2.5 μGy/h。

5.1.4 Ⅱ、Ⅳ类 γ 射线辐照装置和Ⅱ类电子束辐照装置辐照室外的辐射水平检测

5.1.4.1 空气比释动能率的测量位置如下：

(1) γ射线辐照装置贮源状态下，贮源水井表面。

(2) 距辐照室各屏蔽墙和出入口外30 cm处。

(3) 对于单层建筑的辐照装置，过辐射源中心垂直于辐照室屏蔽墙的任一垂线上，自屏蔽墙外表面至距其20 m范围内人员可以到达的区域。

(4) 对于单层建筑的辐照装置，当距其50 m内建有高层楼房且高层位于辐射源照射位置至辐照装置室顶所张的立体角区域内时，在辐照装置室顶和(或)相应的建筑物高层测量。

5.1.4.2 运行中的定期测量应选定固定的检测点，它们必须包括：贮源水井表面、辐照室各入口、出口，穿过辐照室的通风、管线外口，各面屏蔽墙和屏蔽顶外，操作室及与辐照室直接相邻的各房间等。

5.1.4.3 测量结果应符合GB 17279第5条。

5.1.4.4 除外辐射源项变化因素，定期定点测量结果明显高于前一次测量的结果时，应进行更全面的测量，查明原因。

5.1.5 γ射线辐照装置放射源的安装和退役操作过程中的辐射水平检测

5.1.5.1 在下列情况或位置应进行γ射线空气比释动能率测量：

(1) 源容器运输货包及源容器外层拆卸。

(2) 源运输容器与工作容器联接和放射源在容器间转移时。

(3) 从移入贮源井底的源运输容器中取出铅塞、移出放射源时，在水井表面检测。

(4) 从贮源井移出源运输容器及倒装源的工具时，在水井表面检测。

5.1.5.2 **评价**

(1) 按可能的涉源操作时间和操作位置的剂量率，估计人员在整个涉源操作中受照射的剂量当量，其值应不大于5 mSv。

(2) 对于已经移出放射源的空容器和放射源倒装工具，在移出贮源水井时，水井表面处应保持于原有的辐射水平。

5.2 γ射线辐照装置的表面放射性污染检测

5.2.1 放射源运输容器的表面污染检测

(1) 在运输容器外层表面画出15 cm×20 cm的区域，以酒精微微浸湿的纱布在该区域内擦拭。

在卸下运输容器外层(当设有时)后，在容器的顶盖和侧表面用同样方法以另外的纱布分别擦拭。

(2) 铺放纱布拭样，使其面积小于表面污染测量仪的探测面积，在其上铺放无色的塑料薄膜，以表面污染测量仪直接测量。或者，使用实验室的低本底β射线测量仪测量。

(3) 按下式估算拭子的放射性活度和容器的表面污染比活度

$$A=\frac{N-N_0}{30\eta} \quad \cdots\cdots(1)$$

$$Q=1.1\times10^{-4}(N-N_0)/\eta \quad \cdots\cdots(2)$$

式中：A为拭样的放射性活度，Bq；Q为容器的表面污染比活度，Bq/cm^2；N为拭样的计数率(计数/min)；N_0为在同一测量位置的仪器本底计数率(计数/min)；η为仪器的探测器对2π方向入射的钴-60β粒子的探测效率(计数/2π粒子)。

对于计数测量的仪表，计数率为累积计数除以计数测量时间(min)所得的商。

(4) 评价：容器的表面污染比活度应小于4 Bq/cm^2。

(5) 对于非贫化铀材料的运输容器，卸下放射源后的空容器的表面污染检测，可使用表面污染仪在容器表面直接测量。表面污染比活度Q按下式计算。

$$Q=(N-N_0)/K \quad \cdots\cdots(3)$$

式中：K为仪器的刻度系数，(计数/min)/(Bq/cm^2)。

5.2.2 其他的表面污染检测

(1) 在安装、退役放射源时，对涉源的倒装工具进行表面污染检测。当检测发现明显的放射污染时，进行第4.2.1(2)项的表面污染检测。

(2) 当贮源井水比放射性活度大于10 Bq/L时，应进行第4.2.1(2)项的表面污染检测。

(3) 评价：按GB 10252第3.3.3条和第3.3.4条控制。

5.3 贮源井水的放射污染检测

5.3.1 取样：

(1) 在贮源水井底部采取水样。当井水的比放射性活度大于10 Bq/L时，应在水井的上、中、下三个部位分别采取水样。

(2) 水样体积为1～3 L。

5.3.2 测量

5.3.2.1 总β测量法

(1) 按照GB 5750第39条检测。检测结果按(4)式计算。

$$C_\beta=\frac{1.47\times10^{-2}W_kW_t(n_x-n_0)}{YVW_x(n_k-n_0)} \qquad \cdots\cdots(4)$$

式中 C_β——水样的总β放射性比活度，Bq/L；

W_k——制备标准源的氯化钾重量，mg；

W_t——浓缩水样后制得的固体物质总重量，mg；

W_x——制备样品源的固体粉末重量，mg；

Y——化学回收率，可取作100%；

V——待测水样体积，L；

n_k——氯化钾标准源β计数率，计数/min；

n_x——样品源β计数率，计数/min；

n_0——测量装置本底计数率，计数/min。

(2) 当测出的总β比放射性活度大于0.5 Bq/L时，按下述方法检测。

以$CaSO_4$粉末加入适量的钴-60标准溶液，制取比活度为F(Bq/mg)(接近1.47×10^{-2} Bq/mg)的钴-60粉末标准源。

按照GB 5750第39条方法，以钴-60粉末标准源代替KCl源测量，测量结果按(5)式计算：

$$C_C=\frac{FW_cW_t(n_x-n_0)}{YVW_x(n_c-n_0)} \qquad \cdots\cdots(5)$$

式中：

C_C——水样的钴-60β放射性比活度，Bq/L；

W_c——制备的钴-60粉末标准源的重量，mg；

n_c——钴-60粉末标准源的β计数率，计数/min；

其他符号——同(4)式。

5.3.2.2 γ能谱法

按照GB/T 16140检测水中的钴-60比放射性活度。

5.3.3 评价

当以KCl标定的总β比活度测量结果大于0.5 Bq/L或以钴-60粉末标准源校准的比活度测量结果大于1 Bq/L时，疑有放射性物质污染，应加强跟踪检测。当井水的比活度大于10 Bq/L时，不得直接排放，必须报告有关的审管部门，采取水净化处理措施。

5.4 放射源泄漏检验

5.4.1 干法贮源辐照装置

(1) 按本标准第4.4项进行擦拭检验，方法同第5.2.1条。

(2) 当按(1)式计算的拭样的放射性活度大于20 Bq时，辐照装置中的放射源疑有泄漏，应报告放射源的供货厂家和有关的审管部门，并密切跟踪检测或由辐照装置中卸下放射源，送往源的供货厂家进一步检验与处理。

5.4.2 湿法贮源辐照装置

5.4.2.1 采用本标准附录B(提示的附录)所述的检验装置，进行本标准第4.5.1项检验。其具体操作步骤如下：

(1) 连接检验装置导管，放入贮源水井底部，按顺序装入待检源，盖上顶端塞。

(2) 置连于上注水咀的上导管口于空气中，用真空泵自连于下注水咀的下导管口将检验装置内的井水抽出。

(3) 置下导管口于待注入的检验液(如蒸馏水)中，用真空泵自上导管口将检验液抽入检验装置中，待系统内无空气泡时静置浸泡一定时间(如1 h)。

(4) 置上导管口于空气中，用真空泵自下导管口将检验装置内的检验液抽入取样瓶中。

(5) 按5.3条测量浸源的液体样品(检验样)和未浸源的对照样品的比放射性活度，并按检验系统中的检验样的总量估算检出的放射性活度。

(6) 当检验样总放射性活度大于20 Bq时，可每次取出检验装置内待检源的三分之一，重复进行上述检验。经数次检验，即可找出有问题的放射源。

(7) 若由于检验装置内存在负压难以打开顶端塞时，将真空泵出气口接上导管口，开真空泵，见顶塞口有气泡排出时停泵，开塞，夹出放射源。

5.4.2.2 评价

(1) 当检验样的总放射性活度大于20 Bq时，认定该放射源为可疑密封不合格源，应单独跟踪检测或送往源的生产厂家检验。

(2) 当检验样的总放射性活度大于185 Bq时，判明放射源泄漏，必需立即停止辐照业务，通报源的供应方和主管部门，并将泄漏源送往源的生产厂家检验与处理。

6 辐射安全设施检验

6.1 检验内容

辐照装置的辐射安全检验包括按照GB 10252、GB 17279、GB 17568等标准的要求设置的全部辐射安全与联锁系统。

6.2 检验频率

按照GB 10252第9条要求，对辐照装置进行辐射安全与联锁系统的日、月、年定期常规检查。

6.3 检验的一般原则

6.3.1 规范的检验

检验必须由有资格的人员来完成，检验时必须有辐射防护员参加。必须按辐射安全与联锁设备制造厂或设计单位的说明书建立规范的检验方法，检验结果要有规范的记录。

6.3.2 全面检验

必须按定期检验时间，对所有应检项目进行检查。

6.3.3 独立检验

辐射安全与联锁系统是按照“冗余”原则设置的。在安全检查时，必须按照“独立”原则，对每一项功能进行独立的检查，使得其他项安全设备不影响其工作。

6.4 检验方法

6.4.1 直接观察

对于辐照室外的工作状态指示灯、警告灯、警告铃等，可以在运行辐照装置时直观检查。

6.4.2 模拟检验

对于辐照室外的安全设备，辐照室内与放射源位置无关的安全设备(如水位控制)，可手动控制的器件进行模拟检验。

6.4.3 微升源条件下的检验

将辐照源微微提升，使之刚刚离开贮源水井底部贮源位置，在不少于两名人员持辐射剂量仪监视下进入辐照室内，手动辐射安全控制器件，模拟检验降源控制。这种检验必须保证控制台仪将放射源置于刚刚离开贮源位置，并始终与进入辐照室的检验人员保持联系。

这种检验仅在其他方法不能检验时使用，且检验时必须有放射防护专家现场指导。

6.4.4 预置“紧急”状态

事先置安全设备于“紧急”状态(即进入安全保护工作状态)，提升源检查其功能。如：悬挂重物下拉紧急降源绳；将光电、红外联锁的探测器贴以不透光的纸片；在联锁的踏板上放置重物；以凸状物紧压紧急按键等，此后进行提升源实验。

6.4.5 辐射剂量仪检查

用有防护容器的微量放射源置于固定式、巡测式剂量(报警)仪的探测器附近，使仪表超过其联锁控制或报警的阈值，检查仪表的联锁或报警功能。

6.5 评价

所有辐射安全设施的功能均应检验有效。

7 检测记录与报告

7.1 所有检验必须有规范的记录，包括检验日期；检验时的辐射源条件；取样方法；检验所使用仪器的型号、产品系列序号；计算方法、检验结果、检验人等。

7.2 检验所使用的仪器，在第一次使用之前、每次检修后，或在主管部门规定的校准时限到来之前，必须进行校准。检测记录中，必须列出检验仪器的计量证书号及校正因子与转换系数。

7.3 检验报告，除上述检验记录项目外，应评价检验结果，给出明确的结论意见，并说明结论所依据的国家标准。

附 录 A
（资料性附录）
各种辐照装置示意图

各类γ射线辐照装置和电子束辐照装置示意图

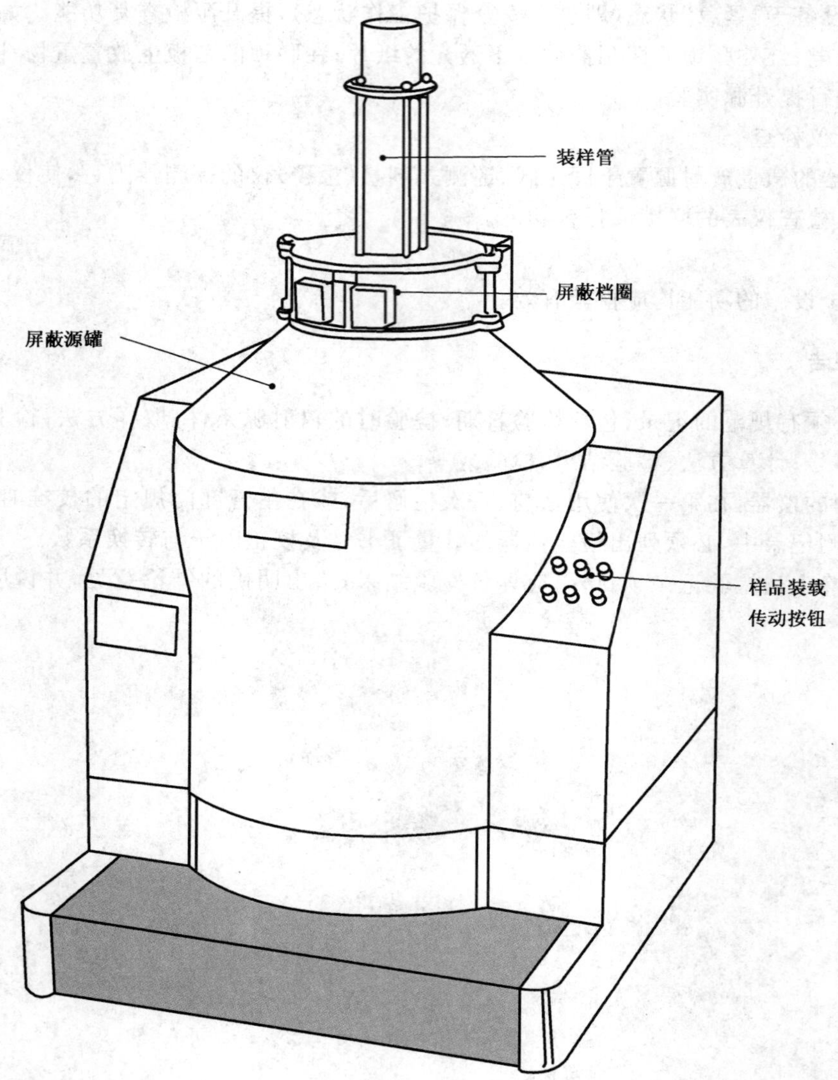

图 A.1 第Ⅰ类γ射线辐照装置：整装式干法贮源辐照装置

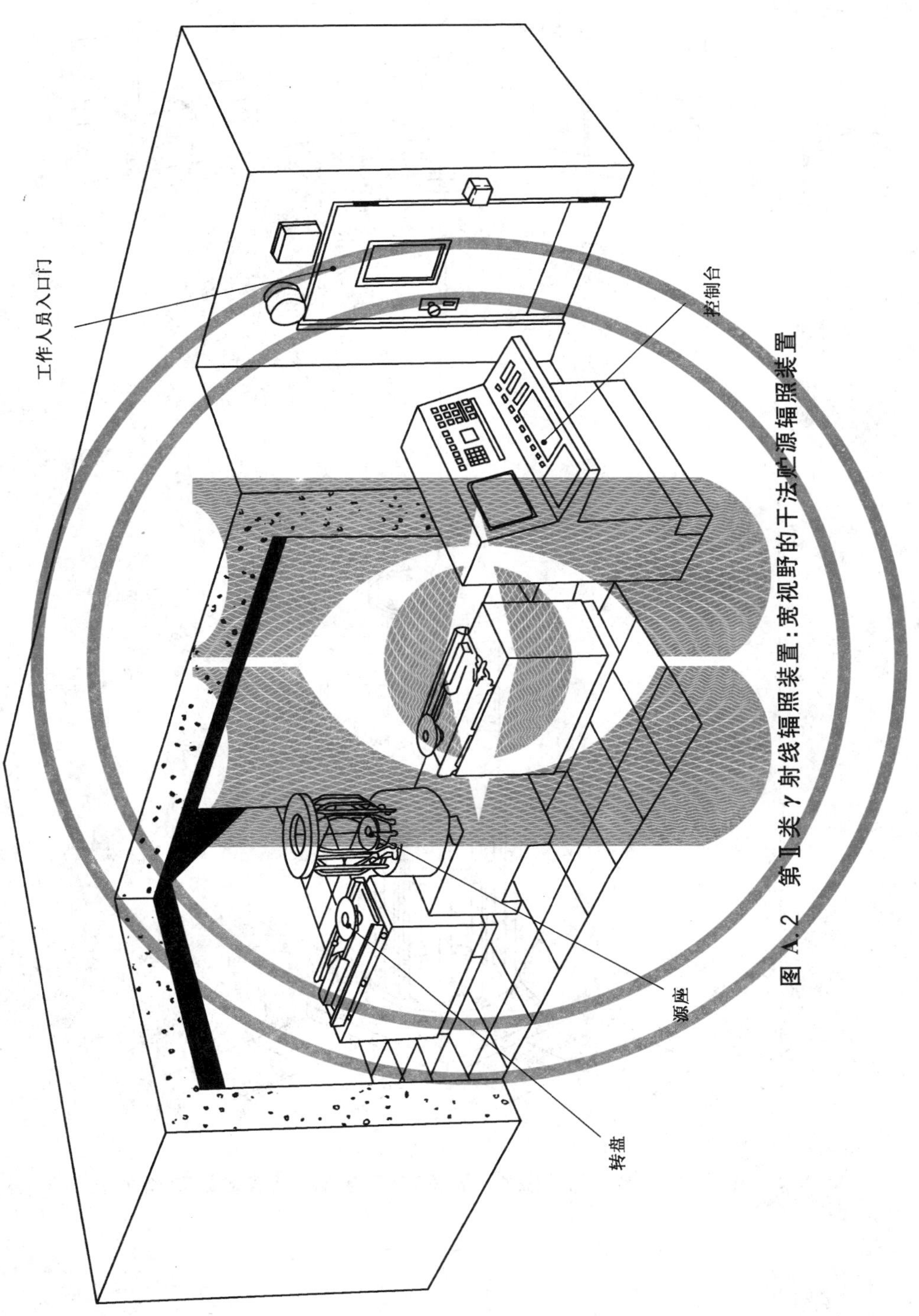

图 A.2 第Ⅱ类γ射线辐照装置:宽视野的干法贮源辐照装置

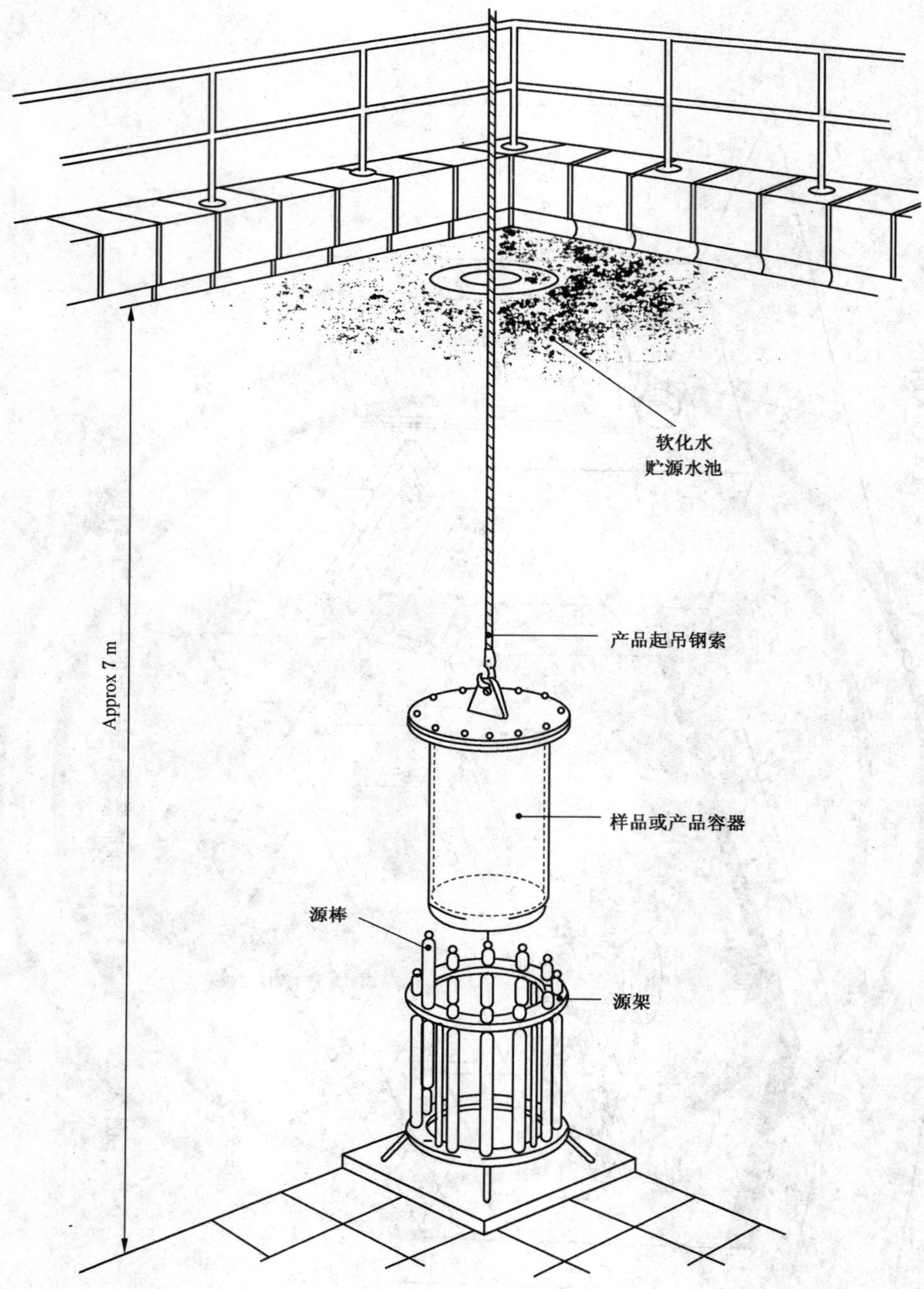

图 A.3　第Ⅲ类 γ 射线辐照装置：整装式（自屏蔽）湿法贮源辐照装置

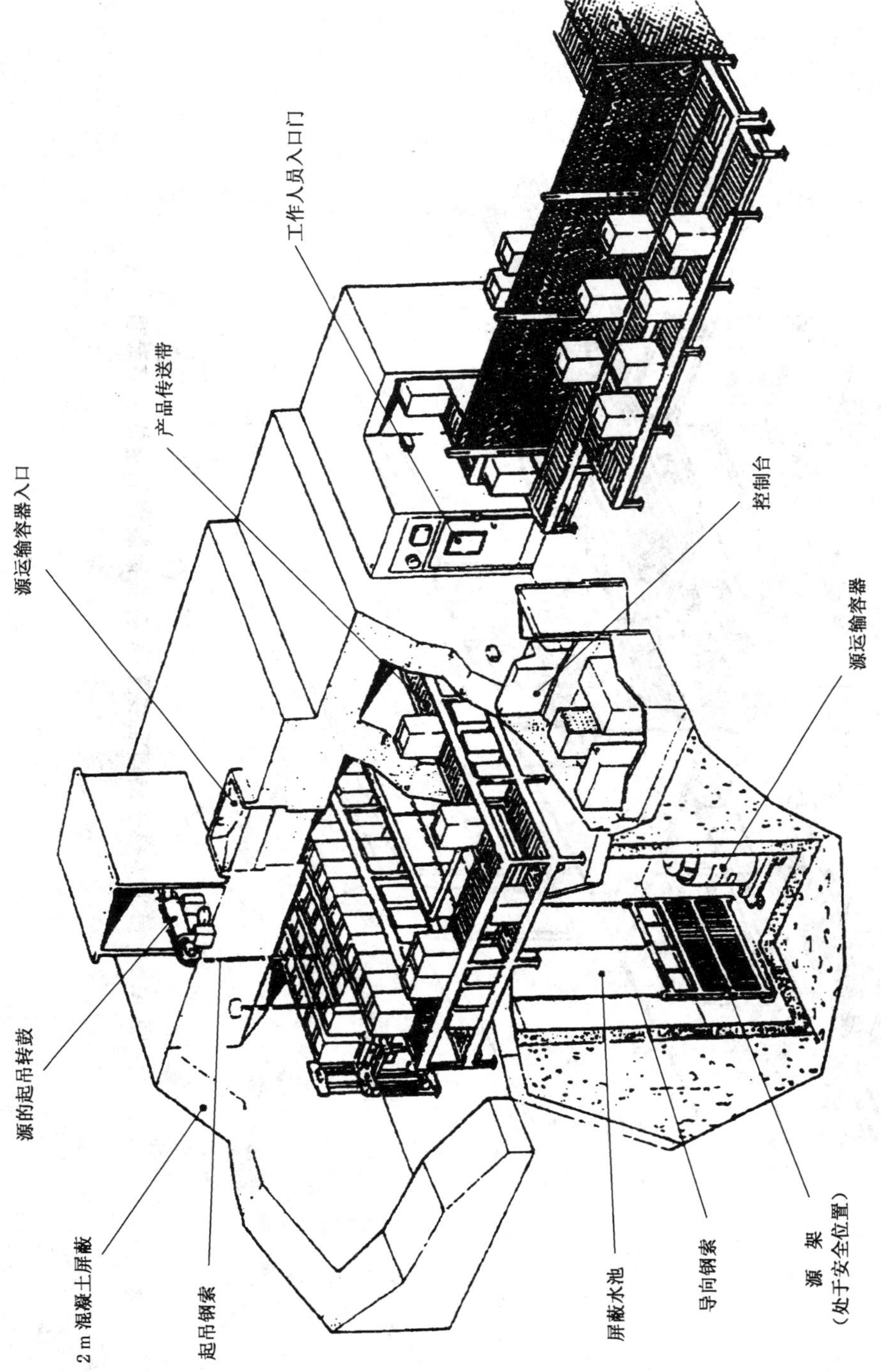

图 A.4 第Ⅳ类γ射线辐照装置:宽视野的湿法贮源辐照装置

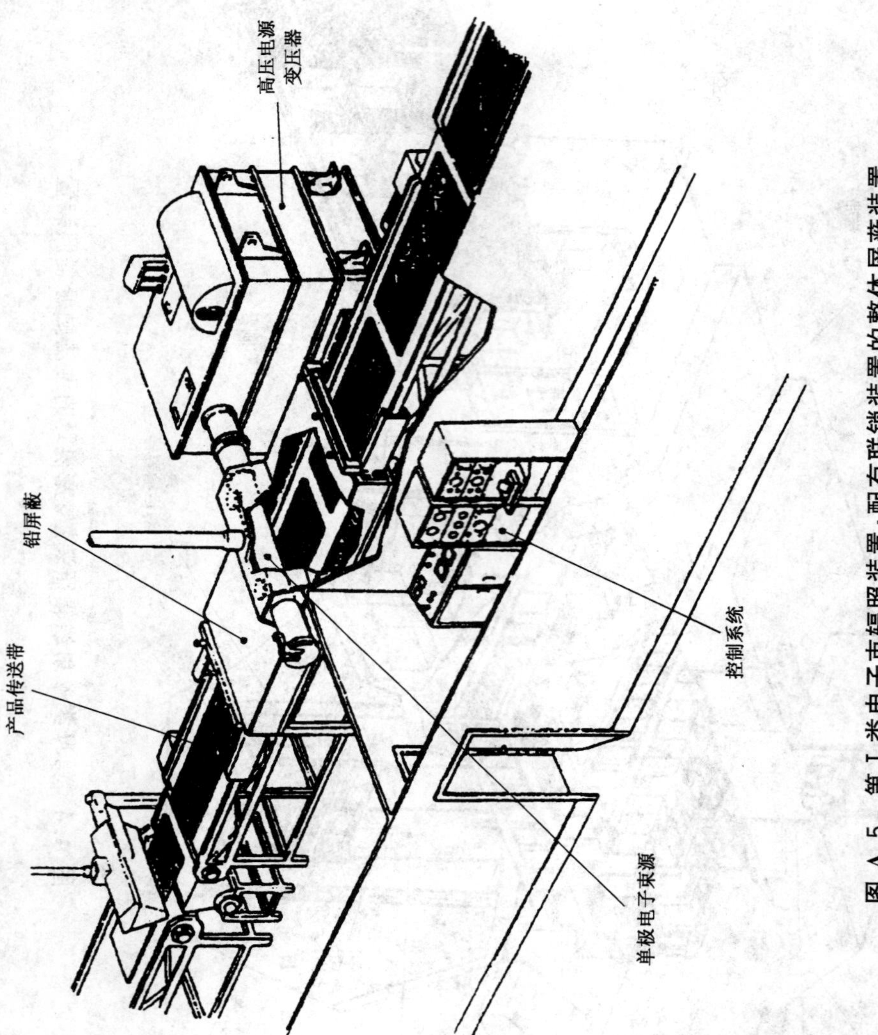

图 A.5 第Ⅰ类电子束辐照装置:配有联锁装置的整体屏蔽装置

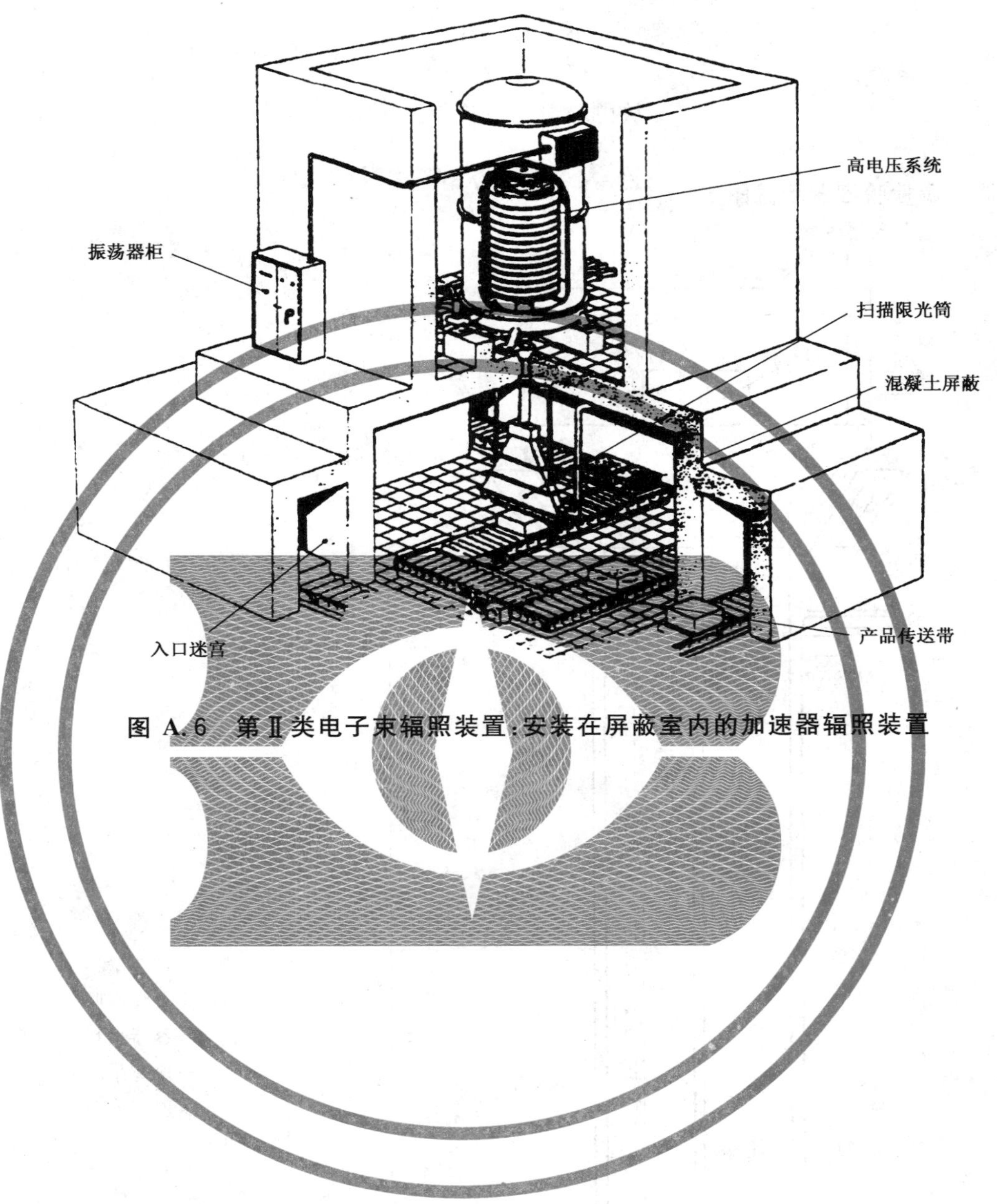

图 A.6 第Ⅱ类电子束辐照装置:安装在屏蔽室内的加速器辐照装置

附　录　B
（资料性附录）
放射源泄漏检验装置

B.1　放射源泄漏检验容器示意图

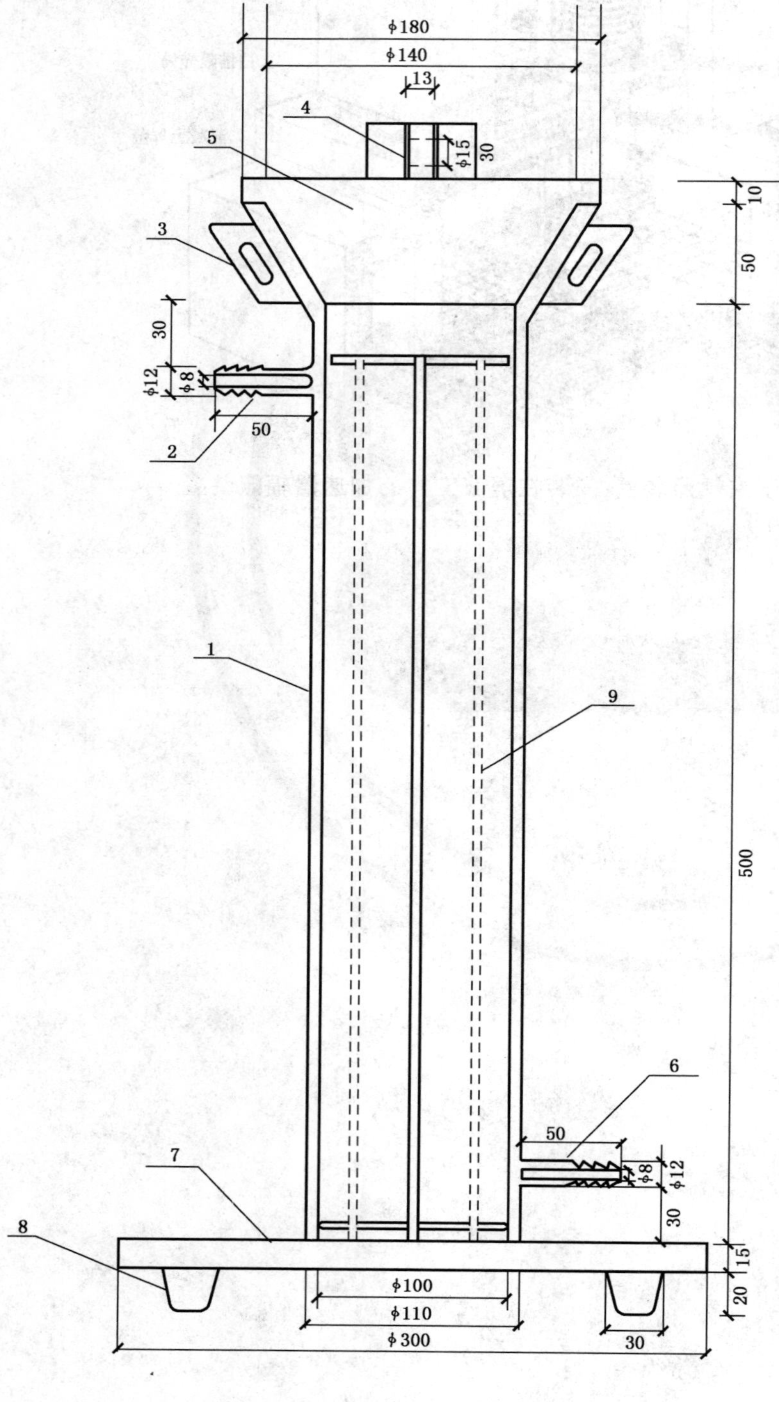

1——容器壁
2——上注水咀
3——容器吊环
4——顶塞吊环
5——顶塞
6——下注水咀
7——底座
8——底角
9——源架

B.2　检验容器说明

(1) 容器材料为铁或铜,为了防止容器壁吸附钴污染物,铜质更佳。
(2) 容器的底座应保证容器在水井底部可靠直立。
(3) 容器内应放置盛源"篮架"并有刻线位置标记,以便对号放、取放射源。
(4) 容器的直径和高度应能盛容纳待检源,并适合用"源夹"放、取放射源。
(5) 容器口和顶塞要求有足够的光洁度和加工精度,实现紧配合。
(6) 顶塞要有一定重量,防止在加检验液时浮起。
(7) 缓冲瓶可防止将液体误吸入真空泵。
(8) B.1示意图中的几何尺寸为现有样本的参考尺寸。
(9) 对于不同规格的放射源,宜使用不同长度的检验容器。

B.3　放射源泄漏检验容器工作示意图

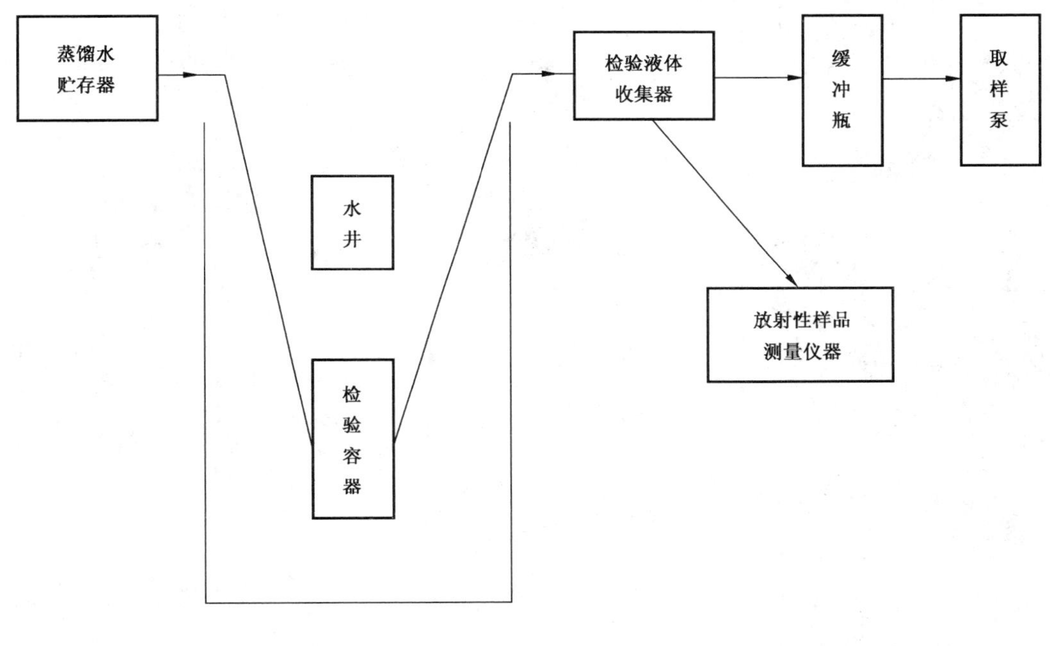

ICS 13.100
C 57

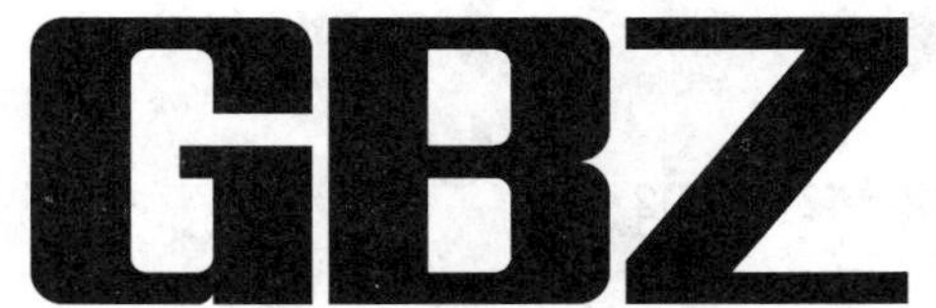

中华人民共和国国家职业卫生标准

GBZ 142—2002

油(气)田测井用密封型放射源卫生防护标准

Radiological protection standard for sealed radioactive sources used in oil and gas-field logging

2002-04-08 发布　　　　2002-06-01 实施

中华人民共和国卫生部 发布

前　言

本标准第3～5章和附录A为强制性的，其余为推荐性的。

根据《中华人民共和国职业病防治法》制定本标准。原标准GB 8922—1988与本标准不一致的，以本标准为准。

本标准的附录A是规范性附录、附录B是资料性附录。

本标准由中华人民共和国卫生部提出并归口。

本标准起草单位：山东省医学科学院放射医学研究所。

本标准主要起草人：邓大平、朱建国、邱玉会、侯金鹏、何顺升。

本标准由中华人民共和国卫生部负责解释。

油(气)田测井用密封型放射源卫生防护标准

1 范围

本标准规定了油(气)田测井用密封型放射源及使用过程中的放射防护卫生要求和检验要求。

本标准适用于在油(气)田使用密封型(中子、γ)放射源(以下简称放射源)进行测井及测井研究。

2 规范性引用文件

下列文件中的条款通过本标准的引用而成为本标准的条款。凡是注日期的引用文件,其随后所有的修改单(不包括勘误的内容)或修订版均不适用于本标准,然而,鼓励根据本标准达成协议的各方研究是否可使用这些文件的最新版本。凡不注日期的引用文件,其最新版本适用于本标准。

GB 2894　安全标志

GB 4075　密封放射源分级

GB 4076　密封放射源的一般规定

3 测井用密封型放射源的放射卫生防护要求

3.1 放射源

放射源应符合 GB 4076 和 GB 4075 的要求,确保密封性能可靠。放射源的外壳应标有放射源编号与放射源核素(包括中子源靶核素)名称或符号。另有放射源的说明资料,其内容至少包括:放射源编号、核素名称、活度、辐射类型、理化特性、所用射线的辐射输出量率(或注量率)及其测量日期、表面沾污与泄漏的检验结果和检验日期等。

3.2 贮存和载运放射源的容器

3.2.1 贮存或载运放射源的罐(桶)(以下简称源罐)应便于搬运和放射源的取出、放入,必须能锁定;源罐的外表面要有源罐编号、核素名称和活度的标签,并按照 GB 2894 的规定印有鲜明的电离辐射警示标识和使用单位的名称。

3.2.2 测井用源罐载源时,离源罐表面 5 cm 和 1 m 处的空气比释动能率不得大于表 1 的控制值。

表 1 测井用源罐载源时源罐表面 5 cm 和 1 m 处的空气比释动能率控制值

放射源	活度 GBq(Ci)	空气比释动能率/($mGy \cdot h^{-1}$)	
		5 cm	1 m
^{241}Am-Be	>200(5)	2	0.1
	≤200(5)	1	0.05
^{137}Cs	>20(0.5)	2	0.1
	≤20(0.5)	1	0.05

3.3 放射源贮存库

3.3.1 放射源贮存库(以下简称源库)应为独立建筑物,四周应设围墙,围墙内不得有人员居住、办公或放置易燃、易爆等其他危险物品。源库应在明显位置设有电离辐射警示标识。

3.3.2 源库内应设置凹入地面 150 cm 以下、上口高出地面 10～15 cm,用以贮存放射源及其源罐的贮源坑,其上盖有适当材料与厚度的防护盖。所有测井用放射源及废源须放在贮源坑内保存,经常使用的放射源应一源一坑。

3.3.3 贮源坑防护盖表面空气比释动能率应小于 25 $\mu Gy \cdot h^{-1}$。源库外空气比释动能率应小于2.5 $\mu Gy \cdot h^{-1}$。

3.3.4 贮存大于 200 GBq(5Ci)的中子源和大于 20 GBq(0.5Ci)的 γ 源的源库，应有机械提升与传送设备。

3.3.5 源库内应有良好的照明和通风，并有足够的使用面积，以便于存放与领取放射源。

3.3.6 源库的放射源出入口应有剂量监测装置，并能给出警示信号，以提示出入库的源罐中是否具有放射源。

3.3.7 源库必须建立放射源出入库管理制度，由专人保管，双人双锁，建立台账、登记，用仪表检测并记录，定期盘点。

3.4 载运放射源的车辆

3.4.1 供油田测井用载运放射源的车辆(简称运源车)应设有固定源罐的装置。使用运源车载运放射源时应采取相应的安全防护措施。未采取足够安全防护措施的运源车(包括兼作运载测井用放射源的兼用运源车)，不得进入人口密集区和在公共停车场停留。

3.4.2 运源车内外的空气比释动能率不得大于表 2 的控制值。

表 2 运源车内外的空气比释动能率控制值

测量位置	运源车空气比释动能率/($\mu Gy \cdot h^{-1}$) 专用	兼用
驾驶员座椅	2.5	20[1)]
车厢外表面	25	200
车厢外 2 m 处	2.5	20

注：在对驾驶员的年个人剂量得到严格控制的情况下，空气比释动能率可以适当放宽，但不得超过其 2 倍。

3.5 操作放射源的防护

3.5.1 进行放射源操作时应充分考虑放射源活度、操作距离、操作时间和防护屏蔽等因素，采取最优化的防护措施，以保证操作人员所受剂量控制在可以合理做到的尽可能低的水平。

3.5.2 不得徒手操作放射源。无机械化操作时，根据源的不同活度，应使用符合下列要求的工具：

a) 大于等于 200 GBq(5Ci)的中子源和大于等于 20 GBq(0.5Ci)的 γ 源，操作工具柄长不小于 100 cm；

b) 小于 200 GBq 的中子源和小于 20 GBq 的 γ 源，操作工具柄长不小于 50 cm。

3.5.3 放射性测井仪器置于井下的部分(以下简称井下仪器)因其中装有放射源，应使用柄长度不小于 50 cm 的工具擦洗。

3.5.4 井下仪器进出井口时，应使用柄长不小于 100 cm 的工具扶持。

3.5.5 进行换放射源外壳、弹簧、密封圈或盘根等特殊操作时，应有专用操作工具和防护屏蔽等设备，防护屏蔽靠人体一侧的空气比释动能率应小于 1 $mGy \cdot h^{-1}$。

3.6 室外操作放射源时的附加要求

室外操作放射源时，须在空气比释动能率为 2.5 $\mu Gy \cdot h^{-1}$处的边界上设置警告标志(或采取警告措施)，防止无关人员进入边界以内的操作区域。

4 测井用密封型放射源与载源设备性能的检验

4.1 新放射源与设备投入测井使用前应进行下列项目检验：

a) 辐射场空气比释动能率；

b) 放射源的泄漏，见附录 A(规范性附录)；

c) 放射源表面、操作工具和井下仪器之源室的放射性污染，见附录 A(规范性附录)；

d) 源罐与防护屏蔽等防护效果及使用性能；

e) 源库内外空气比释动能率；

f) 运源车内、外空气比释动能率；

g) 装、卸源操作工具的长度和机械性能；

其中 d)、e)、f)的测试采用经过刻度的合适仪器现场选点测试，测试点的选择应视具体工作情况而定。

4.2 投入测井使用后的检验：

4.2.1 对 4.1 条中 a)、d)、e)、f)、g)项每年进行一次检验，b)、c)项每半年到一年进行一次检验。

4.2.2 遇到下列情况之一者，应及时做第 4.1 条中 b)和 c)项检验：

——更换放射源的外壳、弹簧和密封圈等特殊操作后；

——放射源坠落井内或丢失、被盗后收回后；

——由于各种原因怀疑放射源有损伤时。

4.2.3 发现贮源罐或防护屏蔽明显变形或怀疑其内部结构有变化时，应加做 4.1 条 d)项检验。

5 个人剂量监测

5.1 对使用放射源测井的人员应进行外照射个人剂量常规监测，个人剂量计应能同时满足对 γ 射线和中子剂量监测。中子剂量估算参照附录 B(资料性附录)提供的数据。

5.2 新放射源、新型测井设备或测井新工艺投入测井使用前，须对测井全过程操作人员的累积剂量进行测量或估算，中子剂量估算参照附录 B(资料性附录)提供的数据。

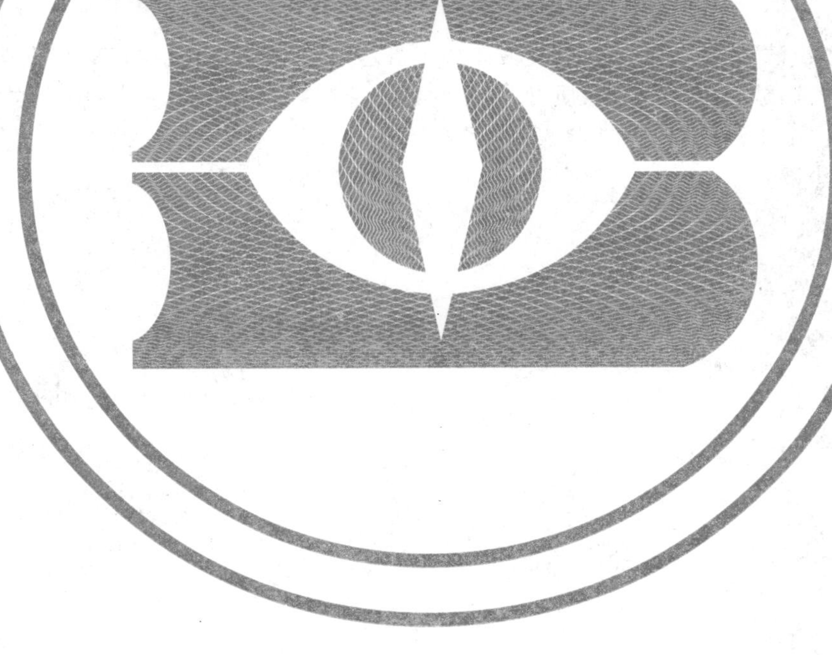

附 录 A
（规范性附录）
放射源的表面污染和泄漏的检验方法[1)]

A.1 表面沾污的检验方法

A.1.1 湿式擦试法：

用高度吸湿性的软质材料（如滤纸或棉花），沾上不腐蚀包壳表面材料而又能去除放射性沾污的液体，擦拭整个源的表面，测量擦拭材料上的放射性活度。当活度小于200 Bq时，可视为源表面无污染。

A.1.2 浸泡法：

将源浸没在一种不腐蚀源表面而又能去除放射性污染的液体[2)]中，在（50±5）℃下保持4 h，取出源，测量液体中的总放射性。如果放射性活度小于200 Bq，则可视为源表面无污染。

A.2 泄漏的检验方法

A.2.1 湿式擦拭法，同A.1.1

A.2.2 浸泡法，同A.1.2

A.2.3 干式擦拭法：

将源预先放在超声洗涤器内，用非腐蚀性液体如三氯乙烯或乙二胺四乙酸（EDTA）清洗10 min，用水洗净后再用丙酮冲洗，放置至干。用软质材料（如滤纸或棉花）擦拭源表面，测量擦拭物上的放射性活度，如果小于200 Bq，则过7 d后再擦拭源表面，并测量擦拭物上的放射性活度，如果放射性活度仍小200 Bq，则源可视为不漏。

注：1）本检验方法参照GB 4076和GB 4075。

2）如水或低浓度的洗涤剂、螯合剂。

附　录　B
（资料性附录）
单能中子注量与有效剂量的转换系数

表 B.1　单能中子以各种几何条件入射到成年人模拟人计算模型上时，每单位中子注量对应的有效剂量(E/Φ,pSv cm²)

能量/MeV	AP	PA	RLAT	LLAT	ROT	ISO
1.0×10^{-9}	5.24	3.52	1.36	1.68	2.99	2.40
1.0×10^{-8}	6.55	4.39	1.70	2.04	3.72	2.89
2.5×10^{-8}	7.60	5.16	1.99	2.31	4.40	3.30
1.0×10^{-7}	9.95	6.77	2.58	2.86	5.75	4.13
2.0×10^{-7}	11.2	7.63	2.92	3.21	6.43	4.59
5.0×10^{-7}	12.8	8.76	3.35	3.72	7.27	5.20
1.0×10^{-6}	13.8	9.55	3.67	4.12	7.84	5.63
2.0×10^{-6}	14.5	10.2	3.89	4.39	8.31	5.96
5.0×10^{-6}	15.0	10.7	4.08	4.66	8.72	6.28
1.0×10^{-5}	15.1	11.0	4.16	4.80	8.90	6.44
2.0×10^{-5}	15.1	11.1	4.20	4.89	8.92	6.51
5.0×10^{-5}	14.8	11.1	4.19	4.95	8.82	6.51
1.0×10^{-4}	14.6	11.0	4.15	4.95	8.69	6.45
2.0×10^{-4}	14.4	10.9	4.10	4.92	8.56	6.32
5.0×10^{-4}	14.2	10.7	4.03	4.86	8.40	6.14
1.0×10^{-3}	14.2	10.7	4.00	4.84	8.34	6.04
2.0×10^{-3}	14.4	10.8	4.00	4.87	8.39	6.05
5.0×10^{-3}	15.7	11.6	4.29	5.25	9.06	6.52
1.0×10^{-2}	18.3	13.5	5.02	6.14	10.6	7.70
2.0×10^{-2}	23.8	17.3	6.48	7.95	13.8	10.2
3.0×10^{-2}	29.0	21.0	7.93	9.74	16.9	12.7
5.0×10^{-2}	38.5	27.6	10.6	13.1	22.7	17.3
7.0×10^{-2}	47.2	33.5	13.1	16.1	27.8	21.5
1.0×10^{-1}	59.8	41.3	16.4	20.1	34.8	27.2
1.5×10^{-1}	80.2	52.2	21.2	25.5	45.4	35.2
2.0×10^{-1}	99.0	61.5	25.6	30.3	54.8	42.4
3.0×10^{-1}	133	77.1	33.4	38.6	71.6	54.7
5.0×10^{-1}	188	103	46.8	53.2	99.4	75
7.0×10^{-1}	231	124	58.3	66.6	123	92.8
9.0×10^{-1}	267	144	69.1	79.6	144	108
1.0×10^{0}	282	154	74.5	86.0	154	116
1.2×10^{0}	310	175	85.5	99.8	173	130
2.0×10^{0}	383	247	129	153	234	178
3.0×10^{0}	432	308	171	195	283	220
4.0×10^{0}	458	345	198	224	315	250
5.0×10^{0}	474	366	217	244	335	272
6.0×10^{0}	483	380	232	261	348	282
7.0×10^{0}	490	391	244	274	358	290
8.0×10^{0}	494	399	253	285	366	297
9.0×10^{0}	497	406	261	294	373	303

表 B.1（续）

能量/MeV	AP	PA	RLAT	LLAT	ROT	ISO
1.0×10^{1}	499	412	268	302	378	309
1.2×10^{1}	499	422	278	315	385	322
1.4×10^{1}	496	429	286	324	390	333
1.5×10^{1}	494	431	290	328	391	338
1.6×10^{1}	491	433	293	331	393	342
1.8×10^{1}	486	435	299	335	394	345
2.0×10^{1}	480	436	305	338	395	343
3.0×10^{1}	458	437	324	na[a]	395	na[a]
5.0×10^{1}	437	444	358	na	404	na
7.5×10^{1}	429	459	397	na	422	na
1.0×10^{2}	429	477	433	na	443	na
1.3×10^{2}	432	495	467	na	465	na
1.5×10^{2}	438	514	501	na	489	na
1.8×10^{2}	445	535	542	na	517	na

[a] 没有数据可用

注：AP—前面照射；PA—后面照射；RLAT—右侧照射；LLAT—左侧照射；ROT—旋转照射；ISO—各向同性照射。

ICS 13.100
C 57

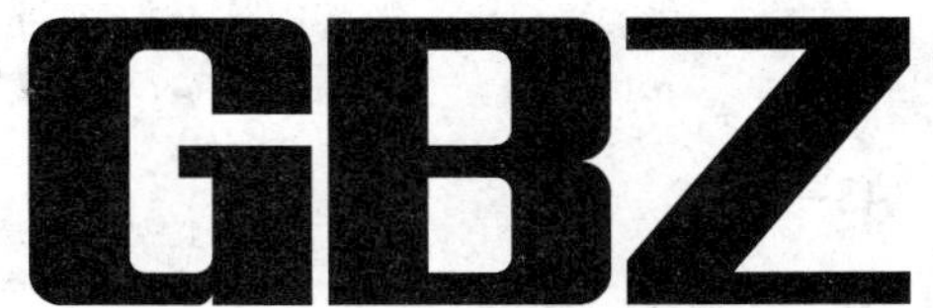

中华人民共和国国家职业卫生标准

GBZ 143—2002

集装箱检查系统放射卫生防护标准

Radiological protection standard for container inspection system

2002-04-08 发布　　2002-06-01 实施

中华人民共和国卫生部 发布

前　言

本标准第4～8章和附录A为强制性的，其余为推荐性的。

根据《中华人民共和国职业病防治法》制定本标准。

集装箱检查系统是利用X、γ射线对集装箱等进行检查的装置。本标准旨在规范集装箱检查系统及其运行中的放射卫生防护，保障从业人员和公众的安全。本标准参考美国标准ANSI N43.3《装有非医用X射线和密封γ源(<10MeV)设备的辐射安全一般要求》有关内容，结合我国集装箱检查系统及其运行中实际情况而编制。

本标准的附录A和附录B是规范性附录。

本标准由中华人民共和国卫生部提出并归口。

本标准起草单位：山东省医学科学院放射医学研究所、清华大学、清华大学核能技术设计研究院、清华同方核技术股份有限公司。

本标准主要起草人：侯金鹏、李君利、周立业、邓大平、朱建国、刘以思、桂立明等。

本标准由中华人民共和国卫生部负责解释。

集装箱检查系统放射卫生防护标准

1 范围

本标准规定了各类集装箱检查系统(以下简称检查系统)辐射控制水平、检查场所分区、辐射安全及安全操作等放射卫生防护要求和有关监测要求。

本标准适用于利用γ射线或低于10 MV的X射线对集装箱或者航空托盘、运输货车、货运列车等及其所载的货物进行的检查。

本标准不适用于相应的计算机断层扫描检查。

2 规范性引用文件

下列文件中的条款通过本标准的引用而成为本标准的条款。凡是注日期的引用文件,其随后所有的修改单(不包括勘误的内容)或修订版均不适用于本标准,然而,鼓励根据本标准达成协议的各方研究是否可使用这些文件的最新版本。凡是不注日期的引用文件,其最新版本适用于本标准。

GB 4075 密封放射源分级

GB 4076 密封放射源的一般规定

GB 7465 高活度钴-60密封放射源

GB 11806 放射性物质安全运输规定

GBZ 135 密封γ放射源容器卫生防护标准

3 检查系统及其分类

3.1 检查系统

主要由辐射源、探测器、控制、图像分析、安全联锁、警示和应急设施等部分组成。

3.2 检查系统分类

3.2.1 按所用辐射源分类

a) 加速器检查系统。利用加速器产生的X射线(小于10MV)对集装箱等货物进行检查的系统。

b) 放射性核素源检查系统。利用放射性核素源(以下简称放射源)所释放的γ射线对集装箱等货物进行检查的系统。

c) X射线机检查系统。利用X射线机产生的X射线对集装箱等货物进行检查的系统。

3.2.2 按检查方式分类

a) 固定式检查系统。为安装在永久性建筑物内固定位置的检查系统。在检查厅内,待检货物沿轨道通过该系统准直主射束区域时接受辐射检查。

b) 移动式检查系统。为辐射源和探测器系统同步地沿待检物匀速平移进行扫描的检查系统。移动式检查系统现分为车载移动式检查系统和组合移动式检查系统。前者在按辐射剂量控制水平圈出并限制无关人员进入的场地内对待检物进行检查;后者的辐射源和探测器安装在可拆装屏蔽体的检查厅内对待检物进行检查,控制和图像分析装置位于检查厅外。

4 检查系统及其工作场所辐射控制水平

4.1 辐射源箱的泄漏辐射水平

辐射源箱包括辐射源、辐射源屏蔽体和组装体、初级准直器。放射源箱还可包括快门和非检测工作状态下的贮源器。不同类型辐射源箱的泄漏辐射水平控制如下:

4.1.1 加速器辐射源箱泄漏辐射水平

当出束口放置足够厚度的屏蔽体时，在有用线束以外的区域，距加速器靶1米处空气比释动能率与有用线束中心轴上距靶1米处无屏蔽体时空气比释动能率的相对比值为辐射源箱辐射泄漏率，固定式检查系统应小于1‰；移动式检查系统应小于0.1‰。

4.1.2 放射源箱体泄漏辐射水平

放射源箱体泄漏辐射水平应符合表1要求。

表1 放射源箱体外的漏射线空气比释动能率控制值($\mu Gy \cdot h^{-1}$)

检查系统类型	距辐射源箱体外表面 5 cm	距辐射源箱体外表面 100 cm
固定式系统	1 000	100
移动式系统	500	20

4.1.3 X射线管头组装体泄漏辐射水平

距X射线管焦点1 m处漏射线空气比释动能率，固定式检查系统应不大于5 000 $\mu Gy \cdot h^{-1}$，移动式检查系统应不大于20 $\mu Gy \cdot h^{-1}$。

4.2 加速器调制器泄漏辐射水平

距调制器组装体表面5 cm处的空气比释动能率应不大于40 $\mu Gy \cdot h^{-1}$。

4.3 放射源储存容器泄漏辐射水平

应符合GBZ 135第4.1条表1“密封γ放射源容器外表面辐射水平”和第5.5条的要求。

4.4 检查系统建筑物外场所辐射水平

距固定式检查系统检查厅墙外侧表面30 cm处的空气比释动能率应不大于2.5 $\mu Gy \cdot h^{-1}$。组合移动式检查系统，在宽度不大于主线束照射区域屏蔽墙体外表面30 cm处的空气比释动能率应不大于10 $\mu Gy \cdot h^{-1}$。在非主线束照射区域屏蔽墙体外表面30 cm处和出入口门外栏杆处的空气比释动能率应不大于2.5 $\mu Gy \cdot h^{-1}$。

4.5 车载移动式检查现场辐射水平

护栏边界的空气比释动能率不大于2.5 $\mu Gy \cdot h^{-1}$。检查系统产品文件应给出辐射源与护栏边界四个周边的最小距离要求。安装在一辆车上的移动式检查系统的控制和图像分析室的空气比释动能率应不大于2.5 $\mu Gy \cdot h^{-1}$。

5 检查场所分区和人员活动限制要求

5.1 检查场所分区

5.1.1 控制区

各种检查系统的控制区划分如下：

a) 固定式检查系统中，以检查通道出入口门为界，包括辐射源室、检查通道和探测器室的区域。
b) 组合移动式检查系统中，以隔墙和出入口门围成的区域。
c) 车载移动式检查系统中，空气比释动能率可能大于40 $\mu Gy \cdot h^{-1}$的区域，如辐射源和探测器附近区域、辐射源和探测器之间的检测区域。

5.1.2 监督区

各种检查系统的监督区划分如下：

a) 固定式检查系统建筑物内与辐射源室、检查通道和探测器室直接相邻的区域。
b) 组合移动式检查系统出入口门和栏杆之间的区域。
c) 车载移动式检查系统，除控制区外的护拦以内区域，护栏上任何位置的空气比释动能率不大于2.5 $\mu Gy \cdot h^{-1}$。安装在一辆车上的移动式检查系统的控制和图像分析室属于监督区。

5.2 人员活动限制要求

检查系统工作状态下对人员的活动做如下限制：

a) 任何人员不得进入控制区。

b) 任何无关人员不得进入监督区。

c) 除非检测需要,工作人员应停留在监督区之外。

6 检查系统辐射安全要求

6.1 一般原则

检查系统的辐射安全设计应遵循故障安全原则,设置冗余、多重的安全装置,并注意采用多样性的部件,以保证当某一部件或系统发生故障时,检查系统均能建立起一种安全状态。

6.2 通用安全要求

6.2.1 安全联锁

安全联锁设置和功能应符合:

a) 检查系统必须分别设置以下两道独立工作的安全联锁:一是主控制台钥匙开关联锁,只有钥匙插入并处于"工作"位置时,加速器和X射线机才能发出X射线、放射源检查系统的快门才能开启;二是可有效地防止人员误入检测状态下的控制区的安全联锁设施,例如固定式检查系统通道出入口门、组合移动式检查系统门外栏杆、辐射源室门和其他相关设施。

b) 任何一道安全联锁打开,检查系统应立即中断工作,并只有通过就地复位才能重新启动。

c) 在联锁失灵时,应禁止检查系统运行或中断检查系统的运行,并在控制台上显示。

6.2.2 警示装置

警示装置设置和功能应符合:

a) 固定式检查系统的检查通道及检查厅出入口、组合移动式检查系统的出入口处及移动式检查系统扫描车上均安装有灯光指示信号以其不同颜色标识检查系统即时所处的准备出束、出束及待停机状态。

b) 在上述a)的相应位置,应有检测系统出束的声响报警信号,应在辐射源出束前启动,预警时间不得少于5秒。在整个辐射期间,该信号应持续启动并保持稳定,扫描结束后,报警铃或警灯延续一定时间方可停止。在组合移动式和车载移动式检查时,当有人误入护栏内辐射区时,现场和控制车内均会发出声音报警。

c) 在控制区边界线外、检查系统的辐射源室和探测器室门外,必须设置电离辐射危险标志和清晰可见的警示标识。监督区边界线外应设置醒目的"当心 电离辐射"字样的警示标识,以制止无关人员进入。

6.2.3 监视和通讯装置

监视和通讯装置设置和功能应符合:

a) 必须设置监视用摄像和显示装置,以核查各区内人员驻留情况和设备运行状态。

b) 主控室的计算机屏幕应能显示安全联锁的工作状态,应标识出鲜明的紧急警告信号并能够及时显示故障的内容。

c) 检查通道、辐射源室、控制室和现场工作人员之间均应配备合适的通讯装置。

6.2.4 应急求助装置

应急求助装置设置和功能应符合:

a) 检查系统应设有标记清楚并易触摸的应急求助装置,可在紧急状态下立即中断辐射照射。

b) 应急求助装置应设置于:固定式检查系统辐射源室、探测器室、检查通道两侧、检查厅出入口和组合移动式检查厅两侧及出入口;移动式检查系统扫描车外侧或辐射源箱或探测器横臂上及各种检查系统主控制台面板上。

c) 应急求助装置一旦被使用,除非就地复位,检查系统不可能重新启动和出束。

6.2.5 **其他要求**

例如：

a) 固定式检查系统的辐射源室应有必要的通风装置。

b) 检查系统现场必须配备适当的应急防护设备，例如快门控制故障时手动关闭装置。

c) 检查系统应配备完善的防火设施。

6.3 X射线辐射源的附加安全要求

6.3.1 射线发生装置不加高压时，加速器和X射线管不应产生X射线。只有具备全部控制条件时，才能产生X射线。

6.3.2 加速器和X射线机出束必须同时满足下列条件：联锁钥匙插入相应位置且各安全联锁装置处于正常状态。

6.3.3 当剂量监视系统确认加速器输出剂量率超过规定的限值时，检查系统应终止出束。

6.3.4 接地故障不应导致X射线机检查系统产生X射线。

6.4 放射源的附加安全要求

6.4.1 密封放射源的级别，按密封放射源活度应达到GB 4075或GB 7465的要求。密封放射源的性能应符合GB 4076的规定。

6.4.2 固定式检查系统辐射源室、组合移动式检查厅、车载移动式检查的专用车存放库房等场所均应装备防火防盗设施。

6.4.3 只有在通电条件下，检查系统快门才能开启；断电时，快门自动关闭。

6.4.4 只有在快门关闭状态下，才能打开辐射源室门和源操作箱门。

7 检查系统安全操作要求

7.1 一般要求

7.1.1 在每天启动辐射源装置前，必须仔细核查安全联锁、监视与警示装置，确认其处于正常状态。

7.1.2 可能进入监督区的工作人员必须佩戴个人剂量计。人员准备进入检查通道、辐射源室、探测器室和车载移动式检查系统护栏内时，必须携带剂量报警仪或剂量测量仪。

7.1.3 车载移动式检查前，应根据检查系统技术要求，采用护栏圈出作业场所，以此作为监督区边界，并在出入口和边界上设立必要的警示标识。检查系统启动时，用仪器检测验证护栏上任何位置的空气比释动能率，并应符合本标准第4.5条要求。

7.1.4 载有集装箱的汽车驶入检查准备区域后，检录员（引导员）指挥待检车辆就位，引导司机退出。并在检查控制区确认场地内没有人员后，才能向主控室发出可以启动辐射源的确认信号。在检查系统工作中，检录员应认真管制监督区边界。

7.1.5 检查系统准备启动和工作中，主控室操作员应密切注视控制台和监视器，以便在发现异常情况时及时关断放射源出束或停机，防止事故发生。

7.1.6 对于车载移动式检查系统，在每天作业完成后，应由引导员负责将检查车停放到专用库房内。

7.1.7 检查系统发生故障而紧急停机后，在未查明原因和维修结束前，不得重新启动辐射源。

7.1.8 检查系统停止运行时，主控室负责人应取走主控钥匙并妥善保管。未经许可不得使用。

7.2 检查系统调试和维修时的安全操作要求

7.2.1 检修人员进入辐射源室、探测器室和检查通道时，除佩戴个人剂量计外，还必须携带剂量报警仪。

7.2.2 调试和维修时，应保证切断辐射源出束状态。必须先将主控钥匙拔下，并由调试和维修人员带走，工作结束后，再将该钥匙交给主控室操作人员。

7.2.3 调试和维修必须解除安全联锁时，须经负责人同意并通告有关人员。工作结束后，先恢复安全联锁并经确认系统正常后再行使用。

7.3 使用密封放射源的专项要求

7.3.1 检查系统工作结束后，必须用辐射剂量仪检查放射源位置和快门状态。

7.3.2 密封放射源运输应符合 GB 11806 的有关要求。

7.3.3 检查系统的放射源的更换应在当地放射卫生防护部门批准和监督下进行。放射源从运输容器中转装入源容器或从源容器转装入运输容器必须采用便于转移操作的辅助设备和有一定屏蔽效果的装置。操作人员在一次换源过程中所接受的剂量应不超过 500 μSv。

7.3.4 被更换的退役放射源应由放射源供应单位回收或按国家有关规定处理或处置。

8 辐射防护监测

8.1 监测项目和方法

监测项目和周期见附录 A(规范性附录)。评价指标按本标准第 4.1、4.2、4.3、5.1 和 7.2 条有关内容执行。

监测方法见附录 B(规范性附录)。

8.2 验收监测

验收监测应包括：

a) 生产厂家在产品出厂前必须对检查系统的放射防护性能进行监测，监测项目见附录 A(规范性附录)。

b) 检查系统安装后，使用单位按附录 A(规范性附录)进行自行验收检测；

c) 检查系统正式使用前，由使用单位所在地的省、市卫生行政部门认可的放射卫生技术服务机构指派专业技术人员对检查系统和防护设施进行验收监测和检查，监测合格后方能投入使用。验收监测还应包括：使用单位的应急计划、应急设施和配备的辐射检测设备。

8.3 常规监测和检查

8.3.1 卫生行政部门认可的放射卫生技术服务机构对生产厂家和使用单位的常规检测，每年一次按附录 A(规范性附录)所列项目进行监测。应详细记录测量仪器型号和检查结果。

8.3.2 使用单位应按附录 A(规范性附录)所列项目和检测周期进行放射防护检测和安全检查，以及时排除隐患，杜绝事故的发生。应详细记录测量仪器型号和检查结果。

8.4 特殊监测

8.4.1 变更监测

当检查系统的结构、屏蔽、操作、检查区域和邻近区域人员驻留情况改变时，应由卫生行政部门认可的放射卫生技术服务机构指派的专业技术人员进行监测和重新评价。在进行必要调整和监测合格后，方可继续使用。

8.4.2 异常监测

当个人剂量超过年剂量限值、检查系统出现异常情况及处理时应按附录 A(规范性附录)所列项目进行监测，查明原因。发生意外事故，应按放射事故管理规定，及时检测和处理。

8.4.3 换源监测

更换放射源时，应进行个人剂量监测、操作位置和场所的剂量监测、源容器剂量监测和放射污染检测。源容器外表面的非固定性放射性污染检测结果应符合 GBZ 135 第 5.1 条的规定。

8.5 监测仪器要求

辐射检测仪器辐射剂量测量的射线方向性、辐射能量响应、剂量测试范围和抗干扰能力等性能应适用于探测和测量原始射线、散射线和泄漏辐射，辐射检测仪器应经检定或校准，并在其有效时间内使用。应记录仪器使用状况。

附　录　A
（规范性附录）
集装箱检查系统放射防护监测项目与周期

表 A.1　监测项目和周期一览表

监测类别	项　目	检测周期	对应的本标准条款
验收和常规检测	辐射源箱泄漏辐射水平	一年	4.1
	加速器调制器泄漏辐射水平	一年	4.2
	放射源储存容器泄漏辐射水平	一年	4.3
	建筑物外场所辐射水平	一年	4.4
	车载移动式检查现场辐射水平	场所移动后	4.5
	安全联锁：		
	——主控钥匙开关	每天	6.2.1
	——门和栏杆	每天	6.2.1
	——其他设施	一个月	6.2.1
	警示装置	每天	6.2.2
	监视和通讯装置	每天	6.2.3
	应急求助装置	一个月	6.2.4
	固定检查系统通风装置	三个月	6.2.5
特殊监测	变更监测	适时	8.5.1
	异常监测	适时	8.5.2
	换源监测	适时	8.5.3

注：加速器辐射源箱泄漏辐射水平只在生产厂家组装前监测。

附 录 B
（规范性附录）
集装箱检查系统放射防护监测方法

B.1 通用要求

B.1.1 放射防护监测应在检查系统正常工作状态下进行。

B.1.2 使用经过已知能量响应校正的电离室或累积剂量计方法。

B.1.3 应在规定测量点上、横截面不小于 100 cm^2 的面积上进行监测。

B.1.4 要求各点测试结果中最大值符合本标准的有关规定。

B.1.5 安全联锁、警示装置、应急求助装置和通风装置的监测分别按检查系统产品说明书要求进行。

B.2 加速器和 X 射线辐射源箱泄漏辐射水平

B.2.1 检测条件：用分别符合本标准 4.1.1 和 4.1.4 的辐射衰减屏蔽部件堵住 X 射线源组件出线口。分别使用额定工作条件和最高工作管电压、最大连续工作管电流条件。

B.2.2 检测仪器：X、γ 剂量仪，X、γ 巡测仪或热释光剂量计。

B.2.3 检测位置：按图 B.1，在距加速器靶和 X 射线管焦点 1 米的球面上进行 14 点测量。

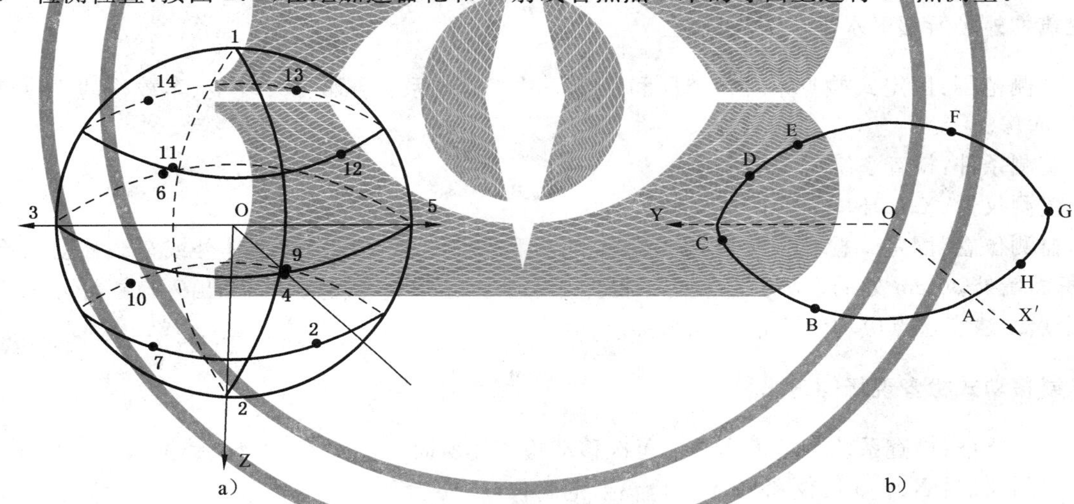

图 B.1 泄漏辐射水平测量点和地上投影图

B.3 放射源箱体泄漏辐射水平

B.3.1 检测条件：放射源箱体上快门关闭。

B.3.2 检测仪器：X、γ 巡测仪。

B.3.3 检测位置：在距放射源箱体表面 5 cm 和 1 m 的六个不同方位上，按图 B.2 所标的 42 个点检测。

图内所有线段交叉点均表示测试位置

B.3.4 数据处理：将监测结果乘以放射性核素额定活度与监测时活度的比值，换算为放射性核素额定活度下的结果。

B.4 加速器调制器泄漏辐射水平

B.4.1 检测条件：检查系统正常工作时。

B.4.2　检测仪器：X、γ 巡测仪。

B.4.3　检测位置：在距调制器柜表面 5 cm 进行巡测。

B.5　放射源储存容器泄漏辐射水平

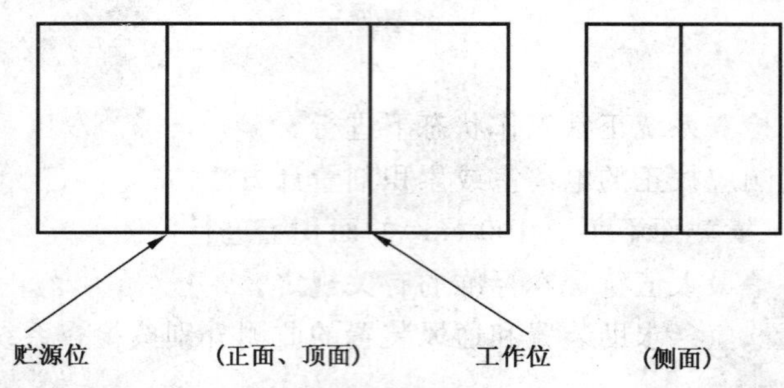

图 B.2　放射源箱体泄漏辐射水平测试位置示意图

B.5.1　检测条件：放射源位于储存容器内。

B.5.2　检测仪器：X、γ 巡测仪。

B.5.3　检测位置：在距储存容器表面 5 cm 进行巡测；距储存容器表面 100 cm 的测量，在距储存容器 1 米的球面上进行 14 点测量。测量点位置按图 B.1 设置。

B.6　建筑物外场所辐射水平

B.6.1　监测范围：固定式检查系统检查厅和组合移动式检查系统屏蔽体外环境、车载移动式检查系统专用贮存库房。

B.6.2　监测条件：检查系统正常工作时。

B.6.3　监测仪器：X、γ 环境辐射剂量仪。

B.6.4　监测位置：固定式检查系统检查厅墙外、组合移动式检查系统屏蔽墙体外或车载移动式检查系统库房每面墙外 30 cm 处的巡测。选点均不得少于十个。检查系统检查厅门和出入口栏杆外 30 cm 处各选三个点。注意选点应均匀分布。

B.7　车载移动式检查现场辐射水平

B.7.1　监测条件：检查系统正常工作时或每次移动检查场所时。

B.7.2　监测仪器：X、γ 剂量仪和 X、γ 环境辐射剂量仪。

B.7.3　监测位置：沿监督区边界护栏巡测，并重点检测有用射束正向和背向方向的护栏边界和监督区出入口；在有用射束方向上，距监督区边界 10 m 内的建筑物处或人员驻留处进行必要的巡测。

B.8　换源监测

B.8.1　监测条件：检查系统更换放射源时。

B.8.2　监测仪器：X、γ 剂量仪、热释光剂量计、α、β 污染检测仪。

B.8.3　监测内容：操作位置空气比释动能率、换源人员的个人剂量、运输容器辐射泄漏率及污染状况。

ICS 13.100
C 57

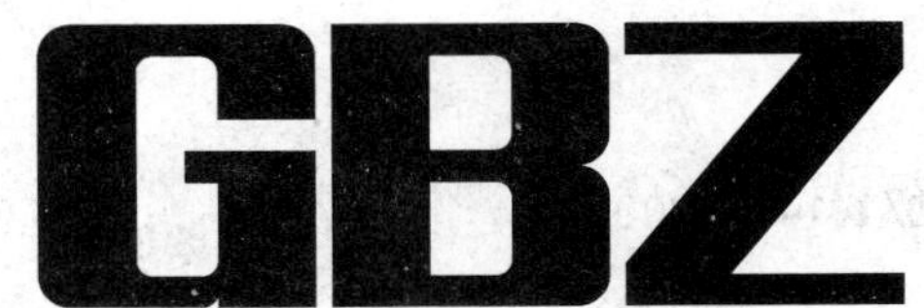

中华人民共和国国家职业卫生标准

GBZ/T 144—2002

用于光子外照射放射防护的剂量转换系数

Dose conversion coefficients for use in radiological protection against photon external radiation

2002-04-08 发布　　2002-06-01 实施

中华人民共和国卫生部　发布

前　言

根据《中华人民共和国职业卫生防治法》制定本标准。原标准 GB 11712—1989 与本标准不一致的，以本标准为准。

本标准在保留和充实原标准 GB 11712—89 适用部分的基础上，采用国际放射防护委员会(ICRP)第 74 号出版物(ICRP，1996)和国际辐射单位与测量委员会(ICRU)第 47(ICRU，1992)和第 57 号报告(ICRU，1998)的数据，对原标准数据进行了更新和补充，为光子外照射防护提供辐射场量与防护量、辐射场量与实用量之间的转换系数。

为了与 ICRP 74 号和 ICRU 57 号报告中的术语相一致，本标准名称更改为《用于光子外照射放射防护的剂量转换系数》。

本标准引用了 GB/T 12162—90《用于校准剂量仪和剂量率仪及确定其能量响应的 X、γ 参考辐射》中规定的参考辐射条件。

本规范性附录 A、附录 B、附录 C 和附录 D 都是规范性附录。

本标准由中华人民共和国卫生部提出并归口。

本标准起草单位：军事医学科学院放射医学研究所。

本标准主要起草人：杨国山、郭勇、谢向东、蔡反攻、周红梅、周凯欣。

本标准由中华人民共和国卫生部负责解释。

用于光子外照射放射防护的剂量转换系数

1 范围

本标准推荐了光子外照射放射防护中自由空气比释动能和注量等物理量与防护量、实用量之间的转换系数。

本标准适用于成人受(0.01～10)MeV 的光子外照射。

本标准不适用于局部照射和可能导致确定性效应的事故照射。

2 规范性引用文件

下列文件中的条款通过本标准的引用而成为本标准的条款。凡是注日期的引用文件,其随后所有的修改单(不包括勘误的内容)或修订版均不适用于本标准,然而,鼓励根据本标准达成协议的各方研究是否可使用这些文件的最新版本。凡不注日期的引用文件,其最新版本适用于本标准。

GB 12162 用于校准剂量仪和剂量率仪及确定其能量响应的 X、γ 参考辐射

3 术语和定义

下列术语和定义适用于本标准。

3.1

光子注量 Φ photon fluence

dN 除以 da 所得的商:

$$\Phi = \mathrm{d}N/\mathrm{d}a$$

式中:

dN——入射到截面积为 da 的球体中的光子数,单位:m^{-2}。

3.2

弱贯穿辐射和强贯穿辐射 weakly penetrating radiation and strongly penetrating radiation

如果辐射所产生的皮肤当量剂量或眼晶体当量剂量与其相应限值的比值比该辐射所产生的有效剂量与其相应限值的比值大,则此辐射称为弱贯穿辐射;如果辐射所产生的有效剂量与其相应限值的比值比该辐射所产生的皮肤当量剂量或眼晶体当量剂量与其相应限值的比值大,则此辐射称为强贯穿辐射。

3.3

比释动能 K kerma

dE_{tr}除以 dm 所得的商:

$$K = \mathrm{d}E_{\mathrm{tr}}/\mathrm{d}m$$

式中:

dE_{tr}——不带电的电离粒子在质量为 dm 的某一物质中释放出来的全部带电电离粒子的初始动能的总和,单位 $\mathrm{J \cdot kg^{-1}}$;专用名:Gy。

自由空气比释动能 K_{a} 是指在自由空气中的比释动能。

3.4

ICRU 球 ICRU sphere

直径为 30 cm、密度为 1 g cm^{-3} 的组织等效球体,元素组成按质量计为 O:76.2%、H:10.1%、C:

11.1%、N:2.6%。

3.5

ICRU 平板　ICRU slab

30 cm×30 cm×15 cm、密度为 1 g cm^{-3} 的组织等效平板,元素组成同 2.4 定义。

3.6

防护量　radiation protection quantity

国际放射防护委员会(ICRP)规定的人体中的剂量学量,防护量包括器官剂量、器官当量剂量和有效剂量。

3.7

实用量　operational quantity

国际辐射单位与测量委员会(ICRU)提出的在辐射防护实践中可用监测仪器测出并可作为防护量的合理近似(既不低估也不过高高估)的量。实用量的诸量有周围剂量当量、定向剂量当量和个人剂量当量。

3.8

扩展场　expanded field

由实际的辐射场导出的一个假设的辐射场。在其中的整个有关体积内,光子注量及其角分布和能量分布与参考点处实际辐射场相同。

3.9

扩展齐向场　expanded and aligned field

由实际的辐射场导出的一个假设的辐射场。在其中的整个有关体积内,光子注量及其能量分布与参考点处实际辐射场相同,但光子注量是单向的。

3.10

剂量当量 H　dose equivalent

组织中某点处的剂量当量 H 是 D 和 Q 乘积,即

$$H = DQ$$

式中:

D——该点处的吸收剂量;

Q——辐射的品质因数。

单位:J·kg^{-1};专用名:Sv。

3.11

周围剂量当量 $H^*(d)$　ambient dose equivalent

相应于测量点处的扩展齐向场在 ICRU 球内、逆扩展齐向场的半径上深度 d 处产生的剂量当量。对强贯穿辐射,推荐 d=10 mm,此时 $H^*(d)$记为 $H^*(10)$。对弱贯穿辐射,推荐 d=0.07 mm。单位:J·kg^{-1};专用名:Sv。

3.12

定向剂量当量 $H'(d,\Omega)$　directional dose equivalent

相应于测量点处的扩展场在 ICRU 球内、指定方向 Ω 的半径深度 d 处产生的剂量当量。对弱贯穿辐射,推荐 d=0.07 mm,此时 $H'(d,\Omega)$记为 $H'(0.07,\Omega)$。对强贯穿辐射,推荐 d=10 mm。单位:J·kg^{-1};专用名:Sv。

3.13

个人剂量当量 $H_p(d)$　individual dose equivalent

人体某一指定点下面某一适当深度 d 处的软组织内的剂量当量。对强贯穿辐射,推荐 d=10 mm;对弱贯穿辐射,推荐 d=0.07 mm。单位:J·kg^{-1};专用名:Sv

3.14

拟人模型　anthropomorphic models

用于计算人体吸收剂量分布的人体数学模型，即用数学式表示的人体组织或器官。

3.15

照射几何条件　irradiation geometries

表示入射辐射束相对于身体或体模的取向。本标准中由前向后、由后向前、由侧面(包括左侧面和右侧面)和旋转照射几种照射几何条件都是指单向宽束光子，即平面平行光子束而言的，照射时光子束垂直于身体或拟人模体的长轴线。各向同性照射几何条件是指该辐射场中每单位立体角的光子注量与方向无关。各种照射几何条件分别用以下符号表示：

AP——由前向后照射；

PA——由后向前照射；

LAT——由侧面照射；

RLAT——由右侧面照射；

LLAT——由左侧面照射；

ROT——旋转照射；

ISO——各向同性照射。

4　光子外照射防护监测中实用量的运用

4.1　周围剂量当量 $H^*(d)$ 与定向剂量当量 $H'(d,\Omega)$

$H^*(d)$ 和 $H'(d,\Omega)$ 是环境和场所监测中使用的实用量，其中

a)　$H^*(10)$ 和 $H'(10,\Omega)$ 适用于强贯穿辐射。空间某点的 $H^*(10)$ 值可作为位于该处的人体所受有效剂量的近似值；空间某点的 $H'(10,\Omega)$ 值可作为位于该处的人体受 Ω 方向照射时的有效剂量的近似值。

b)　$H'(0.07,\Omega)$ 和 $H^*(0.07)$ 适用于弱贯穿辐射，在单向辐射场中，$H^*(0.07)$ 等于 $H'(0.07,0°)$。空间某点的 $H'(0.07,\Omega)$ 值可作为位于该处人体受 Ω 方向照射时的皮肤当量剂量的近似值。

4.2　个人剂量当量 $H_p(d)$

$H_p(d)$ 是个人监测中使用的实用量，其中

a)　$H_p(10)$ 适用于强贯穿辐射。$H_p(10)$ 值可作为躯干所受有效剂量的近似值。

b)　$H_p(0.07)$ 适用于弱贯穿辐射。$H_p(0.07)$ 值可作为剂量计附近皮肤所受当量剂量的近似值。

5　光子辐射场物理量之间的转换系数

附录 A(规范性附录)给出了单能光子自由空气比释动能 K_a、注量 Φ 和照射量 X 等物理量之间的数学关系式和转换系数。

6　自由空气比释动能 K_a、光子注量 Φ 与实用量的转换系数

6.1　自由空气比释动能 K_a 和光子注量 Φ 与实用量之间的转换系数，用于光子监测仪器的研制、评价和标定。

6.2　附录 B(规范性附录)给出了

a)　由单能光子注量 Φ、自由空气比释动能 K_a 和照射量 X 到周围剂量当量 $H^*(10)$ 和定向剂量当量 $H'(0.07,0°)$ 的计算公式和转换系数；

b)　GB 12162 所规定的过滤 X 参考辐射条件下的自由空气比释动能 K_a 及照射量 X 到周围剂量当量 $H^*(10)$ 和定向剂量当量 $H'(0.07,0°)$ 的转换系数；

c)　自由空气比释动能 K_a 到定向剂量当量 $H'(10,0°)$ 和 $H'(0.07,0°)$ 的转换系数以及角度依赖

系数。

6.3　附录C(规范性附录)给出了自由空气比释动能 K_a 到用ICRU平板作为模体的个人剂量当量 $H_p(10,0°)$ 和 $H_p(0.07,0°)$ 的转换系数以及角度依赖系数。

7　自由空气比释动能 K_a 与防护量的转换系数

7.1　防护量与自由空气比释动能 K_a 之间的转换系数,用于人体有效剂量和器官当量剂量的计算和防护评价。

7.2　附录D(规范性附录)给出了单能光子束在各种照射几何条件下,入射在人体模型上时,单位自由空气比释动能的器官当量剂量和有效剂量转换系数。由于光子的辐射权重因子的数值是1,每单位自由空气比释动能的器官剂量 D_T 在数值上就等于每单位自由空气比释动能的器官当量剂量 H_T,所以附录中的转换系数都是按照每单位自由空气比释动能的器官剂量 D_T 来表示的。照射几何条件包括前后向(AP)、后前向(PA)照射、左侧(LLAT)或右侧(RLAT)照射、左侧和右侧照射的平均(LAT)、绕模型纵轴360度旋转(ROT)照射以及各向同性(ISO)照射等。

8　实用量与防护量之间的转换系数

防护量与实用量之间的比值依赖于光子能量和照射几何条件,不存在一一对应关系。对于确定的光子能量和确定的照射几何条件,可由附录B(规范性附录)和附录C(规范性附录)中的数据与附录D(规范性附录)中有关数据得到防护量与实用量之间的比值。如由附录B(规范性附录)中的表B.1和附录D(规范性附录)中的表D.1,可得到对应于不同能量和不同照射几何条件下周围剂量当量 $H^*(10)$ 和有效剂量 E 的比值。

附 录 A
（规范性附录）
单能光子自由空气比释动能 K_a、光子注量 Φ 和照射量 X 之间的转换系数

A.1 能量为 E_γ 的单能光子的 K_a、Φ 和 X 之间的关系见 A.1～A.3 式。

$$\frac{K_a}{\Phi}=160.22\cdot\frac{\mu_{tr}}{\rho}\cdot E_\gamma \qquad\qquad (A.1)$$

$$\frac{K_a}{X}=8.76/(1-g) \qquad\qquad (A.2)$$

$$\frac{X}{\Phi}=\frac{160.22}{8.76}\cdot\frac{\mu_{en}}{\rho}\cdot E_\gamma \qquad\qquad (A.3)$$

式 A.1 中：K_a/Φ 的单位是 pGy cm^2；μ_{tr}/ρ 是空气的质量减弱系数，单位是 cm^2 g^{-1}；E_γ 为光子能量，单位为 MeV；式 A.2 中：K_a/X 的单位是 mGy R^{-1}；g 是自由空气比释动能的辐射损失份额，无量纲，其值见表 A.1；式 A.3 中：X/Φ 的单位是 nR cm^2；μ_{en}/ρ 是空气的质能吸收系数，单位是 cm^2 g^{-1}；E_γ 为光子能量，单位为 MeV。

由式 A.1—A.3 得出的 K_a、Φ 和 X 之间的转换系数见表 A.1。

表 A.1 单能光子自由空气比释动能 K_a、光子注量 Φ 和照射量 X 之间的转换系数[1)]

光子能量 MeV	K_a/Φ pGy cm^2	X/Φ nR cm^2 [2)]	K_a/X mGy R^{-1}	1−g
0.010	7.43	0.848	8.76	1.00
0.015	3.12	0.357	8.76	1.00
0.020	1.68	0.192	8.76	1.00
0.030	0.721	0.082 3	8.76	1.00
0.040	0.429	0.048 9	8.76	1.00
0.050	0.323	0.036 9	8.76	1.00
0.060	0.289	0.033 0	8.76	1.00
0.080	0.307	0.035 0	8.76	1.00
0.100	0.371	0.042 4	8.76	1.00
0.150	0.599	0.069	8.76	1.00
0.200	0.856	0.098	8.76	1.00
0.300	1.38	0.157	8.76	1.00
0.400	1.89	0.216	8.76	1.00
0.500	2.38	0.271	8.76	1.00
0.600	2.84	0.324	8.76	1.00
0.800	3.69	0.422	8.76	1.00
1	4.47	0.509	8.76	1.00
1.5	6.14	0.699	8.76	0.996
2	7.54	0.857	8.83	0.995
3	9.96	1.127	8.85	0.991
4	12.1	[3)]	[3)]	0.988
5	14.1			0.984
6	16.1			0.980
8	20.1			0.972
10	24.0			0.964

[1)] 此表数据引自 ICRU 47 号报告；

[2)] 1R=2.58×10^{-4}C·kg^{-1}；

[3)] 由于 3 MeV 以上空气中电子平衡不再成立，所以不再使用照射量。

附 录 B
（规范性附录）
光子自由空气比释动能 K_a、光子注量 Φ 和照射量 X 到周围剂量当量 $H^*(10)$ 和定向剂量当量 $H'(0.07,0°)$ 的转换系数

B.1 能量从 20 keV～10 MeV 的光子周围剂量当量 $H^*(10)$ 与自由空气比释动能 K_a 的关系可按式(B.1)估计。

$$\frac{H^*(10)}{K_a}=\frac{X}{(aX^2+bX+c)}+d\cdot\arctan(gX) \qquad \text{(B.1)}$$

式中：

$H^*(10)/K_a$ 的单位是 Sv Gy^{-1}；$X=\ln(E/E_0)$，E 为光子能量(keV)；$E_0=9.85$ keV；a=1.465，b=−4.414，c=4.789，d=0.700 6，g=0.651 9；角度单位为弧度。

B.2 能量从 10 keV～250 keV 的光子定向剂量当量 $H'(0.07,0°)$ 与自由空气比释动能 K_a 的关系可按式(B.2)估计。

$$\frac{H'(0.07,0°)}{K_a}=a+bX+cX^d\cdot\exp(gX^2) \qquad \text{(B.2)}$$

式中：

$H'(0.07,0°)/K_a$ 的单位是 Sv Gy^{-1}；$X=\ln(E/E_0)$，E 为光子能量(keV)，$E_0=9.85$ keV；a=0.950 5，b=0.094 32，c=0.230 2，d=5.082，g=−0.699 7；角度单位为弧度。

B.3 由光子注量 Φ 和自由空气比释动能 K_a 到周围剂量当量 $H^*(10)$ 和定向剂量当量 $H'(0.07,0°)$ 的转换系数见表 B.1。

B.4 GB 12162 规定的过滤 X 射线参考辐射条件下的光子自由空气比释动 K_a 和照射量 X 到周围剂量当量 $H^*(10)$ 和定向剂量当量 $H'(0.07,0°)$ 的转换系数见表 B.2。

B.5 自由空气比释动能 K_a 到定向剂量当量 $H'(10,0°)$ 和 $H'(0.07,0°)$ 的转换系数以及角度依赖系数见表 B.3 和表 B.4。

表 B.1 由光子注量 Φ 和自由空气比释动能 K_a 到周围剂量当量 $H^*(10)$ 和定向剂量当量 $H'(0.07,0°)$ 的转换系数[1)]

光子能量 MeV	$H^*(10)/K_a$ Sv Gy^{-1}	$H'(0.07,0°)/K_a$ Sv Gy^{-1}	K_a/Φ pGy cm^2	$H^*(10)/\Phi$ pSv cm^2	$H'(0.07,0°)/\Phi$ pSv cm^2
0.010	0.008	0.95	7.60	0.061	7.20
0.015	0.26	0.99	3.21	0.83	3.19
0.020	0.61	1.05	1.73	1.05	1.81
0.030	1.10	1.22	0.739	0.81	0.90
0.040	1.47	1.41	0.438	0.64	0.62
0.050	1.67	1.53	0.328	0.55	0.50
0.060	1.74	1.59	0.292	0.51	0.47
0.080	1.72	1.61	0.308	0.53	0.49
0.100	1.65	1.55	0.372	0.61	0.58
0.150	1.49	1.42	0.600	0.89	0.85
0.200	1.40	1.34	0.856	1.20	1.15
0.300	1.31	1.31	1.38	1.80	1.80
0.400	1.26	1.26	1.89	2.38	2.38

表 B.1（续）

光子能量 MeV	$H^*(10)/K_a$ Sv Gy^{-1}	$H'(0.07,0°)/K_a$ Sv Gy^{-1}	K_a/Φ pGy cm^2	$H^*(10)/\Phi$ pSv cm^2	$H'(0.07,0°)/\Phi$ pSv cm^2
0.500	1.23	1.23	2.38	2.93	2.93
0.600	1.21	1.21	2.84	3.44	3.44
0.800	1.19	1.19	3.69	4.38	4.38
1	1.17	1.17	4.47	5.20	5.20
1.5	1.15	1.15	6.12	6.90	6.90
2	1.14	1.14	7.51	8.60	8.60
3	1.13	1.13	9.89	11.1	11.1
4	1.12	1.12	12.0	13.4	13.4
5	1.11	1.11	13.9	15.5	15.5
6	1.11	1.11	15.8	17.6	17.6
8	1.11	1.11	19.5	21.6	21.6
10	1.10	1.10	23.2	25.6	25.6

1） 此表数据引自 ICRP 74 号出版物

表 B.2 GB 12162 规定的过滤 X 射线参考辐射条件下光子自由空气比释动 K_a 和照射量 X 到周围剂量当量 $H^*(10)$ 和定向剂量当量 $H'(0.07,0°)$ 的转换系数[1)]

系列	管电压 kV	附加过滤[2)] mm			平均能量 keV	转换系数			
						$H^*(10)/K_a$ Sv Gy^{-1}	$H^*(10)/X$ cSv R^{-1}	$H'(0.07,0°)/K_a$ Sv Gy^{-1}	$H'(0.07,0°)/X$ cSv R^{-1}
		Cu	Sn	Pb					
宽谱	60	0.3			45	1.52	1.33	1.47	1.29
	80	0.5			58	1.67	1.46	1.57	1.38
	110	2.0			79	1.71	1.50	1.60	1.40
	150		1.0		104	1.62	1.42	1.54	1.35
	200		2.0		134	1.52	1.33	1.46	1.28
	250		4.0		169	1.45	1.27	1.40	1.23
	300		6.5		202	1.40	1.23	1.36	1.19
宽谱	40	0.21			33	1.17	1.02	1.26	1.10
	60	0.6			48	1.58	1.38	1.48	1.30
	80	2.0			65	1.73	1.52	1.60	1.40
	100	5.0			83	1.71	1.50	1.60	1.40
	120	5.0	1.0		100	1.64	1.44	1.55	1.36
	150		2.5		118	1.58	1.38	1.49	1.31
	200	2.0	3.0	1.0	161	1.45	1.27	1.39	1.22
	250		2.0	3.0	205	1.39	1.22	1.34	1.17
	300		3.0	5.0	248	1.35	1.18	1.32	1.16
低空气比释动能率	35	0.25			30	1.08	0.95	1.22	1.07
	55	1.2			48	1.60	1.40	1.49	1.31
	70	2.5			60	1.73	1.52	1.59	1.39
	100	0.5	2.0		87	1.69	1.48	1.59	1.39
	125	1.0	4.0		109	1.61	1.41	1.52	1.33
	170	1.0	3.0	1.5	148	1.49	1.31	1.42	1.24
	210	0.5	2.0	3.5	185	1.43	1.25	1.36	1.19
	240	0.5	2.0	5.5	211	1.39	1.22	1.34	1.17

表 B.2（续）

系列	管电压 kV	附加过滤[2) mm]		平均能量 keV	转换系数			
					$H^*(10)/K_a$ Sv Gy^{-1}	$H^*(10)/X$ cSv R^{-1}	$H'(0.07,0°)/K_a$ Sv Gy^{-1}	$H'(0.07,0°)/X$ cSv R^{-1}
		Al	Cu					
高空气比释动能率	40	1.0		25.6	0.87	0.76	1.16	1.02
	60	3.9		37.3	1.31	1.15	1.36	1.19
	80	3.2		48.9	1.55	1.36	1.50	1.31
	100		0.15	57.4	1.63	1.43	1.55	1.36
	150		0.50	78.5	1.67	1.46	1.57	1.38
	200		1.0	102	1.63	1.43	1.54	1.35
	250		1.6	122	1.58	1.38	1.50	1.31
	300		2.2	147	1.53	1.34	1.46	1.28

1） 此表数据引自 ICRU 47 号报告

2） 除附加过滤外，机器在 60 keV 的固有过滤为 4 mmAl

表 B.3 自由空气比释动能到 $H'(10,0°)$ 转换系数以及角度依赖系数[1)]

光子能量 MeV	$H'(10,0°)/K_a$ Sv/Gy	对应不同角度 α 的比值 $H'(10,\alpha)/H(10,0°)$							
		0°	15°	30°	45°	60°	75°	90°	180°
0.015	0.26	1.00	0.85	0.63	0.42	0.20	0.05	0.00	0.00
0.020	0.61	1.00	0.94	0.83	0.67	0.46	0.22	0.06	0.00
0.030	1.10	1.00	0.98	0.93	0.85	0.69	0.47	0.23	0.00
0.050	1.67	1.00	1.00	0.96	0.88	0.80	0.61	0.37	0.02
0.100	1.65	1.00	1.00	0.98	0.93	0.86	0.70	0.48	0.04
0.150	1.49	1.00	1.00	0.98	0.95	0.88	0.75	0.56	0.08
0.300	1.31	1.00	1.00	0.99	0.96	0.91	0.82	0.67	0.13
0.662	1.20	1.00	1.00	1.00	0.97	0.95	0.87	0.76	0.23
1.25	1.16	1.00	1.00	1.00	0.99	0.97	0.92	0.82	0.34
2	1.14	1.00	1.00	1.00	1.00	0.98	0.93	0.85	0.44
3	1.13	1.00	1.00	1.00	1.00	0.98	0.94	0.86	0.49
5	1.11	1.00	1.00	1.00	1.00	0.98	0.94	0.88	0.56
10	1.10	1.00	1.00	1.00	1.00	0.98	0.95	0.90	0.62

1） 此表数据引自 ICRP 74 号出版物

表 B.4 自由空气比释动能到 $H'(0.07,0°)$ 转换系数以及角度依赖系数[1)]

光子能量 MeV	$H'(0.07,0°)/K_a$ Sv/Gy	对应不同角度 α 的比值 $H'(0.07,\alpha)/H'(0.07,0°)$							
		0°	15°	30°	45°	60°	75°	90°	180°
0.005	0.76	1.00	0.96	0.87	0.79	0.41	0.00	0.00	0.00
0.010	0.95	1.00	0.99	0.98	0.98	0.96	0.89	0.19	0.00
0.020	1.05	1.00	1.00	0.99	1.00	1.00	0.98	0.54	0.00
0.030	1.22	1.00	0.99	0.99	0.99	0.98	0.94	0.62	0.00
0.050	1.53	1.00	0.99	0.98	0.98	0.97	0.92	0.69	0.02
0.100	1.55	1.00	0.99	0.99	0.99	0.98	0.94	0.77	0.05
0.150	1.42	1.00	0.99	0.99	0.99	0.99	0.97	0.87	0.07
0.300	1.31	1.00	1.00	1.00	1.00	1.02	1.00	0.89	0.10
0.662	1.20	1.00	1.00	1.00	1.00	1.00	0.98	0.89	0.18
1.25	1.16	1.00	1.00	1.00	1.00	1.00	0.98	0.90	0.30
2	1.14	1.00	1.00	1.00	1.00	1.00	0.98	0.90	0.39

表 B.4（续）

光子能量 MeV	$H'(0.07,0°)/K_a$ Sv/Gy	对应不同角度 α 的比值 $H'(0.07,\alpha)/H'(0.07,0°)$							
		0°	15°	30°	45°	60°	75°	90°	180°
3	1.13	1.00	1.00	1.00	1.00	1.00	0.98	0.90	0.46
5	1.11	1.00	1.00	1.00	1.00	1.00	0.98	0.91	0.54
10	1.10	1.00	1.00	1.00	1.00	1.00	0.98	0.94	0.63

1） 此表数据引自 ICRP 74 号出版物

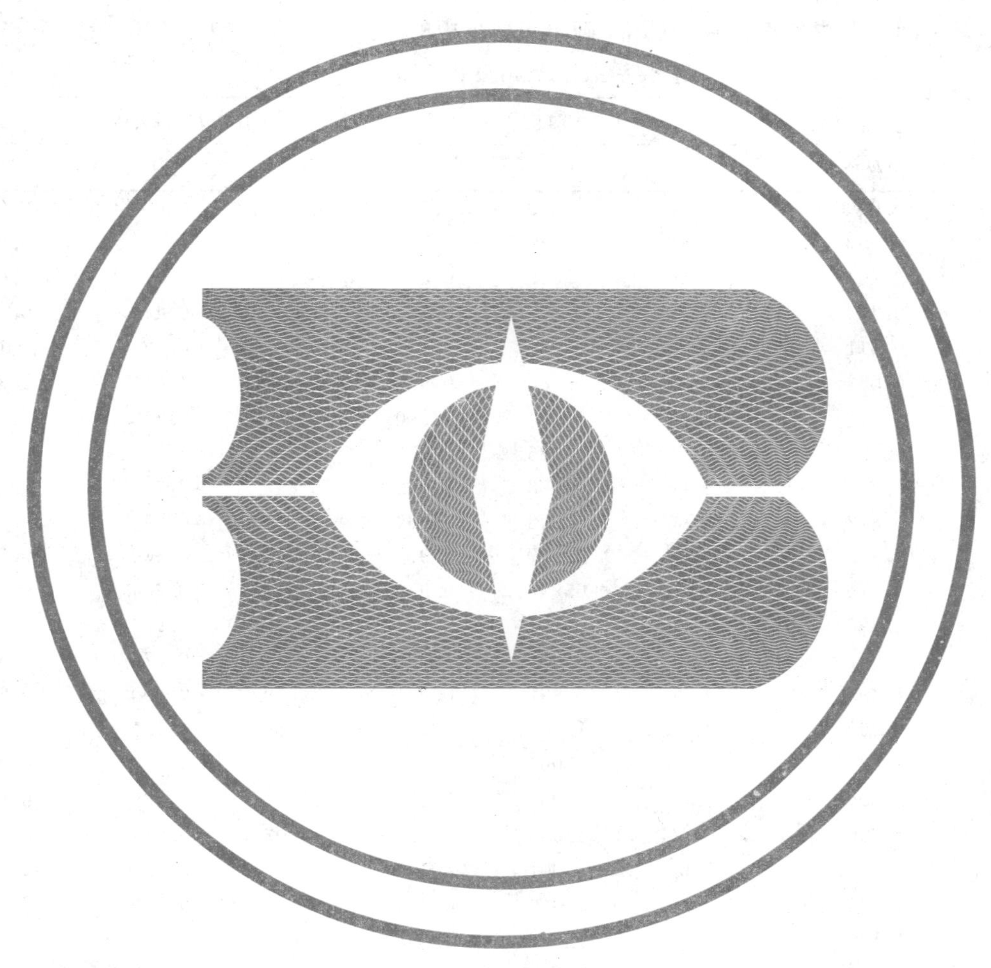

附 录 C
（规范性附录）
单能光子自由空气比释动能 K_a 到 ICRU 平板的个人剂量当量 $H_p(10,0°)$ 和 $H_p(0.07,0°)$ 的转换系数以及角度依赖系数

C.1 自由空气比释动能 K_a 到 ICRU 平板的个人剂量当量 $H_p(10,0°)$ 和 $H_p(0.07,0°)$ 的转换系数以及角度依赖系数见表 C.1 和表 C.2，表中数据引自 ICRP 第 74 号出版物。

表 C.1 自由空气比释动能 K_a 到 ICRU 平板的个人剂量当量 $H_p(10,0°)$ 的转换系数以及角度依赖系数

光子能量 MeV	$H_p(10,0°)/K_a$ Sv/Gy	对应不同角度 α 的比值 $H_p(10,\alpha)/H_p(10,0°)$					
		0°	15°	30°	45°	60°	75°
0.010	0.009	1.00	0.889	0.556	0.222	0.000	0.000
0.0125	0.098	1.00	0.929	0.704	0.388	0.102	0.000
0.015	0.264	1.00	0.966	0.822	0.576	0.261	0.030
0.0175	0.445	1.00	0.971	0.879	0.701	0.416	0.092
0.020	0.611	1.00	0.982	0.913	0.763	0.520	0.167
0.025	0.883	1.00	0.980	0.937	0.832	0.650	0.319
0.030	1.112	1.00	0.984	0.950	0.868	0.716	0.411
0.040	1.490	1.00	0.986	0.959	0.894	0.760	0.494
0.050	1.766	1.00	0.988	0.963	0.891	0.779	0.526
0.060	1.892	1.00	0.988	0.969	0.911	0.793	0.561
0.080	1.903	1.00	0.997	0.970	0.919	0.809	0.594
0.100	1.811	1.00	0.992	0.972	0.927	0.834	0.612
0.125	1.696	1.00	0.998	0.980	0.938	0.857	0.647
0.150	1.607	1.00	0.997	0.984	0.947	0.871	0.677
0.200	1.492	1.00	0.997	0.991	0.959	0.900	0.724
0.300	1.369	1.00	1.000	0.996	0.984	0.931	0.771
0.400	1.130	1.00	1.004	1.001	0.993	0.955	0.814
0.500	1.256	1.00	1.005	1.002	1.001	0.968	0.846
0.600	1.226	1.00	1.005	1.004	1.003	0.975	0.868
0.800	1.190	1.00	1.001	1.003	1.007	0.987	0.892
1	1.167	1.00	1.000	0.996	1.009	0.990	0.910
1.5	1.139	1.00	1.002	1.003	1.006	0.997	0.934
3	1.117	1.00	1.005	1.010	0.998	0.998	0.958
6	1.109	1.00	1.003	1.003	0.992	0.997	0.995
10	1.111	1.00	0.998	0.995	0.989	0.992	0.966

表 C.2 自由空气比释动能 K_a 到 ICRU 平板的个人剂量当量 $H_p(0.07,0°)$ 的转换系数以及角度依赖系数

光子能量 MeV	$H_p(0.07,0°)/K_a$ Sv/Gy	对应不同角度 α 的比值 $H_p(0.07,\alpha)/H_p(0.07,0°)$					
		0°	15°	30°	45°	60°	75°
0.005	0.750	1.000	0.991	0.956	0.895	0.769	0.457
0.010	0.947	1.000	0.996	0.994	0.987	0.964	0.904
0.015	0.981	1.000	1.000	1.001	0.994	0.992	0.954
0.020	1.045	1.000	0.996	0.996	0.987	0.982	0.948

表 C.2（续）

光子能量 MeV	$H_p(0.07,0°)/K_a$ Sv/Gy	对应不同角度 α 的比值 $H_p(0.07,\alpha)/H_p(0.07,0°)$					
		0°	15°	30°	45°	60°	75°
0.030	1.230	1.000	0.990	0.989	0.972	0.946	0.897
0.040	1.444	1.000	0.994	0.990	0.965	0.923	0.857
0.050	1.632	1.000	0.994	0.979	0.954	0.907	0.828
0.060	1.716	1.000	0.995	0.984	0.961	0.913	0.837
0.080	1.732	1.000	0.994	0.991	0.966	0.927	0.855
0.100	1.669	1.000	0.993	0.990	0.973	0.946	0.887
0.150	1.581	1.000	1.001	1.005	0.995	0.977	0.950
0.200	1.432	1.000	1.001	1.001	1.003	0.997	0.981
0.300	1.336	1.000	1.002	1.007	1.010	1.019	1.013
0.400	1.280	1.000	1.002	1.009	1.016	1.032	1.035
0.500	1.244	1.000	1.002	1.008	1.020	1.040	1.054
0.600	1.220	1.000	1.003	1.009	1.019	1.043	1.057
0.800	1.189	1.000	1.001	1.008	1.019	1.043	1.062
1.000	1.173	1.000	1.002	1.005	1.016	1.038	1.060

附 录 D
（规范性附录）
单能光子自由空气比释动能 K_a 到器官剂量 D_T 和有效剂量 E 的转换系数

单能光子以各种几何条件入射成年拟人模型时，每单位自由空气比释动能对应的有效剂量 E/K_a 和器官剂量 D_T/K_a 见表 D.1～表 D.19。各表数据引自 ICRP 第 74 号出版物。照射几何条件包括前后向(AP)、后前向(PA)照射、左侧(LLAT)或右侧(RLAT)照射、左侧和右侧照射的平均(LAT)、绕模型纵轴 360 度旋转(ROT)照射以及各向同性(ISO)照射等。

表 D.1 单能光子以各种几何条件入射成年拟人模型时，每单位自由空气比释动能对应的有效剂量 E/K_a

光子能量 MeV	各种照射几何条件下的 E/K_a(Sv/Gy)					
	AP	PA	RLAT	LLAT	ROT	ISO
0.010	0.006 53	0.002 48	0.001 72	0.001 72	0.003 26	0.002 71
0.015	0.040 2	0.005 86	0.005 49	0.005 49	0.015 3	0.012 3
0.020	0.122	0.018 1	0.015 1	0.015 5	0.046 2	0.036 2
0.030	0.416	0.128	0.078 2	0.090 4	0.191	0.143
0.040	0.788	0.370	0.205	0.241	0.426	0.326
0.050	1.106	0.640	0.345	0.405	0.661	0.511
0.060	1.308	0.846	0.455	0.528	0.828	0.642
0.070	1.407	0.966	0.522	0.598	0.924	0.720
0.080	1.433	1.019	0.554	0.628	0.961	0.749
0.100	1.394	1.030	0.571	0.641	0.960	0.748
0.150	1.256	0.959	0.551	0.620	0.892	0.700
0.200	1.173	0.915	0.549	0.615	0.854	0.679
0.300	1.093	0.880	0.557	0.615	0.824	0.664
0.400	1.056	0.871	0.570	0.623	0.814	0.667
0.500	1.036	0.869	0.585	0.635	0.812	0.675
0.600	1.024	0.870	0.600	0.647	0.814	0.684
0.800	1.010	0.875	0.628	0.670	0.821	0.703
1.000	1.003	0.880	0.651	0.691	0.831	0.719
2.000	0.992	0.901	0.728	0.757	0.871	0.774
4.000	0.993	0.918	0.796	0.813	0.909	0.824
6.000	0.993	0.924	0.827	0.836	0.925	0.846
8.000	0.991	0.927	0.846	0.850	0.934	0.859
10.000	0.990	0.929	0.860	0.859	0.941	0.868

表 D.2 单能光子以各种几何条件入射成年拟人模型时，每单位自由空气比释动能对应的卵巢吸收剂量 D_T/K_a

光子能量 MeV	各种照射几何条件下的 D_T/K_a(Gy /Gy)				
	AP	PA	LAT	ROT	ISO
0.010	0.000	0.000	0.000	0.000	0.000
0.015	0.000	0.000	0.000	0.000	0.000
0.020	0.000	0.000	0.000	0.000	0.000
0.030	0.158	0.078 5	0.009 63	0.066 0	0.035 1
0.040	0.511	0.345	0.099 6	0.277	0.191

表 D.2（续）

光子能量 MeV	各种照射几何条件下的 D_T/K_a(Gy /Gy)				
	AP	PA	LAT	ROT	ISO
0.050	0.846	0.676	0.234	0.527	0.383
0.060	1.072	0.944	0.345	0.723	0.520
0.070	1.200	1.113	0.414	0.844	0.607
0.080	1.262	1.201	0.453	0.901	0.653
0.100	1.282	1.234	0.479	0.926	0.666
0.150	1.185	1.116	0.470	0.882	0.609
0.200	1.106	1.034	0.478	0.841	0.588
0.300	1.017	0.963	0.491	0.810	0.586
0.400	0.972	0.936	0.501	0.796	0.599
0.500	0.948	0.924	0.511	0.789	0.614
0.600	0.934	0.918	0.522	0.786	0.627
0.800	0.921	0.911	0.542	0.787	0.650
1.000	0.918	0.908	0.559	0.793	0.668
2.000	0.936	0.905	0.624	0.833	0.719
4.000	0.981	0.910	0.696	0.891	0.769
6.000	1.013	0.917	0.740	0.926	0.799
8.000	1.037	0.922	0.772	0.949	0.820
10.000	1.056	0.926	0.796	0.966	0.836

表 D.3　单能光子以各种几何条件入射成年拟人模型时，每单位自由空气比释动能对应的睾丸吸收剂量 D_T/K_a

光子能量 MeV	各种照射几何条件下的 D_T/K_a(Gy /Gy)				
	AP	PA	LAT	ROT	ISO
0.010	0.029 2	0.000	0.000	0.007 44	0.005 59
0.015	0.195	0.000	0.000	0.057 1	0.044 6
0.020	0.503	0.000	0.000	0.160	0.138
0.030	1.093	0.041 1	0.023 0	0.381	0.337
0.040	1.506	0.160	0.105	0.593	0.516
0.050	1.767	0.308	0.198	0.763	0.661
0.060	1.908	0.440	0.264	0.863	0.754
0.070	1.961	0.524	0.312	0.921	0.802
0.080	1.953	0.565	0.339	0.946	0.815
0.100	1.855	0.599	0.372	0.934	0.792
0.150	1.631	0.629	0.392	0.866	0.744
0.200	1.497	0.641	0.422	0.831	0.720
0.300	1.366	0.675	0.457	0.794	0.710
0.400	1.303	0.705	0.480	0.781	0.712
0.500	1.265	0.726	0.503	0.779	0.717
0.600	1.238	0.743	0.527	0.780	0.725
0.800	1.202	0.765	0.572	0.789	0.742
1.000	1.177	0.782	0.607	0.799	0.757
2.000	1.119	0.831	0.703	0.848	0.799
4.000	1.071	0.864	0.776	0.895	0.843
6.000	1.043	0.874	0.807	0.916	0.868
8.000	1.023	0.880	0.822	0.930	0.883
10.000	1.004	0.884	0.833	0.940	0.893

表 D.4　单能光子以各种几何条件入射成年拟人模型时，每单位自由空气比释动能对应的性腺[1)]吸收剂量 D_T/K_a

光子能量	各种照射几何条件下的 D_T/K_a(Gy/Gy)				
MeV	AP	PA	LAT	ROT	ISO
0.010	0.014 6	0.000	0.000	0.003 72	0.002 80
0.015	0.097 0	0.000	0.000	0.028 5	0.022 3
0.020	0.246	0.000	0.000	0.076 1	0.067 5
0.030	0.628	0.058 3	0.016 5	0.223	0.184
0.040	1.013	0.248	0.100	0.435	0.356
0.050	1.313	0.492	0.216	0.647	0.527
0.060	1.499	0.703	0.310	0.799	0.638
0.070	1.589	0.834	0.364	0.890	0.709
0.080	1.613	0.896	0.398	0.927	0.743
0.100	1.564	0.917	0.426	0.926	0.727
0.150	1.399	0.858	0.425	0.870	0.669
0.200	1.296	0.830	0.461	0.833	0.658
0.300	1.189	0.821	0.476	0.806	0.650
0.400	1.137	0.828	0.486	0.793	0.658
0.500	1.108	0.836	0.502	0.786	0.671
0.600	1.088	0.843	0.520	0.784	0.685
0.800	1.066	0.852	0.555	0.786	0.708
1.000	1.054	0.859	0.584	0.794	0.725
2.000	1.037	0.877	0.667	0.844	0.761
4.000	1.040	0.893	0.741	0.903	0.803
6.000	1.045	0.901	0.779	0.931	0.834
8.000	1.049	0.907	0.803	0.948	0.852
10.000	1.055	0.910	0.819	0.961	0.865

1)　此表给出的是卵巢和睾丸的平均吸收剂量的均值。

表 D.5　单能光子以各种几何条件入射成年拟人模型时，每单位自由空气比释动能对应的红骨髓吸收剂量 D_T/K_a

光子能量	各种照射几何条件下的 D_T/K_a(Gy/Gy)				
MeV	AP	PA	LAT	ROT	ISO
0.010	0.000 29	0.000 48	0.000	0.000 22	0.000 14
0.015	0.004 11	0.007 88	0.001 97	0.004 09	0.003 11
0.020	0.014 4	0.031 6	0.009 04	0.016 7	0.013 6
0.030	0.069 7	0.171	0.058 5	0.093 2	0.073 3
0.040	0.211	0.450	0.175	0.262	0.211
0.050	0.400	0.772	0.323	0.473	0.385
0.060	0.573	1.037	0.456	0.660	0.539
0.070	0.698	1.212	0.552	0.788	0.645
0.080	0.768	1.302	0.603	0.856	0.698
0.100	0.822	1.347	0.643	0.900	0.729
0.150	0.808	1.254	0.635	0.866	0.706
0.200	0.783	1.175	0.629	0.835	0.689
0.300	0.761	1.088	0.622	0.804	0.669
0.400	0.755	1.043	0.627	0.792	0.665
0.500	0.756	1.017	0.637	0.789	0.668
0.600	0.761	1.000	0.647	0.790	0.674

表 D.5（续）

光子能量 MeV	各种照射几何条件下的 D_T/K_a(Gy /Gy)				
	AP	PA	LAT	ROT	ISO
0.800	0.774	0.983	0.667	0.797	0.690
1.000	0.787	0.974	0.686	0.806	0.705
2.000	0.833	0.968	0.753	0.845	0.762
4.000	0.877	0.980	0.819	0.887	0.821
6.000	0.900	0.992	0.851	0.911	0.852
8.000	0.916	1.001	0.872	0.927	0.873
10.000	0.927	1.007	0.889	0.940	0.889

表 D.6　单能光子以各种几何条件入射成年拟人模型时，每单位自由空气比释动能对应的结肠吸收剂量 D_T/K_a

光子能量 MeV	各种照射几何条件下的 D_T/K_a(Gy /Gy)					
	AP	PA	RLAT	LLAT	ROT	ISO
0.010	0.000	0.000	0.000	0.000	0.000	0.000
0.015	0.000 34	0.000	0.000	0.000	0.000 11	0.000 09
0.020	0.014 9	0.000	0.000	0.000	0.000 47	0.000 08
0.030	0.251	0.065 5	0.030 6	0.028 1	0.094 5	0.061 9
0.040	0.661	0.295	0.133	0.141	0.319	0.224
0.050	1.040	0.581	0.263	0.292	0.566	0.411
0.060	1.289	0.805	0.370	0.419	0.748	0.553
0.070	1.417	0.940	0.436	0.493	0.856	0.638
0.080	1.454	1.006	0.467	0.529	0.902	0.673
0.100	1.416	1.036	0.484	0.550	0.907	0.677
0.150	1.280	0.963	0.462	0.532	0.842	0.640
0.200	1.184	0.912	0.459	0.520	0.812	0.614
0.300	1.099	0.873	0.471	0.523	0.789	0.603
0.400	1.065	0.860	0.486	0.536	0.780	0.606
0.500	1.046	0.857	0.501	0.551	0.778	0.614
0.600	1.035	0.858	0.516	0.565	0.780	0.623
0.800	1.020	0.863	0.544	0.591	0.790	0.643
1.000	1.010	0.870	0.570	0.614	0.800	0.662
2.000	0.985	0.887	0.658	0.694	0.838	0.729
4.000	0.984	0.901	0.733	0.765	0.868	0.788
6.000	0.988	0.908	0.765	0.797	0.879	0.811
8.000	0.984	0.912	0.783	0.816	0.884	0.825
10.000	0.978	0.915	0.797	0.830	0.888	0.834

表 D.7　单能光子以各种几何条件入射成年拟人模型时，每单位自由空气比释动能对应的肺吸收剂量 D_T/K_a

光子能量 MeV	各种照射几何条件下的 D_T/K_a(Gy /Gy)				
	AP	PA	LAT	ROT	ISO
0.010	0.000	0.000	0.000	0.000	0.000
0.015	0.001 75	0.003 25	0.000 09	0.001 11	0.000 58
0.020	0.030 4	0.048 2	0.000 37	0.016 3	0.010 0
0.030	0.297	0.360	0.075 9	0.200	0.141
0.040	0.693	0.780	0.246	0.498	0.375

表 D.7（续）

光子能量 MeV	各种照射几何条件下的 D_T/K_a(Gy/Gy)				
	AP	PA	LAT	ROT	ISO
0.050	1.023	1.117	0.425	0.762	0.592
0.060	1.223	1.319	0.552	0.932	0.727
0.070	1.313	1.414	0.620	1.017	0.800
0.080	1.331	1.435	0.641	1.039	0.817
0.100	1.291	1.397	0.642	1.018	0.806
0.150	1.164	1.264	0.607	0.936	0.749
0.200	1.101	1.195	0.596	0.895	0.725
0.300	1.044	1.130	0.597	0.862	0.712
0.400	1.021	1.101	0.610	0.856	0.714
0.500	1.009	1.084	0.625	0.858	0.720
0.600	1.003	1.074	0.639	0.861	0.728
0.800	0.997	1.061	0.664	0.869	0.744
1.000	0.995	1.054	0.686	0.877	0.760
2.000	0.991	1.038	0.764	0.907	0.815
4.000	0.985	1.024	0.829	0.927	0.861
6.000	0.980	1.013	0.852	0.932	0.878
8.000	0.975	1.005	0.863	0.936	0.886
10.000	0.971	0.999	0.870	0.939	0.893

表 D.8 单能光子以各种几何条件入射成年拟人模型时，每单位自由空气比释动能对应的胃吸收剂量 D_T/K_a

光子能量 MeV	各种照射几何条件下的 D_T/K_a(Gy/Gy)					
	AP	PA	RLAT	LLAT	ROT	ISO
0.010	0.000 01	0.000	0.000	0.000	0.000	0.000
0.015	0.008 35	0.000	0.000	0.000 14	0.001 82	0.001 07
0.020	0.088 0	0.000	0.000 21	0.004 86	0.024 9	0.013 2
0.030	0.483	0.048 9	0.001 19	0.149	0.169	0.122
0.040	0.998	0.230	0.022 3	0.431	0.422	0.314
0.050	1.408	0.459	0.064 1	0.705	0.674	0.505
0.060	1.637	0.643	0.110	0.885	0.844	0.641
0.070	1.735	0.749	0.145	0.980	0.937	0.717
0.080	1.740	0.801	0.167	1.008	0.972	0.738
0.100	1.650	0.815	0.191	1.002	0.962	0.739
0.150	1.457	0.771	0.207	0.933	0.874	0.688
0.200	1.355	0.747	0.223	0.889	0.835	0.667
0.300	1.243	0.738	0.252	0.854	0.810	0.644
0.400	1.185	0.742	0.281	0.846	0.803	0.647
0.500	1.150	0.748	0.307	0.847	0.803	0.656
0.600	1.125	0.755	0.332	0.852	0.804	0.665
0.800	1.093	0.768	0.374	0.863	0.810	0.681
1.000	1.073	0.780	0.411	0.874	0.819	0.697
2.000	1.038	0.827	0.533	0.902	0.865	0.768
4.000	1.023	0.863	0.639	0.915	0.907	0.824
6.000	1.016	0.874	0.686	0.918	0.921	0.837
8.000	1.008	0.880	0.713	0.923	0.928	0.843
10.000	1.002	0.883	0.734	0.927	0.934	0.848

表 D.9　单能光子以各种几何条件入射成年拟人模型时，每单位自由空气比释动能对应的膀胱吸收剂量 D_T/K_a

光子能量 MeV	各种照射几何条件下的 D_T/K_a(Gy/Gy)				
	AP	PA	LAT	ROT	ISO
0.010	0.000	0.000	0.000	0.000	0.000
0.015	0.008 34	0.000	0.000	0.001 40	0.000 81
0.020	0.089 5	0.000	0.000	0.018 4	0.011 4
0.030	0.474	0.039 1	0.025 4	0.157	0.111
0.040	0.970	0.199	0.121	0.389	0.286
0.050	1.377	0.415	0.250	0.620	0.465
0.060	1.622	0.602	0.358	0.790	0.599
0.070	1.722	0.713	0.421	0.889	0.676
0.080	1.732	0.761	0.450	0.922	0.698
0.100	1.656	0.789	0.476	0.922	0.704
0.150	1.458	0.752	0.474	0.841	0.661
0.200	1.336	0.724	0.466	0.803	0.629
0.300	1.231	0.704	0.499	0.777	0.606
0.400	1.182	0.709	0.524	0.772	0.609
0.500	1.151	0.721	0.542	0.774	0.619
0.600	1.130	0.733	0.559	0.778	0.632
0.800	1.102	0.756	0.592	0.790	0.657
1.000	1.084	0.774	0.620	0.802	0.680
2.000	1.041	0.824	0.710	0.849	0.750
4.000	1.015	0.841	0.783	0.898	0.801
6.000	1.000	0.830	0.812	0.920	0.819
8.000	0.986	0.814	0.828	0.932	0.830
10.000	0.973	0.801	0.838	0.940	0.839

表 D.10　单能光子以各种几何条件入射成年拟人模型时，每单位自由空气比释动能对应的女性乳腺吸收剂量 D_T/K_a

光子能量 MeV	各种照射几何条件下的 D_T/K_a(Gy/Gy)				
	AP	PA	LAT	ROT	ISO
0.010	0.022 3	0.000	0.005 13	0.008 69	0.007 63
0.015	0.186	0.000	0.045 1	0.074 7	0.066 4
0.020	0.465	0.000	0.128	0.198	0.183
0.030	0.958	0.048 9	0.333	0.449	0.423
0.040	1.296	0.181	0.507	0.655	0.615
0.050	1.522	0.328	0.634	0.811	0.752
0.060	1.644	0.439	0.724	0.909	0.836
0.070	1.683	0.511	0.765	0.958	0.878
0.080	1.670	0.545	0.773	0.971	0.883
0.100	1.600	0.574	0.771	0.958	0.874
0.150	1.449	0.600	0.755	0.912	0.829
0.200	1.361	0.625	0.747	0.875	0.813
0.300	1.264	0.663	0.756	0.851	0.795
0.400	1.214	0.693	0.766	0.851	0.794
0.500	1.184	0.717	0.774	0.854	0.798
0.600	1.164	0.737	0.782	0.858	0.804

表 D.10（续）

光子能量 MeV	各种照射几何条件下的 D_T/K_a(Gy /Gy)				
	AP	PA	LAT	ROT	ISO
0.800	1.138	0.767	0.799	0.865	0.815
1.000	1.123	0.791	0.814	0.872	0.826
2.000	1.101	0.863	0.866	0.902	0.865
4.000	1.084	0.905	0.907	0.923	0.897
6.000	1.068	0.911	0.921	0.927	0.906
8.000	1.055	0.911	0.927	0.929	0.909
10.000	1.042	0.911	0.931	0.930	0.911

表 D.11 单能光子以各种几何条件入射成年拟人模型时，每单位自由空气比释动能对应的肝吸收剂量 D_T/K_a

光子能量 MeV	各种照射几何条件下的 D_T/K_a(Gy /Gy)					
	AP	PA	RLAT	LLAT	ROT	ISO
0.010	0.000	0.000	0.000	0.000	0.000	0.000
0.015	0.003 16	0.000 63	0.000 15	0.000	0.000 91	0.000 46
0.020	0.041 8	0.010 9	0.002 85	0.000	0.013 9	0.007 62
0.030	0.318	0.159	0.142	0.003 00	0.159	0.109
0.040	0.732	0.448	0.427	0.028 0	0.420	0.305
0.050	1.094	0.737	0.711	0.072 3	0.674	0.502
0.060	1.321	0.934	0.902	0.119	0.846	0.641
0.070	1.425	1.043	1.001	0.156	0.938	0.721
0.080	1.446	1.083	1.032	0.180	0.970	0.744
0.100	1.403	1.077	1.019	0.198	0.959	0.742
0.150	1.261	0.992	0.940	0.213	0.887	0.690
0.200	1.176	0.942	0.899	0.226	0.847	0.667
0.300	1.094	0.901	0.865	0.251	0.806	0.654
0.400	1.056	0.887	0.854	0.277	0.795	0.656
0.500	1.034	0.882	0.851	0.301	0.796	0.663
0.600	1.022	0.881	0.852	0.324	0.800	0.672
0.800	1.008	0.882	0.859	0.364	0.811	0.690
1.000	1.002	0.886	0.868	0.399	0.822	0.708
2.000	1.002	0.910	0.906	0.520	0.861	0.772
4.000	1.006	0.931	0.934	0.626	0.892	0.820
6.000	1.003	0.935	0.940	0.671	0.902	0.832
8.000	0.998	0.934	0.943	0.695	0.906	0.836
10.000	0.994	0.933	0.945	0.713	0.909	0.837

表 D.12 单能光子以各种几何条件入射成年拟人模型时，每单位自由空气比释动能对应的食道吸收剂量 D_T/K_a

光子能量 MeV	各种照射几何条件下的 D_T/K_a(Gy /Gy)					
	AP	PA	RLAT	LLAT	ROT	ISO
0.010	0.000	0.000	0.000	0.000	0.000	0.000
0.015	0.000	0.000	0.000	0.000	0.000	0.000
0.020	0.000	0.000	0.000 15	0.000 05	0.000	0.000
0.030	0.058 5	0.043 5	0.032 1	0.049 9	0.050 7	0.031 4
0.040	0.268	0.279	0.149	0.188	0.237	0.165

表 D.12（续）

光子能量 MeV	各种照射几何条件下的 D_T/K_a(Gy /Gy)					
	AP	PA	RLAT	LLAT	ROT	ISO
0.050	0.522	0.607	0.298	0.362	0.479	0.341
0.060	0.721	0.872	0.419	0.510	0.679	0.487
0.070	0.848	1.032	0.516	0.602	0.800	0.592
0.080	0.902	1.105	0.572	0.650	0.858	0.638
0.100	0.926	1.138	0.603	0.662	0.885	0.665
0.150	0.846	1.083	0.599	0.654	0.840	0.643
0.200	0.827	1.018	0.597	0.650	0.805	0.611
0.300	0.811	0.949	0.604	0.659	0.772	0.607
0.400	0.809	0.920	0.619	0.681	0.766	0.624
0.500	0.813	0.906	0.637	0.702	0.771	0.642
0.600	0.818	0.900	0.653	0.719	0.779	0.656
0.800	0.828	0.897	0.682	0.746	0.798	0.680
1.000	0.836	0.900	0.704	0.767	0.815	0.698
2.000	0.860	0.921	0.772	0.825	0.869	0.754
4.000	0.896	0.934	0.830	0.864	0.914	0.804
6.000	0.920	0.933	0.856	0.878	0.936	0.830
8.000	0.934	0.932	0.868	0.888	0.950	0.847
10.000	0.943	0.930	0.875	0.896	0.961	0.861

表 D.13　单能光子以各种几何条件入射成年拟人模型时，每单位自由空气比释动能对应的甲状腺吸收剂量 D_T/K_a

光子能量 MeV	各种照射几何条件下的 D_T/K_a(Gy /Gy)				
	AP	PA	LAT	ROT	ISO
0.010	0.001 26	0.000	0.000	0.000 29	0.000 12
0.015	0.096 2	0.000	0.002 11	0.022 7	0.009 69
0.020	0.358	0.000	0.054 3	0.121	0.051 0
0.030	0.910	0.011 4	0.335	0.409	0.206
0.040	1.355	0.106	0.650	0.718	0.409
0.050	1.670	0.253	0.892	0.968	0.592
0.060	1.846	0.383	1.062	1.122	0.715
0.070	1.925	0.465	1.146	1.204	0.783
0.080	1.938	0.503	1.179	1.234	0.818
0.100	1.873	0.532	1.188	1.229	0.817
0.150	1.674	0.544	1.131	1.161	0.773
0.200	1.543	0.538	1.091	1.109	0.752
0.300	1.410	0.560	1.059	1.055	0.739
0.400	1.354	0.589	1.057	1.031	0.741
0.500	1.324	0.616	1.063	1.021	0.748
0.600	1.302	0.640	1.069	1.019	0.754
0.800	1.269	0.677	1.076	1.023	0.766
1.000	1.244	0.704	1.081	1.031	0.777
2.000	1.166	0.761	1.093	1.054	0.819
4.000	1.093	0.814	1.075	1.066	0.870
6.000	1.053	0.851	1.052	1.066	0.901
8.000	1.026	0.878	1.036	1.064	0.920
10.000	1.007	0.899	1.023	1.064	0.935

表 D. 14 单能光子以各种几何条件入射成年拟人模型时，每单位自由空气比释动能对应的皮肤吸收剂量 D_T/K_a

光子能量 MeV	各种照射几何条件下的 D_T/K_a(Gy /Gy)				
	AP	PA	LAT	ROT	ISO
0.010	0.235	0.237	0.142	0.200	0.172
0.015	0.377	0.377	0.252	0.331	0.303
0.020	0.488	0.487	0.343	0.433	0.407
0.030	0.654	0.648	0.472	0.581	0.544
0.040	0.808	0.796	0.578	0.714	0.658
0.050	0.944	0.929	0.669	0.830	0.758
0.060	1.040	1.025	0.738	0.911	0.828
0.070	1.098	1.083	0.790	0.968	0.879
0.080	1.109	1.096	0.796	0.981	0.886
0.100	1.097	1.083	0.805	0.977	0.885
0.150	1.050	1.046	0.795	0.948	0.865
0.200	1.022	1.020	0.789	0.926	0.850
0.300	0.992	0.987	0.787	0.904	0.835
0.400	0.978	0.973	0.791	0.899	0.832
0.500	0.972	0.967	0.797	0.900	0.833
0.600	0.970	0.966	0.805	0.903	0.837
0.800	0.970	0.967	0.819	0.909	0.847
1.000	0.972	0.970	0.833	0.916	0.857
2.000	0.984	0.984	0.879	0.939	0.891
4.000	0.991	0.995	0.910	0.953	0.914
6.000	0.989	0.995	0.917	0.953	0.919
8.000	0.986	0.994	0.920	0.952	0.919
10.000	0.982	0.992	0.921	0.950	0.918

表 D. 15 单能光子以各种几何条件入射成年拟人模型时，每单位自由空气比释动能对应的骨表面吸收剂量 D_T/K_a

光子能量 MeV	各种照射几何条件下的 D_T/K_a(Gy /Gy)				
	AP	PA	LAT	ROT	ISO
0.010	0.001 43	0.002 01	0.001 63	0.001 61	0.001 03
0.015	0.024 7	0.033 5	0.021 8	0.026 6	0.019 7
0.020	0.101	0.132	0.088 4	0.107	0.082 6
0.030	0.537	0.694	0.422	0.539	0.422
0.040	1.257	1.572	0.928	1.218	0.970
0.050	1.884	2.297	1.344	1.793	1.437
0.060	2.185	2.617	1.526	2.057	1.653
0.070	2.219	2.628	1.541	2.078	1.678
0.080	2.083	2.452	1.432	1.941	1.565
0.100	1.757	2.040	1.206	1.628	1.322
0.150	1.268	1.448	0.883	1.175	0.965
0.200	1.074	1.216	0.763	1.002	0.829
0.300	0.938	1.048	0.685	0.879	0.739
0.400	0.892	0.987	0.666	0.840	0.713
0.500	0.873	0.959	0.663	0.826	0.706
0.600	0.866	0.943	0.666	0.821	0.707

表 D.15（续）

光子能量 MeV	各种照射几何条件下的 D_T/K_a(Gy /Gy)				
	AP	PA	LAT	ROT	ISO
0.800	0.863	0.929	0.676	0.821	0.715
1.000	0.866	0.924	0.690	0.826	0.727
2.000	0.885	0.929	0.749	0.858	0.775
4.000	0.912	0.947	0.808	0.893	0.828
6.000	0.928	0.960	0.837	0.911	0.855
8.000	0.938	0.971	0.856	0.927	0.872
10.000	0.947	0.980	0.870	0.939	0.885

表 D.16　单能光子以各种几何条件入射成年拟人模型时，每单位自由空气比释动能对应的其余组织或器官[1)]的吸收剂量 D_T/K_a

光子能量 MeV	各种照射几何条件下的 D_T/K_a(Gy /Gy)					
	AP	PA	RLAT	LLAT	ROT	ISO
0.010	0.000 65	0.000 66	0.000 27	0.000 27	0.000 48	0.000 33
0.015	0.006 43	0.006 43	0.002 30	0.002 31	0.004 38	0.003 14
0.020	0.032 6	0.036 7	0.006 65	0.006 72	0.020 1	0.013 9
0.030	0.214	0.212	0.052 5	0.069 5	0.146	0.104
0.040	0.527	0.513	0.169	0.220	0.379	0.284
0.050	0.827	0.810	0.305	0.390	0.615	0.471
0.060	1.030	1.019	0.412	0.517	0.784	0.605
0.070	1.136	1.133	0.479	0.595	0.882	0.686
0.080	1.177	1.177	0.510	0.627	0.920	0.716
0.100	1.172	1.174	0.529	0.638	0.925	0.719
0.150	1.070	1.076	0.518	0.616	0.864	0.682
0.200	1.003	1.013	0.515	0.605	0.826	0.661
0.300	0.945	0.955	0.523	0.606	0.800	0.650
0.400	0.924	0.932	0.539	0.615	0.794	0.651
0.500	0.916	0.921	0.556	0.627	0.794	0.657
0.600	0.913	0.916	0.572	0.640	0.798	0.665
0.800	0.911	0.913	0.600	0.665	0.807	0.683
1.000	0.912	0.913	0.625	0.687	0.817	0.701
2.000	0.923	0.922	0.707	0.757	0.852	0.765
4.000	0.932	0.935	0.776	0.815	0.886	0.819
6.000	0.933	0.941	0.804	0.838	0.901	0.839
8.000	0.933	0.944	0.820	0.851	0.910	0.848
10.000	0.932	0.948	0.831	0.861	0.916	0.855

1）此表中数据是按照 ICRP 第 60 号出版物定义的其余组织或器官计算的，包括肾上腺、脑、上段大肠、小肠、肾、肌肉、胰、脾、胸腺和子宫。

表 D.17　单能光子以各种几何条件入射成年拟人模型时，每单位自由空气比释动能对应的眼晶体吸收剂量 D_T/K_a

光子能量 MeV	各种照射几何条件下的 D_T/K_a(Gy /Gy)				
	AP	PA	LAT	ROT	ISO
0.010	0.304	0.000	0.088 0	0.114	0.087 7
0.015	0.664	0.000	0.252	0.287	0.236
0.020	0.912	0.000	0.390	0.423	0.365

表 D.17（续）

光子能量 MeV	各种照射几何条件下的 D_T/K_a(Gy /Gy)				
	AP	PA	LAT	ROT	ISO
0.030	1.197	0.000	0.579	0.588	0.523
0.040	1.334	0.018 6	0.718	0.694	0.639
0.050	1.419	0.052 1	0.838	0.793	0.742
0.060	1.492	0.083 7	0.930	0.886	0.812
0.070	1.536	0.122	0.988	0.958	0.857
0.080	1.550	0.156	1.023	0.999	0.882
0.100	1.530	0.193	1.049	1.030	0.907
0.150	1.425	0.241	1.024	1.017	0.894
0.200	1.357	0.262	1.020	0.994	0.868
0.300	1.280	0.295	1.015	0.958	0.846
0.400	1.232	0.333	1.013	0.935	0.839
0.500	1.199	0.369	1.012	0.921	0.836
0.600	1.174	0.401	1.010	0.913	0.835
0.800	1.138	0.453	1.007	0.908	0.837
1.000	1.113	0.495	1.004	0.909	0.843
2.000	1.047	0.618	1.005	0.943	0.878
4.000	0.995	0.723	1.015	0.995	0.917
6.000	0.967	0.775	1.022	1.024	0.936
8.000	0.946	0.807	1.028	1.044	0.950
10.000	0.931	0.833	1.034	1.063	0.963

表 D.18　单能光子以各种几何条件入射成年拟人模型时，每单位自由空气比释动能对应的胸腺吸收剂量 D_T/K_a

光子能量 MeV	各种照射几何条件下的 D_T/K_a(Gy /Gy)				
	AP	PA	LAT	ROT	ISO
0.010	0.000	0.000	0.000	0.000	0.000
0.015	0.015 1	0.000	0.000	0.002 99	0.001 63
0.020	0.161	0.000 09	0.000	0.042 2	0.026 4
0.030	0.700	0.007 62	0.030 8	0.224	0.159
0.040	1.246	0.088 7	0.151	0.482	0.373
0.050	1.621	0.223	0.302	0.710	0.572
0.060	1.826	0.347	0.415	0.853	0.694
0.070	1.913	0.425	0.488	0.929	0.762
0.080	1.926	0.463	0.523	0.964	0.788
0.100	1.866	0.487	0.530	0.974	0.786
0.150	1.640	0.505	0.536	0.901	0.747
0.200	1.499	0.498	0.549	0.863	0.720
0.300	1.359	0.489	0.580	0.846	0.703
0.400	1.289	0.496	0.606	0.840	0.704
0.500	1.246	0.510	0.628	0.836	0.710
0.600	1.215	0.525	0.646	0.834	0.715
0.800	1.171	0.553	0.675	0.831	0.726
1.000	1.141	0.577	0.700	0.832	0.738
2.000	1.063	0.645	0.779	0.850	0.786
4.000	1.003	0.715	0.840	0.883	0.835

表 D.18（续）

光子能量 MeV	各种照射几何条件下的 D_T/K_a(Gy /Gy)				
	AP	PA	LAT	ROT	ISO
6.000	0.972	0.758	0.861	0.905	0.856
8.000	0.950	0.789	0.872	0.920	0.867
10.000	0.933	0.813	0.880	0.932	0.875

表 D.19　单能光子以各种几何条件入射成年拟人模型时，每单位自由空气比释动能对应的子宫吸收剂量 D_T/K_a

光子能量 MeV	各种照射几何条件下的 D_T/K_a(Gy /Gy)				
	AP	PA	LAT	ROT	ISO
0.010	0.000	0.000	0.000	0.000	0.000
0.015	0.000 24	0.000	0.000	0.000	0.000
0.020	0.001 33	0.000	0.000	0.000	0.000
0.030	0.217	0.070 0	0.008 17	0.075 9	0.049 1
0.040	0.606	0.309	0.085 0	0.283	0.195
0.050	0.966	0.594	0.201	0.524	0.371
0.060	1.209	0.814	0.303	0.708	0.511
0.070	1.333	0.955	0.379	0.816	0.596
0.080	1.381	1.025	0.412	0.862	0.630
0.100	1.376	1.054	0.431	0.874	0.636
0.150	1.224	0.973	0.439	0.811	0.609
0.200	1.126	0.910	0.440	0.772	0.586
0.300	1.032	0.866	0.450	0.743	0.562
0.400	0.988	0.857	0.462	0.739	0.564
0.500	0.965	0.854	0.477	0.742	0.574
0.600	0.952	0.853	0.494	0.747	0.586
0.800	0.941	0.853	0.529	0.759	0.608
1.000	0.937	0.854	0.561	0.769	0.627
2.000	0.929	0.862	0.667	0.798	0.692
4.000	0.915	0.868	0.742	0.826	0.752
6.000	0.902	0.867	0.765	0.844	0.780
8.000	0.893	0.863	0.775	0.855	0.798
10.000	0.885	0.859	0.782	0.864	0.810

ICS 13.100
C 57

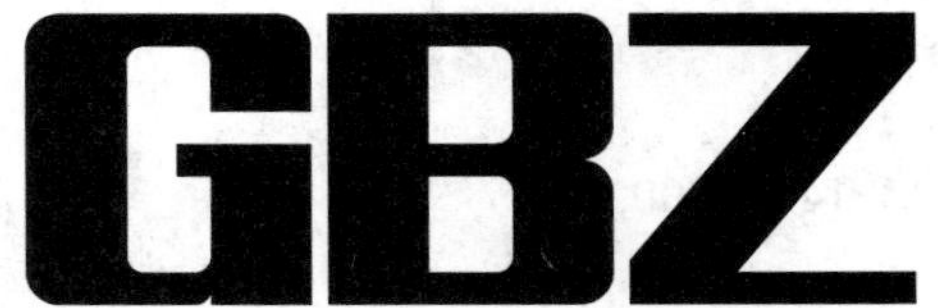

中华人民共和国国家职业卫生标准

GBZ/T 146—2002

医疗照射放射防护名词术语

Terminology on radiological protection of medical exposure

2002-04-08 发布　　　　2002-06-01 实施

中华人民共和国卫生部　发布

前　言

根据《中华人民共和国职业病防治法》制定本标准。

随着电离辐射技术在医学上的应用不断发展并日益广泛普及，医学放射工作人员是最大的职业照射群体，同时医疗照射已成为最大的人工电离辐射照射来源。因此医疗照射的放射防护是放射卫生领域影响面最广的重要分支，并且涉及多个专业相互交叉。于是医疗照射放射防护术语的规范与统一显得非常重要，并且这种需求越来越迫切。为此，从医疗照射的特点出发，参考有关国际标准和我国国家标准制定本标准。

本术语标准按概念体系分列章条排序。为便于检索，根据术语标准编写规定，本标准附有汉语拼音字母顺序的中文索引和英语字母顺序的英文索引。

本标准的附录 A、附录 B 是资料性附录。

本标准由中华人民共和国卫生部提出并归口。

本标准起草单位：中国疾病预防控制中心辐射防护与核安全医学所、中国医学科学院放射医学研究所。

本标准主要起草人：郑钧正、卢正福。

本标准由中华人民共和国卫生部负责解释。

医疗照射放射防护名词术语

1 范围

本标准界定了与医疗照射的放射防护有关的主要术语及其定义。

本标准适用于涉及医疗照射放射防护的有关领域。

2 基础术语

2.1

医用辐射 medical uses of ionizing radiation

在医学上应用的电离辐射的统称。电离辐射在医学上的应用已形成X射线诊断学(又称放射学)、核医学、放射肿瘤学(放射治疗学)等分支学科。

2.2

放射防护 radiological protection

辐射防护 radiation protection

研究保护人类(可指全人类、其中一部分或个体成员以及他们的后代)免受或尽量少受电离辐射危害的应用性学科。有时亦指用于保护人类免受或尽量少受电离辐射危害的要求、措施、手段和方法。辐射一词广义上可包括非电离辐射,而通常狭义上与放射同义仅指电离辐射。本标准中辐射防护专指电离辐射防护。

2.3

防护与安全 protection and safety

保护人员免受或少受电离辐射的照射和保持辐射源的安全,包括为实现这种防护与安全的措施,如使人员受照剂量与危险保持在低于规定约束值的可合理达到的尽量低水平的各种方法和设备,以及防止事故和缓解事故后果的各种措施等。

2.4

实践的正当性 justification of a practice

国际放射放护委员会(ICRP)提出的辐射防护三原则之一。即辐射照射的实践,除非对受照个人或社会带来的利益足以弥补其可能引起的辐射危害(包括健康与非健康危害),否则就不得采取此种实践。

2.5

辐射防护的最优化 optimization of radiation protection

辐射防护三原则之一。即进行辐射实践时,在考虑了经济和社会的因素之后,应保证将辐射照射保持在可合理达到的尽量低水平。

2.6

可合理达到的尽量低原则 as low as reasonably achievable (ALARA)principle

用辐射防护最优化方法,使已判定为正当并准予进行的实践中,有关个人受照剂量的大小、受照射人数以及潜在照射的危险等,全都保持在可以合理达到的尽量低水平的原则。通常简称为ALARA原则。

2.7

个人剂量限值 personal dose limit

辐射防护三原则之一。即对所有相关实践联合产生的照射,所选定的个人受照剂量限制值。规定个人剂量限值旨在防止发生确定性效应,并将随机性效应限制在可以接受的水平。个人剂量限值不适用于医疗照射。

2.8

安全文化素养　safety culture

组织机构和人员树立安全第一的观念所具有的种种特性和态度的总和，以确保防护与安全问题由于其重要性而得到充分的重视。

2.9

职业照射　occupational exposure

除了国家有关法规、标准所排除的照射以及按规定予以豁免的实践或源产生的照射以外，工作人员在其工作过程中所受到的所有照射。

2.10

医疗照射　medical exposure

受检者与患者接受包含有电离辐射的医学检查或治疗而受到的照射。此外还包括知情而自愿扶持帮助受检者与患者所受到的照射，以及生物医学研究中志愿者所受的照射。

2.11

公众照射　public exposure

除职业性放射工作人员以外的其他社会成员所受的电离辐射照射，包括经批准的源和实践产生的照射和在干预情况下受到的照射，但不包括职业照射、医疗照射和当地正常的天然本底辐射的照射。

2.12

潜在照射　potential exposure

可以预计其出现但不能肯定其一定发生的一类照射。此类照射可能由辐射源的事故、由具有某种或然性质的事件或事件序列（包括设备故障和操作失误）所引起。

2.13

事故照射　accidental exposure

在事故情况下所受到的一种异常照射，专指非自愿的意外照射。

2.14

外照射　external exposure

体外辐射源对人体的照射。

2.15

内照射　internal exposure

进入人体内的放射性核素作为辐射源对人体的照射。

2.16

辐射防护评价　assessment of radiation protection

根据辐射防护基本原则和标准对辐射防护的质量与效能所作的评价。

2.17

剂量约束　dose constraint

对源可能造成的个人剂量所规定的一种上界值，它是源相关的，被用作对所考虑的源进行防护与安全最优化时的约束。对职业照射、公众照射、医疗照射均可具体应用相应的剂量约束。

2.18

医疗照射频率　frequency of medical exposure

每年每千人口施行各种医疗照射的人次数。联合国原子辐射效应科学委员会（UNSCEAR）以其用于调查分析和统一比较世界各国、各地区电离辐射医学应用的发展趋势，并可估算医疗照射所致集体剂量等。

2.19

医疗照射指导水平　guidance level for medical exposure

针对各种诊断性医疗照射中受检者所受照射，经有关部门洽商选定的剂量、剂量率或活度等定量水平，指导有关执业医师改善医疗照射的防护最优化。这是医疗照射防护最优化中应用剂量约束的一种具体体现，相当于调查水平。

2.20

执业医师　medical practitioner

依法取得资格并经注册而执业的专业医务人员。施行医疗照射的执业医师应满足国家规定的相应培训要求。

2.21

合格专家　qualified expert

根据相应机构颁发的证书或所持有的职业许可证，或根据学历与工作资历，被确认为在相关专业领域（例如医学物理、辐射防护、职业保健、质量保证或有关的工程与安全专业）能胜任的专家。

2.22

伦理审议　ethical review

从维护人的尊严，保护人的生命与健康，遵守伦理基本原则，并促进生物医学发展出发，对涉及人体的生物医学研究工作所进行的专门审查。在医疗照射实践中，对施予自身未直接受益的生物医学研究中志愿者的医疗照射，应认真审议照射条件和程序，并按防护最优化原则提出相应的剂量约束。

2.23

确定性效应　deterministic effect

有剂量阈值的一类电离辐射生物效应，其严重程度取决于受照剂量的大小。在 ICRP 第 60 号出版物（1991 年）发表之前，此类效应称为非随机性效应。

2.24

随机性效应　stochastic effect

其发生几率（而非其严重程度）与受照剂量大小有关的一类辐射生物效应。假定此类效应发生的几率正比于剂量，且在辐射防护感兴趣的低剂量范围内不存在剂量的阈值。

2.25

放射敏感性　radiosensitivity

细胞、组织、器官、机体或任何生物体对辐射作用的相对敏感程度。又称辐射敏感性。

2.26

组织等效材料　tissue equivalent material

对给定辐射的吸收和散射特性与某种生物组织（如软组织、肌肉、骨骼或脂肪）相近似的材料。

2.27

体模　phantom

对电离辐射的吸收或散射作用与人体组织基本相同的物体，可在各种测量中用于模拟实际条件。根据不同需要，由组织等效材料构成的人体模拟物或具有约定尺寸的几何模型，既可代表整个人体，也可代表特定的人体局部。

2.28

初级辐射　primary radiation

直接由靶或辐射源发出的电离辐射。

2.29

次级辐射　secondary radiation

由初级辐射与物质相互作用而产生的电离辐射。

2.30

有用辐射　useful radiation

从辐射源通过限束装置所限定而射出供使用的辐射束。亦称有用射束或有用射线。

2.31

剩余辐射　residual radiation

放射学中有用射束穿过影像接受器及辐射测量装置之后的剩余部分，或者放射治疗中经人体受照部位射出的剩余部分。

2.32

散射辐射　scattered radiation

由于电离辐射与物质相互作用而发出的辐射能量减少和(或)辐射方向改变的辐射。

2.33

泄漏辐射　leakage radiation

经贯穿辐射源的防护屏蔽体以及经辐射源防护屏蔽体的缝隙逃逸出的无用辐射。

2.34

杂散辐射　stray radiation

泄漏辐射、散射辐射以及剩余辐射的总称。

2.35

窄射束　narrow beam

为了测量理想的辐射量而用立体角尽可能小的辐射束，此条件下散射辐射的影响趋于最小值，并在必要时保证侧向电子平衡。

2.36

宽射束　broad beam

辐射量测量中的一种辐射束条件，当辐射束的立体角增大时，所测量的辐射量并无明显增加，但存在散射影响。

2.37

散射　scattering

由于与别的粒子或粒子系统碰撞而引起入射粒子或入射辐射的方向或能量改变的过程。

2.38

反向散射　back-scattering

由物质引起的使辐射或粒子的行进方向相对于原始方向的夹角大于 90 度的散射。

2.39

能量吸收　energy absorption

入射辐射能量的全部或一部分传递给所穿过的物质的现象。伴随有能量损耗的散射(如康普顿散射和中子减速)也视为能量吸收。

2.40

衰减　attenuation

辐射在通过物质时与物质的各种相互作用致使辐射量减少的过程。不包括因与辐射源的距离加大而引起的辐射量几何减少。

2.41

过滤　filtration

穿过物质时电离辐射特性的改变。可以是：对多能 X 射线辐射或 γ 射线辐射的某些成分选择吸收，同时发生衰减；或者在辐射束截面上辐射强度分布的改变。

2.42

衰减当量 attenuation equivalent

基准物质的厚度。在规定辐射质量的线束中和规定的几何条件下，以该基准物质代替所考虑的物质时，有相同衰减程度。以米的适当约量单位表示，同时给出基准物质和入射束辐射质量。

2.43

铅当量 lead equivalent

用铅作为基准物质时以铅的厚度来表示的衰减当量。

2.44

铝当量 aluminium equivalent

用铝作为基准物质时以铝的厚度来表示的衰减当量。

2.45

半值层 half-value layer

当特定辐射能量或能谱的X射线辐射、γ射线辐射窄束通过规定物质时，比释动能率、照射量率或吸收剂量率减小到无该物质时所测量值的一半的规定物质的厚度。以米的适当约量单位表示，同时指明所用物质。

2.46

十分之一值层 tenth-value layer

当特定辐射能量或能谱的X射线辐射、γ射线辐射窄束通过规定物质时，比释动能率、照射量率或吸收剂量率减小到无该物质时所测量值的十分之一的规定物质的厚度。以米的适当约量单位表示，同时指明所用物质。

2.47

等效能量 equivalent energy

与所考虑的多能量辐射有相同规定效果的单能量辐射的能量。

2.48

屏蔽 shielding

用能减弱辐射的材料来降低某一区域辐射水平的一种方法。

2.49

屏蔽体 shield

为降低某一区域的辐射水平而置于辐射源和人、设备或其他物体之间的由能减弱辐射的材料构成的实体屏障。

2.50

结构屏蔽 structural shield

纳入建筑结构并由能减弱辐射的材料构成的屏蔽体。

2.51

区域居留因子 area occupancy factor

在屏蔽计算中，当计算辐射源对所考虑的位置的照射所需的屏蔽体时，根据人员在有关区域居留的时间长短对剂量率或注量率进行修正的系数。

2.52

积累因子 build-up factor

宽束辐射通过介质时，某一特定的辐射量在任何一点处的总值与未经任何碰撞到达该点的辐射所产生的值的比值。

2.53

工作负荷　workload

指用相应单位对产生电离辐射的设备使用程度的测定。一般由X射线管电流和相应接通时间的乘积在一周内总和的平均值来确定。对于X射线诊断设备，通常用每周库仑(C)，每周毫安秒 mA·s 或每周毫安分 mA·min 表示。对于X射线治疗设备，一般用在距离辐射源一米处的辐射束在一周内的比释动能表示。

2.54

纵深防御　defence in depth

针对给定的安全目标而采取的多种防护措施。这些防护措施使得即使其中一种防护措施失效仍能达到该安全目标。

2.55

质量保证　quality assurance

为使物项或服务满足规定的质量要求并提供足够的置信度所必需的有计划和有系统的全部活动。

2.56

质量控制　quality control

为达到规定的质量要求所采取的作业技术和活动。

2.57

验收检测　acceptance test

设备安装完毕或重大维修之后，为鉴定其性能指标是否符合约定值而进行的质量控制检测。

2.58

状态检测　status test

对运行中的设备，为评价其性能指标是否符合要求而进行的定期质量控制检测。

2.59

稳定性检测　constancy test

为确定使用中的设备性能相对于一个初始状态的变化是否符合控制标准而进行的质量控制检测。

2.60

基线值　baseline value

设备性能参数的参考值。通常在验收检测合格后，由最初的稳定性检测得出，或者有相应的标准给定。

2.61

型式检验　type inspection

亦称例行检验，是对产品各项性能指标的全面检验，以评定产品质量是否全部符合标准和达到设计要求。

2.62

出厂检验　exfactory inspection

产品出厂时必须进行的最终检验，以评定已通过型式检验的产品在出厂时是否达到型式检验所确认的质量。有订货方参加的出厂检验称交收检验。

2.63

随机文件　accompanying documents

随装置、设备、辅助设备或附件而带的文件，其中包括为设备的装配者、安装者和使用者所提供的重要资料，尤其是有关安全方面的资料。

2.64

使用说明书　instructions for use

在随机文件中为使用者正确使用设备和安全操作而提供的那部分资料。

2.65

安装说明书　installation information

在随机文件中为安装者按各自规定用途安装设备、设备部件或零部件时，对其安全和操作性能所采取必要预防措施提供的那一部分资料。

2.66

放射性　radioactivity

某些核素自发地放出粒子或 γ 射线，或在发生轨道电子俘获之后放出 X 射线，或发生自发裂变的性质。

2.67

放射性衰变　radioactive decay

原子核放出粒子或 γ 射线，或发生轨道电子俘获并随后放出 X 射线，或发生自发核裂变的一种自发核跃迁过程。

2.68

衰变常数　decay constant; disintegration constant

某种放射性核素的一个核在单位时间内进行自发衰变的几率。衰变常数 λ 由下式给出：$\lambda=(-1/N)(\mathrm{d}N/\mathrm{d}t)$，式中 λ 为衰变常数；N 为在时间 t 时存在的该核素核的数目。

2.69

放射性核素　radionuclide

具有放射性的核素。核素是具有特定质量数、原子序数和核能态，其平均寿命长得足以被观察到的一类原子。

2.70

半衰期　half-life

在单一的放射性衰变过程中，放射性活度降至其原有值一半时所需的时间。也称物理半衰期。

2.71

生物半排期　biological half-life

当某个生物系统中的某种指定的放射性核素的排出速率近似地服从指数规律时，由于生物过程使该核素在系统中的总量减到一半时所需的时间。

2.72

有效半减期　effective half-life

进入人体后的某种指定的放射性核素的总量由于放射性衰变和生物排出的综合作用，在全身或某一器官内的数量按指数规律减少一半所需的时间。

2.73

放射性活度　activity

在给定时刻，处在特定能态的一定量的某种放射性核素的放射性活度 A 是该核素从该能态发生自发核跃迁数的期望值 $\mathrm{d}N$ 除以该时间间隔 $\mathrm{d}t$ 而得的商：$A=\mathrm{d}N/\mathrm{d}t$ 也称活度。

2.74

比活度　specific activity

质量活度　mass activity

单位质量的某种物质的放射性活度，即某种物质的放射性活度 A 除以该物质的质量 m 而得的商（S_m），即：$S_m=A/m$。

2.75

贝可勒尔　becquerel

放射性活度的国际单位制单位专名，可简称贝可，符号 Bq。1Bq=1/s。

2.76

居里　curie

采用国际单位制前使用的放射性活度的旧专用单位，符号 Ci。它与现行法定的国际单位制单位贝可勒尔的换算关系为：$1Ci=3.7\times10^{10}Bq$ 。

2.77

吸收剂量　absorbed dose

电离辐射授予质量为 dm 的某体积元中物质的平均能量 d$\bar{\varepsilon}$ 除以该体积元物质的质量 dm 所得的商(D)，即：$D=d\bar{\varepsilon}/dm$。

2.78

器官剂量　organ dose

人体的一个特定组织或器官 T 内的平均吸收剂量 D_T，即：$D_T=(1/m_T)\int D\,dm$，式中 m_T 为组织或器官 T 的质量；D 为质量元 dm 内的吸收剂量。D_T 也可表示为：$D_T=\varepsilon_T/m_T$，式中 ε_T 为授予组织或器官 T 的总能量。

2.79

比释动能　kerma

不带电电离粒子在质量为 dm 的某一物质内释放出来的全部带电粒子的初始动能的总和 dE_{tr}，除以该物质的质量 dm 所得的商(K)，即：$K=d\,E_{tr}/dm$ 。

2.80

戈瑞　gray

吸收剂量、比释动能等的国际单位制单位专名，符号 Gy。1 Gy=1 J/kg=100 rad。

2.81

拉德　rad

采用国际单位制前使用的吸收剂量、比释动能等的旧专用单位，它与现行法定的国际单位制单位戈瑞的换算关系为：1 rad=0.01 Gy。

2.82

照射量　exposure

光子在质量为 dm 的空气中释放出来的全部电子(负电子和正电子)完全被空气阻止时，在空气中所产生的任一种符号的离子总电荷的绝对值 dQ，除以空气的质量 dm 所得的商(X)，即：$X=dQ/dm$。照射量的国际单位制单位是库仑/千克(C/kg)。

2.83

伦琴　roentgen

采用国际单位制前使用的照射量的旧专用单位，符号 R。$1\ R=2.58\times10^{-4}\ C/kg$。

2.84

辐射权重因子　radiation weighting factor

为辐射防护目的，考虑不同类型辐射 R 的相对危害效应而对吸收剂量乘以的因子，符号 W_R。

2.85

组织权重因子　tissue weighting factor

为辐射防护目的，考虑不同器官或组织 T 发生辐射随机性效应的不同敏感性而对器官或组织的当量剂量乘以的因子，符号 W_T。

2.86

当量剂量　equivalent dose

辐射R在器官或组织T中产生的当量剂量H_T,R是器官或组织T中的平均吸收剂量D_T,R与辐射权重因子W_R的乘积,即$H_{T,R}=W_R D_{T,R}$。当辐射场是由具有不同W_R值的多种类型辐射组成时,$H_T=\sum W_R D_{T,R}$。

2.87

有效剂量　effective dose

当所考虑的效应是随机性效应时,在全身受到非均匀照射的情况下,人体所有组织或器官的当量剂量之加权和(E),即$E=\sum W_T H_T$,式中H_T为组织或器官T所受的当量剂量;W_T为组织T的权重因子。

2.88

品质因子　quality factor

表示吸收剂量的微观分布对危害的影响所用的系数(Q)。它的值是根据水中的传能线密度值而定的。对于具有能谱分布的辐射,可以计算Q的有效值$\bar{Q}$。在实际辐射防护中,可以按照初级辐射的类型使用Q的近似值。

2.89

传能线密度　linear energy transfer (LET)

带电粒子在一种物质中穿行d l距离时,与电子发生其能量损失小于△的碰撞所造成的能量损失dε除以dl而得的商即传能线密度$L_{\triangle}=(d\varepsilon/dl)_{\triangle}$。LET也称有限线碰撞阻止本领(restricted linear collision stopping power)。

2.90

剂量当量　dose equivalent

组织中某点处的剂量当量H是该点处的吸收剂量D、辐射的品质因子Q和其他修正因子N的乘积,即$H=DQN$。

2.91

个人剂量当量　personal dose equivalent

人体某一指定点下面适当的深度d处软组织内的剂量当量$H_p(d)$。可适用于强贯穿辐射(推荐$d=10$ mm),也可适用于弱贯穿辐射(推荐$d=0.07$ mm)。

2.92

有效剂量当量　effective dose equivalent

当所考虑的效应为随机性效应时,在全身受到非均匀照射的情况下,受到危险的各器官和组织的剂量当量与相应的权重因子乘积的总和(H_E),即$H_E=\sum W_T H_T$,式中W_T为组织权重因子;H_T为器官或组织T所受的剂量当量。这是ICRP第26号出版物(1977年)推荐使用的量。ICRP第60号出版物(1991年)改用有效剂量。

2.93

希沃特　sievert

剂量当量、当量剂量等的国际单位制(SI)单位专名,符号Sv。1 Sv=1 J/kg。

2.94

雷姆　rem

采用国际单位制前使用的剂量当量的旧专用单位,它与现行法定的国际单位制单位希沃特的换算关系为:1 rem=0.01 Sv 。

2.95

待积当量剂量　committed equivalent dose

待积当量剂量 $H_T(\tau)$定义为：$H_T(\tau)=\int_{t_0}^{t_0\tau} H_T(t)\mathrm{d}t$。式中 t_0 为摄入放射性物质的时刻；$H_T(t)$为 t 时刻器官或组织 T 的当量剂量率；τ 为摄入放射性物质后过去的时间。未对 τ 加以规定时，对成年人 τ 对取 50 年，对儿童的摄入要算至 70 岁。

2.96

待积有效剂量　committed effective dose

待积有效剂量 $E(\tau)$定义为：$E(\tau)=\int_{t_0}^{t_0+\tau} \dot{E}(t)\mathrm{d}t$。式中 t_0 为摄入放射性物质的时刻；$\dot{E}(t)$为 t 时刻的有效剂量率；τ 为摄入放射性物质后过去的时间。未对 τ 加以规定时，对成年人 τ 对取 50 年，对儿童的摄入要算至 70 岁。

2.97

集体剂量　collective dose

对于一个给定的群体，群体各成员的平均剂量与该群体的成员数的乘积，其中用以确定剂量的器官要加以规定。通常集体剂量的单位是：人·Sv 。

2.98

有遗传意义剂量　genetically significant dose（GSD）

用于评价医疗照射等所致群体遗传危险的量。假如群体中所有成员实际接受的性腺剂量所引起的遗传危险与每个成员都接受某一剂量时引起的遗传危险相等，则称此剂量为有遗传意义剂量。

3　放射学

3.1

X 射线透视　radioscopy

获得连续或断续的一系列 X 射线图像并将其连续地显示为可见影像的技术。

3.2

间接 X 射线透视　indirect radioscopy

影像在信息转换之后显示并可间接地在辐射束之外观察的 X 射线透视。

3.3

荧光透视　fluoroscopy

使用荧光屏进行的传统 X 射线透视技术。

3.4

X 射线摄影　radiography

直接或在转换之后摄取、记录和选择处理影像接收面上的 X 射线影像中所包含的信息的技术。

3.5

直接 X 射线摄影　direct radiography

可在影像接收面上记录的一种 X 射线摄影。

3.6

间接 X 射线摄影　indirect radiography

将影像接受面上获得的信息转换后进行记录的 X 射线摄影。

3.7

荧光摄影　fluorography

借助于荧光屏进行的间接X射线摄影。

3.8

X射线记波摄影　kymography

获得物体移动轮廓图像的直接X射线摄影。

3.9

X射线电影摄影　cineradiography

在电影胶片上对移动物体进行快速连续的间接X射线摄影。

3.10

牙科全颚X射线摄影　dental panoramic radiography

用牙科X射线机对部分或全部牙齿进行的直接X射线摄影。这种不同于普通牙科口内片的摄影亦称牙科全景摄影。

3.11

体(断)层摄影　tomography

对物体内一个或几个选定层面进行的X射线摄影。

3.12

间接体(断)层摄影　indirect tomography

把影像接收面上获得的信号转换后,再对物体某一层面进行影像记录的体(断)层摄影。

3.13

X射线造影剂　radiopaque agent

注入人体可使注入部位与周围组织在X射线影像上呈现明显反差的物质。

3.14

X射线管　X-ray tube

由阴极产生的电子经电场加速轰击阳极靶面产生X射线辐射的高真空器件。

3.15

X射线管套　X-ray tube housing

能防电击和防X射线辐射、带有辐射窗口的承装X射线管的容器。

3.16

X射线管组件　X-ray tube assembly

X射线管套内装有X射线管的组件。

3.17

X射线源组件　X-ray source assembly

X射线管组件与限束系统构成的组件。

3.18

实际焦点　actual focal spot

X射线管阳极靶面上阻拦截止加速粒子束的区域。

3.19

有效焦点　effective focal spot

实际焦点在基准平面上的垂直投影。

3.20

焦点标称值　nominal focal spot value

在规定条件下测量的与X射线管有效焦点尺寸有特定比例的无量纲数值。

3.21

高压发生器　high-voltage generator

X 射线发生装置中，控制和产生馈供 X 射线电能的所有部件的组合，通常由高压变压器组件和控制器组件组成。

3.22

恒压高压发生器　constant potential high-voltage generator

输出电压波纹率不超过规定值的高压发生器。

3.23

电容放电式高压发生器　capacitor discharge high-voltage generator

可将电能储存在高压电容器内，并在一次加载中经过放电将其能量供给 X 射线管的高压发生器。

3.24

迪曼开关　deadman control

一种适应防护与安全需要的开关，它是仅当操作者连续按压开关时才能保持射线装置高压电路导通，一旦松开便断路的装置。

3.25

限束系统　beam limiting system

限制辐射束几何形状的全部部件。

3.26

光阑　diaphragm

在一平面内带有固定或可调窗口的限束部件。

3.27

固有过滤　inherent filtration

辐射束从 X 射线源组件或其部件射出之前通过不可移开的物质时，该物质产生的等效过滤。

3.28

附加过滤　additional filtration

辐射束中在 X 射线源和患者或规定平面之间的附加滤板和其他可拆卸物质产生的等效过滤。

3.29

总过滤　total filtration

固有过滤和附加过滤的总和。

3.30

照射野　radiation field

在与辐射束正交的平面上，其辐射强度超过某一特定或指定水平的区域。

3.31

光野指示器　light field indicator

在 X 射线设备中，通过可见光映出照射野范围的装置。

3.32

焦皮距　focal spot to skin distance

有效焦点中心至受检者皮肤表面的最近距离。

3.33

焦点至影像接收器距离　focal spot to image receptor distance

指有效焦点基准平面至基准轴线与影像接收平面相交点的距离。

3.34

X 射线诊断床　X-ray diagnostic table

供施行 X 射线透视和摄影用的受检者支撑系统。又称诊视床。

3.35

连续换片器　serial changer

通过手动或(和)自动操作摄影胶片或暗盒的传递机构,以在单张或多张胶片上进行连续摄影的装置。

3.36

点片装置　film spot device

在 X 射线透视中,对受检部位选择后瞬间拍摄一张或多张 X 射线照片的装置。

3.37

X 射线摄影胶片　radiographic film

用于 X 射线摄影的单面或双面涂有辐射感光剂的透明载体材料。

3.38

无屏片　non-screen film

直接 X 射线摄影时不必使用增感屏的 X 射线摄影胶片。

3.39

有屏片　screen film

直接 X 射线摄影时,对增感屏荧光发出的辐射有相对较高灵敏度的 X 射线摄影胶片。

3.40

增感屏　intensifying screen

用于直接 X 射线摄影中,使入射的 X 射线转变为更适合于摄影胶片感光的乳剂屏。

3.41

防散射滤线栅　anti-scatter grid

放置于影像接收面之前,以减少射在影像接收面上的散射辐射,从而改善 X 射线影像对比度的一种装置。

3.42

静止滤线栅　stationary grid

在使用时,相对于辐射束是不移动的防散射滤线栅。

3.43

活动滤线栅　moving grid

在使用中,辐射束通过时能使滤线栅移动以避免吸收栅条成像和引起信号损失的防散射滤限栅。

3.44

荧光屏　fluorescent screen

在电离辐射照射下能发出荧光的某种载体层。

3.45

透视荧光屏　radioscopic screen

直接用于 X 射线透视的荧光屏。

3.46

X 射线影像增强器　X-ray image intensifier

将 X 射线图像转换为相应的可见光图像并另用外供能量增强图像亮度的装置。

3.47

光电 X 射线影像增强器　electro-optical X-ray image intensifier

装有光电真空器件的 X 射线影像增强器。

3.48

输入屏　input screen

光电真空器件中构成影像接收面的薄层。

3.49

输出屏　output screen

光电真空器件中将电子图像转换成可见光影像的薄层。

3.50

输出影像　output image

光电真空器件中输出屏上产生的可见光影像。

3.51

X射线电视系统　X-ray television system

直接或间接地将X射线图像转换成电信号送入显示装置获得X射线图像的设备组合。

3.52

加载　loading

在X射线发生装置中,对X射线管阳极施加电能量的动作。

3.53

加载时间　loading time

按规定方法测出的将阳极输入功率加于X射线管的时间。

3.54

照射时间　irradiation time

按规定方法测出的照射持续时间,通常是辐射量率超过某一规定水平的时间。

3.55

X射线管电压　X-ray tube voltage

加于X射线管阳极和阴极之间的电位差。通常以千伏(kV)峰值表示。

3.56

标称X射线管电压　nominal X-ray tube voltage

在规定条件下允许的最高X射线管电压。

3.57

最大极限X射线管电压　limited maximum X-ray tube voltage

在特定的X射线设备中对X射线管所限定的最大极限电压。

3.58

初始X射线管电压　initial X-ray voltage

电容放电式X射线发生装置中,X射线管加载开始时的电压。

3.59

剩余X射线管电压　residual X-ray voltage

电容放电式X射线发生装置中,X射线管加载结束时继续存在的电压。

3.60

X射线管电流　X-ray tube current

入射在X射线管靶上的电子束电流。通常以毫安(mA)平均值表示。

3.61

灯丝电流　filament current

加于X射线管灯丝以控制阴极热离子发射的电流。

3.62

波纹率　percentage ripple

对以百分率表示的高压发生器的电源，一个周波内整流电压波形的最高和最低值之差与最高值成正比。

3.63

电流时间之积　current time product

在X射线诊断中，通常用毫安秒表示对X射线管加载产生的电量，它等于X射线管电流平均值的毫安数和加载持续时间的秒数之乘积。

3.64

阳极热容量　anode heat content

加载期间累积或加载后保留在X射线管阳极中的热量瞬间值。

3.65

X射线管组件最大热容量　maximum X-ray tube assembly heat content

在规定的环境条件下，X射线管组件热容量的最大允许值。

3.66

摄影额定容量　radiographic rating

在X射线管运行所规定的条件和在加载因素组合情况下，X射线管达到规定负载能力的极限。

3.67

连续方式　continuous mode

在X射线发生装置中电能以连续形式施加于X射线管的加载方式。例如X射线透视。

3.68

间歇方式　intermittent mode

在X射线发生装置中电能以单次、间歇或脉冲形式施加于X射线管的加载方式。例如X射线摄影、X射线电影摄影。

3.69

自动控制系统　automatic control system

在X射线发生装置中，供给X射线管组件的电能由一个或几个辐射量或相应物理量的测量进行控制或限制的系统。

3.70

自动照射量控制　automatic exposure control

在X射线发生装置中对一个或几个加载因素自动控制以便在预选位置上获得理想照射量的操作方法。

3.71

自动照射量率控制　automatic exposure rate control

在X射线发生装置中，通过一个或几个加载因素的控制来自动控制辐射输出以便在预选的位置上和预先确定的加载时间内获得理想的照射量的操作方法。

3.72

X射线计算机体(断)层摄影　X-ray computed tomography

可让受检者置于X射线管和探测器之间，对其进行多方向的X射线扫描，并将检出的信号通过计算机处理实现重建体(断)层影像的数字化放射诊断设备。通常简称X射线CT(或CT)。

3.73

CT值　CT number

用来表示与X射线CT影像每个像素对应区域相关的X射线衰减平均值的量。CT值通常以

Hounsfield unit(Hu)为单位。某物质 CT 值的表达式为：$\frac{\mu_{物质}-\mu_{水}}{\mu_{水}}\times 1\,000$，式中 μ 为线性衰减系数。

3.74

噪声　noise

反映 X 射线 CT 装置性能的一种技术指标。指均匀物质影像中给定区域 CT 值对其平均值的变异，其数值可用给定区域 CT 值的标准偏差表示。

3.75

层厚　slice thickness

X 射线 CT 扫描野中心处灵敏度分布曲线上的半高宽(FWHM)。它是灵敏度分布(sensitive profile)曲线上最大值一半处两点间平行于横坐标的距离。

3.76

标称层厚　nominal tomograpic slice thickness

X 射线 CT 控制面板上选定并指示的层厚。

3.77

空间分辨力　spatial resolution

高对比分辨力　high-contrast resolution

在物体与背景在衰减程度上的差别同噪声相比足够大(如相应 CT 值大于 100 Hu)的情况下，X 射线 CT 成像时分辨不同物体的能力。

3.78

低对比分辨力　low-contrast resolution

X 射线 CT 装置分辨与均匀物质背景成低对比(如相应 CT 值小于 10 Hu)的物体的能力。

3.79

CT 剂量指数　computed tomography dose index(CTDI)

表征 X 射线 CT 单次扫描所致受检者剂量的量。将模体内垂直于断层平面方向(Z 轴)上 Z 点的吸收剂量 $D(z)$沿 Z 轴从 -1 到 $+1$ 对剂量曲线积分，除以标称层厚 T 与扫描断层数 N 的乘积，其表达式即 $CTDI=(1/\mathrm{NT})\int_{-1}^{+1}D(z)\mathrm{d}z$。积分区间的选取方法目前有 −7T 到 +7T，以及 −50 mm 到 +50 mm 等。

3.80

多层扫描平均剂量　multiple scan average dose(MSAD)

表征 X 射线 CT 多层扫描所致受检者剂量的量。其表达式为：$MSAD=(1/I)\int_{-nI/2}^{+nI/2}D(z)\mathrm{d}z$，式中 I 是逐层扫描之间的距离增量(即扫描断层间隔)，n 是 X 射线 CT 扫描总层数，$D(z)$是垂直于断层面方向(Z 轴)上 Z 点的吸收剂量。

3.81

剂量与面积之积　dose-area product (DAP)

X 射线束的横截面积与所致平均剂量的乘积，在 X 射线诊断中用作所授予能量的一种量度。

3.82

入射体表剂量　entrance surface dose (ESD)

X 射线诊断中射入受检者体表处照射野中心的吸收剂量，用考虑反散射后空气中的吸收剂量表示。

3.83

乳腺平均剂量　average mammary glandular dose

乳房 X 射线摄影中所致受检者的乳腺平均吸收剂量 D_g 可由下式计算：$D_g=D_{gn}X_a$，式中 X_a 是空气中的入射照射量，D_{gn}是空气中的入射照射量为 2.58×10^{-4} $\mathrm{Ckg^{-1}}$时乳腺所受的平均吸收剂量。对于钼靶和装有钼过滤片的乳腺 X 射线摄影装置，工作于半值层为 0.3 mmAl 条件下，若乳房组织由 50% 脂肪和 50% 腺体构成，则 D_{gn} 可由下表查出：

乳房厚度/cm	3.0	3.5	3.0	3.5	5.0	5.5	6.0	6.5	7.0
D_{gn}/(mGy/2.58×10^{-4} Ckg^{-1})	2.2	1.95	1.75	1.55	1.4	1.25	1.15	1.05	0.95

3.84

数字减影血管造影　digital subtraction angiography

利用计算机处理数字化的影像信息，以消除(减去)骨骼和软组织影像的血管造影成像技术。

3.85

成像板　imaging plate (IP)

由一些含铕离子的钡和卤族元素的化合物组成的新一代 X 射线影像接收载体。具有对 X 射线敏感程度高和宽容度大的优点。成像板吸收 X 射线后，不直接产生可见光，而形成潜像保留于成像板内。潜像需要用光致发光方法读出。

3.86

计算机 X 射线摄影　computed radiography (CR)

以成像板为 X 射线影像接收载体，利用计算机进行的数字化成像技术。

3.87

图像存储与传输系统　picture archiving and communication system(PACS)

利用计算机进行医学影像信息的获取、存储、传输和处理等的放射学操作系统。PACS 可充分利用医学图像资源以及发展远程医学，也可对传统模拟图像信息进行数字化采集和存储管理。

3.88

磁共振成像　magnetic resonance imaging(MRI)

利用原子核在磁场内共振所产生的信号经计算机处理而重建成像。MRI 可实现三维成像，是影像医学(medical imaging)重要组成部分。

3.89

介入放射学　interventional radiology

以影像诊断为基础，主要利用经血管或非经血管穿刺及导管等介入技术，在影像监视下对一些疾病施行治疗，或者采取活体标本进行细菌学、组织学、生理和生化诊断。介入放射学包括介入治疗和介入诊断。

4　核医学

4.1

核医学　nuclear medicine

研究核素和核射线在医学上的应用及其理论的学科。

4.2

临床核医学　clinical nuclear medicine

直接利用核素和核射线来诊断和治疗人体疾病的一门学科。

4.3

基础核医学　basic nuclear medicine

利用核素和核射线进行生物医学研究，以探索生命现象的本质及其物质基础，加深人们对正常生理、生化及病理过程的认识的一门学科。亦称实验核医学。

4.4

放射性核素标记化合物　radionuclide labelled compound

用放射性核素取代化合物分子中的一种或几种原子的化合物。

4.5

放射性药物　radiopharmaceutical

用于诊断、治疗或医学研究的放射性核素制剂或其标记药物。亦称放射性药品。

4.6

体外放射性药物　in vitro radiopharmaceutical

用于体外测定血液或其他体液等样品中某种活性物质以进行诊断的放射性药物。

4.7

体内放射性药物　in vivo radiopharmaceutical

用于体内显像或治疗的放射性药物。

4.8

放射性核素发生器　radionuclide generator

可以从较长半衰期核素(母体)分离出由它衰变而产生的较短半衰期核素(子体)的一种装置。俗称母牛。

4.9

放射性核素显像　radionuclide image

利用脏器和病变组织对放射性药物摄取的差别,通过显像仪器来显示出脏器或病变组织影像的诊断方法。

4.10

功能显像　functional imaging

通过放射性药物在体内的生理和代谢过程显示器官功能参数的诊断方法。也称连续显像(continuous imaging)。

4.11

动态功能测定　dynamic function determination

将某种能参与体内给定器官的生理学过程或代谢过程的放射性核素或标记物引入体内,测量放射性在该器官中随时间变化的情况,以反映器官功能的一种技术。

4.12

扫描机　scanner

临床核医学中以放射性药物为示踪剂,用闪烁探头自体外扫描检查脏器或组织的放射性分布获得二维图像的核仪器。

4.13

γ照相机　gamma camera

临床核医学中以放射性药物为示踪剂,用大型闪烁探头自体外对脏器或组织照相,进行静态及动态显像检查和功能测定的核仪器。

4.14

发射计算机断层显像　emission computed tomography(ECT)

一种能从不同方向拍摄体内放射性药物浓度分布图,经计算机处理,重建核素在体内各断层(截面)的分布及立体分布图的核素显像技术。分单光子发射计算机断层显像(SPECT)和正电子发射计算机断层显像(PET)。

4.15

单光子发射计算机断层显像　single photon emission computed tomography(SPECT)

以普通γ发射体为探测对象的发射计算机断层显像。

4.16

正电子发射计算机断层显像　positron emission computed tomography(PET)

以正电子发射体的湮没辐射为探测对象的发射计算机断层显像。

4.17

湮没辐射　annihilation radiation

当一种粒子与其反粒子相互作用并且终止各自的存在,同时将其能量(包括静止能量)全部转化而产生的电离辐射。

4.18

准直器　collimator

放射性核素成像装置中,由辐射衰减材料制成单孔或多孔的部件,用于确定辐射视野以及限定到达辐射探测器的辐射的展开角度。

4.19

放射免疫显像　radioimmunoimaging

通过放射性核素标记单克隆抗体与体内相关抗原物质结合产生图像达到定位病灶的诊断方法。

4.20

放射性核素治疗　radionuclide therapy

利用放射性核素产生的射线来抑制和破坏病变组织的一种治疗方法。

4.21

特异性内照射治疗　specific internal therapy

口服、注射或吸入放射性核素制剂后,放射性药物特异地浓聚于体内某个器官或病灶组织,通过射线的直接作用以达到治疗目的的一种治疗方法。

4.22

放射免疫治疗　radioimmunotherapy

通过放射性核素标记单克隆抗体与体内肿瘤相关抗原在病灶部位结合以杀伤肿瘤细胞的一种治疗方法。

4.23

放射性核素敷贴治疗　radionuclide application therapy

将专门制作的放射性核素面状源作为敷贴器贴近患者病灶表面,利用其射线治疗某些疾病的一种治疗方法。

4.24

放射性核素组织间插植治疗　radioonclide interstitial implantation therapy

将特制的封闭好的小棒状放射源插植到肿瘤组织中进行照射,以达到治疗目的的一种治疗方法。分永久性组织间插植治疗和可移去组织间插植治疗。

4.25

热点区　hot spot

放射性核素在人体较浓集的部位,在扫描显像时显示为高强度放射性的区域。

4.26

源组织　source tissue

源器官　source organ

内照射剂量估算中,指含有一定量放射性核素的机体组织或器官。

4.27

靶组织　target tissue

靶器官　target organ

内照射剂量估算中,指吸收辐射能量的机体组织或器官。

4.28

医学内照射剂量　medical internal radiation dose(MIRD)

临床核医学诊断与治疗中,估算放射性核素引入体内所致受检者与患者辐射剂量的方法。由美国核医学会内照射剂量(MIRD)委员会提出的方法通常简称 MIRD 法。

4.29

活度计　activity meter

用于测量放射源活度并配备指示或记录仪器的装置。

4.30

模拟试验　mock-up experiment

在某实验进行之前为验证某些参数、训练操作技术等目的而进行的试验。也可指辐射事故发生后为确定受照人员的剂量而进行的与事故条件相似的实验。

4.31

医用放射性废物　medical radioactive waste

在应用放射性核素的医学实践中产生的放射性比活度或放射性浓度超过国家有关规定值的液体、固体和气载废物。

4.32

摄入　intake

放射性核素通过吸入或食入、或经由皮肤进入人体的过程。

4.33

吸收　uptake

在考虑内照射时,指放射性核素进入细胞外体液的过程。

4.34

沉积　deposition

放射性物质在组织或器官中积存的过程。

4.35

滞留　retention

在摄入放射性物质后的给定时刻,放射性物质在某一器官、某一隔室或全身内的沉积。

4.36

廓清　clearance

放射性核素由某一器官或组织内移出的过程。

4.37

排出　elimination

放射性核素通过尿、粪便、汗水或呼出气从体内清除的过程。

4.38

放射性核素的促排　elimination enhancement of radionuclide

采用各种药物和方法阻止放射性核素的吸收和沉积,并促使已沉积于器官或组织内的放射性核素加速排出的治疗手段。

4.39

去污　decontamination

去除放射性污染的过程,目的在于减少放射性残留在物体或人体表面或环境中的水平。

4.40

机械手　manipulator

远距离操作放射性物质的手动或手控装置。

4.41

通风柜　hood

借助合理组织气流的方法，实现有害物与人员所在的操作区相隔离，专供用于操作有害物的一种装置。

4.42

手套箱　glove box

一种装有手套的封闭箱式设备，操作者借助手套可以在封闭箱内对某些有毒的或有放射性的物质进行直观操作。

4.43

放射免疫分析　radioimmunoassay（RIA）

利用放射性核素标记的抗原与有限量的相应抗体的特异性结合反应，以定量测定待测物质浓度的一种微量分析方法。

4.44

免疫放射分析　immunoradiometricassay（IRMA）

应用过量放射标记抗体与抗原进行免疫反应，以定量测定待测物质浓度的一种微量分析方法。

4.45

放射免疫分析试剂盒　radioimmunoassay kit

按照放射免疫分析要求，将标准品、标记物、结合试剂、分离剂和缓冲溶液等组合一起并附有操作说明书的一整套组分，可供用于体外测定某一待测物的量。

5　放射肿瘤学（放射治疗学）

5.1

放射肿瘤学　radiation oncology

原先称放射治疗学，专门研究肿瘤放射治疗的分支学科。放射肿瘤学与外科肿瘤学、内科肿瘤学一起构成肿瘤防治的主要支柱。

5.2

远距治疗　teletherapy

辐射源至皮肤间距离大于 50cm 的体外辐射束放射治疗。

5.3

近距治疗　brachytherapy

用一个或多个密封辐射源在患者腔内、组织间隙或表浅部位进行的放射治疗。

5.4

立体定向放射治疗　stereotactic radiotherapy

利用专门设备通过立体定向定位、摆位技术实现小照射野聚焦式的放射治疗。它是立体定向放射手术（stereotactic radiosurgery，SRS）和立体定向放射治疗（SRT）的统称。SRS 采用单次大剂量照射，SRT 采用分次大剂量照射，SRS 是 SRT 的一个特例。使用钴 60γ 射线进行立体定向放射治疗的设备俗称 γ-刀；使用医用电子加速器的高能 X 射线进行立体定向放射治疗的设备俗称 X-刀。

5.5

高传能线密度辐射　high linear energy transfer radiation

快中子、负 τ 介子以及氦、碳、氖、氩等重离子在沿次级粒子径迹上能量沉积高，多大于 100 keV/μm，统称高 LET 辐射。具有相对生物效能（RBE）高、氧增强比（OER）低、放射敏感性随细胞周期的变化小、治疗增益因子（TGF）大等优良的生物学特性。质子的 LET 并不高，但因其物理特性与负 τ 介子等相似，具有很理想的剂量曲线，故也纳入高 LET 辐射之列。它们正不断被开发用于肿瘤的放射治疗。

5.6

三维适形放射治疗　3-dimensional conformal radiation therapy

使治疗区剂量分布的形状在三维方向上与靶区肿瘤的实际形状一致的放射治疗技术。

5.7

靶区　target volume

放射治疗中对患者体内照射一定吸收剂量的区域。

5.8

治疗区　treatment volume

放射治疗中，患者体内受到处方吸收剂量的区域。

5.9

治疗处方　treatment prescription

对确定所要进行放射治疗照射的所有治疗参数的定量表述。

5.10

治疗参数　treatment parameter

放射治疗中，表征患者所受辐射照射的要素。例如：辐射能量、吸收剂量、治疗时间等。

5.11

治疗验证　treatment verification

把给定的一组与放射治疗运行条件有关的数据提出到外围设备中，校核放射治疗计划的正确性，只有条件相符或人为操作时，治疗才能进行。

5.12

正常治疗距离　normal treatment distance（NTD）

对电子束照射，指从电子束的虚源沿辐射束至限束筒末端所测量的距离。对X射线束照射，指从X射线束的虚源沿辐射束轴至等中心的距离；对非等中心设备，则为至规定平面的距离。

5.13

等中心　isocentre

放射学设备中，各种运动的基准轴线围绕一个公共中心点运动，辐射束以此为中心的最小球体内通过，此点即为等中心。

5.14

辐射束　radiation beam

将辐射源可看作点源时，辐射源发出的电离辐射通量所通过的一个立体角内的空间范围。泄漏辐射和散射辐射不能构成辐射束。

5.15

辐射野　radiation field

亦称照射野。指与辐射束相交的平面内，其中辐射强度超过某一比例或规定水平的区域。

5.16

放射治疗模拟机　radiotherapy simulator

利用X射线设备从物理上模拟治疗用的辐射束，使得放射治疗所施行的照射都能集中在治疗体积内，并能确定治疗时照射野的位置和尺寸。

5.17

治疗计划系统　treatment planning system（TPS）

现代放射治疗中设计和计算剂量分布的重要的放射治疗辅助设备。TPS使用专用的计算机，可将X射线CT或MRI上采集的患者身体截面图，连同放射治疗物理参数（如能量、照射野大小、照射距离、各种校正、楔形板、组织补偿等）一起输入，经处理后显示出等剂量分布曲线，然后调整物理条件，直到获得最优化的剂量分布。

5.18

后装技术 after-loading technique

用手动或遥控的传动方式将一个或多个密封放射源从储源器传送到预先定好位置的施源器后进行腔内治疗的技术。

5.19

储源器 source carrier

可容纳一个或多个放射源的容器,当这些源不用时它可提供电离辐射的防护。

5.20

载源器 source carrier

放射治疗设备中位于辐射头上固定密封辐射源的部件。

5.21

施源器 source applicator

近距离放射治疗设备中将一个或多个放射源送入预定位置的部件,也可带有防护屏蔽。

5.22

通道 channel

遥控后装设备中,专供密封放射源或其组件在其中运动的管道。

5.23

医用电子加速器 medical electron accelerator

用于放射治疗的电子加速器。其有用射束是由加速的电子束组成或由加速的电子束产生的高能X射线。

5.24

联锁 interlock

在某些预定的条件未得到满足时,防止设备启动或持续运行的一种保护装置。

5.25

定时开关 time switch

预置照射时间的一种装置。当照射到达预置时间时给出停止照射的信号并终止照射。

5.26

初级准直器 primary collimator

对从源射出的辐射束进行第一次准直的装置。

5.27

剂量监测系统 dose monitoring system

测量和显示直接与吸收剂量有关的辐射量的装置系统,它可以具有当到达预选值时终止辐射照射的功能。

5.28

主次剂量监测系统 primary-secondary dose monitoring system

一种两道剂量监测系统的组合,在这种组合中,一道作为主剂量监测系统,另一道作为次级剂量监测系统。

5.29

终止照射 to terminate irradiation; termination of irradiation

当剂量监测达到预选值时,或者照射时间到达预选值时,或者有意的人为操作时,或者由于联锁的作用,或者旋转治疗中由于机架角位到达预选值时,设备停止照射的一种状态,如果不重新选择所有的运行条件,照射不可能重新开始。

5.30

中断照射　to interrupt irradiation；interruption of irradiation

设备停止运行和照射的一种状态，但无需重新选择工作条件就可以继续运行进行照射。

5.31

模拟灯　field defining lamp

提供光束用于射到人体表面以模拟实际照射野的光源。

5.32

过滤器　filter

放射治疗设备中用来对有用射束进行预期过滤的材料或装置。

5.33

补偿过滤器　compensating filter

能根据受照患者具体特点酌情改变剂量分布的过滤器。

5.34

楔形过滤器　wedge filter

能把有用射束的全部或一部分连续衰减的附加过滤器。

5.35

均整度　flatteness

量度某一规定照射野内各点吸收剂量率是否均匀的性能指标。

5.36

半影　penumbra

在照射野边缘附近20%至80%等剂量线之间的距离。

5.37

半影调节器　penumbra trimmer

用来减少半影的宽度，且平行于主准直器边缘的限束装置。

5.38

散射箔　scattering foil

为了加宽电子束的宽度而使用的金属箔片，它使得垂直辐射束轴平面的剂量分布变得更加均匀。

5.39

射野挡块　shield block

阻挡有用射束的防护块，可用于调整形成任意形状的照射野。

5.40

影子盘　shadow tray

射野挡块托架，可固定射野挡块以形成任意形状照射野的装置。

5.41

辐射束轴　radiation beam axis

对于一个对称辐射束，通过辐射源中心以及限束装置两对有效边缘中分线交点的直线。一般辐射束轴在所要求的容差范围内与辐射源参考（基准）轴重合。

5.42

基准深度　base depth

体模内包含辐射束轴上最大吸收剂量90%点的平面所在的深度。

5.43

剂量建成　dose build-up

吸收剂量随深度增加而增加，到某一深度达到最大峰值的现象。

5.44

建成因子　build-up factor

在高能X射线或 γ 射线束中，表面吸收剂量与峰值吸收剂量的比值。

5.45

深度剂量　depth dose

在辐射束轴上，被照射物体表面下某一特定深度处的吸收剂量。

5.46

深度剂量曲线　depth dose chart

在源表距和辐射野面积一定时，辐射束轴上的吸收剂量随深度而变化的关系曲线。

5.47

等剂量曲线　isodose chart

放射治疗中，体模内指定平面上，百分吸收剂量相等的点的连线。

5.48

品质指数　quality index

对10 cm×10 cm的X射线辐射野，辐射探测器位于正常治疗距离处，在体模内沿辐射束轴于20 cm深度处和10 cm深度处所测量的吸收剂量之比值。

5.49

实际射程　practical range

对电子束辐射，体模表面位于正常治疗距离，辐射束轴上吸收剂量分布下降最陡段（斜率最大处）切线的外推与深度吸收剂量分布曲线末端的外推线相交点处所对应的深度。

5.50

参考平面　reference plane

在吸收剂量最大值处或与辐射类型相对应的某一特定深度下垂直辐射束轴且平行于体模表面的平面。

5.51

参考点　reference point

参考平面与辐射束轴相交处的点。

5.52

相对表面剂量　relative surface dose

体模表面处于一特定距离时，在体模中辐射束轴上0.5 mm深度处的吸收剂量与最大吸收剂量的比值。

5.53

源轴距　source-axis distance（SAD）

沿着辐射束轴测量的辐射源与机架旋转轴之间的距离。

5.54

源表距　source-surface distance（SSD）

沿着辐射束轴测量的辐射源与受照体表之间的距离。

5.55

感生放射性　induced radioactivity

由辐射照射而产生的放射性。

5.56

中子污染　neutron contamination

用X射线或电子束进行放射治疗时，由于中子引起的吸收剂量增加的现象。

5.57

电子污染 electron contamination

用X射线进行放射治疗时,由于各种因素产生的电子辐射而引起的吸收剂量增加的现象。

5.58

X射线污染 X-ray contamination

用电子束治疗时,由X射线引起的电子束最大射程以外吸收剂量增加的现象。

附 录 A
（资料性附录）
中文索引

附 录 B
（资料性附录）
英文索引

R

S

ICS 13.100
C 57

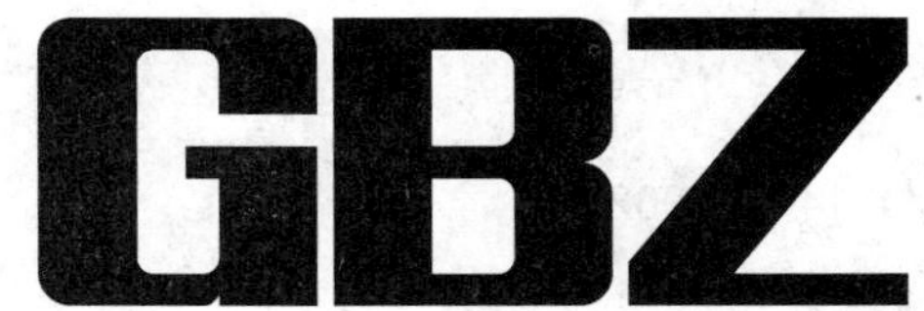

中华人民共和国国家职业卫生标准

GBZ/T 147—2002

X射线防护材料衰减性能的测定

Determination of attenuation properties for protective materials against X-rays

2002-04-08 发布　　2002-06-01 实施

中华人民共和国卫生部　发布

前　言

根据《中华人民共和国职业病防治法》制定本标准，原标准 GB 16363—1996 与本标准不一致的，以本标准为准。

本标准保留了原标准 GB 16363—1996 中实际可行的部分内容，即屏蔽性能要求。与此同时，本标准参照采用国际电工委员会标准 IEC 1331-1：1994《医用诊断 X 射线防护器具　第 1 部分：防护材料衰减性能的测定》，依据该标准增加了宽束测量条件。

本标准由中华人民共和国卫生部提出并归口。

本标准起草单位：中国疾病预防控制中心辐射防护与核安全医学所。

本标准主要起草人：林志凯、赵兰才、崔广志、金辉、葛淑清。

本标准由中华人民共和国卫生部负责解释。

X 射线防护材料衰减性能的测定

1 范围

本标准推荐了对X射线防护材料衰减性能的测量方法。

本标准适用于X射线管电压为(30～400)kV、总过滤为(0.05～3.5)mmCu的X射线防护材料。

2 术语和定义

下列术语和定义适用于本标准。

2.1

衰减比 attenuation ratio

核辐射在经防护材料衰减前后的空气比释动能率之比值。

2.2

铅当量 lead equivalent

用铅作为参考物质时以铅的厚度来表示的衰减当量,单位是毫米铅(mmPb)。每单位厚度(mm)防护材料板的铅当量称为比铅当量,比铅当量应该是衰减性能、物理性能和使用性能的最佳结合。

2.3

宽射束 broad beam

辐射量测量中的一种辐射束条件。当辐射束立体角增大时,所测量的辐射量并无明显增加,但存在散射影响。

2.4

窄射束 narrow beam

为了测量理想的辐射量而用立体角尽可能小的辐射束,在此条件下散射辐射的影响趋于最小值,并在必要时保证侧向电子平衡。

3 测定项目与一般要求

3.1 衰减比

所测防护材料应标明衰减比,即核辐射经防护材料衰减后减弱的倍数。

3.2 累积因子(符号:B)

所测防护材料应标明累积因子B,即被测物质在所规定的辐照条件下,宽射束中心的相应辐射量值与窄射束中心的相应辐射量值之比。

3.3 衰减当量(符号:δ)

所测防护材料应标明在规定线质的线束中和规定的测量条件下,与参考物质具有相同衰减程度时被测防护材料所相当的参考物质的厚度(mm)。

3.4 铅当量

出厂的X射线防护材料应该标明其标称铅当量和非均匀性,并用X射线管电压和总过滤表示线质。

3.5 非均匀性

防护材料衰减当量的非均匀性应不超过±10%。

4 量的测量

本章主要规定了在测定防护材料衰减性能时,应根据宽束测量条件和窄束测量条件测量相关辐射量、几何量，同时对辐射探测器的位置、检验仪器、检验物、线质均提出了要求。根据所测相关辐射量给出防护材料的衰减性能。

4.1 辐射量

在测定衰减性能时，应按照表1中的要求测定空气比释动能率。

表1 应测定的空气比释动能率

衰减性能	符号	空气比释动能率					条文
		$\dot{K}_1$	$\dot{K}_0$	$\dot{K}_e$	$\dot{K}_c$ $\dot{K}_{oc}$	$\dot{K}_s$ $\dot{K}_{1s}$	
衰减比	F	测	测		测	测	5.1
累积因子	B	测		测	测	测	5.2
衰减当量	δ			测			5.3
铅当量	δ_{pb}			测			5.4
非均匀性	V			测			5.5

$\dot{K}_1$ 是按照第4.3条在经过衰减的宽射束中测量的空气比释动能率；
$\dot{K}_0$ 是按照第4.3条在未经过衰减的宽射束中测量的空气比释动能率；
$\dot{K}_e$ 是按照第4.4条在经过衰减的窄射束中测量的空气比释动能率；
$\dot{K}_c$ 是根据图1测定的辐射源与检验物之间宽射束中心处的空气比释动能率；
$\dot{K}_{oc}$ 是如图1所示的经限束系统后，同c点离辐射源相同距离处测定的宽射束外的空气比释动能率；
$\dot{K}_s$ 是如图1所示的初始宽射束投影内、由光阑限制的辐射束外的空气比释动能率；
$\dot{K}_{1s}$ 是同 $\dot{K}_s$ 点离辐射源相同距离处测定的经衰减的宽射束空气比释动能率。

4.2 几何量

应该按照表2中的要求测定示出的几何量。

4.3 宽射束条件下的测量

4.3.1 在宽射束条件下，应该按照图1的要求进行测量。

4.3.2 在测量期间，空气比释动能率 $\dot{K}_{oc}$ 应不大于空气比释动能率 $\dot{K}_c$ 的5%，即：

$$\dot{K}_{oc} \leqslant 0.05 \times \dot{K}_c$$

4.3.3 在测量期间，空气比释动能率 $\dot{K}_s$ 应不大于空气比释动能率 $\dot{K}_{1s}$ 的1%，即：

$$\dot{K}_s \leqslant 0.01 \times \dot{K}_{1s}$$

表2 应测定的几何量

衰减性能	符号	*c*	*a*	*b*	*A*	*W*	条文
衰减比	F			测		测	5.1
累积因子	B	测	测		测	测	5.2
衰减当量	δ					测	5.3
铅当量	δ_{pb}					测	5.4
非均匀性	V						5.5

c 是对测量点 $\dot{K}_e$ 离辐射源的距离(见图2)偏差的修正因子。按照下式测定 *c*：

$$c=\left(\frac{1\,500+a}{1\,550}\right)^2$$

a 是图2所示的窄射束中心从检验物的远侧平面到辐射探测器参考点的距离。*a* 应不小于截面 *A* 平方根的10倍；
b 是图1所示的宽射束中心从检验物的远侧平面到辐射探测器参考点的距离；
A 是图2所示的检验物远侧平面处窄射束的截面；
W 是辐射探测器的参考点与任何相邻物或墙壁之间的距离(见图1和图2)。

单位:mm

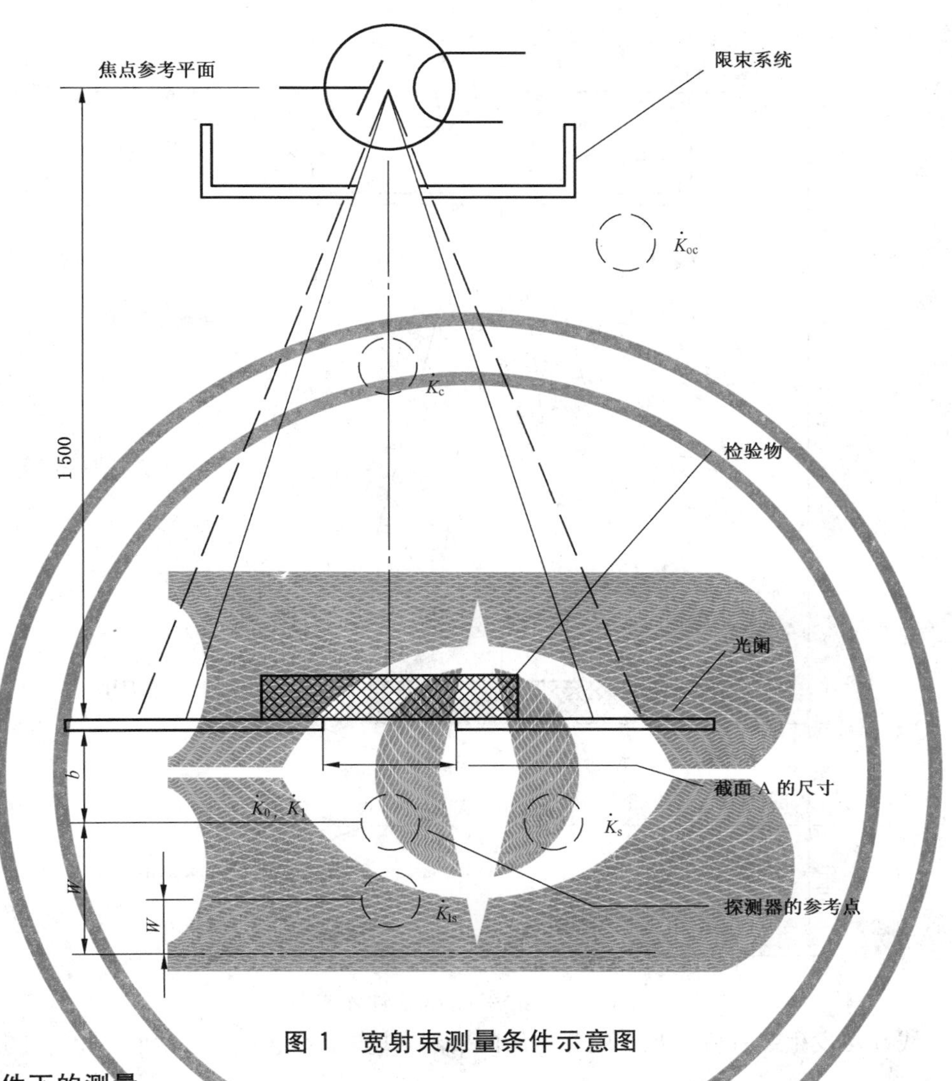

图 1　宽射束测量条件示意图

4.4　**窄束条件下的测量**

4.4.1　在窄射束条件下,应该按照图 2 的要求进行测量。

4.4.2　在检验物的远侧,辐射束的直径应该为 20 mm±1 mm 。

4.4.3　根据第 6.5.1 条测定均匀度时,在检验物远侧应该将窄射束限制到直径不大于 10 mm 。

4.5　**辐射探测器的位置**

距离 W 应不小于 700 mm。

4.5.1　测定衰减比时,应测量有和没有检验物条件下的空气比释动能率 $\dot{K}_1$ 和 $\dot{K}_0$。从检验物远侧平面到辐射探测器参考点的距离 b 应为 50 mm±1 mm(见图 1)。

4.5.2　在空气比释动能率 $\dot{K}_e$ 的测量中,对于累积因子的测量,从检验物的远侧到辐射探测器参考点的距离应不小于截面 A 平方根的 10 倍。

4.6　**检验仪器**

4.6.1　检验仪器的辐射探测器,在半球面上对射线入射方向的响应依赖性很小,应忽略不计。

4.6.2　辐射探测器测量管电压为 40 kV～400 kV 的 X 射线时,探测器对射线能量的响应依赖性必须不超过±20%。

4.6.3 辐射探测器灵敏体积的直径和长度均应不超过 50 mm。

单位:mm

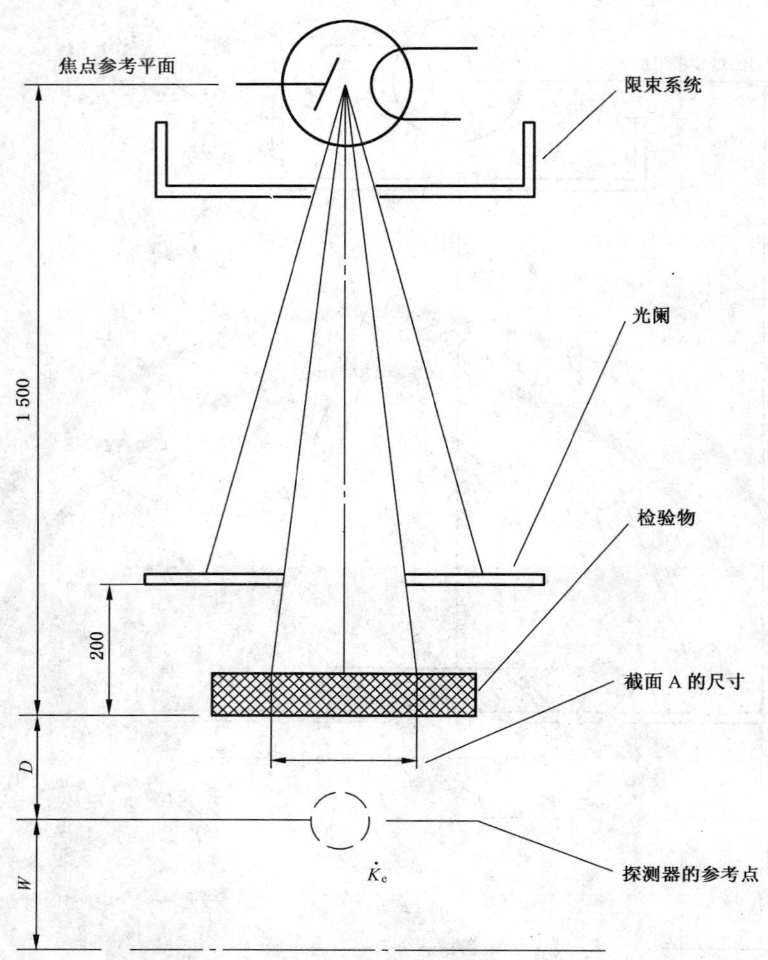

图 2 窄射束测量条件示意图

4.6.4 X 射线高压发生装置应满足实验管电压的要求,其实验管电压的实际值不得低于规定实验管电压的 90%。

4.6.5 标准铅片的化学纯度应为 99.99%,厚度精度为±0.01 mm。

4.6.6 过滤条件

用于管电压在 120 kV(包括 120 kV)以下的 X 射线防护材料,其实验管电压为 80 kV~120 kV,总过滤为 2.5 mmAl。用于管电压在 120 kV 以上的 X 射线防护材料,按最常用的管电压进行,其总过滤按表 3 的规定。

表 3 标准化线质

X 线管电压/kV*	总过滤/mmCu
30	0.05
50	0.05
80	0.15
100	0.25**
120	0.25**
150	0.7

表 3（续）

X 线管电压/kV*	总过滤/mmCu
200	1.2
250	1.8
300	2.5
400	3.5
* 百分波纹率不超过 4%；** 可用 2.5 mmAl 代替。	

4.7 **检验物**

4.7.1 在宽射束测量条件下，检验物必须是受检材料板，其尺寸至少为 500 mm×500 mm 。

4.7.2 在窄射束测量条件下，检验物必须是受检材料板，其尺寸至少为 100 mm×100 mm 。

4.7.3 用于测定衰减率时，各种厚度的检验物可以通过几层相同厚度或不同厚度的材料叠加而获得。

4.8 **线质**

应该根据表 3 中给出的一种或多种线质来测定衰减性能。

5 衰减性能的测定

在所有测量期间，必须监测辐射束空气比释动能率的恒定性。如果空气比释动能率的涨落超过平均值的 5%，则必须对测量结果进行修正。

5.1 **衰减比**

5.1.1 必须按照下述公式测定衰减比 F：

5.1.2 应该用数值表示衰减比，并用 X 射线管电压和总过滤表示线质(见第 6 章)。

$$F = \frac{\dot{K}_0}{\dot{K}_1}$$

5.2 **累积因子**

5.2.1 应该按照下述公式测定累积因子 B：

$$B = \frac{\dot{K}_1}{c\dot{K}_e}$$

式中：

c——对测量点 $\dot{K}_e$ 离辐射源的距离偏差的修正因子。

5.2.2 累积因子应该用其数值表示，并用 X 射线管电压和总过滤表示线质(见第 6 章)。

5.3 **衰减当量**

5.3.1 通过对受检材料 $\dot{K}_e$ 的测量，并同产生同样 $\dot{K}_e$ 值的一层参考材料的厚度相比较来测定衰减当量。

5.3.2 必须以参考材料的厚度(mm)表示衰减当量，同时一并给出化学符号或其他参考材料的标识，并用 X 射线管电压和总过滤表示线质(见第 6 章)。

5.4 **铅当量**

5.4.1 当参考材料为铅时，测量得到的衰减当量就是铅当量。

5.5 **非均匀性**

5.5.1 应该在第 4.4.3 和 4.6.3 条以及相应衰减值 δ_i 条件下，由检验物区域上获得的测量值 $\dot{K}_e$ 来测定防护材料的非均匀性。

5.5.2 应测定下列条件下的 δ_i 值：

a） 在5到10个有代表性的部位测量；

b） 在整个检验物区域有代表性的方向上连续测量。

5.5.3 应该按照衰减当量单次测量值 δ_i 偏离其平均值 δ 的最大偏差，来表示防护材料的非均匀性：

5.5.4 应该用相同的单位与衰减当量来标明非均匀性的允许偏差，

$$\bar{\delta} = \frac{1}{n}\sum_{i=1}^{n}\delta_i$$

$$V = |\bar{\delta} - \delta_i|_{\text{最大}}$$

例如：

3 mm±0.2 mm Pb　　100 kV　　0.25 mmCu

（见第6章）

6 测定结果的说明

6.1 如果按本标准测定的衰减性能符合本标准，则应在检验文件上予以说明，例如：

衰减比	2×10^2：	200 kV	1.2 mmCu ；
累积因子	1.4 ：	150 kV	0.7 mmCu ；
衰减当量	2 mmFe：	100 kV	0.25 mmCu ；
铅当量	1 mmPb	120 kV	2.5 mmAl。
衰减当量及非均匀性	2 mm±0.1 mmFe	100 kV	0.25 mmCu

6.2 X射线防护材料的适当位置应有如下标志：

a） 产品名称；

b） 产品型号；

c） 产品规格；

d） 铅当量；

e） 生产日期；

f） 制造厂名称、厂址。

ICS 13.100
C 57

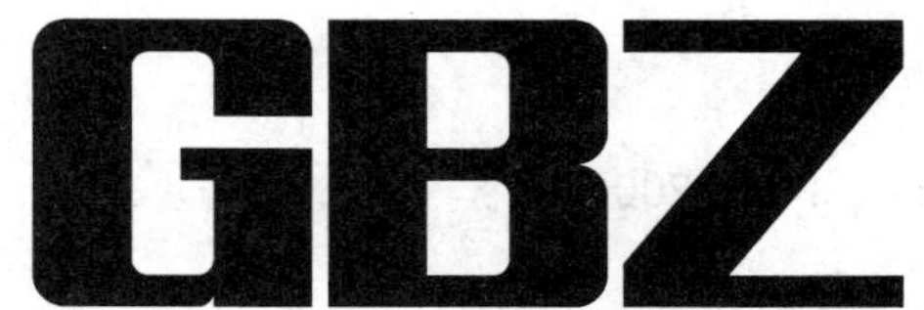

中华人民共和国国家职业卫生标准

GBZ/T 148—2002

用于中子测井的CR39 中子剂量计的个人剂量监测方法

Individual dose monitoring method with CR-39 neutron dosimeter using in neutron logging

2002-04-08 发布　　2002-06-01 实施

中华人民共和国卫生部　发布

前　言

根据《中华人民共和国职业病防治法》制定本标准。

中子测井技术是核技术在石油工业已广泛使用的技术，在我国也已使用多年。为推进该技术在我国的顺利应用和推广，应进行中子剂量计的监测方法标准化、规范化，以利于放射防护，保障放射工作人员的安全和健康。

本标准按照我国国情，对用于中子测井场所的CR39中子剂量计的个人剂量监测方法，制订了具体要求。

本标准由中华人民共和国卫生部提出并归口。

本标准起草单位：中国疾病预防控制中心辐射防护与核安全医学所。

本标准主要起草人：冯玉水、陆杨乔、李俊雯。

本标准由中华人民共和国卫生部负责解释。

用于中子测井的CR39
中子剂量计的个人剂量监测方法

1 范围

本标准推荐了用于中子测井场所的CR39中子剂量计的个人剂量监测方法。

本标准适用于^{241}Am-Be中子源测井场所工作人员的个人中子剂量监测。

2 规范性引用文件

下列文件中的条款通过在本标准的引用而成为本标准的条款。凡是注日期的引用文件，其随后所有的修改单(不包括勘误的内容)或修订版均不适用于本标准，然而，鼓励根据本标准达成协议的各方研究是否可使用这些文件的最新版本。凡不注日期的引用文件，其最新版本适用于本标准。

GB 12714　镅铍中子源

3 术语和定义

下列术语和定义适用于本标准。

3.1

固体核径迹探测器　solid state nuclear track detector

核粒子穿过绝缘体时，造成一定密度的辐射损伤，经适当处理，形成可观测的径迹，这种固体称为固体核径迹探测器。

3.2

CR-39 径迹探测器　CR39 track detector

用烯丙基二甘醇碳酸酯(品名CR39)制成的核径迹探测器。按照测定程序，利用其在中子场经累积照射形成的可观察径迹，在一定准确度内，可得到相应的当量剂量。它是固体核径迹探测器的一种。

3.3

化学蚀刻　chemical etching

固体核径迹探测器的辐射损伤经过化学试剂蚀刻形成可观察径迹的过程。

3.4

中子注量灵敏度　neutron fluence sensitivity

垂直入射的单位中子注量在剂量计单位面积上产生核径迹的概率。

3.5

中子当量剂量灵敏度　neutron equivalent dose sensitivity

中子探测器单位面积上每单位当量剂量相应的径迹数。

3.6

中子剂量换算系数　neutron dose converson coefficient

在各种照射条件下，用人形体模换算出的单位中子注量的当量剂量。

4 测量元件

CR-39个人中子剂量计由CR-39径迹探测器和包装盒组成。

4.1　CR-39径迹探测器应具备对辐射损伤灵敏、高透明度、结构均匀、各向同性、热固性稳定和低本底等特性。CR-39 呈片状,其典型值厚 1 mm,面积 10 mm×20 mm。

4.2 包装盒用硬质塑料制成,外形为圆柱体或长方体,一侧装有佩带针(夹),以便使用;其典型值厚度为 5 mm,面积为 55 mm×35 mm。

5 测量程序

5.1 化学蚀刻

5.1.1 蚀刻装置由恒温箱和蚀刻杯组成。蚀刻装置要保持蚀刻液的温度和浓度的恒定,有一定密封性。恒温箱的温度变化应控制在 60 ℃±1 ℃内。蚀刻杯由耐腐蚀的不锈钢或玻璃制成。

5.1.2 蚀刻剂通常为氢氧化钠(NaOH)的水溶液和无水乙醇混合液。

5.1.3 常用蚀刻条件为 6.8 mol NaOH 水溶液,12 h 蚀刻,蚀刻温度为 60 ℃。不同批次的材料,用正交法由试验确定蚀刻剂的浓度、蚀刻时间和蚀刻温度。

5.1.4 经蒸馏水浸泡 2 h 后的径迹片在蚀刻装置蚀刻后,须用适量清洗液(蒸馏水等)清洗 ,经晾干后,放于阴凉、干燥处保存。

5.2 径迹观测

5.2.1 径迹读数装置通常用 400 倍以上光学显微镜和图象分析系统。CR-39 个人中子剂量计用光学显微镜读数。

5.2.2 径迹密度通常采用视域读法,适用径迹密度通常在 10^3 条/cm^2～10^6 条/cm^2 范围内。在径迹密度过高或过低时,径迹识别须按专门统计方法进行读数。

5.2.3 读数的相对误差与读数面积、总径迹数相关。重复探测器读数是检验精密度的一种方法,重复检查量应占 10%,误差应小于 20%。

5.3 刻度方法

5.3.1 刻度中子源应与测井中子辐射场条件一致,通常用经过锰浴法刻度过的 ^{241}Am-Be 中子源(不确定度小于 1%)。^{241}Am-Be 中子源应满足 GB 12714 的要求。

5.3.2 CR-39 个人中子剂量计,应进行本底测定,测定样品数至少 10 个。蚀刻过的剂量计应在空气中暴露 1 年以上,其径迹保持稳定;在 γ 吸收剂量大于 10^2 Gy 情况下,其本底不应有显著影响。

5.3.3 使用 ^{241}Am-Be 源,其中子强度应大于 10^6 中子/秒,其准确度应在±2%以内。剂量计与源的距离应与测井现场相符。并应测定中子散射对刻度的影响。刻度放置三个平行样。剂量计的可探测下限为 0.1 mSv。

5.3.4 应用 ^{241}Am-Be 中子源作为刻度源,其当量剂量表达式为:

$$H = d_H \cdot P / W_\Phi \qquad \cdots\cdots(1)$$

式中:

H——受照射的中子当量剂量,Sv;

d_H——^{241}Am-Be 中子源的中子剂量换算系数,3.98×10^{-10} Sv/n·cm^{-2};

P——实测的径迹(Tracks)密度,Tracks/cm^2;

W_Φ——剂量计对 ^{241}Am-Be 中子源的中子注量灵敏度,Tracks/n。

6 测量要求

6.1 中子测井场所工作人员在现场工作时必须佩戴 CR-39 个人中子剂量计于左胸。

6.2 非作业时间,CR-39 个人中子剂量计应放在不受人工辐射源照射干扰的地点,并在该地点存放一定量的剂量计作为本底剂量计。

6.3 CR-39 个人中子剂量计监测周期为三个月,每年换置四次。

6.4 应用本监测方法的不确定度小于 20%。

ICS 13.100
C 57

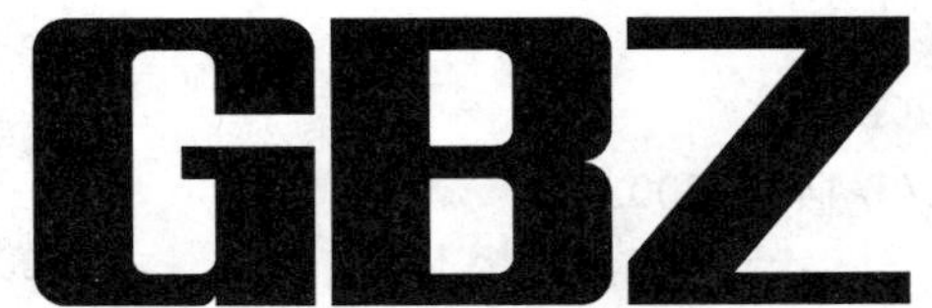

中华人民共和国国家职业卫生标准

GBZ/T 149—2002

医学放射工作人员的卫生防护培训规范

Regulation of radiological protection training for the medical radiation workers

2002-04-08 发布　　2002-06-01 实施

中华人民共和国卫生部　发布

前　言

根据《中华人民共和国职业病防治法》制定本标准。自本标准实施之日起，原标准 WS/T 74—1996 同时废止。

本标准附录 A、附录 B 是资料性附录。

本标准由中华人民共和国卫生部提出并归口。

本标准由中国疾病预防控制中心辐射防护与核安全医学所、中国医学科学院放射医学研究所负责起草。

本标准主要起草人：郑钧正、卢正福。

本标准由中华人民共和国卫生部负责解释。

医学放射工作人员的卫生防护培训规范

1 范围

本标准规定了医学放射工作人员放射防护培训的宗旨、对象、内容、方式、考核及实施等基本要求。

本标准适用于一切从事电离辐射医学应用工作人员的放射防护培训。

2 防护培训对象

2.1 凡从事电离辐射医学应用工作的一切人员均为放射防护培训对象。

2.2 除医用诊断X射线工作者、核医学工作者、放射治疗工作者等职业性放射工作人员必须具备放射防护知识之外，凡从事电离辐射医学应用工作的医疗、科研、教学单位的相关专业人员、见习人员及有关管理人员等，也必须接受放射防护基本知识的一般培训。

3 防护培训宗旨

3.1 防护培训的目的是为了提高各类医学放射工作人员对放射安全重要性的认识，增强防护意识，掌握防护技术，最大限度地减少不必要的照射，避免事故发生，保障工作人员、受检者与患者以及公众的健康与安全，确保电离辐射的医学应用获取最佳效益。

3.2 防护培训的基本要求：

a) 对电离辐射医学应用的利与害有正确的认识，防止麻痹思想和恐惧心理；

b) 了解有关放射防护法规和标准的主要内容，掌握放射防护基本原则；

c) 了解、掌握减少工作人员和受检者所受照射剂量的原理和方法，以及有关防护设施与防护用品的正确使用方法；

d) 了解可能发生的异常照射及其应急措施。

4 上岗前和在岗期间培训

4.1 医学放射工作人员上岗前必须接受放射防护培训，并经考核合格之后才有资格参加相应的工作。

4.2 医学院校学生进入与放射工作有关的专业实习前，应接受放射防护知识培训。

4.3 各类医学放射工作人员在岗期间应定期接受再培训。

5 防护培训内容

5.1 防护培训内容和深度应根据培训对象、工作性质和条件确定。附录A、附录B列出的放射防护培训内容提纲和专题培训课程可供参考。

5.2 在医学放射工作人员的防护培训中应强调受检者与患者的防护，医疗照射的正当性判断和最优化分析必须列为防护培训的重要内容。

5.3 接触医用开放型放射源的工作人员的防护培训内容必须包括内照射防护和放射性废物处理知识。

5.4 X射线诊断、核医学和放射治疗的质量保证，应列入相应医学放射工作人员的防护培训课。

6 防护培训方式

6.1 防护培训应根据培训对象的具体情况及其工作性质采取相应方式，例如课堂教学、现场实习和个人学习等。并注意充分利用各种声像教材。培训时间长短视实际情况酌定。

6.2 课堂教学可以基础知识为主，较系统讲授共同性内容；也可以某方面专题为内容举办培训班。

6.3 现场实习以实际操作为主，侧重培养学员掌握防护技能。

6.4 个人学习应由所在单位负责组织并选择合适教材，提出统一要求，各人自行安排。

7 考核

7.1 放射卫生防护基本知识应列为医学放射工作人员业务考核的内容。

7.2 新参加医学放射工作的人员，必须取得经当地卫生行政部门认可的放射防护培训合格证书之后才有上岗工作的资格。

7.3 每三年左右应对医学放射工作人员进行一次放射防护知识与技能的考核。

8 防护培训工作的实施

8.1 从事电离辐射医学应用的医疗、科研、教学单位的行政领导，应对本单位的防护培训负责，从组织上落实放射防护培训计划的制定与实施，并定期核查培训效果。

8.2 各地卫生行政部门指定的放射卫生防护机构必须负责督促并协助各有关单位做好防护培训工作，同时建立一支能够胜任防护培训教学及考核任务的队伍。

8.3 防护培训教学人员不仅要有较好的理论素质，而且要有较丰富的实践经验。

8.4 对医学放射工作人员的放射防护培训应建立档案，记录他们的技能水平、受训课程、考核成绩等。这些记录的保存时间依档案类别而定。

附 录 A
（资料性附录）
可供选择的放射防护培训内容提纲

A.1 原子核结构和放射性衰变

A.2 电离辐射的特点及其与物质的相互作用

A.3 电离辐射量与单位

A.4 天然与人工电辐射源

A.5 放射生物效应

A.6 放射性物质的摄入、代谢与促排

A.7 放射防护的目的和任务

A.8 放射防护标准

A.9 放射防护法规

A.10 职业照射与工作人员防护

A.11 医疗照射的质量保证与患者防护

A.12 外照射的防护

A.13 内照射的防护

A.14 安全操作技术

A.15 放射防护设施和辅助防护用品

A.16 个人剂量监测

A.17 场所与环境防护监测

A.18 放射事故及其处理

A.19 放射损伤防治

A.20 放射性废物处理

A.21 物体表面放射性污染的清除

A.22 放射工作人员的健康管理

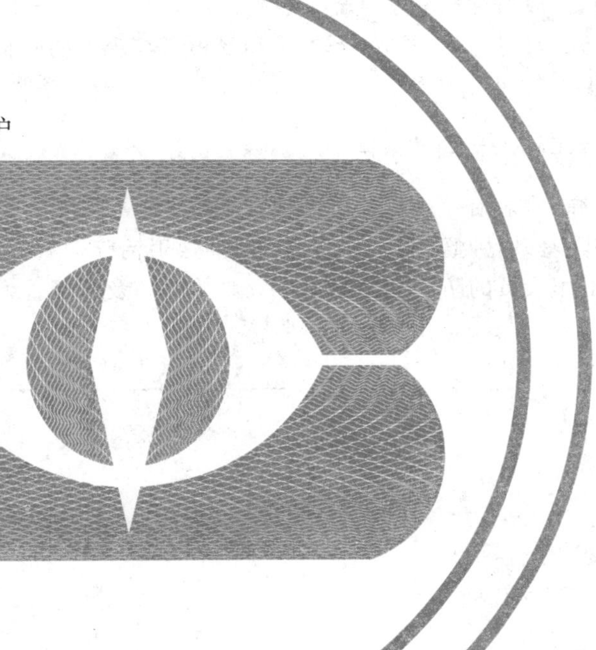

附　录　B
（资料性附录）
专题防护培训课程举例

B.1　医用X射线诊断工作人员的放射防护培训课程

医用X射线诊断设备工作原理，X射线诊断技术的发展，X射线诊断设备的防护性能及其监测方法，医用X射线诊断放射卫生防护标准及有关防护管理法规，附加防护设备与辅助防护用品，工作人员的防护，受检者的防护，X射线诊断的质量保证，特殊类型X射线检查的防护，事故预防及处理。

B.2　操作开放型放射源工作人员防护培训课程

放射性药物，放射性核素发生器，放射性物质的开瓶与分装，放射性物质的运输和保存，放射性废物处理，内照射防护，外照射防护，工作人员和受检者与患者的防护，防护监测，内照射剂量估算，核医学的质量保证，防护设备和防护用品，有关防护标准与防护管理法规，污染的预防和清除，事故预防及处理。

B.3　放射治疗工作人员的放射防护培训课程

放射治疗源，放射治疗设备工作原理，放射治疗设备的防护性能及其监测方法，放射治疗的物理基础和放射生物学基础，肿瘤放疗定位技术，肿瘤放射治疗剂量，放射治疗的质量保证，有关防护标准与防护管理法规，工作人员的防护，患者的防护，事故预防及处理。

ICS 13.100
C 57

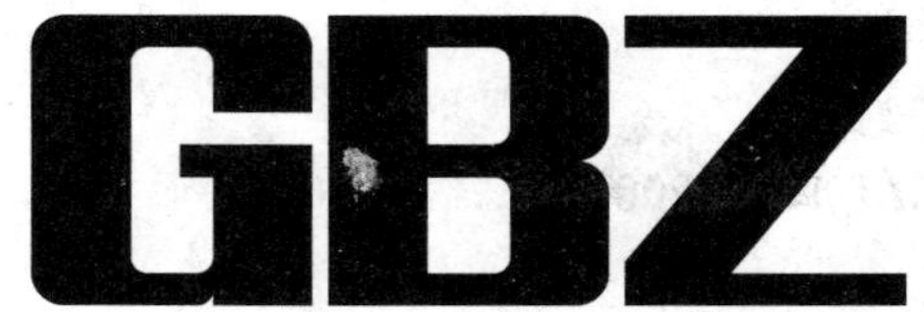

中华人民共和国国家职业卫生标准

GBZ/T 154—2006
代替 GBZ/T 154—2002

两种粒度放射性气溶胶年摄入量限值

Annual limits on intakes for radioactive aerosol with two particle sizes

2006-11-03 发布　　2007-04-01 实施

中华人民共和国卫生部　发布

前　　言

本标准代替GBZ/T 154—2002《不同粒度放射性气溶胶年摄入量限值》，自本标准实施之日起，GBZ/T 154—2002同时废止。

本标准与GBZ/T 154—2002《不同粒度放射性气溶胶年摄入量限值》相比，主要修订如下：

——修改了前言和规范性引用文件；

——修改了标准名称。由《不同粒度放射性气溶胶年摄入量限值》修改为《两种粒度放射性气溶胶年摄入量限值》，此处"不同粒度"包括AMAD等于0.2、0.5、1、2、5和10 μm，"两种粒度"仅指AMAD等于1和5 μm；

——增加了5个核素，即：^{82}Sr、^{95}Tc、^{95m}Tc、^{193m}Ir和^{246}Pu；

——2个核素(^{186}Ir、^{190m}Ir)成为并存两个半衰期的放射性核素；

——Cf的9个放射性同位素(^{244}Cf，^{246}Cf，^{248}Cf，^{249}Cf，^{250}Cf，^{251}Cf，^{252}Cf，^{253}Cf，^{254}Cf)由原先的两种化合物类别(W、Y)减少到仅留W类；

——列入的总核素次由原先的1 319增至1 328；

——本标准采用的年剂量限值由原先的50 mSv/a降至20 mSv/a；

——采用1994年发表的ICRP第66号出版物《供辐射防护用的人呼吸道模型》(分为胸外1、胸外2、支气管、细支气管和肺泡间隔五个区间)，取代1966年发表的《供人呼吸道内照射剂量用的肺动力学、沉积和滞留模型》(分为鼻咽、气管支气管和肺三个区间)；

——年摄入量限值(ALI)仅依随机效应的约束条件而确定的年摄入量，取代依随机性效应和确定性效应的不同约束条件而确定的年摄入量中数值较小者；

——附录A表A.1的ALI数值改用待积有效剂量换算因子e(g)(Sv/Bq)列出，再计算得ALI。

本标准的附录A是规范性附录。

本标准由卫生部放射卫生防护标准专业委员会提出。

本标准由中华人民共和国卫生部批准。

本标准由军事医学科学院放射与辐射医学研究所负责起草。

本标准主要起草人：叶常青、朱茂祥。

本标准由中华人民共和国卫生部负责解释。

本标准所代替的历次版本发布情况为：

——GB/T 16144—1995，GBZ/T 154—2002。

两种粒度放射性气溶胶年摄入量限值

1 范围

本标准给出了放射工作人员的两种粒度放射性气溶胶吸入的待积有效剂量换算因子，由此可计算得相应的年摄入量限值。

本标准适用于放射工作人员所在空间可能存在放射性气溶胶的工作场所，作为评价空气放射性气溶胶污染程度和估计人员内照射吸入危害的依据。估算公众成人吸入环境中人工放射性气溶胶所致的内照射剂量也可参考使用。

本标准不适用于评估工作场所吸入氡子体所致的危害。

2 规范性引用文件

下列文件中的条款通过本标准的引用而成为本标准的条款。凡是注明日期的引用文件，其随后所有的修改单（不包括勘误的内容）或修订版均不适用本标准。然而，鼓励根据本标准达成协议的各方研究是否可使用这些文件的最新版本。凡是不注日期的应用文件，其最新版本适用于本标准。

GB 18871—2002 电离辐射防护与辐射源安全基本标准

3 术语和定义

下列术语和定义适用于本标准。

3.1

气溶胶 aerosol

分散在气体中的固体粒子或液滴所构成的悬浮体系。

3.2

粒度 particle size

气溶胶粒子的大小，又称粒径。对气溶胶而言，它又是粒子大小及分布情况的概称。本标准用活度中值空气动力学直径（AMAD）表示粒度 Φ。

3.3

活度中值空气动力学直径 activity median aerodynamic diameter

某个气溶胶粒子在空气中沉降时的滑流速度，与一个密度为 1 mg/cm^3 的球体在相同的空气动力学条件下沉降时的滑流速度相等时，此球体的直径称为该气溶胶粒子的空气动力学直径。如果在所有的气溶胶粒子中，直径大于和小于上述空气动力学直径粒子各占总活度的一半，则此直径称为活度中值空气动力学直径（简称 AMAD）。

4 剂量限值

4.1 按照 GB 18871—2002 附录 B 应对任何工作人员的职业照射水平进行控制，使之连续 5 年的年平均有效剂量（但不可作任何追溯性平均）不超过 20 mSv，任何一年的有效剂量不超过 50 mSv。

4.2 本标准 5.2 的公式（1）是按照剂量限值每年 20 mSv 计算的。

5 次级限值

5.1 在仅有吸入途径造成体内污染的条件下，为使吸入所致的内照射有效剂量不超过剂量限值，放射工作人员一年中摄入放射性核素（j）的量（$I_{i,吸}$）不应超过相应的年摄入量限值 ALI_j（Bq/a）。

5.2　粒度为 Φ 的放射性核素 j 的年摄入量限值($ALI_{j,\Phi}$)由式(1)求出。

$$ALI_{j,\Phi}=0.02/e(g)_{j,\Phi} \quad \cdots\cdots(1)$$

式中：

0.02——年剂量限值，Sv/a；

$e(g)_{j,\Phi}$——粒度为 Φ 的核素 j 待积有效剂量换算因子，Sv/Bq。

5.3　对于放射工作人员，粒度(Φ)为 1 μm AMAD 和 5 μm AMAD 的放射性气溶胶的待积有效剂量换算因子 $e(g)_{j,\Phi}$列于附录 A。

6　导出空气浓度

6.1　为了便于监测和管理，对于特定的单一放射性核素 j 可按式(2)由 $ALI_{j,\Phi}$推导出空气中粒度为 Φ 的放射性气溶胶导出空气浓度 $DAC_{j,\Phi}$。

$$DAC_{j,\Phi}=ALI_{j,\Phi}/V \quad \cdots\cdots(2)$$

式中

$DAC_{j,\Phi}$——不同粒度(Φ)放射性核素 j 的气溶胶导出空气浓度，Bq/m^3；

V——工作人员在工作场所每年空气呼吸量，2 400 m^3。

6.2　当每年工作小时及空气呼吸率改变时，$DAC_{j,\Phi}$可依比例原则而调整。式(2)中 V 每年空气呼吸量 2 400 m^3 是按每日上班时间内 2.5 h 坐位工作、呼吸率 0.54 m^3/h 和 5.5 h 轻度体力劳动、呼吸率 1.5 m^3/h，(8 h 平均 1.2 m^3/h)，每周 5 个工作日，每年 50 个工作周计算的。

7　内外混合照射

在内外混合照射的情况下，若不计浸没照射，则在满足下列不等式时，可以认为不会超过第 4 章规定的剂量限值。

$$\frac{H_{E,外}}{H_{E,L}}+\sum_{j}\frac{I_{食,j}}{ALI_{食,j}}+\sum_{j}\sum_{\Phi}\frac{I_{吸,j,\Phi}}{ALI_{吸,j,\Phi}}\leqslant 1 \quad \cdots\cdots(3)$$

或

$$H_{E,外}+\sum_{j}I_{食,j}\times e(g)_{食,j}+\sum_{j}I_{吸,j}\times e(g)_{吸,j}\leqslant H_{E,L} \quad \cdots\cdots(4)$$

式中：

$H_{E,外}$——外照射年有效剂量，mSv/a；

$H_{E,L}$——外照射年有效剂量限值，mSv/a；

$I_{食,j}$——放射性核素 j 的年食入量，Bq；

$ALI_{食,j}$——放射性核素 j 的食入年摄入量限值(按 GB 18871—2002 附录 B 表 B.3 计算而得)，Bq；

$I_{吸,j,\Phi}$——放射性核素 j 的年吸入量，Bq；

$ALI_{吸,j,\Phi}$——放射性核素 j 的吸入年摄入量限值(按附录 A 表 A.1 计算而得)，Bq。

附 录 A
（规范性附录）
两种粒度(Φ)放射性气溶胶的吸入的待积有效剂量换算因子，*e*(g)

A.1 表A.1所列数值皆含两位有效数字，这是为了再运算的需要。由于内照射剂量估算中取的是通用的参考人的参数，不确定度很大。因此，进行辐射防护评价和最终给出数据时，只需取一位有效数字。

A.2 本标准未考虑核素的化学毒性。

A.3 由表A.1依式(1)可求得吸入Φ粒度放射性核素j的年摄入量限值$ALI_{j,\Phi}$。

表A.1 放射工作人员吸入放射性核素j粒度为Φ的气溶胶的待积有效剂量换算因子，$e(g)_{j,\Phi}$

放射性核素j	化合物类别	$e(g)_{j,\Phi}$,Sv/Bq		放射性核素j	化合物类别	$e(g)_{j,\Phi}$,Sv/Bq	
		Φ=1 μm	Φ=5 μm			Φ=1 μm	Φ=5 μm
Be-7	M	4.8E-11[2]	4.3E-11	Cl-36	F	3.4E-10	4.9E-10
	S	5.2E-11	4.6E-11		M	6.9E-09	5.1E-09
Be-10	M	9.1E-09	6.7E-09	Cl-38	F	2.7E-11	4.6E-11
	S	3.2E-08	1.9E-08		M	4.7E-11	7.3E-11
F-18	F	3.0E-11	5.4E-11	Cl-39	F	2.7E-11	4.8E-11
	M	5.7E-11	8.9E-11		M	4.8E-11	7.6E-11
	S	6.0E-11	9.3E-11	K-40	F	2.1E-09	3.0E-09
Na-22	F	1.3E-09	2.0E-09	K-42	F	1.3E-10	2.0E-10
Na-24	F	2.9E-10	5.3E-10	K-43	F	1.5E-10	2.6E-10
Mg-28	F	6.4E-10	1.1E-09	K-44	F	2.1E-11	3.7E-11
	M	1.2E-09	1.7E-09	K-45	F	1.6E-11	2.8E-11
Al-26	F	1.1E-08	1.4E-08	Ca-41	M	1.7E-10	1.9E-10
	M	1.8E-08	1.2E-08	Ca-45	M	2.7E-09	2.3E-09
Si-31	F	2.9E-11	5.1E-11	Ca-47	M	1.8E-09	2.1E-09
	M	7.5E-11	1.1E-10	Sc-43	S	1.2E-10	1.8E-10
	S	8.0E-11	1.1E-10	Sc-44	S	1.9E-10	3.0E-10
Si-32	F	3.2E-09	3.7E-09	Sc-44m	S	1.5E-09	2.0E-09
	M	1.5E-08	9.6E-09	Sc-46	S	6.4E-09	4.8E-09
	S	1.1E-07	5.5E-08	Sc-47	S	7.0E-10	7.3E-10
P-32	F	8.0E-10	1.1E-09	Sc-48	S	1.1E-09	1.6E-09
	M	3.2E-09	2.9E-09	Sc-49	S	4.1E-11	6.1E-11
P-33	F	9.6E-11	1.4E-10	Ti-44	F	6.1E-08	7.2E-08
	M	1.4E-09	1.3E-09		M	4.0E-08	2.7E-08
	F	5.3E-11	8.0E-11		S	1.2E-07	6.2E-08
S-35，无[1]	M	1.3E-09	1.1E-09	Ti-45	F	4.6E-11	8.3E-11

表 A.1（续）

放射性核素 j	化合物类别	$e(g)_{j,\Phi}$,Sv/Bq Φ=1 μm	Φ=5 μm	放射性核素 j	化合物类别	$e(g)_{j,\Phi}$,Sv/Bq Φ=1 μm	Φ=5 μm
	S	9.6E-11	1.5E-10		M	3.5E-09	3.2E-09
V-47	F	1.9E-11	3.2E-11	Fe-60	F	2.8E-07	3.3E-07
	M	3.1E-11	5.0E-11		M	1.3E-07	1.2E-07
V-48	F	1.1E-09	1.7E-09	Co-55	M	5.1E-0	7.8E-10
	M	2.3E-09	2.7E-09		S	5.5E-10	8.3E-10
V-49	F	2.1E-11	2.6E-11	Co-56	M	4.6E-09	4.0E-09
	M	3.2E-11	2.3E-11		S	6.3E-09	4.9E-09
Cr-48	F	1.0E-10	1.7E-10	Co-57	M	5.2E-10	3.9E-10
	M	2.0E-10	2.3E-10		S	9.4E-10	6.0E-10
	S	2.2E-10	2.5E-10	Co-58	M	1.5E-09	1.4E-09
Cr-49	F	2.0E-11	3.5E-11		S	2.0E-09	1.7E-09
	M	3.5E-11	5.6E-11	Co-58m	M	1.3E-11	1.5E-11
	S	3.7E-11	5.9E-11		S	1.6E-11	1.7E-11
Cr-51	F	2.1E-11	3.0E-11	Co-60	M	9.6E-09	7.1E-09
	M	3.1E-11	3.4E-11		S	2.9E-08	1.7E-08
	S	3.6E-11	3.6E-11	Co-60m	M	1.1E-12	1.2E-12
Mn-51	F	2.4E-11	4.2E-11		S	1.3E-12	1.2E-12
	M	4.3E-11	6.8E-11	Co-61	M	4.8E-11	7.1E-11
Mn-52	F	9.9E-10	1.6E-09		S	5.1E-11	7.5E-11
	M	1.4E-09	1.8E-09	Co-62m	M	2.1E-11	3.6E-11
Mn-52m	F	2.0E-11	3.5E-11		S	2.2E-11	3.7E-11
	M	3.0E-11	5.0E-11	Ni-56	F	5.1E-10	7.9E-10
Mn-53	F	2.9E-11	3.6E-11		M	8.6E-10	9.6E-10
	M	5.2E-11	3.6E-11	Ni-57	F	2.8E-10	5.0E-10
Mn-54	F	8.7E-10	1.1E-09		M	5.1E-10	7.6E-10
	M	1.5E-09	1.2E-09	Ni-59	F	1.8E-10	2.2E-10
Mn-56	F	6.9E-11	1.2E-10		M	1.3E-10	9.4E-11
	M	1.3E-10	2.0E-10	Ni-63	F	4.4E-10	5.2E-10
Fe-52	F	4.1E-10	6.9E-10		M	4.4E-10	3.1E-10
	M	6.3E-10	9.5E-10	Ni-65	F	4.4E-11	7.5E-11
Fe-55	F	7.7E-10	9.2E-10		M	8.7E-11	1.3E-10
	M	3.7E-10	3.3E-10	Ni-66	F	4.5E-10	7.6E-10

表 A.1（续）

放射性核素 j	化合物类别	$e(g)_{j,\Phi}$,Sv/Bq		放射性核素 j	化合物类别	$e(g)_{j,\Phi}$,Sv/Bq	
		Φ=1 μm	Φ=5 μm			Φ=1 μm	Φ=5 μm
Ni-66	M	1.6E-09	1.9E-09	Ga-73	M	1.5E-10	2.0E-10
Cu-60	F	2.4E-11	4.4E-11	Ge-66	F	5.7E-11	9.9E-11
	M	3.5E-11	6.0E-11		M	9.2E-11	1.3E-10
	S	3.6E-11	6.2E-11	Ge-67	F	1.6E-11	2.8E-11
Cu-61	F	4.0E-11	7.3E-11		M	2.6E-11	4.2E-11
	M	7.6E-11	1.2E-10	Ge-68	F	5.4E-10	8.3E-10
	S	8.0E-11	1.2E-10		M	1.3E-08	7.9E-09
Cu-64	F	3.8E-11	6.8E-11	Ge-69	F	1.4E-10	2.5E-10
	M	1.1E-10	1.5E-10		M	2.9E-10	3.7E-10
	S	1.2E-10	1.5E-10	Ge-71	F	5.0E-12	7.8E-12
Cu-67	F	1.1E-10	1.8E-10		M	1.0E-11	1.1E-11
	M	5.2E-10	5.3E-10	Ge-75	F	1.6E-11	2.7E-11
	S	5.8E-10	5.8E-10		M	3.7E-11	5.4E-11
Zn-62	S	4.7E-10	6.6E-10	Ge-77	F	1.5E-10	2.5E-10
Zn-63	S	3.8E-11	6.1E-11		M	3.6E-10	4.5E-10
Zn-65	S	2.9E-09	2.8E-09	Ge-78	F	4.8E-11	8.1E-11
Zn-69	S	2.8E-11	4.3E-11		M	9.7E-11	1.4E-10
Zn-69m	S	2.6E-10	3.3E-10	As-69	M	2.2E-11	3.5E-11
Zn-71m	S	1.6E-10	2.4E-10	As-70	M	7.2E-11	1.2E-10
Zn-72	S	1.2E-09	1.5E-09	As-71	M	4.0E-10	5.0E-10
Ga-65	F	1.2E-11	2.0E-11	As-72	M	9.2E-10	1.3E-10
	M	1.8E-11	2.9E-11	As-73	M	9.3E-10	6.5E-10
Ga-66	F	2.7E-10	4.7E-10	As-74	M	2.1E-09	1.8E-09
	M	4.6E-10	7.1E-10	As-76	M	7.4E-10	9.2E-10
Ga-67	F	6.8E-11	1.1E-10	As-77	M	3.8E-10	4.2E-10
	M	2.3E-10	2.8E-10	As-78	M	9.2E-11	1.4E-10
Ga-68	F	2.8E-11	4.9E-11	Se-70	F	4.5E-11	8.2E-11
	M	5.1E-11	8.1E-11		M	7.3E-11	1.2E-10
Ga-70	F	9.3E-12	1.6E-11	Se-73	F	8.6E-11	1.5E-10
	M	1.6E-11	2.6E-11		M	1.6E-10	2.4E-10
Ga-72	F	3.1E-10	5.6E-10	Se-73m	F	9.9E-12	1.7E-11
	M	5.5E-10	8.4E-10		M	1.8E-11	2.7E-11
Ga-73	F	5.8E-11	1.0E-10	Se-75	F	1.0E-09	1.4E-09

表 A.1（续）

放射性核素 j	化合物类别	$e(g)_{j,\Phi}$，Sv/Bq		放射性核素 j	化合物类别	$e(g)_{j,\Phi}$，Sv/Bq	
		Φ=1 μm	Φ=5 μm			Φ=1 μm	Φ=5 μm
Se-75	M	1.4E-09	1.7E-09	Rb-83	F	7.1E-10	1.0E-09
Se-79	F	1.2E-09	1.6E-09	Rb-84	F	1.1E-08	1.5E-09
	M	2.9E-09	3.1E-09	Rb-86	F	9.6E-10	1.3E-09
Se-81	F	8.6E-12	1.4E-11	Rb-87	F	5.1E-10	7.6E-10
	M	1.5E-11	2.4E-11	Rb-88	F	1.7E-11	2.8E-11
Se-81m	F	1.7E-11	3.0E-11	Rb-89	F	1.4E-11	2.5E-11
	M	4.7E-11	6.8E-11	Sr-80	F	7.6E-11	1.3E-10
Se-83	F	1.9E-11	3.4E-11		S	1.4E-10	2.1E-10
	M	3.3E-11	5.3E-11	Sr-81	F	2.2E-11	3.9E-11
Br-74	F	2.8E-11	5.0E-11		S	3.8E-11	6.1E-11
	M	4.1E-11	6.8E-11	Sr-82	F	2.2E-09	3.3E-09
Br-74m	F	4.2E-11	7.5E-11		S	1.0E-08	7.7E-09
	M	6.5E-11	1.1E-10	Sr-83	F	1.7E-10	3.0E-10
Br-75	F	3.1E-11	5.6E-11		S	3.4E-10	4.9E-10
	M	5.5E-11	8.5E-11	Sr-85	F	3.9E-10	5.6E-10
Br-76	F	2.6E-10	4.5E-10		S	7.7E-10	6.4E-10
	M	4.2E-10	5.8E-10	Sr-85m	F	3.1E-12	5.6E-12
Br-77	F	6.7E-11	1.2E-10		S	4.5E-12	7.4E-12
	M	8.7E-11	1.3E-10	Sr-87m	F	1.2E-11	2.2E-11
Br-80	F	6.3E-12	1.1E-11		S	2.2E-11	3.5E-11
	M	1.0E-11	1.7E-11	Sr-89	F	1.0E-09	1.4E-09
Br-80m	F	3.5E-11	5.8E-11		S	7.5E-09	5.6E-09
	M	7.6E-11	1.0E-10	Sr-90	F	2.4E-08	3.0E-08
Br-82	F	3.7E-10	6.4E-10		S	1.5E-07	7.7E-08
	M	6.4E-10	8.8E-10	Sr-91	F	1.7E-10	2.9E-10
Br-83	F	1.7E-11	2.9E-11		S	4.1E-10	5.7E-10
	M	4.8E-11	6.7E-11	Sr-92	F	1.1E-10	1.8E-10
Br-84	F	2.3E-11	4.0E-11		S	2.3E-10	3.4E-10
	M	3.9E-11	6.2E-11	Y-86	M	4.8E-10	8.0E-10
Rb-79	F	1.7E-11	3.0E-11		S	4.9E-10	8.1E-10
Rb-81	F	3.7E-11	6.8E-11	Y-86m	M	2.9E-11	4.8E-11
Rb-81m	F	7.3E-12	1.3E-11		S	3.0E-11	4.9E-11
Rb-82m	F	1.2E-10	2.2E-10	Y-87	M	3.8E-10	5.2E-10

表 A.1（续）

放射性核素 j	化合物类别	$e(g)_{j,\Phi}$，Sv/Bq Φ=1 μm	Φ=5 μm	放射性核素 j	化合物类别	$e(g)_{j,\Phi}$，Sv/Bq Φ=1 μm	Φ=5 μm
Y-87	S	4.0E-10	5.3E-10	Zr-95	M	4.5E-09	3.6E-09
Y-88	M	3.9E-09	3.3E-09		S	5.5E-09	4.2E-09
	S	4.1E-09	3.0E-09	Zr-97	F	4.2E-10	7.4E-10
Y-90	M	1.4E-09	1.6E-09		M	9.4E-10	1.3E-09
	S	1.5E-09	1.7E-09		S	1.0E-09	1.4E-09
Y-90m	M	9.6E-11	1.3E-10	Nb-88	M	2.9E-11	4.8E-11
	S	1.0E-10	1.3E-10		S	3.0E-11	5.0E-11
Y-91	M	6.7E-09	5.2E-09	Nb-89(3)	M	1.2E-10	1.8E-10
	S	8.4E-09	6.1E-09		S	1.3E-10	1.9E-10
Y-91m	M	1.0E-11	1.4E-11	Nb-89(4)	M	7.1E-11	1.1E-10
	S	1.1E-11	1.5E-11		S	7.4E-11	1.2E-10
Y-92	M	1.9E-10	2.7E-10	Nb-90	M	6.6E-10	1.0E-09
	S	2.0E-10	2.8E-10		S	6.9E-10	1.1E-09
Y-93	M	4.1E-10	5.7E-10	Nb-93m	M	4.6E-10	2.9E-10
	S	4.3E-10	6.0E-10		S	1.6E-09	8.6E-10
Y-94	M	2.8E-11	4.4E-11	Nb-94	M	1.0E-08	7.2E-09
	S	2.9E-11	4.6E-11		S	4.5E-08	2.5E-08
Y-95	M	1.6E-11	2.5E-11	Nb-95	M	1.4E-09	1.3E-09
	S	1.7E-11	2.6E-11		S	1.6E-09	1.3E-09
Zr-86	F	3.0E-10	5.2E-10	Nb-95m	M	7.6E-10	7.7E-10
	M	4.3E-10	6.8E-10		S	8.5E-10	8.5E-10
	S	4.5E-10	7.0E-10	Nb-96	M	6.5E-10	9.7E-10
Zr-88	F	3.5E-09	4.1E-09		S	6.8E-10	1.0E-09
	M	2.5E-09	1.7E-09	Nb-97	M	4.4E-11	6.9E-11
	S	3.3E-09	1.8E-09		S	4.7E-11	7.2E-11
Zr-89	F	3.1E-10	5.2E-10	Nb-98	M	5.9E-11	9.6E-11
	M	5.3E-10	7.2E-10		S	6.1E-11	9.9E-11
	S	5.5E-10	7.5E-10	Mo-90	F	1.7E-10	2.9E-10
Zr-93	F	2.5E-08	2.9E-08		S	3.7E-10	5.6E-10
	M	9.6E-09	6.6E-09	Mo-93	F	1.0E-09	1.4E-09
	S	3.1E-09	1.7E-09		S	2.2E-09	1.2E-09
Zr-95	F	2.5E-09	3.0E-09	Mo-93m	F	1.0E-10	1.9E-10

表 A.1（续）

放射性核素 j	化合物类别	$e(g)_{j,\Phi}$, Sv/Bq		放射性核素 j	化合物类别	$e(g)_{j,\Phi}$, Sv/Bq	
		Φ=1 μm	Φ=5 μm			Φ=1 μm	Φ=5 μm
Mo-93m	S	1.8E-10	3.0E-10	Tc-104	F	2.4E-11	3.9E-11
Mo-99	F	2.3E-10	3.6E-10		M	3.0E-11	4.8E-11
	S	9.7E-10	1.1E-09	Ru-94	F	2.7E-11	4.9E-11
Mo-101	F	1.5E-11	2.7E-11		M	4.4E-11	7.2E-11
	S	2.7E-11	4.5E-11		S	4.6E-11	7.4E-11
Tc-93	F	3.4E-11	6.2E-11	Ru-97	F	6.7E-11	1.2E-10
	M	3.6E-11	6.5E-11		M	1.1E-10	1.6E-10
Tc-93m	F	1.5E-11	2.6E-11		S	1.1E-10	1.6E-10
	M	1.7E-11	3.1E-11	Ru-103	F	4.9E-10	6.8E-10
Tc-94	F	1.2E-10	2.1E-10		M	2.3E-09	1.9E-09
	M	1.3E-10	2.2E-10		S	2.8E-09	2.2E-09
Tc-94m	F	4.3E-11	6.9E-11	Ru-105	F	7.1E-11	1.3E-10
	M	4.9E-11	8.0E-11		M	1.7E-10	2.4E-10
Tc-95	F	1.0E-10	1.8E-10		S	1.8E-10	2.5E-10
	M	1.0E-10	1.8E-10	Ru-106	F	8.0E-09	9.8E-09
Tc-95m	F	3.1E-10	4.8E-10		M	2.6E-08	1.7E-08
	M	8.7E-10	8.6E-10		S	6.2E-08	3.5E-08
Tc-96	F	6.0E-10	9.8E-10	Rh-99	F	3.3E-10	4.9E-10
	M	7.1E-10	1.0E-09		M	7.3E-10	8.2E-10
Tc-96m	F	6.5E-12	1.1E-11		S	8.3E-10	8.9E-10
	M	7.7E-12	1.1E-11	Rh-99m	F	3.0E-11	5.7E-11
Tc-97	F	4.5E-11	7.2E-11		M	4.1E-11	7.2E-11
	M	2.1E-10	1.6E-10		S	4.3E-11	7.3E-11
Tc-97m	F	2.8E-10	4.0E-10	Rh-100	F	2.8E-10	5.1E-10
	M	3.1E-09	2.7E-09		M	3.6E-10	6.2E-10
Tc-98	F	1.0E-09	1.5E-09		S	3.7E-10	6.3E-10
	M	8.1E-09	6.1E-09	Rh-101	F	1.4E-09	1.7E-09
Tc-99	F	2.9E-10	4.0E-10		M	2.2E-09	1.7E-09
	M	3.9E-09	3.2E-09		S	5.0E-09	3.1E-09
Tc-99m	F	1.2E-11	2.0E-11	Rh-101m	F	1.0E-10	1.7E-10
	M	1.9E-11	2.9E-11		M	2.0E-10	2.5E-10
Tc-101	F	8.7E-12	1.5E-11		S	2.1E-10	2.7E-10
	M	1.3E-11	2.1E-11	Rh-102	F	7.3E-09	8.9E-09

表 A.1（续）

放射性核素 j	化合物类别	$e(g)_{j,\Phi}$，Sv/Bq $\Phi=1\ \mu m$	$\Phi=5\ \mu m$	放射性核素 j	化合物类别	$e(g)_{j,\Phi}$，Sv/Bq $\Phi=1\ \mu m$	$\Phi=5\ \mu m$
Rh-102	M	6.5E-09	5.0E-09	Ag-102	M	1.8E-11	3.2E-11
	S	1.6E-08	9.0E-09		S	1.9E-11	3.2E-11
Rh-102m	F	1.5E-09	1.9E-09	Ag-103	F	1.6E-11	2.8E-11
	M	3.8E-09	2.7E-09		M	2.7E-11	4.3E-11
	S	6.7E-09	4.2E-09		S	2.8E-11	4.5E-11
Rh-103m	F	8.6E-13	1.2E-12	Ag-104	F	3.0E-11	5.7E-11
	M	2.3E-12	2.4E-12		M	3.9E-11	6.9E-11
	S	2.5E-12	2.5E-12		S	4.0E-11	7.1E-11
Rh-105	F	8.7E-11	1.5E-10	Ag-104m	F	1.7E-11	3.1E-11
	M	3.1E-10	4.1E-10		M	2.6E-11	4.4E-11
	S	3.4E-10	4.4E-10		S	2.7E-11	4.5E-11
Rh-106m	F	7.0E-11	1.3E-10	Ag-105	F	5.4E-10	8.0E-10
	M	1.1E-10	1.8E-10		M	6.9E-10	7.0E-10
	S	1.2E-10	1.9E-10		S	7.8E-10	7.3E-10
Rh-107	F	9.6E-12	1.6E-11	Ag106	F	9.8E-12	1.7E-11
	M	1.7E-11	2.7E-11		M	1.6E-11	2.6E-11
	S	1.7E-11	2.8E-11		S	1.6E-11	2.7E-11
Pd-100	F	4.9E-10	7.6E-10	Ag-106m	F	1.1E-09	1.6E-09
	M	7.9E-10	9.5E-10		M	1.1E-09	1.5E-09
	S	8.3E-10	9.7E-10		S	1.1E-09	1.4E-09
Pd-101	F	4.2E-11	7.5E-11	Ag-108m	F	6.1E-09	7.3E-09
	M	6.2E-11	9.8E-11		M	7.0E-09	5.2E-09
	S	6.4E-11	1.0E-10		S	3.5E-08	1.9E-08
Pd-103	F	9.0E-11	1.2E-10	Ag-110m	F	5.5E-09	6.7E-09
	M	3.5E-10	3.0E-10		M	7.2E-09	5.9E-09
	S	4.0E-10	2.9E-10		S	1.2E-08	7.3E-09
Pd-107	F	2.6E-11	3.3E-11	Ag-111	F	4.1E-10	5.7E-10
	M	8.0E-11	5.2E-11		M	1.5E-09	1.5E-09
	S	5.5E-10	2.9E-10		S	1.7E-09	1.6E-09
Pd-109	F	1.2E-10	2.1E-10	Ag-112	F	8.2E-11	1.4E-10
	M	3.4E-10	4.7E-10		M	1.7E-10	2.5E-10
	S	3.6E-10	5.0E-10		S	1.8E-10	2.6E-10
Ag-102	F	1.4E-11	2.4E-11	Ag-115	F	1.6E-11	2.6E-11

表 A.1（续）

放射性核素 j	化合物类别	$e(g)_{j,\Phi}$，Sv/Bq Φ=1 μm	Φ=5 μm	放射性核素 j	化合物类别	$e(g)_{j,\Phi}$，Sv/Bq Φ=1 μm	Φ=5 μm
Ag-115	M	2.8E-11	4.3E-11	In-110(5)	F	1.2E-10	2.2E-10
	S	3.0E-11	4.4E-11		M	1.4E-10	2.5E-10
Cd-104	F	2.7E-11	5.0E-11	In-110(6)	F	3.1E-11	5.5E-11
	M	3.6E-11	6.2E-11		M	5.0E-11	8.1E-11
	S	3.7E-11	6.3E-11	In-111	F	1.3E-10	2.2E-10
Cd-107	F	2.3E-11	4.2E-11		M	2.3E-10	3.1E-10
	M	8.1E-11	1.0E-11	In-112	F	5.0E-12	8.6E-12
	S	8.7E-11	1.1E-10		M	7.8E-12	1.3E-11
Cd-109	F	8.1E-09	9.6E-09	In-113m	F	1.0E-11	1.9E-11
	M	6.2E-09	5.1E-09		M	2.0E-11	3.2E-11
	S	5.8E-09	4.4E-09	In-114m	F	9.3E-09	1.1E-08
Cd-113	F	1.2E-07	1.4E-07		M	5.9E-09	5.9E-09
	M	5.3E-08	4.3E-08	In-115	F	3.9E-07	4.5E-07
	S	2.5E-08	2.1E-08		M	1.5E-07	1.1E-07
Cd-113m	F	1.1E-07	1.3E-07	In-115m	F	2.5E-11	4.5E-11
	M	5.0E-08	4.0E-08		M	6.0E-11	8.7E-11
	S	3.0E-08	2.4E-08	In-116m	F	3.0E-11	5.5E-11
Cd-115	F	3.7E-10	5.4E-10		M	4.8E-11	8.0E-11
	M	9.7E-10	1.2E-09	In-117	F	1.6E-11	2.8E-11
	S	1.1E-09	1.3E-09		M	3.0E-11	4.8E-11
Cd-115m	F	5.3E-09	6.4E-09	In-117m	F	3.1E-11	5.5E-11
	M	5.9E-09	5.5E-09		M	7.3E-11	1.1E-10
	S	7.3E-09	5.5E-09	In-119m	F	1.1E-11	1.8E-11
Cd-117	F	7.3E-11	1.3E-10		M	1.8E-11	2.9E-11
	M	1.6E-10	2.4E-10	Sn-110	F	1.1E-10	1.9E-10
	S	1.7E-10	2.5E-10		M	1.6E-10	2.6E-10
Cd-117m	F	1.0E-10	1.9E-10	Sn-111	F	8.3E-12	1.5E-11
	M	2.0E-10	3.1E-10		M	1.4E-11	2.2E-11
	S	2.1E-10	3.2E-10	Sn-113	F	5.4E-10	7.9E-10
In-109	F	3.2E-11	5.7E-11		M	2.5E-09	1.9E-09
	M	4.4E-11	7.3E-11	Sn-117m	F	2.9E-10	3.9E-10

表 A.1（续）

放射性核素 j	化合物类别	$e(g)_{j,\Phi}$,Sv/Bq Φ=1 μm	Φ=5 μm	放射性核素 j	化合物类别	$e(g)_{j,\Phi}$,Sv/Bq Φ=1 μm	Φ=5 μm
Sn-117m	M	2.3E-09	2.2E-09	Sb-120[7]	F	5.9E-10	9.8E-10
Sn-119m	F	2.9E-10	3.6E-10		M	1.0E-09	1.3E-09
	M	2.0E-09	1.5E-09	Sb-120[8]	F	4.9E-12	8.5E-12
Sn-121	F	6.4E-11	1.0E-10		M	7.4E-12	1.2E-11
	M	2.2E-10	2.8E-10	Sb-122	F	3.9E-10	6.3E-10
Sn-121m	F	8.0E-10	9.7E-10		M	1.0E-09	1.2E-09
	M	4.2E-09	3.3E-09	Sb-124	F	1.3E-09	1.9E-09
Sn-123	F	1.2E-09	1.6E-09		M	6.1E-09	4.7E-09
	M	7.7E-09	5.6E-09	Sb-124m	F	3.0E-12	5.3E-12
Sn-123m	F	1.4E-11	2.4E-11		M	5.5E-12	8.3E-12
	M	2.8E-11	4.4E-11	Sb-125	F	1.4E-09	1.7E-09
Sn-125	F	9.2E-10	1.3E-09		M	4.5E-09	3.3E-09
	M	3.0E-09	2.8E-09	Sb-126	F	1.1E-09	1.7E-09
Sn-126	F	1.1E-08	1.4E-08		M	2.7E-09	3.2E-09
	M	2.7E-08	1.8E-08	Sb-126m	F	1.3E-11	2.3E-11
Sn-127	F	6.9E-11	1.2E-10		M	2.0E-11	3.3E-11
	M	1.3E-10	2.0E-10	Sb-127	F	4.6E-10	7.4E-10
Sn-128	F	5.4E-11	9.5E-11		M	1.6E-09	1.7E-09
	M	9.6E-11	1.5E-10	Sb-128[9]	F	2.5E-10	4.6E-10
Sb-115	F	9.2E-12	1.7E-11		M	4.2E-10	6.7E-10
	M	1.4E-11	2.3E-11	Sb-128[10]	F	1.1E-11	1.9E-11
Sb-116	F	9.9E-12	1.8E-11		M	1.5E-11	2.6E-11
	M	1.4E-11	2.3E-11	Sb-129	F	1.1E-10	2.0E-10
Sb-116m	F	3.5E-11	6.4E-11		M	2.4E-10	3.5E-10
	M	5.0E-11	8.5E-11	Sb-130	F	3.5E-11	6.3E-11
Sb-117	F	9.3E-12	1.7E-11		M	5.4E-11	9.1E-11
	M	1.7E-11	2.7E-11	Sb-131	F	3.7E-11	5.9E-11
Sb-118m	F	1.0E-10	1.9E-10		M	5.2E-11	8.3E-11
	M	1.3E-10	2.3E-10	Te-116	F	6.3E-11	1.2E-10
Sb-119	F	2.5E-11	4.5E-11		M	1.1E-10	1.7E-10
	M	3.7E-11	5.9E-11	Te-121	F	2.5E-10	3.9E-10

表 A.1（续）

放射性核素 j	化合物类别	$e(g)_{j,\Phi}$，Sv/Bq		放射性核素 j	化合物类别	$e(g)_{j,\Phi}$，Sv/Bq	
		Φ=1 μm	Φ=5 μm			Φ=1 μm	Φ=5 μm
Te-121	M	3.9E-10	4.4E-10	I-124	F	4.5E-09	6.3E-09
Te-121m	F	1.8E-09	2.3E-09	I-125	F	5.3E-09	7.3E-09
	M	4.2E-09	3.6E-09	I-126	F	1.0E-08	1.4E-08
Te-123	F	4.0E-09	5.0E-09	I-128	F	1.4E-11	2.2E-11
	M	2.6E-09	2.8E-09	I-129	F	3.7E-08	5.1E-08
Te-123m	F	9.7E-10	1.2E-09	I-130	F	6.9E-10	9.6E-10
	M	3.9E-09	3.4E-09	I-131	F	7.6E-09	1.1E-08
Te-125m	F	5.1E-10	6.7E-10	I-132	F	9.6E-11	2.0E-10
	M	3.3E-09	2.9E-09	I-132m	F	8.1E-11	1.1E-10
Te-127	F	4.2E-11	7.2E-11	I-133	F	1.5E-09	2.1E-09
	M	1.2E-10	1.8E-10	I-134	F	4.8E-11	7.9E-11
Te-127m	F	1.6E-09	2.0E-09	I-135	F	3.3E-11	4.6E-10
	M	7.2E-09	6.2E-09	Cs-125	F	1.3E-11	2.3E-11
Te-129	F	1.7E-11	2.9E-11	Cs-127	F	2.2E-11	4.0E-11
	M	3.8E-11	5.7E-11	Cs-129	F	4.5E-11	8.1E-11
Te-129m	F	1.3E-09	1.8E-09	Cs-130	F	8.4E-12	1.5E-11
	M	6.3E-09	5.4E-09	Cs-131	F	2.8E-11	4.5E-11
Te-131	F	2.3E-11	4.6E-11	Cs-132	F	2.4E-10	3.8E-10
	M	3.8E-11	6.1E-11	Cs-134	F	6.8E-09	9.6E-09
Te-131m	F	8.7E-10	1.2E-09	Cs-134m	F	1.5E-11	2.6E-11
	M	1.1E-09	1.6E-09	Cs-135	F	7.1E-10	9.9E-10
Te-132	F	1.8E-09	2.4E-09	Cs-135m	F	1.3E-11	2.4E-11
	M	2.2E-09	3.0E-09	Cs-136	F	1.3E-09	1.9E-09
Te-133	F	2.0E-11	3.8E-11	Cs-137	F	4.8E-09	6.7E-09
	M	2.7E-11	4.4E-11	Cs-138	F	2.6E-11	4.6E-11
Te-133m	F	8.4E-11	1.2E-10	Ba-126	F	7.8E-11	1.2E-10
	M	1.2E-10	1.9E-10	Ba-128	F	8.0E-10	1.3E-09
Te-134	F	5.0E-11	8.3E-11	Ba-131	F	2.3E-10	3.5E-10
	M	7.1E-11	1.1E-10	Ba-131m	F	4.1E-12	6.4E-12
I-120	F	1.0E-10	1.9E-10	Ba-133	F	1.5E-09	1.8E-09
I-120m	F	8.7E-11	1.4E-10	Ba-133m	F	1.9E-10	2.8E-10
I-121	F	2.8E-11	3.9E-11	Ba-135m	F	1.5E-10	2.3E-10
I-123	F	7.6E-11	1.1E-10	Ba-139	F	3.5E-11	5.5E-11

表 A.1（续）

放射性核素 j	化合物类别	$e(g)_{j,\Phi}$,Sv/Bq		放射性核素 j	化合物类别	$e(g)_{j,\Phi}$,Sv/Bq	
		Φ=1 μm	Φ=5 μm			Φ=1 μm	Φ=5 μm
Ba-140	F	1.0E-09	1.6E-09	Ce-143	M	7.4E-10	9.5E-10
Ba-141	F	2.2E-11	3.5E-11		S	8.1E-10	1.0E-09
Ba-142	F	1.6E-11	2.7E-11	Ce-144	M	3.4E-08	2.3E-08
La-131	F	1.4E-11	2.4E-11		S	4.9E-08	2.9E-08
	M	2.3E-11	3.6E-11	Pr-136	M	1.4E-11	2.4E-11
La-132	F	1.1E-10	2.0E-10		S	1.5E-11	2.5E-11
	M	1.7E-10	2.8E-10	Pr-137	M	2.1E-11	3.4E-11
La-135	F	1.1E-11	2.0E-11		S	2.2E-11	3.5E-11
	M	1.5E-11	2.5E-11	Pr-138m	M	7.6E-11	1.3E-10
La-137	F	8.6E-09	1.0E-08		S	7.9E-11	1.3E-10
	M	3.4E-09	2.3E-09	Pr-139	M	1.9E-11	2.9E-11
La-138	F	1.5E-07	1.8E-07		S	2.0E-11	3.0E-11
	M	6.1E-08	4.2E-08	Pr-142	M	5.3E-10	7.0E-10
La-140	F	6.0E-10	1.0E-09		S	5.6E-10	7.4E-10
	M	1.1E-09	1.5E-09	Pr-142m	M	6.7E-12	8.9E-12
La-141	F	6.7E-11	1.1E-10		S	7.1E-12	9.4E-12
	M	1.5E-10	2.2E-10	Pr-143	M	2.1E-09	1.9E-09
La-142	F	5.6E-11	1.0E-10		S	2.3E-09	2.2E-09
	M	9.3E-11	1.5E-10	Pr-144	M	1.8E-11	2.9E-11
La-143	F	1.2E-11	2.0E-11		S	1.9E-11	3.0E-11
	M	2.2E-11	3.3E-11	Pr-145	M	1.6E-10	2.5E-10
Ce-134	M	1.3E-09	1.5E-09		S	1.7E-10	2.6E-10
	S	1.3E-09	1.6E-09	Pr-147	M	1.8E-11	2.9E-11
Ce-135	M	4.9E-10	7.3E-10		S	1.9E-11	3.0E-11
	S	5.1E-10	7.6E-10	Nd-136	M	5.3E-11	8.5E-11
Ce-137	M	1.0E-11	1.8E-11		S	5.6E-11	8.9E-11
	S	1.1E-11	1.9E-11	Nd-138	M	2.4E-10	3.7E-10
Ce-137m	M	4.0E-10	5.5E-10		S	2.6E-10	3.8E-10
	S	4.3E-10	5.9E-10	Nd-139	M	1.0E-11	1.7E-11
Ce-139	M	1.6E-09	1.3E-09		S	1.1E-11	1.7E-11
	S	1.8E-09	1.4E-09	Nd-139m	M	1.5E-10	2.5E-10
Ce-141	M	3.1E-09	2.7E-09		S	1.6E-10	2.5E-10
	S	3.6E-09	3.1E-09	Nd-141	M	5.1E-12	8.5E-12

表 A.1（续）

放射性核素 j	化合物类别	$e(g)_{j,\Phi}$,Sv/Bq Φ=1 μm	Φ=5 μm	放射性核素 j	化合物类别	$e(g)_{j,\Phi}$,Sv/Bq Φ=1 μm	Φ=5 μm
Nd-141	S	5.3E-12	8.8E-12	Sm-145	M	1.5E-09	1.1E-09
Nd-147	M	2.0E-09	1.9E-09	Sm-146	M	9.9E-06	6.7E-06
	S	2.3E-09	2.1E-09	Sm-147	M	8.9E-06	6.1E-06
Nd-149	M	8.5E-11	1.2E-10	Sm-151	M	3.7E-09	2.6E-09
	S	9.0E-11	1.3E-10	Sm-153	M	6.1E-10	6.8E-10
Nd-151	M	1.7E-11	2.8E-11	Sm-155	M	1.7E-11	2.8E-11
	S	1.8E-11	2.9E-11	Sm-156	M	2.1E-10	2.8E-10
Pm-141	M	1.5E-11	2.4E-11	Eu-145	M	5.6E-10	7.3E-10
	S	1.6E-11	2.5E-11	Eu-146	M	8.2E-10	1.2E-09
Pm-143	M	1.4E-09	9.6E-10	Eu-147	M	1.0E-09	1.0E-09
	S	1.3E-09	8.3E-10	Eu-148	M	2.7E-09	2.3E-09
Pm-144	M	7.8E-09	5.4E-09	Eu-149	M	2.7E-10	2.3E-10
	S	7.0E-09	3.9E-09	Eu-150(11)	M	5.0E-08	3.4E-08
Pm-145	M	3.4E-09	2.4E-09	Eu-150(12)	M	1.9E-10	2.8E-10
	S	2.1E-09	1.2E-09	Eu-152	M	3.9E-08	2.7E-08
Pm-146	M	1.9E-08	1.3E-08	Eu-152m	M	2.2E-10	3.2E-10
	S	1.6E-08	9.0E-09	Eu-154	M	5.0E-08	3.5E-08
Pm-147	M	4.7E-09	3.5E-09	Eu-155	M	6.5E-09	4.7E-09
	S	4.6E-09	3.2E-09	Eu-156	M	3.3E-09	3.0E-09
Pm-148m	M	2.0E-09	2.1E-09	Eu-157	M	3.2E-10	4.4E-10
	S	2.1E-09	2.2E-09	Eu-158	M	4.8E-11	7.5E-11
Pm-148m	M	4.9E-09	4.1E-09	Gd-145	F	1.5E-11	2.6E-11
	S	5.4E-09	4.3E-09		M	2.1E-11	3.5E-11
Pm-149	M	6.6E-10	7.6E-10	Gd-146	F	4.4E-09	5.2E-09
	S	7.2E-10	8.2E-10		M	6.0E-09	4.6E-09
Pm-150	M	1.3E-10	2.0E-10	Gd-147	F	2.7E-10	4.5E-10
	S	1.4E-10	2.1E-10		M	4.1E-10	5.9E-10
Pm-151	M	4.2E-10	6.1E-10	Gd-148	F	2.5E-05	3.0E-05
	S	4.5E-10	6.4E-10		M	1.1E-05	7.2E-06
Sm-141	M	1.6E-11	2.7E-11	Gd-149	F	2.6E-10	4.5E-10
Sm-141m	M	3.4E-11	5.6E-11		M	7.0E-10	7.9E-10
Sm-142	M	7.4E-11	1.1E-10	Gd-151	F	7.8E-10	9.3E-10

表 A.1（续）

放射性核素 j	化合物类别	$e(g)_{j,\Phi}$，Sv/Bq		放射性核素 j	化合物类别	$e(g)_{j,\Phi}$，Sv/Bq	
		Φ=1 μm	Φ=5 μm			Φ=1 μm	Φ=5 μm
Gd-151	M	8.1E-10	6.5E-10	Ho-164	M	8.6E-12	1.3E-11
Gd-152	F	1.9E-05	2.2E-05	Ho-164m	M	1.2E-11	1.6E-11
	M	7.4E-06	5.0E-06	Ho-166	M	6.6E-10	8.3E-10
Gd-153	F	2.1E-09	2.5E-09	Ho-166m	M	1.1E-07	7.8E-08
	M	1.9E-09	1.4E-09	Ho-167	M	7.1E-11	1.0E-10
Gd-159	F	1.1E-10	1.8E-10	Er-161	M	5.1E-11	8.5E-11
	M	2.7E-10	3.9E-10	Er-165	M	8.3E-12	1.4E-11
Tb-147	M	7.9E-11	1.2E-10	Er-169	M	9.8E-10	9.2E-10
Tb-149	M	4.3E-09	3.1E-09	Er-171	M	2.2E-10	3.0E-10
Tb-150	M	1.1E-10	1.8E-10	Er-172	M	1.1E-09	1.2E-09
Tb-151	M	2.3E-10	3.3E-10	Tm-162	M	1.6E-11	2.7E-11
Tb-153	M	2.0E-10	2.4E-10	Tm-166	M	1.8E-10	2.8E-10
Tb-154	M	3.8E-10	6.0E-10	Tm-167	M	1.1E-09	1.0E-09
Tb-155	M	2.1E-10	2.5E-10	Tm-170	M	6.6E-09	5.2E-09
Tb-156	M	1.2E-09	1.4E-09	Tm-171	M	1.3E-09	9.1E-10
Tb-156m(13)	M	2.0E-10	2.3E-10	Tm-172	M	1.1E-09	1.4E-09
Tb-156m(14)	M	9.2E-11	1.3E-10	Tm-173	M	1.8E-10	2.6E-10
Tb-157	M	1.1E-09	7.9E-10	Tm-175	M	1.9E-11	3.1E-11
Tb-158	M	4.3E-08	3.0E-08	Yb-162	M	1.4E-11	2.2E-11
Tb-160	M	6.6E-09	5.4E-09		S	1.4E-11	2.3E-11
Tb-161	M	1.2E-09	1.2E-09	Yb-166	M	7.2E-10	9.1E-10
Dy-155	M	8.0E-11	1.2E-10		S	7.6E-10	9.5E-10
Dy-157	M	3.2E-11	5.5E-11	Yb-167	M	6.5E-12	9.0E-12
Dy-159	M	3.5E-10	2.5E-10		S	6.9E-12	9.5E-12
Dy-165	M	6.1E-11	8.7E-11	Yb-169	M	2.4E-09	2.1E-09
Dy-166	M	1.8E-09	1.8E-09		S	2.8E-09	2.4E-09
Ho-155	M	2.0E-11	3.2E-11	Yb-175	M	6.3E-10	6.4E-10
Ho-157	M	4.5E-12	7.6E-12		S	7.0E-10	7.0E-10
Ho-159	M	6.3E-12	1.0E-11	Yb-177	M	6.4E-11	8.8E-11
Ho-161	M	6.3E-12	1.0E-11		S	6.9E-11	9.4E-11
Ho-162	M	2.9E-12	4.5E-12	Yb-178	M	7.1E-11	1.0E-10
Ho-162m	M	2.2E-11	3.3E-11		S	7.6E-11	1.1E-10

表 A.1（续）

放射性核素 j	化合物类别	$e(g)_{j,\Phi}$, Sv/Bq		放射性核素 j	化合物类别	$e(g)_{j,\Phi}$, Sv/Bq	
		Φ=1 μm	Φ=5 μm			Φ=1 μm	Φ=5 μm
Lu-169	M	3.5E-10	4.7E-10	Hf-173	F	7.9E-11	1.3E-10
	S	3.8E-10	4.9E-10		M	1.6E-10	2.2E-10
Lu-170	M	6.4E-10	9.3E-10	Hf-175	F	7.2E-10	8.7E-10
	S	6.7E-10	9.5E-10		M	1.1E-09	8.8E-10
Lu-171	M	7.6E-10	8.8E-10	Hf-177m	F	4.7E-11	8.4E-11
	S	8.3E-10	9.3E-10		M	9.2E-11	1.5E-10
Lu-172	M	1.4E-09	1.7E-09	Hf-178m	F	2.6E-07	3.1E-07
	S	1.5E-09	1.8E-09		M	1.1E-07	7.8E-08
Lu-173	M	2.0E-09	1.5E-09	Hf-179m	F	1.1E-09	1.4E-09
	S	2.3E-09	1.4E-09		M	3.6E-09	3.2E-09
Lu-174	M	4.0E-09	2.9E-09	Hf-180m	F	6.4E-11	1.2E-10
	S	3.9E-09	2.5E-09		M	1.4E-10	2.0E-10
Lu-174m	M	3.4E-09	2.4E-09	Hf-181	F	1.4E-09	1.8E-09
	S	3.8E-09	2.6E-09		M	4.7E-09	4.1E-09
Lu-176	M	6.6E-08	4.6E-08	Hf-182	F	3.0E-07	3.6E-07
	S	5.2E-08	3.0E-08		M	1.2E-07	8.3E-08
Lu-176m	M	1.1E-10	1.5E-10	Hf-182m	F	2.3E-11	4.0E-11
	S	1.2E-10	1.6E-10		M	4.7E-11	7.1E-11
Lu-177	M	1.0E-09	1.0E-09	Hf-183	F	2.6E-11	4.4E-11
	S	1.1E-09	1.1E-09		M	5.8E-11	8.3E-11
Lu-177m	M	1.2E-08	1.0E-08	Hf-184	F	1.3E-10	2.3E-10
	S	1.5E-08	1.2E-08		M	3.3E-10	4.5E-10
Lu-178	M	2.5E-11	3.9E-11	Ta-172	M	3.4E-11	5.5E-11
	S	2.6E-11	4.1E-11		S	3.6E-11	5.7E-11
Lu-178m	M	3.3E-11	5.4E-11	Ta-173	M	1.1E-10	1.6E-10
	S	3.5E-11	5.6E-11		S	1.2E-10	1.6E-10
Lu-179	M	1.1E-10	1.6E-10	Ta-174	M	4.2E-11	6.3E-11
	S	1.2E-10	1.6E-10		S	4.4E-11	6.6E-11
Hf-170	F	1.7E-10	2.9E-10	Ta-175	M	1.3E-10	2.0E-10
	M	3.2E-10	4.3E-10		S	1.4E-10	2.0E-10
Hf-172	F	3.2E-08	3.7E-08	Ta-176	M	2.0E-10	3.2E-10
	M	1.9E-08	1.3E-08		S	2.1E-10	3.3E-10

表 A.1（续）

放射性核素 j	化合物类别	$e(g)_{j,\Phi}$, Sv/Bq		放射性核素 j	化合物类别	$e(g)_{j,\Phi}$, Sv/Bq	
		Φ=1 μm	Φ=5 μm			Φ=1 μm	Φ=5 μm
Ta-177	M	9.3E-11	1.2E-10	Re-178	F	1.1E-11	1.8E-11
	S	1.0E-10	1.3E-10		M	1.5E-11	2.4E-11
Ta-178	M	6.6E-11	1.0E-10	Re-181	F	1.9E-10	3.0E-10
	S	6.9E-11	1.1E-10		M	2.5E-10	3.7E-10
Ta-179	M	2.0E-10	1.3E-10	Re-182(15)	F	6.8E-10	1.1E-09
	S	5.2E-10	2.9E-10		M	1.3E-09	1.7E-09
Ta-180	M	6.0E-09	4.6E-09	Re-182(16)	F	1.5E-10	2.4E-10
	S	2.4E-08	1.4E-08		M	2.0E-10	3.0E-10
Ta-180m	M	4.4E-11	5.8E-11	Re-184	F	4.6E-10	7.0E-10
	S	4.7E-11	6.2E-11		M	1.8E-09	1.8E-09
Ta-182	M	7.2E-09	5.8E-09	Re-184m	F	6.1E-10	8.8E-10
	S	9.7E-09	7.4E-09		M	6.1E-09	4.8E-09
Ta-182m	M	2.1E-11	3.4E-11	Re-186	F	5.3E-10	7.3E-10
	S	2.2E-11	3.6E-11		M	1.1E-09	1.2E-09
Ta-183	M	1.8E-09	1.8E-09	Re-186m	F	8.5E-10	1.2E-09
	S	2.0E-09	2.0E-09		M	1.1E-08	7.9E-09
Ta-184	M	4.1E-10	6.0E-10	Re-187	F	1.9E-12	2.6E-12
	S	4.4E-10	6.3E-10		M	6.0E-12	4.6E-12
Ta-185	M	4.6E-11	6.8E-11	Re-188	F	4.7E-10	6.6E-10
	S	4.9E-11	7.2E-11		M	5.5E-10	7.4E-10
Ta-186	M	1.8E-11	3.0E-11	Re-188m	F	1.0E-11	1.6E-11
	S	1.9E-11	3.1E-11		M	1.4E-11	2.0E-11
W-176	F	4.4E-11	7.6E-11	Re-189	F	2.7E-10	4.3E-10
W-177	F	2.6E-11	4.6E-11		M	4.3E-10	6.0E-10
W-178	F	7.6E-11	1.2E-10	Os-180	F	8.8E-12	1.6E-11
W-179	F	9.9E-13	1.8E-12		M	1.4E-11	2.4E-11
W-181	F	2.8E-11	4.3E-11		S	1.5E-11	2.5E-11
W-185	F	1.4E-10	2.2E-10	Os-181	F	3.6E-11	6.4E-11
W-187	F	2.0E-10	3.3E-10		M	6.3E-11	9.6E-11
W-188	F	5.9E-10	8.4E-10		S	6.6E-11	1.0E-10
Re-177	F	1.0E-11	1.7E-11	Os-182	F	1.9E-10	3.2E-10
	M	1.4E-11	2.2E-11		M	3.7E-10	5.0E-10

表 A.1（续）

放射性核素 j	化合物类别	$e(g)_{j,\Phi}$,Sv/Bq Φ=1 μm	Φ=5 μm	放射性核素 j	化合物类别	$e(g)_{j,\Phi}$,Sv/Bq Φ=1 μm	Φ=5 μm
Os-182	S	3.9E-10	5.2E-10	Ir-186(18)	F	2.5E-11	4.5E-11
Os-185	F	1.1E-09	1.4E-09		M	4.3E-11	6.9E-11
	M	1.2E-09	1.0E-09		S	4.5E-11	7.1E-11
	S	1.5E-09	1.1E-09	Ir-187	F	4.0E-11	7.2E-11
Os-189m	F	2.7E-12	5.2E-12		M	7.5E-11	1.1E-10
	M	5.1E-12	7.6E-12		S	7.9E-11	1.2E-10
	S	5.4E-12	7.9E-12	Ir-188	F	2.6E-10	4.4E-10
Os-191	F	2.5E-10	3.5E-10		M	4.1E-10	6.0E-10
	M	1.5E-09	1.3E-09		S	4.3E-10	6.2E-10
	S	1.8E-09	1.5E-09	Ir-189	F	1.1E-10	1.7E-10
Os-191m	F	2.6E-11	4.1E-11		M	4.8E-10	4.1E-10
	M	1.3E-10	1.3E-10		S	5.5E-10	4.6E-10
	S	1.5E-10	1.4E-10	Ir-190	F	7.9E-10	1.2E-09
Os-193	F	1.7E-10	2.8E-10		M	2.0E-09	2.3E-09
	M	4.7E-10	6.4E-10		S	2.3E-09	2.5E-09
	S	5.1E-10	6.8E-10	Ir-190m(19)	F	5.3E-11	9.7E-11
Os-194	F	1.1E-08	1.3E-08		M	8.3E-11	1.4E-10
	M	2.0E-08	1.3E-08		S	8.6E-11	1.4E-10
	S	7.9E-08	4.2E-08	Ir-190m(20)	F	3.7E-12	5.6E-12
Ir-182	F	1.5E-11	2.6E-11		M	9.0E-12	1.0E-11
	M	2.4E-11	3.9E-11		S	1.0E-11	1.1E-11
	S	2.5E-11	4.0E-11	Ir-192	F	1.8E-09	2.2E-09
Ir-184	F	6.7E-11	1.2E-10		M	4.9E-09	4.1E-09
	M	1.1E-10	1.8E-10		S	6.2E-09	4.9E-09
	S	1.2E-10	1.9E-10	Ir-192m	F	4.8E-09	5.6E-09
Ir-185	F	8.8E-11	1.5E-10		M	5.4E-09	3.4E-09
	M	1.8E-10	2.5E-10		S	3.6E-08	1.9E-08
	S	1.9E-10	2.6E-10	Ir-193m	F	1.0E-10	1.6E-10
Ir-186(17)	F	1.8E-10	3.3E-10		M	1.0E-09	9.1E-10
	M	3.2E-10	4.8E-10		S	1.2E-09	1.0E-09
	S	3.3E-10	5.0E-10	Ir-194	F	2.2E-10	3.6E-10

表 A.1（续）

放射性核素 j	化合物类别	e(g)$_{j,\Phi}$，Sv/Bq Φ=1 μm	e(g)$_{j,\Phi}$，Sv/Bq Φ=5 μm	放射性核素 j	化合物类别	e(g)$_{j,\Phi}$，Sv/Bq Φ=1 μm	e(g)$_{j,\Phi}$，Sv/Bq Φ=5 μm
Ir-194	M	5.3E-10	7.1E-10	Au-198	M	7.6E-10	9.8E-10
	S	5.6E-10	7.5E-10		S	8.4E-10	1.1E-09
Ir-194m	F	5.4E-09	6.5E-09	Au-198m	F	3.4E-10	5.9E-10
	M	8.5E-09	6.5E-09		M	1.7E-09	2.0E-09
	S	1.2E-08	8.2E-09		S	1.9E-09	1.9E-09
Ir-195	F	2.6E-11	4.5E-11	Au-199	F	1.1E-10	1.9E-10
	M	6.7E-11	9.6E-11		M	6.8E-10	6.8E-10
	S	7.2E-11	1.0E-10		S	7.5E-10	7.6E-10
Ir-195m	F	6.5E-11	1.1E-10	Au-200	F	1.7E-11	3.0E-11
	M	1.6E-10	2.3E-10		M	3.5E-11	5.3E-11
	S	1.7E-10	2.4E-10		S	3.6E-11	5.6E-11
Pt-186	F	3.6E-11	6.6E-11	Au-200m	F	3.2E-10	5.7E-10
Pt-188	F	4.3E-10	6.3E-10		M	6.9E-10	9.8E-10
Pt-189	F	4.1E-11	7.3E-11		S	7.3E-10	1.0E-09
Pt-191	F	1.1E-10	1.9E-10	Au-201	F	9.2E-12	1.6E-11
Pt-193	F	2.1E-11	2.7E-11		M	1.7E-11	2.8E-11
Pt-193m	F	1.3E-10	2.1E-10		S	1.8E-11	2.9E-11
Pt-195m	F	1.9E-10	3.1E-10	Hg193，有[21]	F	2.6E-11	4.7E-11
Pt-197	F	9.1E-11	1.6E-10	Hg193，无[22]	F	2.8E-11	5.0E-11
Pt-197m	F	2.5E-11	4.3E-11		M	7.5E-11	1.0E-10
Pt-199	F	1.3E-11	2.2E-11	Hg193m，有	F	1.1E-10	2.0E-10
Pt-200	F	2.4E-10	4.0E-10	Hg193m，无	F	1.2E-10	2.3E-10
Au-193	F	3.9E-11	7.1E-11		M	2.6E-10	3.8E-10
	M	1.1E-10	1.5E-10	Hg194，有	F	1.5E-08	1.9E-08
	S	1.2E-10	1.6E-10	Hg194，无	F	1.3E-08	1.5E-08
Au-194	F	1.5E-10	2.8E-10		M	7.8E-09	5.3E-09
	M	2.4E-10	3.7E-10	Hg195，有	F	2.4E-11	4.4E-11
	S	2.5E-10	3.8E-10	Hg195，无	F	2.7E-11	4.8E-11
Au-195	F	7.1E-11	1.2E-10		M	7.2E-11	9.2E-11
	M	1.0E-09	8.0E-10	Hg195m，有	F	1.3E-10	2.2E-10
	S	1.6E-09	1.2E-09	Hg195m，无	F	1.5E-10	2.6E-10
Au-198	F	2.3E-10	3.9E-10		M	5.1E-10	6.5E-10

表 A.1（续）

放射性核素 j	化合物类别	$e(g)_{j,\Phi}$,Sv/Bq Φ=1 μm	Φ=5 μm	放射性核素 j	化合物类别	$e(g)_{j,\Phi}$,Sv/Bq Φ=1 μm	Φ=5 μm
Hg197,有[23]	F	5.0E-11	8.5E-11	Pb-209	F	1.8E-11	3.2E-11
Hg197,无[24]	F	6.0E-11	1.0E-10	Pb-210	F	8.9E-07	1.1E-06
	M	2.9E-10	2.8E-10	Pb-211	F	3.9E-09	5.6E-09
Hg197m,有	F	1.0E-10	1.8E-10	Pb-212	F	1.9E-08	3.3E-08
Hg197m,无	F	1.2E-10	2.1E-10	Pb-214	F	2.9E-09	4.8E-09
	M	5.1E-10	6.6E-10	Bi-200	F	2.4E-11	4.2E-11
Hg199m,有	F	1.6E-11	2.7E-11		M	3.4E-11	5.6E-11
Hg199m,无	F	1.6E-11	2.7E-11	Bi-201	F	4.7E-11	8.3E-11
	M	3.3E-11	5.2E-11		M	7.0E-11	1.1E-10
Hg203,有	F	5.7E-10	7.5E-10	Bi-202	F	4.6E-11	8.4E-11
Hg203,无	F	4.7E-10	5.9E-10		M	5.8E-11	1.0E-10
	M	2.3E-09	1.9E-09	Bi-203	F	2.0E-10	3.6E-10
TI-194	F	4.8E-12	8.9E-12		M	2.8E-10	4.5E-10
TI-194m	F	2.0E-11	3.6E-11	Bi-205	F	4.0E-10	6.8E-10
TI-195	F	1.6E-11	3.0E-11		M	9.2E-10	1.0E-09
TI-197	F	1.5E-11	2.7E-11	Bi-206	F	7.9E-10	1.3E-09
TI-198	F	6.6E-11	1.2E-10		M	1.7E-09	2.1E-09
TI-198m	F	4.0E-11	7.3E-11	Bi-207	F	5.2E-10	8.4E-10
TI-199	F	2.0E-11	3.7E-11		M	5.2E-09	3.2E-09
TI-200	F	1.4E-10	2.5E-10	BI-210	F	1.1E-09	1.4E-09
TI-201	F	4.7E-11	7.6E-11		M	8.4E-08	6.0E-08
TI-202	F	2.0E-10	3.1E-10	Bi-210m	F	4.5E-08	5.3E-08
TI-204	F	4.4E-10	6.2E-10		M	3.1E-06	2.1E-06
Pb-195m	F	1.7E-11	3.0E-11	Bi-212	F	9.3E-09	1.5E-08
Pb-198	F	4.7E-10	8.7E-11		M	3.0E-08	3.9E-08
Pb-199	F	2.6E-11	4.8E-11	Bi-213	F	1.1E-08	1.8E-08
Pb-200	F	1.5E-10	2.6E-10		M	2.9E-08	4.1E-08
Pb-201	F	6.5E-11	1.2E-10	Bi-214	F	7.2E-09	1.2E-08
Pb-202	F	1.1E-08	1.4E-08		M	1.4E-08	2.1E-08
Pb-202m	F	6.7E-11	1.2E-10	Po-203	F	2.5E-11	4.5E-11
Pb-203	F	9.1E-11	1.6E-10		M	3.6E-11	6.1E-11
Pb-205	F	3.4E-10	4.1E-10	Po-205	F	3.5E-11	6.0E-11

表 A.1（续）

放射性核素 j	化合物类别	$e(g)_{j,\Phi}$, Sv/Bq	
		Φ=1 μm	Φ=5 μm
Po-205	M	6.4E-11	8.9E-11
Po-207	F	6.3E-11	1.2E-10
	M	8.4E-11	1.5E-10
Po-210	F	6.0E-07	7.1E-07
	M	3.0E-06	2.2E-06
At-207	F	3.5E-10	4.4E-10
	M	2.1E-09	1.9E-09
At-211	F	1.6E-08	2.7E-08
	M	9.8E-08	1.1E-07
Fr-222	F	1.4E-08	2.1E-08
Fr-223	F	9.1E-10	1.3E-09
Ra-223	M	6.9E-06	5.7E-06
Ra-224	M	2.9E-06	2.4E-06
Ra-225	M	5.8E-06	4.8E-06
Ra-226	M	3.2E-06	2.2E-06
Ra-227	M	2.8E-10	2.1E-10
Ra-288	M	2.6E-06	1.7E-06
Ac-224	F	1.1E-08	1.3E-08
	M	1.0E-07	8.9E-08
	S	1.2E-07	9.9E-08
Ac-225	F	8.7E-07	1.0E-06
	M	6.9E-06	5.7E-06
	S	7.9E-06	6.5E-06
Ac-226	F	9.5E-08	2.2E-07
	M	1.1E-06	9.2E-07
	S	1.2E-06	1.0E-06
Ac-227	F	5.4E-04	6.3E-04
	M	2.1E-04	1.5E-04
	S	6.6E-05	4.7E-05
Ac-228	F	2.5E-08	2.9E-08
	M	1.6E-08	1.2E-08
	S	1.4E-08	1.2E-08
Th-226	M	5.5E-08	7.4E-08
Th-226	S	5.9E-08	7.8E-08
Th-227	M	7.8E-06	6.2E-06
	S	9.6E-06	7.6E-06
Th-228	M	3.1E-05	2.3E-05
	S	3.9E-05	3.2E-05
Th-229	M	9.9E-05	6.9E-05
	S	6.5E-05	4.8E-05
Th-230	M	4.0E-05	2.8E-05
	S	1.3E-05	7.2E-06
Th-231	M	2.9E-10	3.7E-10
	S	3.2E-10	4.0E-10
Th-232	M	4.2E-05	2.9E-05
	S	2.3E-05	1.2E-05
Th-234	M	6.3E-09	5.3E-09
	S	7.3E-09	5.8E-09
Pa-227	M	7.0E-08	9.0E-08
	S	7.6E-08	9.7E-08
Pa-228	M	5.9E-08	4.6E-08
	S	6.9E-08	5.1E-08
Pa-230	M	5.6E-07	4.6E-07
	S	7.1E-06	5.7E-07
Pa-231	M	1.3E-04	8.9E-05
	S	3.2E-05	1.7E-05
Pa-232	M	9.5E-09	6.8E-09
	S	3.2E-09	2.0E-09
Pa-233	M	3.1E-09	2.8E-09
	S	3.7E-09	3.2E-09
Pa-234	M	3.8E-10	5.5E-10
	S	4.0E-10	5.8E-10
U-230	F	3.6E-07	4.2E-07
	M	1.2E-05	1.0E-05
	S	1.5E-05	1.2E-05
U-231	F	8.3E-11	1.4E-10

表 A.1(续)

放射性核素 j	化合物类别	$e(g)_{j,\Phi}$, Sv/Bq		放射性核素 j	化合物类别	$e(g)_{j,\Phi}$, Sv/Bq	
		Φ=1 μm	Φ=5 μm			Φ=1 μm	Φ=5 μm
U-231	M	3.4E-10	3.7E-10	Np-235	M	4.0E-10	2.7E-10
	S	3.7E-10	4.0E-10	Np-236[25]	M	3.0E-06	2.0E-06
U-232	F	4.0E-06	4.7E-06	Np-236[26]	M	5.0E-09	3.6E-09
	M	7.2E-06	4.8E-06	Np-237	M	2.1E-05	1.5E-05
	S	3.5E-05	2.6E-05	Np-238	M	2.0E-09	1.7E-09
U-233	F	5.7E-07	6.6E-07	Np-239	M	9.0E-10	1.1E-09
	M	3.2E-06	2.2E-06	Np-240	M	8.7E-11	1.3E-10
	S	8.7E-06	6.9E-06	Pu-234	M	1.9E-08	1.6E-08
U-234	F	5.5E-07	6.4E-07		S	2.2E-08	1.8E-08
	M	3.1E-06	2.1E-06	Pu-235	M	1.5E-12	2.5E-12
	S	8.5E-06	6.8E-06		S	1.6E-12	2.6E-12
U-235	F	5.1E-07	6.0E-07	Pu-236	M	1.8E-05	1.3E-05
	M	2.8E-06	1.8E-06		S	9.6E-06	7.4E-06
	S	7.7E-06	6.1E-06	Pu-237	M	3.3E-10	2.9E-10
U-236	F	5.2E-07	6.1E-07		S	3.6E-10	3.0E-10
	M	2.9E-06	1.9E-06	Pu-238	M	4.3E-05	3.0E-05
	S	7.9E-06	6.3E-06		S	1.5E-05	1.1E-05
U-237	F	1.9E-10	3.3E-10	Pu-239	M	4.7E-05	3.2E-05
	M	1.6E-09	1.5E-09		S	1.5E-05	8.3E-06
	S	1.8E-09	1.7E-09	Pu-240	M	4.7E-05	3.2E-05
U-238	F	4.9E-07	5.8E-07		S	1.5E-05	8.3E-06
	M	2.6E-06	1.6E-06	Pu-241	M	8.5E-07	5.8E-07
	S	7.3E-06	5.7E-06		S	1.6E-07	8.4E-08
U-239	F	1.1E-11	1.8E-11	Pu-242	M	4.4E-05	3.1E-05
	M	2.3E-11	3.3E-11		S	1.4E-05	7.7E-06
	S	2.4E-11	3.5E-11	Pu-243	M	8.2E-11	1.1E-10
U-240	F	2.1E-10	3.7E-10		S	8.5E-11	1.1E-10
	M	5.3E-10	7.9E-10	Pu-244	M	4.4E-05	3.0E-05
	S	5.7E-10	8.4E-10		S	1.3E-05	7.4E-06
Np-232	M	4.7E-11	3.5E-11	Pu-245	M	4.5E-10	6.1E-10
Np-233	M	1.7E-12	3.0E-12		S	4.8E-10	6.5E-10
Np-234	M	5.4E-10	7.3E-10	Pu-246	M	7.0E-09	6.5E-09

表 A.1（续）

放射性核素 j	化合物类别	$e(g)_{j,\Phi}$，Sv/Bq Φ=1 μm	$e(g)_{j,\Phi}$，Sv/Bq Φ=5 μm	放射性核素 j	化合物类别	$e(g)_{j,\Phi}$，Sv/Bq Φ=1 μm	$e(g)_{j,\Phi}$，Sv/Bq Φ=5 μm
Pu-246	S	7.6E-09	7.0E-09	Bk-245	M	2.0E-09	1.8E-09
Am-237	M	2.5E-11	3.6E-11	Bk-246	M	3.4E-10	4.6E-10
Am-238	M	8.5E-11	6.6E-11	Bk-247	M	6.5E-05	4.5E-05
Am-239	M	2.2E-10	2.9E-10	Bk-249	M	1.5E-07	1.0E-07
Am-240	M	4.4E-10	5.9E-10	Bk-250	M	9.6E-10	7.1E-10
Am-241	M	3.9E-05	2.7E-05	Cf-244	M	1.3E-08	1.8E-08
Am-242	M	1.6E-08	1.2E-08	Cf-246	M	4.2E-07	3.5E-07
Am-242m	M	3.5E-05	2.4E-05	Cf-248	M	8.2E-06	6.1E-06
Am-243	M	3.9E-05	2.7E-05	Cf-249	M	6.6E-05	4.5E-05
Am-244	M	1.9E-09	1.5E-09	Cf-250	M	3.2E-05	2.2E-05
Am-244m	M	7.9E-11	6.2E-11	Cf-251	M	6.7E-05	4.6E-05
	M	5.3E-11	7.6E-11	Cf-252	M	1.8E-05	1.3E-05
Am-246	M	6.8E-11	1.1E-10	Cf-253	M	1.2E-06	1.0E-06
Am-246m	M	2.3E-11	3.8E-11	Cf-254	M	3.7E-05	2.2E-05
Cm-238	M	4.1E-09	4.8E-09	Es-250	M	5.9E-10	4.2E-10
Cm-240	M	2.9E-06	2.3E-06	Es-251	M	2.0E-09	1.7E-09
Cm-241	M	3.4E-08	2.6E-08	Es-253	M	2.5E-06	2.1E-06
Cm-242	M	4.8E-06	3.7E-06	Es-254	M	8.0E-06	6.0E-06
Cm-243	M	2.9E-05	2.0E-05	Es-254m	M	4.4E-07	3.7E-07
Cm-244	M	2.5E-05	1.7E-05	Fm-252	M	3.0E-07	2.6E-07
Cm-245	M	4.0E-05	2.7E-05	Fm-253	M	3.7E-07	3.0E-07
Cm-246	M	4.0E-05	2.7E-05	Fm-254	M	5.6E-08	7.7E-08
Cm-247	M	3.6E-05	2.5E-05	Fm-255	M	2.5E-07	2.6E-07
Cm-248	M	1.4E-04	9.5E-05	Fm-257	M	6.6E-06	5.2E-06
Cm-249	M	3.2E-11	5.1E-11	Md-257	M	2.3E-08	2.0E-08
Cm-250	M	7.9E-04	5.4E-04	Md-258	M	5.5E-06	4.4E-06

注：(1)无——无机化合物；(2)4.8E-11＝4.8×10^{-11}，下同；(3)$T_{1/2}$＝2.03 h；(4)$T_{1/2}$＝1.1 h；(5)$T_{1/2}$＝4.9 h；(6)$T_{1/2}$＝1.15 h；(7)$T_{1/2}$＝5.76 d；(8)$T_{1/2}$＝0.265 h；(9)$T_{1/2}$＝9.01 h；(10)$T_{1/2}$＝0.17 h；(11)$T_{1/2}$＝34.2 a；(12)$T_{1/2}$＝12.6 h；(13)$T_{1/2}$＝24.4 h；(14)$T_{1/2}$＝5.0 h；(15)$T_{1/2}$＝2.67 d；(16)$T_{1/2}$＝12.7 h；(17)$T_{1/2}$＝15.8 h；(18)$T_{1/2}$＝1.75 h；(19)$T_{1/2}$＝3.10 h；(20)$T_{1/2}$＝1.20 h；(21)有——有机化合物，下同；(22)无——无机化合物，下同；(23)有——有机化合物，下同；(24)无——无机化合物，下同；(25)$T_{1/2}$＝115 000 a；(26)$T_{1/2}$＝22.5 h。

ICS 13.100
C 57

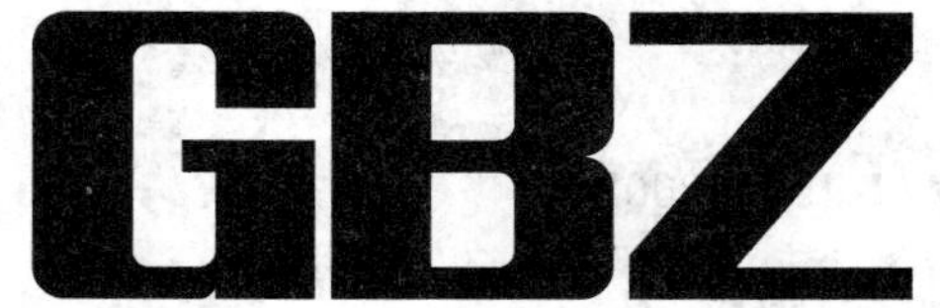

中华人民共和国国家职业卫生标准

GBZ/T 155—2002

空气中氡浓度的闪烁瓶测定方法

Scintillation flask method for measuring radon concentration in the air

2002-04-08 发布

2002-06-01 实施

中华人民共和国卫生部 发布

前 言

根据《中华人民共和国职业病防治法》制定本标准。原标准 GB/T 16147—1995 与本标准不一致的，以本标准为准。

本标准的附录 A、附录 B 是资料性附录。

本标准由中华人民共和国卫生部提出并归口。

本标准起草单位：中国疾病预防控制中心辐射防护与核安全医学所。

本标准主要起草人：陆扬乔、王作元。

本标准由中华人民共和国卫生部负责解释。

空气中氡浓度的闪烁瓶测定方法

1 范围

本标准规定了空气中氡(^{222}Rn)浓度的闪烁瓶测量方法。

本标准适用于室内外及地下场所等空气中氡浓度的测量。

2 术语和定义

下列术语和定义适用于本标准。

2.1

放射性气溶胶 radioactive aerosol

含有放射性核素的固态或液态微粒在空气或其他气体中形成的分散系。

2.2

闪烁瓶 scintillation flask

一种氡探测器和采样容器。由不锈钢、铜或有机玻璃等低本底材料制成。外形为圆柱形或钟形,内层涂以 ZnS(Ag)粉,上部有密封的通气阀门。

2.3

瞬时采样 grab sampling

在几秒到几十分钟短时间内,采集空气样品的技术。

2.4

氡室 radon chamber

一种用于刻度氡及其短寿命子体探测器的大型标准装置。由氡发生器、温湿度控制仪和氡及其子体监测仪等设备组成。

3 方法概要

按规定的程序将待测点的空气吸入已抽成真空态的闪烁瓶内。闪烁瓶密封避光 3 h,待氡及其短寿命子体平衡后测量^{222}Rn、^{218}Po 和^{214}Po 衰变时放射出的粒子。它们入射到闪烁瓶的 ZnS(Ag)涂层,使 ZnS(Ag)发光,经光电倍加管收集并转变成电脉冲,通过脉冲放大、甄别,被定标计数线路记录。在确定时间内脉冲数与所收集空气中氡的浓度是函数相关的,根据刻度源测得的净计数率-氡浓度刻度曲线,可由所测脉冲计数率,得到待测空气中氡浓度。

4 测量装置

典型的测量装置由探头、高压电源和电子学分析记录单元组成。

4.1 探头由闪烁瓶、光电倍加管和前置单元电路组成。

4.1.1 典型的闪烁瓶(2.2)见图 1:

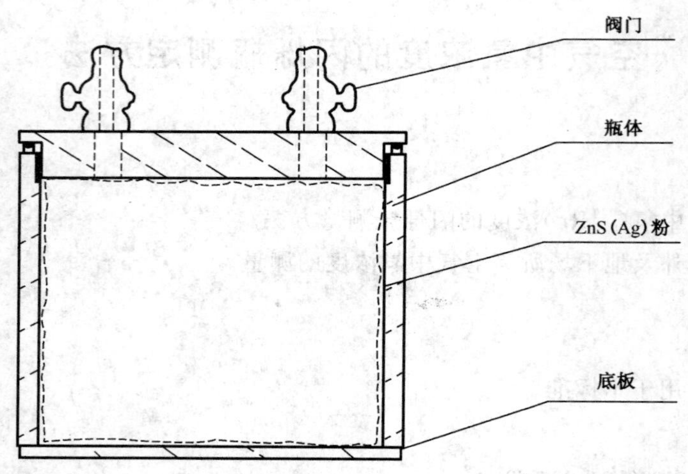

图1 闪烁瓶简图

4.1.2 必须选择低噪声、高放大倍数的光电倍加管，工作电压低于1 000 V。

4.1.3 前置单元电路应是深反馈放大器，输出脉冲幅度为0.1 V～10 V。

4.1.4 探头外壳必须具有良好的光密性，材料用铜或铝制成，内表面应氧化涂黑处理，外壳尺寸应适合闪烁瓶的放置。

4.2 高压电源输出电压应在0 V～3 000 V范围连续可调，波纹电压不大于0.1%，电流应不小于100 mA。

4.3 记录和数据处理系统可用定标器和打印机，也可用多道脉冲幅度分析器和X—Y绘图仪。

a) 通气阀门应经过真空系统检验。接入系统后，在1×10^{3} Pa的真空度下，经过12 h，真空度无明显变化；

b) 底板用有机玻璃制成。其尺寸与光电倍加管的光阴极一致，接触面平坦，无明显划痕，与光电倍加管的光阴极有良好的光耦合；

c) ZnS(Ag)粉必须经去钾提纯处理，使其对本底的贡献保持在最低水平；

d) 在整个取样测量期间，闪烁瓶的漏气必须小于采样量的5%；

e) 测量室外空气中氡浓度时，闪烁瓶容积应大于0.5×10^{-3} m^3。

5 刻度

5.1 刻度源

刻度源采用^{226}Ra标准源(溶液或固体粉末)。

标准源必须经过法定计量部门或其认可的机构检定。标准源应有检验证书，应清楚表明参考日期和准确度。

5.2 刻度装置

刻度装置除采用专门的氡室(见2.4)以外，还常用本条描述的玻璃刻度系统(简称刻度系统，见图2)。

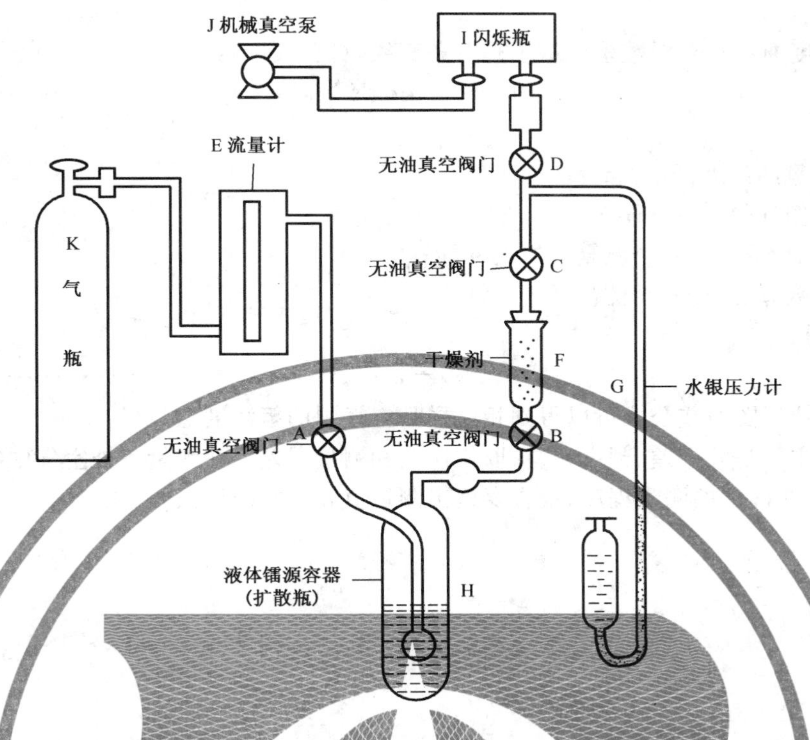

图 2　玻璃刻度系统示意图

5.2.1　刻度系统应有良好的气密性。系统在 1×10^{3} Pa 的真空度下，经过 24 h，真空度变化小于 5×10^{2} Pa。

5.2.2　压力计的精度应优于 1%。

5.2.3　流量计采用浮子流量计，精度应优于 3%，量程为 0 m^{3}/min～2×10^{-3} m^{3}/min。

5.2.4　清洗和充气气体应为无氡气体（如氮气、氩气或放置两个月以上的压缩空气）。

5.2.5　真空泵如采用机械真空泵，必须使刻度系统真空优于 5×10^{2} Pa。

5.3　刻度曲线

5.3.1　按规定程序清洗整个刻度系统。密封装有标准镭源溶液的扩散瓶的两端，累积氡浓度达到刻度范围内所需刻度点的标准氡浓度值。刻度点要覆盖整个刻度范围，一个区间（量级宽）至少 3 个以上刻度点。详见附录 A。

5.3.2　必须先把处于真空状态的闪烁瓶与系统相连接。按规定顺序打开各阀门，用无氡气体把扩散瓶内累积的已知浓度的氡气体赶入闪烁瓶内。在确定的测量条件下，避光 3 h，进行计数测量。

5.3.3　由一组标准氡浓度值及其对应的计数值拟合得到刻度曲线即净计数率-氡浓度关系曲线。并导出其函数相关公式。

5.3.4　各种不同类型的闪烁瓶和测量装置必须使用不同的刻度曲线。

6　测量步骤

6.1　在确定的测量条件下，进行本底稳定性测定和本底测量。得出本底分布图和本底值。

6.2　将抽成真空的闪烁瓶带至待测点，然后打开阀门（在高温、高尘环境下，须经预处理去湿、去尘），约 10 s 后，关闭阀门，带回测量室待测。记录取样点的位置、温度和气压等，详见附录 B。

6.3　将待测闪烁瓶避光保存 3 h，在确定的测量条件下进行计数测量。由要求的测量精度选用测量时间。

6.4　测量后，必须及时用无氡气体清洗闪烁瓶，保持本底状态。

7 测量结果

7.1 典型装置刻度曲线在双对数坐标纸上是一条直线，见公式(1)：

$$\log Y = a\log X + b \quad \cdots\cdots(1)$$

式中：

Y——空气中氡的浓度，$Bq \cdot m^{-3}$；

X——测定的净计数率，cpm；

a——刻度系数，取决于整个测量装置的性能；

b——刻度系数，取决于整个测量装置的性能。

由式(1)，可得：

$$Y = e^{b}x^{a} \quad \cdots\cdots(2)$$

由净计数率，使用图表或公式可以得到相应样品空气中的氡浓度值。

7.2 结果的误差主要是源误差、刻度误差、取样误差和测量误差。在测量室外空气中氡浓度时，计数统计误差是主要的。按确定的测量程序，报告要列出测量值和计数统计误差。

附 录 A
（资料性附录）
刻 度 方 法

本附录主要规定了玻璃刻度系统的使用方法。

A.1 刻度源的制备

A.1.1 将标准的碳酸钡镭粉末溶于用优级纯盐酸和重蒸馏水配制的 2.7 mol/L 的盐酸溶液，得到液态^{226}Ra 标准源。体积为液体镭源容器（扩散瓶）的三分之一。

A.1.2 源的准确度优于 5%。

A.1.3 对环境大气中氡浓度，选择液态^{226}Ra 源的活度约为 0.4Bq、4Bq、40Bq、400Bq。

A.2 刻度系统的清洗

刻度充气前，须用无氡气体按规定程序对整个系统进行清洗。清洗时间应大于 20 min。

A.3 氡的生长、累积

A.3.1 清洗系统后，密封装有标准镭源溶液的扩散瓶二端，按刻度所需的氡浓度，用式（A.1）计算生长时间。

$$C_{\mathrm{Rn}}=\frac{Q_{\mathrm{Ra}}}{V}(1-e^{-0.1813t}) \qquad \cdots\cdots(\mathrm{A}.1)$$

式中：

C_{Rn}——刻度所需^{222}Rn 浓度，$\mathrm{Bq \cdot m^{-3}}$；

Q_{Rn}——液态镭标准源的活度，Bq；

V——刻度系统的体积，$\mathrm{m^3}$；

t——生长时间，d；

0.181 3——氡的衰变常数。

A.3.2 在整个刻度范围，刻度点须均匀分布。一个浓度区间（量级宽度）取 3 个～5 个刻度点。

A.4 闪烁瓶的充气

A.4.1 必须先把处于真空状态的闪烁瓶与系统相连接。按规定程序打开阀门使大部分生成的氡进入闪烁瓶，接通气瓶，用无氡气体将其余氡气赶入闪烁瓶。

A.4.2 充气过程确定为 20 min，气流控制约为 100 气泡/min。

A.5 氡浓度与净计数率关系的建立

按规定测量程序，测量氡浓度-净计数率刻度曲线。上述典型装置的刻度曲线在双对数坐标纸上是一条直线。

由建立的氡浓度-净计数率关系，即可求出空气中的氡浓度。

附 录 B
（资料性附录）
采样和记录

B.1 采样

B.1.1 采样点必须有代表性

室内、室外、地下场所，空气中氡的浓度分布是不均匀的。采样点要代表待测空间的最佳取样点。

B.1.2 采样条件必须规范化

采样条件必须考虑地面、地域、气象、居住环境、人群特征等，条件的规范化取决于采样的目的。

B.2 记录

B.2.1 采样记录取决于采样目的。

B.2.2 记录内容

a) 采样器编号；

b) 采样时间；

c) 采样点的地点、时间、气压、温度、湿度等；

d) 其他与采样目的有关的有用资料。如风向、风力、雨前、雨后、周围环境等。

ICS 13.280
C 57

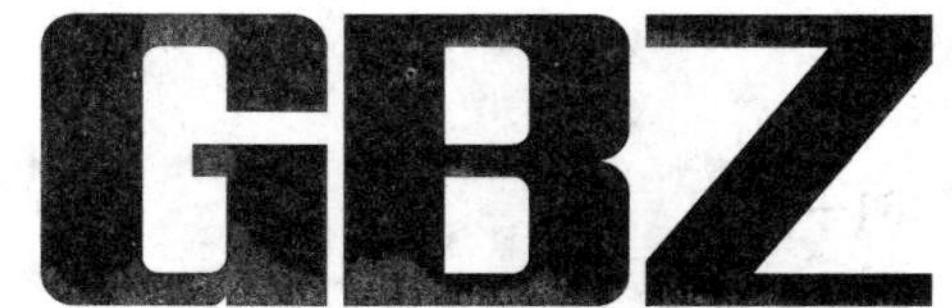

中华人民共和国国家职业卫生标准

GBZ 161—2004

医用γ射束远距治疗防护与安全标准

Radiological protection and safety standards for medical gamma-beam teletherapy

2004-05-21 发布

2004-12-01 实施

中华人民共和国卫生部 发布

前　言

本标准第 4 章～7 章是强制性内容，其余为推荐性的。

根据《中华人民共和国职业病防治法》制定本标准，自本标准实施之日起，原标准 GB 16351—1996 与本标准不一致的，以本标准为准。

本标准是在总结我国医用钴—60γ 射束远距治疗的放射卫生防护与安全管理检测工作经验基础上，引用或参考国际和我国有关标准制订而成。

本标准的附录 A 和附录 B 是资料性附录。

本标准由中华人民共和国卫生部提出并归口。

本标准起草单位：辽宁省卫生监督所、辽宁省疾病预防控制中心。

本标准主要起草人：张文志、崔勇、石磊、张宏威、谭枫、毕志英。

本标准由中华人民共和国卫生部负责解释。

医用γ射束远距治疗防护与安全标准

1 范围

本标准规定了医用γ射束远距治疗设备和放射治疗实践的放射防护与辐射安全的技术要求及检测方法。

本标准适用于钴—60γ远距治疗设备的生产、放射治疗的实施和放射防护与安全管理及检验测试。

2 规范性引用文件

下列文件中的条款通过本标准的引用而成为本标准的条款。凡是注日期的引用文件，其随后所有的修改单(不包括勘误的内容)或修订版均不适用本标准，然而，鼓励根据本标准达成协议的各方研究是否可使用这些文件的最新版本。凡不注日期的引用文件，其最新版本适用于本标准。

GB 4076 密封放射源一般规定

GB 8703 辐射防护规定

GB 9706.17—1999 idt IEC 60601-2-11:1997 医用电气设备 第2部分:γ射束治疗设备安全专用要求

GB 16362 体外射束放射治疗中患者的放射卫生防护标准

GBZ/T 152 γ远距治疗室设计防护要求

3 术语和定义

下列术语和定义适用于本标准。

3.1

γ射束远距治疗 gamma beam teletherapy

用置于辐射源组件中的放射性核素发出的伽玛射线束，在辐射源至皮肤之间的距离不小于50 cm时实施的体外射束医学治疗，本标准专指钴—60γ射束治疗，简称γ远距治疗。

3.2

质量控制检测 quality control test

γ射束远距治疗单位为保证放射治疗与辐射安全的质量所进行的检验测试。

4 γ射束远距治疗的放射防护与安全管理原则

4.1 γ射束远距治疗的放射防护与安全管理应按照中华人民共和国卫生部《放射工作卫生防护管理办法》(中华人民共和国卫生部令 第17号,2001)的规定执行。

4.2 γ射束远距治疗设备的放射防护与安全性能应符合GB 9706.17的要求。

4.3 γ射束远距治疗应符合放射工作实践正当化的原则，严格保证放射治疗的适应症。

4.4 γ射束远距治疗设施的防护设计、建造及放射治疗的实施等各个阶段都应遵守医疗照射防护最优化的原则。

4.5 γ射束远距治疗的患者防护应遵照GB 16362规定的原则。

4.6 γ射束远距治疗设备及工作场所的安全防护联锁系统的设计应遵循下列原则:

a) 多重性:对重要的、其失效可能产生人身危害的安全防护措施须有足够的冗余，至少应设有两种或两种以上的安全对策以及相应的硬件设备。

b) 多样性：对重要的安全控制器件，应采用两个或两个以上不同原理、不同厂家的产品，以防止因同一原因使执行同一功能的措施同时失效。

c) 独立性：各种安全联锁措施应是相互独立的，以防止因同一原因造成两个或两个上以上安全措施同时失效。

4.7 γ射束远距治疗放射源的更换、倒装及退役的放射防护安全管理按4.1要求执行。

5 γ远距治疗设备的技术要求

5.1 γ远距治疗设备的技术性能要求

5.1.1 γ远距治疗设备内的钴—60放射源，应符合GB 4076的要求。放射源的活度应不少于37TBq。

5.1.2 γ远距治疗设备，用于治疗的源皮距不得小于600 mm，源皮距指示器指示的源皮距位置与实际位置的偏差不得大于3 mm。

5.1.3 有用射束在模体校准深度处吸收剂量的相对偏差不大于±3%。

5.1.4 辐射野内有用射束非对称性不大于±3%。

5.1.5 γ射束远距治疗机计时器在一定时间间隔内控制给出的输出剂量与在相同时间间隔内剂量仪测出的剂量之间的相对偏差不大于±2%。

5.1.6 有用射束轴，在不同准直器位置时，束轴在与其垂直的参考平面上的投影点的变化范围不大于2 mm。

5.1.7 经修整的半影区宽度不得超过10 mm。

5.1.8 灯光野边界线与照射野边界线之间的重合度每边不大于2 mm。

5.1.9 辐射野的均整度，在辐射野边长80%的范围内，最大、最小剂量相对于中心轴剂量的百分偏差不大于±3%。

5.1.10 机械等中心在与束轴垂直的参考平面上的投影的轨迹的最大径不大于2 mm。

5.2 γ远距治疗设备的放射防护性能要求

5.2.1 放射源置于贮存位置时，放射源防护屏蔽周围杂散辐射空气比释动能率的限值为：距放射源防护屏蔽表面5 cm的任何可接近位置不大于0.2 mGy/h；距放射源1 m的任何位置上，不大于0.02 mGy/h。

5.2.2 在正常治疗距离处，对任何尺寸的照射野，透过准直器的泄漏辐射的空气比释动能率都不得超过在相同距离处，照射野为10 cm×10 cm的辐射束轴上最大空气比释动能率的2%。

5.2.3 最大有用射束外泄漏辐射的限值为：

5.2.3.1 在正常治疗距离处，以辐射束轴为中心并垂直辐射束轴、半径为2 m园平面中的最大辐射束以外的区域内，最大泄漏辐射的空气比释动能率不得超过辐射束轴与10 cm×10 cm照射野平面交点处的最大空气比释动能率的0.2%；平均泄漏辐射的空气比释动能率不得超过最大空气比释动能率的0.1%。

5.2.3.2 距放射源1 m处，最大有用射束外泄漏辐射的空气比释动能率不得超过辐射束轴上距放射源1 m处最大空气比释动能率的0.5%。

5.2.4 载源器的表面由于放射源泄漏物质所造成的β辐射污染水平低于4 Bq/cm^2。

5.3 γ远距治疗设备的辐射安全性能要求

5.3.1 辐射头外表面上必须清晰地、永久性地标有按GB 8703中规定的辐射安全标志。

5.3.2 γ远距治疗设备的载源器或快门关、出束状态转换、治疗控制台的显示装置与控制装置、治疗床的负荷以及电气与机械等的安全性能应符合GB 9706.17的相应要求。

6 γ远距治疗室建筑与防护设施的要求

6.1 治疗室的建筑与布局

6.1.1 治疗室的设置，为保证周围环境的辐射安全，应单独建造，当条件有限时可建筑在多层建筑物底层的一端。治疗室的面积须不少于 30 m^2，层高不低于 3.5 m。

6.1.2 治疗室须与控制室、检查室、候诊室等辅助设施合理布局、相互分开。

6.1.3 治疗室的墙壁及顶棚必须有足够的屏蔽厚度，使距离体外表面 30 cm 的可达界面处，由穿透辐射所产生的平均剂量当量率低于 2.5×10^{-3} mSv/h。屏蔽厚度计算方法可参见 GBZ/T 152。

6.2 治疗室的安全防护设施

6.2.1 治疗室的入口应采用迷路形式。有用射束不得朝向迷路。迷路口应安装具有良好屏蔽效果的电动防护门。治疗室建筑物外应设有放射危险标志。

6.2.2 防护门应与放射源联锁，联锁设施原则上不少于两种。门口应安装有指示治疗放射源工作状态的讯号灯，且以黄色或橙色信号指示出束治疗状态，绿色信号指示非出束状态，红色信号指示紧急终止非预期运行状态。

6.2.3 治疗室的入口处及治疗室内靠治疗机较近的适当位置应安装有能紧急停止放射源照射的应急开关。

6.2.4 治疗控制室应设有在实施治疗过程中观察患者状态的监视装置和与患者进行信息联络的对讲装置。

6.3 治疗室的通风

治疗室应有良好的通风。通风照明良好的治疗室不设窗。单独建筑的治疗室，当其远离(不小于30 m)一般性建筑物时，可在屋顶或非有用射束投照方向的墙壁高处设窗，其面积不宜大于 1 m^2。通风方式以机械通风为主。通风换气次数一般每小时 3 次～4 次。

7 γ远距治疗应用的要求

7.1 γ远距治疗工作人员

7.1.1 γ远距治疗单位应配备放射治疗的医学专家、物理学工作者和技术人员，正确合理地使用放射治疗并保证放射治疗的质量。

7.1.2 γ远距治疗工作人员除应具备高中以上文化水平和放射治疗专业知识外，还应掌握放射防护知识，并经过培训，考试合格。

7.2 γ远距治疗与卫生防护的质量保证

7.2.1 实施γ远距治疗应建立质量保证体系，保证辐射照射的准确性及卫生防护的最优化。

7.2.2 实施γ远距治疗应使用符合标准的γ远距治疗设备，建设合格的治疗室，配备辐射剂量和辐射防护的测量仪器，并由有资格的人员进行质量控制检测。同时应做好患者防护。

8 γ远距治疗的放射防护检测

8.1 放射防护检测的一般要求

8.1.1 放射防护检测内容

a) γ远距治疗设备的技术性能、放射防护性能及辐射安全性能的检验测试；

b) γ远距治疗室放射防护设施的功能和效果的检验测试；

c) γ远距治疗室周围辐射防护与辐射安全的检验测试；

d) γ远距治疗工作人员、患者防护条件的检验与放射工作人员个人剂量的监测；

e) γ远距治疗设备的随机文件，使用与维修记录，放射防护与治疗质量管理资料档案，放射防护组织机构及规章制度的检查；

f） γ远距治疗设备及放射治疗实践的放射卫生防护评价。

8.1.2 放射防护检测分类

8.1.2.1 型式试验

凡属下列情形之一，厂家应进行型式试验：

a） 新产品投产；

b） 间隔一年以上再投产的产品；

c） 设计、工艺或材料有重大改变，可能影响防护性能的产品。

8.1.2.2 出厂检验

a） γ远距治疗设备产品，出厂前厂家应按本标准的规定进行检验，达到本标准后方可出厂；

b） 厂家提供的出厂产品的放射防护与安全性能结果，应为辐射源在额定装机容量下的检测结果。

8.1.2.3 验收检测

凡属下列情形之一者，应进行验收检测：

a） 新购置或引进的γ远距治疗设备；

b） 更换放射源的γ远距治疗设备；

c） 经过重大维修的γ远距治疗设备；

d） 闲置或停止使用6个月以上重新启用的γ远距治疗设备；

e） 新建、改建、扩建及续建的γ远距治疗室。

8.1.2.4 状态检测

对正常使用中的γ远距治疗设备或治疗室的放射防护与安全状态，应进行定期检测。状态检测的周期一般为一年一次。

8.1.2.5 质量控制检测

a） γ远距治疗单位为保证γ远距治疗的放射防护与医学治疗质量，应对γ远距治疗设备有用射束的吸收剂量、放射治疗工作场所及周围环境的放射防护进行检验测试；

b） 在γ远距治疗设备正常使用情况下，每天应检查源皮距指示器、门联锁和照射室内监测器等；每月检测灯光野与辐射野重合度、计时器走时的准确性和水模体（或固体模体）中校准点吸收剂量等。对上述检查、检测结果均应做详细记录，发现异常及时纠正。

8.1.3 检测条件的要求

8.1.3.1 检测时的环境条件

a） 检测环境的温度、气压和相对温度依次应在15 ℃～35 ℃，80 kPa～110 kPa，30%～75%的范围内，以便保证检测仪器和γ远距治疗设备正常工作；

b） 检测环境的辐射本底、外来电磁场、静电场和机械震动等均不应引起检测仪器读数的显著偏差或不稳定。

8.1.3.2 检测用仪器

根据本标准进行检验测试时，所使用的各类检测仪器必须符合国家相应标准的要求，并经过国家法定部门的检定或校准，并在指定的有效期间内使用。

8.1.3.3 检测用模体

检测时应使用容积不小于30 cm×30 cm×30 cm的水模体。对常规质控检测亦可使用固体模体。

8.2 放射防护检测方法

8.2.1 放射源活度的检验

根据γ远距治疗设备出厂或更换放射源时放射源的标称值和^{60}Coγ衰变规律（见表A.1）数据，核对检测时放射源的现有活度。

8.2.2　源皮距(SSD)位置偏差的检验

放一张白纸在治疗床上，使它与源皮距机械指示杆尖端的距离不超过 1 mm，然后去掉指示杆，用光学源皮距指示系统来指示这时的源皮距，测量出两者之间的偏差。

8.2.3　照射野内有用射束非对称性的测试

如图 8.2.3 所示安排仪器。源到电离室的距离(SCD)取正常治疗距离。在校准深度处与有用射束轴垂直的平面上，光野为 10 cm×10 cm。使射线束轴穿经光野中心。电离室沿光野的两个互相垂直的主轴移动，测量剂量分布，计算对称于射线束轴上任意两点的吸收剂量率之差。按(1)式计算非对称性。

$$\eta_s = \frac{\delta_{max}}{Er} \times 100\% \qquad \cdots\cdots(1)$$

式中：

η_s——非对称性百分数，%；

δ_{max}——各对称点测量值之差中的最大值，Gy/min；

Er——辐射野中心点的测量值，Gy/min。

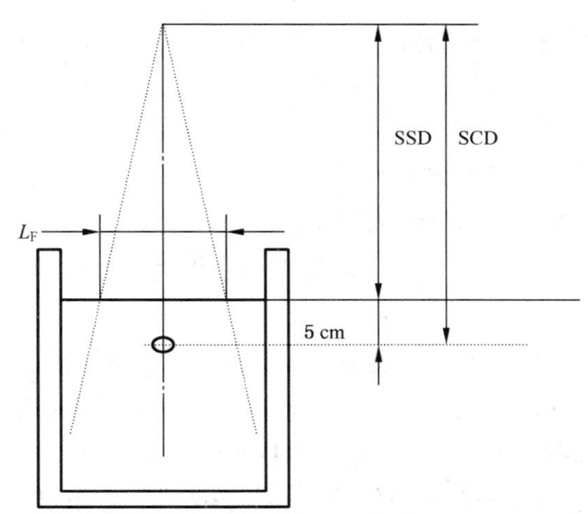

图 8.2.3　检测仪器安排示意图

8.2.4　计时器控制照射时间相对偏差的检验

源皮距(SSD)取正常治疗距离，在水模体中用电离室测量由治疗机计时器控制的照射时间间隔 t 内的吸收剂量值与在相同时间间隔由治疗机给出的剂量值相比较，由(2)式计算计时器控制照射时间的相对偏差。

$$\eta_t = \frac{D_t - D_0}{D_0} \times 100\% \qquad \cdots\cdots(2)$$

式中：

η_t——计时器控制照射时间的百分相对偏差，%；

D_t——计时器控制的时间间隔 t 时由治疗机给出的剂量值，Gy；

D_0——相同时间间隔 t 时由剂量仪测出的吸收剂量值，Gy。

8.2.5　准直器束轴的检验

将一张坐标纸放在垂直于中心轴的平面上，使光野十字丝的投影像与坐标纸上的十字线重合。取常用源皮距，转动准直器位于不同角度，记录十字丝像与白纸上十字线偏离的距离。

8.2.6　半影区宽度的检验

如图 8.2.3 所示安排仪器。源到电离室的距离(SCD)取正常治疗距离，在校准深度处与有用线束轴垂直的平面上，光野为 10 cm×10 cm。射线束轴穿经光野中心，电离室沿光野的两个互相垂直的主轴移动，测量剂量分布，以剂量分布曲线中相对于中心剂量 80％～20％的范围在主轴对应的距离表示半影宽度。

8.2.7　照射野与光野重合度的检验

方法一、按 8.2.6 的方法进行测试。由两个主轴上 4 个 50％剂量点位置作出各边与灯光野对应边平行的正方形(辐射野)，求出辐射野与灯光野两主轴相应位置偏差。

方法二、将袋装慢感光胶片放置在治疗床上，用圆珠笔直接在袋上做出光野标志或用针在光野的四个角刺穿片袋作为光野的标志，并在胶片上盖一层建成厚度的模体。在正常源皮距治疗距离，曝光，检查照射野与灯光野边缘之间距离为照射野与灯光野的重合度。

8.2.8　辐射野均整度的检验

按 8.2.6 的方法进行测试。电离室沿灯光野(10 cm×10 cm)的两个互相垂直的主轴移动，测量出剂量分布。求出沿两个主轴±4 cm 内(即灯光野边长的 80％)最大、最小剂量之差相对于中心轴剂量的百分偏差。

8.2.9　机械等中心的检验

沿射束中心轴(Z 轴)安放一个机械指针，沿水平方向(X 轴)安放一个尖端直径不大于 2 mm 的指示杆，把指针的高度调节到与指示杆的距离不超过 2 mm，当治疗机头带着指针旋转时，测量出指针针尖与指示杆的尖端的距离。

8.2.10　校准点有用射束吸收剂量的测定

校准点确定：对 ^{60}Coγ 射线校准点参考深度为水下 5 cm。

电离室有效测量点 P_{eff} 的确定：电离室有效测量点位于电离室几何中心和入射方向前移 0.6 r，r 为圆柱型电离室内半径。

测量与计算：如图 8.2.3 安排测量仪器，源皮距(SSD)取正常治疗距离，电离室的有效测量点置于有用射束轴上距水模体表面的深度为校准深度(5 cm)处，电离室的轴与射束轴垂直，水模体表面光野取 10 cm×10 cm。则有效测量点处的水的吸收剂量 D_w(peff)，单位 Gy

$$D_w(\text{peff}) = M \cdot N_D \cdot S_w,\text{air} \cdot Pu \cdot Pcel \qquad \cdots\cdots(3)$$

式中：

M——经过温度和气压校正后的电离室剂量仪仪表读数；

N_D——电离室空气吸收剂量因子；

$$N_D = N_k \cdot (1-g) \cdot \text{Katt} \cdot \text{Km} \qquad \cdots\cdots(4)$$

S_w,air——校正深度水对空气的阻止本领比，对 ^{60}Coγ 射线 S_w,air＝1.133；

Pu——电离室的扰动修正因子，其数值由图 B.1 给出；

$Pcel$——电离室中心收集极空气等效不完全的校正因子，其数值为 1。

也可用空气比释动能因子 N_k(5)式，计算有效测量点处的吸收剂量

D_w(peff)，(注意 $Pcel$＝1)：

$$D_w(\text{peff}) = M \cdot N_k \cdot (1-g) \cdot \text{Katt} \cdot \text{Km} \cdot \text{Sw,air} \cdot \text{Pu} \qquad \cdots\cdots(5)$$

式中：

g——γ 辐射产生的次级电子消耗于韧致辐射的能量占其初始能量总和的份额，对 ^{60}Coγ 射线，g＝0.003；

Katt——电离室材料(包括平衡帽)对 ^{60}Coγ 辐射吸收和散射的校正因子(见表 B.1)；

Km——电离室及平衡帽材料对空气不完全等效的校正因子(见附录 B 表 B.1)。

N_k——电离室空气比释动能校准因子。

8.3 γ远距治疗设备放射防护性能的检测

8.3.1 关束状态杂散辐射空气比释动能率的测试

8.3.1.1 距放射源 1 m 处杂散辐射空气比释动能率的测试

用防护量级测试仪做扫描测试，寻找出最大剂量点，并测量其杂散辐射空气比释动能率，然后做近似球面测试，取平均值作为杂散辐射空气比释动能率。

8.3.1.2 距辐射头防护屏蔽表面 5 cm 处杂散辐射空气比释动能率的测试

方法同 8.3.1.1

8.3.2 照射期间透过准直器的泄漏辐射空气比释动能率的测试

按 8.2.6 的方法进行。在照射野边界外 2 cm 处取对称分布 4 点。然后将照射野关至最小，用 6 个半值层厚度的铅锭堵塞有用射线出线口进行测量。用式(6)计算透过率。

$$\eta c = \frac{Ec}{Er} \times 100\% \qquad \cdots\cdots(6)$$

式中：

ηc——透过率百分数，%；

Ec——穿过准直器的射线的空气比释动能率，Gy/min；

Er——照射野中心的射线的空气比释动能率，Gy/min

8.3.3 最大辐射束外泄漏辐射空气比释动能率的测试

8.3.3.1 正常治疗距离处正交于辐射束轴平面内最大射束外泄漏辐射空气比释动能率的测试

a) 最大泄漏辐射的测试

在出束状态下，在等中心距离处取最大正方形照射野，关闭准直器，用三个十分之一值层(见 A.2)的铅屏蔽最大辐射束，用 X 射线摄影胶片按图 8.3.3.1-a 所示检查紧靠最大照射野的边缘向机架及相反方向取长 B=80 cm、宽 A=40 cm 的区域内(阴影部分)的最大泄漏辐射点。此项检查须在治疗床绕辐射束轴 0°、45°、90°、135°各方位下依次重复进行，找出最大泄漏辐射点。用 $^{60}Co\gamma$ 射线治疗水平剂量仪测量最大泄漏辐射点处的泄漏辐射空气比释动能率。将此结果与在等中心处照射野为 10 cm×10 cm中心的空气比释动能率相比较，计算百分率。每个点的测量值须为不超过 100 cm^2 的面积上的平均值。

b) 平均泄漏辐射的测试

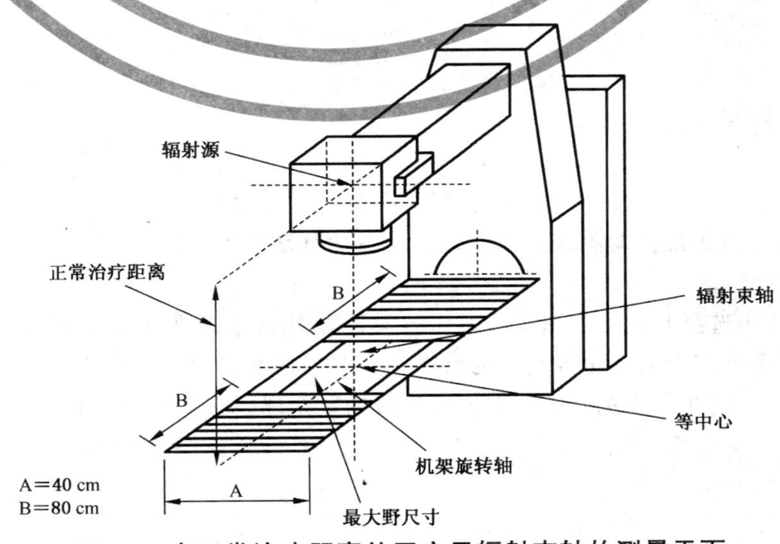

图 1-a 在正常治疗距离处正交于辐射束轴的测量平面

在出束状态下，正常治疗距离处，测量如图 8.3.3.1-b 所示的以辐射束轴为中心并垂直于辐射束轴，半径为 2 m 的圆的平面内最大射束外照射野两主轴及对角线上 R＋1/4(2 m—R)处各 4 点、R＋3/4(2 m—R)处各 4 点共 16 点的泄漏辐射空气比释动能率，取 16 点的平均值，与照射野为 10 cm×10 cm 中心的空气比释动能率相比较，计算百分率。

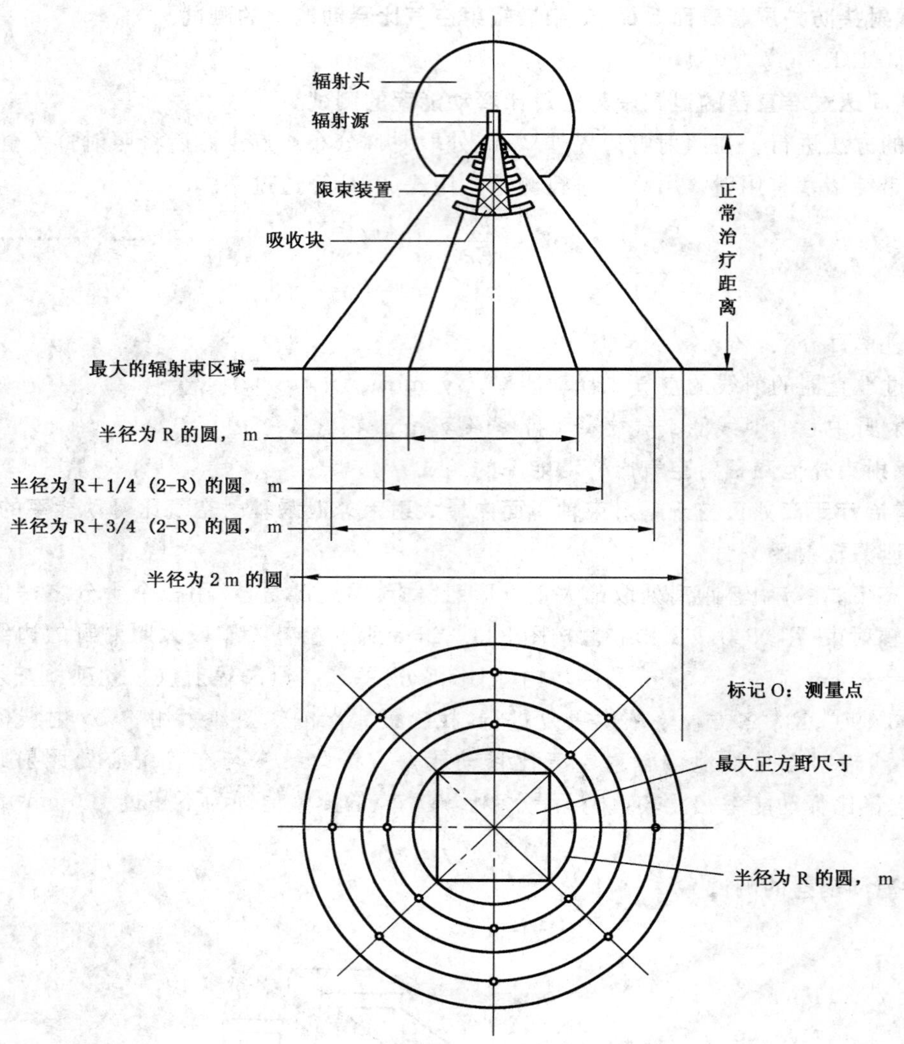

图 1-b　平均泄漏辐射的 16 个测量点

8.3.3.2　距放射源 1 m 处最大辐射束外泄漏辐射空气比释动能率的测试

a)　检测点的确定

按图 8.3.3.2 所示选择测量点。图中通过以放射源为中心、半径为 1 m 的球面的极点(除去辐射束上的一个极点)和球面赤道上四个相等间隔的点，确定 13 个基本的测试点中的前 5 个点，其余的 8 个点位于从两极点到赤道上的 4 个点的直线与赤道所围成的 8 个球面三角形的中心。

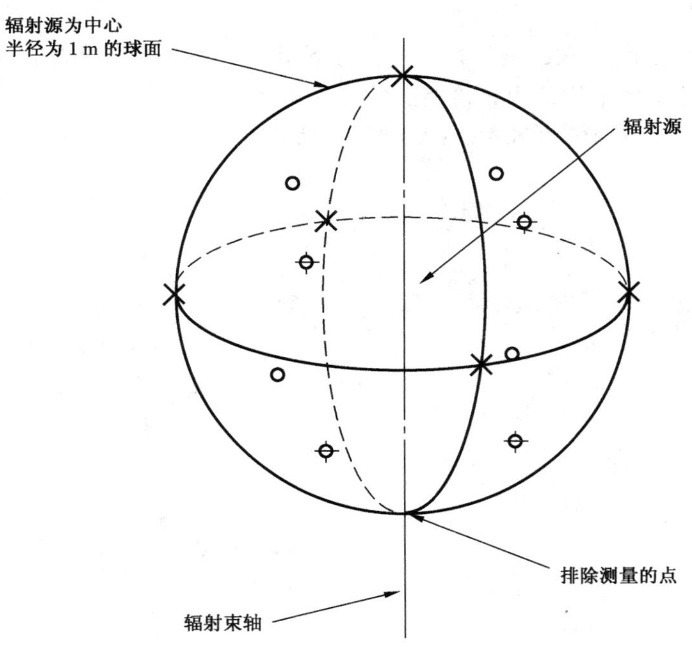

图2 距放射源1 m处最大射束外泄漏辐射测量点位置

b) 泄漏辐射空气比释动能率的测试

放射源置于出束状态,取最大照射野,关闭准直器并以三个十分之一值层(见A.2)的铅屏蔽材料屏蔽最大辐射区,测量各点处的泄漏辐射空气比释动能率。将其中最大泄漏辐射空气比释动能率与1 m处辐射束轴上最大空气比释动能率相比较,计算百分率。

8.3.4 β放射性物质污染的检验

方法1:γ源置于贮存位置,将有用射束出线口下方的有机玻璃托盘卸下,用污染检验仪直接测量其表面上的β污染。

方法2:对有用射束出线口下方无托盘的治疗机,将源置于贮存位,取5条2 cm×10 cm的胶布,分别平整粘贴在有用射束出线口上准直器可触及的内表面,取样测量。也可采用擦试取样法进行测量。

8.4 γ远距治疗工作场所及周围环境的卫生防护监测

8.4.1 监测点的设定

a) 防护门外沿防护门的周边、表面及门缝接合处等设检测点。

b) 主、副防护墙及顶棚外侧在距墙表面30 cm的平面上,每隔1米,距地面高约1.2 m取一检测点。

c) 控制室及治疗室相邻区域的必要位置处,每间隔一定距离取1个检测点。

d) 对单层建筑的治疗室,应检测治疗室周围距放射源15 m～30 m范围内天空散射的辐射水平。

8.4.2 监测用仪器

监测仪器须具备下列主要性能:

最小量程:0 μGy/h～10 μGy/h

能量响应:10 keV±40%～2 MeV±40%

读数响应时间：<15 s

该仪器还应设有累积剂量档。

8.4.3　测量方法

每个监测点的测量面积为 100 cm^2，在治疗状态下用仪器测量该范围内的空气比释动能率，取该范围内各点空气比释动能率的平均值为该检测点的空气比释动能率。

注：放射源置于治疗位置时，治疗室和迷路内的检测点不测量。

附　录　A
（资料性附录）
^{60}Coγ 衰变与辐射防护屏蔽厚度计算参考资料

A.1　^{60}Coγ 衰变资料

表 A.1　^{60}Coγ 的衰变(半衰期 5.2610 年)

月数	.0	1.0	2.0	3.0	4.0	5.0	6.0	7.0	8.0	9.0
0	1.000 0	.989 1	.978 3	.967 6	.957 0	.946 6	.936 2	.926 0	.915 9	.905 9
10	.896 0	.886 2	.876 6	.867 0	.857 5	.848 2	.838 9	.829 7	.820 7	.811 7
20	.802 9	.794 1	.785 4	.776 8	.768 4	.760 0	.751 7	.743 5	.735 3	.727 3
30	.719 4	.711 5	.703 7	.696 1	.688 5	.680 9	.673 5	.666 2	.658 9	.651 7
40	.644 6	.637 5	.630 6	.623 7	.616 9	.610 1	.603 5	.596 9	.590 4	.583 9
50	.577 5	.571 2	.565 0	.558 8	.552 7	.546 7	.540 7	.534 8	.529 0	.523 2
60	.517 5	.511 8	.506 3	.500 7	.495 3	.489 8	.484 5	.479 2	.474 0	.468 8
70	.463 7	.458 6	.453 6	.448 7	.443 8	.438 9	.434 1	.429 4	.424 7	.420 1
80	.415 5	.410 9	.406 4	.402 0	.397 6	.393 3	.389 0	.384 7	.380 5	.376 4
90	.372 3	.368 2	.364 2	.360 2	.356 3	.352 4	.348 5	.344 7	.341 0	.337 2
100	.333 6	.329 9	.326 3	.322 8	.319 2	.315 7	.312 3	.308 9	.305 5	.302 2
110	.298 9	.295 6	.292 4	.289 2	.286 0	.282 9	.279 8	.276 8	.273 7	.270 8
120	.267 8	.264 9	.262 0	.259 1	.256 3	.253 5	.250 7	.248 0	.245 3	.242 6
130	.240 0	.237 3	.234 7	.232 2	.229 6	.227 1	.224 7	.222 2	.219 8	.217 4
140	.215 0	.212 7	.210 3	.208 0	.205 8	.203 5	.201 3	.199 1	.196 9	.194 8
年数	.0	1.0	2.0	3.0	4.0	5.0	6.0	7.0	8.0	9.0
0	1.000 0	.876 6	.768 4	.673 5	.590 4	.517 5	.453 6	.397 6	.348 5	.305 5
10	.267 8	.234 7	.205 8	.180 4	.158 1	.138 6	.121 5	.106 5	.093 3	.081 8

A.2　^{60}Coγ 射线铅半值层厚度与十分之一值层厚度近似值

a)　半值层厚度　1.2 cm；

b)　十分之一值层厚度　4.0 cm。

注：本资料摘自电离辐射剂量丛书《辐射剂量学常用数据》中国计量出版社　1987 年 5 月第 1 版　P416。

附　录　B
（资料性附录）
有用射束吸收剂量测定电离室修正因子

B.1　圆柱形电离室的扰动修正因子

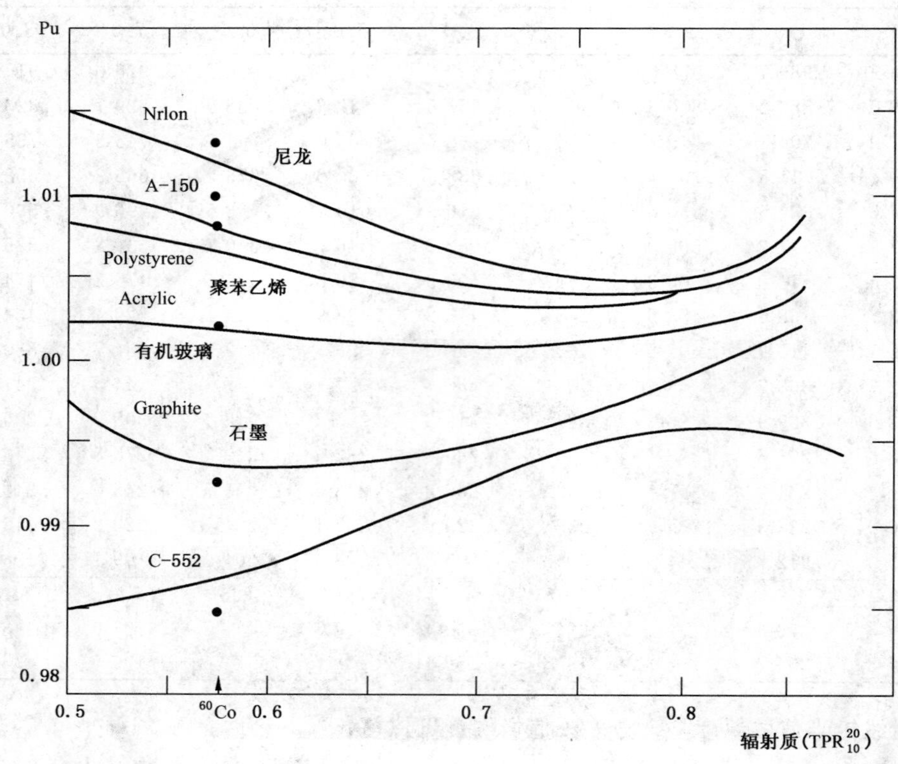

图 B.1　圆柱形电离室的扰动修正因子 *Pu*
（Pu 是辐射质的函数；室壁不同，Pu 不同）

B.2 常用电离室 Katt,Km 及其乘积值

表 B.1 常用电离室 Katt,Km 及其乘积值

电离室型号	Km	Katt	Katt·Km
NE 0.2 cm^3 2515	0.980	0.988	0.968
NE 0.2 cm^3 2515/3	0.991	0.987	0.978
NE 0.2 cm^3 2577	0.994	0.987	0.981
NE 0.6 cm^3 2505/A(1967～1974)①	0.971	0.997	0.962
NE 0.6 cm^3 2505/3,3A(1967～1979)①	0.991	0.990	0.981
NE 0.6 cm^3 2505/3,3B(1974～现在)①	0.974	0.991	0.965
NE 0.6 cm^3 2571,带保护极	0.994	0.990	0.985
NE 0.6 cm^3 2581(PMMA 帽)②	0.975 0	0.990	0.966
PTW 0.6 cm^3 23333(3 mm 帽)	0.982	0.993	0.975
PTW 0.6 cm^3 23333(4.6 mm 帽)	0.982	0.990	0.972
PTW 0.3 cm^3 标准型,M23332	0.982	0.993	0.975
PTW 0.3 cm^3 防水型,M2333641	0.982	0.992	0.974
VICTOREEN 0.6 cm^3 30—351	0.982	0.993	0.975
CAPINTEC 0.6 cm^3 PARMER 型(PMMA 帽)	0.993	0.990	0.983
CARINTEC 0.6 cm^3(PMMA)	0.989	0.989	0.978
T6C—0.6 0.6 cm^3(PMMA 帽)	0.994	0.990	0.984
RT101 0.6 cm^3(有机玻璃帽)③	0.990	0.990	0.980
注： ① 括号内的数字为生产年代； ② 中国计量科学研究院生产； ③ 卫生部工业卫生实验所生产。			

注：本资料摘自中华人民共和国国家计量检定规程《外照射治疗辐射源》(JJG 589—2001)P26,P24。

ICS 13.100
C 57

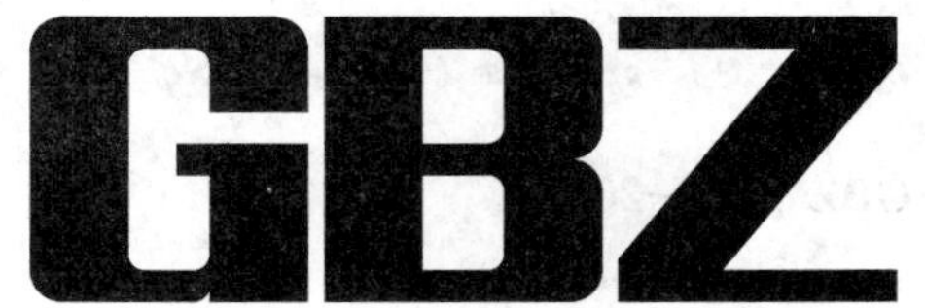

中华人民共和国国家职业卫生标准

GBZ 165—2012
代替 GBZ 165—2005

X射线计算机断层摄影放射防护要求

Radiological protection requirements for X-ray computed tomography

2012-08-25 发布　　2013-02-01 实施

中华人民共和国卫生部　发布

前　言

根据《中华人民共和国职业病防治法》制定本标准。

本标准按照 GB/T 1.1—2009 给出的规则起草。

本标准 4.1、4.2、第 5 章～第 7 章是强制性的，其余为推荐性的。

本标准代替 GBZ 165—2005《X 射线计算机断层摄影放射卫生防护标准》。本标准与 GBZ 165—2005 相比，主要技术变化如下：

——3.5、3.6 中增加了“容积 CT 剂量指数($CTDI_{vol}$)”和“剂量长度乘积(DLP)”的术语和定义；

——5.3 中增加了机房外的空气比释动能率限值；

——6.3.1 中增加了 CT 剂量测量需要的检测仪器；

——6.3.3 中增加了多排探测器 CT 扫描时 $CTDI_{vol}$ 和 DLP 的检测方法；

——附录中增加了 CT 检查加权 CT 剂量指数($CTDI_w$)、容积剂量指数($CTDI_{vol}$)和剂量长度乘积(DLP)的参考剂量水平。

本标准由卫生部放射卫生防护标准专业委员会提出。

本标准起草单位：江苏省疾病预防控制中心。

本标准主要起草人：余宁乐、周献锋、岳锡明、张乙眉、王进。

X射线计算机断层摄影放射防护要求

1 范围

本标准规定了医用X射线计算机断层摄影装置(简称CT)的防护性能、机房防护设施和安全操作的放射防护要求及检测要求。

本标准适用于CT使用中的防护。

2 规范性引用文件

下列文件对于本文件的应用是必不可少的。凡是注日期的引用文件,仅注日期的版本适用于本文件。凡是不注日期的引用文件,其最新版本(包括所有的修改单)适用于本文件。

GB 9706.11 医用电气设备 第二部分:医用诊断X射线源组件和X射线管组件安全专用要求

GB 9706.12 医用电气设备 第一部分:安全通用要求 三.并列标准 诊断X射线设备辐射防护通用要求

GB 16348 医用X射线诊断受检者放射卫生防护标准

GB 17589 X射线计算机断层摄影装置质量保证检测规范

GBZ 179 医疗照射放射防护基本要求

3 术语和定义

下列术语和定义适用于本文件。

3.1

CT剂量指数 computed tomography dose index;CTDI

沿着垂直于断层平面方向(Z轴)上的吸收剂量分布$D(z)$,除以X射线管在360°的单次旋转时产生的断层切片数N与标称层厚T之积的积分称之为$CDTI$。积分区间有取$-7T$～$+7T$,还有-50 mm～$+50$ mm。凡取从-50 mm～$+50$ mm积分的CT剂量指数表示为$CTDI_{100}$,见式(1):

$$CTDI_{100}=\int_{-50\ \mathrm{mm}}^{+50\ \mathrm{mm}}\frac{D(z)}{NT}\mathrm{d}z \quad\cdots\cdots(1)$$

3.2

加权CT剂量指数 weighted computerized tomographic dose index;CTDI$_w$

在实际检测中分别测量$CTDI_{100}$(中心)和$CTDI_{100}$(周边)值,其中$CTDI_{100}$(中心)值是测量体模中心的$CTDI_{100}$值;$CTDI_{100}$(周边)值应是至少以90°为间隔的体模表面下10 mm处四个测量值的平均。加权CT剂量指数$CTDI_w$定义见式(2):

$$CTDI_w=\frac{1}{3}CTDI_{100}(\text{中心})+\frac{2}{3}CTDI_{100}(\text{周边}) \quad\cdots\cdots(2)$$

3.3

X射线源组件 X-ray source assembly

X射线管组件与限束系统构成的组件。

3.4

螺距　pitch

在螺旋CT中,X射线管旋转一圈的移床距离(I)与总线束宽度($N \cdot T$)的比值称为螺距,见式(3):

$$P = I/N \cdot T \quad \cdots\cdots(3)$$

3.5

容积CT剂量指数　volume computed tomography dose index;$CTDI_{vol}$

代表多排探测器螺旋CT扫描整个扫描容积中的平均剂量,定义见式(4):

$$CTDI_{vol} = CTDI_{w}/CT_{螺距} \quad \cdots\cdots(4)$$

3.6

剂量长度乘积　dose length product;DLP

螺旋CT扫描的剂量长度乘积为容积CT剂量指数($CTDI_{vol}$)与沿z轴的扫描长度(L)的乘积,见式(5):

$$DLP = CTDI_{vol} \times L \quad \cdots\cdots(5)$$

4　CT的防护性能要求

4.1　X射线源组件安全应符合GB 9706.11和GB 9706.12的要求。X射线源组件应当有足够铅当量的防护层,使距焦点1 m远处球面上漏射线的空气比释动能率<1.0 mGy/h。随机文件中应由设备生产单位提交符合法定资质的有效证明材料。

4.2　CT随机文件中应提供等比释动能图,描述设备周围的杂散辐射的分布。

4.3　CT定位光精度、层厚偏差、CT值、噪声、均匀性、CT值线性、高对比分辨力、低对比可探测能力、诊断床定位精度、扫描架倾角指标应符合GB 17589的要求。

4.4　CT在使用时,应参考附录A中的成人和儿童诊断参考水平,如高于诊断参考水平时,应检查扫描参数,确定在不影响影像质量时采取降低剂量的修正措施。

5　CT机房的防护要求

5.1　CT机房的设置应充分考虑邻室及周围场所的人员驻留条件,一般应设在建筑物的一端。

5.2　CT机房应有足够的使用空间,面积应不小于30 m^2,单边长度不小于4 m。机房内不应堆放无关杂物。

5.3　CT机房的墙壁应有足够的防护厚度,机房外人员可能受到照射的年有效剂量小于0.25 mSv(相应的周有效剂量小于5 μSv),距机房外表面0.3 m处空气比释动能率应<2.5 μGy/h。

5.4　CT机房门外明显处应设置电离辐射警告标志,并安装醒目的工作状态指示灯。

5.5　CT机房应保持良好的通风。

6　CT及机房防护检测要求

6.1　CT质量控制检测

CT应按GB 17589的方法和规范要求做好质量控制检测。质量控制检测包括验收检测、状态检测和稳定性检测。新安装或更换重大部件后应在使用前开展验收检测,验收检测合格后方可使用。状态检测频度为每年1次,检测应由具有相应资质的放射卫生技术服务机构进行。医疗机构应按GB 17589

的检测项目和频度开展稳定性检测。

6.2 CT 机房防护检测

CT 机房周围辐射水平检测每年 1 次。在常用最大工作条件下，使用 X 射线剂量仪在机房外人员可达区域布点测量。关注点包括四面墙体、地板、顶棚、与机房连通的门、观察窗等，检测点距机房墙体或防护门距离为 30 cm，距地面高度为 130 cm，顶棚上方检测点距顶棚地面为 100 cm，机房地面下方检测点距楼下地面为 170 cm。检测结果以周围剂量当量率给出。

6.3 CT 剂量指数的检测

6.3.1 检测仪器

用于测量 CT 剂量指数的探测器一般应使用有效长度为 100 mm 的笔形电离室或 CT 长杆电离室。所用仪器应性能合适，经法定计量机构刻度和定期校准，并正确使用。

6.3.2 检测用模体

检测用模体选用 X 射线线性衰减系数与人体组织相近的物质（一般用 PMMA）制成均质圆柱形模体。头部模体的直径为 160 mm，体部模体的直径为 320 mm。模体应有能够容纳笔形电离室的孔（孔的直径一般为 13 mm），这些孔应平行于模体的对称轴，并且孔的中心位于其中心和以 90°为间隔的模体表面下方 10 mm 处。对于在检测时不使用的孔，应用与模体材料相同的插入件完全填充空穴。

6.3.3 检测方法

CT 剂量指数的测量应根据不同扫描部位的 X 射线 CT 检查，分别选用符合 6.3.2 规定的相应测试模体，并放置在受检者支架上，位于扫描旋转轴中心。

分别使用常规成人头部、成人胸部、成人腹部的扫描参数，对模体进行扫描。在轴向扫描条件下，宜用笔形电离室测量，根据式(2)、式(4)计算 $CTDI_w$，$CTDI_{vol}$ 和 DLP，并根据相应测试条件进行评判。

在螺旋扫描条件下，宜用 CT 长杆电离室测量，测量 $CTDI_w$，$CTDI_{vol}$ 和 DLP，并根据相应测试条件进行评判。

7 CT 操作中的防护要求

7.1 CT 工作人员应接受上岗前培训和在岗定期再培训并取得相应资格，熟练掌握专业技能和防护知识，在引入新设备、新技术、设备大修及改装后，应需更有针对性的培训。

7.2 CT 工作人员应按照 GBZ 179 的要求，重视并采取相应措施保证受检者的放射防护与辐射安全。CT 受检者所受医疗照射的防护应符合 GB 16348 的规定。

7.3 CT 工作人员应针对临床实际需要，正确选取并优化设备工作参数，在满足诊断需要的同时，尽可能减少受检者所受照射剂量。尤其应注意对儿童的 CT 检查时，应正确选取扫描参数，以减少受照剂量，使儿童的 CT 应用达到最优化。

7.4 CT 工作人员应定期检查控制台上所显示出患者的剂量指示值（$CTDI_w$，$CTDI_{vol}$ 和 DLP），发现异常，应找出原因并加以纠正。

7.5 应慎重进行对孕妇和儿童的 CT 检查，对儿童受检者要采取固定措施。

7.6 开展 CT 检查时，应做好非检查部位的防护，使用防护用品和辅助防护设施：铅橡胶，铅围裙（方形)或方巾,铅橡胶颈套,铅橡胶帽子,严格控制对诊断要求之外部位的扫描(定位平扫除外)。

7.7　在CT检查过程中应对受检者与患者进行全程监控,防止发生意外情况。

7.8　施行CT检查时,其他人员不得滞留在机房内。当受检者或患者须携扶时,应对携扶者采取必要的防护措施。

7.9　在CT检查的教学实践中,学员的放射防护应按GBZ 179的规定执行。

附 录 A
（资料性附录）
CT 检查的诊断参考水平

典型成年患者 X 射线 CT 检查的诊断参考水平见表 A.1，成年患者 CT 检查的诊断参考水平(DRL)见表 A.2，儿童患者诊断参考水平见表 A.3。

表 A.1 典型成年患者 X 射线 CT 检查的诊断参考水平

检查部位	$CTDI_w$ [a] mGy
头部	50
腰椎	35
腹部	25

[a] 表列值是由水模体中旋转轴上的测量值推导的，模体长 15 cm，直径 16 cm(头部)和 30 cm(腰椎和腹部)。

表 A.2 源于不同研究的成年患者 CT 检查的诊断参考水平(DRL)

检查部位	IAEA 研究数据(Tsapaki 等，2006)[a]	英国 SDCT 的 DRL(Shrimpton 等，2005)	英国 MDCT 的 DRL(Shrimpton 等，2005)	欧洲 SDCT 的 DRL(EC，2000)	欧洲 MDCT 的 DRL(Bongartz 等，2004)
头部	527	760	930	1 050	337
胸部	447	760	940	650	267
腹部	696	510	560	780	724

[a] 该数据来自 6 个国家的 10 个有代表性的研究中心，包括 SDCT 和 MDCT，本表以 DLP(mGy·cm)作为剂量参考，所列数据为调查平均值的第三个四分位(75%)值。

表 A.3 儿童患者诊断参考水平(Shrimpton 等，2005)

检查部位及年龄 岁	$CTDI_w$ [a] mGy	$CTDI_{vol}$ [a] mGy	DLP mGy·cm
胸部：0～1	23	12	204
胸部：5	20	13	228
胸部：10	26	17	368
头部：0～1	28	28	270
头部：5	43	43	465
头部：10	52	51	619

[a] $CTDI_w$ 和 $CTDI_{vol}$ 是利用直径为 16 cm 的剂量模体测量和计算得到的，本表所列数据为调查平均值的第三个四分位(75%)值。

ICS 13.100
C 57

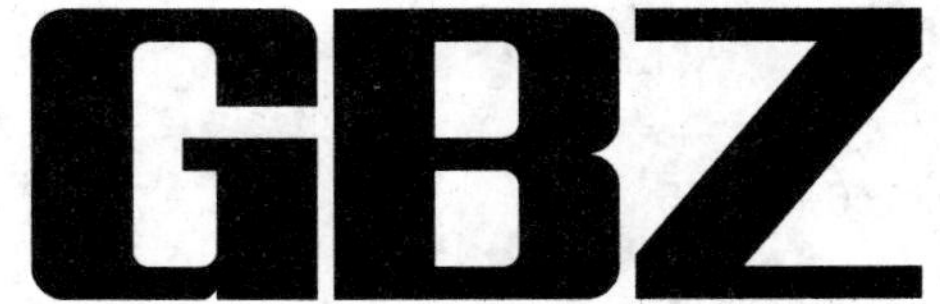

中华人民共和国国家职业卫生标准

GBZ 166—2005

职业性皮肤放射性污染个人监测规范

Specifications of individaul monitoring radioactive contamination at occupational worker's skin

2005-03-17 发布　　2005-10-01 实施

中华人民共和国卫生部　发布

前　言

本标准的第 4.1 条是强制性条款，其余为推荐性条款。

根据《中华人民共和国职业病防治法》制定本标准。

1985 年发布并实施的国家标准《放射工作人员个人剂量监测方法》(GB 5294—85)，如今已作全面修订，修订后分成了如下三个既独立、又相互配套的部分(它们同时取代 GB 5294—85 中相应的外照射、内照射和皮肤放射性污染个人监测内容)：

《职业性外照射个人监测规范》(GBZ 128—2002)；

《职业性内照射个人监测规范》(GBZ 129—2002)；

《职业性皮肤放射性污染个人监测规范》(即本标准)。

本标准在编制中，参考了 ICRP 第 60 号出版物《国际放射防护委员会一九九〇年建议书》、ICRP 第 75号出版物《工作人员放射防护的一般原则》、国际原子能机构(IAEA)安全丛书第 84 号安全导则《职业辐射监测的基本原则》及国家标准《电离辐射防护与辐射源安全基本标准》(GB 18871—2002)等资料。

本标准的附录 A 是规范性附录，附录 B 是资料性附录。

本标准由中华人民共和国卫生部提出并归口。

本标准起草单位：中国疾病预防控制中心辐射防护与核安全医学所。

本标准起草人：程荣林。

本标准由中华人民共和国卫生部负责解释。

职业性皮肤放射性污染个人监测规范

1 范围

本标准规定了职业工作人员皮肤放射性污染个人监测(以下简称“皮肤污染监测”)的原则、方法、结果评价及质量保证的基本要求。

本标准适用于职业工作人员皮肤放射性污染的个人监测与评价。

2 监测原则

2.1 一般原则

a) 对于使用非密封源的工作场所,应根据审管部门的要求对操作放射性物质的工作人员进行皮肤污染监测;

b) 对于使用密封源的工作场所,一般不需要对工作人员进行皮肤污染监测;如果密封源发生或怀疑发生泄漏,则应对有关工作人员进行皮肤污染监侧;

c) 在一些例如挥发性放射性物质造成的空气污染的特殊情况下,也可根据场所监测来估算皮肤表面污染的程度;

d) 若皮肤受到放射性污染的同时还伴有皮肤损伤,应注意污染监测不要延误医学处理。

2.2 皮肤污染监测的主要目的如下:

a) 测量皮肤放射性污染程度,判断其与表面污染控制水平或剂量限值的符合情况;

b) 探测可能扩散到控制区外的污染,以便及时决定是否采取去污或其他合适的防护措施,防止污染继续扩散,控制和减少人体对放射性物质的吸收;

c) 在工作人员万一受到过量照射时,为启动和支持适当的健康监护及医学治疗提供信息;

d) 为制定内照射个人评价计划和修订操作规程提供资料。

2.3 皮肤污染监测的主要项目包括:

a) 人体暴露部位(如手、足及头发等)的放射性表面污染监测;

b) 工作人员穿戴的防护用品及内衣等的放射性表面污染监测。

2.4 皮肤污染监测应制订好监测计划,其内容包括:

a) 规定监测范围和频率;

b) 选择监测方法和仪器(包括仪器测试、校准和维修等);

c) 制定监测实施程序;

d) 计算和评价监测结果;

e) 制定质量保证计划。

3 监测方法

3.1 一般要求

3.1.1 应根据经验确定的合适频率进行皮肤污染监测。

3.1.2 皮肤污染很少是均匀的,且易发生在人体的某些特定部位(如手、足和颈等人体暴露部位)。因此,在测量皮肤放射性污染水平的同时,有时(特别在污染严重时)还应特别注意测量皮肤污染的分布。

3.1.3 对于常规监测,皮肤及个人防护用品放射性表面污染水平监测的面积一般可取 100 cm^2;对于面积较大或分布不均匀的污染表面,可取多个 100 cm^2 面积上污染水平的平均值作为监测结果。对于手,监测面积则可取 300 cm^2。

3.2 测量方法

通常可用直接监测法按如下要求对皮肤及个人防护用品的放射性表面污染水平进行测量：

a) 人体表面污染测量的顺序，一般应是先上后下，先前后背。在全面巡测的基础上，再重点测量暴露部位(如手、脸、颈和头发等部位)，特别要注意发现严重污染的部位。必要时，测量结果应用图表示出污染分布及污染水平；

b) 为了有效探测污染，应控制好监测仪探头离被测表面的距离：测量 α 污染时应不大于 0.5 cm；测量 β 污染时以 2.5 cm 至 5 cm 为宜。此外，测量时也应小心避免监测仪探头的污染；

c) 应控制好监测仪探头的移动速度，使其与所用监测仪的读数响应时间相匹配；

d) 当初始污染或持续污染水平大大高于控制水平时，应注意污染监测仪的饱和上限。必要时，应选用监测上限值更高的监测仪；

e) 实施污染测量的具体地点应尽量避开 γ 辐射场的干扰；

f) 对 α 核素和 β 核素混合物污染的场合，应通过带和不带薄吸收体的检测进行鉴别。测量时应注意它们之间的互相干扰，尤其是对低能 β 污染的测量，应注意 α 辐射的干扰；

g) 每次测量前后应对污染监测仪作本底测量。

3.3 监测仪选择和校准

3.3.1 应根据待测辐射的类型(是 α 辐射体、β 辐射体还是 β-γ 辐射体)选用具有足够灵敏度的、并经有效计量校准的监测仪。监测仪的灵敏度应综合考虑探测面积、探测效率和本底水平等诸多因素。

3.3.2 对于污染缓慢扩散的场所，可以配备专门的手/鞋监测仪定期监测工作人员的手套、工作鞋、工作服等个人防护用品的放射性表面污染水平，该水平能给出人员和场所污染水平的一般指示。

3.3.3 对于有可能发生污染大量扩散或急剧扩散的场所，可在工作场所出口处设置专门的人员污染监测仪，以便及时、方便地监测工作人员身体表面任何部位的放射性污染物。

3.3.4 监测仪至少每年应检定或校准一次。

3.4 皮肤放射性表面污染水平的计算

皮肤放射性表面污染水平 L，可根据污染监测仪读数由下式求得：

$$L=\frac{N_c/t_c-N_b/t_b}{R}=\frac{n_c-n_b}{R}$$

式中：

L——皮肤放射性表面污染水平，Bq/cm^2；

N_c——t_c 时间内监测仪测得污染的累计读数，(计数)；

N_b——t_b 时间内监测仪测得本底的累计读数，(计数)；

t_c——测量污染的时间，s；

t_b——测量本底的时间，s；

n_c——监测仪测得污染的计数率，(计数)/s；

n_b——监测仪测得本底的计数率，(计数)/s；

R——污染监测仪的校准系数，[(计数/s)/(Bq/cm^2)]。

4 监测结果评价

4.1 评价标准

4.1.1 皮肤剂量限值

工作人员因职业照射所致皮肤年当量剂量应不超过 500 mSv。

4.1.2 表面污染控制水平

工作人员皮肤及个人防护用品放射性表面污染水平的控制，应遵循附录 A(规范性附录)所规定的限制要求。

4.2 评价原则

4.2.1 当放射性表面污染水平不超过控制水平时，或虽超过控制水平但不是很大时，一般均不需要估算皮肤当量剂量，而首要的行动是去除或减少污染，并可能需要调查原因。

4.2.2 当初始污染或持续污染水平大大高于控制水平时，除了抓紧控制污染源、去除或减少污染以及调查原因外，可能还需要估算皮肤当量剂量。在这种情况下，为了更好地判断是否超过剂量限值，监测面积应取 1 cm^2，并以多个 1 cm^2 面积上污染测量值的平均值作为监测结果。此外，应注意这种皮肤当量剂量的估算往往是粗糙的，只能看作是定性处理，并把它与外照射监测、场所监测和其他导致皮肤污染的相关因素，以及皮肤损伤症状综合考虑。

4.2.3 皮肤污染与场所污染密切相关。在很少发生污染的区域，一旦发现污染就应足够重视，并应及时调查和控制污染源。在污染较为普遍的区域，污染变化的趋势可反映工作场所污染的控制程度，可在达到控制水平之前采取相应的防护行动。当发现明显的皮肤污染时，除了采取消除皮肤污染的措施外，还应监测场所的表面污染水平，并采取消除场所污染的措施。

4.2.4 在皮肤受到 γ、β 核素严重污染的情况下，一般应以个人剂量当量 Hp(10)评估皮肤受污染处下 10 mm 深处器官或组织的生物效应；以 Hp(0.07)评估皮肤浅层(污染处下 0.07 mm)的受照程度，特别是对于低于 15 keVγ 辐射的污染以及 α、β 污染。

皮肤表面受到发射不同能量 β 射线的物质污染时，其所致皮肤吸收剂量可参见附录 B(资料性附录)。

5 监测质量保证

皮肤放射性表面污染水平监测的质量保证，至少应达到如下要求：

a) 应由熟悉相关法规及标准、正确和熟练使用监测仪器的合格人员从事皮肤污染监测工作；

b) 应选用符合要求、工作正常、性能稳定的仪器和设备，并定期对其检定(或校准)和维修；

c) 应对监测记录及其校核、监测报告签发、监测档案管理及其保存等进行规范。

附 录 A
（规范性附录）
皮肤及个人防护用品放射性表面污染控制水平

A.1 皮肤及个人防护用品放射性表面污染控制水平见表A.1。

表A.1 人员皮肤、个人防护用品及工作场所的放射性表面污染控制水平 单位：Bq/cm^2

表面类型		α放射性物质		β放射性物质
		极毒性	一般性	
工作台、设备、墙壁、地面	控制区[1)]	4	4×10	4×10
	监督区	4×10^{-1}	4	4
工作服、手套、工作鞋	控制区 监督区	4×10^{-1}	4×10^{-1}	4
手、皮肤、内衣、工作袜		4×10^{-2}	4×10^{-2}	4×10^{-1}

1) 该区内的高污染子区除外。

A.2 应用上述控制水平时应注意：

a) 表A.1中所列数值系指表面上固定污染和松散污染的总和；

b) 手、皮肤、内衣、工作袜污染时，应及时清洗，尽可能清洗到本底水平。其他个人防护用品表面污染水平超过表A中所列数值时，也应及时采取去污措施；

c) β粒子最大能量小于0.3 MeV的β放射性物质的表面污染控制水平，可为表A.1中所列数值的5倍；

d) ^{227}Ac、^{210}Pb和^{228}Ra等β放射性物质，按α放射性物质的表面污染控制水平执行；

e) 氚和氚化水的表面污染控制水平，可为表A.1中所列数值的10倍；

f) 表面污染水平可按一定面积上的平均值计算：皮肤和工作服一般取100 cm^2，手取300 cm^2。

附　录　B
（资料性附录）
皮肤表面β放射性污染所致皮肤吸收剂量估算

不同能量β放射性物质皮肤表面污染所致皮肤吸收剂量的估算见表B.1。

表B.1　β皮肤表面污染对皮肤不同深度处的吸收剂量[(μGy/h)/(Bq/cm²)]

β射线最大能量 MeV	深度(mm)				
	0.01	0.07	0.5	1.0	5.0
0.1	0.33	0.005	—	—	—
0.2	0.56	0.09	—	—	—
0.4	0.56	0.20	0.007	—	—
0.6	0.52	0.25	0.04	0.005	—
0.8	0.50	0.27	0.06	0.02	—
1.0	0.49	0.28	0.08	0.03	—
1.2	0.48	0.28	0.10	0.05	—
1.4	0.47	0.28	0.11	0.06	0.005
1.6	0.39	0.25	0.12	0.07	0.001
1.8	0.38	0.26	0.12	0.08	0.003
2.0	0.38	0.26	0.13	0.09	0.004
2.2	0.38	0.26	0.13	0.09	0.006
2.4	0.38	0.26	0.14	0.10	0.01
2.6	0.38	0.26	0.14	0.10	0.01
2.8	0.38	0.26	0.14	0.10	0.01
3.0	0.38	0.26	0.14	0.11	0.02

ICS 13.100
C 57

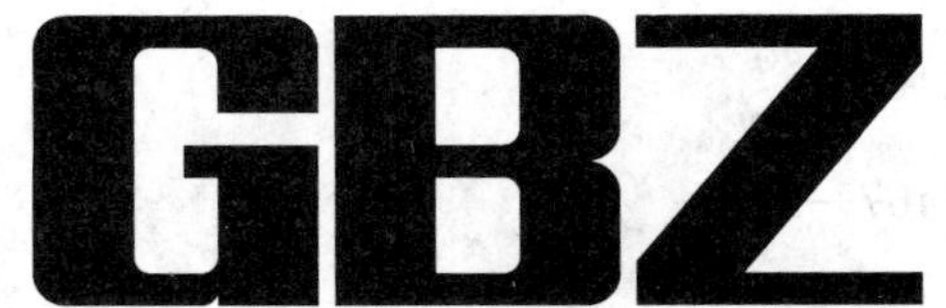

中华人民共和国国家职业卫生标准

GBZ 167—2005

放射性污染的物料解控和场址开放的基本要求

Basic regulation for clearance of materials and release of sites contaminated with radioactivity

2005-03-17 发布 2005-10-01 实施

中华人民共和国卫生部 发布

前言

本标准第 4 章第 4.1,4.2 和 4.4 条以及第 5 章第 5.1 和 5.2 条为强制性的,其余为推荐性的。

清洁解控是辐射源安全管理过程的一个重要环节。现行的国家标准《电离辐射防护与辐射源安全基本标准》(GB 18871—2002)(以下简称《基本标准》)第 4.2.5 条已经指出,已通知或已获准实践中的源(包括物质、材料和物品),如果经确认符合审管部门规定的清洁解控水平,则经审管部门认可可以不再遵循本标准的要求,即可以将其解控。

将可以解控的源从审管体系中解脱出来,对于资源(包括源项的可利用性资源以及实施控制所需的人力物力资源)的充分利用有重要意义。

对经环境整治后被污染场址的获准开放,有利于这些场址的重新开发或利用,促进国民经济的持续发展。此时,应依据合理选定的剂量约束值,并遵循"区别对待,因地制宜,逐例分析"的原则,制订开放给定场址专用的可接受水平,以保护公众和环境的长期安全。

本标准的附录 A 和附录 B 为规范性附录,附录 C 和附录 D 为资料性附录。

本标准由中华人民共和国卫生部提出。

本标准起草单位:军事医学科学院放射医学研究所。

本标准起草人:叶常青。

放射性污染的物料解控和场址开放的基本要求

1 范围

本标准规定了受放射性核素污染的物料的通用解控水平和残留有放射性物质的拟开放场址可接受水平的基本要求。

本标准适用于已受审管控制的任何受放射性核素污染的物料(物件)、残留有放射性物质的场址以及其中的建筑物、设备。

2 规范性引用文件

下列文件中的条款通过本标准的引用而成为本标准的条款。凡是注明日期的引用文件,其随后所有的修改单(不包括勘误的内容)或修订版均不适用于本标准。然而,鼓励根据本标准达成协议的各方研究是否可使用这些文件的最新版本。凡是不注日期的引用文件,其最新版本适用于本标准。

GB 13367—92　辐射源和实践的豁免管理原则

GB 14500—2003　放射性废物管理规定

GB 17567—1998　核设施的钢铁和铝再循环再利用的清洁解控水平

GB 18871—2002　电离辐射防护与辐射源安全基本标准

HJ 53—2000　拟开放场址土壤中剩余放射性可接受水平规定(暂行)

3 术语和定义

下列术语和定义适用于本标准。

3.1

放射性废物　radioactive waste

来自实践或干预的、预期不会再利用的废弃物(不管其物理形态如何),它含有放射性物质或被放射性物质所污染,并且其活度或活度浓度大于审管部门规定的清洁解控水平,在本标准中简称为废物。

在核设施退役和环境整治中产生的放射性水平很低、但略高于清洁解控水平的大量废物,称为极低放废物。低于清洁解控水平而可以免除审管控制的废物则为免管废物。

3.2

退役　decommissioning

核设施使用期满或停役后为了保护公众和环境的长期安全而采取的管理和技术的行动。退役的目的是实现场址和/或设施的无限制的或有限制的开放或使用。

3.3

再循环再利用　recycle and reuse

材料内部污染水平等于或低于审管部门规定的清洁解控水平的金属物料经审批并经熔炼后作为原材料再循环利用;表面污染的金属物料及设备,当其表面污染水平等于或低于标准给出的表面污染解控水平者经审批后可解控再利用。

3.4

剂量约束　dose constraint

对源可能造成的个人剂量预先确定的一种限制,它是源相关的,被用作对所考虑的源进行防护和安全最优化时的约束条件。对于职业照射,剂量约束是一种与源相关的个人剂量值,用于限制最优化过程所考虑的选择范围。对于公众照射,剂量约束是公众成员从一个受控源的计划运行中接受的年剂量的上界。剂量约束所指的照射是任何关键人群组在受控源的预期运行过程中、经所有照射途径所接受的年剂量之和，对每个源的剂量约束应保证关键人群组所受的来自所有受控源的剂量之和保持在剂量限值以内。对于医疗照射，除医学研究受照人员或照顾受照患者的人员（工作人员除外）的防护最优化以外，剂量约束值应被视为指导水平。

3.5

豁免　exemptions

指实践和实践中的源经确认符合规定的豁免准则或水平，并经审管部门同意后不再需要按放射工作的要求实施管理。典型的豁免源包括科研中示踪用源、刻度源以及某些含少量放射性的消费品这样一些低活度源。在实施解控时，豁免原则扩展应用于回收再利用的物料及填埋处理的极低放废物。

3.6

解控　clearance

审管部门按规定解除对已批准进行的实践中的放射性材料、物品或废物的管理控制。当解控对象流向的最终目的地及其用途不能预先知晓时，所导出的解控水平属于无条件解控，低于此水平的待解控对象不需作进一步考虑，而"自动"地免除审管控制；此时，最可能的用途和目的是再循环、再利用和浅表填埋，也用于协议国之间商品的跨国贸易。相反，其流向和用途预先十分清楚时，可按特定条件，采用最优化的方法，权衡各方面（社会、环境、经济）利弊，制订解控水平，此时，属于有条件解控。

3.7

解控水平　clearance levels

由审管部门规定的、以表面污染比活度、活度浓度和（或）总活度表示的值，辐射源的上述可测量值等于或低于该值时，可以不再受审管部门的审管。又称清洁解控水平。

3.8

可接受水平　acceptable levels

由审管部门规定的拟向公众开放的场址土壤中以活度浓度表示的剩余放射性通过辐射防护最优化而选定的水平，待评估的场址土壤中活度浓度低于此水平时，方可解除控制，开放利用。

3.9

固体物料　solid materials

系指来源于可控制的实践，包括在核燃料循环中产生的废物、供在境内或有协议的境外地区再循环再利用的物料，以及在医院、研究机构和工业中产生的核技术应用放射性废物；它不包括密封源、污染的土地和建筑物以及可能用作食品的物料；也不是指意外事故或以往未受管情况下产生的放射性物质，以及未经人工浓集的天然放射性物质。

3.10

受放射性污染的场址　sites contaminated with radioactivity

是指已受到放射性核素污染的任何设施、设备或散在分块的土地，或任何建（构）筑物，或任何地下或地面的水体。在一个实体内几个分散的部分受到放射性污染时，此实体被视为一个场址。

4　物料解控

4.1　基本要求

要解除放射性污染物料的审管控制，其基本要求与豁免的一般准则相同，即：

a)　对个人造成的辐射危险足够低，不需要由审管部门进行审管；

b)　所产生的集体辐射影响足够低，在通常情况下不值得进行审管；

c)　具有固有的安全性，不可能出现导致上述要求(a)和(b)不能满足的情况。

4.2　剂量限制

如果经审管部门确认在任何实际可能的情况下均能满足下列剂量限制，则可不作更进一步考虑，对受管的物料实施无条件解控；

a） 待解控的固体物料使任何公众成员一年内所受的有效剂量预计为 10 μSv 量级或更小；

b） 被解控的物料一年内所引起的集体有效剂量不大于约 1 人・Sv，或防护的最优化评价已表明解控是最优选择。

4.3 放射性污染物料活度浓度导出通用解控水平

4.3.1 导出通用清洁解控水平系按照典型条件（情景、模式、参数）由第 4.2 条给出的剂量限制值而导出的可测量值，属于无条件解控水平或通用解控水平；当照射条件明显地不同于典型情况时，依特定条件推导出的解控水平属有条件解控水平或特定解控水平。在实际使用时，必须贯彻“区别对待、因地制宜、逐例分析”的原则。当与设定的典型条件相符或基本相符时，则推荐采用导出通用解控水平；当明显偏离设定的典型条件时，经审管部门审批同意后，依特定条件将推荐值修正为特定的解控水平来实施解控。

如果解控水平被超过，应该根据较仔细的最优化分析，或者从除了辐射防护方面以外的理由来说是正当的，则解控仍然是合适的；另一方面，甚至第 4.2 条的剂量限制均能达到，也可能由于非辐射方面的理由而不能批准解控，例如合适的质量保证系统没有到位。无论是通用的或特定的导出解控水平的采用，均需得到审管部门的批准。

4.3.2 物件表面放射性污染的通用解控水平：仅有表面放射性污染的物件导出通用解控水平推荐值列于附录 A 表 A.1；供直接利用的固体物料表面污染导出通用解控水平推荐值列于附录 A 表 A.2。

4.3.3 物料内部污染的通用解控水平：利用放射性核素的医学、工业及研究单位每年产生的固体废物量为 3 t 以下者，物料活度浓度导出通用解控水平推荐值列于附录 B 表 B.1。对于由核燃料循环中产生的大量低水平固体废物，其流向为填埋、焚烧、再循环或直接再利用时，此类物料的活度浓度导出通用解控水平推荐值列于附录 B 表 B.2。

4.3.4 活化金属材料的通用解控水平：对于核设施内活化的钢铁或铝材，其质量活度浓度不超过附录 B 表 B.3 给出的导出解控水平时，此类物料可经熔炼、加工、制造和再使用，但不得应用于食品和医用行业。

4.3.5 物料受到多种核素污染时，可按公式(1)是否得到满足来判断该物料是否容许被解控。

$$\sum_{i=1}^{n}\frac{C_i}{C_{li}}\leqslant 1 \qquad \cdots\cdots(1)$$

式中：

C_i——放射性核素 i 在所考虑的物料中的质量活度浓度(Bq/g)；

C_{li}——放射性核素 i 在此物料中的导出解控水平(Bq/g)；

n——物料中放射性污染核素的种类数。

4.3.6 监测计划

应该采用下列步骤，制定一个合适的监测计划；

a） 将待解控制料（件）按照质材和来源分类，以便各类物料（件）尽可能是均匀的；

b） 对样品进行分析，并考虑有关待解控制料（件）运行历史方面的所有的资讯来估计这些物料（件）的放射性核素谱。

4.3.7 固体物料取样的规则

平均措施是解控系统中不可缺少的一部分，须按照待放行的物料的类型而加以选用。由于不知道被放行物料的最终目的地，因而有可能导致已放行的物料切割后有的片块中的活度浓度显著高于导出解控水平。对小量物料采用平均方法可以减少这种可能，使取样结果具有代表性。实施平均措施的指南见附录 C（资料性提示）。要求做到平均值小于导出解控水平，最高值小于 10 倍导出解控水平。

5 场址开放

5.1 基本要求

核设施退役或受污染的场址经整治后拟向公开放时，其中的建筑物、设备必须满足解控要求，场址地面土壤中残存放射性物质的含量必须达到允许开放的水平，方可解除控制，开放利用。

场址开放可分为无限制开放和有限制开放两类。前者指不附加限制条件的开放，后者指在某些限制条件下的开放，其剂量约束值可适当放宽。

5.2 剂量约束

5.2.1 对由以往实践的残留放射性物质污染的场区或土地，在采取了清除和补救行动后实施场区土地的重新开放或利用时，应根据剂量约束值控制公众受持续照射的水平。

a) 公众中关键人群组所受的附加年有效剂量应控制在 0.1～0.3 mSv/a，具体值可依据核设施和场址不同情况选用；

b) 如果不存在其他照射的可能性，并且降低照射的经济代价太大，则在这种情况下经审管部门认可，可将剂量约束值放宽到 1 mSv/a。

c) 如果预期剂量超过 1 mSv/a，并且为进一步减少持续照射而采取技术性措施的经济代价太大，则在这类情况下应采用行政干预手段对持续照射进行有组织的控制（减少照射途径）。

5.2.2 不同场址剂量约束值的选择，应该基于开放之后必须保证对现在和将来可能生活或工作在场址内或其附近的任何个人所产生的危险足够小的基本原则。在考虑开放类型、污染原因、污染土壤量、去污代价，以及其他因素的基础上，通过辐射防护最优化的方法来选定。剂量约束的使用不应取代最优化的要求，剂量约束值只能作为最优化值的上限。

根据关键居民组一般成员可能受到的年有效剂量水平，残留放射性物质污染的场址开放的可能性见附录 D 表 D.1。

5.3 拟开放场址可接受水平

5.3.1 在确定剂量约束后，根据场址特点，分析照射途径（通常有地表外照射，食入与污染土壤有关的食品及饮水，吸入再悬浮微尘），合理选择剂量计算中各项参数（包括核素种类、污染范围、场址地质及水文条件、人体呼吸率及食品消费量、剂量换算因子等），可以求得场址特定的土壤中剩余放射性可接受水平。上述计算中也必须遵循"区别对待、因地制宜、逐例分析"的原则。

5.3.2 拟开放的场址，在设定 0.25 mSv/a 剂量约束值及停留因子为 0.4（每年 3 500 小时）条件下，供场址开放用的 γ 辐射空气比释动能率平均值可取 0.1 μGy/h（不包括本底），等于或低于此水平时，该场址可开放。

5.3.3 设年剂量约束值为 0.1 mSv，剂量计算中选用偏保守参数的前提下，拟开放场址土壤中若干核素或放射系的活度浓度可接受水平（又称清除水平）举例值列于附录 D 表 D.2。

5.3.4 铀矿冶设施土地去污整治后，拟开放场址土壤中 ^{226}Ra 的可接受水平在任何 100 m^2 范围内平均值，上层 15 cm 厚度土壤中为 0.2 Bq/g，15 cm 厚度土层以下土壤为 0.6 Bq/g。

5.3.5 铀钍矿冶废石场、尾矿库及铀钍伴生矿放射性固体废物堆放场经环境整治后拟开放时应保证其表面氡析出率不超过审管部门规定的可接受水平。当居民年剂量约束值为 0.25 mSv/a 时。对人口密度大于 200 人/km^2 的地区，场地表面平均氡析出率可接受水平为 0.7 Bq/(cm^2·s)，当人口密度为 10～200 人/km^2 或小于 10 人/km^2 时，此可接受水平分别取 1.0 和 1.5 Bq/(cm^2·s)。

6 解控和开放的实施

6.1 解控审批程序按审管部门的要求逐步实施。在未解控以前，受放射性污染的物料（件）、建（构）筑物及土地仍应处于监控之中。若规定有监护期者，则只能在监护期后才能放行。只有在得到国家审管部门确认和批准关于解控和开放的要求后，方可实施。国家审管部门有关对解控或开放的整个过程进行抽测和验核。

6.2　放射性污染物料解控或场址开放的实施不能取代主管部门对其他方面提出的法定管理要求，包括非辐射危害方面（如有害病菌、病毒、化学毒物等）的管理要求。

附 录 A
（规范性附录）
应用于表面放射性污染的导出通用解控水平推荐值

A.1 用于物件的推荐值

按放射性物质的辐射特性及毒性分组给出的表面放射性污染解控水平推荐值列于表 A.1，凡仅有表面污染且不大于表 A.1 推荐值的物件，经审管部门同意后可予以解控。

表 A.1 仅有表面放射性污染的物件导出通用解控水平推荐值，Bq/cm^2

核 素	解控水平，Bq/cm^2
极毒组 α 放射性物质	0.08
粒子最大能量小于 0.3 MeV 的 β 放射性物质	4
氚和氚化水	8
其他放射性物质	0.8

注：
1. 表中所列数值系指设备表面上固定污染和松散污染的总和。对工作人员衣具（衣服、鞋、手套），解控水平为表 A.1数值的 1/10。
2. 表面污染水平系按一定面积上的平均值计算，工作服取 100 cm^2，设备取 300 cm^2。
3. 解控的物件不得用于食品行业以及与医疗器械有关的加工业。
4. 去污后设备表面固定性污染水平为上述水平 5 倍者可移作该厂区内普通工作场所使用。
5. 设备拆卸解体过程中按适用于实践的表面放射性物质污染控制水平来处理。

A.2 用于物料的推荐值

按放射性核素的类别给出的固体物料表面放射性污染解控水平推荐值列于表 A.2，凡流向为直接再利用的固体物料（包括建（构）筑物、车辆和设备），其放射性核素表面污染水平能满足表 A.2 推荐值者，经审管部门同意可予以解控。

表 A.2 供无条件解控的固体物料表面污染导出通用解控水平推荐值（Bq/cm^2）

核素	Bq/cm^2	核素	Bq/cm^2	核素	Bq/cm^2	核素	Bq/cm^2
^{3}H	1×10^{4}	^{60}Co	1×10^{1}	^{125}I	5×10^{2}	^{228}Th	3×10^{-1}
^{14}C	1×10^{3}	^{63}Ni	2×10^{4}	^{129}I	7×10^{1}	^{230}Th	2×10^{-1}
^{22}Na	1×10^{1}	^{65}Zn	7×10^{1}	^{131}I	1×10^{2}	^{232}Th	5×10^{-2}
^{24}Na	1×10^{1}	^{89}Sr	4×10^{2}	^{124}Sb	2×10^{1}	^{226}Ra	1×10^{1}
^{32}P	3×10^{2}	^{90}Sr	1×10^{2}	^{134}Cs	2×10^{1}	^{228}Ra	2×10^{1}
^{35}S	1×10^{3}	^{90}Y	4×10^{2}	^{137}Cs	4×10^{1}	^{234}U	6×10^{-1}
^{36}Cl	4×10^{2}	^{94}Nb	2×10^{1}	^{144}Cs	2×10^{2}	^{235}U	6×10^{-1}
^{45}Ca	6×10^{2}	^{99m}Tc	5×10^{2}	^{147}Pm	7×10^{2}	^{238}U	7×10^{-1}
^{51}Cr	1×10^{3}	^{99}Tc	6×10^{2}	^{152}Eu	2×10^{1}	^{237}Np	2×10^{-1}
^{54}Mn	4×10^{1}	^{106}Ru	1×10^{2}	^{192}Ir	5×10^{1}	^{239}Np	1×10^{-1}
^{55}Fe	1×10^{4}	^{110m}Ag	1×10^{1}	^{198}Au	1×10^{2}	^{240}Pu	1×10^{-1}
^{59}Fe	4×10^{1}	^{109}Cd	4×10^{2}	^{201}Tl	4×10^{2}	^{241}Pu	7×10^{0}

表 A.2（续）

核素	Bq/cm²	核素	Bq/cm²	核素	Bq/cm²	核素	Bq/cm²
^{57}Co	3×10^{2}	^{111}In	1×10^{2}	^{210}Pb	4×10^{0}	^{241}Am	1×10^{-1}
^{58}Co	5×10^{1}	^{123}I	3×10^{2}	^{210}Po	9×10^{0}	^{244}Cm	3×10^{-1}

注：

1. 基于每一核素使紧要人群组的平均成员可能受到 10 μSv/a 而不可能受到 100 μSv/a 照射的情景计算的结果。
2. 本表所指物料系来源于可控制的实践，包括在核燃料循环中产生的废物、供在境内或有协议的境外地区再循环再利用的物料，以及在医院、研究机构和工业中产生的核技术应用放射性废物；它不包括密封辐射源、污染的土地和建筑物以及可能用作食品的物料；不适用于诸如意外事故或以往未受管情况下产生的放射性物质，它需通过干预来减少照射；也不适用于未经人工浓集的天然放射性物质。
3. 无条件解控水平的导出考虑了待解控制料所有可能流向和用途，选用能引起最高辐射剂量的情景和照射途径，设定的假设和参数值也是偏保守的，故在大多数情况下实际受照剂量会远低于个人剂量限值。审管部门宜逐例评价确定有条件的解控水平。

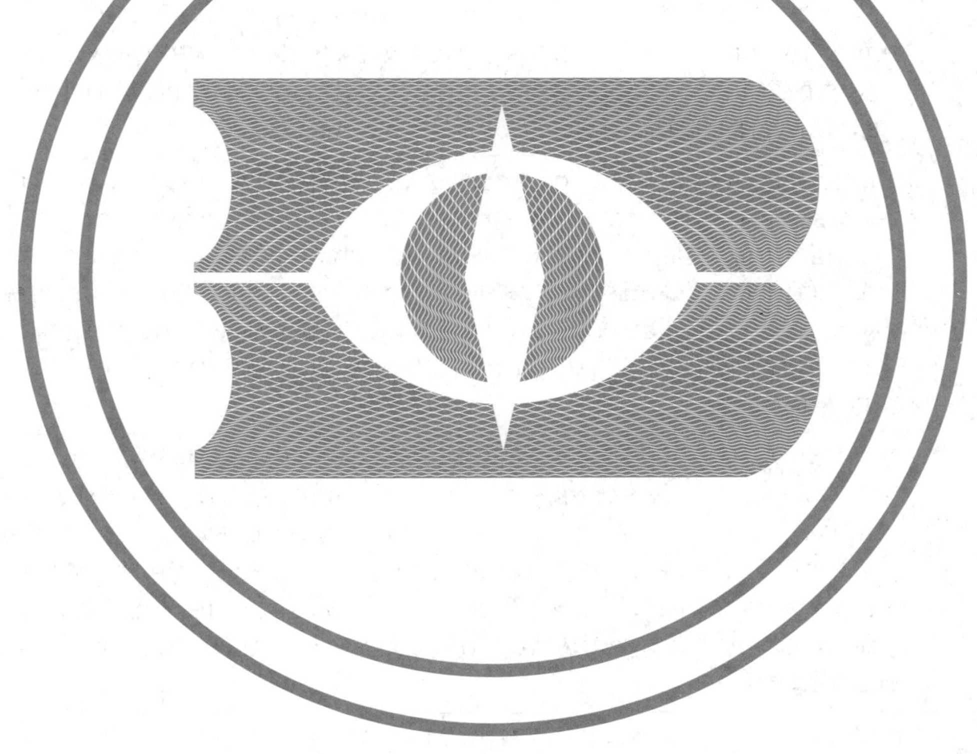

附 录 B
（规范性附录）
应用于活度浓度的导出通用解控水平推荐值

B.1 利用放射性核素的医学、工业及科研单位每年固体废料量不超过 3 t 者，物料活度浓度导出通用解控水平采用表 B.1 的数值；废料量较大时，需对表 B.1 的数值作修正。

表 B.1 所在单位每年固体废料量小于 3 t 时物料活度浓度导出通用解控水平推荐值

解控水平 Bq/g	核 素
1×10^{6}	^{3}H，^{37}Ar
1×10^{5}	^{33}P，^{3}S，^{63}Ni，^{83m}Kr，^{85}Kr
1×10^{4}	^{14}C，^{36}Cl，^{45}Ca，^{53}Mn，^{55}Fe，^{58m}Co，^{59}Ni，^{69}Zn，^{71}Ge，^{81}Kr，^{93m}Nb，^{99}Tc，^{103m}Rh，^{109}Cd，^{131m}Xe，^{135}Cs，^{143}Pr，^{147}Pm，^{151}Sm，^{169}Er，^{171}Tm，^{185}W，^{204}Tl，^{220}Rn*，^{254}Fm
1×10^{3}	^{7}Be，^{31}Si，^{32}P，^{51}Cr，^{60m}Co，^{73}As，^{75}As，^{79}Kr，^{85m}Kr，^{89}Sr，^{90}Y，^{91}Y，^{93}Zr*，^{93}Mo，^{96m}Tc，^{97}Tc，^{97m}Tc，^{103}Pd，^{109}Pb，^{111}Ag，^{115m}Cd，^{113}Sn，^{125m}Te，^{127}Te，^{127}Te，^{129m}Te，^{125}I，^{133}Xe，^{135}Xe，^{131}Cs，^{134}Cs，^{149}Pm，^{159}Gd，^{165}Dy，^{166}Dy，^{166}Ho，^{170}Tm，^{175}Yb，^{177}Lu，^{181}W，^{186}Re，^{191m}Os，^{193m}Pt，^{197}Pt，^{210}Bi，^{211}At，^{226}Th*，^{231}Th，^{234}Th*，^{240}U，^{237}Pu，^{243}Pu，^{242}Am，^{249}Bk，^{246}Cf
1×10^{2}	^{15}O，^{41}Ar，^{40}K，^{42}K，^{47}Sc，^{57}Co，^{61}Co，^{64}Cu，^{69m}Zn，^{76}As，^{75}Se，^{74}Kr，^{76}Kr，^{77}Kr，^{87}Kr，^{88}Kr，^{86}Rb，^{85}Sr，^{85m}Sr，^{87m}Sr，^{90}Sr*，^{91m}Y，^{92}Y，^{93}Y，^{99}Mo，^{99m}Tc，^{97}Ru，^{103}Ru，^{106}Ru*，^{105}Rh，^{105}Ag，^{115}Cd，^{111}In，^{113}In，^{114m}In，^{115m}In，^{125}Sn，^{122}Sb，^{125}Sb，^{123m}Te，^{129}Te，^{131}Te，^{132}Te，^{123}I，^{126}I，^{129}I，^{131}I，^{129}Cs，^{131}Ba，^{139}Ce，^{141}Ce，^{143}Ce，^{144}Ce*，^{142}Pr，^{147}Nd，^{149}Nd，^{153}Sm，^{152m}Eu，^{155}Eu，^{153}Gd，^{171}Er，^{187}W，^{188}Re，^{191}Os，^{193}Os，^{194}Ir，^{191}Pt，^{197m}Pt，^{198}Au，^{199}Au，^{197}Hg，^{197m}Hg，^{203}Hg，^{201}Tl，^{202}Tl，^{203}Pb，^{223}Ra*，^{225}Ra，^{277}Ra，^{233}Pa，^{231}U，^{237}U，^{239}U，^{239}Np，^{234}Pu，^{235}Pu，^{241}Pu，^{242}Cm，^{253}Cf，^{253}Es，^{254m}Es，^{255}Fm
1×10^{1}	^{18}F，^{22}Na，^{24}Na，^{38}Cl，^{43}K，^{47}Ca，^{46}Sc，^{48}Sc，^{48}V，^{51}Mn，^{52}Mn，^{52m}Mn，^{54}Mn，^{56}Mn，^{52}Fe，^{59}Fe，^{55}Co，^{56}Co，^{58}Co，^{60}Co，^{62m}Co，^{65}Ni，^{65}Zn，^{72}Ga，^{74}As，^{82}Br，^{91}Sr，^{91}Sr，^{94}Zr，^{97}Zr*，^{94}Nb，^{95}Nb，^{97}Nb，^{98}Nb，^{90}Mo，^{101}Mo，^{96}Tc，^{105}Ru，^{110m}Ag，^{124}Sb，^{131m}Te，^{133}Te，^{133m}Te，^{134}Te，^{130}I，^{132}I，^{133}I，^{134}I，^{135}I，^{132}Cs，^{134}Cs，^{136}Cs，^{137}Cs*，^{138}Cs，^{140}Ba*，^{140}La，^{152}Eu，^{154}Eu，^{160}Tb，^{181}Hf，^{182}Ta，^{185}Os，^{190}Ir，^{192}Ir，^{200}Tl，^{210}Pb*，^{212}Pb*，^{206}Bi，^{207}Bi，^{212}Bi*，^{203}Po，^{205}Po，^{207}Po，^{210}Po，^{224}Ra*，^{226}Ra*，^{228}Ra*，^{228}Ac，^{227}Th，^{230}Pa，^{230}U*，^{233}U，^{234}U，^{235}U*，^{236}U，^{238}U*，^{240}U*，^{240}Np，^{236}Pu，^{244}Cm，^{248}Cf，^{250}Cf，^{252}Cf，^{254}Es
1×10^{0}	^{228}Th*，^{229}Th*，^{230}Th，$Th_{天然}$，^{231}Pa，^{232}U*，$U_{天然}$，^{237}Np*，^{238}Pu，^{239}Pu，^{240}Pu，^{242}Pu，^{244}Pu，^{241}Am，^{242m}Am*，^{243}Am*，^{243}Cm，^{245}Cm，^{246}Cm，^{247}Cm，^{248}Cm，^{249}Cf，^{251}Cf，^{254}Cf

* 加子体。

注：

1. 此处的固体废物是指纸张、塑料、木料及玻璃小瓶，它通常随正常垃圾填埋处置；可燃废物也可随一般废物焚烧处置，产生废气及颗粒状流出物，而灰渣则填埋；
2. 固体废物年产量 3 t 以下是属于中等量废物，其几何均值为 1 t/a，代表 0.3 t/a～3 t/a 的范围；
3. 本表数值同我国《电离辐射防护与辐射源安全基本标准》表 A1 的豁免活度浓度，它是取由任何情景导出的数值中最低量级的数值。

B.2 流向为填埋、焚烧、再循环或直接再利用的由核燃料循环产生的大量(年处置量从几十吨到上千吨)低水平放射性污染固体废物活度浓度导出通用解控水平推荐值列于表B.2。

表B.2 核燃料循环产生的大量(年处置量从几十吨到上千吨)放射性污染固体废料活度浓度导出通用解控水平推荐值

解控水平代表值(Bq/g)	核素
3×10^{3}	^{3}H,^{35}S,^{45}Ca,^{63}Ni,^{147}Pm
3×10^{2}	^{14}C,^{32}P,^{36}Cl,^{55}Fe,^{89}Sr,^{90}Y,^{99}Tc,^{109}Cd
3×10^{1}	^{51}Cr,^{57}Co,^{99m}Tc,^{123}I,^{125}I,^{129}I,^{144}Ce,^{201}Tl,^{241}Pu
3×10^{0}	^{58}Co,^{59}Fe,^{90}Sr,^{106}Ru,^{111}In,^{131}I,^{192}Ir,^{198}Au,^{201}Po
3×10^{-1}	^{22}Na,^{24}Na,^{54}Mn,^{60}Co,^{65}Zn,^{94}Nb,^{110m}Ag,^{124}Sb,^{134}Cs,^{137}Cs,^{152}Eu,^{210}Pb,^{226}Ra,^{228}Ra,^{228}Th,^{230}Th,^{232}Th,^{234}U,^{235}U,^{238}U,^{237}Np,^{239}Pu,^{240}Pu,^{241}Am,^{244}Cm

注:

1. 表B.2所指废物为轻度污染的纸张、塑料和衣着,核设施退役或翻修过程中产生的轻度污染的钢铁、其他金属和混凝土,在工业、医院或研究机构应用放射性同位素过程中产生的轻度污染废物。
2. 这些物料的流向和可能使人员受到照射的情景是:填埋-物料运输、填埋、填埋场址受到破坏或发生火灾,通过地下水使放射性核素转移;焚烧-焚烧、流出物、炉灰;再循环-运输、加工、冶炼、装配、使用、流出物、炉灰;直接再利用-工具、设备的使用。
3. 1987~1992年间对不同流向物料导出解控水平的研究报告(填埋7份、焚烧⑤5份,再循环6份,再利用2份)给出值相差很大。所研究的56个核素中,同一核素的最大/最小值量级比,10^{1}的16个,10^{2}的21个,10^{3}的10个,$10^{4}\sim10^{12}$的6个,∞的3个。取10倍最低值与第2个最低值中较小的数值作为表B.2列出的导出通用解控水平量级推荐。凡因方法本身缺陷而致类同核素分类明显不同者,依经验判断加以调整。
4. 表B.2中^{238}U和^{232}Th系照射情景不包括氡的照射。表内数值指量级的代表值,即3×10^{3}代表大于等于1×10^{3}和小于1×10^{4}的范围,依此类推。与表B.1同一核素的数值相比,除^{3}H小10^{3}倍外,其余均小$10^{1}\sim10^{2}$倍。
5. 对表B.2以外的放射性核素,可采用下列公式计算出导出通用解控水平(Bq/g)推荐值,即

$$最小值\left\{\frac{1}{E_{\gamma}+0.1E_{\beta}}\cdot\frac{ALI_{吸入}}{1\,000}\cdot\frac{ALI_{食入}}{100\,000}\right\}$$

式中,E_{γ}、E_{β}分别为γ、β辐射的有效能量,MeV(可查自ICRP第38号出版物,1986);$ALI_{吸入}$、$ALI_{食入}$分别为经吸入和食入途径的年摄入量限值,Bq(可查自ICRP第61号出版物,1991)。用此公式计算的56个核素的解控水平与表B.2同一核素相应值相比,相差1~3倍的40个,4~10倍的9个,总体符合较好。

B.3 年回收利用量设定为100 t、供再循环再利用的钢铁和铝材物料的污染导出通用解控水平列于表B.3。

表B.3 年回收利用量设定为100 t的钢铁和铝材再循环、再利用物料的污染导出通用解控水平(Bq/g)

核素	解控水平(Bq/g)		核素	解控水平(Bq/g)	
	钢铁	铝材		钢铁	铝材
^{54}Mn	4×10^{-1}	1×10^{0}	^{99}Tc	4×10^{3}	9×10^{3}
^{55}Fe	1×10^{4}	2×10^{3}	^{137}Cs	5×10^{-1}	1×10^{0}
^{60}Co	1×10^{-1}	3×10^{-1}	^{152}Eu	4×10^{-1}	1×10^{0}
^{63}Ni	3×10^{4}	4×10^{4}	^{239}Pu	5×10^{-1}	3×10^{0}

表 B.3（续）

核素	解控水平(Bq/g)		核素	解控水平(Bq/g)	
	钢铁	铝材		钢铁	铝材
^{65}Zn	6×10^{-1}	2×10^{0}	^{241}Pu	3×10^{1}	2×10^{2}
^{90}Sr	2×10^{2}	2×10^{2}	^{241}Am	7×10^{-1}	4×10^{0}
^{94}Nb	2×10^{-1}	5×10^{-1}	—	—	—

注：

1. 表内数值系指附加的活度浓度，依 10 μSv/a 量级或更低水平而导出。
2. 同批材料中最大测量值一般不应超过总体平均值的 10 倍。
3. 表内数值导出时采用的情景为运输、处理、熔化冶炼、成品再利用、钢渣利用及尾气排放，在这些过程中工人、消费者及下风向居民会受到照射。熔炼及制造过程中无非放射性物料的稀释，钢渣量为产品量的 1/5 重量。照射方式涉及外照射、吸入及食入内照射，涉及工作人员约 150 人，消费者约 1 万人，下风向居民约 10 万人。计算中采用的模式及参数见 GB 17567—1988 附录 B。
4. 表内未列出的放射性核素，推荐采用表 B.2 注 5 的步骤导出其解控水平(Bq/g)。

附　录　C
（资料性附录）
固体物料取样的平均方法

对固体物料，导出解控水平是以活度浓度表示的。此值是指物料活度浓度的平均值，但假设放射性核素在此物料中或多或少是不均匀分布的。

为估计平均活性而采用的取样平均方法是，将一个货包内（例如 200 L 桶，1 m^3 箱）物料按体积分成若干等分，估计每一份的活度浓度，然后与相应的解控水平进行比较。

建议等份的数量不小于 10 份，每份最大的容积为 20 L。同时建议每份的活度浓度最高值不要超过导出解控水平的 10 倍，每个货包的平均活度浓度不要超过相应的导出解控水平。

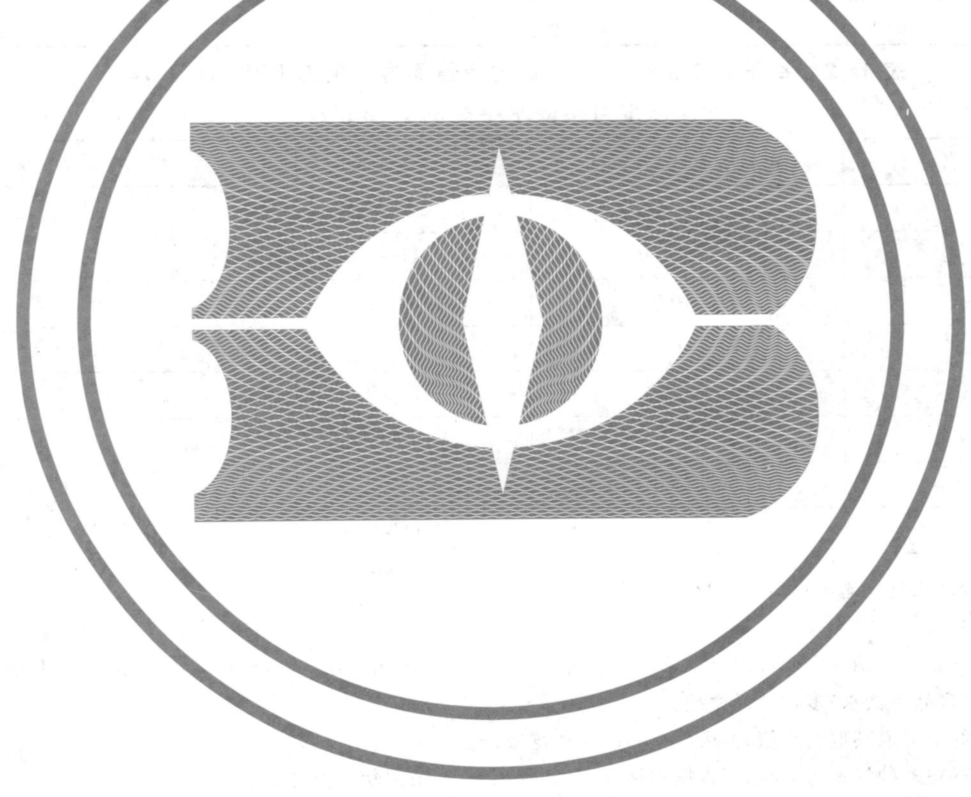

附　录　D
（规范性附录，表D.1；资料性附录，表D.2）
残留放射性物质污染的场址开放的可能性及拟开放场址土壤活度浓度可接受水平举例值

表D.1　残留放射性物质污染的场址开放的可能性

关键居民组一般成员年有效剂量(mSv/a)	开放可能性
<0.01	不需要清除和控制，可以开放
0.01～0.1	根据辐射危险不需要清除，可能开放；出现问题时才进行评估
0.1～1	根据正当性/最优化决定是否清除；可能开放，需要对情况偶尔作评估
1～10	根据正当性/最优化决定是否清除；清除后对情况作定期评估，则可能开放
10～100	清除或限制使用
>100	清除或防止使用

表D.2　基于0.1 mSv/a年剂量约束值而导出的拟开放场址土壤活度浓度可接受水平举例值(Bq/g)

单一核素	可接受水平(Bq/g)	不同链长放射系	可接受水平(Bq/g)
^{60}Co	3×10^{-2}	$^{232}Th+D$[a]	6×10^{-2}
^{90}Sr	1×10^{-1}	$^{238}U\rightarrow^{234}Pa$	2×10^{0}
^{137}Cs	1×10^{-1}	$^{238}U\rightarrow^{234}U$	9×10^{-1}
^{238}Pu	4×10^{-1}	$^{238}U\rightarrow^{210}Tl$	4×10^{-2}
^{239}Pu	3×10^{-1}	$^{238}U\rightarrow^{210}Po$	3×10^{-2}
^{241}Am	4×10^{-1}	$^{235}U\rightarrow^{231}Th$	5×10^{-1}
^{244}Cm	7×10^{-1}	$^{235}U\rightarrow^{231}Pu$	1×10^{-1}
		$^{235}U\rightarrow^{211}Po$	3×10^{-2}

[a] 包括了处于平衡状态的所有子体核素。

注：

1. 表内数值是依据偏保守假设而导出的。厂区污染面积取10 000 m²，土壤污染厚度取30 cm，考虑外照射、吸入及食入(食品+饮水)多种照射途径。
2. 当剂量约束值取其他的数值时，表内数值按比例增减。
3. 对同时存在多种核素污染时，可根据本标准4.3.5条的方法来判断是否可接受。
4. 导出表内解控水平依赖的情景、模式和参数列于HJ 53—2000，当上述条件有明显不同时，表内数值应修正。在实例情况下，应依据选定的剂量约束值，做好防护最优化分析，综合确定可合理达到的尽可能低的水平。

参 考 文 献

[1] 中华人民共和国国家标准.电离辐射防护与辐射源安全基本标准.GB 18871—2002.北京:中国标准出版社,2002.

[2] 中华人民共和国国家标准.放射性废物分类标准.GB 9133—88.北京:中国标准出版社,1988.

[3] 中华人民共和国国家标准.辐射源和实践的豁免管理原则.GB 13367—92.北京:中国标准出版社,1992.

[4] 中华人民共和国国家标准.放射性废物管理规定.GB 14500—2003.北京:中国标准出版社,2003.

[5] 中华人民共和国国家标准.铀矿冶设施退役环境管理技术规定.GB 14586—93.北京:中国标准出版社,1993.

[6] 中华人民共和国国家标准.反应堆退役环境管理技术规定.GB 14588—93.北京:中国标准出版社,1993.

[7] 中华人民共和国国家标准.核设施的钢铁和铝再循环再利用的清洁解控水平.GB 17567—1998.北京:中国标准出版社,1998.

[8] 中华人民共和国核行业标准.核燃料后处理厂退役辐射防护规定.EJ 588—91.北京:核能标准化所,1992.

[9] 中华人民共和国核行业标准.铀矿地质设施退役辐射环境安全规定.EJ 913—94.北京:核能标准化所,1994.

[10] 国家环境保护标准.拟开放场址土壤中剩余放射性可接受水平(暂行).HJ 53—2000.北京:中国环境科学出版社,2000.

[11] IAEA。Clearance levels for radionuclides in solid materials-Application of exemption principles (Interim report for comment). IAEA-TECDOC-855. Vinna,1996.

[12] IAEA. Application of radiation protection principles to the cleanup of contaminated areas(Interim report for comment). IAEA-TECDOC—987. Vinna,1997.

[13] IAEA. Clearance of materials resulting from the use of radionuclides in medicine,industry and research. IAEA-TECDOC-1 000. Vinna,1998.

[14] NCRP. Recommended screening limits for contaminated surface soil and review of factors relevant to site-specific studies. NCRP Report No. 129. Bethesda,1999.

ICS 13.280
C 57

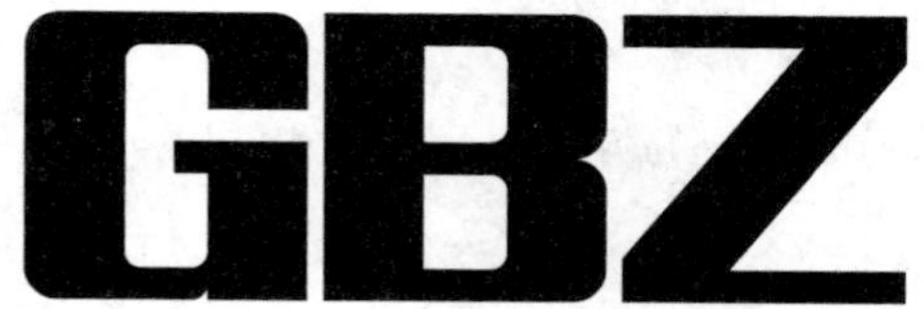

中华人民共和国国家职业卫生标准

GBZ 168—2005

X、γ 射线头部立体定向外科治疗放射卫生防护标准

Radiological protection standards of X(γ)-ray stereotactic radiosurgery for head treatment

2005-06-21 发布　　　　2006-01-01 实施

中华人民共和国卫生部　发布

前 言

本标准第 8.4,8.5 条和附录 A、B 为推荐性条款,其余均为强制性条款;

本标准附录 A 和附录 B 是规范性附录。

本标准由中华人民共和国卫生部提出并归口。

本标准由中华人民共和国卫生部批准。

本标准由卫生部委托中国疾病预防控制中心辐射防护与核安全医学所负责解释。

本标准起草单位:中国疾病预防控制中心辐射防护与核安全医学所。

本标准主要起草人:赵兰才、程金生、郭朝晖、李开宝。

X、γ射线头部立体定向外科治疗放射卫生防护标准

1 范围

本标准规定了X、γ射线头部立体定向外科治疗(以下简称X-刀与γ-刀)的放射卫生防护要求。

本标准适用于头部γ-刀与X-刀治疗的实施和放射防护与安全管理及检测。

2 规范性引用文件

下列文件中的条款,通过本标准的引用而成为本标准的条款。凡是注日期的引用文件,其随后所有的修改单(不包括勘误的内容)或修订版均不适用于本标准,然而鼓励根据本标准达成协议的各方研究是否可使用这些文件的最新版本。凡是不注日期的引用文件,其最新版本适用于本标准。

GB 18871—2002 电离辐射防护与辐射源安全基本标准

GB 15213—94 医用电子加速器性能和试验方法

GBZ 126—2002 医用电子加速器放射卫生防护标准

GBZ 128—2002 职业性外照射个人监测规范

3 术语和定义

下列术语和定义适用于本标准。

3.1

立体定向外科治疗 stereotactic radiosurgery

利用立体定向装置、CT、磁共振或X射线数字减影等影像设备及三维重建技术确定病变组织和邻近重要器官的准确位置及范围,使用小野集束X射线或γ射线聚焦在靶点进行大剂量照射的技术。

3.2

焦点 focus

γ-刀治疗中通过准直器的射线束的轴线交汇的一点。

3.3

(γ-刀定位)机械中心 mechanical center

治疗床处于预定照射位置时定位支架两端轴心连线上的中心点。

3.4

(γ-刀)照射野中心 center of radiation field

γ-刀治疗中,过焦点垂直于和平行于多射束对称轴线或旋转中心轴线的平面内,由50%等剂量曲线所限定区域的中心点。

4 一般要求

4.1 治疗单位应具有能满足开展γ-刀或X-刀治疗所需要的合格的放射治疗医师、放射物理人员、设备维修工程师和其他技术人员;上述人员除具有规定的学历外,还应经过相应的专业培训与放射防护知识培训并取得相应资质。

4.2 治疗单位应具有质量合格的γ-刀或X-刀治疗设备及相关设备,合格的机房和辐射剂量监测仪表。

4.3 治疗单位应保证其放射卫生防护管理、工作人员和公众的剂量控制分别符合GB 18871—2002的相应要求。

4.4 安装X-刀的医用电子加速器的性能和防护条件应符合GB 15213—94和GBZ 126—2002的要求。

4.5 治疗单位应制定与其治疗项目相适应的质量保证方案并保证其正确实施，为每位患者精确制定治疗计划并对其实施精确定位、精确治疗。治疗单位应制定 γ-刀与 X-刀治疗的防护安全应急预案。该应急预案应明确规定紧急情况下工作人员必须采取的处置程序和措施。

5 设备防护性能要求

5.1 新安装的 γ-刀或 X-刀治疗设备在投入使用前，应由具备检测资质的技术机构对其剂量学参数和防护安全等性能进行验收检测，确认合格后方可启用。验收检测的项目及技术要求应符合出厂标准并应不低于本标准表 1、表 2 的要求。

5.2 使用中的 γ-刀和 X-刀治疗设备及其配套的影像设备应定期维修，设备大修或更换重要部件后应由具备检测资质的技术机构对其剂量学参数和防护安全等性能进行检测，确认符合本标准后方可启用。

5.3 使用 CT 定位时，CT 机应能进行不大于 2 mm 层厚的断层扫描；每次对患者进行定位前应对 CT 机进行空气校准。

5.4 使用中的 γ-刀或 X-刀治疗设备应按照本标准第 8.1 和 8.2 等相应条款要求分别进行稳定性检测和状态检测，其剂量学参数和防护安全等性能应符合本标准表 1、表 2 中的要求。

5.5 治疗单位应保证 γ-刀和 X-刀治疗设备的正常运行，禁止在设备工作状况不稳定的情况下进行治疗。

6 对机房的防护要求

6.1 γ-刀或 X-刀治疗室应独立建筑或设置在建筑物底层的一端，面积应不小于 30 m^2，层高应不低于 3.5 m。

6.2 治疗室建筑应有满足防护要求的屏蔽厚度，保证在距治疗室墙体外 30 cm 可达界面处停留的医务人员（不含放射工作人员）或其他公众成员所受到的平均年有效剂量不超过 1 mSv，该处因透射产生的空气比释动能率一般应不大于 2.5 μGy/h。必要时治疗室入口处采用迷路形式。

6.3 控制室操作台与防护门至少应有两种以上安全连锁装置。治疗室内应安装能紧急终止照射的应急开关。入口处应设置显示治疗源工作状态的讯号灯。

6.4 控制室与治疗室应设有观察患者状态的影像监控装置和与患者交谈的对讲装置。

6.5 γ-刀治疗室应配置固定式剂量监测报警装置。

6.6 治疗室内应有良好的通风，机械通风换气次数一般为每小时 3 次～4 次。

表 1 γ-刀剂量学参数和防护安全要求

序号	性 能	检测条件		要 求
1	焦点剂量率	直径 18 mm 准直器		≥1.5 Gy/min[a]
2	焦点计划剂量与实测剂量的相对偏差	直径 18 mm 准直器		±5%
3	机械中心与照射野中心的距离	胶片法，直径 4 mm 准直器		≤0.5 mm
4	照射野尺寸与标称值最大偏差	每个射野		±1.5 mm
5	焦平面上照射野半影宽度	准直器	4 mm	≤4 mm
			8 mm	≤6 mm
			14 mm	≤10 mm
			18 mm	≤12 mm
			22 mm	≤14 mm
6	透过准直体的泄漏辐射率（准直器关闭时与开启时辐射水平之比）	处于治疗预定位置的模体中心		≤2%

表 1（续）

序号	性　　能	检测条件	要　求
7	非治疗状态下设备周围的杂散辐射水平	距设备外表面 60 cm 处	≤20 μGy/h
		距设备外表面 5 cm 处	≤200 μGy/h
[a] 对新安装设备的验收检测：≥2.5 Gy/min			

表 2　X-刀剂量学参数和防护安全要求

序号	性　　能	检测条件		要　求
1	等中心偏差	胶片法		±1 mm
2	治疗定位偏差	金属球法，头部模体		≤3 mm
3	照射野尺寸与标称值最大偏差	胶片法		±1 mm
4	焦平面上照射野半影宽度	照射野直径	≤20 mm	≤4 mm
			＞20 mm	≤5 mm
5	等中心处计划剂量与实测剂量相对偏差	准直器直径 26 mm～30 mm		±5%

7　操作的防护要求

7.1　治疗单位应对患者进行影像学、病理学及其他相关检查，诊断确属是 γ-刀或 X-刀治疗的适应证，并对可能采用的各种治疗方式进行利弊分析，对应用 γ-刀或 X-刀治疗进行照射的正当性作出判断，确保拟进行的医疗照射预期效益将超过该照射可能带来的潜在危害。

7.2　放射治疗医师应对患者病变部位精确定位并制定治疗计划。该计划应由医学放射物理人员核定照射剂量、照射时间，并经另一位放射治疗医师核对确认，方可实施治疗。

7.3　放射治疗工作人员在进入治疗室前，应首先检查操作控制台的源位显示，确认放射线束或放射源处于关闭位时，佩带个人剂量报警仪，方可进入。

7.4　主管治疗的医师应参加患者的摆位操作，确保摆位正确。

7.5　放射治疗工作人员应严格按照质量保证方案、放射治疗操作规程规定的程序和要求实施照射等治疗操作，不得擅自修改治疗计划。

7.6　整个治疗过程中，治疗现场至少应有两名放射治疗工作人员，工作人员必须密切注视操作台上各种显示，随时观察病人的情况，发现体位变化等紧急情况时，应立即停止照射，记录已照射时间，按照应急预案规定的程序采取相应的措施。

7.7　放射治疗医师应验证治疗计划的执行情况，发现偏离计划现象时，应及时采取补救措施并向主管部门报告。

8　防护与安全检测要求

8.1　γ-刀或 X-刀治疗设备在投入使用后，治疗单位应按照其制定的质量保证方案规定的频度至少对以下项目定期进行稳定性检测或防护安全检查：

a）γ-刀和 X-刀安全连锁装置和剂量监测系统；

b）γ-刀和 X-刀照射野尺寸与标称值最大偏差；

c）γ-刀和 X-刀焦平面上照射野半影宽度；

d）γ-刀焦点计划剂量与实测剂量的相对偏差；

e）γ-刀定位机械中心与照射野中心的距离；

f）X-刀等中心偏差；

g）X-刀等中心处计划剂量与实测剂量相对偏差。

8.2 对于使用中的γ-刀和X-刀治疗设备，应由具备检测资质的技术机构按照本标准表1、表2规定的全部检测项目每年至少进行一次状态检测。

8.3 对于工作人员的个人剂量监测，应按照国家职业卫生标准GBZ 128—2002执行。

8.4 γ-刀与X-刀治疗设备的剂量学等性能按附录A规定的方法检测。

8.5 γ-刀检测专用球形模体和焦点测量棒使用的材料、结构与尺寸参考附录B。

8.6 γ-刀与X-刀治疗设备检测用剂量仪表应具有有效检定证书，治疗剂量测量用探测器的体积应不大于0.03 cm^3。

8.7 定位偏差和剂量分布测量应使用低灵敏度胶片。

8.8 所有检测均应详细记录。检测资料应妥善保管，存档备查。

附 录 A
（规范性附录）
γ-刀和 X-刀治疗设备的剂量学等性能检测方法

A.1 γ-刀的检测方法

A.1.1 焦点剂量率

用电离室型剂量仪测量焦点剂量率。将直径为 160 mm 的专用球形模体（以下简称“专用模体”）安装在定位支架上，插入电离室，使其有效测量部位的几何中心与模体中心重合。将专用模体随治疗床送入预定照射位置，使用直径为 18 mm 的准直器，开启照射系统照射，读取剂量仪读数并计算出焦点处相应于水中的吸收剂量率，其单位用 Gy/min 表示。

A.1.2 焦点计划剂量与实测剂量的相对偏差

使用专用模体做一放疗计划并设定模体中心的计划剂量。将电离室插入模体，使其有效测量部位的几何中心与模体中心重合。将专用模体随治疗床送入照射预定位置，使用直径为 18 mm 的准直器，按照放疗计划进行模拟治疗照射并测量剂量，按下式计算相对偏差：

$$\eta_1 = \frac{D_{01} - D_1}{D_1} \times 100\% \qquad \cdots\cdots(A.1)$$

式中：

η_1——焦点计划剂量与实测剂量的相对偏差，%；

D_{01}——模体中心的计划剂量，即焦点计划剂量，Gy；

D_1——实际测量的治疗剂量，Cy。

A.1.3 机械中心与照射野中心之间的距离

使用低灵敏度胶片按照以下程序测试机械中心与照射野中心之间的距离：

a) 把焦点测量棒放在定位支架的定位销上，并调定左右标尺均在 100 刻度处；

b) 把胶片装入焦点测量棒暗盒内，使胶片处于水平位置，按压焦点测量棒的压针，在胶片上扎一个孔，随治疗床把焦点测量棒送入预定照射位置，选用直径为 4 mm 的准直器并进行照射；

c) 更换焦点测量棒暗盒内的胶片，使胶片处于竖直位置，重复 b）的扎孔和照射等操作；

d) 胶片显影后，用扫描密度计绘出 X、Y、Z 轴三个方向的剂量分布，分别计算出三个方向上照射野中心与机械中心之间的距离，按下式计算机械中心与照射野中心之间的距离。

$$d_1 = \sqrt{(dx)^2 + (dy)^2 + (dz)^2} \qquad \cdots\cdots(A.2)$$

式中：

d_1——机械中心与照射野中心之间的距离，mm；

dx——X 轴方向照射野中心与机械中心之间的距离，mm；

dy——Y 轴方向照射野中心与机械中心之间的距离，mm；

dz——Z 轴方向照射野中心与机械中心之间的距离，mm。

A.1.4 照射野尺寸（FWHM）与标称值最大偏差

按照以下操作程序对每种直径的准直器分别测试其照射野尺寸与标称值最大偏差：

a) 将专用模体置于定位支架的定位销上，调整左右标尺使其处在中心位置；

b) 把约 100 mm×90 mm 的胶片放入专用暗盒中，再把暗盒插入专用模体中，使胶片处于水平位置；

c) 将专用模体随治疗床送入预定照射位置，照射剂量应在剂量-灰度线性区域内；

d) 更换专用暗盒内的胶片，使胶片处于竖直位置，重复 c）的照射等操作；

e) 胶片显影后，用扫描密度计绘出 X、Y、Z 轴三个方向的剂量分布，测量出照射野尺寸(FWHM)，并与其标称值相比较，求出其最大偏差，单位用 mm 表示。

A.1.5 照射野半影宽度

利用 A1.4 e)所得胶片的剂量分布，对每种直径的准直器下的照射野分别测量出其在三个方向上 80%D_{max}剂量点到 20%D_{max}剂量点对应的宽度，单位用 mm 表示。

A.1.6 透过准直体的泄漏辐射率

用电离室型剂量仪测量透过准直体的泄漏辐射率。

a) 将专用模体安装在定位支架上，调整左右标尺使其处在中心位置；插入电离室，使其有效测量部位的几何中心与模体中心重合；

b) 将专用模体随治疗床送入预定照射位置，关闭准直通道，开启照射系统照射并记录剂量仪读数；

c) 开启直径为 18 mm 的准直器的状态下重复 b)的照射和测量；

d) 按下式计算透过准直体的泄漏辐射率：

$$\eta_2 = \frac{D_2}{D_{m2}} \times 100\% \qquad \cdots\cdots (A.3)$$

式中：

η_2——透过准直体的泄漏辐射率，%；

D_2——关闭准直通道状态下模体中心的剂量率，Gy/min；

D_{m2}——开启直径为 18 mm 的准直器的状态下模体中心的剂量率，Gy/min。

A.1.7 非治疗状态下设备周围的杂散辐射水平

使用防护级剂量仪进行测量。

a) 使放射源处于储源状态下，关闭屏蔽门；

b) 使用防护级剂量仪，在 γ-刀设备前、后、左、右距设备外表面 60 cm 的弧面上分别选择 4 个测量点，共计 16 个测量点，测量其空气比释动能率；取量大值作为距 γ-刀设备外表面 60 cm 处的空气比释动能率，结果单位用 μGy/h 表示；

c) 将测量点位置变更为距 γ-刀设备外表面 5 cm 的弧面，其他按 b)的方法选择测量点测量和计算，其结果作为距 γ-刀设备外表面 5 cm 处的空气比释动能率，结果单位用 μGy/h 表示。

A.2 X-刀的检测方法

A.2.1 等中心偏差

A.2.1.1 带落地支架 X-刀的等中心偏差

a) 安装零指针校验器，调整各激光束使其交汇到指针的尖端。将三维坐标头架中心的坐标设置为(0,0,0)。使已知靶点的中心坐标与系统的等中心一致，安装夹片装置，装上低灵敏度胶片。选一常用能量，准直器的直径可在 26 mm～30 mm 中选择一种，按照表 A.1 给出的各组合位置，分别曝光。

表 A.1 等中心偏差测量时机架与治疗床的位置组合

	组合 1	组合 2	组合 3	组合 4	组合 5
机架	0°	90°	270°	120°	330°
治疗床	0°	0°	0°	45°	−90°

b) 冲洗上面一组胶片，用扫描密度计绘出等中心平面的剂量分布，以剂量半峰高度和半谷高度确定照射野和已知靶点的几何中心，测量各个组合位置上的两个几何中心(照射野、已知靶点)的距离，取最大者并用 mm 表示单位。

A.2.1.2 不带落地支架X-刀的等中心偏差

a) 把一张X线胶片装在暗盒内，用两张厚度不小于10 mm的建成材料板夹住暗盒并使其沿LAT方向垂直立于治疗床面，并且使胶片中心位于辐射束轴上，源-胶距为正常治疗距离。加速器的上钨门打开，下钨门关闭，留一窄缝，将大机架分别旋转至0°，45°，90°，135°照射胶片并显影，不同黑线中心交点间的最大距离的1/2为大机架的旋转偏差；

b) 把一张X线胶片装在暗盒内，用两张厚度不小于10 mm的建成材料板夹住暗盒，水平放在治疗床上，使胶片中心位于辐射束轴上，源-胶距为正常治疗距离。加速器的上钨门打开，下钨门关闭，留一窄缝，将小机头分别旋转至0°，45°，90°，135°照射胶片并显影，不同黑线中心交点间的最大距离的1/2为小机头的旋转偏差；

c) 把一张X线胶片装在暗盒内，用两张厚度不小于10 mm的建成材料板夹住暗盒，水平放在治疗床上，使胶片中心位于辐射束轴上，源-胶距为正常治疗距离。加速器的上钨门打开，下钨门关闭，留一窄缝，将治疗床分别旋转至0°，45°，90°，135°照射胶片并显影，不同黑线中心交点间的最大距离的1/2为治疗床的旋转偏差；

d) X-刀的等中心偏差按下式计算：

$$d_2=\sqrt{(d_a)^2+(d_b)^2+(d_c)^2} \qquad \text{(A.4)}$$

式中：

d_2——X-刀的等中心偏差，mm；

d_a——大机架的旋转偏差，mm；

d_b——小机头的旋转偏差，mm；

d_c——治疗床的旋转偏差，mm。

A.2.2 治疗定位偏差

a) 将装有靶点(至少取2个)的头部模体固定到头环中，一同装在CT机上，以不大于2 mm的层厚进行扫描。将扫描数据送入治疗计划系统，计算出靶点坐标，并定位到系统的等中心处。选取系统的一常用能量，准直器的直径可在26 mm～30 mm中选择一种，分别拍摄靶点的正位片和侧位片。

b) 用扫描密度计绘出LAT、AP、VERT三个方向的剂量分布，分别测量出三个方向上照射野中心与靶点中心的距离，按下式计算治疗定位偏差：

$$d_3=\sqrt{(d_{LAT})^2+(d_{AP})^2+(d_{VERT})^2} \qquad \text{(A.5)}$$

式中：

d_3——X-刀的治疗定位偏差，mm；

d_{LAT}——LAT轴方向照射野中心与靶点中心之间的距离，mm

d_{AP}——AP轴方向照射野中心与靶点中心之间的距离，mm；

d_{VERT}——VERT轴方向照射野中心与靶点中心之间的距离，mm。

A.2.3 照射野尺寸与标称值最大偏差

选取系统的常用能量，将低灵敏度胶片置于等中心平面的中央，加速器机架置于0°，选取适当照射剂量，对每个尺寸的准直器完成一次曝光。将冲洗的胶片通过扫描密度计绘出剂量分布，测出剂量半峰值对应的宽度并与标称值比较，求出其最大偏差，其结果单位用mm表示。

A.2.4 照射野半影宽度

取A.2.3测得的剂量分布，测出80%D_{max}剂量点到20%D_{max}剂量点对应的宽度，其结果单位用mm表示。

A.2.5 等中心处计划剂量与实测剂量相对偏差

将电离室插入头模内，使电离室有效测量部位的几何中心与靶点重合，制定一放疗计划，准直器的直径可在 26 mm～30 mm 中选择一种，设定靶点的吸收剂量，进行模拟治疗照射并测量治疗剂量。测量结果经处理后按下式计算治疗剂量相对偏差：

$$\eta_3=\frac{D_{03}-D_3}{D_3}\times 100\% \qquad \cdots\cdots\cdots\cdots\cdots\cdots\cdots\cdots\cdots\cdots\cdots(A.6)$$

式中：

η_3——等中心处计划剂量与实测剂量相对偏差，%；

D_{03}——等中心处计划剂量，Gy；

D_3——实际测量的治疗剂量，Gy。

附　录　B
（规范性附录）
γ-刀检测专用球形模体和焦点测量棒的材料、结构及尺寸

B.1　γ-刀检测专用球形模体

B.1.1　模体材料

γ-刀剂量学检测专用球形模体使用聚苯乙烯或有机玻璃材料制成。

B.1.2　结构与尺寸

专用球形模体直径为 160 mm 球体，由两个半球及连接件组合而成。两个半球中间有长为 130 mm、宽为 10 mm 的空槽，用于插入胶片暗盒或电离室插板。模体结构与尺寸见图 B.1。

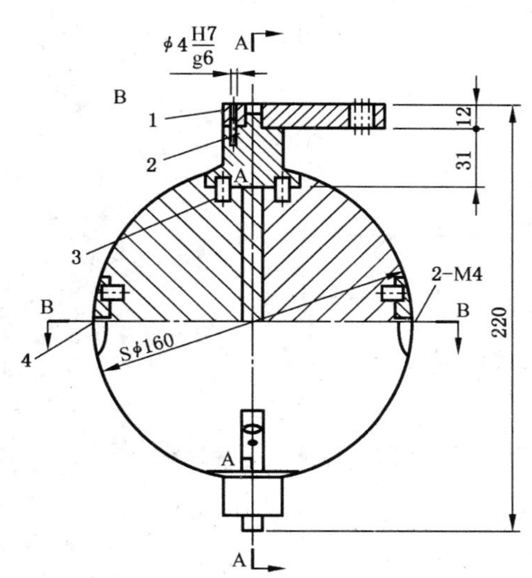

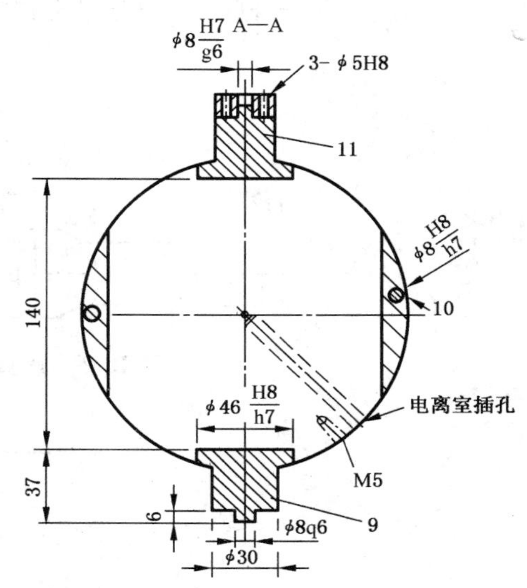

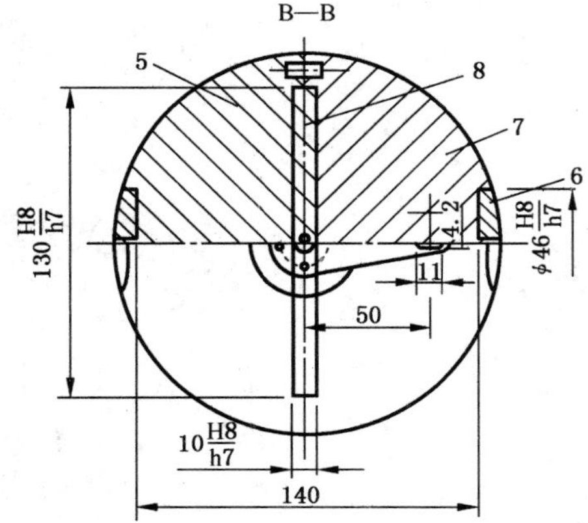

1——连接柄；
2——定位销；
3——定位销；
4——填充盖；
5——左半球；
6——填充盖；
7——右半球；
8——电离室插板；
9——连接轴；
10——定位销；
11——连接轴

图 B.1　模体结构与尺寸

B.2　焦点测量棒

B.2.1　测量棒材料

γ-刀检测专用焦点测量棒使用不锈钢材料制成。

B.2.2　结构与尺寸

焦点测量棒的结构与尺寸见图 B.2。

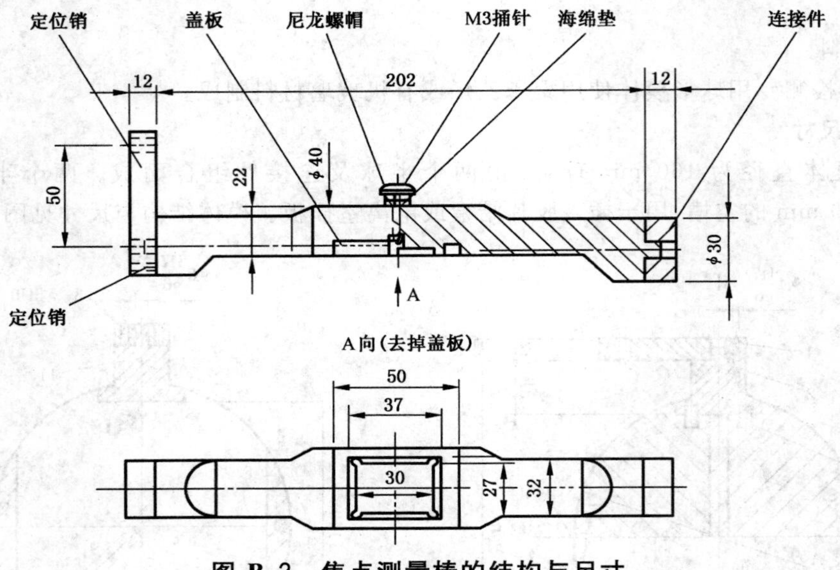

图 B.2　焦点测量棒的结构与尺寸

ICS 13.100
C 57

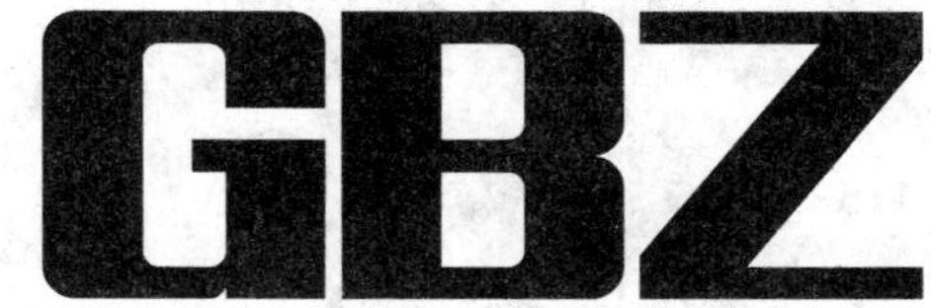

中华人民共和国国家职业卫生标准

GBZ 175—2006

γ 射线工业 CT 放射卫生防护标准

Standards for radiation protection of γ-ray industrial computed tomography

2006-11-03 发布　　　　2007-04-01 实施

中华人民共和国卫生部　发布

前　言

本标准第 4～7 章以及附录 B 和附录 C 为强制性，其余为推荐性。

本标准中的附录 A、附录 B 和附录 C 是规范性附录。

本标准由卫生部放射卫生防护标准专业委员会提出。

本标准由中华人民共和国卫生部批准。

本标准起草单位：重庆市卫生局卫生监督所，重庆大学 ICT 研究中心。

本标准主要起草人：李萍、周日峰、王珏、先武、唐邦富。

γ射线工业CT放射卫生防护标准

1 范围

本标准规定了γ射线工业CT设备的防护性能、检测室防护设施以及γ射线工业CT设备在使用和维护过程中的放射卫生防护要求。

本标准适用于密封源活度大于或等于4×10^{10} Bq的γ射线工业CT设备及其扫描检测实践；密封源活度低于4×10^{10} Bq的γ射线工业CT设备及其扫描检测实践可参照此标准执行。

2 规范性引用文件

下列文件中的条款通过本标准的引用而成为本标准的条款。凡是注日期的引用文件，其随后所有的修改单（不包括勘误的内容）或修订版均不适用于本标准，然而，鼓励根据本标准达成协议的各方研究是否可使用这些文件的最新版本。凡是不注日期的引用文件，其最新版本适用于本标准。

GB 4075 密封放射源一般要求及分级

GB 11806 放射性物质安全运输规定

GB 18871 电离辐射防护与辐射源安全基本标准

GBZ 128 职业性外照射个人监测规范

GBZ 132 工业γ射线探伤卫生防护标准

3 术语与定义

下列术语和定义适用于本标准。

3.1

γ射线工业CT设备 γ-ray industrial computed tomography equipments

用γ射线对工件进行断层扫描成像的设备，包括CT扫描装置、数据采集与处理系统、操作台等，简称工业CT设备。

3.2

源塔 container of radiation sources

用于贮存、屏蔽密封源并能对放射源准确几何定位和对射线限束的专用容器。

3.3

检测室 test room

用于放置工业CT设备扫描装置并对物体进行CT扫描检测的专用工作间。

4 工业CT设备的放射防护性能要求

4.1 放射源安全要求

4.1.1 工业CT设备的密封源分级和质量控制方法按GB 4075所规定的执行，工业CT设备的密封源的级别性能要求参见附录A。

4.1.2 放射源的运输应符合GB 11806及有关安全防护要求。在运输过程中，射线束应处于关闭状态，并有专门的锁定装置。

4.1.3 放射源的更换按GBZ 132有关规定执行。

4.1.4 退役的放射源应按放射性危险物品严格管理，或退回生产厂家或转送退役源保管部门，并有永久的档案。

4.2 源塔的放射防护性能要求

4.2.1 源塔的结构应确保能经受正常工作、贮存和运输时可能的事故(如撞击、火灾和爆炸等)条件,其整体结构及其防护性能,不会因剧烈震动和温度变化而发生改变。

4.2.2 源塔应确保射线束开闭灵活、操作方便直观、长期运行安全可靠,并有直观醒目的指示放射源开、闭的机械指示装置。

4.2.3 源塔应有应急手动关源装置,在关源的控制系统出现故障时能用人工方法安全地关闭放射源。

4.2.4 源塔中的射线束处于关闭状态时,距源塔外表面 5 cm 处任何位置的空气比释动能率小于 0.2 mGy/h;距源塔外表面 100 cm 处任何位置的空气比释动能率小于 0.02 mGy/h。

4.2.5 源塔外表面的放射性污染,β 污染不应超过 4 $Bq \cdot cm^{-2}$,α 污染不应超过 0.4 $Bq \cdot cm^{-2}$。

4.3 放射防护安全装置性能要求

4.3.1 工业 CT 设备的放射防护安全装置的设计应具有多样性和独立性,以保证当某一部件或系统发生故障时,仍能保证人员和设备的安全。

4.3.2 放射源的开启应和检测室内无人、检测室防护门关闭等条件实现安全联锁。只有联锁条件满足后,才能用专用的开源钥匙开启放射源。不满足上述任何一个联锁条件,射线束应立刻自动关闭,并发出警示信号。

4.3.3 在检测室内墙壁上、工业 CT 设备扫描装置上、防护门口等处应设有醒目并易触摸的急停按钮,可在紧急状态下按下任一急停按钮即可立刻关闭放射源。任一急停按钮被按下后,必须进行复位操作,并满足开源条件才能开启放射源。

5 工业 CT 设备工作场所的放射防护要求

5.1 一般要求

5.1.1 工业 CT 设备的使用场所应设置检测室、控制室及其他的辅助用房,并合理布局。工业 CT 设备的机械扫描装置部分应置于检测室中,其他部分应置于控制室内。工业 CT 设备安放时应注意射线出束方向不要朝向控制室及防护门方向。

5.1.2 检测室和控制室等相关辐射防护设施的设计、建设应符合国家有关的法律法规的规定。

5.1.3 检测室入口为界,包括迷路和整个检测室内的区域为控制区。射线束处于开状态时,任何人员不得进入控制区。

5.1.4 控制室及与检测室入口相连的过道、走廊等区域为监督区。无关人员不得擅自进入监督区。

5.2 工业 CT 设备检测室放射防护的特殊要求

5.2.1 射线束处于开状态时,所有防护墙、防护门外 30 cm 处以及电缆出入口与进排风通道口的空气比释动能率应不大于 2.5 μGy/h。

5.2.2 检测室的屏蔽墙设计应根据放射源活度、射线能量、射线出束方向以及射线束的开闭方式等因素考虑,屏蔽墙的厚度设计按照 GBZ 132 附录 A。检测室与控制室相连的所有穿墙管道均应采取防射线泄漏的措施。

5.2.3 检测室所有通道入口处均应设置专用防护门,防护门应与同侧墙具有相同的防护性能。防护门后应设置醒目并易触摸的紧急开门装置。

5.2.4 在检测室的所有入口处、源塔及其他必要的地方设置电离辐射警示标识及警告牌。检测室内和检测室入口处,应有声光警示装置。

5.2.5 工业 CT 设备检测室内应有监视装置,在控制室的操作台应有专用的监视器,监视检测室内人员的活动和工业 CT 设备的运行情况。

5.2.6 根据工业 CT 设备所用放射源活度大小及辐射剂量水平,必要时检测室可设置迷路式通道和强制进风和排风通道。

6 工业CT设备操作中的放射防护要求

6.1 在每天启动工业CT设备前，操作人员应先检查安全联锁、监视与警示装置，确认其处于正常状态。

6.2 每天工业CT设备工作结束之后，使用单位辐射安全管理人员应取下开源钥匙并妥善保管。未经许可不得使用。

6.3 一旦设备发现异常情况，应立刻停机并关闭射线束，在未查明原因和维修结束前，不得开启放射源。

6.4 工业CT设备的操作人员应经工业CT设备操作培训取得合格证，并经法定部门的辐射防护安全培训并取得相应资格后，方可上岗操作。

6.5 对源塔进行调试和维修，工作人员除佩戴个人剂量计外，还必须携带剂量报警仪。

6.6 在设备的调试和维修过程中，如果必须解除安全联锁时，须经负责人同意之后并有专人监护。并应在源塔、检测室的入口等关键处设置醒目的警示牌。工作结束后，先恢复安全联锁并经确认系统正常后才能使用。

7 放射防护监测和检查

7.1 放射防护监测和检查的方法、类别和周期

监测方法按附录B的规定执行，监测和检查的类别、周期以及指标评价见附录C。

7.2 工业CT设备监测和检查

7.2.1 工业CT设备正式使用前，由使用单位申请具有相应资质的单位按附录C中的验收监测内容和要求进行验收监测和检查，合格后方能投入使用。

7.2.2 工业CT设备正常运行中，使用单位应按附录C中的常规监测的内容和要求进行常规监测和安全检查，及时排除隐患，杜绝事故的发生。

7.3 场所监测和检查

工业CT设备使用单位应配置适当的辐射剂量仪，应按本标准的要求对控制室、检测室等工作场所和周围环境进行放射防护监测，并有详细的记录。

7.4 个人监测

操作人员应配置个人剂量计，进行常规个人剂量临测。并按国家有关规定建立个人剂量档案。个人监测参照GBZ 128。

7.5 特殊监测

7.5.1 放射源更换后，应对源塔泄漏辐射剂量、源塔外表面的污染和场所的剂量进行监测。

7.5.2 工业CT设备的放射源的活度、源塔的结构、工业CT设备使用场所等需要变更时，应由具有相应资质的部门按附录C中的变更监测内容和要求进行监测和重新评价，合格后方可继续使用。

7.5.3 出现放射源无法关闭等紧急事件时，立刻按GB 18871应急照射情况干预的有关规定采取相应的应急干预措施，并按GB 18871—2002的10.4条作好照射事故后的评价和监测。

7.6 监测仪器要求

监测仪器的性能应符合本标准的监测和检查要求。辐射监测仪器应经法定单位的鉴定或校准，并在其有效时间内使用。在使用过程中，应详细记录仪器使用状况。

附　录　A
（规范性附录）
工业 CT 用密封源的级别（性能）要求

A.1　密封放射源分级的表示方法

密封放射源的分级方法是：在 GB/之后用四位数字表示确定分级所用标准的批准年份，随后是斜线分隔符号(/)，再加一个字母，然后是五个阿拉伯数字。

字母必须是 C 或 E。C 是指密封源的活度不超过 A.2 中规定的限额。E 表示超过 A.2 中规定的限额。

数字依次为：

第一个数字是表示温度特性的等级；

第二个数字是表示外压力特性的等级；

第三个数字是表示冲击特性的等级；

第四个数字是表示振动特性的等级；

第五个数字是表示穿刺特性的等级。

A.2　密封放射源活度的限额

毒性组	活度限额 10^{12} Bq	
	可浸出的	不可浸出的
极毒	0.01	0.1
高毒	1	10
中毒	10	100
低毒	20	200

注 1：放射性核素的毒性分组见 GB 4075 附录 A；

注 2：可浸出的：将源芯浸在 50 ℃ 100 mL 静水中，放置 4 h 后，水中的放射性活度大于总活度的 0.01%；

注 3：不可浸出的：将源芯浸在 50 ℃ 100 mL 静水中，放置 4 h 后，水中的放射性活度不大于总活度的 0.01%。

A.3　工业 CT 用密封源的级别（性能）要求

项目	温度	压力	冲击	振动	穿刺
质量等级	4	3	3	1	3

A.4　密封放射源性能分级

检验项目	级　别						
	1	2	3	4	5	6	×
温度	免检	−40 ℃(20 min)，+80 ℃(1 h)	−40 ℃(20 min)，+180 ℃(1 h)	−40 ℃(20 min)，+400 ℃(1 h)以及 400 ℃至 20 ℃的热冲击	−40 ℃(20 min)，+600 ℃(1 h)以及 600 ℃至 20 ℃的热冲击	−40 ℃(20 min)，+800 ℃(1 h)以及 800 ℃至 20 ℃的热冲击	特殊检验

表（续）

检验项目	级别						
	1	2	3	4	5	6	×
外压力	免检	由绝对压力25 kPa至大气压	由绝对压力25 kPa至2 MPa	由绝对压力25 kPa至7 MPa	由绝对压力25 kPa至70 MPa	由绝对压力25 kPa至170 MPa	特殊检验
冲击	免检	锤重50 g，跌落距离1 m	锤重200 g，跌落距离1 m	锤重2 kg，跌落距离1 m	锤重5 kg，跌落距离1 m	锤重20 kg，跌落距离1 m	特殊检验
振动	免检	在49 m/s²(5 g)* 条件下25 Hz至500 Hz试验3次，每次10 min	在49 m/s²(5 g)* 条件下25 Hz至50 Hz在峰与峰之间振幅为0.635 mm时，50 Hz至90 Hz和在98 m/s²(10 g)* 条件下90 Hz至500 Hz以上均试验3次，每次10 min	峰与峰之间振幅为1.5 mm时，25 Hz至80 Hz和在196 m/s²(20 g)* 条件下80 Hz至2 000 Hz以上均试验3次，每次30 min	不需要	不需要	特殊检验
穿刺	免检	锤重1 g，跌落距离1 m或等值冲击能	锤重10 g，跌落距离1 m或等值冲击能	锤重50 g，跌落距离1 m或等值冲击能	锤重300 g，跌落距离1 m或等值冲击能	锤重1 kg，跌落距离1 m或等值冲击能	特殊检验
注：* 最大加速度振幅。							

附　录　B
（规范性附录）
工业 CT 设备的放射防护监测方法

B.1　源塔的泄漏辐射剂量监测

B.1.1　检测条件：放射源处于关闭状态。

B.1.2　检测仪器：X、γ 巡测仪。

B.1.3　源塔外表面 5 cm 处的空气比释动能率测量要求。

B.1.3.1　检测位置：在距源塔外表面 5 cm 进行巡测。

B.1.3.2　应在不超过 10 cm^2 的范围内取空气比释动能率平均值。

B.1.4　距源塔外表面 100 cm 处的空气比释动能率测量要求。

B.1.4.1　检测点：距源塔外表面 100 cm 处进行巡测。

B.1.4.2　应在不超过 100 cm^2 的范围内取空气比释动能率平均值。

B.2　检测室以外的周围场所辐射水平

B.2.1　检测条件：放射源处于开启状态，工业 CT 设备正常工作时。

B.2.2　检测点：控制室内的操作台、电缆线管道口等位置，以及检测室防护门、墙体外等处进行必要的巡测。

B.3　变更监测

B.3.1　检测条件：放射源、源塔的结构或设备使用场所等变更后。

B.3.2　检测仪器：X、γ 剂量仪；α、β 污染检测仪。

B.3.3　检测内容：源塔外表面 5 cm、100 cm 处的空气比释动能率，源塔外表面的 α、β 污染和检测室以外的场所辐射水平。

附　录　C
（规范性附录）
工业 CT 设备放射防护监测和检查的类别和周期

序号	类别	检测内容	对应的本标准条款或其他标准的条款	检测周期
1	验收监测	1）源塔的放射防护性能	4.2	设备在使用前的监测和检查
		2）放射防护安全装置性能	4.3	
		3）工业 CT 设备工作场所的放射防护一般要求	5.1	
		4）工业 CT 设备检测室的放射防护的特殊要求	5.2	
2	常规监测	1）安全联锁	4.3.2	每天
		2）应急关源装置	4.3.3	一个月
		3）警示标识和声光报警装置	5.2.4	每天
		4）监视装置	5.2.5	每天
		5）通风装置	5.2.6	三个月
3	变更监测	1）源塔的泄漏辐射剂量	4.2.4	适时
		2）源塔外表面的放射性污染	4.2.5	
		3）场所监测	5.2.1	
4	异常事故监测	1）场所监测	GB 18871—2002 10.4	异常事故后
		2）个人监测		

ICS 13.100
C 57

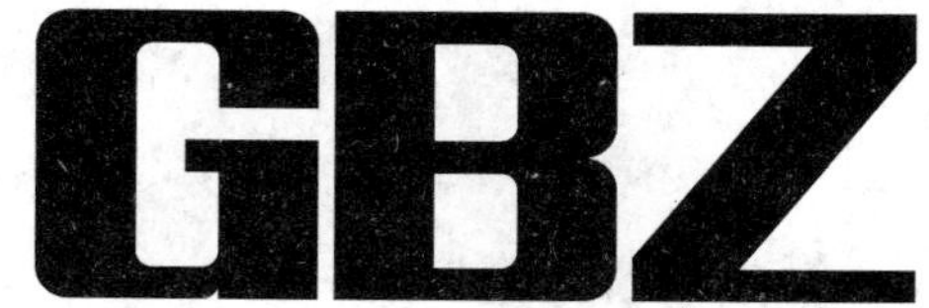

中华人民共和国国家职业卫生标准

GBZ 176—2006

医用诊断 X 射线个人防护材料及用品标准

Standards for personal protective materials and devices against diagnostic medical X-rays

2006-11-03 发布　　2007-04-01 实施

中华人民共和国卫生部　发布

前　言

本标准第 12 章和第 13 章为强制性。

本标准主要参照采用国际电工委员会 IEC 61331-3:1998-11《医用诊断 X 射线防护器具-第 3 部分:防护服和性腺防护器具》(Protective devices against diagnostic medical X-radiation-Part 3:Protective clothing and protective devices for gonads),并结合我国个人防护材料和用品的实际情况制定。

本标准由卫生部放射卫生防护标准专业委员会提出。

本标准由中华人民共和国卫生部批准。

本标准起草单位:中国疾病预防控制中心辐射防护与核安全医学所。

本标准主要起草人:林志凯、赵兰才、邓君、葛丽娟。

医用诊断 X 射线个人防护材料及用品标准

1 范围

本标准规定了 X 射线个人防护材料及用品的防护性能要求，随机文件、设计和防护材料方面的通用要求，标准尺寸、标志和符合本标准说明的标准形式要求。

本标准适用于 X 射线机管电压小于或等于 150 kV 情况下放射工作人员的个人防护，同时也适用于 X 射线受检者和患者的个人防护。

本标准不适用于含铅玻璃眼镜和含铅有机玻璃防护面罩。

2 规范性引用文件

下列文件中的条款通过本标准的引用而成为本标准的条款。凡是注日期的引用文件，其随后所有的修改单(不包括勘误的内容)或修订版均不适用于本标准，然而，鼓励根据本标准达成协议的各方研究是否可使用这些文件的最新版本。凡是不注日期的引用文件，其最新版本适用于本标准。

GB/T 528 硫化橡胶或热塑性橡胶拉伸应力应变性能的测定

GB/T 529 硫化橡胶或热塑性橡胶撕裂强度的测定(裤形、直角形和新月形试样)

GB/T 531 橡胶袖珍硬度计压入硬度试验方法

GB 1040 塑料拉伸性能实验方法

GB/T 3512 硫化橡胶或热塑性橡胶热空气加速老化和耐热试验

3 术语和定义

下列术语和定义适用于本标准。

3.1

性腺防护裙 protective gonad apron

一种作为阴囊防护或卵巢防护用品的替代品，即患者和受检者为防护性腺区域而穿戴的防护裙。

3.2

连指防护手套 protective mitten

指能够紧密接触且手掌裸露、拇指分开的防护手套。

3.3

阴囊屏蔽器具 scrotum shields

外形可包裹住男性性腺和生殖器官的屏蔽物品。

3.4

卵巢屏蔽器具 ovary shields

防护女性性腺卵巢部位的屏蔽物品。

3.5

阴影屏蔽器具 shadow shields

悬挂在患者身体的上方，用于阻断辐射束进入性腺区域的屏蔽器具。

4 设计和材料的一般要求

4.1 操作者的防护用品应设计成便于可以自行穿上和脱下。

4.2 受检者和患者的防护用品应设计成使用方便，并能够由受检者和患者自己就能将其正确地放置在需要防护的部位上。

4.3 有效衰减材料应分布均匀，并应含有高原子序数的元素。

4.4 在正常使用情况下衰减性能不应有所变化。

4.5 防护用品可接触到的所有外表面和内表面都应便于清洗和消毒。

4.6 不应有可能接触到的有铅或铅化合物的无覆盖层或无涂层表面。

5 防护裙

5.1 防护裙的选用

检查室现场工作人员都应穿戴防护裙，以保护操作者身体辐射敏感部位。根据防护的需要，工作人员可选用不同型号的防护裙，即轻型防护裙(L)、重型防护裙(H)、包裹式轻型防护裙(LC)和包裹式重型防护裙(HC)。轻型防护裙供普通房间操作场所内工作人员穿戴。

要保护全身，还应使用其他一些防护用品，例如：甲状腺防护用品、含铅玻璃防护眼镜和铅橡胶防护帽等。

5.2 设计要求

5.2.1 在设计上，防护裙应能从颈部至少覆盖到膝部、整个胸部和肩部身体的前面部位。

5.2.2 防护裙双肩部位防护材料的宽度不应小于 11 cm，每片肩部防护材料应至少延伸到肩背后 15 cm。各片防护材料固定在一起的无防护缝合孔应放在防护裙的后面。

5.2.3 包裹式防护裙还应设计成能够覆盖从腋下不大于 10 cm 处至少到大腿的一半处的身体的两侧，背部向下到膝部。

5.2.4 包裹式防护裙应设计成可以通气，可设计成两侧部位、背面开门搭接扣紧方式，或在背面的中间提供一个可留有竖直窄缝的栓扣。包裹式防护裙也可以在前面搭接扣紧。

5.2.5 防护裙可以由两件相互重叠的单件组合而成，例如一件防护背心和一条防护裙。

5.2.6 在进行特殊检查时，为增加敏感器官可能受到损伤部位的防护性能，防护裙可以另外附加防护材料。

5.2.7 轻型和轻型包裹式防护裙的铅当量应不小于 0.25 mm Pb。

5.2.8 重型和重型包裹式防护裙前片的铅当量应不小于 0.35 mm Pb，其余部分的铅当量应不小于 0.25 mm Pb。

5.3 材料要求

防护裙可以用一片防护材料或多片组合防护材料制作。

5.4 尺寸

防护裙应按照表 1 中的尺寸进行分类，并应符合表 1 中给出的尺寸。

表 1 防护裙(防护服)的标准尺寸

标准尺寸		字母符号	最小尺寸 cm		
			A	B	C
小号	很短	SV	90	60	100
	短	SS	100		
	中等	SM	110		
	长	SL	120		
	超长	SE	130		

表 1（续）

标准尺寸		字母符号	最小尺寸 cm		
			A	B	C
中号	很短	MV	90	60	110
	短	MS	100		
	中等	MM	110		
	长	ML	120		
	超长	ME	130		
大号	短	LS	100	75	120
	中等	LM	110		
	长	LL	120		
	超长	LE	130		

注：尺寸 A：从肩的中部到最下边的长度。
尺寸 B：双侧佩带有紧扣件的包裹式防护裙前片和后片的宽度。
尺寸 C：在前、后中间位置佩带有紧扣件的防护裙的围长。

5.5 标志

防护裙标签上应清晰而永久性地标记下述 a)～f)的信息：

a) 生产厂家和供应商的名称或商标。示例：XYZ；
b) 标示防护裙型号的字母。示例：L，H，LC 或 HC；
c) 以铅厚度表示的衰减当量值，用符号“mmPb”表示。对于所有的防护裙，衰减当量值应用于前片，如果前、后片衰减当量值不同，也可应用于后片。示例：0.35 mmPb(前)；0.25 mmPb(后)；
d) 用于测定衰减当量值的 X 射线管电压，附加在 c)条后，并以 kV 为单位标记为“/X 射线管电压”。示例：/100 kV；
e) 按照表 1 中的要求，给出相应尺寸的字母符号；
f) 参照本标准，应注明符合 GBZ 176—2006。

示例：重型防护裙：XYZ　H　0.35 mmPb/100 kV　LM　GBZ 176—2006。

6 防护手套

6.1 设计要求

防护手套应无缝隙，覆盖整个手部，至少覆盖到前臂的一半，手套的内衬应可以清洗。

防护手套应设计成将大拇指单独包裹，其他手指也应单独包裹。大拇指套的轴应能朝向掌心，以使得大拇指的顶端可触摸到食指的顶端。

防护手套应设计成使戴用者的手指易于合拢紧握，手的腕关节部位可自由侧向活动。

为了在常规检验中对防护材料进行检查，任何外套材料应是可拆卸的。

6.2 材料

用于防护手套的防护材料和内、外面覆盖材料应是柔软的。

制作防护手套的防护材料，其铅当量应不小于 0.25 mmPb。

制作防护手套时，应目视检查所用防护材料是否存在断裂和裂缝，加以鉴别。

6.3 尺寸

防护手套基本上应是图 1 中所示的形状，并符合表 2 中给出的标准尺寸。

表 2 防护手套的标准尺寸

尺码	字母符号	内部最小尺寸 cm				
		长 度			半 围 长	
		A	B	C	D	E
小号	S	35	11	7	16	11
中号	M	35	11.5	7	17	12
大号	L	35	12	7	18.5	13
注：尺寸 A 至 E 示于图 1 中。						

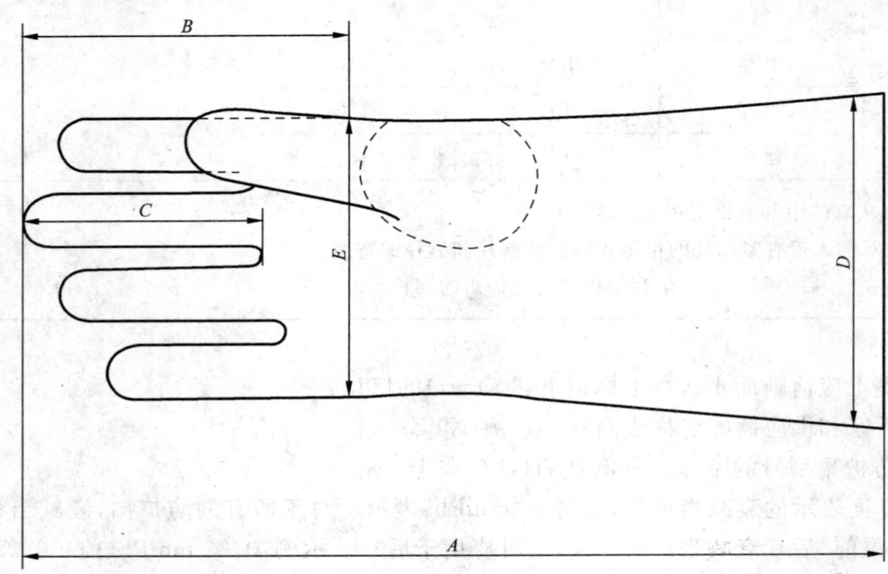

图 1 防护手套的内部尺寸

6.4 标志

在每只防护手套袖口边缘附近应清晰、永久性地标注下述 a)～d)所规定的信息：

a) 生产厂家或供应商的名称或商标，示例：XYZ。

b) 以铅的厚度表示衰减当量值，用符号“mmPb”表示，示例：Pb 0.25 mmPb。

c) 在 b)后加一条斜划线，其后附加用于测定铅当量值的 X 射线管电压，单位为 kV，示例：/100 kV。

d) 如果适用，则应按照表 2 给出相应尺寸的字母符号，示例：M。

示例：防护手套 XYZ 0.25 mmPb/120 kV M GBZ 176—2006

7 连指防护手套

7.1 设计要求

除了手掌和拇指的内侧外，连指防护手套应能覆盖整个手部，直到能至少覆盖至前臂的一半。连指防护手套应设计成使戴用者的手易于合拢紧握，手的腕关节部位可自由侧向活动。

连指防护手套应至少达到所要求的最小有效铅当量，除了手掌和拇指内侧外，在其整个表面上，不应存在任何断裂。

7.2 材料

用于连指防护手套的防护材料和内、外面覆盖材料应该是柔软的。

连指防护手套的防护材料，其铅当量应不小于 0.25 mmPb。

制作连指防护手套时，应目视检查所用防护材料是否存在断裂和裂缝。

7.3 尺寸

连指防护手套基本上应是图2中所示的形状，并符合表2中给出的内部尺寸。

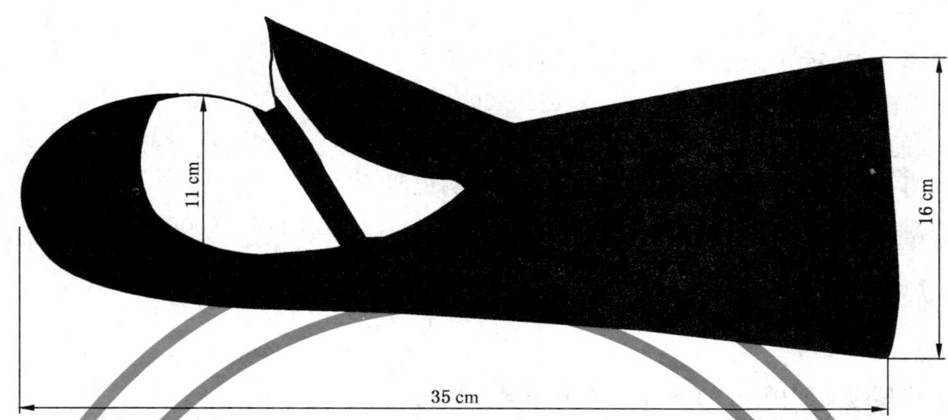

图2 连指防护手套的内部最小尺寸

7.4 标志

在每只连指防护手套袖口边缘附近应清晰、永久性地标注下述a)～e)所规定的信息：

a) 生产厂家或供应商的名称或商标，示例：XYZ。

b) 以铅的厚度表示衰减当量值，用符号"mmPb"表示，示例：0.25 mmPb。

c) 在b)后加一条斜划线，其后附加用于测定铅当量值的X射线管电压，单位为kV，示例：/120 kV。

d) 如果适用，应注明"标准尺寸"，示例：标准尺寸。

e) 引用本标准，说明引用标准为GBZ 176—2006。

示例：连指防护手套　　XYZ　　0.25 mmPb/120 kV　　标准尺寸　　GBZ 176—2006

8 性腺防护裙

8.1 设计要求

在放射检查全过程中，能够把性腺防护裙系在患者身上恰当位置来提供性腺防护。

8.2 材料要求

性腺防护群的材料应是柔软的。

在整个性腺防护裙区域上，其铅当量应不小于0.5 mmPb。

8.3 尺寸

性腺防护裙应根据表3中的尺寸分类，并应符合表3中所示的尺寸。

表3 性腺防护裙的标准尺寸

标准尺寸	字母符号	最小尺寸 cm	
		长	宽
儿童1	C1	20	25
儿童2	C2	30	30
成人1	A1	37	40
成人2	A2	40	45

8.4 标志

在性腺防护裙上应清晰、永久性地标注下述a)～e)所规定的信息：

a) 生产厂家或供应商的名称或商标，示例：XYZ。

b) 以铅的厚度表示衰减当量值，用符号“mmPb”表示，示例：0.5 mmPb。

c) 在 b)后加一条斜划线，其后附加用于测定铅当量值的 X 射线管电压，单位为 kV，示例：/120 kV。

d) 根据表 3 标明相应尺寸的字母符号，示例：A1。

e) 引用本标准，说明引用标准为 GBZ 176—2006。

8.5 符合标准的说明

如果要说明性腺防护裙符合本标准，应按下述示例说明：

性腺防护裙　　XYZ　　0.5 mmPh/120 kV　　A1　　GBZ 176—2006

9 阴囊屏蔽器具

9.1 设计要求

阴囊屏蔽器具应无间隙，正好围住阴囊或阴囊和阴茎。

阴囊屏蔽器具应设计成患者自己就能易于将其放在合适的位置上。

开向阴囊或阴囊和阴茎根部的开口应尽量小，并合乎实际。

在放射检查全过程中，应采用把阴囊屏蔽器具保持在合适位置的方法来提供阴囊防护。

阴囊屏蔽器具所有内外表面所覆盖的防护材料都应防水、易于清洗和消毒。

阴囊屏蔽器具分为两类，即轻型阴囊屏蔽器具和重型阴囊屏蔽器具。使用中为卫生起见，应使用一次性塑料袋包住阴囊或阴囊和阴茎。

9.2 材料要求

轻型阴囊屏蔽器具在整个区域上的铅当量应不小于 0.5 mmPb。

重型阴囊屏蔽器具在整个区域上的铅当量应不小于 1.0 mmPb。

9.3 尺寸

应按合适的不同尺寸成套提供阴囊屏蔽器具。

9.4 标志

在阴囊屏蔽器具上应清晰、永久性地标注下述 a)～d)所规定的信息：

a) 生产厂家或供应商的名称或商标，示例：XYZ。

b) 以铅的厚度表示衰减当量值，用符号“mmPb”表示，示例：1.0 mmPb。

c) 在 b)后加一条斜划线，其后附加用于测定铅当量值的 X 射线管电压，单位为 kV，示例：/120kV。

d) 引用本标准，说明引用标准为 GBZ 176—2006。

9.5 符合标准的说明

如果要说明阴囊屏蔽器具符合本标准，则应按下述示例说明：

重型阴囊防护器　　XYZ　　1.0 mmPb/120 kV　　GBZ 176—2006

10 卵巢屏蔽器具

10.1 设计要求

卵巢屏蔽器具应设计成易于应用，在放射检查全过程中，能使之保持在合适的位置来提供性腺防护。

卵巢屏蔽器具所有表面上所覆盖的防护材料都应该使用防水材料、并易于清洗和消毒。

10.2 材料要求

在整个卵巢屏蔽器具区域上，其铅当量应不小于 1.0 mmPb。

10.3 尺寸

除非卵巢屏蔽器具可方便地调节成不同尺寸，否则应成套提供适宜尺寸的卵巢屏蔽器具。

10.4 标志

卵巢屏蔽器具上应清晰、永久性地标注 a)～d)所规定的信息：

a) 生产厂家或供应商的名称或商标，示例：XYZ。

b) 以铅的厚度表示衰减当量值，用符号“mmPb”表示，示例：1.0 mmPb。

c) 在 b)后加一条斜划线，其后附加用于测定铅当量值的 X 射线管电压，单位为 kV，示例：/120 kV。

d) 引用本标准，应说明引用标准为 GBZ 176—2006。

10.5 符合标准的说明

如果要说明卵巢屏蔽器具符合本标准，则应按下述示例说明：

卵巢屏蔽器具　　XYZ　　1.0 mmPb/120 kV　　GBZ 176—2006

11 阴影屏蔽器具

11.1 设计要求

在设计上应保证能将阴影屏蔽器具放置在辐射源和患者之间合适的位置上。阴影屏蔽器具应适合于同光野指示器一起使用。

11.2 材料要求

在阴影屏蔽器具的整个区域上，轻型阴影屏蔽器具的铅当量应不小于 0.5 mmPb，重型阴影屏蔽器具的铅当量应不小于 1.0 mmPb。

11.3 尺寸

除非阴影屏蔽器具可方便地调节成不同尺寸，否则应成套提供适宜尺寸的阴影屏蔽器具。

11.4 标志

在阴影屏蔽器具上应清晰、永久性地标注下述 a)～d)所规定的信息：

a) 生产厂家或供应商的名称或商标，示例：XYZ。

b) 以铅的厚度表示衰减当量值，用符号“mmPb”表示，示例：1.0 mmPb。

c) 在 b)后加一条斜划线，其后附加用于测定铅当量值的 X 射线管电压，单位为 kV，示例：/120 kV。

d) 引用本标准，应说明引用标准为 GBZ 176—2006。

11.5 符合标准的说明

如果要说明 X 射线屏蔽器符合本标准，则应按下述示例说明：

阴影屏蔽器具　　XYZ　　1.0 mmPb/120 kV　　GBZ 176—2006

12 铅橡胶板和铅塑料板性能要求和试验方法

12.1 性能要求

铅橡胶板和铅塑料板的物理性能应符合表 4 中的要求。

表 4 铅橡胶板和铅塑料板的物理性能

性　　能	个人防护材料的种类	
	铅橡胶板	铅塑料板
扯断拉伸强度，MPa(kgf/cm²)	＞6(60)	＞5(50)
扯断伸长率，%	≥400	≥300
扯断永久变形，%	≤40	—

表 4（续）

<table>
<tr><td colspan="2" rowspan="2">性　　能</td><td colspan="2">个人防护材料的种类</td></tr>
<tr><td>铅橡胶板</td><td>铅塑料板</td></tr>
<tr><td colspan="2">硬度(邵尔 A)</td><td>≤65</td><td>≤80</td></tr>
<tr><td colspan="2">撕裂强度，N/m(kgf/cm)</td><td>>1 500(15)</td><td>>1 500(15)</td></tr>
<tr><td rowspan="3">老化实验</td><td>扯断降低率，%</td><td><25</td><td>—</td></tr>
<tr><td>伸长率降低率，%</td><td><10</td><td>—</td></tr>
<tr><td>硬度变化</td><td><3</td><td>—</td></tr>
<tr><td colspan="4">注：铅橡胶板和铅塑料板的厚度应为 2.0 mm。</td></tr>
</table>

12.2　试验方法

12.2.1　扯断拉伸强度、扯断伸长率、扯断永久变形性能测定

铅橡胶板的扯断拉伸强度、扯断伸长率、扯断永久变形性能试验按 GB/T 528 中的规定进行。采用哑铃状Ⅰ型试样，试样拉伸速率为 500 mm/min±50 mm/min。铅塑料板的扯断拉伸强度、扯断伸长率、扯断永久变形性能试验按 GB 1040。采用哑铃状Ⅱ型试样，试样拉伸速率为100 mm/min±10 mm/min。

12.2.2　硬度性能测定

铅橡胶板的硬度性能测定按 GB/T 531 中的规定进行。

12.2.3　撕裂强度性能测定

铅橡胶板的撕裂强度性能测定按 GB/T 529 中的规定进行，采用无割口直角形试样，拉伸速率为 500 mm/min±50 mm/min。

12.2.4　老化实验

铅橡胶板和铅塑料板的老化试验按 GB/T 3512 中的规定进行。

13　个人防护材料及用品的使用要求

13.1　防护材料及用品的选用

根据工作场所 X 射线的能量和强度的差异或按有关标准的要求，选用不同类型和铅当量的防护材料及用品。

13.2　应用中的检查

使用中的个人防护材料及用品每年应至少自行检查 2 次，防止因老化、断裂或损伤而降低防护质量。

13.3　使用年限要求

个人防护材料及用品的正常使用年限为 5 年，经检查并符合防护要求时可延至 6 年。

13.4　防护手套的要求

防护手套应至少达到所要求的最小有效衰减当量，在其整个表面上，前面和背面，包括手指和腕部不应存在任何断裂。

ICS 13.100
C 57

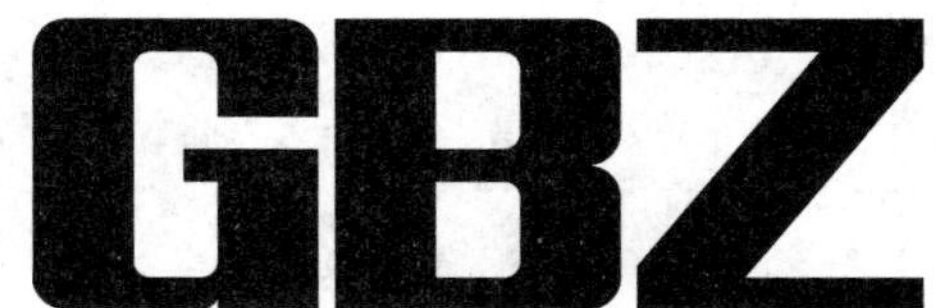

中华人民共和国国家职业卫生标准

GBZ 177—2006

便携式X射线检查系统放射卫生防护标准

Radiological protection standards for portable X-ray inspection system

2006-11-03 发布　　2007-04-01 实施

中华人民共和国卫生部 发布

前　言

本标准第4～8章和附录A为强制性,其余为推荐性。

本标准的附录A和附录B是规范性附录。

本标准由卫生部放射卫生防护标准专业委员会提出。

本标准由中华人民共和国卫生部批准。

本标准起草单位:山东省医学科学院放射医学研究所。

本标准主要起草人:侯金鹏、朱建国、邓大平、孙作忠、陈英民、杨迎晓、卢峰、李海亮。

便携式 X 射线检查系统
放射卫生防护标准

1 范围

本标准规定了各类便携式 X 射线检查系统(以下简称检查系统)辐射控制水平、辐射安全及安全操作等放射防护要求和有关检测要求。

本标准适用于各类便携式 X 射线检查系统对物品的现场安全检查。现场紧急医学救护参照应用。不适用于其他医疗照射检查和工业 X 射线探伤。

2 规范性引用文件

下列文件中的条款通过本标准的引用而成为本标准的条款。凡是注日期的引用文件,其随后所有的修改单(不包括勘误的内容)或修订版均不适用于本标准,然而,鼓励根据本标准达成协议的各方研究是否可使用这些文件的最新版本。凡是不注日期的引用文件,其最新版本适用于本标准。

GBZ 130 医用 X 射线诊断卫生防护标准

GBZ 138 医用 X 射线诊断卫生防护检测规范

GB 12664 便携式 X 射线安全检查设备通用规范

3 术语和定义

下列术语和定义适用于本标准。

便携式 X 射线检查系统 portable X-ray inspection system

一种利用 X 射线对物品进行安全检查和人员救护的现场使用检查装置,一般可由操作人员直接携带,并在现场操作。

4 检查系统及其工作场所辐射控制水平

4.1 检查系统的泄漏辐射水平

4.1.1 安全检查系统 X 射线管组装体的泄漏辐射水平

距 X 射线管组装体表面 5 cm 和 1 m 处,其泄漏辐射的空气比释动能率应分别不超过 200 $\mu Gy \cdot h^{-1}$和 20 $\mu Gy \cdot h^{-1}$。

4.1.2 医用检查系统 X 射线管组装体的泄漏辐射水平

距 X 射线管组装体焦点 1 m 处的泄漏辐射的空气比释动能率应不超过 250 $\mu Gy \cdot h^{-1}$。

4.2 操作位置的散射辐射水平

4.2.1 安全检查系统

4.2.1.1 无附加屏蔽时,X 射线主线束所造成的操作位置的散射辐射的空气比释动能率不应超过600 $\mu Gy \cdot h^{-1}$。

4.2.1.2 操作人员如必须在距 X 射线源 1 m 或 1 m 以内操作时,在采取有效的防护屏蔽措施后,操作人员可能处在的各个位置的杂散辐射应不超过 200 $\mu Gy \cdot h^{-1}$。

4.2.2 医用检查系统

X 射线主线束所造成的操作位置的散射辐射的空气比释动能率不应超过 100 $\mu Gy \cdot h^{-1}$。

4.3 安全检查场所外辐射水平

4.3.1 安装检查系统的房间外的辐射水平

距该房间墙外侧表面 30 cm 处的空气比释动能率应不大于 2.5 μGy・h^{-1}。

4.3.2 移动检查现场外的辐射水平

假定的护栏边界外任何位置的空气比释动能率不大于 2.5 μGy・h^{-1}。检查系统产品应给出辐射源与护栏边界四个周边的最小距离要求。

5 检查系统的辐射安全要求

5.1 检查系统的 X 射线球管组装体窗口应安装限束装置。

5.2 当检查系统使用交流电时,必须有良好的"保护接地"设计。接地故障不应导致系统产生 X 射线。当"保护接地"不良时,应有防电击装置。

5.3 使用直流电的检查系统,需用钥匙开启控制器。应确保在钥匙取下后系统不产生 X 射线。

5.4 所有型号的检查系统均应该给出 X 射线管组装体周围的辐射场的分布图和主要位置的空气比释动能率典型值,便于使用者选择防护方案。

5.5 检查系统上都应设置鲜明的电离辐射警示标志。

5.6 检查系统的开关、按钮和控制装置应操作灵活,便于使用。如果配有无线遥控器,则控制距离至少应达到 10 m。

5.7 检查系统的控制器与 X 射线管头或高压发生器的连接电缆不得短于 3 m。

5.8 安全检查系统工作状态的指示应符合 GB 12664—2003 第 4.9 条的要求。

5.9 医学检查系统处于工作状态时,入射患者体表空气比释动能率应符合 GBZ 130 的要求。

6 检查系统使用中的放射防护要求

6.1 需要操作的检查系统控制装置必须置于 X 射线辐射野之外。

6.2 操作检查系统前,必须正确连接电缆线,并将电压旋钮定在最低位。

6.3 安装检查系统操作房间外应该悬挂电离辐射警示标志和警示灯。

6.4 在临时的室外操作场所周围应该设置护栏或警示标志,防止无关人员进入。

6.5 操作人员均需佩戴个人剂量计。

6.6 需近距离操作检查系统的人员应该穿戴不小于 0.35 mm 铅当量的铅胶帽和高领铅围裙或在铅屏风后进行操作。

6.7 现场操作检查系统的人员应尽可能背向主射束投照方向进行工作。

6.8 检查系统停止使用后,操作人员应取走主控钥匙并妥善保管。

7 放射防护检测

7.1 放射防护检测的一般要求

7.1.1 应委托具有职业卫生技术服务资质的放射卫生技术服务机构对使用单位的检查系统进行放射防护性能的检测。应详细记录测量仪器型号和检测结果。

7.1.2 检测项目、周期和方法分别见附录 A 和附录 B。评价指标按本标准有关内容执行。

7.2 检测的类型

7.2.1 验收检测

使用单位新安装的检查系统应进行放射防护性能的验收检测,合格后,可以运行使用。

7.2.2 常规检测

使用单位每年应进行一次放射防护性能常规检测。

7.2.3　特殊检测

7.2.3.1　变更检测

当检查系统的结构、屏蔽改变时，应进行放射防护性能检测和重新评价。在进行必要调整和检测合格后，方可继续使用。

7.2.3.2　异常检测

当一个季度的个人剂量超过年剂量限值的1/4时、或检查系统出现异常情况处理时，应及时进行检测，查明原因。发生意外事故，应按放射事故管理规定，及时检测和处理。

7.3　检测仪器要求

辐射检测仪器辐射剂量测量的射线方向性、辐射能量响应、剂量测试范围和抗干扰能力等性能应适用于探测和测量原始射线、散射线和泄漏辐射，辐射检测仪器应经检定或校准，并在其有效时间内使用。应记录仪器使用状况。

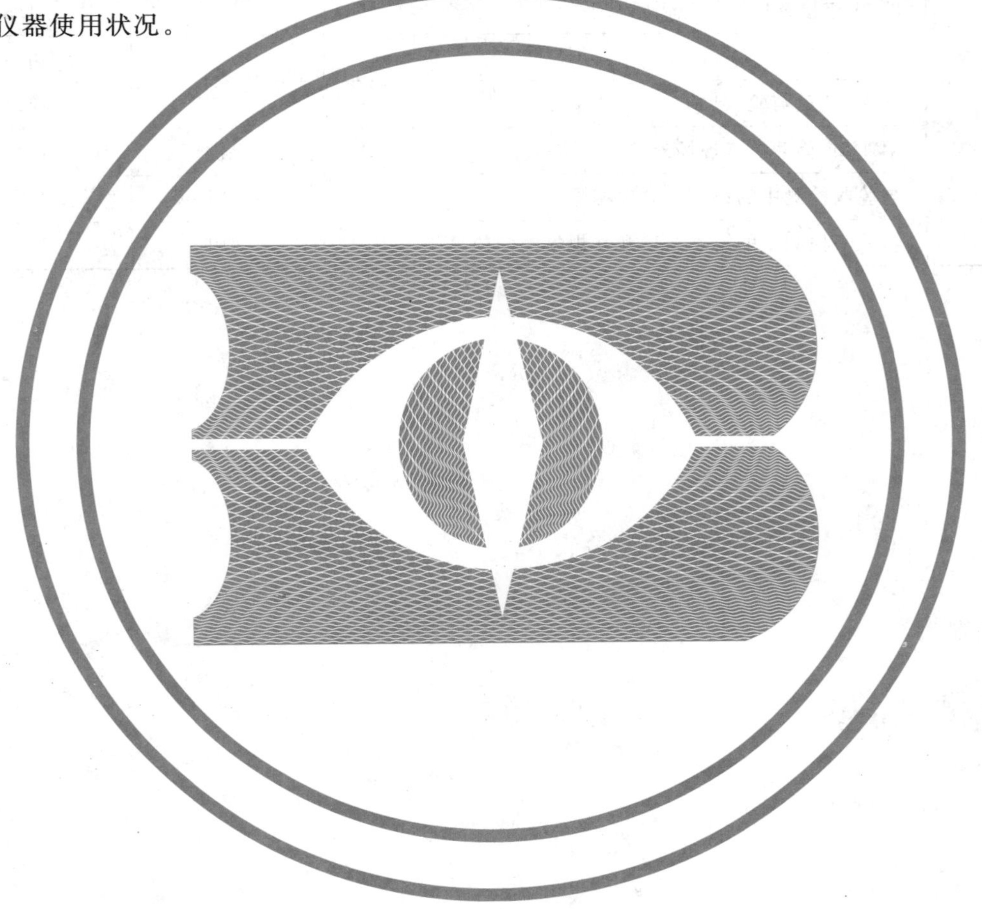

附 录 A
（规范性附录）
便携式X射线检查系统放射防护检测项目和周期

表 A.1 检测项目和周期一览表

检测类别	项　目	检测周期	对应的本标准条款
验收检测	1. X射线球管组装体泄漏辐射水平	—	4.1
	2. 操作位置的散射辐射水平	—	4.2
	3. 固定检查场所外部辐射水平	—	4.3
	4. 安全和警示标志	—	6.3
常规检测	第1～3项与验收检测第2～4项相同	一年	4.2,4.3
	第4项:移动检查现场外的辐射水平	每次	4.3.2
变更检测	与验收检测中的第1、2、3项相同	适时	7.2.3
异常检测	与验收检测中的第1、2项和常规检测中的第4项相同	适时	7.2.3

附 录 B
(规范性附录)
便携式X射线检查系统放射防护检测方法

B.1 通用要求

B.1.1 放射防护检测应在检查系统正常工作状态下进行。

B.1.2 使用经过已知能量响应校正的电离室或累积剂量计方法。

B.1.3 应在规定测量点上,横截面不小于 100 cm^2 的面积上进行测量。

B.1.4 要求各点测试结果中最大值符合本标准的有关规定。

B.2 X射线球管组装体泄漏辐射水平

B.2.1 检测条件:用不小于 4 mm 厚度的铅板屏蔽 X 射线束出射窗口;将 X 射线源设置在最高工作管电压和在该电压对应的最大束流下。

B.2.2 检测仪器:X、γ 剂量仪,X、γ 巡测仪或热释光剂量计。

B.2.3 检测位置:按 GBZ 138 的要求,以 X 射线组装体的焦点为圆心、距焦点 1 m 球面上三条圆周线,每隔 45°取一测试点,进行 24 点测量。

B.2.4 数据处理:对于脉冲式 X 射线源,则应把脉冲对应的参数和重复频率,折算成 1 h 的空气比释动能。

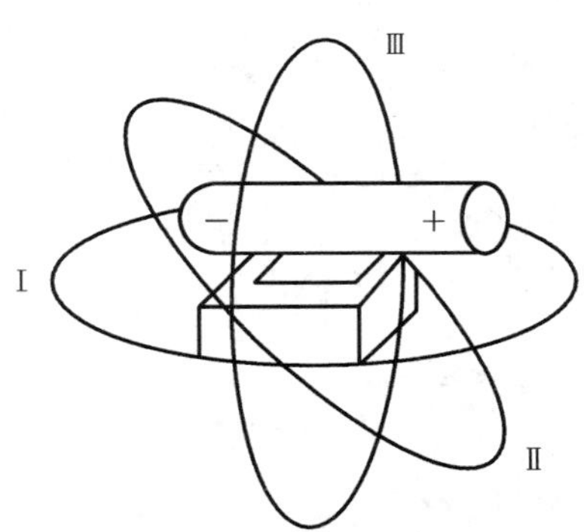

图 B.1 X射线管组装体泄漏辐射三圆周检测位置示意图

B.3 操作位置的工作场所散射辐射水平

B.3.1 检测条件:X 射线源放置在空旷的试验场地,距离最近的墙体应在 2 m 以上;设备按工作状态放置就位;在 X 射线影像接收平面前贴近放置一块标准散射体(参见 GB 12644 附录 C),模拟被检测物体对 X 射线的散射作用;将 X 射线源设置在最高工作管电压和在该电压对应的最大束流下。

B.3.2 检测仪器:X、γ 剂量仪,X、γ 巡测仪或热释光剂量计。

B.3.3 检测位置:操作人员正常工作时可能处在的位置或距射线源 1 m 处的可能工作位置任选 5 点。并按产品标准提供的散射辐射分布图或各个参考点的散射辐射数值任选 5 点进行复测。

B.3.4 数据处理:对于脉冲式 X 射线源,则应把脉冲对应的参数和重复频率,折算成 1 h 的空气比释动能。

B.4 安装检查系统的房间外的辐射水平

B.4.1 检测条件:检查系统正常工作时。

B.4.2 检测仪器:X、γ巡测仪。

B.4.3 检测位置:在距X射线源工作房间墙体外表面30 cm处进行巡测,选点不得少于10个,并注意均匀选点。

B.4.4 数据处理:数据处理用测量范围表示。

B.5 移动检查现场外的辐射水平

B.5.1 检测条件:检查系统正常工作时或每次移动检查场所时。

B.5.2 检测仪器:X、γ巡测仪和X、γ环境辐射剂量仪。

B.5.3 检测位置:由于检查场所更换频繁,可以根据检查系统出厂说明书给出的现场剂量分布情况,根据现场状况大致确定边界护栏位置,同时使用检测仪器进行核查。

ICS 13.100
C 57

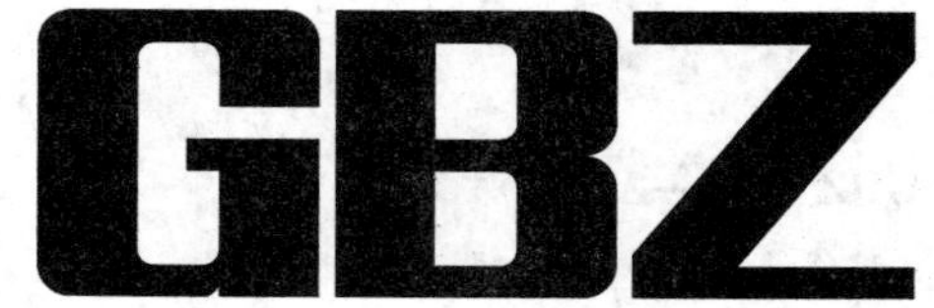

中华人民共和国国家职业卫生标准

GBZ 178—2014
代替 GBZ 178—2006

低能γ射线粒籽源植入治疗放射防护要求与质量控制检测规范

Specifications for radiological protection and quality control in implanted treatment of low energy γ-ray seed sources

2014-05-14 发布　　　　2014-10-01 实施

中华人民共和国
国家卫生和计划生育委员会　发布

前　言

本标准第4章～第7章是强制性的,其余是推荐性的。

本标准按照GB/T 1.1—2009给出的规则起草。

本标准代替GBZ 178—2006《低能γ射线粒籽源植入治疗的放射防护与质量控制检测规范》,主要技术内容变化如下:

——增加了粒籽源使用要求;

——增加了预防粒籽源植入前和植入后的丢失;

——增加了粒籽源植入操作中工作人员的放射防护;

——增加了植入粒籽源的患者,住院时和出院后的管理;

——增加了植入粒籽源的患者死亡后,尸体处理和骨灰运输的要求。

本标准起草单位:中国疾病预防控制中心辐射防护与核安全医学所。

本标准主要起草人:罗素明、何志坚、朱卫国。

低能 γ 射线粒籽源植入治疗放射防护要求与质量控制检测规范

1 范围

本标准规定了低能 γ 射线粒籽源植入人体治疗肿瘤的放射防护要求和质量控制检测方法。

本标准适用于^{125}I 和^{103}Pd 粒籽源植入治疗的实践。

2 术语和定义

下列术语和定义适用于本文件。

2.1

粒籽源 seed sources

直径 0.8 mm，长度 4.5 mm，直径 0.5 mm×3.0 mm 的银棒渗过^{125}I 放射性核素，用 0.05 mm 厚的钛管密封。

直径 0.8 mm，长度 4.5 mm，直径 0.5 mm×3.0 mm 镀有^{103}Pd 放射性核素的银丝，用钛管密封。

2.2

植入枪 implant gun

装载粒籽源并使其推入植入针的器具。

2.3

定位模板 fixed pattern plate

保证粒籽源在植入管内注入方向不改变的有机玻璃及金属模板。

2.4

植入针 implant needle

供粒籽源植入专用的针形器具，治疗时将植入针直接刺入肿瘤组织。

2.5

外观活度 apparent activity

当密封放射源产生的空气比释动能率与同种核素裸源产生的空气比释动能率相同时，则把裸源活度看作该种核素密封源的外观活度。

本标准粒籽源活度均指外观活度。

3 一般要求

3.1 开展粒籽源植入治疗的医疗机构和负责医师应具有相应资质并经相关部门批准。

3.2 应配备测量粒籽源活度的活度计以及探测光子能量下限低于 20 keV 的辐射防护监测仪。

3.3 应配备 B 超机、X 射线机和 CT 机，以及粒籽植入治疗的治疗计划系统。

3.4 应具备对放射性废物处置的设施和技术方案。

3.5 废弃或泄漏的粒籽源应放置在铅罐内，退回厂家。

4 粒籽源植入操作中工作人员的放射防护

4.1 治疗室与贮存室应分开,但不宜相距太远,以便于源的取用。当容器密闭时,容器表面的辐射水平应低于 20 μSv/h。粒籽源贮存的容器前应使用铅块屏蔽,并在屏蔽铅块前放置防护铅屏风,屏风上方应有适当厚度的铅玻璃。操作人员应站在屏风后实施操作。

4.2 操作前要穿戴好防护用品。主要操作人员应穿铅防护衣,戴铅手套、铅玻璃眼镜和铅围脖等。防护衣厚度不应小于 0.25 mm 铅当量。对性腺敏感器官,可考虑再穿含 0.5 mm 铅当量防护的三角裤或三角巾。放射性^{125}I 和^{103}Pd 粒籽源不同距离的剂量率见附录 A 表 A.1。

4.3 在实施治疗前,应制定详细可行的实施计划,并准备好所需治疗设备,如植入模板、分装器具和植入枪等,尽可能缩短操作时间。

4.4 拿取粒籽源应使用长柄器具,如镊子,尽可能增加粒籽源与操作人员之间的距离。在整个工作期间,所有人员尽可能远离放射源,快速完成必要的操作程序。

4.5 粒籽源使用当天,用活度计测量同批(或单个)粒籽源活度,或对出厂的源活度进行衰变校正。^{125}I 和^{103}Pd 粒籽源的物理特性与物理衰变校正因子见附录 A 表 A.2～表 A.5。

4.6 使用前应至少抽取 2%的粒籽源,采用适当方法进行泄漏检查,确认它的完整性和安全性。发现泄漏,应将同批次籽源退回厂家。

4.7 如粒籽源破损引起泄漏而发生污染,应封闭工作场所,将源密封在一个容器中,控制人员走动,以避免放射性污染扩散,并进行场所和人员去污。

5 粒籽源植入中和植入后的放射防护要求

5.1 手术前后的防护要求

5.1.1 治疗医师应根据临床检查结果,分析及确定肿瘤体积。根据治疗计划报告,确定所需的粒籽源总活度及靶区所需粒籽源的个数。

5.1.2 治疗医师应正确勾画实际肿瘤靶区。在 B 超或 CT 引导下或术中,通过植入针准确无误地将粒籽源植入肿瘤靶区,保护靶区相邻的重要器官。

5.1.3 粒籽源植入后应尽快对靶区正、侧位进行 X 射线拍片,确认植入的粒籽源的个数。

5.1.4 手术结束后应对手术区域进行检测,以排除粒籽源在手术植入过程中遗漏的可能。

5.1.5 确保肿瘤得到精确的处方剂量。手术结束后 4 周～6 周,通过 CT 薄层扫描,验证治疗计划。必要时实施补充治疗。

5.2 住院病人的管理

5.2.1 植入粒籽源术后的患者,在植入部位应穿戴 0.25 mm 铅当量的铅背心、围脖或腹带。

5.2.2 植入粒籽源的患者床边 1.5 m 处或单人病房应划为临时控制区。控制区入口处应有电离辐射警示标志,除医护人员外,其他无关人员不得入内。

5.2.3 植入粒籽源的患者应使用专用便器或设有专用浴室和厕所。

5.2.4 治疗期间不清扫房间,除食物盘外,房内任何物品不得带出房间。

5.2.5 前列腺植入粒籽源的男性患者应戴避孕套,以保证放射性粒籽源植入体内后不丢失到周围环境。为防止随尿液排出,在植入后两周内,宜对尿液用 4 cm×4 cm 见方的药用纱布过滤。如果发现植入的粒籽源流失到患者的膀胱或尿道,应用膀胱内镜收回粒籽源并放入铅罐中贮存。

5.2.6 病人在植入粒籽源后的前 4 个月,尤其是前两周内,应与配偶保持一定距离。

5.2.7 当患者或家庭成员发现患者体外有粒籽源时,不应用手拿,应当用勺子或镊子取夹粒籽源,放在预先准备好的铅容器内(放射治疗医师事先给予指导)。该容器返还给责任治疗医师。

5.2.8 如病人出现危急情况或死亡应立即通知治疗医生。

5.2.9 任何物品在搬离病房之前应进行监测。

5.3 出院病人的管理

5.3.1 植入粒籽源出院患者应建立登记制度，信息卡内容包括：患者姓名、住址、电话、年龄、身份证、植入部位、医院及电话、植入粒籽源个数、陪护者或探视者姓名、植入时间、出院粒籽源数量、检查日期等。

5.3.2 植入粒籽源的患者出院时，医生应给患者佩带一张信息卡，其内容应包括患者姓名，出生年月、照片，植入粒籽源的位置，时间，活度，个数以及治疗医院电话等。

5.3.3 粒籽源植入前列腺的患者在2周～3周后可以过性生活，宜使用避孕套。粒籽源植入前列腺后数天内应避免性生活。

5.3.4 除了粒籽源植入第1天及第4周～6周时的随访外，其后每3个月随访1次，共随访2 a。

5.3.5 患者出院2个月内，陪护者或探视者与患者长时间接触时，距离至少应保持在1 m远处；儿童和孕妇不得与患者同住一个房间；患者不能长时间接触或拥抱儿童。

5.3.6 病人在接受治疗期间，对家庭和亲属成员的剂量约束值应控制在5 mSv以下，对怀孕妇女和儿童的剂量约束值应控制在1 mSv以下。

5.3.7 不允许孕妇近距离接触患者，探视时距离患者至少1 m以外。植入粒籽源的患者，在植入240 d后，方能到公众场所活动。

5.4 遗体的处理

5.4.1 如果住院患者死亡，体内存留总活度大于4 000 MBq时，治疗医师应从患者治疗部位取出粒籽源，并监测患者遗体和房间。在清点粒籽源前，不准移走任何纱布和绷带。

5.4.2 火葬工人处理遗体时，应采取相应措施，戴手套和防护面具等。

5.4.3 粒籽源植入后12个月以上死亡的患者可以直接火化。植入后12个月内死亡的患者，总活度大于4 000 MBq时，应从尸体中切除粒籽源植入的器官，或从尸体中取出粒籽源，并将它保存至从植入后算起至少一年；若粒籽源总活度小于4 000 MBq时可以直接火化。

5.4.4 尸体火化时，应用高温或炉腔高大的焚尸炉，减少空气中的放射性污染。若使用低温或炉腔低小的焚尸炉，对患者骨灰中残留的放射性物质需要屏蔽或特殊处理。火化后遗物不能散落在环境中。

5.4.5 ^{125}I粒籽源植入后经10个半衰期或火化后的骨灰活度小于10^6 Bq，^{103}Pd火化后的骨灰活度小于10^8 Bq时，方可将骨灰运输。

6 粒籽源储存

6.1 待用的粒籽源应装入屏蔽容器内，并存放专用房间。该房间应防火、防盗、防潮湿。

6.2 应建立粒籽源出入库登记制度，植入前，详细记录从容器中取出粒籽源的编号、日期时间、源名称、入库活度/数量、送货人、接收人、出库活度/数量、去往场所、出库经手人、接收人等。

6.3 应定期检查粒籽源的实际库存数量及贮存场所，对库存中的粒籽源应标明其用途。

6.4 应建立显示每个贮存器的标签，在标签上标明取出的粒籽源数量。

7 质量控制检测

7.1 对植入治疗的粒籽源，应至少抽取10%作为源活度的质量检测。

7.2 活度计应定期校准。井型电离室校准周期为2 a。

7.3 检测要求和检测方法见附录B。

附 录 A
（资料性附录）
放射性粒籽源特性和同位素衰变校正因子

A.1 放射性^{125}I、^{103}Pd 粒籽源不同距离的剂量率见表 A.1。

表 A.1 距^{125}I 和^{103}Pd 粒籽源不同距离的剂量率

距 离	^{125}I 粒籽源	^{103}Pd 粒籽源(采用 ICRP98)
表面(0.07 mm)	100 Sv/h	730 Sv/h
1 cm	5 mSv/h	35 mSv/h
1 m	0.5 μSv/h	3.5 μSv/h
注：^{125}I 粒籽源源活度：14.6 MBq，^{103}Pd 粒籽源源活度：100 MBq。		

A.2 放射性^{125}I 和^{103}Pd 粒籽源物理特性分别见表 A.2 和表 A.3。

表 A.2 ^{125}I 粒籽源特性(半衰期 59.40 d)

光子能量 keV	光子数/核衰变(采用 ICRP98)
27.202	0.406
27.472	0.757
30.98	0.202
31.71	0.043 9
35.492	0.066 88
加权平均能量：28.37 keV	总计：1.476
注：X、γ 射线辐射不包括源的荧光辐射。	

表 A.3 ^{103}Pd 粒籽源特性(半衰期 16.99 d)

光子能量 keV	光子数/核衰变(采用 ICRP98)
20.074	0.224
20.216	0.423
23.18	0.019 4
39.75	0.000 68
294.98	0.000 03
357.5	0.000 22
497.1	0.000 04
加权平均能量：20.74 keV	总计：0.771 4

A.3 放射性^{125}I 和^{103}Pd 粒籽源衰变校正因子见表 A.4 和表 A.5。

表 A.4 ^{125}I 同位素衰变校正因子

天	0	2	4	6	8	10	12	14	16	18
0	1.000	0.977	0.955	0.933	0.912	0.891	0.871	0.851	0.831	0.812
20	0.794	0.776	0.758	0.741	0.724	0.707	0.691	0.675	0.660	0.645
40	0.630	0.616	0.602	0.588	0.574	0.561	0.548	0.536	0.524	0.512
60	0.500	0.489	0.477	0.467	0.456	0.446	0.435	0.425	0.416	0.406
80	0.397	0.388	0.379	0.370	0.362	0.354	0.346	0.338	0.330	0.322
100	0.315	0.308	0.301	0.294	0.287	0.281	0.274	0.268	0.262	0.256
120	0.250	0.244	0.239	0.233	0.228	0.223	0.218	0.213	0.208	0.203
140	0.198	0.194	0.190	0.185	0.181	0.177	0.173	0.169	0.165	0.161
160	0.158	0.154	0.150	0.147	0.144	0.140	0.137	0.134	0.131	0.128
180	0.125	0.122	0.119	0.117	0.114	0.111	0.109	0.106	0.104	0.102
200	0.099	0.097	0.095	0.093	0.091	0.088	0.086	0.084	0.083	0.081
220	0.079	0.077	0.075	0.074	0.072	0.070	0.069	0.067	0.065	0.064
240	0.063	0.061	0.060	0.058	0.057	0.056	0.054	0.053	0.052	0.051
260	0.050	0.049	0.047	0.046	0.045	0.044	0.043	0.042	0.041	0.040
280	0.039	0.038	0.038	0.037	0.036	0.035	0.034	0.034	0.033	0.032
300	0.031	0.031	0.030	0.029	0.029	0.028	0.027	0.027	0.026	0.025
320	0.025	0.024	0.024	0.023	0.023	0.022	0.022	0.021	0.021	0.020
340	0.020	0.019	0.019	0.018	0.018	0.018	0.017	0.017	0.016	0.016
360	0.016	0.015	0.015	0.015	0.014	0.014	0.013	0.013	0.013	0.013
380	0.012	0.012	0.012	0.012	0.011	0.011	0.011	0.011	0.010	0.010

表 A.5 ^{103}Pd 同位素衰变校正因子

天	0	0.5	1.0	1.5	2.0	2.5	3.0	3.5	4.0	4.5
0	1.000	0.981	0.963	0.945	0.927	0.910	0.893	0.876	0.860	0.844
5	0.828	0.813	0.798	0.783	0.768	0.754	0.740	0.726	0.713	0.699
10	0.686	0.673	0.661	0.648	0.636	0.625	0.613	0.601	0.590	0.579
15	0.568	0.558	0.547	0.537	0.527	0.517	0.508	0.498	0.489	0.480
20	0.471	0.462	0.453	0.445	0.437	0.429	0.421	0.413	0.405	0.397
25	0.390	0.383	0.376	0.369	0.362	0.355	0.348	0.342	0.335	0.329
30	0.323	0.317	0.311	0.305	0.300	0.294	0.289	0.283	0.278	0.273
35	0.268	0.263	0.258	0.253	0.248	0.244	0.239	0.235	0.230	0.226
40	0.222	0.218	0.213	0.210	0.206	0.202	0.198	0.194	0.191	0.187
45	0.184	0.180	0.177	0.174	0.170	0.167	0.164	0.161	0.158	0.155
50	0.152	0.149	0.146	0.144	0.141	0.138	0.136	0.133	0.131	0.128
55	0.126	0.124	0.121	0.119	0.117	0.115	0.113	0.110	0.108	0.106
60	0.104	0.102	0.102	0.099	0.097	0.095	0.093	0.091	0.090	0.088
65	0.086	0.085	0.083	0.082	0.080	0.079	0.077	0.076	0.074	0.073
70	0.072	0.070	0.069	0.068	0.066	0.065	0.064	0.063	0.062	0.060
75	0.059	0.058	0.057	0.056	0.055	0.054	0.053	0.052	0.051	0.050

附 录 B
（规范性附录）
粒籽源活度测量

B.1 检测要求

B.1.1 检测时，应配备温度计一支，测量范围从 0 ℃～50 ℃，最小分度值 0.5 ℃；气压计一个，测量范围 50 kPa～106 kPa，最小分度值 0.01 kPa。环境温度、气压和湿度应保证活度计正常工作。

B.1.2 检测时，井型电离室应放置在离墙 1.5 m，离地面 1 m 处。

B.1.3 检测用的井型电离室和活度计，应符合工作级活度计电离室要求，并附有 ^{125}I 或 ^{103}Pd 粒籽源空气比释动能强度校准因子。

B.1.4 测量支架材料应使用有机玻璃制成。

B.2 检测方法

B.2.1 在空气中，把测量支架插入井型电离室，^{125}I、粒籽源放在测量支架上方，用一根直径 0.8 mm、长 23 cm 的不锈钢针（配套植入针），将源沿着测量支架的竖直方向送入电离室最大灵敏位置，电离室最大灵敏位置在导管底部 50 mm 处（见图 B.1）。

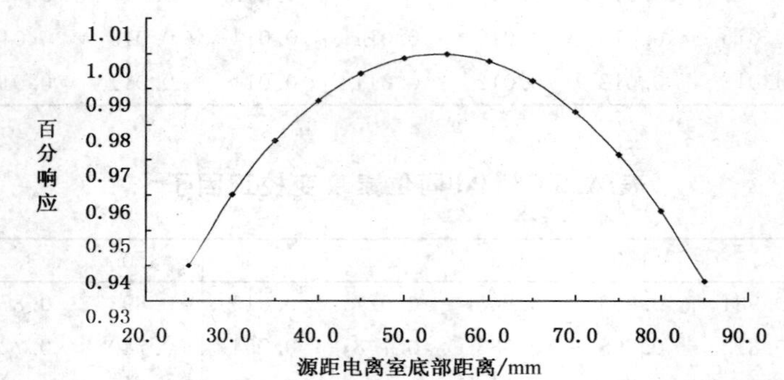

图 B.1 粒籽源在井型电离室里读数随距离的响应变化

B.2.2 源在井型电离室最大灵敏位置，静电计预置时间 60 s，测量电离电荷积分，取 5 个读数求算术平均值。

计算源空气比释动能强度，见式（B.1）：

$$S_k = M_u \times N_E \times N_{sk} \times C_{T,P} \times A_{ion} \qquad \text{(B.1)}$$

式中：

A_{ion} ——电离电荷复合率校正因子；

$C_{T,P}$——环境温度、气压校正因子；

N_{sk} ——^{125}I 或 ^{103}Pd 粒籽源空气比释动能强度校准因子，$\mu Gy \cdot m^2 \cdot h^{-1} \cdot A^{-1}$；

M_u ——活度计测量电离电荷读数；nC/min；

N_E ——活度计校准系数；

S_k ——^{125}I 或 ^{103}Pd 粒籽源空气比释动能强度，$\mu Gy \cdot m^2 \cdot h^{-1}$。

计算环境温度、气压校正因子，见式(B.2)：

$$C_{t,P}=\frac{273.15+t}{273.15+t_0}\times\frac{P_0}{P} \qquad \cdots\cdots (B.2)$$

式中：

t ——测量时治疗室的环境温度，单位为摄氏度(℃)；

P ——测量时治疗室的环境气压，单位为(kPa)；

t_0 ——标准条件下的温度，(22 ℃)；

P_0——标准条件下的气压，(101.3 kPa)。

B.2.3 测量电离电荷复合率 源在井型电离室最大灵敏位置，静电计分别在高电压 300V 和半电压 150V 测量电离电荷积分，各取 5 个读数求算术平均值。

计算电离电荷复合率校正因子 A_{ion}，见式(B.3)：

$$A_{ion}=\frac{4}{3}-(\frac{1}{3}\times\frac{Q_1}{Q_2}) \qquad \cdots\cdots (B.3)$$

式中：

Q_1——静电计在高电压 300 V 测量的电离电荷读数，nC/min；

Q_2——静电计在半电压 150 V 测量的电离电荷读数，nC/min。

B.2.4 源外观活度 A_{app} 的计算见式(B.4)：

$$A_{app}=\frac{S_k}{F_{sk}} \qquad \cdots\cdots (B.4)$$

式中：

S_k ——^{125}I 或 ^{103}Pd 粒籽源空气比释动能强度，μGy·m^2·h^{-1}；

F_{sk}——^{125}I 粒籽源空气比释动能强度 S_k 与源外观活度 A_{app} 的转换因子。

对 ^{125}I 粒籽源，$F_{sk}=1.270\ \mu$Gy·m^2·h^{-1}·mCi^{-1}。^{103}Pd 粒籽源，^{103}Pd 粒籽源与 ^{125}I 粒籽源的计算公式相同。对于 ^{103}Pd 粒籽源，空气比释动能强度与源外观活度的转换因子 $F_{sk}=1.293\ \mu$Gy·m^2·h^{-1}·mCi^{-1}。

B.2.5 检测结果的相对偏差 计算实测源活度 $A_{app,t}$ 与厂家提供源标称活度 $A_{app,n}$ 相对偏差，见式(B.5)：

$$DEV(\%)=\frac{A_{app,n}-A_{app,t}}{A_{app,t}}\times 100\% \qquad \cdots\cdots (B.5)$$

ICS 13.100
C 57

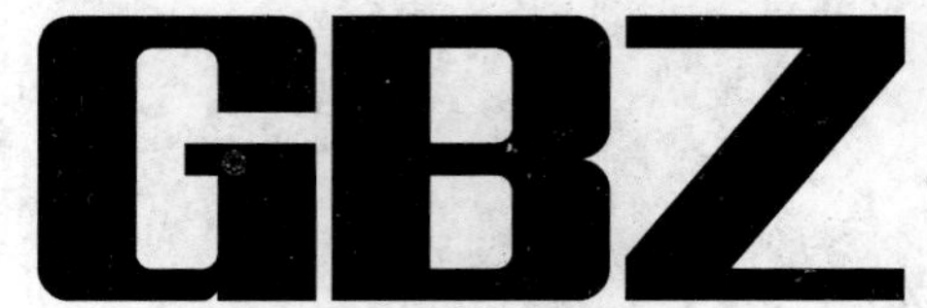

中华人民共和国国家职业卫生标准

GBZ 179—2006

医疗照射放射防护基本要求

Basic principles for radiological protection of medical exposure

2006-11-03 发布　　　　2007-04-01 实施

中华人民共和国卫生部　发布

前　　言

本标准 4～8 章和附录 C 为强制性,其余为推荐性。

本标准附录 A 和附录 B 是资料性附录,附录 C 是规范性附录。

本标准由卫生部放射卫生防护标准专业委员会提出。

本标准由中华人民共和国卫生部批准。

本标准起草单位:中国医学科学院放射医学研究所。

本标准主要起草人:张良安、张文艺。

引　言

本标准在 GB 18871—2002《电离辐射防护与辐射源安全基本标准》的基础上，综合了 IAEA“医疗电离辐射照射的放射防护”安全导则 No. RS-G-1.5 和欧共体的“医疗照射中电离辐射危险的个人卫生防护”(COUNCIL DIRECTIVE 97/43/EURATOM，On health protection of individuals against the dangers of ionizing radiation in relation to medical exposure)的相关内容编写成的。

本标准基本结构中的范围、责任、术语和定义、医疗照射的正当性判断和潜在照射具体内容主要参考了 DIRECTIVE97/43/EURATOM，也适当应用了一些 IAEA 安全导则 No. RS-G-1.5 的表述方式。

本标准中的医疗照射防护的最优化和设备要求具体内容主要参考了 IAEA 安全导则 No. RS-G-1.5，也适当应用了一些 DIRECTIVE 97/43/EURATOM 的表述方式。

本标准“责任”一章的 4.2 条的 e)，f)，g)、4.5、4.6 和 4.7 条均按 GB 18871 有关表述和 IAEA 安全导则 No. RS-G-1.5 的表述方式改写。

本标准“医疗照射的正当性判断”一章的 5.10 条按 IAEA 安全导则 No. RS-G-1.5 的表述方式编写；5.3 条是根据我国存在滥用医疗照射的问题编写。

本标准“医疗照射防护的最优化”一章的 6.1.3、6.1.4、6.1.5 条、6.2.1 条中的 a)，c)，d)，e)，f)，g)、6.2.2 条中的 a)，b)，c)，d)、6.2.3 条中的 c)，d)，e)，g)、6.4.1-6.4.4、6.5.1-6.5.5、6.6、6.7.1 和 6.7.3条均按 DIRECTIVE 97/43/EURATOM 的表述方式编写。

本标准“设备要求”一章 7.1.1 条中的 a)，b)，c)，e)、7.2.5、7.2.6、7.4.3 和 7.4.5 条均按 DIRECTIVE 97/43/EURATOM 的表述方式编写。

本标准“责任”一章的 4.4 条、4.5 条中的 c)，e)均按 IAEA 安全导则 No. RS-G-1.5 的表述方式编写。

在本标准的编制过程中，对 IAEA 安全导则 No. RS-G-1.5 和 DIRECTIVE 97/43/EURATOM 中提到的一些原因和推理按国家标准编写要求在本标准中大多未写入。

医疗照射放射防护的基本要求

1 范围

本标准规定了医疗照射的放射防护基本要求。

本标准适用于以下医用照射的放射防护：a)作为受检者与患者医学诊断和治疗的处方内容所接受的照射；b)作为职业健康监护的内容个人所接受的照射；c)群体健康检查中个人所接受的照射；d)在医学或生物学，诊断或治疗的研究项目中健康个人或患者自愿参与受到的照射；e)法医程序中引起的个人所接受的照射。

本标准也适用于有意和自动扶助医疗照射中病人的个人接受的照射，但不适用于职业需要受到的照射。

2 规范性引用文件

下列文件中的条款通过本标准的引用而成为本标准的条款。凡是注明日期的引用文件，其随后所有的修改单(不包括勘误的内容)或修订版均不适用于本标准。然而，鼓励根据本标准达成协议的各方研究是否可使用这些文件的最新版本。凡不注明日期的引用文件，其最新版本适用于本标准。

GB 4075 密封放射源一般要求和分级

GB 16361 临床核医学中患者的放射卫生防护标准

GB 18871 电离辐射防护与辐射源安全基本标准

3 术语和定义

下列术语和定义适用于本标准。

3.1

临床查核 clinical audit

对医用放射学程序的一种系统检查和评论，可改进患者健康监护的质量和结果，发现其与一个好的放射学程序规范的符合程度，特别是当一个新的程序规范使用时。

3.2

临床职责 clinical responsibility

与个人医疗照射有关的执业者的职责，特别在正当性判断、最优化、诊断和治疗结果评价等方面；应与其他专家和执业者合作，在需要时从他们那里获取患者早先接受检查的信息；当他们有需要时，也应当向他们提供包括医疗照射的个人信息和电离辐射风险等相关的信息。

3.3

医疗照射指导水平 guidance level for medical exposure

医疗业务部门选定并取得审管部门认可的剂量、剂量率或活度值，用以表明一种参考水平，高于该水平时则应由执业医师进行评价，以决定在考虑了特定情况并运用了可靠的临床判断后是否有必要超过此水平。

3.4

执业者 practitioner

按国家要求对医疗照射个体负有临床职责的有资质的医师、牙医、或其他保健专业人员。

3.5

执业医师 medical practitioner

具备下列条件的人员：a)按国家有关规定被确认为具有相应的资格；b)在开具涉及医疗照射的检验申请单或治疗处方方面满足了国家规定的培训和经验要求；c)是一个注册者或许可证持有者，或者是一个已注册或许可的用人单位指定的可以开具涉及医疗照射的检验申请单或治疗处方的人员。

3.6

医技人员 health professional

按国家规定的有关程序，准许从事某种医疗诊断或治疗（例如内科、牙科、护理、医学物理、放射学、放射治疗、核医学等）有关职业的技术人员。

3.7

合格专家 qualified expert

根据相应机构或学会颁发的证书、职业许可证或学历和工作资历被确认为在相关专业领域（例如医用物理、辐射防护、职业保健、防火安全、质量保证或相关的工程和安全专业等领域）具有专业知识的专家。

3.8

志愿人员 volunteer

医学或生物学，诊断或治疗的研究项目中健康个人或患者，但不包括出于职业需要的人员。

3.9

质量保证 quality assurance

为物项和服务的诸多方面与标准的质量要求一致所必需有的计划和系统所有活动。

3.10

质量控制 quality control

它是质量保证的一部分，为保持或改进质量的一组有关计划、调整、执行方面的操作。它覆盖了按设备所有性能特征的必需水平的监测、评价、维护，这些特征有明确定义，并且可测量和可控制。

3.11

群体检查 crowd examination

本标准中主要指儿童、妇女、学生、职工等的群体健康体检和职业健康监护中的健康检查等。

4 责任

4.1 许可证持有者应保证受检者与患者的防护与安全负责；有关执业医师与医技人员、辐射防护负责人、合格专家、医疗照射设备供方等也应对保证受检者与患者的防护与安全分别承担相应的责任。

4.2 许可证持有者应保证：

a) 只有具有相应资格的执业医师才能开具医疗照射的检查申请单和治疗处方；只能按照医疗照射的检查申请单和治疗处方对受检者与患者实施诊断性或治疗性医疗照射；

b) 制定人员培训准则和计划，以使执业医师、专业物理技师及其他医技人员受到相应的辐射防护知识培训，并取得相应资质，在实施医疗照射检查申请单和治疗处方所规定的诊断或治疗程序的过程中能够承担指定的任务；并对他们的医疗照射正当性判断水平进行考核和档案记录；

c) 采取一切合理措施以预防设备故障和人为失误，制定完善的质量保证大纲、校准体系、维护措施和培训计划以达此目的；采取合理和有效的措施，将可能出现的故障和失误的后果减至最小；

d) 为了应付可能发生的事件，制定相应的意外事故应急计划，宣传该计划并定期进行实际演练；

e) 按本标准的要求进行照射剂量、模拟体剂量测定和放射性药物活度测定及其校准；

f) 制定医疗照射质量保证大纲时应邀请诸如放射物理、放射药物学等有关领域的合格专家参加；

g) 按国家有关规定保存校准、临床剂量测量和有关物理、临床参数定期核查结果；保存质量保证大纲有关的程序和结果的书面记录。

4.3 执业医师的首要任务和义务是为受检者与患者提供最有效的诊治，包括保护受检者与患者免受不必要的辐射照射，其主要责任与义务是在开具医疗照射诊治处方时，与其他医技人员一起对受检者与患者个人的医疗照射负有正当性判断、最优化和结果的临床评价；与其他专家或工作人员合作，从他们那里获取与该医疗照射实践有关的信息（例如先前检查的，特别是放射学的信息或记录）；也有责任为其他执业医师提供相应的信息；还应为受检者与患者提供电离辐射的风险信息。

4.4 执业医师及医技人员应将受检者与患者防护与安全方面存在的问题和需求及时向许可证持有者报告，并尽可能采取相应的措施以确保受检者与患者的防护与安全。

4.5 相关的校医学医师、放射学家或放射肿瘤学家应对执业医师诊疗处方进行复核，对执行诊疗处方中涉及电离辐射的诊断或治疗过程负有责任。

4.6 合格专家（例如，医学物理学家）、技术员和辅助医务人员、辐射防护负责人和其他相关人员在他们的具体活动领域内对辐射防护法规和标准的应用负有相应的职责。

4.7 医疗照射设备供方及提供维护服务的公司对本标准负有特定的责任，为了适应这些责任，供力应：

a) 提供医疗照射所涉及的源、设备和仪器生产和销售的许可证，以履行其功能；

b) 在设备供应之后保证备件的供给和提供技术援助；

c) 在设备运转出现异常或非计划的事件时（即使没有造成对健康的紧急危险）提供技术援助；

d) 回收远距离和近距离治疗退役的辐射源；

e) 对加速器的使用和高剂量率的近距离治疗提供特别的技术培训；

f) 设备的设计、建造和安全均应符合国家有关规范和标准的要求；

g) 保证把用于医疗照射的设备设计成“能及时发现系统的单个部件故障，从而使对受检者与患者的任何非计划的医疗照射减到最小”和“尽可能减少人为失误造成的非计划医疗照射的事件”。

5 医疗照射的正当性判断

5.1 正当性判断的一般原则

医疗照射均应有足够的净利益，在能取得相同净利益的情况下，应尽可能采用不涉及医疗照射的替代方法，在无替代方法时也应权衡利弊，证明医疗照射给受诊断或治疗的个人或社会所带来的利益大于可能引起的辐射危害时，医疗照射才是正当的。

5.2 所有新型医疗照射的技术和方法，使用前都应通过正当性判断；已判断为正当的医疗照射类型，当取得新的或重要的证据并需要重新判断时，应对其重新进行正当性判断。

5.3 通过正当性判断的所有新型的医疗照射技术和方法，使用时，应严格控制其适应证范围内，要用到新的适应证时必须另行进行正当性判断。

5.4 每一项医疗照射实践，应根据诊疗目的和受照人员特征对其进行正当性判断；如果某一项医疗照射通常被判定为非正当性，在特殊情况下又需要使用它时，应逐例进行正当性判断；执业医师和有关医技人员应尽可能使用与计划照射相关的患者先前已有的诊断信息和医学记录，避免不必要的重复照射。

5.5 出于生物医学和医学研究目的的志愿人员的医疗照射也应进行正当性判断，志愿人员对所进行的研究应是事先知情并同意的，健康儿童不应作为生物或医学研究计划的受试者。

5.6 应特别注意不能从医疗照射中得到直接健康利益的人员的正当性判断，特别是因法医目的而受照的人员。

5.7 应正确合理地使用诊断性医疗照射，掌握好适应证，避免不必要的重复检查。

5.8 应认真对哺乳期妇女、孕妇和育龄妇女的诊断性医疗照射进行正当性判断，特别是腹部和骨盆检查,也应注意儿童的诊断性医疗照射的正当性判断。

5.9 应考虑通过群体检查可能查出的疾病、对被查出的疾病进行有效治疗的可能性和由于某种疾病得到控制而使公众所获得的利益,只有这些受益足以补偿在经济和社会方面所付出的代价(包括辐射危害)时这种检查才是正当的。

5.10 应该仔细考虑每一个放射治疗程序的正当性,放射治疗中患者接受的剂量可能引起明显的并发症,它也应当是放射治疗程序正当性判断中不可缺少的部分。

5.11 如果照射未被判为正当,应严格禁止实施。

6 医疗照射防护的最优化

6.1 一般要求

6.1.1 诊疗程序中患者防护最优化的基本目标是使利益最大程度地超过危害。由于患者受到有意安排的辐射照射,防护最优化可能是复杂的而且并不一定意味着要降低患者所受剂量,因为应该最优先考虑在诊断性照射中获得可靠的诊断信息和在治疗性照射中达到治疗效果。

6.1.2 医疗照射最优化过程应包括设备的选择,除考虑经济和社会因素外,应对便于使用、质量保证(包括质量控制)、患者剂量的评价和估算、放射性药物的施用、管理等诸方面进行考查,使之能得到足够的诊断信息和治疗效果。

6.1.3 在放射治疗中,应逐例制定对治疗靶区的照射计划,使靶区受到适当治疗照射并使非靶区的器官和组织所受剂量保持在尽可能低的水平。

6.1.4 在儿童检查、群体检查、CT 诊断、介入诊疗或放射治疗那样可能引起患者高剂量的情况下的医疗照射,应确保有适当的设备、技术和辅助设备;还应重视包括质量控制措施、患者剂量或放射性施用量估计在内的质量保证。

6.1.5 对帮助和安慰患者的志愿者所受的照射应制定剂量约束值,以便对他们进行剂量控制;对自愿接受治疗实验的患者,执业医师应对其靶区剂量水平进行专门的计划;应对法医检查中的受检人员、医学和药物医学研究的志愿者所受的照射进行控制,使这些人员的受照剂量保持在尽可能低的水平。

6.1.6 应给接受核医学诊治的患者提供合法的指导或说明书,以使他们明白怎样做才可能使接触他们的人员所受到的剂量保持在尽可能低的水平。

6.2 操作要求

6.2.1 放射诊断

a) 实施放射诊断检查所使用的设备应是合适的,在考虑可接受图像质量的标准和有关医疗照射的指导水平后,应确保受检者与患者所受到的照射是达到预期诊断目标时所受照射最小,注意查阅以往的检查资料以避免不必要的重复检查;

b) 应建立公共放射学诊断程序的运行参数规程,在规程中应包括辐射发生器的参数(例如,管电压、管负载和毫安秒的范围)、焦点大小、胶片-荧光屏组合类型和胶片处理条件(例如所使用的化学药品、显影时间和温度),还应有用于 CT 和其他复杂数字放射诊断程序的具体规程;

c) 应认真选择并综合考虑下列各种因素,以使受检者与患者所受到的照射与临床检查目的相一致下的最低照射量,对于儿童患者和施行介入放射学诊断更应特别重视对下列因素的选择处理:

——被检查的部位、每次检查时观察的次数和范围(例如胶片或 CT 断层数量)或者每次检查的时间(例如荧光检查时间);

——图像接收器的类型(例如高速扫描与低速扫描);

——防散射滤线栅的使用;

——初级 X 射线束的准直;

——管电压,管电流与时间或它们的乘积;

——动态成像中相应的图像存贮技术(例如每秒成像数);

——图像处理。

d) 当无法使用固定放射学检查设备时,方可使用可携式或移动式放射设备,并应采取严格的辐射防护措施;

e) X射线诊断群体检查应尽量避免使用普通荧光透视和数字影像检查方法,特别是妇女及儿童更不要使用这类方法进行群体检查;

f) 如果没有影像增强器或相当技术,应尽量避免使用直接荧光透视检查;

g) 除非在临床上有充分理由要求,对已怀孕或可能怀孕的妇女进行会引起其腹部或骨盆受到照射的放射学检查,否则要尽量避免;对有生育能力妇女腹部或骨盆的任何诊断检查应十分慎重,以使可能存在的胚胎或胎儿所受到的剂量最小;

h) 只要可行,就要酌情为辐射敏感器官(例如性腺、眼晶体、乳腺和甲状腺)提供适当的屏蔽。

6.2.2 核医学

a) 放射性核素诊断检查时使患者所受到的照射,应是达到预期诊断目的所需要的最低照射量,注意查阅以往的检查资料以避免不必要的重复检查,并考虑医疗照射的有关指导水平;

b) 应根据不同患者的特点选用可供利用的适当的放射性药物及其用量,使用阻断放射性药物在非检查器官吸收的方法,并注意采用适当的图像获取和处理技术,以使患者受到的照射是为获得合乎要求的图像质量所需要的最低照射量;

c) 对哺乳和怀孕妇女的核医学诊断或检查应符合GB 16361的有关要求;

d) 仅当有明显的临床指征时才可以对儿童实施放射性核素显像,并应根据患儿的体重、身体表面积或其他适用的准则减少放射性药物服用量,还应尽可能避免使用长半衰期的放射性核素;

e) 应利用临床核医学的诊疗程序手册上的有关剂量学参数计算患者吸收剂量或有效剂量的代表值,在特殊情形下,例如对胚胎或胎儿应给出其个例剂量数值;在治疗性程序中应计算并记录每一次的治疗性剂量。

6.2.3 放射治疗

a) 在放射治疗中,应有实施辐射照射的书面程序,在没有辅助设施和治疗配件时更应该给予特别的注意;

b) 应鼓励对密闭源的适时更换,从而使治疗性照射保持在合理的短时间内;

c) 在对计划照射的靶体积施以所需要的剂量的同时,采取适当的屏蔽措施使正常组织在放射治疗期间所受到的照射保持在可合理达到的最低水平;

d) 除有明显的临床指征外,避免对怀孕或可能怀孕的妇女施行腹部或骨盆受照射的放射治疗;

e) 周密计划对孕妇施行的任何放射治疗,以使胚胎或胎儿所受到的照射剂量减至最小;

f) 应接受本标准的术语和概念,并用在照射处方的开具、计划制定、剂量施用和文件制定:

——对所有接受外照射线束治疗的患者,治疗之前必须得到由放射肿瘤学家标明日期并签署的照射处方。处方应包含下列信息:治疗点的位置、总剂量、每次剂量、分次和总治疗周期;还应说明在照射体积内会受到危险的器官的最大剂量;

——对所有接受近距离疗法的患者,治疗之前必须得到由放射肿瘤学家标明日期并签署的照射处方。处方应该包括下列信息:参考点和会受到危险的器官的总剂量、参考剂量、体积大小、源的数量及其剂量分布、放射性核素和在参考日期的源强度;

g) 将放射治疗可能产生的危险告知患者。

6.3 质量保证

6.3.1 质量保证大纲

a) 应制定一个全面的医疗照射质量保证大纲,它应包括:

——在调试辐射发生器、显像器件和辐照装置时,测量其物理参数,并且以后定期进行测量;

——检验患者诊断或治疗中使用的相关的物理因素和临床因素；
——书面记录和操作的规范化程序；
——在施用任何照射之前确定患者身份的规范化程序；
——确认医疗照射与执业医师开具的照射处方相一致的验证程序；
——剂量测定和监测仪器的校准及工作条件的验证程序；
——对已制定的质量保证大纲进行定期和独立的听证审查程序。

b) 放射源(包括设备和其他相关系统)的质量保证大纲：
——医疗照射用的密闭源、非密闭源和设备只能购自有生产和销售许可证的厂商；
——供方应随所有的设备提供一份详细的维修说明书和服务安排的保证；
——对捐赠的设备，接受方在同意接受前应确认该设备已经进行了质量控制试验；
——对更新的设备，应要求供方通过合适的试验证明其符合国家有关标准；
——在给每个患者或人类研究对象施用任何放射性药物前，应分辨和测定其活度；
——应对以下的涉及源、设备、系统和附属物制定出质量保证程序：
  · 用于实施医疗照射；
  · 涉及获取诊断性影像(例如：γ 相机、洗印处理机、影像增强器)；
  · 用于放射治疗计划的制定。
——按审管部门要求经常性地对密闭源进行是否泄漏的测试；
——按审管部门要求对所有的放射源定期盘点；
——在调试辐射发生器、显像器件和辐照装置时，测量其物理参数，并且此后定期进行测量；
——定期检查患者诊断或治疗中使用的相关的物理因素和临床因素；
——书面记录和操作的规范化程序；
——在施用任何辐射之前确定患者身份的规范化程序；
——确认医疗照射与执业医师开具的照射处方相一致的验证程序；
——剂量测定和监测仪器的校准及工作条件的验证程序；
——对已制定的质量保证大纲进行定期和独立的听证审查程序。

c) 放射诊断的质量保证大纲应包括：
——影像质量评价；
——胶片废弃分析；
——患者剂量评价；
——在投入使用时和投入使用后定期对辐射发生器的物理参数(例如，千伏电压、毫安秒、线形波动和焦点大小)的测量以及对显像装置(例如，洗片机)的检查；
——定期检查患者诊断中使用的相应的物理因素和临床因素；
——书面记录有关的程序和结果；
——剂量测量和监测仪器、相应校准及其操作条件的核实；
——纠正行动、追踪及结果评价的程序。

d) 临床核医学质量保证大纲包括下列措施：
——程序(例如患者的病史和体征、诊断摘要、调查的适合性和禁忌证)；
——程序安排(即可靠的施药程序，患者的信息和患者准备)；
——临床程序(即供方和材料的核准、贮存、放射性药物制备、临床环境、患者的运送和准备、设备性能、采购规程和废物处理)；
——核医学专家、物理学家、技师和所涉及的其他人员的培训和经验；
——数据分析(即处理规程、设备性能、数据精确度和完整性)；
——报告(即数据、图像审读、结果和进一步的建议)；

——总的结果(即临床结果、辐射剂量、患者满意度和处方医师的满意度)。

e) 放射治疗质量保证大纲包括下列措施:

除了临床核医学质量保证大纲的类似内容外,还应重点包括以下内容:

——一份涵盖放射治疗整个过程的质量保证规程应包括肿瘤的定位、患者固定、治疗计划和剂量施予;还应该包括设备、仪器和治疗计划系统(既包括硬件又包括软件)的质量控制;应注意外部对质量保证的监督作用;

——在出现显著偏差的情况下采取的行动应该是质量保证大纲的一部分;

——在任何情况下都不能将检查和验证结果作为实施全面校准的一种替代方式;

——应安排在适当的时间间隔内校准其剂量测定仪器,推荐的周期为2年;应该由放射治疗方面的合格专家参与源的校准,并应遵守国家有关法规的要求。

6.3.2 测量和校准

a) 放射诊断

——应对源进行可追踪的校准。为此,剂量测量仪器(例如,静电计和电离室)最好应该用放射诊断学范围内的X线谱和剂量率;

——可以使用由仪器制造商提供校准证书中标明的校准值,证书应说明校准因素的总不确定度,为保证仪器之间的一致性,用户应参加定期剂量测量仪器之间的对比;

——放射源校准应在标准条件下离放射源规定距离处场中心(沿X射线束的轴上)测量吸收剂量(或X射线荧光检查中的剂量率)。这些标准条件指:透视或摄影中包括管压(以千伏电压计)、管电流与时间的乘积(以毫安培·秒表示)的典型数值。两者涵盖的范围应当是临床实践中使用的范围。应当说明剂量(用于校准的照射或空气比释功能)是在自由空气中测量的,还是体模表面测量的,后一种情况已包括了反散射;

——在放射学检查中应测量典型身材成年患者的入射表面剂量、入射表面剂量-面积之积、剂量率、照射时间或器官剂量的代表值;

——在CT检查中应该使用与患者剂量相关的适当的剂量度量(例如,多层扫描平均剂量、计算机断层成像剂量指数、剂量-长度之积,等等);

——在介入放射学中相关的度量包括总透视时间、图像总数、透视剂量率、每一图像在患者入射点的剂量以及剂量-面积之积等;

——说明如何确定和用那些方法确定患者剂量,在进行患者入射表面剂量的计算时既可以用典型技术估算和实测的剂量率,也可用热释光剂量计或其他类型的剂量计对不同"典型"患者的剂量直接测量结果进行估计;公共诊断程序中的典型剂量应针对每台X射线机定期更新。

b) 临床核医学

——应确保给每例患者施予用的放射性药物的活度是确定的,并在服药时给予记录,在现有可能存在放射性杂质时应特别注意,例如在短寿命核素的情况下,避免较长寿命的杂质而显著增加吸收剂量额;

——应注意测量注射器或装注射剂的瓶内活度的活度计的质量控制,应该通过对仪器的常规质量控制,包括可追溯到次级标准对校准的定期再评估来确保测量的正确性;

——应提供一份典型患者吸收剂量或有效剂量的代表值的清单,并将它列在相关程序手册中,在特殊情况下,例如胚胎和胎儿受照时,应计算个例的剂量;

——在治疗性程序中应由有专门知识的人员对每次治疗剂量进行计算并予以记录。

c) 放射治疗

——要求放射治疗用的源(即包括外照射放射治疗束和用于近距离疗法的源)的校准可追溯到标准剂量学实验室,剂量测定仪器应接受二级标准剂量学实验室的校准,每两年应对剂量测定仪器校准一次；

——源的校准应该在放射治疗方面的合格专家(通常是医学物理学家)参与下，按国家有关规范的要求进行，在源服役时，源变化后或可能影响剂量测定的大修或变更后应实施校准；

——应采用“纵深防御”的原则，即通过冗余或多样化的方式来预防放射治疗源的不当校准；

——应当特别关注用于特殊放射治疗程序(例如，放射外科、术中放射治疗、血管腔内放射治疗、立体放射治疗、全身照射)的源的校准；

——应将实施体模测量和体内测量作为临床剂量测定的一个组成部分；

——应该保证为治疗计划系统提供充分的服役和有效期的文件，使它成为质量保证大纲的组成部分。

6.4 诊断指导水平

6.4.1 在医学诊断为目的的医疗照射中应鼓励建立诊断指导水平，并以它来约束其实践活动。

6.4.2 对常用诊断性医疗照射，应通过广泛的质量调查数据推导，由相应的专业机构与审管部门制定医疗照射的指导水平，提供有关的执业医师作为指南使用；并根据技术的进步不断对其进行修订：

a) 当某种检查的剂量或活度超过相应指导水平时，采取行动改善优化程度，使在确保获得必需的诊断信息的同时尽量降低患者的受照剂量；

b) 当剂量或活度显著低于相应的指导水平而照射又不能提供有用的诊断信息和给患者带来预期的医疗利益时，按需要采取纠正行动。

6.4.3 不应将所确定的医疗照射指导水平视为在任何情况下都能保证达到最佳性能的指南；实践中应用这些指导水平时应注意具体条件，如医疗技术水平、患者身材和年龄等。

6.4.4 制订医用诊断的医疗照射指导水平时应遵循以下原则：

a) 对于中等身材的患者，各种常用的诊断性医疗照射指导水平见附录 A 和附录 B；

b) 指导水平是对当前良好医术(而不是最佳医术)可以实现的医疗实践提供指导；

c) 可靠的临床判断表明需要时，可以灵活应用，即允许实施更高剂量的照射；

d) 随着工艺与技术的改进加以修订。

6.4.5 指导水平应用易于测量或估算的参数表示，例如入射体表剂量或剂量-面积之积。在复杂的程序和无法直接得到患者剂量相关数值的情况下，可用其他数值(例如总透视时间和总图像数)来表示指导水平。

6.4.6 在不同体质和病理条件下，可能需要偏离通常使用的量，实施程序的医师对这些情况应该给予特殊的考虑。

6.5 程序性要求

6.5.1 应要求相关的执业医师，对每一种设备的每项放射学实践活动编写标准化的程序性文件。

6.5.2 应编写出确保执业医师能有效执行本标准的程序性文件。

6.5.3 在放射治疗、核医学诊断和治疗中应配置医用物理专家，在其他放射实践活动中也宜配置医用物理专家，他们主要在包括患者剂量和质量保证(包括质量控制)最优化，以及医疗照射中其他相关事项提供咨询和提出要求。

6.5.4 应制定和实施临床查核的规范化程序。

6.5.5 当指导水平存在随时被超出的情况，宜评估和纠正程序化操作。

6.5.6 应有放射学检查期间扶持患者的个人防护最优化措施的书面程序。程序应包括下列内容：避免扶持病人所需的方法，例如给予镇静剂和使用婴儿限动器；规定什么人被允许扶持患者的准则，例如患者的朋友和亲属，而不应是护工或护士之类的雇员；确定安慰者的位置并给予保护安慰者，使其受到的照射是可合理达到的尽可能低的水平的方法，例如确保安慰者不处于辐射装置的直接线束之内和使用适当的个人防护衣具，如含规定铅当量的铅围裙或附加屏蔽。

6.6 培训

6.6.1 应确保执业医师和医技人员有适当的理论和实践技术培训的时间,以提升他们的放射学实践和辐射防护能力。

6.6.2 应按管理部门要求设立适当的课程,通过培训并取得证书,并作为执业者的任职资质条件。

6.6.3 取得资质的执业者还应当接受继续教育和培训,特别是临床新技术应用时,应组织这些新技术及其防护要求的培训。

6.6.4 鼓励各医学院校将辐射防护学科设置为他们的基础教育课程。

6.7 剂量约束

6.7.1 应对志愿者的受照剂量进行控制,如果医疗照射不能给受照的个人带来直接利益,则应逐个明确剂量约束,这类人员个人所受到的剂量应限制在 GB 18871—2002 附录 B 的 B.1.2.2 所规定的数值以下。

6.7.2 扶持患者人员、慰问者和探视者受到的有效剂量不应超过附录 C 中规定进行剂量约束。应该保证使接受放射核素治疗(例如,用^{131}I 治疗甲状腺功能亢进症和甲状腺癌,用^{89}Sr、^{186}Re 缓解疼痛)的患者的慰问者、来访者和家庭成员得到有关辐射防护预防措施(例如限定接触或接近患者的时间)的足够的书面指导,使其不超过附录 C 规定的剂量约束。

6.7.3 接受放射性核素治疗的患者应在其体内的放射性物质的活度降至一定水平后才能出院,以控制其家庭与公众成员可能受到的照射。接受了碘^{131}I 治疗的患者,其体内的放射性活度降至低于400 MBq 之前不得出院。必要时应向患者提供有关他与其他人员接触时的辐射防护措施的书面指导。

7 设备要求

7.1 一般要求

7.1.1 监督管理部门应确保

a) 所有使用中的放射设备均应处于辐射防护监督管理之下;

b) 每种放射学装置的设备更新清单应上报辐射防护监督管理部门;

c) 放射学装置的所有者应执行适当的包括质量控制在内的质量保证程序、患者剂量和使用放射性活度的估价;

d) 批准使用的放射学设备,应在设备故障和人为失误及性能规格方面符合 GB 18871 的要求,某些放射学程序,例如介入放射学、牙科放射学和乳腺 X 射线照相,应当用特殊别设计的 X 射线系统来实施;

e) 在设备第一次用于临床目的前应对其进行验收测试,其后进行常规测试,在大修操作后也应对其进行测试;

f) 对于使用中的设备,应该制定特别的细则以指明在什么时候应该采取补救行动,包括必要时使该设备退役。

7.1.2 应该把医疗照射中有关设备设计成

a) 能及时发现系统的单个部件的故障,从而使对患者的任何非计划的医疗照射减到最小;

b) 尽可能减少人为失误所造成的非计划医疗照射的事件。

7.1.3 由辐射发生器组成的设备和内装密封源的设备,应保证

a) 不论是进口的或是国产的设备,使用时均要遵守国家的相关标准和规范;

b) 应以能使用户理解的一种主要的世界语言提供性能规格书和操作及维修说明书,如果放射治疗设备不是中文,则应将其翻译为中文,并随时提供操作人员参阅;

c) 如有可能,以能使用户接受的一种主要的世界语言将操作术语(或其缩写)和操作数值显示在操作盘上;

d) 提供辐射束控制装置,包括以故障—安全的方式清晰地表明辐射束处于"开"或"关"状态的装置；

e) 使用辐射束对中的准直装置，尽实际可能将照射限制在被检查或治疗的部位；

f) 在不使用任何辐射束改性器(例如楔形物)的情况下使检查或治疗部位内的辐射场尽实际可能地均匀，并由供方说明不均匀性；

g) 将由于辐射泄漏或散射而在检查或治疗区外部产生的照射量率保持在可以合理达到的尽量低水平。

7.2 放射诊断

7.2.1 应把辐射产生器及其附属部件设计和制造成能便于使医疗照射保持在可以合理达到的尽量低水平，并使其与需要获得足够的诊断信息相一致。

7.2.2 清晰而准确地表示辐射发生器的操作参数，例如管压、过滤、焦点大小、源-像接收器距离、照射野大小、管电流和时间或它们的乘积。

7.2.3 辐射照相装置中应该使用自动曝光控制系统，还应具有达到预置时间、管电流-时间乘积或剂量后自动停止照射的装置。

7.2.4 在透视检查装置中，应使用自动亮度控制(或剂量率控制)、脉冲 X 射线系统和影像保存功能；应有在持续按下时(例如按下“事故自动关闸开关”)才能给 X 射线管通电的装置，并配备消逝时间的指示器和/或入射体表剂量监测器。

7.2.5 没有控制剂量率设备的荧光透视检查，即使判断为正当时也应限制其使用；没有影像增强器或相当技术的直接荧光透视检查应尽可能地避免使用。

7.2.6 新的放射性诊断设备应用时，装备中应具有能在放射诊断操作时为执业者提供辐射量信息的设备。

7.3 临床核医学

7.3.1 对于运行回旋加速器以产生放射性核素的正电子发射断层摄影装置，应符合在医院中准备与控制放射性药物的防护原则，对这种回旋加速器可不按医疗诊断或治疗用加速器进行防护要求，但应按放射性核素工业化生产类似的回旋加速器的防护标准要求。

7.3.2 在临床核医学中，其活度测量的活度计应具有方便给患者施用放射性药物的性能，并应使其本底辐射作用最低。

7.4 放射治疗

7.4.1 辐射发生器和辐照装置要配备用于选择、可靠地指示和证实(在必要时和可行的话)运行参数的设备，这些参数例如辐射类型、能量指示、射束改性器(例如过滤器)、治疗距离、照射野大小、射束方向和治疗时间或预置剂量。

7.4.2 辐照装置应是故障-安全式的，即一旦电源中断，放射源将会自动被屏蔽，并且一直维持到控制盘重新起动射束控制机构时为止，计算机系统应有保持照射记录的设计；应采用不间断电源，以确保已开始的治疗能安全完成。

7.4.3 高能放射治疗机应：

a) 至少配备两个独立的用于终止辐照的“故障-安全”系统；

b) 配备安全联锁装置或其他手段，使不用控制盘选定的话，临床就不能使用此设备。

7.4.4 把安全联锁装置设计成在联锁装置被旁路维修时只能在维修人员的直接控制下使用相应的器件、程序或钥匙操作此装置。

7.4.5 不论是远距离治疗用的放射源或是近距离治疗用的放射源均符合 GB 4075 给出的对密封源的要求。

8 潜在照射

8.1 在考虑社会和经济因素后，应采取一切合理的措施，包括不断提高全体有关人员的安全文化素养，减少医疗照射事故或从放射学实践中患者非意愿受到的剂量。

8.2　事故预防的重点应在放射治疗装备和操作程序上，但也不应忽视诊断殴备可能引起的事故。

8.3　在起草程序性文件、设备的质量保证和规范化要求中，也应注意事故预防的问题。

8.4　应当编制应急计划来处理潜在的事件和事故，并酌情进行应急干预，特别是在高剂量放射治疗时，应急计划尤为重要。

8.5　及时调查已经发生或有发生可能性的事故：

a)　治错患者或组织、用错药物、剂量或分次剂量与执业医师处方数值严重不符或可能导致过度急性次级效应的有关诊治；

b)　明显大于预期值的、或导致剂量反复地和显著地超过规定指导水平的诊断照射；

c)　由于介入放射学程序导致的确定性效应的产生；

d)　可能使患者的照射与预期的数值明显不同的任何设备故障、事故、错误、灾难或其他异常的偶发事件；

e)　在放射治疗中，事故性照射可能由照射不足或过量照射造成，由于危害后果可能有一段很长的潜伏期，所以最好对有关患者进行长期跟踪调查。

8.6　对于8.5条所要求的每一项调查，均应计算或估算患者所受到的剂量及其在体内的分布；提出防止此类事件再次发生需要采取的纠正措施；实施其责任范围内的所有纠正措施，分析可能的起因并采取措施避免进一步的事件发生；按规定尽快向审管部门提交书面报告，说明事件的原因和采取纠正措施的情况；将事件及其调查与纠正情况通知患者及有关人员。

8.7　应按审管部门规定的期限保存并在必要时提供下列记录：

a)　在放射诊断方面，进行追溯性剂量评价所必需的资料，包括荧光透视检查的照射次数和持续时间等；

b)　在核医学方面，所服用的放射性药物的类型及活度；

c)　在放射治疗方面，计划靶体的说明、靶体中心的剂量和靶体所受的最大与最小剂量、其他有关器官的剂量、分次剂量和总治疗时间；

d)　放射治疗所选定的有关物理与临床参数的校准和定期核对的结果；

e)　在医学研究中志愿者所受的照射剂量。

附　录　A
（资料性附录）
放射诊断医疗照射的指导水平

典型成年受检者X射线摄影、CT检查、乳腺摄影和X射线透视的剂量或剂量率指导水平见表A.1、表A.2、表A.3和表A.4。

表A.1　典型成年受检者X射线摄影的剂量指导水平

检查部位	投照方位[1]	每次摄影入射体表剂量[2]/mGy
腰椎	AP	10
	LAT	30
	LSJ	40
腹部，胆囊造影，静脉尿路造影	AP	10
骨盆	AP	10
髋关节	AP	10
胸	PA	0.4
	LAT	1.5
胸椎	PA	7
	LAT	20
牙齿	牙根尖周	7
	AP	5
头颅	PA	5
	LAT	3

注：[1] AP：前后位投照，LAT：侧位投照，LSJ腰骶关节投照，PA：后前位投照。
[2] 入射受检者体表剂量系空气中吸收剂量（包括反散射）。这些值是对通常胶片-荧光屏组合情况（相对速度200），如对高速胶片-荧光屏组合（相对速度400～600），则表中数值应减少到1/2至1/3。

表A.2　典型成年受检者X射线CT检查的剂量指导水平

检查部位	多层扫描平均剂量[1]/mGy
头	50
腰椎	35
腹部	25

注：[1] 表列值是水当量体模中旋转轴上的测量值推导的：体模长15 cm，直径16 cm（头）和30 cm（腰椎和腹部）。

表A.3　典型成年受检者乳腺X射线摄影的剂量指导水平

防散射滤线栅的应用	每次头尾投照的腺平均剂量/mGy
无滤线栅	1
有滤线栅	3

注：在一个50%腺组织和50%脂肪组织构成的4.5 cm压缩乳腺上，针对胶片增感屏装置及用钼靶和钼过滤片的乳腺X射线摄影设备确定的。

表 A.4 典型成年受检者 X 射线透视的剂量率指导水平

X 射线机类型	入射体表剂量率/(mGy/min)
普通医用诊断 X 射线机	50
有影像增强器的 X 射线机	25
有影像增强器并有自动亮度控制系统的 X 射线机(介入放射学中使用)	100
注：表列值为空气中的吸收剂量(包括反散射)。	

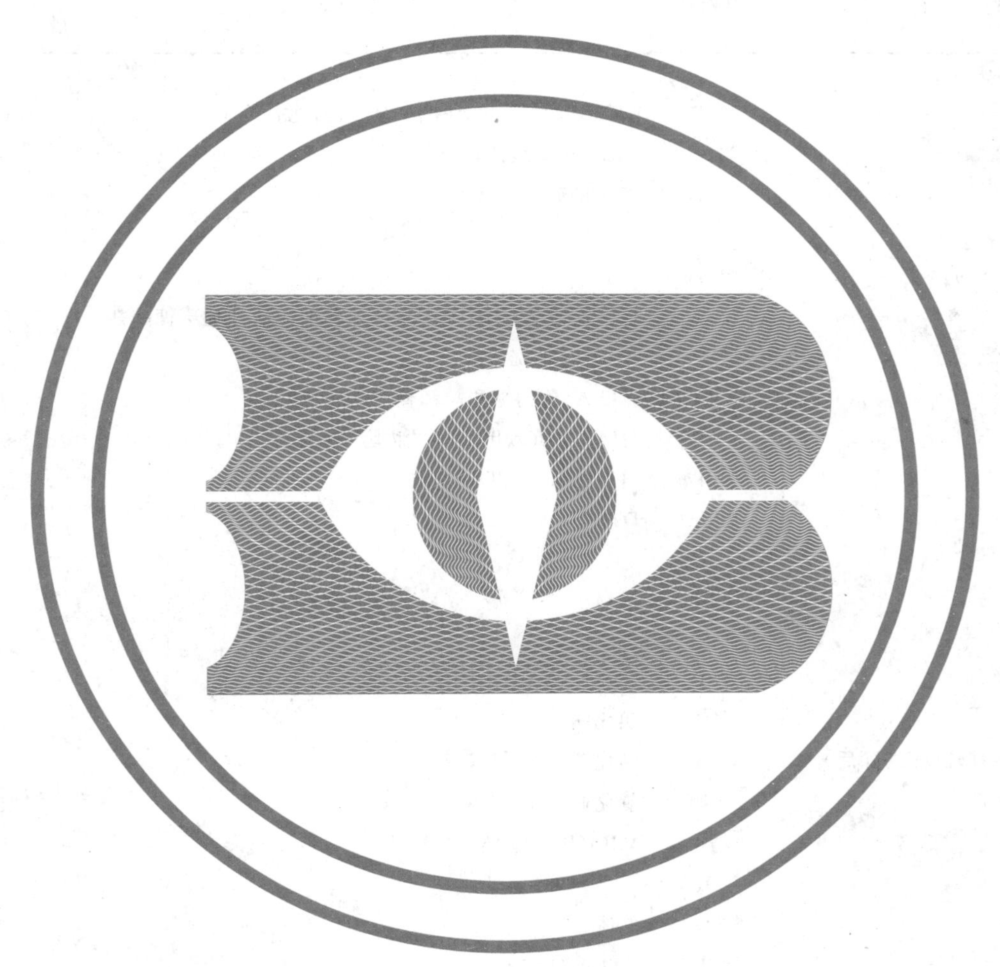

附 录 B
（资料性附录）
核医学诊断医疗照射的指导水平

表 B.1 给出了典型成年受检者各种常用的核医学诊断的活度指导水平。

表 B.1 典型成年受检者核医学诊断过程放射性活度的指导水平

检 查	放射性核素	化学形态	每次检查常见的最大活度/MBq
骨			
骨显像	^{99m}Tc	MDP(亚甲基二膦酸盐和磷酸盐化合物)	600
骨断层显像	^{99m}Tc	MDP 和磷酸盐化合物	800
骨髓显像	^{99m}Tc	标记的硫化胶体	400
脑			
脑显像(静态的)	^{99m}Tc	TcO_4^-	500
	^{99m}Tc	DTPA(二乙二胺五乙酸),葡萄糖酸盐和葡庚糖酸盐	500
脑断层显像	^{99m}Tc	ECD(双半胱氨酸乙酯)	800
	^{99m}Tc	DTPA,葡萄糖酸盐和葡庚糖酸盐	800
	^{99m}Tc	HM-PAO(六甲基丙二胺肟)	500
脑血流	^{99m}Tc	HM-PAO,ECD	500
脑池造影	^{111}In	DTPA	40
泪腺			
泪引流	^{99m}Tc	TcO_4^-	4
甲状腺			
甲状腺显像	^{99m}Tc	TcO_4^-	200
	^{131}I	碘化钠	20
甲状腺癌转移灶(癌切除后)	^{133}I	碘化钠	400
甲状旁腺显像	^{201}T1	氯化亚铊	80
	^{99m}Tc	MIBI(甲氧基异丁基异腈)	740
肺			
肺通气显像	^{81m}Kr	气体	6 000
	^{99m}Tc	DTPA-气溶胶	80
肺灌注显像	^{81m}Kr	水溶液	6 000
	^{99m}Tc	HAM(人血清白蛋白)	100
	^{99m}Tc	MAA(大颗粒聚集白蛋白)	185
肺断层显像	^{99m}Tc	MAA	200
肝和脾			
肝和脾显像	^{99m}Tc	标记的硫化胶体	150
胆道系统功能显像	^{99m}Tc	EHIDA(二乙基乙酰苯胺亚氨二醋酸)	185
脾显像	^{99m}Tc	标记的变性红细胞	100
肝断层显像	^{99m}Tc	标记的硫化胶体	200

表 B.1（续）

检　　查	放射性核素	化学形态	每次检查常见的最大活度/MBq
心血管			
首次通过血流检查	^{99m}Tc	TcO_4^-	800
	^{99m}Tc	DTPA	560
心血池显像	^{99m}Tc	HAM	800
心和血管显像	^{99m}Tc	标记的正常红细胞	800
心肌显像	^{99m}Tc	PYP(焦磷酸盐)	600
心肌断层显像	^{99m}Tc	MIBI	600
	^{201}Tl	氯化亚铊	100
	^{99m}Tc	膦酸盐和磷酸盐化合物	800
	^{99m}Tc	标记的正常红细胞	400
胃，胃肠道			
食管通过和胃-食管反流	^{99m}Tc	标记的硫化胶体	40
胃排空	^{99m}Tc	标记的硫化胶体	12
胃/唾液腺显像	^{99m}Tc	TcO_4^-	40
美克耳氏憩室显像	^{99m}Tc	TcO_4^-	400
胃肠道出血	^{99m}Tc	标记的硫化胶体	400
	^{99m}Tc	标记的正常红细胞	400
肾、泌尿系统			
肾皮质显像	^{99m}Tc	DMSA(二巯基丁二酸)	160
	^{99m}Tc	葡庚糖酸盐	200
肾血流、功能显像	^{99m}Tc	DTPA	300
	^{99m}Tc	MAG3(巯乙酰三甘肽)	300
	^{99m}Tc	EC(双半胱氨酸)	300
肾上腺显像	^{75}Se	硒基-去甲胆甾醇	8
其他			
肿瘤或脓肿显像	^{67}Ga	柠檬酸盐	300
	^{201}Tl	氯化物	100
肿瘤显像	^{99m}Tc	DMSA，MIBI	400
神经外胚层肿瘤显像	^{123}I	MIBG(间碘苄基胍)	400
	^{131}I	MIBG	40
淋巴结显像	^{99m}Tc	标记的硫化锑胶体	370
脓肿显像	^{99m}Tc	HM-PAO 标记的白细胞	400
下肢深静脉显像	^{99m}Tc	标记的正常红细胞	每侧 185
	^{99m}Tc	大分子右旋醣酐	每侧 185

附 录 C
（规范性附录）
扶持患者人员、慰问者和探视者的剂量限值

扶持患者人员、慰问者和探视者所受的剂量必须加以约束，以致他（或她）在患者诊断检查或治疗期间所受的剂量不超过 5 mSv。探视已食入放射性药物的患者的儿童所受剂量应约束在 1 mSv 以下。

ICS 13.100
C 57

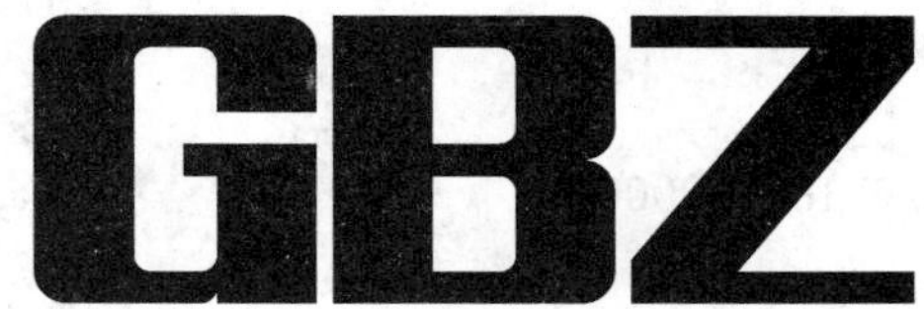

中华人民共和国国家职业卫生标准

GBZ/T 180—2006

医用X射线CT机房的辐射屏蔽规范

Radiation shielding specification for room of medical X-ray CT scanner

2006-11-03 发布　　2007-04-01 实施

中华人民共和国卫生部　发布

前　言

本标准的附录 A、附录 B 是资料性附录。

本标准由卫生部放射卫生防护标准专业委员会提出。

本标准由中华人民共和国卫生部批准。

本标准起草单位:北京市疾病预防控制中心。

本标准起草人:王时进、李雅春、万玲、马永忠。

医用 X 射线 CT 机房的辐射屏蔽规范

1 范围

本标准规定了医用 X 射线 CT 机房的辐射屏蔽要求和屏蔽估算方法。

本标准适用于医用 X 射线 CT 机房的辐射屏蔽。

2 规范性引用文件

下列文件中的条款通过本标准的引用而成为本标准中的条款。凡是注日期的引用文件，其随后所有的修改单(不包括勘误的内容)或修订版均不适用于本标准。然而，鼓励根据本标准达成协议的各方研究是否可使用这些文件的最新版本。凡是不注日期的引用文件，其最新版本适用于本标准。

GB 18871—2002　电离辐射防护与辐射源安全基本标准

3 术语和定义

下列术语、定义适用于本标准。

3.1

CT 周工作负荷　CT workload per week

每周 CT 扫描的总层数，用以反映 CT 装置扫描检查工作量的参量。

3.2

参考扫描条件归一化因子　normalized factor of reference scan conditions, NF

将扫描条件按参考扫描条件归一的因子。NF 值如下：

$$\mathrm{NF}=\frac{\text{扫描层厚度}}{\text{参考扫描层厚度}}\times\frac{\text{每层扫描的毫安秒}}{\text{参考每层扫描的毫安秒}}\times\text{头/体扫描散射比}$$

头/体扫描散射比设为：体(胸、腹)扫描：1；头扫描：0.5。

3.3

CT 周归一化工作负荷　CT normalized workload per week

每周各扫描条件下的扫描层数与 NF 乘积的总和。

4 机房屏蔽目标

4.1 基本要求

机房的辐射屏蔽应保证机房外的人员可能受到的照射符合 GB 18871—2002 第 4.3 条的要求。

4.2 剂量目标值

4.2.1 机房的辐射屏蔽应同时满足下列要求：

a) 机房外的人员可能受到照射的年有效剂量小于 0.25 mSv(相应的周有效剂量小于 5 μSv)；

b) 在距机房外表面 0.3m 处，空气比释动能率小于 7.5 μGy/h。

5 机房要求

5.1 CT 装置的安装位置

在机房内，CT 装置宜斜向安放，见附录 A 图 A.1，以利于操作者观察受检者；机房出入门应处于图 A.1所示的散射辐射相对低的位置。

5.2 屏蔽要求

5.2.1 不同工作量的机房一般屏蔽要求

5.2.1.1 CT 扫描以扫描厚度 10 mm、每层扫描 250 mAs 为参考扫描条件的周归一化工作负荷(W)分区如下：

一般工作量	120 kVp	W<5 000 层/周
	140 kVp	W<2 500 层/周
较大工作量	120 kVp	W≥5 000 层/周
	140 kVp	W≥2 500 层/周

5.2.1.2 CT 机房一般屏蔽要求如下：

一般工作量下的机房屏蔽：16 cm 混凝土(密度 2.35 t/m^3)或 24 cm 砖(密度 1.65 t/m^3)或 2 mm 铅当量(不同屏蔽材料的铅当量参见附录 B 表 B.2 和表 B.3)。

较大工作量时的机房屏蔽：20 cm 混凝土(密度 2.35 t/m^3)或 37 cm 砖(密度 1.65 t/m^3)或 2.5 mm 铅当量。

5.2.2 参数确定的装置的屏蔽要求

在给定 CT 装置扫描条件和散射辐射等参数时，可按附录 B 中 B.1 和 B.2 的方法估算特定 CT 机房的屏蔽。

5.3 其他屏蔽相关要求

5.3.1 下列位置不需考虑建筑屏蔽：

a) CT 机房下面无建筑室时的地板；

b) CT 机房上方无建筑室时的屋顶；

c) 设于二层以上(含二层)的 CT 机房，窗、墙外 10 cm 之内无建筑室时相应的窗墙。

5.3.2 管孔要求

通往 CT 机房的电器和通风管道应避开人员驻留位置，并采取弧式或多折式管孔。

5.3.3 门、窗及配电箱的屏蔽要求

CT 机房的出入门和观察窗应与同侧墙具有同等的屏蔽防护。防护窗应略大于窗口，防止窗与墙接壤缝隙泄漏辐射。配电箱设置位置的墙屏蔽应满足第 5.2.1 条或第 5.2.2 条屏蔽要求。

5.3.4 机房设有吊顶时的屏蔽要求

CT 机房设有吊顶时，可在吊顶处采取附加屏蔽，使吊顶和机房顶的总屏蔽满足对室顶上方驻留人员的防护要求。此时，CT 机房墙的屏蔽仅需考虑吊顶以下的部分。

5.4 CT 机房改建时的屏蔽要求

5.4.1 一般要求

改建 CT 机房，按以下步骤考虑附加屏蔽：

a) 按第 5.2.1 条确定改建机房所需的已有建筑材料的总屏蔽；

b) 扣除已有的建筑屏蔽，确定所需附加的已有建筑材料的屏蔽；

c) 查附录 B 表 B.2 和表 B.3，获得欲采用的改建材料相应的附加屏蔽。

5.4.2 已安装 CT 装置的机房的改建要求

经检测发现已安装的 CT 装置的机房部分区域不满足第 4.2 条要求时，据检测数据和 4.2 条的剂量目标值确定应增补屏蔽的辐射透射因子 Tf。

使用附录 B 表 B.4 的 *HVL* 值，按下式估算所需增补的屏蔽厚度 h(mm)

$$h = 1.44\,HVL \cdot \ln(1/\mathrm{Tf}) + HVL$$

6 机房屏蔽的检验要求

6.1 仪器与检测条件

在CT装置的扫描中心放置体部模体，在CT装置可能的高扫描条件下扫描，使用灵敏度、能量响应、时间响应适宜的剂量测量仪表，在CT机房外待评价的位置检测。

6.2 剂量率测量与评价

使装置连续出束扫描时间大于仪表的响应时间，以仪表直接测读剂量率 D(μSv/h)。同时满足下列两项判定为合格。

a) 设CT装置的最大可连续出束时间为 t_1(s)。

当 $t_1<60$ 时，$D\times\frac{t_1}{60}\times$计量刻度因子$<7.5(\mu Gy/h)$

当 $t_1\geqslant 60$ 时，$D\times$计量刻度因子$<7.5(\mu Gy/h)$

b) 记录CT扫描 m 层的出束时间 t_2(s)。

$D\times\frac{t_2}{3\ 600}\times\frac{1}{m}\times$计量刻度因子$\times$该条件下的周归一化工作负荷(层/周)$<6(\mu Gy/周)$

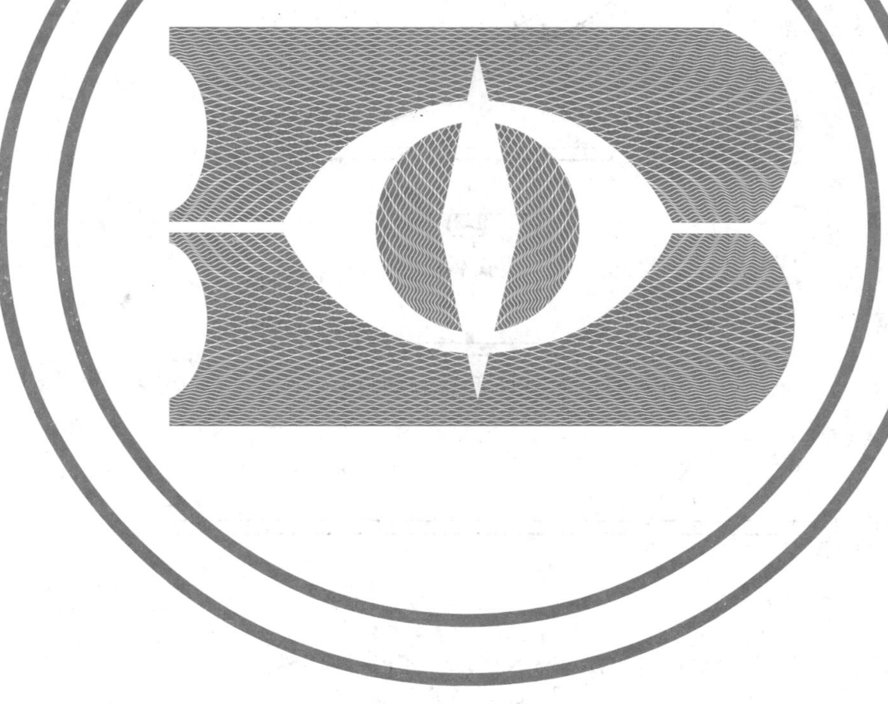

附 录 A
（资料性附录）
CT安装位置示例散射辐射剂量分布图

示例的扫描条件：120 kVp，250 mAs/层，层厚10 mm，320 mm直径PMMA模体。

图A.1为过扫描中心的水平面上的剂量分布（μGy）；图A.2为过扫描中心的竖直纵面上的剂量分布（μGy）。

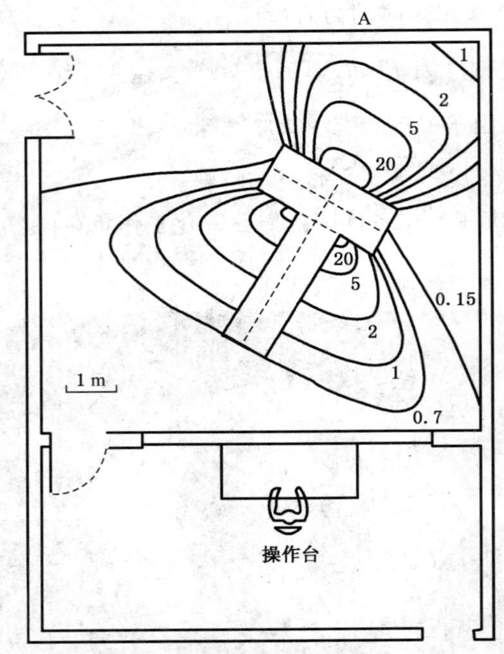

图 A.1 水平面剂量分布（μGy）

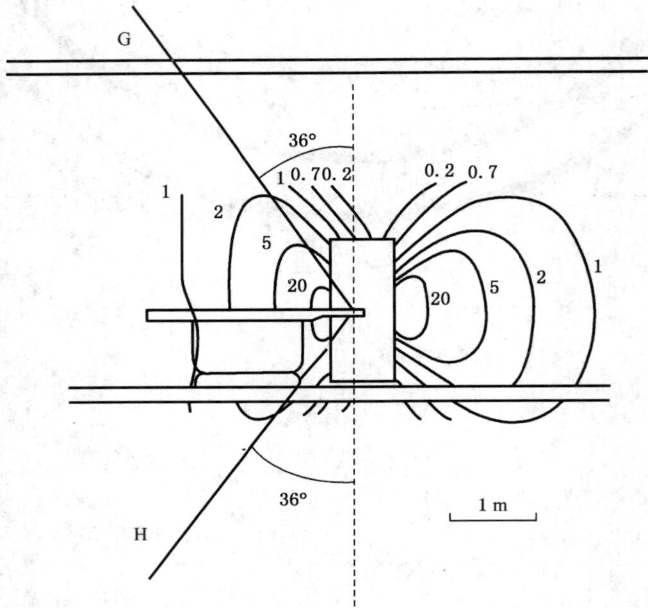

图 A.2 竖直纵面剂量分布（μGy）

附　录　B
（资料性附录）
辐射透射比（B）估算方法与参数

B.1　辐射透射比（B）估算方法

设已给定：

（1）　距扫描中心 d_0(cm)处单层扫描的辐射剂量为 D_0(μGy)/层；

（2）　以给出 D_0 值的扫描条件为参考扫描条件，在该条件下的周归一工作负荷为 W(层/周)；

（3）　CT 室外，距扫描中心 d(cm)处的人员驻留因子为 T(参见表 B.1)。

在上述条件下，将人员受照剂量控制在 5 μSv/周（相应 0.25 mSv/a）所需的辐射屏蔽透射比（B）如下：

$$B = \frac{5d^2}{D_0 \cdot d_0^2 \cdot T \cdot W} \qquad \text{(B.1)}$$

查表 B.2（工作条件≤125 kVp 时）或表 B.3（工作条件＞125 kVp 时），得到相应透射比（B）所需的屏蔽厚度。

B.2　斜射修正因子

当辐射束与垂直于屏蔽体表面的法线的夹角为 θ 时，按 B.1 式估算的辐射斜穿过屏蔽体的厚度乘以修正因子 $(1+\cos\theta)/2$ 获得所需的屏蔽体的厚度。

B.3　人员驻留因子（*T*）

CT 室外不同场所与环境条件的人员驻留因子（T）参见表 B.1。

表 B.1　不同场所与环境条件的人员驻留因子

环　境　条　件	人员驻留因子
CT 控制室	1
X 射线机邻室、胶片测读室	1
接待室、护士台、办公室	1
商店、住房、儿童游戏室及附近建筑占用地	1
病人检查与处置室、病房	1/2
走廊	1/5
厕所、洗澡间	1/10
楼梯、室外座椅区、贮藏室	1/20
无人看管的商摊、停车场、候诊室	1/20

B.4　各种屏蔽物质不同屏蔽厚度的辐射透射比

不同屏蔽材料，辐射透射比与屏蔽厚度的关系参见表 B.2 和表 B.3，表 B.2 和表 B.3 中的 3 位有效数字是为了运算过程的需要，屏蔽设计和评价最终给出数据时，最多取 2 位有效数字，表 B.4 列出各屏蔽材料的密度和极限半值层厚度（HVL）。

表 B.2 125 kVp CT X 射线次级辐射的透射

透射比(B)		1.7×10^{-2}	1.3×10^{-2}	1.0×10^{-2}	7.9×10^{-3}	6.2×10^{-3}	4.9×10^{-3}	3.8×10^{-3}	3.0×10^{-3}	2.4×10^{-3}	1.9×10^{-3}	1.5×10^{-3}	1.2×10^{-3}	9.6×10^{-4}	7.6×10^{-4}	6.1×10^{-4}	4.8×10^{-4}
屏蔽厚度 mm	铅	1.0	1.1	1.2	1.3	1.4	1.5	1.6	1.7	1.8	1.9	2.0	2.1	2.2	2.3	2.4	2.5
	混凝土	81	88	95	102	109	116	123	129	136	143	149	156	159	169	172	182
	铁	8.9	10	11	12	13	14	15	16	18	19	20	21	22	23	24	25
	石膏	259	281	303	324	345	366	386	406	427	446	466	486	505	524	544	563
	玻璃	92	99	106	113	120	127	134	140	147	153	160	166	173	180	185	192
	黄砖	119	129	138	147	156	164	173	181	190	198	206	214	222	230	238	246

注：铅、混凝土的数据系由 BIR/IPEM 联合工作报告的拟合式计算值。

表 B.3 150 kVp CT X 射线次级辐射的透射

透射比(B)		2.5×10^{-2}	1.9×10^{-2}	1.5×10^{-2}	1.2×10^{-2}	9.8×10^{-3}	7.9×10^{-3}	6.4×10^{-3}	5.2×10^{-3}	4.2×10^{-3}	3.5×10^{-3}	2.8×10^{-3}	2.3×10^{-3}	1.9×10^{-3}	1.6×10^{-3}	1.3×10^{-3}	1.1×10^{-3}
屏蔽厚度 mm	铅	1.0	1.1	1.2	1.3	1.4	1.5	1.6	1.7	1.8	1.9	2.0	2.1	2.2	2.3	2.4	2.5
	混凝土	90	98	105	112	119	125	132	138	145	151	157	163	169	175	181	187
	铁	11	12	14	15	17	18	19	21	22	24	25	26	28	29	31	32
	重晶石	10	11	12	13	14	16	17	18	19	20	21	22	23	24	25	27
	钡水泥	17	19	21	23	25	28	30	32	34	36	38	40	42	44	46	49
	红砖	110	120	130	140	150	160	165	170	180	190	200	210	220	230	240	250
	黄砖	130	140	150	160	170	185	200	210	220	230	240	250	260	270	280	290
	废渣砖	110	125	140	150	165	180	195	210	225	235	250	260	270	280	290	300

注：铅、混凝土的数据系由 BIR/IPEM 联合工作报告的拟合式计算值，其余数据系 AB. ЪИЪЕРГА$_{Jlb}$ 数据的内插值。

表 B.4 不同屏蔽材料的密度和极限半值层厚度(*HVL*)

屏蔽材料	密度(t/m^3)	*HVL*，mm	
		120 kVp	150 kVp
铅	11.3	0.31	0.39
铁	7.4	3.3	5.5
混凝土	2.35	20	21
重晶石	3.2	—	4.0
钡水泥	2.7		8.2
石膏板	0.705	58	—
红砖	1.9	—	33
黄砖	1.65	24	37
玻璃	2.56	19	—
废渣砖	1.2	—	37

注：120 kVp 全部 *HVL* 数据和 150 kVp 铅、混凝土的数据取自 BIR/IPEM 联合工作报告，其余 *HVL* 数据由表 B.3推出。

ICS 13.100
C 57

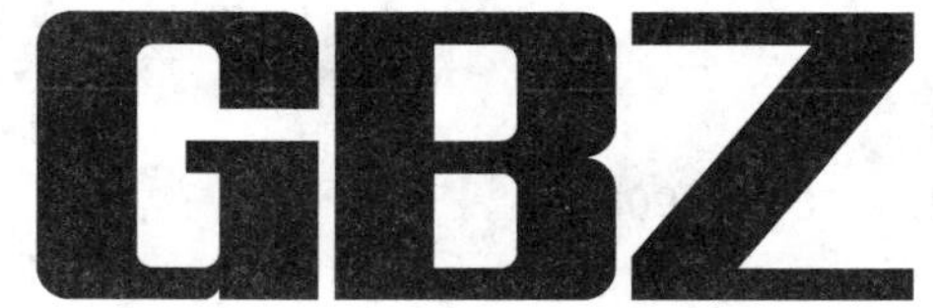

中华人民共和国国家职业卫生标准

GBZ/T 181—2006

建设项目职业病危害防射防护评价报告编制规范

Specifications for compilation of occupational hazard evaluation report in radiological protection on construction project

2006-11-03 发布　　　　2007-04-01 实施

中华人民共和国卫生部　发布

前　言

本标准的附录 A、附录 B、附录 C、附录 D，附录 E 和附录 F 是规范性附录。

车标准由卫生部放射卫生防护标准专业委员会提出。

本标准由中华人民共和国卫生部批准。

本标准起草单位：中国疾病预防控制中心辐射防护与核安全医学所。

本标准主要起草人：赵兰才、侯长松、刘长安、陈尔东。

建设项目职业病危害放射防护评价报告编制规范

1 范围

本标准规定了建设项目职业病危害放射防护评价报告书(表)的内容与格式。

本标准适用于下列建设项目的职业病危害放射防护顶评价报告和职业病危害控制效果放射防护评价报告的编制:

(1) 核设施;

(2) 密封源工作场所;

(3) 非密封源工作场所;

(4) 射线装置工作场所。

2 规范性引用文件

下列文件中的条款通过本标准的引用而成为本标准的条款。凡是注日期的引用文件,其随后所有的修改单(不包括勘误的内容)或修订版均不适用于本标准。然而,鼓励根据本标准达成协议的各方研究是否可使用这些文件的最新版本。凡是不注日期的引用文件,其最新版本适用于本标准。

GB 18871 电离辐射防护与辐射源安全基本标准

3 术语和定义

下列术语和定义适用于本标准。

3.1

核设施 nuclear installation

以需要考虑安全问题的规模生产、加工或操作放射性物质或易裂变材料的设施(包括其场地、建(构)筑物和设备),如铀富集设施,铀、钚加工与燃料制造设施,核反应堆(包括临界和次临界装置),核动力厂,核燃料后处理厂等核燃料循环设施。

3.2

密封源 sealed source

永久密封在包壳里的或紧密地固结在覆盖层里并呈固体形态的放射性物质。密封源的包壳或覆盖层应具有足够的强度,使源在设计使用条件和磨损条件下,以及在预计的事件条件下,均能保持密封性能,不会有放射性物质泄漏出来。

3.3

非密封源 unsealed source

除密封源以外的所有形态的放射性物质。

3.4

射线装置 radiation generator

使用电能产生电离辐射的装置,包括加速器、中子发生器和 X 射线机。

3.5

加速器 accelerator

一种使带电粒子增加动能的装置。所增加的能量在 0.1 MeV 以上。

3.6

中子发生器　neutron generator

一种专门用作生产中子的加速器。利用经过选择的加速带电粒子轰击靶，经由核反应产生中子的装置。

3.7

预评价　pre-assessment

在建设项目可行性论证阶段，对辐射源利用可能对工作人员健康造成影响进行的评价。

3.8

控制效果评价　control validation assessment

在建设项目竣工验收前，为验证放射防护设施或措施是否符合法律、法规、标准和预评价报告要求而进行的评价。

4　一般要求

4.1　建设项目的职业病危害放射防护预评价报告书（表）和控制效果评价报告书（表）的编制单位应持有职业卫生技术服务机构资质证书，并取得建没项目职业病危害放射防护评价资质。

4.2　评价报告的编制人员应经过放射防护专业培训与建设项目职业病危害评价培训并取得相应资格。

4.3　编制单位应根据附录 A 对建设项目按可能造成的潜在照射危害程度的分类，编制评价报告书（A类）或评价报告表（B类、C类）。

4.4　本标准对适用范围内建设项目的评价报告的内容作了总体规定，编制单位可根据建设项目的具体情况和评价需要调整章节设置和评价内容。

4.5　评价中使用的监测与评价方法应符合 GB 18871 与其他相关标准的要求。

5　放射防护预评价报告书的内容

5.1　概述

5.1.1　任务来源与评价目的

说明本评价任务的来源与评价目的。

5.1.2　评价范围

叙述评价的区域范围、防护与安全设施和人员范围。

5.1.3　评价内容

简要介绍评价的主要内容，包括辐射源项、辐射危害因素及其控制措施、放射防护管理和事故应急措施等。

5.1.4　评价依据

列出评价依据的法律、法规、规章，技术规范和标准，评价参考的其他资料。

5.1.5　评价目标

评价目标包括：放射工作应遵循的放射防护原则；建设项目拟采用的对辐射危害因素的管理目标值，相关技术条件或技术指标。

5.2　建设项目概况与工程分析

5.2.1　概况

包括以下内容：

(1)　建设项目名称；

(2)　建设单位；

(3)　建设地址；

(4)　建设项目性质，指新建、扩建、改建、技术引进或技术改造项目；

（5） 建设规模，给出工程主要设施名称、建筑面积、投资总额；

（6） 人员，建设项目总工作人员数，不同类别人员比例；

（7） 发展规划，重点为辐射源增加计划；

（8） 周围环境与居民情况；

（9） 环境辐射水平。

5.2.2 工程分析

5.2.2.1 叙述生产工艺原理、过程与设施布置概况，给出设施布置规划图和工艺流程图。

5.2.2.2 按照卫生学要求对设施布置规划及工艺流程进行分析并作出评价。

5.3 辐射源项分析

5.3.1 辐射源项概况

介绍辐射源项概况，包括：辐射源装置的结构，与辐射有关的主要参数；辐射源的位置分布；放射性同位素或放射性物质中核素的名称、状态、活度、能量等指标。

5.3.2 不同运行状态下的辐射源项

5.3.2.1 叙述正常运行状态下的主要辐射源，辐射种类，产生方式，辐射水平。

5.3.2.2 叙述异常或事故状态下的主要辐射源，辐射种类，产生方式，辐射水平；如放出放射性核素，给出核素名称、状态、活度。

5.4 防护措施评价

5.4.1 工作场所布局、分区与分级

5.4.1.1 对工作场所布局合理性进行评价。如对非密封源辐射工作场，要求按放射性污染水平高、中、低顺序合理安排工作场所；对医用辐射设施，尽可能设置在建筑物底层的一端或单独设置。

5.4.1.2 介绍建设项目工作场所分区计划。根据 GB 18871—2002 第 6.4 条，放射性工作场所一般应分为控制区和监督区。核设施等大型建设项目，可在每个区内分成若干子区；

5.4.1.3 建设项目应按照附录 B 和附录 C 的规定对非密封源辐射工作场所进行分级。

5.4.1.4 给出工作场所的布局图，标明各工作场所的名称、区别和级别。

5.4.2 屏蔽设计

5.4.2.1 对放射防护屏蔽设计进行描述，包括设计依据、计算模式或公式，使用的参数。

5.4.2.2 对计算结果进行核对，按照防护要求和最优化原则对屏蔽设计进行评价。

5.4.3 防护安全装置

对核设施、辐照加工与放射治疗设施等职业病危害风险较大的建设项目，应详细叙述以下防护安全装置拟设置情况并作出评价：

（1） 安全连锁装置：门-机连锁，控制台与装置连锁，其他连锁；

（2） 装置故障系统：故障自动停机系统，故障显示系统和报警装置；

（3） 装置运行保障系统；

（4） 观察和对讲装置。

5.4.4 其他防护措施

从下列各项中选择适合于被评价项目的内容，叙述拟采取的放射防护措施并作出评价：

（1） 中子、质子等粒于辐射的防护；

（2） 感生放射性的防护；

（3） 警示标志设置情况；

（4） 工作场所排风、控制空气放射性污染和其他有害物质的措施；

（5） 非密封源辐射工作场所的设备表面、墙壁、工作台等处表面放射性污染控制措施；

（6） 出入口人员污染监测措施；

（7） 个人防护用具的配备计划；

(8) 三废处理过程中的防护措施。

5.5 辐射监测计划

5.5.1 辐射源监测

简要介绍监测项目、参数、监测频度。

5.5.2 工作场所监测

简要介绍监测地点、项目、种类、监测频度。

5.5.3 个人剂量监测

简要介绍监测人数、种类、监测周期。

5.5.4 监测计划的评价

对辐射监测计划的合理性进行评价。

5.6 辐射危害评价

5.6.1 正常运行条件下的辐射危害评价

工作人员可能受到的内、外照射，关键人群组可能的平均年有效剂量、最高年有效剂量，与管理目标值和标准规定的剂量限值的比较。

5.6.2 异常和事故情况下的辐射危害评价

评价潜在照射的健康影响，包括估计异常和事故情况发生的可能性，可能受到照射的人数及其受到危害的程度。

5.7 应急准备与响应

5.7.1 应急组织与职责

介绍拟设立的应急组织及其职责。

5.7.2 应急计划

介绍应急计划并作出评价。

5.8 放射防护管理

5.8.1 管理组织和制度

介绍放射卫生防护管理组织、拟配备的人员及其职责；已制定或拟制定的管理规章制度。

5.8.2 职业人员健康管理

叙述职业人员健康管理的以下内容并作出评价：

(1) 工作人员的培训；

(2) 个人剂量管理；

(3) 职业健康检查；

(4) 个人剂量与健康监护档案。

5.9 结论和建议

5.9.1 结论

结论应包括以下内容：

(1) 拟采用的设施平面布置与分区是否能够满足放射卫生学要求；

(2) 放射防护和安全设施在正常运行时能否有效控制职业病危害，与相关法律、法规、标准和规范的符合情况；

(3) 防护措施和监测设施，是否符合多重性和纵深防御原则，在事故情况下能否有效预防和控制潜在照射；

(4) 建设项目的放射性危害防护设施建设是否可行。

5.9.2 建议

对建设项目的防护设施、防护措施不完善之处提出改进建议。

6 控制效果放射防护评价报告书的内容

6.1 概述

包括以下内容：

（1） 评价目的；

（2） 评价范围；

（3） 评价内容；

（4） 评价依据；

（5） 评价目标。

6.2 建设项目概况与工程分析

介绍生产工艺原理与过程，防护设施布置情况并进行卫生学评价；给出设施布置图和工艺流程图。

6.3 辐射源项分析

介绍辐射源的位置、装置的结构；辐射源产生的射线种类，辐射强度；对放射性同位素或放射性物质，应列表给出核素的名称、状态、活度、能量等指标。

6.4 防护措施评价

6.4.1 核实5.4.1条所列工作场所布局、分区与分级的落实情况，对其合理性进行评价。

6.4.2 核实屏蔽设施的施工建造符合5.4.2所列屏蔽设计要求。

6.4.3 对核设施等职业病危害风险较大的建设项目，应核实5.4.3条所列防护安全装置的设置，检查其运行情况，对安全装置和措施的有效性进行评价。

6.4.4 核实5.4.4条所列放射防护措施落实情况，对其防护的有效性进行评价。其中对个人防护用具配备和使用情况评价，应包括以下内容：

（1） 介绍放射工作人员个人防护用具的配备情况，列出个人防护用具清单。根据建设项目放射性危害种类不同，建设单位应分别按照有关标准的规定，配备放射工作个人剂量报警仪或手持报警仪，防护服，防护面罩及呼吸防护器具等。

（2） 介绍放射工作人员个人防护用具使用情况。

（3） 对个人防护用具的配备和使用情况作出评价。

6.5 辐射监测与评价

6.5.1 建设项目单位的自主监测

6.5.1.1 介绍辐射监测大纲实施概况，内容包括：

（1） 确认建设单位的辐射监测大纲的制定、实施和定期复审情况；

（2） 介绍监测内容，包括监测项目、种类、地点、周期；

（3） 介绍监测实施单位：本单位监测或委托职业卫生服务机构监测，监测机构的人员、设备和资质条件。

6.5.1.2 叙述并分析个人剂量监测情况，内容包括：

（1） 个人剂量监测种类，个人剂量监测设备和剂量计，监测周期；

（2） 监测结果及对结果的分析。

6.5.1.3 叙述并分析辐射源或含源设备的监测概况，内容包括：

（1） 辐射源种类、名称，监测项目、采用的监测设备、监测方法、监测周期；

（2） 监测结果及对结果的分析。

6.5.1.4 叙述并分析工作场所的监测情况，内容包括：

（1） 介绍监测点分布，绘制监测点平面图；

（2） 监测项目，监测方式：连续监测或巡测或定期采样分析；

(3) 采用的监测设备、监测方法、监测周期；

(4) 监测结果及对结果的分析。

6.5.1.5 分别叙述个人剂量监测、放射性同位素或放射性物质监测和工作场所监测等不同监测的质量保证措施，查验监测仪器的检定、校准、比对、认证记录。

6.5.1.6 对建设项目单位自主监测状况作出评价，包括辐射监测大纲的制定、实施和定期复审情况；自主监测的项目、种类、方法及其监测结果是否符合相关法规、标准与规范的要求。

6.5.2 评价报告编制单位的验证监测

6.5.2.1 叙述验证监测的范围与内容，包括监测的区域和位置，人员范围；介绍验证监测的内容，如工作场所辐射水平、辐射设备的防护性能监测，人员个人剂量监测，表面污染监测，放射性核素分析，大气气溶胶监测，固体放射性废物和人员排泄物监测等。

6.5.2.2 叙述监测使用的仪器与方法，给出监测仪器的名称、型号及主要性能参数并列表表示；介绍主要监测项目的监测方法，如属于标准方法，给出标准名称；如属于经过认证的非标准方法，给出监测方法的出处。

6.5.2.3 叙述监测过程中的质量控制措施。

6.5.2.4 以列表的方式给出监测结果，将监测结果与相应标准进行比较分析。对辐射危害因素控制效果作出评价。

6.6 辐射危害综合评价

6.6.1 正常运行条件下的辐射危害

根据监测结果和其他资料，确认工作人员受到的内、外照射，与管理目标值和标准规定的剂量限值的比较。

6.6.2 异常和事故情况下的辐射危害

根据试运行期间的资料和其他资料，估计潜在照射发生的概率或可能性，可能受到照射的人数及危害情况。

6.7 应急准备与响应

6.7.1 应急组织与职责

介绍应急组织的组成结构情况及其职责。

6.7.2 应急准备

详细描述应急准备的实施情况，包括物资、通讯、技术、人员、经费等准备的落实情况。

6.7.3 应急计划

介绍应急计划落实情况。

6.7.4 应急能力的保持

介绍应急人员培训和应急演习等情况。

6.8 放射防护管理

6.8.1 管理组织

介绍放射卫生防护管理组织机构的设置及其人员编制和职责。

6.8.2 管理制度及其实施

介绍建设单位制定的放射卫生防护管理制度，查验其实施情况。

6.8.3 职业人员健康管理

核实和检查以下管理内容并作出评价：

(1) 工作人员的教育培训；

(2) 个人剂量管理；

(3) 职业健康检查；

（4） 个人剂量、健康监护和教育培训的档案管理。

6.9 结论和建议

6.9.1 结论

结论应包括以下内容：

（1） 放射防护设施布置是否能够满足放射卫生学要求；

（2） 放射防护和安全设施在正常运行时能否有效控制职业病危害，与相关法律、法规、标准和规范的符合情况；

（3） 防护措施和监测设施，是否符合多重性和纵深防御原则，在事故情况下能否有效预防和控制潜在照射，预防和控制放射性污染。

（4） 对职业卫生管理、应急准备与响应管理与相应规章制度的评价。

（5） 建设项目的放射性危害防护设施等条件是否达到竣工验收的要求。

6.9.2 建议

对建设项目的防护设施和管理措施提出改进和进一步完善的建议。

7 评价报告书的格式

建设项目职业病危害放射防护预评价报告书和建设项目职业病危害控制效果放射防护评价报告书的格式见附录D。

8 评价报告表的内容与格式

建设项目职业病危害放射防护评价报告表的内容可参见评价报告书，但应适当简化，填写与被评价项目相适应的内容；B类、C类建设项目职业病危害放射防护预评价报告表的格式见附录E，B类、C类建设项目职业病危害控制效果放射防护评价报告表的格式见附录F。

附　录　A
（规范性附录）
用于职业病危害评价的建设项目分类

用于职业病危害评价的建设项目分类见表A.1。

表A.1　用于职业病危害评价的建设项目分类

<table>
<tr><th>类别</th><th>建设项目</th><th>举　例</th></tr>
<tr><td rowspan="6">A类（编制评价报告书）</td><td>核设施</td><td>核动力厂（包括核电厂、核热电厂、核供热供气厂）；反应堆（包括研究堆、实验堆、临界装置）；核燃料生产、加工、贮存和后处理设施；放射性废物处理和处置设施</td></tr>
<tr><td>甲级非密封源工作场所</td><td>日等效最大操作量大于4×10^{9} Bq的核医学诊疗场所、放射性实验室和生产、使用、贮存、分装、处理设施</td></tr>
<tr><td>辐照加工</td><td>γ辐照加工设施</td></tr>
<tr><td>放射治疗</td><td>使用γ刀、钴-60治疗机、后装治疗机、医用加速器的设施</td></tr>
<tr><td>使用或贮存单个密封源活度大于3.7×10^{10} Bq的建设项目</td><td>油田测井、放射源库、放射性废物库、γ射线探伤设施</td></tr>
<tr><td>加速器</td><td>使用电子直线加速器、中子发生器、回旋加速器、高压倍加器、对撞机、同步辐射光、辐照加速器的设施</td></tr>
<tr><td rowspan="7">B类（编制评价报告表）</td><td>乙级非密封源工作场所</td><td>日等效最大操作量为$2\times10^{7}\sim4\times10^{9}$ Bq的核医学诊疗场所、放射性实验室和生产、使用、贮存、分装、处理设施</td></tr>
<tr><td>单个密封源活度为$3.7\times10^{8}\sim3.7\times10^{10}$ Bq的设施</td><td>科研、放射性实验室</td></tr>
<tr><td>放射治疗</td><td>深部X射线治疗机的设施</td></tr>
<tr><td>X射线探伤</td><td>使用X射线探伤机的设施</td></tr>
<tr><td>CT扫描装置机房</td><td>医用X射线CT机、工业用X射线CT机设施</td></tr>
<tr><td>诊断X射线机房</td><td>使用普通X射线机、DSA、CR、DR、牙科X射线机、乳腺X射线机的设施</td></tr>
<tr><td>行包X射线检查</td><td>行包X射线检查设施</td></tr>
<tr><td rowspan="4">C类（编制评价报告表）</td><td>丙级非密封源工作场所</td><td>日等效最大操作量不大于2×10^{7} Bq的核医学诊疗场所、放射性实验室和生产、使用、贮存、分装、处理设施</td></tr>
<tr><td>核子计应用设施</td><td>使用核子秤、厚度计、水分计、料位计的设施</td></tr>
<tr><td>单个密封源活度不大于3.7×10^{8} Bq的设施</td><td>科研、放射性实验室</td></tr>
<tr><td>含X射线发生器的分析仪表使用设施</td><td>使用X射线荧光分析仪、同位素的色谱仪的设施</td></tr>
</table>

附　录　B
（规范性附录）
非密封源工作场所的分级

B.1　非密封源工作场所的分级

应按表B.1将非密封源工作场所按放射性核素日等效最大操作量的大小分级。

表 B.1　非密封源工作场所的分级

级别	日等效最大操作量/Bq
甲	$>4\times10^{9}$
乙	$2\times10^{7}\sim4\times10^{9}$
丙	豁免活度值以上～2×10^{7}

B.2　放射性核素的日等效操作量的计算

放射性核素的日等效操作量等于放射性核素的实际日操作量(Bq)与该核素毒性组别修正因子的积除以与操作方式有关的修正因子所得的商。放射性核素的毒性组别修正因子及操作方式有关的修正因子分别见表B.2和表B.3。放射性核素的毒性分组见附录C。

表 B.2　放射性核素毒性组别修正因子

毒性组别	毒性组别修正因子	毒性组别	毒性组别修正因子
极毒	10	中毒	0.1
高毒	1	低毒	0.01

表 B.3　操作方式与放射源状态修正因子

操作方式	放射源状态			
	表面污染水平较低的固体	液体，溶液，悬浮液	表面有污染的固体	气体，蒸汽，粉末，压力很高的液体，固体
源的贮存	1 000	100	10	1
很简单的操作	100	10	1	0.1
简单操作	10	1	0.1	0.01
特别危险的操作	1	0.1	0.01	0.001

附　录　C
（规范性附录）
放射性核素的毒性分组

C.1　极毒组

^{148}Gd、^{210}Po、^{223}Ra、^{224}Ra、^{225}Ra、^{226}Ra、^{228}Ra、^{225}Ac、^{227}Ac、^{227}Th、^{228}Th、^{229}Th、^{230}Th、^{231}Pa、^{230}U、^{232}U、^{233}U、^{234}U、^{236}Np（T1＝1.15×10^5a）、^{236}Pu、^{238}Pu、^{239}Pu、^{240}Pu、^{242}Pu、^{241}Am、^{242m}Am、^{243}Am、^{240}Cm、^{242}Cm、^{243}Cm、^{244}Cm、^{245}Cm、^{246}Cm、^{248}Cm、^{250}Cm、^{247}Bk、^{248}Cf、^{249}Cf、^{250}Cf、^{251}Cf、^{252}Cf、^{254}Cf、^{253}Es、^{254}Es、^{257}Fm、^{258}Md

C.2　高毒组

^{10}Be、^{32}Si、^{44}Ti、^{60}Fe、^{60}Co、^{90}Sr、^{94}Nb、^{106}Ru、^{108m}Ag、^{113m}Cd、^{126}Sn、^{144}Ce、^{146}Sm、^{150}Eu（T1＝34.2a）、^{152}Eu、^{154}Eu、^{158}Tb、^{166m}Ho、^{172}Hf、^{178m}Hf、^{194}Os、^{192m}Ir、^{210}Pb、^{210}Bi、^{210m}Bi、^{212}Bi、^{213}Bi、^{211}At、^{224}Ac、^{226}Ac、^{228}Ac、^{226}Th、^{227}Pa、^{228}Pa、^{230}Pa、^{236}U、^{237}Np、^{241}Pu、^{244}Pu、^{241}Cm、^{247}Cm、^{249}Bk、^{246}Cf、^{253}Cf、^{254m}Es、^{252}Fm、^{253}Fm、^{254}Fm、^{255}Fm、^{257}Md

属于这一毒性组的还有如下气态或蒸汽态放射性核素：

^{126}I、^{193m}Hg、^{194}Hg

C.3　中毒组

^{22}Na、^{24}Na、^{28}Mg、^{26}Al、^{32}P、^{33}P、^{35}S（无机）、^{36}Cl、^{45}Ca、^{47}Ca、^{44m}Sc、^{46}Sc、^{47}Sc、^{48}Sc、^{48}V、^{52}Mn、^{54}Mn、^{52}Fe、^{55}Fe、^{59}Fe、^{55}Co、^{56}Co、^{57}Co、^{58}Co、^{56}Ni、^{57}Ni、^{63}Ni、^{66}Ni、^{67}Cu、^{62}Zn、^{65}Zn、^{69m}Zn、^{72}Zn、^{66}Ga、^{67}Ga、^{72}Ga、^{68}Ge、^{69}Ge、^{77}Ge、^{71}As、^{72}As、^{73}As、^{74}As、^{76}As、^{77}As、^{75}Se、^{76}Br、^{82}Br、^{83}Rb、^{84}Rb、^{86}Rb、^{82}Sr、^{83}Sr、^{85}Sr、^{89}Sr、^{91}Sr、^{92}Sr、^{86}Y、^{87}Y、^{88}Y、^{90}Y、^{91}Y、^{93}Y、^{86}Zr、^{88}Zr、^{89}Zr、^{95}Zr、^{97}Zr、^{90}Nb、^{93m}Nb、^{95}Nb、^{95m}Nb、^{96}Nb、^{90}Mo、^{93}Mo、^{99}Mo、^{95m}Tc、^{96}Tc、^{97m}Tc、^{103}Ru、^{99}Rh、^{100}Rh、^{101}Rh、^{102}Rh、^{102m}Rh、^{105}Rh、^{100}Pd、^{103}Pd、^{109}Pd、^{105}Ag、^{106m}Ag、^{110m}Ag、^{111}Ag、^{109}Cd、^{115}Cd、^{115m}Cd、^{111}In、^{114m}In、^{113}Sn、^{117m}Sn、^{119m}Sn、^{121m}Sn、^{123}Sn、^{125}Sn、^{120}Sb（T1＝5.76d）、^{122}Sb、^{124}Sb、^{125}Sb、^{126}Sb、^{127}Sb、^{128}Sb（T1＝9.01h）、^{129}Sb、^{121}Te、^{121m}Te、^{123m}Te、^{125m}Te、^{127m}Te、^{129m}Te、^{131m}Te、^{132}Te、^{124}I、^{125}I、^{126}I、^{130}I、^{131}I、^{133}I、^{135}I、^{132}Cs、^{134}Cs、^{136}Cs、^{137}Cs、^{128}Ba、^{131}Ba、^{133}Ba、^{140}Ba、^{137}La、^{140}La、^{134}Ce、^{135}Ce、^{137m}Ce、^{139}Ce、^{141}Ce、^{143}Ce、^{142}Pr、^{143}Pr、^{138}Nd、^{147}Nd、^{143}Pm、^{144}Pm、^{145}Pm、^{146}Pm、^{147}Pm、^{148}Pm、^{148m}Pm、^{149}Pm、^{151}Pm、^{145}Sm、^{151}Sm、^{153}Sm、^{145}Eu、^{146}Eu、^{147}Eu、^{148}Eu、^{149}Eu、^{155}Eu、^{156}Eu、^{157}Eu、^{146}Gd、^{147}Gd、^{149}Gd、^{151}Gd、^{153}Gd、^{159}Gd、^{149}Tb、^{151}Tb、^{154}Tb、^{156}Tb、^{157}Tb、^{160}Tb、^{161}Tb、^{159}Dy、^{166}Dy、^{166}Ho、^{169}Er、^{172}Er、^{167}Tm、^{170}Tm、^{171}Tm、^{172}Tm、^{166}Yb、^{169}Yb、^{175}Yb、^{169}Lu、^{170}Lu、^{171}Lu、^{172}Lu、^{173}Lu、^{174}Lu、^{174m}Lu、^{177}Lu、^{177m}Lu、^{170}Hf、^{175}Hf、^{179m}Hf、^{181}Hf、^{184}Hf、^{179}Ta、^{182}Ta、^{183}Ta、^{184}Ta、^{188}W、^{181}Re、^{182}Re（T1＝2.67d）、^{184}Re、^{184m}Re、^{186}Re、^{188}Re、^{189}Re、^{182}Os、^{185}Os、^{191}Os、^{193}Os、^{186}Ir（T1＝15.8h）、^{188}Ir、^{189}Ir、^{190}Ir、^{192}Ir、^{193m}Ir、^{194}Ir、^{194m}Ir、^{188}Pt、^{200}Pt、^{194}Au、^{195}Au、^{198}Au、^{198m}Au、^{199}Au、^{200m}Au、^{193m}Hg（无机）、^{194}Hg、^{195m}Hg（无机）、^{197}Hg（无机）、^{197m}Hg（无机）、^{203}Hg、^{204}Tl、^{211}Pb、^{212}Pb、^{214}Pb、^{203}Bi、^{205}Bi、^{206}Bi、^{207}Bi、^{214}Bi、^{207}At、^{222}Fr、^{223}Fr、^{227}Ra、^{231}Th、^{234}Th、$Th_{天然}$、^{232}Pa、^{233}Pa、^{234}Pa、^{231}U、^{237}U、^{240}U、$U_{天然}$、^{234}Np、^{235}Np、^{236}Np（T2＝22.5h）、^{238}Np、^{239}Np、^{234}Pu、^{237}Pu、^{245}Pu、^{246}Pu、^{240}Am、^{242}Am、^{244}Am、^{238}Cm、^{245}Bk、^{246}Bk、^{250}Bk、^{244}Cf、^{250}Es、^{251}Es

属于这一毒性组的还有如下气态或蒸汽态放射性核素：

^{14}C、$C^{35}S_2$、^{56}Ni（羰基）、^{57}Ni（羰基）、^{63}Ni（羰基）、^{65}Ni（羰基）、^{66}Ni（羰基）、$^{103}RuO_4$、$^{106}RuO_4$、^{121}Te、^{121m}Te、^{123m}Te、^{125m}Te、^{127m}Te、^{129m}Te、^{131m}Te、^{132}Te、^{120}I、^{124}I、^{124}I（甲基）、^{125}I、^{125}I（甲基）、^{126}I（甲基）、^{130}I、

^{130}I(甲基)、^{131}I、^{131}I(甲基)、^{132}I、^{132m}I、^{133}I、^{133}I(甲基)、^{135}I、^{135}I(甲基)、^{193}Hg、^{195}Hg、^{195m}Hg、^{197}Hg、^{197m}Hg、^{203}Hg

C.4 低毒组

^{7}Be、^{18}F、^{31}Si、^{38}Cl、^{39}Cl、^{40}K、^{42}K、^{43}K、^{44}K、^{45}K、^{41}Ca、^{43}Sc、^{44}Sc、^{49}Sc、^{45}Ti、^{47}V、^{49}V、^{48}Cr、^{49}Cr、^{51}Cr、^{51}Mn、^{52m}Mn、^{53}Mn、^{56}Mn、^{58m}Co、^{60m}Co、^{61}Co、^{62m}Co、^{59}Ni、^{65}Ni、^{60}Cu、^{61}Cu、^{64}Cu、^{63}Zn、^{69}Zn、^{71m}Zn、^{65}Ga、^{68}Ga、^{70}Ga、^{73}Ga、^{66}Ge、^{67}Ge、^{71}Ge、^{75}Ge、^{78}Ge、^{69}As、^{70}As、^{78}As、^{70}Se、^{73}Se、^{73m}Se、^{79}Se、^{81}Se、^{81m}Se、^{83}Se、^{74}Br、^{74m}Br、^{75}Br、^{77}Br、^{80}Br、^{80m}Br、^{83}Br、^{84}Br、^{79}Rb、^{81}Rb、^{81m}Rb、^{82m}Rb、^{87}Rb、^{88}Rb、^{89}Rb、^{80}Sr、^{81}Sr、^{85m}Sr、^{87m}Sr、^{86m}Y、^{90m}Y、^{91m}Y、^{92}Y、^{94}Y、^{95}Y、^{93}Zr、^{88}Nb、^{89}Nb(T1＝2.03h)、^{89}Nb(T2＝1.10h)、^{97}Nb、^{98}Nb、^{93m}Mo、^{101}Mo、^{93}Tc、^{93m}Tc、^{94}Tc、^{94m}Tc、^{95}Tc、^{96m}Tc、^{97}Tc、^{98}Tc、^{99}Tc、^{99m}Tc、^{101}Tc、^{104}Tc、^{94}Ru、^{97}Ru、^{105}Ru、^{99m}Rh、^{101m}Rh、^{103m}Rh、^{106m}Rh、^{107}Rh、^{101}Pd、^{107}Pd、^{102}Ag、^{103}Ag、^{104}Ag、^{104m}Ag、^{106}Ag、^{112}Ag、^{115}Ag、^{104}Cd、^{107}Cd、^{113}Cd、^{117}Cd、^{117m}Cd、^{109}In、^{110}In(T1＝4.90h)、^{110}In(T2＝1.15h)、^{112}In、^{113m}In、^{115}In、^{115m}In、^{116m}In、^{117}In、^{117m}In、^{119m}In、^{110}Sn、^{111}Sn、^{121}Sn、^{123m}Sn、^{127}Sn、^{128}Sn、^{115}Sb、^{116}Sb、^{116m}Sb、^{117}Sb、^{118m}Sb、^{119}Sb、^{120}Sb(T2＝0.265h)、^{124m}Sb、^{126m}Sb、^{128}Sb(T2＝0.173h)、^{130}Sb、^{131}Sb、^{116}Te、^{123}Te、^{127}Te、^{129}Te、^{131}Te、^{133}Te、^{133m}Te、^{134}Te、^{120}I、^{120m}I、^{121}I、^{123}I、^{128}I、^{129}I、^{132}I、^{132m}I、^{134}I、^{125}Cs、^{127}Cs、^{129}Cs、^{130}Cs、^{131}Cs、^{134m}Cs、^{135}Cs、^{135m}Cs、^{138}Cs、^{126}Ba、^{131m}Ba、^{133m}Ba、^{135m}Ba、^{139}Ba、^{141}Ba、^{142}Ba、^{131}La、^{132}La、^{135}La、^{138}La、^{141}La、^{142}La、^{143}La、^{137}Ce、^{136}Pr、^{137}Pr、^{138m}Pr、^{139}Pr、^{142m}Pr、^{144}Pr、^{145}Pr、^{147}Pr、^{136}Nd、^{139}Nd、^{139m}Nd、^{141}Nd、^{149}Nd、^{151}Nd、^{141}Pm、^{150}Pm、^{141}Sm、^{141m}Sm、^{142}Sm、^{147}Sm、^{155}Sm、^{156}Sm、^{150}Eu(T2＝12.6h)、^{152m}Eu、^{158}Eu、^{145}Gd、^{152}Gd、^{147}Tb、^{150}Tb、^{153}Tb、^{155}Tb、^{156m}Tb(T1＝1.02d)、^{156m}Tb(T2＝5.00h)、^{155}Dy、^{157}Dy、^{165}Dy、^{155}Ho、^{157}Ho、^{159}Ho、^{161}Ho、^{162}Ho、^{162m}Ho、^{164}Ho、^{164m}Ho、^{167}Ho、^{161}Er、^{165}Er、^{171}Er、^{162}Tm、^{166}Tm、^{173}Tm、^{175}Tm、^{162}Yb、^{167}Yb、^{177}Yb、^{178}Yb、^{176}Lu、^{176m}Lu、^{178}Lu、^{178m}Lu、^{179}Lu、^{173}Hf、^{177m}Hf、^{180m}Hf、^{182}Hf、^{182m}Hf、^{183}Hf、^{172}Ta、^{173}Ta、^{174}Ta、^{175}Ta、^{176}Ta、^{177}Ta、^{178}Ta、^{180}Ta、^{180m}Ta、^{182m}Ta、^{185}Ta、^{186}Ta、^{176}W、^{177}W、^{178}W、^{179}W、^{181}W、^{185}W、^{187}W、^{177}Re、^{178}Re、^{182}Re(T2＝12.7h)、^{186m}Re、^{187}Re、^{188m}Re、^{180}Os、^{181}Os、^{189m}Os、^{191m}Os、^{182}Ir、^{184}Ir、^{185}Ir、^{186}Ir(T2＝1.75h)、^{187}Ir、^{190m}Ir(T1＝3.10h)、^{190m}Ir(T2＝1.20h)、^{195}Ir、^{195m}Ir、^{186}Pt、^{189}Pt、^{191}Pt、^{193}Pt、^{193m}Pt、^{195m}Pt、^{197}Pt、^{197m}Pt、^{199}Pt、^{193}Au、^{200}Au、^{201}Au、^{193}Hg、^{193m}Hg(有机)、^{195}Hg、^{195m}Hg(有机)、^{197}Hg(有机)、^{197m}Hg(有机)、^{199m}Hg、^{194}Tl、^{194m}Tl、^{195}Tl、^{197}Tl、^{198}Tl、^{198m}Tl、^{199}Tl、^{200}Tl、^{201}Tl、^{202}Tl、^{195m}Pb、^{198}Pb、^{199}Pb、^{200}Pb、^{201}Pb、^{202}Pb、^{202m}Pb、^{203}Pb、^{205}Pb、^{209}Pb、^{200}Bi、^{201}Bi、^{202}Bi、^{203}Po、^{205}Po、^{207}Po、^{232}Th、^{235}U、^{238}U、^{239}U、^{232}Np、^{233}Np、^{240}Np、^{235}Pu、^{243}Pu、^{237}Am、^{238}Am、^{239}Am、^{244m}Am、^{245}Am、^{246}Am、^{246m}Am、^{249}Cm

属于这一毒性组的还有如下气态或蒸汽态放射性核素：

^{3}H(元素)、^{3}H(氚水)、^{3}H(有机结合氚)、^{3}H(甲烷氚)、^{11}C、$^{11}CO_2$、$^{14}CO_2$、^{11}CO、^{14}CO、$^{35}SO_2$、^{37}Ar、^{39}Ar、^{41}Ar、^{59}Ni、^{74}Kr、^{76}Kr、^{77}Kr、^{79}Kr、^{81}Kr、^{83m}Kr、^{85}Kr、^{85m}Kr、^{87}Kr、^{88}Kr、$^{94}RuO_4$、$^{97}RuO_4$、$^{105}RuO_4$、^{116}Te、^{123}Te、^{127}Te、^{129}Te、^{131}Te、^{133}Te、^{133m}Te、^{134}Te、^{120}I(甲基)、^{120m}I、^{120m}I(甲基)、^{121}I、^{121}I(甲基)、^{123}I、^{123}I(甲基)、^{128}I、^{128}I(甲基)、^{129}I、^{129}I(甲基)、^{132}I(甲基)、^{132m}I(甲基)、^{134}I、^{134}I(甲基)、^{120}Xe、^{121}Xe、^{122}Xe、^{123}Xe、^{125}Xe、^{127}Xe、^{129m}Xe、^{131m}Xe、^{133m}Xe、^{133}Xe、^{135m}Xe、^{135}Xe、^{138}Xe、^{199m}Hg

注：1. 本核素毒性分组清单中有 10 个核素具有 2 个半衰期。其中 6 个因其 2 个半衰期(T1、T2)相差悬殊而被分列入不同的毒性组别；另有 4 个具有 2 个半衰期的核素，因其半衰期相差不大而被列在同一毒性组别，它们是^{89}Nb、^{110}In、^{156m}Tb、^{190m}Ir。

2. 汞分无机汞和有机汞，共有 9 个核素。其中 5 个(^{193}Hg、^{194}Hg、^{195}Hg、^{199m}Hg、^{203}Hg)，其无机和有机形态属同一毒性组别；另外 4 个(^{193m}Hg、^{195m}Hg、^{197}Hg、^{197m}Hg)则不同。

附 录 D
（规范性附录）
建设项目职业病危害放射防护评价报告书的格式

D.1 封面

D.1.1 用纸

评价报告书全部采用 A4(210 mm×297 mm)纸。

D.1.2 内容及字体、字号

封面内容及字体、字号如下：

(1) (建设项目名称)职业病危害预(或控制效果)评价报告书：宋体或黑体或楷体；考虑字数、编排因素选择字号；

(2) 报告书编号：黑体，三号；

(3) 建设单位名称，评价单位名称：宋体或黑体，三号；

(4) 评价报告书编制完成年月：宋体或黑体，三号。

D.1.3 编排

以下内容自上而下依次编排，要求如下：

(1) 报告书编号：字体边沿距纸上沿 30 mm，右沿 30 mm；

(2) 评价报告书名称：字体边沿距纸上沿 60 mm，居中；

(3) 建设单位名称，评价单位名称：字体边沿距纸下沿 60 mm，居中；

(4) 评价报告书编制完成年月：字体边沿距纸下沿 40 mm，居中。

D.2 扉页 1

D.2.1 内容及字体、字号

本页的内容及字体、字号要求与 D.1.2 相同。

D.2.2 编排

本页的编排与 D.1.3 相同。

D.2.3 盖章

在建设单位名称和评价单位名称后分别加盖各自公章。

D.3 扉页 2

本页附评价单位的职业卫生技术服务机构资质证书影印件。

D.4 扉页 3

以下内容自上而下依次编排：

(1) (建设项目名称)职业病危害预(或控制效果)评价报告书；

(2) 评价单位名称；

(3) 法人代表姓名；

(4) 报告书项目负责人：(签字)；

(5) 报告书编写人：(签字)；

(6) 报告书审核人：(签字)。

D.5 扉页4

本页为目录，字体、字号等要求如下：

（1） 标题“目录”用黑体，小二号；

（2） 目录中一级标题用黑体或宋体，小四号；

（3） 其他文字为宋体，小四号；

（4） 行距为25磅；字距为标准设置。

D.6 正文

D.6.1 字体与字号

字体与字号要求如下：

（1） 每章标题用宋体，小二号；

（2） 每节标题用黑体或宋体，小四号；

（3） 其他正文字体为宋体，小四号。

D.6.2 行距与字距

行距为25磅；字距为标准设置。

D.6.3 页面设置

页面设置要求如下：

（1） 上、下、左、右页边距分别为26 mm、26 mm、28 mm、28 mm；

（2） 页码居翻页侧。

D.7 附件

附件包括以下内容：

（1） 主管部门对建设项目的批复文件；

（2） 建设单位对评价单位的委托书；

（3） 检测报告等其他附件。

附 录 E
(规范性附录)
建设项目职业病危害放射防护预评价报告表的格式

E.1 B类建设项目职业病危害放射防护预评价报告表的格式

B类建设项目职业病危害放射防护预评价报告表的格式见表E.1。

表 E.1 B类建设项目职业病危害放射防护预评价报告表

编号:

<table>
<tr><td>单位名称</td><td colspan="3"></td><td>负责人</td><td colspan="2"></td></tr>
<tr><td>地址</td><td colspan="3"></td><td>邮编</td><td colspan="2"></td></tr>
<tr><td>联系人</td><td></td><td>电话</td><td></td><td>传真</td><td colspan="2"></td></tr>
<tr><td>项目名称</td><td colspan="3"></td><td>建设地址</td><td colspan="2"></td></tr>
<tr><td rowspan="2">项目用途</td><td colspan="3" rowspan="2"></td><td rowspan="2">工作人员数</td><td>总人数</td><td></td></tr>
<tr><td>持证人数</td><td></td></tr>
<tr><td>项目性质</td><td colspan="3">新建□ 扩建□ 改建□ 技术引进□ 技术改造□</td><td>建筑面积</td><td colspan="2">M^2</td></tr>
<tr><td rowspan="7">辐射源项</td><td rowspan="6">装置</td><td colspan="2">装置名称</td><td colspan="3"></td></tr>
<tr><td colspan="2">型号</td><td colspan="3"></td></tr>
<tr><td colspan="2">生产厂家</td><td colspan="3"></td></tr>
<tr><td colspan="2">设备编号</td><td colspan="3"></td></tr>
<tr><td colspan="2">主要参数</td><td colspan="3"></td></tr>
<tr><td colspan="2">所在场所</td><td colspan="3"></td></tr>
<tr><td>放射性同位素</td><td colspan="5">同位素名称、符号、活度、放出的射线种类</td></tr>
<tr><td>主要评价依据</td><td colspan="6"></td></tr>
<tr><td rowspan="2">职业病危害因素分析</td><td>工作场所平面布局图</td><td colspan="5">标明源的位置,防护设施,分区、分级情况</td></tr>
<tr><td>危害因素分析</td><td colspan="5"></td></tr>
</table>

表 E.1（续）

<table>
<tr><td rowspan="9">拟采取的防护措施</td><td>防护管理制度</td><td></td></tr>
<tr><td>防护管理人员</td><td></td></tr>
<tr><td>屏蔽</td><td></td></tr>
<tr><td>警示标志</td><td></td></tr>
<tr><td>通风</td><td></td></tr>
<tr><td>防放射性污染</td><td></td></tr>
<tr><td>个人防护用具</td><td></td></tr>
<tr><td>三废处理</td><td></td></tr>
<tr><td>其他</td><td></td></tr>
<tr><td>结论与建议</td><td></td><td></td></tr>
</table>

编制单位(公章)：

编制负责人:(签字)

日期：　　年　月　日

E.2 C 类建设项目职业病危害放射防护预评价报告表的格式

C 类建设项目职业病危害放射防护预评价报告表的格式见表 E.2。

表 E.2 C 类建设项目职业病危害放射防护预评价报告表

编号：

<table>
<tr><td>单位名称</td><td colspan="3"></td><td>负责人</td><td></td></tr>
<tr><td>地址</td><td colspan="3"></td><td>邮编</td><td></td></tr>
<tr><td>联系人</td><td></td><td>电话</td><td></td><td>传真</td><td></td></tr>
<tr><td>项目名称</td><td colspan="3"></td><td>建设地址</td><td></td></tr>
<tr><td>项目性质</td><td colspan="3">新建□　扩建□　改建□　技术引进□　技术改造□</td><td>项目用途</td><td></td></tr>
<tr><td rowspan="7">辐射源项</td><td rowspan="6">装置</td><td colspan="2">装置名称</td><td colspan="2"></td></tr>
<tr><td colspan="2">型号</td><td colspan="2"></td></tr>
<tr><td colspan="2">生产厂家</td><td colspan="2"></td></tr>
<tr><td colspan="2">设备编号</td><td colspan="2"></td></tr>
<tr><td colspan="2">主要参数</td><td colspan="2"></td></tr>
<tr><td colspan="2">所在场所</td><td colspan="2"></td></tr>
<tr><td>放射性同位素</td><td colspan="4">同位素名称、符号、活度、放出的射线种类</td></tr>
<tr><td rowspan="2">拟采取的防护措施</td><td>防护管理人员</td><td colspan="4"></td></tr>
<tr><td>警示标志</td><td colspan="4"></td></tr>
<tr><td>结论与建议</td><td colspan="5"></td></tr>
</table>

编制单位(公章)：

编制负责人:(签字)

日期：　　年　月　日

附　录　F
（规范性附录）
建设项目职业病危害控制效果放射防护评价报告表的格式

F.1　B类建设项目职业病危害控制效果放射防护评价报告表的格式

B类建设项目职业病危害控制效果放射防护评价报告表的格式见表F.1。

表F.1　B类建设项目职业病危害控制效果放射防护评价报告表

编号：

<table>
<tr><td>单位名称</td><td colspan="3"></td><td>负责人</td><td colspan="2"></td></tr>
<tr><td>地址</td><td colspan="3"></td><td>邮编</td><td colspan="2"></td></tr>
<tr><td>联系人</td><td></td><td>电话</td><td></td><td>传真</td><td colspan="2"></td></tr>
<tr><td>项目名称</td><td colspan="3"></td><td>建设地址</td><td colspan="2"></td></tr>
<tr><td rowspan="2">项目用途</td><td colspan="3" rowspan="2"></td><td rowspan="2">工作人员数</td><td>总人数</td><td></td></tr>
<tr><td>持证人数</td><td></td></tr>
<tr><td>项目性质</td><td colspan="3">新建□　扩建□　改建□　技术引进□　技术改造□</td><td>建筑面积</td><td colspan="2">M²</td></tr>
<tr><td rowspan="7">辐射源项</td><td rowspan="6">装置</td><td colspan="2">装置名称</td><td colspan="3"></td></tr>
<tr><td colspan="2">型号</td><td colspan="3"></td></tr>
<tr><td colspan="2">生产厂家</td><td colspan="3"></td></tr>
<tr><td colspan="2">设备编号</td><td colspan="3"></td></tr>
<tr><td colspan="2">主要参数</td><td colspan="3"></td></tr>
<tr><td colspan="2">所在场所</td><td colspan="3"></td></tr>
<tr><td>放射性同位素</td><td colspan="5">同位素名称、符号、活度(测量日期)、放出的射线种类</td></tr>
<tr><td>主要评价依据</td><td colspan="6"></td></tr>
<tr><td rowspan="2">辐射监测
结果与评价</td><td>工作场所
监测点分布图</td><td colspan="5">标明监测点位置和监测结果</td></tr>
<tr><td>评价</td><td colspan="5"></td></tr>
</table>

表 F.1（续）

防护措施核实情况与评价	屏蔽	
	警示标志	
	通风	
	防放射性污染	
	个人防护用具配备	
	三废处理	
	其他防护安全措施	
	评价	
放射防护管理	防护管理制度	
	防护管理人员	
	个人剂量管理	
	职业健康检查	
	教育培训	
	档案管理	
	评价	
结论与建议		

编制单位(公章)：

编制负责人:(签字)

日期：　　年　月　日

F.2　C类建设项目职业病危害控制效果放射防护评价报告表的格式

C类建设项目职业病危害控制效果放射防护评价报告表的格式见表F.2。

表 F.2　C类建设项目职业病危害控制效果放射防护评价报告表

编号：

单位名称				负责人	
地址				邮编	
联系人		电话		传真	
项目名称				建设地址	
项目性质	新建□　扩建□　改建□　技术引进□　技术改造□			项目用途	
辐射源项	装置	装置名称			
		型号			
		生产厂家			
		设备编号			
		主要参数			
		所在场所			
	放射性同位素	同位素名称、符号、活度(测量日期)、放出的射线种类			
防护措施核实情况与评价	防护管理人员				
	屏蔽				
	防放射性污染				
	警示标志				
	安全措施				
结论与建议					

编制单位(公章)：

编制负责人：(签字)

日期：　　年　月　日

ICS 13.100
C 57

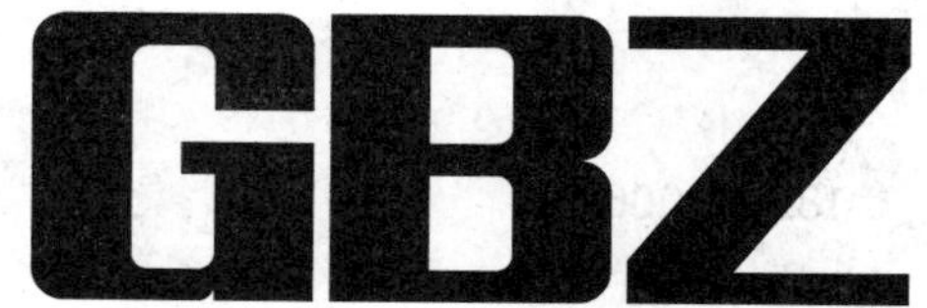

中华人民共和国国家职业卫生标准

GBZ/T 182—2006

室内氡及其衰变产物测量规范

Specifications for monitoring of indoor radon and its decay products

2006-11-03 发布　　2007-04-01 实施

中华人民共和国卫生部　发布

前　言

本标准参考了美国国家环保局(EPA)《室内氡及其衰变产物的测量方案》(402-R-92-003)和《室内氡及其衰变产物测量装置方案》(402-R-92-004)中的部分内容和原则，对室内氡的采样布点、测量方法、测量报告、结果评价和质量保证等做了规定。

本标准的附录A、附录B和附录C为规范性附录，附录D和附录E为资料性附录。

本标准由卫生部放射卫生防护标准专业委员会提出。

本标准由中华人民共和国卫生部批准。

本标准由中国疾病预防控制中心辐射防护与核安全医学所起草。

本标准起草人：尚兵、李先杰、朱立、张林、吉艳琴、崔宏星。

室内氡及其衰变产物测量规范

1 范围

本标准规定了室内氡及其衰变产物浓度测量的程序、结果评价和质量保证等技术内容。

本标准适用于住宅、工作场所和公共场所等室内氡及其衰变产物的测量。

2 规范性引用文件

下列文件中的条款通过本标准的引用而成为本标准的条款。凡是注日期的引用文件，其随后所有的修改单(不包括勘误的内容)或修订版均不适用于本标准。然而，鼓励根据本标准达成协议的各方研究是否可使用这些文件的最新版本。凡是不注日期的引用文件，其最新版本适用于本标准。

GB/T 14582 环境空气中氡的标准测量方法

GB/T 16146—1995 住房内氡浓度控制标准

GB/T 16147 空气中氡浓度的闪烁瓶测量方法

GB 18871—2002 电离辐射防护与辐射源安全基本标准

GB/T 18883—2002 室内空气质量标准

GB 50325—2001 民用建筑工程室内环境污染控制规范

EJ/T 378—89 铀矿山空气中氡及氡子体测定方法

EJ/T 605—91 氡及其子体测量规范

EJ/T 825—94 矿用便携式α潜能快速测量仪

EJ/T 1133—2001 水中氡的测量规程

HJ/T 61—2001 辐射环境监测技术规范

JJG(核工)024—98 测氡仪检定规程

JJG(核工)025—98 氡子体浓度测量仪检定规程

3 术语和定义

下列术语和定义适用于本标准。

3.1

室内 indoor

室内是指人们生活、工作、学习、社交及其他活动所处的相对封闭的空间，包括住宅、办公室、学校教室、医院、候车(机)室、交通工具及体育、娱乐等室内活动场所。

3.2

氡 radon

一种由镭原子衰变产生的原子序数为86的无色、无味、无臭的放射性惰性气体。自然界中有几种氡的同位素存在，室内氡仅指^{222}Rn。

3.3

氡衰变产物 radon decay products

也常被称为氡子体，指氡的短寿命衰变产物，主要包括钋－218(^{218}Po)、铅－214(^{214}Pb)、铋－214(^{214}Bi)和钋－214(^{214}Po)。

3.4

氡浓度　radon concentration

单位体积空气中氡的放射性活度，SI 单位为 Bq m^{-3}。

3.5

平衡当量浓度　equilibrium equivalent(radon)concentration(EEC)

氡与其短寿命衰变产物处于平衡状态，并具有与实际非平衡混合物相同的 α 潜能浓度时氡的活度浓度，SI 单位为 EEC Bq m^{-3}。

$$EEC_{Rn}=0.104C(^{218}Po)+0.514C(^{214}Pb)+0.382C(^{214}Bi)$$

式中：

$C(^{218}Po)$、$C(^{214}Pb)$和 $C(^{214}Bi)$分别表示^{218}Po、^{214}Pb 和^{214}Bi 的活度浓度(Bq m^{-3})。

$$1\ Bq\ m^{-3}\ EEC_{Rn}=5.56\times10^{-6}\ mJ\cdot m^{-3}$$

$$=2\ Bq\ m^{-3}\ C_{Rn}(若\ F=0.5)$$

3.6

平衡因子　equilibration factor

氡的平衡当量浓度与氡的实际浓度的比值，英文符号为 F。

3.7

瞬时测量　instantaneous measurement

在一个相对短的时间范围内测量某时刻浓度值的方法。例如，闪烁瓶法、双滤膜法、气球法、电离室法和 α 潜能法等。

3.8

连续测量　continuous measurement

在固定的时间间隔内进行的不间断的并能够得到每一时间间隔结果的测量。

3.9

累积测量　integrating measurement

在特定的时间周期(从 2 天到 1 年或更长)进行的积分式测量，其结果为该时间段平均浓度。

3.10

标准氡室　standard radon chamber

一个特制的密封含氡容器，能对其内部的氡及其衰变产物浓度和有关环境条件加以稳定而均匀的调控并对氡及其衰变产物浓度准确定值。可用于氡及其衰变产物空气浓度测量仪的计量检定。

3.11

刻度　calibrate

在已知氡或氡子体浓度的情况下，确定测量装置的刻度系数(灵敏度)或校正因子。刻度有时又称为校准或标定。

3.12

修正因子　correction factor

为补偿系统误差而与未修正测量结果相乘的数值因子。

3.13

筛选测量　screening measurement

一种快速了解房屋空气中氡浓度的测量程序(一般为短时间封闭门窗式的快速测量)，用于判断房屋中的氡浓度是否可能超过国家标准规定的控制水平，以决定是否需要进一步的测量。

3.14

跟踪测量　follow-up measurement

一种对筛选测量中发现的可能超标的房屋进行的验证式的氡浓度测量程序，以确定被测房屋的氡浓度是否符合国家标准规定的水平，为可能进行的干预和治理提供依据。

3.15

不确定度　uncertainty

表征合理地赋予被测量值的分散性而与测量结果相联系的参数。

3.16

相对百分偏差　relative percent difference(RPD)

相对百分偏差(RPD)的定义为：

$$RPD=(|X_{测量}-X_{参考}|)/X_{参考}\times 100 \quad \cdots\cdots(1)$$

式中：

$X_{测量}$——氡浓度的实际测量值，Bq m^{-3}；

$X_{参考}$——氡浓度的参考值，Bq m^{-3}。

4　室内氡浓度测量程序

4.1　测量方案

推荐采用筛选测量和跟踪测量的两级测量方案。首先通过一次快速的筛选测量(见表1)确定房屋中氡浓度是否超过国家标准规定的控制水平；对于发现的氡浓度可能超过控制水平的房屋，再通过较长时间更为准确的跟踪测量进行排除或确认(见表2)。

4.2　测量前的准备

由具有现场氡检测经验且掌握测量技术规程的专业技术人员组成检测组，测量前了解被测场所的基本情况，收集建筑物的类型、用途、建筑年代、建筑材料、周围地质背景、是否进行过有关检测等方面的资料。收集测量期间天气变化趋势资料，避免在大风(风速>13.4 m·s^{-1})或暴雨天气进行测量。

4.3　检测点的选择

4.3.1　布点原则

应选择人员经常停留的房间，住宅应选择卧室(儿童卧室要优先考虑)、客厅或活动室；工作场所应选择办公室、工作间或值班室。如有特殊用房类型可根据具体情况而定。

独立式结构的建筑物(如小型别墅、平房等)，尽量选择靠近底层的房间；修建在与地基相连的地下、半地下或一层的所有住人的房间都需要进行检测。

4.3.2　布点的数量

每套住宅至少设2个检测点。大型建筑物布点的数量根据使用面积和现场情况而定。房间使用面积<100 m^2 时，设2～3个检测点；房间使用面积100 m^2～500 m^2 时，设3～5个检测点；房间使用面积超过500 m^2 时，至少设5个检测点。

对于筛选测量结果超过控制水平的房间，可适当增加检测点的密度。

4.3.3　检测点的高度

原则上与人的呼吸带(0.5 m～1.5 m)高度一致。也可根据房间的使用功能，人员身体的高低以及在房间立、坐或卧时间的长短，来选择采样高度。有特殊要求的可根据具体情况而定。

4.3.4　布点方式

多点采样时应按对角线或梅花式均匀布点，应避开房间的通风口、加湿器和加热装置，离墙壁距离应大于0.5 m，离门窗距离应大于1 m。应尽量选择在测量期间不易受到阳光直射和人员活动干扰的地方放置。

4.4　筛选测量的要求

4.4.1　房间的封闭

a)　对于在用房屋：应在测量前12 h和整个测量期间关闭所有门窗(除了正常入口和出口)和通风系统，如采用中央空调，测量期间可以使用，但要对进风进行限制，以保持房间空气的相对稳定。测量期间允许短时间开门用于人员出入等。

b) 对于新建房屋：应在测量前 24 h 和整个测量期间关闭所有门窗、通风系统和中央空调，并保持到测量结束。

4.4.2 测量时间和频率

筛选测量的时间和频率可按表 1 执行。

表 1 筛选测量的时间和频次

测量类型	最小取样(测量)时间和频次	方 法
瞬时测量	上午：8：00-11：00；≥1 次/d，连续 2 d	闪烁瓶法、双滤膜法、RaA 法等
		α 潜能法、三段法等
连续测量	≥2 d～1 wk	连续测氡仪
		连续工作水平测量仪
累积测量	≥2 d～1 wk	α 径迹探测器法(主动)
		氡子体累积测量装置(主动)
		活性炭法
	<90 d	α 径迹探测器法(被动)

4.5 跟踪测量的要求

4.5.1 一般原则

在相对长的时间(90 d～1 a)内采用更为准确可靠的测量方法对筛选测量结果≥200 B qm^{-3}的房屋进行的第二次测量。以得到反映真实情况的空气中氡浓度数据，确定被测房屋内氡浓度是否符合国家标准。跟踪测量的结果必须是可靠和能够被重复的。

4.5.2 长期跟踪测量和短期跟踪测量

跟踪测量分为长期跟踪测量和短期跟踪测量(见表 2)。

短期跟踪测量仅限于筛选测量结果>1 000 B qm^{-3}的高氡房屋的快速核实和确认。

4.5.3 对被检测场所的要求

长期跟踪测量，应在房屋正常使用状态下进行(不需要关闭门窗和通风系统)，以客观反映被测房屋内的实际氡浓度。

短期跟踪测量对检测场所的要求参见 4.3.1 和 4.3.2。

4.5.4 测量时间和测量频次

跟踪测量的测量时间和频次可按表 2 执行。

表 2 跟踪测量的时间和频次

方法	短期跟踪测量	长期跟踪测量
α 径迹法	相对密封条件下，采样 30 d～90 d 后测量	正常居住条件，采样 90 d～1 a 后测量
驻极体法	封闭条件下，采样 2 d～7 d 后测量	正常居住条件，采样 90 d～1 a 后测量
活性炭盒法	封闭条件下，采样 2 d～7 d 后测量	—
氡子体累积测量装置	封闭条件下，2 d～7 d 的连续测量	正常居住条件，采样 90 d～1 a 后测量
连续工作水平监测仪	封闭条件下，2 d～7 d 的连续测量	—
连续氡监测仪	封闭条件下，2 d～7 d 的连续测量	—

4.6 检测方法

在选定检测方法时，凡有国家标准的一律使用国家标准(GB 或 GBZ)，没有国家标准的优先选用行业标准(EJ)。选用其他方法时，测量系统和操作程序需要通过计量认可，仪器的灵敏度(参考最小探测限＜10B qm^{-3})、准确度和精密度必须达到室内测量要求，环境效应（如湿度、气压等）能够排除或可修正。

常用的标准测量方法参见表 3。

表 3　氡及其衰变产物的标准测量方法

项目	方法名称	标准编号	标准名称	引用标准的有关章节
氡	闪烁室法	GB/T 16147	空气中氡浓度的闪烁瓶测量方法	
	α 径迹法	GB/T 14582	环境空气中氡的标准测量方法	第 3 章
		EJ/T 605—91	氡及其子体测量规范	第 7 章
	活性炭盒法	GB/T 14582	环境空气中氡的标准测量方法	第 4 章
		EJ/T 605—91	氡及其子体测量规范	第 8 章
	双滤膜法	GB/T 14582	环境空气中氡的标准测量方法	第 5 章
	RaA 法	EJ/T 605—91	氡及其子体测量规范	第 6 章
	电离室法	EJ/T 825—94	矿用便携式 α 潜能快速测量仪	第 3 章
	静电收集法	EJ/T 1133—2001	水中氡的测量规程	第 8 章第 2 节
	连续测量法	GBZ/T 182—2006	室内氡及其衰变产物测量规范	附录 A
	驻极体法			附录 B
氡衰变产物	α 潜能法	EJ/T 378—89	铀矿山空气中氡及氡子体的测定方法	第 2 章第 7 节
		EJ/T 825—94	矿用便携式 α 潜能快速测量仪	附录 B
	三段法	GB/T 14582	环境空气中氡的标准测量方法	附录 C

4.7　检测报告

4.7.1　现场记录

检测人员应按规定格式及时真实地认真填写现场检测记录。记录应包括测量房屋的地址、邮编、联系方式、被测房屋的类型、建筑年代、用途、楼层、探测器的位置、测量开始和结束的时间、测量装置的类型、型号、生产厂家、仪器编号和计量部门的检定证书号、现场测量仪器的读数、检测机构的名称、联系方式、检测人员签名等。还应画出测量场所的平面简图，标明测量仪器和门窗的位置。对可能影响测量结果的环境条件及与实验条件不符的情况应一并记录。

4.7.2　可疑数据的剔除

在数据处理前，对任何可疑数据应进行仔细核对，发现有导致数据偏离一般范围的原因后，建议采用 Grubbs 准则进行判别。检验方法可参见 HJ/T 61—2001 附录 A。

有些仪器如半导体式连续测量仪从开始测量到读数平衡需要一定的时间(2 h～4 h)，仪器达到稳定前的测量数据予以剔除。

4.7.3　数据处理

着手数据处理前，要对原始数据进行核对和必要的整理。数据处理包括从采样、分析测量到结果计算的全过程。

在数据处理过程中，要有详细、准确的记录，必须对计算方法、选用的参数、计算结果进行复审。审核无误，审核人签字。

数据有效位数视测量仪器精度和测量结果处理后的不确定度而定。

4.7.4　检测报告

测量结束后 2 周内应提交检测报告。检测报告应包括以下内容：检测房屋的地址、测量开始和结束的时间、使用测量装置的类型、型号、编号和计量部门的检定证书号、测量机构的名称、检测依据、测量结果、监测结论及检验人员、报告编写人员、审核人员、审批人员签名等。

氡浓度的单位采用 B qm^{-3}；α 潜能浓度单位采用 EEC B qm^{-3}；C_{Rn}与 EEC_{Rn}转换的 F 值选取 0.50。

4.8 结果评价

4.8.1 筛选测量的结果评价

当有 2 个及以上检测点时，每个检测点的氡浓度均<200 B qm^{-3}，取各点检测结果的算术平均值作为该房间的检测值，可判定该房间氡浓度符合国家标准。如果有 1 个以上检测点氡浓度≥200 B qm^{-3}，该房间需要进行跟踪测量。进行跟踪测量的时间安排和行动建议可按表 4 执行。

表 4 跟踪测量的时间安排和行动建议

氡浓度* /B qm^{-3}	采取跟踪测量的时间建议
>10 000	测量结束后的 2 个工作日内向当地辐射安全部门报告，1 周内实施短期跟踪测量，并考虑尽可能快地降低氡水平
>2 000	测量结束后的 2 周内实施短期跟踪测量，并考虑尽可能快地降低氡水平
>1 000	测量结束后的 1 个月内实施短期跟踪测量，并考虑数月内降低氡水平
400～1 000	测量结束后的 3 个月内实施跟踪测量
200～400	测量结束后的 1 年内实施跟踪测量
*：筛选测量其监测点的结果	

4.8.2 跟踪测量结果评价

长期跟踪测量得到的结果可直接采用。短期跟踪测量，取 2 次以上的测量结果的平均值。如果 2 次测量结果，一次<200 B qm^{-3}，一次>200 B qm^{-3}，且比值≥2，应增加一次重复测量。

氡浓度<200 B qm^{-3}（所有值），该房间氡浓度符合国家标准；

氡浓度≥200 B qm^{-3}（任意值），超过 GB 50325—2001 新建房屋验收行动水平，需要考虑采取简单的措施如加强通风，降低室内氡浓度；

氡浓度≥400 B qm^{-3}，超过 GB/T 18883—2002 的要求，需要查找原因，考虑采取干预或降氡措施。

4.8.3 剂量评价

对于年停留时间短且不易采取降氡措施的场所如地下设施、温泉理疗室、旅游溶洞等，可根据工作人员受到的年有效剂量应小于 GB 18871—2002 给出的剂量限值控制氡的照射。

吸入氡及其衰变产物对人员产生的年均有效剂量的估算如下：

$$E_{Rn} = C_{Rn} \times t \times D_{gas} \times 10^{-6} + C_{Rn} \times F \times t \times D_{progeny} \times 10^{-6} \qquad (2)$$

式中：

E_{Rn}——年均有效剂量，(mSv)；

C_{Rn}——氡浓度，(Bq m^{-3})；

t——年暴露时间，(h a^{-1})，城市居民室内停留因子为 0.8，$t=24\times365\times0.8\approx7\ 000$；

D_{gas}——氡的剂量转换因子，(nSv)/(Bq h m^{-3})，UNSCEAR2000 年报告值为 0.17；

$D_{progeny}$——氡衰变产物的剂量转换因子，(nSv)/(Bq h m^{-3})，UNSCEAR2000 年报告值为 9；

F——平衡因子，世界室内典型值为 0.4，我国室内典型值为 0.5；

10^{-6}——nSv-mSv 转换系数。

5 质量保证

5.1 测量装置的校准

5.1.1 一般原则

仪器和测量装置的校准应在获得国家计量授权的标准氡室中进行。标准氡室的氡浓度应能溯源到国家标准或国际氡参考实验室。仪器或测量装置每年至少在标准氡室检定一次，仪器每次修理或调整后需要重新检定。

5.1.2 主动式测量装置的校准

主动式测量装置包括瞬时或连续氡/氡工作水平测量装置，这类仪器的刻度的全部过程应按与现场操作一致的测量程序在标准氡室中进行。

测氡仪的校准与检定方法参见 JJG(核工)024-98 中第 5 章。氡衰变产物浓度测量仪的校准与检定方法参见 JJG(核工)025-98 中第 5 章。

5.1.3 被动累积式测量装置的刻度

被动累积式测量装置如活性炭盒、α 径迹探测器、驻极体离子盒以及衰变产物累积测量装置等需要在标准氡室中暴露一段时间，然后取出送到实验室分析测量。

被动累积式测量装置的校准要求如下：

1) 每次至少选择两种不同的氡浓度水平；
2) 每点浓度水平至少放置 10 个探测器或采样器；
3) 暴露时间要足够长以保证采样器内外氡浓度达到平衡；
4) 暴露结束后探测器需要在低氡的环境下放置一段时间(1 h～2 h)，以进行必要的时间补偿；
5) 活性炭盒需要进行 3 个相对湿度条件(～20%、～50%和～80%)的刻度；
6) 更换探测器材料或批号需要重新刻度。

5.1.4 测量装置的修正因子可按以下公式计算：

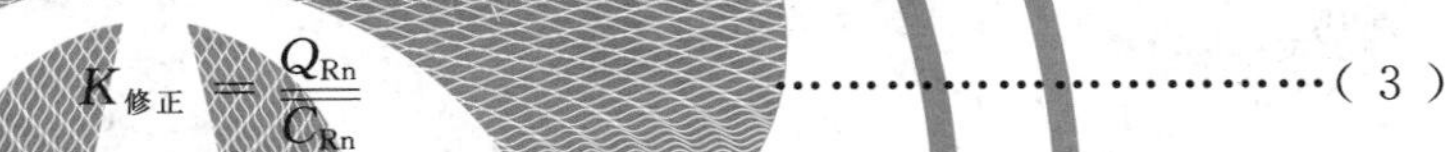

$$K_{修正}=\frac{Q_{Rn}}{\overline{C_{Rn}}} \qquad (3)$$

式中：

$K_{修正}$——仪器的修正因子；

Q_{Rn}——标准氡室提供的氡浓度的标准值，$Bq\ m^{-3}$；

$\overline{C_{Rn}}$——仪器测量的氡浓度的平均值，$Bq\ m^{-3}$。

5.2 其他质量保证措施

5.2.1 本底测量

每次测量之前需要对测量仪器或装置进行本底测量。

对于主动式探测器，仪器的本底测量应在充以纯 N_2 或无氡空气的条件下进行。检验方法和步骤可参见 HJ/T 61—2001 中附录 C“对低水平测量装置进行泊松分布的检验方法”。

对于被动式探测器，每批都需要留有一定数量(10%或 5～20 只)探测器进行本底测量。需要运输或邮寄时，本底(空白)探测器应与测量用的探测器同时邮寄。被动式探测器的本底随储藏时间的增加而增加，平时应保存在低温密闭的环境。如本底(空白)探测器明显高于最小探测限时，停止使用。

5.2.2 盲样测量

应定期对被动累积探测器进行盲样测量，以检验整个测量体系的可靠性。将探测器暴露在已知氡浓度的环境中，采用测量值与参考值的相对百分偏差(RPD)评价测量结果。

当氡浓度＜150 $Bq\ m^{-3}$ 时：RPD＜25%表示结果正常；25%≤RPD＜50%表示结果可接受，但有失控倾向，应予以注意；RPD≥50%表示结果超过控制限，测量结果不可信，需要查找原因。

当氡浓度≥150 $Bq\ m^{-3}$ 时，RPD＜10%表示结果正常；10%≤RPD＜30%表示结果可接受，但有失控倾向，应予以注意；RPD≥30%表示结果超过控制限，测量结果不可信，需要查找原因。

5.2.3 平行测量

根据测量方法和仪器的精度、测量人员的水平，随机抽取占测量总数 10%～20%的样品进行平行测量。每次平行测量，测定值之差与平均值比较的相对偏差不得超过 20%。

5.2.4　**实验室的比对**

应定期参加可溯源到国家标准实验室之间的比对，以检查实验室间或测量方法间是否存在系统误差。评价指标参见5.2.2。

5.2.5　**常规的性能检验**

应定期(如每周或每次测量之前)按仪器使用手册的要求对仪器和系统进行常规的性能检验，使仪器或测量装置的工作参数如本底、探测效率、刻度系数、时间间隔、泵的流量等处于正常的工作状态。当发现某些参数在预定的控制值以外时，应及时查找原因，进行适当的校正或调整。

附 录 A
（规范性附录）
连续测量法

A.1 探测器类型和原理

三种类型的连续氡测量仪（continuous radon monitors，CRM）如下。

A.1.1 闪烁室型

空气通过滤膜进入闪烁室，氡及其衰变产物发出的 α 粒子使闪烁室内壁上的 ZnS(Ag)晶体产生闪光，由光电倍增管把这种光讯号转变为电脉冲，经电子学测量单元放大后记录下来，储存于连续探测器的记忆装置。单位时间内的电脉冲数与氡浓度成正比，因此可以确定被采集气体中氡的浓度。

A.1.2 脉冲电离室型

空气经过滤进入电离室，在电离室灵敏区中氡及其衰变产物衰变发出的 α 粒子使气体电离并产生大量电子和正离子，在电场的作用下这些离子向相反方向的两个不同的电极漂移，在收集电极上形成电压或电流脉冲，这些脉冲经电子学测量单元放大后记录下来，储存于连续探测器的记忆装置。

A.1.3 半导体型

进入收集室的氡气衰变产生的子体大部分带正电荷（主要是^{218}Po 正离子），在外加电场的作用下，带正电荷的子体被吸附到半导体探测器表面上，这些子体进一步衰变放出的 α 粒子，由半导体探测器测量并记录下来，储存于连续探测器的记忆装置。根据刻度系数即可确定氡的浓度。如果使用 α 能谱分析技术，可以区分氡与子体，分别给出两者的浓度。采用测量^{218}Po(RaA)活度来确定氡浓度，可使仪器具有更快的时间响应。

A.2 主要仪器和设备

A.2.1 闪烁室法

a) 低本底闪烁室测量仪
b) 真空泵
c) 氮气
d) 硅胶管、接管、止气夹

A.2.2 电离室法

a) 电离室测量仪
b) 温湿度计
c) 干燥剂和干燥管

A.2.3 半导体法

a) 半导体测量仪
b) 温湿度计
c) 干燥剂和干燥管

A.3 一般技术要求

A.3.1 测量仪器必须经校准合格，在有效期内其稳定性和灵敏度符合要求。

A.3.2 仪器修理后需要重新刻度，每台仪器应有单独的刻度系数。

A.3.3 闪烁瓶需要用老化空气或氮气清洗，每使用 1 000 h 后需重新刻度。

A.4 测量程序

A.4.1 使用前应按使用手册的要求对仪器和系统进行检查，如闪烁室的密封性、流量计的流速、电池电压、各种参数、测量模式、时间间隔等应符合测量要求；仪器的本底和稳定性应与校准时一致。

A.4.2 连续测量一般为短期测量，需要事先对测量场所进行封闭，具体要求见 4.4.1。

A.4.3 将仪器放置到选定的测量位置，按校准时的操作程序进行测量。

A.4.4 按 4.7.1 要求进行现场记录。

A.4.5 有些仪器需要 1 h～4 h 的稳定时间，测量时间至少为仪器稳定后 48 h。

A.4.6 测量结束应对现场进行检查，记录下可能影响测量结果的因素及与实验条件不符的情况。

A.4.7 取仪器稳定后的 48 h 测量值的算术平均值作为该点的测量结果。

A.5 氡浓度计算公式如下：

$$C_{\text{Rn平均}} = \frac{\sum_{i=1}^{n} R \cdot K_{\text{修正}}}{n} \qquad \text{(A.1)}$$

式中：

$C_{\text{Rn平均}}$——氡浓度的平均值，Bq m^{-3}；

$K_{\text{修正}}$——仪器的修正因子；

R——仪器示值，Bq m^{-3}；

n——测量次数。

附 录 B
（规范性附录）
驻极体测量法

驻极体环境氡监测器(Electret-Passive Environmental Radon Monitor，E-PERM)是累积氡浓度测量重要方法，本标准参照了 EPA 402-R-92-004 部分测量程序。

B.1 测量原理

含氡空气通过盒壁上的滤膜孔进入离子盒，氡衰变产生的带电粒子在盒内电场的作用下，被带相反电荷的驻极体吸收，驻极体表面电压的改变值与进入离子盒的氡浓度成正比。

B.2 主要仪器和设备

B.2.1 驻极体：直径为 32 mm 的聚四氟乙稀 FER 片。分长期测量(简称 EL)和短期测量(简称 ES)两种，厚度分别为 0.152 cm 和 0.012 7 cm。

B.2.2 离子盒：高 40 mm～90 mm，φ60 mm～50 mm，盒材料为导电塑料。

B.2.3 电压读数仪。

B.2.4 参考驻极体：具有稳定电压读数的驻极体。

B.3 一般技术要求

B.3.1 用参考柱极体检查电压读数仪，读数误差 1%。

B.3.2 驻极体探测器正常电压范围在 100 V～750 V 之间，波动范围≤±3 V。

B.3.3 探测器需刻度合格后方能使用，每种驻极体与离子盒的组合都应有单独的刻度系数。

B.3.4 驻极体元件对 γ 射线敏感，在测量氡的同时，需要测量场所的 γ 辐射本底，通过修正后扣除。

B.4 测量程序

B.4.1 用电压读数仪测量待用驻极体材料的表面电压 V_I(起始电压)，然后安装到离子盒上备用。

B.4.2 将离子盒带到测量现场，放置到选定的位置，打开空气交换窗，记录开始测量的时间。

B.4.3 用 γ 照射量率仪测量该点的辐射本底，重复测量 5 次，取算术平均值(BG)。

B.4.4 根据需要放置一定时间后(2 d～1 a)取下驻极体探测器，测量驻极体的表面电压 V_F(终止电压)。

B.5 氡浓度计算

氡浓度的计算公式如下：

$$CF = A + B \times [(V_I + V_F)/2] \tag{B.1}$$

$$C_{Rn} = (V_I + V_F)/[(CF \times T) - BG \times f] \tag{B.2}$$

式中：

CF——探测器的刻度系数[V/(Bq dm^{-3})]；

A 和 B——分别表示 CF 曲线的截距和斜率；

V_I 和 V_F——分别表示暴露前后测量的驻极体表面电压值(V)；

C_{Rn}——暴露期间的平均氡浓度(Bq m^{-3})；

T——暴露时间(d)；

BG——检测点 γ 照射量率(nGyh^{-1})；

f——BG 转换为 C_{Rn} 的系数。

B.6 注意事项

触动驻极体表面会引起驻极体电压下降，因此操作时要特别小心，不能用手触摸。

驻极体保存时应将空气交换窗的盖子拧紧，以减少不必要的电压损失。

附 录 C
(规范性附录)
测量方法的选择

选择测量方法首先应考虑检测目的和时间要求,此外还应了解不同测量方法的适用范围和局限性。室内氡的测量通常在现场完成,环境中的温度、湿度、气压、风速以及仪器的本底、响应时间、饱和水平等都会对测量结果造成影响。操作人员在使用仪器前需要对仪器的原理、性能、影响因素等进行了解,避免由于操作不当引起的误差。表C.1和表C.2归纳了适用于室内环境中氡及其衰变产物的测量方法和推荐的取样或测量时间以及这些方法的优缺点,供选用时参考。

表C.1 适用于室内环境氡及其子体的测量方法和推荐的取样或测量时间

方法	探测器类型	取样方式	取样(测量)时间	推荐的采样或测量时间
闪烁室法	闪烁室	主动或被动	瞬时、连续	连续:1 d～3 d 抓样:～1 min
电离室法	电离室	主动或被动	瞬时、连续	2 d～7 d
半导体法	α谱或α计数器	主动或被动	瞬时、连续	2 d～7 d
双滤膜法	α计数器	主动	瞬时	抓样:20 min～60 min
α径迹法	固体径迹探测器	主动或被动	累积	主动:2 min～14 d 被动:30 d～1 a
活性炭盒法	γ谱仪	被动	累积	2 d～7 d
驻极体法	驻极体	被动	累积	快速:2 d～7 d 慢速:30 d～180 d
工作水平测量仪	α谱或α计数器	主动	瞬时、连续	抓样:5 min～30 min 连续:2 d～7d

表C.2 不同测量方法的优缺点

方法	优 点	缺 点
闪烁室法	快速、灵敏度高、取样简单、对住户干扰小、能反映氡浓度的时间变化	需要事先对房间条件进行控制、闪烁瓶本底易增高且清除困难、瞬时取样结果误差较大、对气压敏感
电离室法	灵敏度高、稳定性好、现场能得到结果、能反映氡浓度的时间变化	需要事先对房间条件进行控制、怕振动、对气压敏感、操作人员需培训、费用较高
半导体法	快速、灵敏度高、易操作、现场能得到结果、能反映氡浓度的时间变化	需要事先对房间条件进行控制、对湿度敏感、注意校正氡子体残留对本底的影响、有些仪器需要稳定时间
双滤膜法	快速、灵敏度高、现场能得到结果	需要事先对房间条件进行控制、装置偏重搬动困难、滤膜接口易漏气、操作人员需培训
α径迹法	操作方便、对住户干扰小、可邮寄、价格低廉、长期测量的最佳方案	现场不能得到结果、低浓度测量的离散度较大、只能得到平均水平、采用高渗透率滤膜应注意^{220}Rn的影响
活性炭盒法	操作方便、对住户干扰小、价格低廉、结果可靠性强	对温度和湿度敏感、暴露周期必须<7 d、只能得到平均水平

表 C.2（续）

方法	优　点	缺　点
驻极体法	测量范围广、稳定性好、易操作、现场能得到结果、在电压允许范围内驻极体材料可多次使用	对湿度敏感、要扣除 γ 辐射的影响、探测器对触摸敏感、只能得到平均水平
工作水平测量仪	快速、灵敏度高、现场可得到结果、能反映氡浓度的变化	需大范围刻度、对流量计、滤膜进行校正、操作人员需培训、有些装置偏重搬动困难、费用较高

附　录　D
（资料性附录）
住宅氡浓度采样及现场检测原始记录

Ⅰ住户信息

户主姓名＿＿＿＿＿地址＿＿＿＿＿＿＿＿＿＿＿＿＿＿＿邮编＿＿＿＿＿＿＿＿＿

联系人姓名＿＿＿＿＿电话＿＿＿＿＿＿＿＿＿＿Email 地址＿＿＿＿＿＿＿＿＿

Ⅱ建筑物信息

房屋的类型＿＿＿＿＿结构＿＿＿＿＿楼层＿＿＿＿＿建筑年代＿＿＿＿＿

建筑材料：主体结构＿＿＿＿＿墙体＿＿＿＿＿地面＿＿＿＿＿

通风状况：门窗＿＿＿＿＿空调＿＿＿＿＿房间是否封闭＿＿＿＿＿封闭时间＿＿＿＿＿

制冷设备＿＿＿＿＿使用情况＿＿＿＿＿取暖设备＿＿＿＿＿使用情况＿＿＿＿＿

Ⅲ检测单位信息

检测单位名称＿＿＿＿＿＿＿＿＿＿地址＿＿＿＿＿＿＿＿＿＿＿＿＿＿＿

联系人姓名＿＿＿＿＿资质认证时间＿＿＿＿＿认证书号＿＿＿＿＿

Email 地址＿＿＿＿＿＿＿＿＿＿电话＿＿＿＿＿＿＿＿＿邮编＿＿＿＿＿＿＿＿＿＿

Ⅳ检测结果

测量类型＿＿＿＿＿方法依据＿＿＿＿＿＿＿＿＿＿＿＿＿＿＿＿＿＿＿＿

测量装置＿＿＿＿＿＿＿＿＿＿＿＿＿＿型号＿＿＿＿＿检定证书号＿＿＿＿＿

开始测量的时间＿＿＿＿＿＿＿＿＿＿结束测量的时间＿＿＿＿＿＿＿＿＿

编号	房间	面积/m^2	位置	仪器读数	修正因子	氡浓度/($Bq\cdot m^{-3}$)	标准差	备注

现场情况及布点示意图：	
备注	

检测人：

附 录 E
（资料性附录）
非住宅氡浓度采样及现场检测原始记录

Ⅰ委托单位信息

单位名称＿＿＿＿＿地址＿＿＿＿＿＿＿＿＿＿＿＿＿＿＿＿邮编＿＿＿＿＿＿＿＿＿＿

联系人姓名＿＿＿＿＿电话＿＿＿＿＿＿＿＿＿＿Email 地址＿＿＿＿＿＿＿＿＿＿

Ⅱ建筑物信息

房屋的类型＿＿＿＿＿结构＿＿＿＿＿用途＿＿＿＿＿楼层＿＿＿＿＿建筑年代＿＿＿＿＿

建筑材料：主体结构＿＿＿＿＿墙体＿＿＿＿＿地面＿＿＿＿＿

通风状况：门窗＿＿＿＿＿空调＿＿＿＿＿房间是否封闭＿＿＿＿＿封闭时间＿＿＿＿＿

制冷设备＿＿＿＿＿使用情况＿＿＿＿＿取暖设备＿＿＿＿＿使用情况＿＿＿＿＿

Ⅲ检测单位信息

检测单位名称＿＿＿＿＿＿＿＿＿＿地址＿＿＿＿＿＿＿＿＿＿＿＿＿＿＿

联系人姓名＿＿＿＿＿资质认证时间＿＿＿＿＿认证书号＿＿＿＿＿

Email 地址＿＿＿＿＿＿＿＿＿＿电话＿＿＿＿＿＿＿＿＿＿邮编＿＿＿＿＿＿＿＿＿＿

Ⅳ检测结果

测量类型＿＿＿＿＿方法依据＿＿＿＿＿＿＿＿＿＿＿＿＿＿＿＿＿＿＿＿

测量装置＿＿＿＿＿＿＿＿＿＿＿＿＿＿＿型号＿＿＿＿＿检定证书号＿＿＿＿＿

开始测量的时间＿＿＿＿＿＿＿＿＿＿结束测量的时间＿＿＿＿＿

编号	房间	面积/m^2	位置	仪器读数	修正因子	氡浓度/($Bq \cdot m^{-3}$)	标准差	备注
现场情况及布点示意图：								
备注								

检测人：

ICS 13.100
C 57

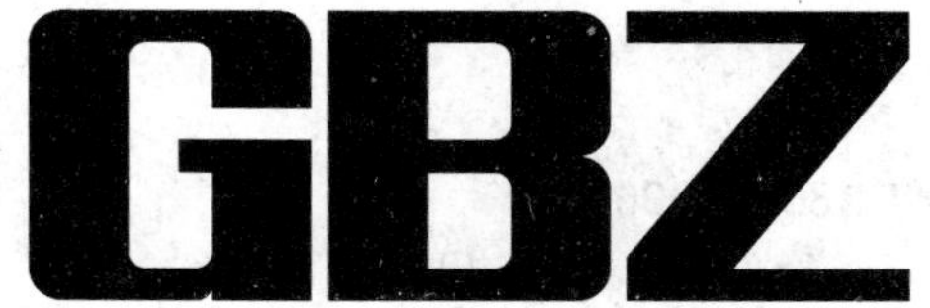

中华人民共和国国家职业卫生标准

GBZ/T 183—2006

电离辐射与防护常用量和单位

Quantities and units in ionizing radiation and protection

2006-11-03 发布　　2007-04-01 实施

中华人民共和国卫生部　发布

前　言

本标准的附录 A、附录 B 是资料性附录。

本标准由卫生部放射卫生防护标准专业委员会提出。

本标准由中华人民共和国卫生部批准。

本标准起草单位:军事医学科学院放射与辐射医学研究所。

本标准主要起草人:郭勇、骆亿生、周郁、张红。

电离辐射与防护常用量和单位

1 范围

本标准规定了电离辐射与放射领域中常用的量和单位的定义及其符号。

本标准适用于涉及电离辐射与防护的领域。

2 电离辐射量和单位

2.1 放射计量学

2.1.1 粒子注量 Φ particle fluence

dN 除以 $d\alpha$ 而得的商：

$$\Phi = dN/d\alpha$$

式中：

dN——射入截面积为 $d\alpha$ 的球体中的粒子数。

单位：米$^{-2}$，符号 m^{-2}。

2.1.2 (粒子)注量率 φ (particle) fluence rate

$d\Phi$ 除以 dt 而得的商：

$$\varphi = d\Phi/dt = d^2N/d\alpha\, dt$$

式中：

$d\Phi$——粒子注量在时间间隔 dt 内的增量。

单位：米$^{-2}$·秒$^{-1}$，符号 $m^{-2} \cdot s^{-1}$。

2.1.3 能(量)注量 Ψ energy fluence

dR 除以 $d\alpha$ 而得的商：

$$\Psi = dR/d\alpha$$

式中：

dR——射入截面积为 $d\alpha$ 的球体中的辐射能量。

单位：焦耳·米$^{-2}$，符号 $J \cdot m^{-2}$。

2.1.4 能(量)注量率 Ψ energy fluence rate

$d\psi$ 除以 dt 而得的商：

$$\Psi = d\psi/dt$$

式中：

$d\psi$——时间间隔 dt 内能量注量的增量。

单位：瓦·米$^{-2}$，符号 $W \cdot m^{-2}$。

2.2 相互作用系数

2.2.1 截面 cross section

入射粒子与靶粒子之间发生特定类型(过程)相互作用几率的度量。定义为一个入射粒子与单位射入截面积上一个靶粒子发生特定过程相互作用的几率。可用下式表示：

$$\sigma = P/\Phi$$

式中：

P——入射粒子注量为 Φ 时与靶粒子相互作用的总几率。

单位：米^2，符号 m^2。

过去曾用过靶恩作为截面的专用单位，符号 b，$1\mathrm{b}=10^{-28}\mathrm{m}^2$。

2.2.2　衰减系数　μ 或 μ/ρ　attenuation coefficient

垂直通过足够薄介质层的窄束非直接电离粒子，其注量的相对减弱$\frac{\Delta\Phi}{\Phi}$除以介质层厚度 ΔX 而得的商，即：

$$\mu=\frac{\Delta\Phi}{\Phi}\cdot\frac{1}{\Delta X}$$

式中：

Φ——入射粒子注量；

$\Delta\Phi$——入射粒子穿行 ΔX 时发生相互作用从入射束中被移除的注量。

ΔX 以长度、单位面积的质量表示时，μ 分别对应地称为线衰减系数(μ)、质量衰减系数(μ/ρ)。

单位：线衰减系数为　米$^{-1}$，符号 m^{-1}。

质量衰减系数为　米^2·千克$^{-1}$，符号 $\mathrm{m}^2\cdot\mathrm{kg}^{-1}$。

2.2.3　质(量)能(量)转移系数　μ_{tr}/ρ　mass energy transfer coefficient

一种物质对于非直接电离粒子的质量能量转移系数 μ_{tr}/ρ 是 $\Delta\Psi/\Psi$ 除以 $\rho\mathrm{d}l$ 而得的商，即：

$$\mu_{tr}/\rho=\frac{\Delta\Psi}{\Psi}\cdot\frac{1}{\rho\mathrm{d}l}$$

式中：

Ψ——入射粒子的能(量)注量；

$\Delta\Psi$——入射粒子穿行质量厚度 $\rho\mathrm{d}l$ 时，在发生相互作用过程中转移给次级带电粒子的能注量(不包括静止能量)；

ρ——介质密度。

单位：米^2·千克$^{-1}$，符号 $\mathrm{m}^2\cdot\mathrm{kg}^{-1}$。

2.2.4　质(量)能(量)吸收系数　μ_{en}/ρ　mass energy absorption coefficient

一种物质对于非直接电离粒子的质量能量吸收系数 μ_{en}/ρ 是质量能量转移系数 μ_{tr}/ρ 和(1－g)的乘积，即：

$$\mu_{en}/\rho=\frac{\mu_{tr}}{\rho}(1-g)$$

式中：

g——次级带电粒子在该物质中由于韧致辐射而损失的份额。

单位：米^2·千克$^{-1}$，符号 $\mathrm{m}^2\cdot\mathrm{kg}^{-1}$。

2.2.5　总线性阻止本领　S　total linear stopping power

具有一定能量的带电粒子穿过介质时，每一个粒子在适当小的径迹元上的平均能量损失 $\mathrm{d}\overline{E}$(包括碰撞损失和辐射损失)除以该径迹元的长度 $\mathrm{d}l$ 所得的商。即：

$$S=\frac{\mathrm{d}\overline{E}}{\mathrm{d}l}$$

单位：焦耳·米$^{-1}$，符号 $\mathrm{J}\cdot\mathrm{m}^{-1}$。

2.2.6　总质量阻止本领　$\frac{S}{\rho}$　total mass stopping power

总线性阻止本领除以介质质量密度所得的商，即：

$$\frac{S}{\rho}=\frac{1}{\rho}\frac{\mathrm{d}E}{\mathrm{d}l}$$

式中：

ρ——介质质量密度。

单位：焦耳·米^2·千克$^{-1}$，符号 $\mathrm{J}\cdot\mathrm{m}^2\cdot\mathrm{kg}^{-1}$。

2.2.7 传能线密度 L_{Δ} (LET)Linear energy transfer

定限线碰撞阻止本领 restricted linear collision stopping power

带电粒子在一种物质中的传能线密度或定限线碰撞阻止本领 L_{Δ} 是 $d\varepsilon$ 除以 dl 而得的商，即：

$$L_{\Delta}=(d\varepsilon/dl)_{\Delta}$$

式中：

$d\varepsilon$——带电粒子在穿行 dl 距离时与电子发生其能量损失小于 Δ 的碰撞所造成的能量损失。

单位：焦耳·米$^{-1}$，符号 $J\cdot m^{-1}$。

2.2.8 辐射化学产额 $G(X)$ radiation chemical yield

$n(X)$除以 $\bar{\varepsilon}$ 而得的商：

$$G(X) = n(X)/\bar{\varepsilon}$$

式中：

$n(X)$——由于授与某物质的平均能量为 $\bar{\varepsilon}$ 时，所产生、破坏或变化了的特定实体为 X 的物质的平均量。

单位：摩尔·焦耳$^{-1}$，符号 $mol\cdot J^{-1}$。

2.2.9 气体中每形成一个离子对所消耗的平均能量 W mean energy expended in a gas ion pair formed

E 除以 $\overline{N}$ 而得的商

$$W=E/\overline{N}$$

式中：

$\overline{N}$——带电粒子的初始动能 E 全部消耗在某种气体中时形成的平均离子对数。

单位：焦耳，符号 J；常用电子伏表示，符号 eV。

2.3 剂量学

2.3.1 授与能 ε energy imparted

电离辐射授与某体积内物质的能量：

$$\varepsilon=\sum E_i-\sum E_0+\sum Q$$

式中：

$\sum E_i$——进入该体积的辐射能量，即进入该体积的所有带电和不带电电离粒子的能量总和(不包括静止能量)；

$\sum E_0$——离开该体积的所有带电和不带电电离粒子的能量总和(不包括静止能量)；

$\sum Q$——在该体积内发生任何核变化时，所有原子核和基本粒子静止能量变化的总和(“+”号表示减少，“－”号表示增加)。

单位：焦耳，符号 J。

2.3.2 (弦)线能 y linear energy

ε 除以 $\bar{l}$ 而得的商：

$$y=\varepsilon\sqrt{l}$$

式中：

ε——在一次能量沉积事件中授与某一体积内物质的能量；

$\bar{l}$——在所研究的体积内的平均弦长。

单位：焦耳·米$^{-1}$，符号 $J\cdot m^{-1}$。

2.3.3 比(授与)能 Z specific energy

ε 除以 m 而得的商：

$$Z=\varepsilon/m$$

式中：

ε——电离辐射授与质量为 m 的物质的能量。

单位：焦耳·千克$^{-1}$，符号 J·kg^{-1}。专用名是戈瑞，符号 Gy，1Gy＝J·kg^{-1}。

2.3.4 吸收剂量 *D* absorbed dose

是一个基本的剂量学量 D，定义为：

$$D=\frac{d\bar{\varepsilon}}{dm}$$

式中：

$d\bar{\varepsilon}$——电离辐射授与某一体积元中的物质的平均能量；

dm——在这个体积元中的物质的质量。

单位：焦耳·千克$^{-1}$，符号 J·kg^{-1}。专用名是戈瑞，符号 Gy，1Gy＝J·kg^{-1}。

已废除的非法定专用单位是拉德(rad)，1rad＝0.01Gy。

2.3.5 吸收剂量率 *Ḋ* absorbed dose rate

$$\dot{D}=dD/dt$$

式中：

dD——时间间隔 dt 内吸收剂量的增量。

单位：焦耳·千克$^{-1}$·秒$^{-1}$，符号 J·kg^{-1}·s^{-1}。专用名是戈瑞·秒$^{-1}$，符号 Gy·s^{-1}。

2.3.6 比释动能 *K* kerma

比释动能 K 定义为：

$$K=\frac{dE_{tr}}{dm}$$

式中：

dE_{tr}——非带电电离粒子在质量为 dm 的某一物质内释出的全部带电电离粒子的初始动能的总和。

单位：焦耳·千克$^{-1}$，符号 J·kg^{-1}。专用名是戈瑞，符号 Gy。

2.3.7 比释动能率 *K̇* kerma rate

dK 除以 dt 而得的商：

$$\dot{K}=dK/dt$$

式中：

dK——时间间隔 dt 内比释动能的增量。

单位：焦耳·千克$^{-1}$·秒$^{-1}$，符号 J·kg^{-1}·s^{-1}。专用名是戈瑞·秒$^{-1}$，符号 Gy·s^{-1}。

2.3.8 照射量 *X* exposure

$$X=\frac{dQ}{dm}$$

式中：

dQ——光子在质量为 dm 的空气中释放出来的全部电子(负电子和正电子)完全被空气所阻止时，在空气中所产生的任一种符号的离子总电荷的绝对值。

单位：库仑·千克$^{-1}$，符号 C·kg^{-1}。

已废除的非法定专用单位是伦琴(R)，1R＝2.58×10^{-4}C·kg^{-1}。

2.3.9 照射量率 *Ẋ* exposure rate

$$\dot{X}=dX/dt$$

式中：

dX——时间间隔 dt 内照射量的增量。

单位:库仑·千克$^{-1}$·秒$^{-1}$,符号 $C \cdot kg^{-1} \cdot s^{-1}$。

2.4 放射性活度

2.4.1 [放射性]活度 *A* activity

在给定时刻处于一给定能态的一定量的某种放射性核素的活度 A 定义为:

$$A=\frac{\mathrm{d}N}{\mathrm{d}t}$$

式中:

$\mathrm{d}N$——在时间间隔 $\mathrm{d}t$ 内该核素从该能态发生自发核跃迁数目的期望值。

单位:秒$^{-1}$,符号 s^{-1}。专用名为贝可[勒尔],符号 Bq。

已废除的非法定专用单位为居里(Ci),$1\mathrm{Ci}=3.7\times10^{10}$ Bq。

2.4.2 质量[放射性]活度 massic activity

比活度 specific activity

单位质量的某种物质的(放射性)活度。

单位:贝克[勒尔]·千克$^{-1}$,符号 $Bq \cdot kg^{-1}$。

2.4.3 [放射性]半衰期 $T_{1/2}$ radioactive half-life

放射性核素由于放射性衰变使其活度衰减到一半时所经过的时间。

单位:秒,符号 s。

2.4.4 衰变常数 *λ* decay constant;disintegration constant

某种放射性核素的一个核在单位时间内进行自发衰变的几率。衰变常数 λ 由下式给出:

$$\lambda=-\frac{1}{N}\frac{\mathrm{d}N}{\mathrm{d}t}$$

式中:

λ——衰变常数;

N——在时间 t 时存在的该核素核的数目。

不再使用:蜕变常数。

单位:秒$^{-1}$,符号 s^{-1}。

2.4.5 空气比释动能率常数 Γ_δ air kerma rate constant

$l^2 K_\delta$ 除以 A 而得的商:

$$\Gamma_\delta=l^2 K_\delta/A$$

式中:

K_δ——在离活度为 A 的发射光子的某种放射性核素的电源 l 处,由能量大于 δ 的光子所造成的空气比释动能率。

单位:米^2·焦耳·千克$^{-1}$,符号 $m^2 \cdot J \cdot kg^{-1}$。专用名是米^2·戈瑞,符号 $m^2 \cdot Gy$。

2.4.6 参考空气比释动能率 reference air kerma rate

源的参考空气比释动能率是在空气中距源 1 m 参考距离处对空气衰减和散射修正后的比释动能率,用 1 m 处的 $\mu Gy \cdot h^{-1}$ 表示。

单位:微戈瑞·小时$^{-1}$,符号 $\mu Gy \cdot h^{-1}$。

3 放射防护量和单位

3.1 放射防护量

3.1.1 器官剂量 D_T organ dose

人体某一特定组织或器官 T 内的平均剂量 D_T,由下式给出:

$$D_T=(1/m_T)\int_{m_T} D\mathrm{d}m$$

式中：

m_T——组织或器官 T 的质量；

D——质量元 dm 内的吸收剂量。

单位:焦耳·千克$^{-1}$,符号 J·kg^{-1}。专用名是戈瑞,符号 Gy。

3.1.2 **当量剂量 $H_{T,R}$ equivalent dose**

当量剂量 $H_{T,R}$定义为：

$$H_{T,R}=D_{T,R}\cdot w_R$$

式中：

$D_{T,R}$——辐射 R 在器官或组织 T 内产生的平均吸收剂量；

w_R——辐射 R 的辐射权重因数。

当辐射场是由具有不同 w_R 值的不同类型的辐射所组成时,当量剂量为：

$$H_T=\sum_R w_R\cdot D_{T,R}$$

单位:焦耳·千克$^{-1}$,符号 J·kg^{-1}。专用名是希[沃特],符号 Sv。

已废除的非法定专用单位为雷姆(rem),1rem=0.01 Sv。

3.1.3 **有效剂量 E effective dose**

有效剂量 E 定义为人体各组织或器官的当量剂量乘以相应的组织权重因数后的和：

$$E=\sum_T w_T\cdot H_T$$

式中：

H_T——组织或器官 T 所受的当量剂量；

w_T——组织或器官 T 的组织权重因数。

由当量剂量的定义,可以得到：

$$E=\sum_T w_T\cdot\sum_R w_R\cdot D_{T,R}$$

式中：

w_R——辐射 R 的辐射权重因数；

$D_{T,R}$——组织或器官 T 内的平均吸收剂量。

单位:焦耳·千克$^{-1}$,符号 J·kg^{-1}。专用名是希[沃特],符号 Sv。

3.1.4 **辐射权重因数 W_R radiation weighting factor**

为辐射防护目的,对吸收剂量乘以的因数(如下表所示),用以考虑不同类型辐射的相对危害效应(包括对健康的危害效应)。

辐射的类型及能量范围	辐射权重因数 W_R
光子,所有能量	1
电子及介子,所有能量[1)	1
中子,能量<10 keV 10 keV～100 keV >100 keV～2 MeV >2 MeV～20MeV >20 MeV	5 10 20 10 5
质子(不包括反冲质子),能量>2MeV	5
α 粒子、裂变碎片、重核	20
[1) 不包括由原子核向 DNA 发射的俄歇电子,此种情况下需进行专门的微剂量测定考虑。	

如果需要使用连续函数计算中子的辐射权重因数，则可使用下列近似公式：

$$W_R = 5 + 17\exp\left\{\frac{-[\ln(2E)]^2}{6}\right\}$$

式中：

E——中子的能量（以 MeV 为单位）。

对于未包括在上表中的辐射类型和能量，可以取 W_R 等于 ICRU 球中 10 mm 深处的 $\overline{Q}$ 值，并可由下式求得：

$$\overline{Q} = \frac{1}{D}\int_0^\infty Q(L) D_L \mathrm{d}L$$

式中：

D——吸收剂量；

D_L——D 随 L 的分布；

$Q(L)$——ICRP-60 号出版物中规定的水中非定限传能线密度为 L 时的辐射品质因数。

按照 ICRP 的建议，Q-L 关系式如下表所示。

水中的非定限传能线密度 $L/(\mathrm{keV}\cdot\mu\mathrm{m}^{-1})$	Q(L)[1]
≤10	1
10～100	$0.32L-2.2$
≥100	$300/\sqrt{L}$
1) L 的单位是 $\mathrm{keV}\cdot\mu\mathrm{m}^{-1}$。	

3.1.5 组织权重因数 W_T tissue weighting factor

为辐射防护的目的，器官或组织的当量剂量所乘以的因数（如下表所示），乘以该因数是为了考虑不同器官或组织对发生辐射随机性效应的不同敏感性。

组织或器官	组织权重因数 W_T	组织或器官	组织权重因数 W_T
性腺	0.20	肝	0.05
（红）骨髓	0.12	食道	0.05
结肠[a]	0.12	甲状腺	0.05
肺	0.12	皮肤	0.01
胃	0.12	骨表面	0.01
膀胱	0.05	其余组织或器官[b]	0.05
乳腺	0.05		

a）结肠的权重因数适用于在大肠上部和下部肠壁中当量剂量的质量平均。

b）为进行计算用，表中其余组织或器官包括肾上腺、脑、外胸区域、小肠、肾、肌肉、胰、脾、胸腺和子宫。在上述其余组织或器官中有一单个组织或器官受到超过 12 个规定了权重因数的器官的最高当量剂量的例外情况下，该组织或器官应取权重因数 0.025，而余下的上列其余组织或器官受的平均当量剂量亦应取权重因数 0.025。

3.1.6 当量剂量负担 H_C equivalent dose commitment

对指定的群体来说，由于某一涉及照射危险的特定的事件、决策或实践所产生的在时间上持续进行的照射，平均每人的某一器官或组织所受的剂量率（$\dot{H}_T$）在无限长时间内的积分，即：

$$H_c = \int_0^\infty \dot{H}_T(t)\mathrm{d}t$$

单位：焦耳·千克$^{-1}$，符号 $\mathrm{J}\cdot\mathrm{kg}^{-1}$。专用名是希[沃特]，符号 Sv。

3.1.7　有效剂量负担　E_C　effective dose commitment

对指定的群体来说，由于某一涉及照射危险的特定的事件、决策或实践所产生的在时间上持续进行的照射，平均每人所受的有效剂量率 $\dot{E}$ 在无限长时间内的积分，即：

$$E_c = \int_0^{\infty} \dot{E}(t)\,\mathrm{d}t$$

单位：焦耳・千克$^{-1}$，符号 J・kg^{-1}。专用名是希[沃特]，符号 Sv。

3.1.8　集体当量剂量　S_T　collective equivalent dose

对一给定辐射源受照群体，组织 T 的集体当量剂量由下式定义：

$$S_T = \int_0^{\infty} H_T \cdot \frac{\mathrm{d}N}{\mathrm{d}H_T}\mathrm{d}H_T$$

式中：

$\frac{\mathrm{d}N}{\mathrm{d}H_T}\mathrm{d}H_T$——接受的当量剂量在 H_T 到 $H_T + \mathrm{d}H_T$ 之间的人数，也可用下式表示：

$$S_T = \sum_i \overline{H}_{T,i} \cdot N_i$$

式中：

N_i——接受的平均器官当量剂量为 $\overline{H}_{T,i}$ 的第 N_i 组人群的人数。

单位：人・希[沃特]，符号人・Sv。

3.1.9　集体有效剂量　S　collective effective dose

对于一给定的辐射源受照群体所受的总有效剂量 S，定义为：

$$S = \sum_i \overline{E}_i \cdot N_i$$

式中：

$\overline{E}_i$——群体分组 i 中成员的平均有效剂量；

N_i——该分组的成员数。

集体有效剂量还可以用积分定义：

$$S = \int_0^{\infty} E\frac{\mathrm{d}N}{\mathrm{d}E}\mathrm{d}E$$

式中：

$\frac{\mathrm{d}N}{\mathrm{d}E}\mathrm{d}E$——所受的有效剂量在 E 和 $E + \mathrm{d}E$ 之间的成员数。

单位：人・希[沃特]，符号人・Sv。

3.1.10　集体当量剂量负担　S_C　collective equivalent dose commitment

对指定的群体来说，由于某一给定的事件、决策或实践所产生的在时间上持续进行的照射，集体当量剂量率 $\dot{S}_T$ 在无限长时间内的积分。即：

$$S_C = \int_0^{\infty} \dot{S}_T(t)\,\mathrm{d}t$$

单位：人・希[沃特]，符号人・Sv。

3.1.11　集体有效剂量负担　$S_{E,C}$　collective effective dose commitment

对指定的群体来说，由某一给定的事件、决策或实践所产生的在时间上持续进行的照射，集体有效剂量率 $\dot{S}_E$ 在无限长时间内的积分。即：

$$S_{E,C} = \int_0^{\infty} \dot{S}_E(t)\,\mathrm{d}t$$

单位：人・希[沃特]，符号人・Sv。

3.1.12　待积吸收剂量　$D(\tau)$　committed absorbed dose

待积吸收剂量 $D(\tau)$ 定义为：

$$D(\tau)=\int_{t_0}^{t_0+\tau} D(t)\mathrm{d}t$$

式中：

t_0——摄入放射性物质的时刻；

$D(t)$——t 时刻的吸收剂量率；

τ——摄入放射性物质之后经过的时间。

未对 τ 加以规定时，对成年人 τ 取 50 年；对儿童的摄入要算至 70 岁。

单位：戈瑞，符号 Gy。

3.1.13 待积当量剂量 $H_T(\tau)$ committed equivalent dose

待积当量剂量 $H_T(\tau)$定义为：

$$H_T(\tau)=\int_{t_0}^{t_0+\tau} \dot{H}_T(t)\mathrm{d}t$$

式中：

t_0——摄入放射性物质的时刻；

$\dot{H}_T(t)$——t 时刻器官或组织 T 的当量剂量率；

τ——摄入放射性物质之后经过的时间。

未对 τ 加以规定时，对成年人 τ 取 50 年；对儿童的摄入要算至 70 岁。

单位：希[沃特]，符号 Sv。

3.1.14 待积有效剂量 $E(\tau)$ committed effective dose

待积有效剂量 $E(\tau)$定义为：

$$E(\tau)=\sum_T W_T \cdot H_T(\tau)$$

式中：

$H_T(\tau)$——积分至 τ 时间时组织 T 的待积当量剂量；

W_T——组织 T 的组织权重因数。

未对 τ 加以规定时，对成年人 τ 取 50 年；对儿童的摄入则要算至 70 岁。

单位：希[沃特]，符号 Sv。

3.1.15 品质系数 Q quality factor

表示吸收剂量的微观分布对危害的影响时所用的系数。它的值是根据水中的传能线密度值而指定的，对于具有能谱分布的辐射，可以计算 Q 的有效值 $\overline{Q}$。在实际辐射防护中，可以按照初级辐射的类型使用 Q 的近似值。

3.1.16 剂量当量 $\dot{H}$ dose equivalent

国际辐射单位与测量委员会(ICRU)所使用的一个量，用以定义实用量-周围剂量当量、定量剂量当量和个人剂量当量。组织中某点处的剂量当量 $\dot{H}$ 是 D、Q 和 N 的乘积，即：

$$\dot{H}=DQN$$

式中：

D——该点处的吸收剂量；

Q——辐射的品质因数；

N——其他修正因数的乘积。

单位：希[沃特]，符号 Sv。

3.1.17 剂量当量率 $\dot{H}$ dose equivalent rate

组织中某点处的剂量当量率 $\dot{H}$ 是 dH 除以 dt 而得的商，即：

$$\dot{H}=\frac{dH}{dt}$$

式中：

dH 是在时间间隔 dt 内剂量当量的增量。

单位：希[沃特]・秒$^{-1}$，符号 Sv・s^{-1}。

3.1.18 有效剂量当量 H_{eff} effective dose equivalent

当所考虑的效应是随机效应时，在全身受到非均匀照射的情况下，收到危险的各器官和组织的剂量当量与相应的权重因数乘积的总和，即：

$$H_{eff}=\sum_{T}W_{T}H_{T}$$

式中：

W_T——组织或器官 T 的组织权重因数；

H_T——器官或组织 T 所受的剂量当量。

注：目前的 W_T 值是由 ICRP 所规定的。

单位：希[沃特]，符号 Sv。

3.1.19 剂量当量负担 H_C dose equivalent commitment

由于某一决策或实践使特定的群体受到持续照射时，平均每人的某一器官或组织所受的剂量当量率 $\dot{H}(t)$ 在无限长时间内的积分，即：

$$H_c=\int_0^{\infty}\dot{H}(t)dt$$

单位：希[沃特]，符号 Sv。

3.1.20 有效剂量当量负担 effective dose equivalent commitment

由于某一决策或实践使特定的群体受到持续照射时，平均每人所受的有效剂量当量率 $\dot{H}_E(t)$ 在无限长时间上的积分，即：

$$H_{E,c}=\int_0^{\infty}\dot{H}_E(t)dt$$

其中，平均每人所受的有效剂量当量率 $\dot{H}_E(t)$ 定义为：

$$\dot{H}_E(t)=\frac{\sum_{i}N_i(t)\cdot\dot{H}_{E,i}(t)}{\sum_{i}N_i(t)}$$

式中：

N_i——第 i 人群组的人数，该人群组每人所受的有效剂量当量率为 $\dot{H}_{E,i}$；

$\sum_{i}$——对受照的所有人群组求和。

单位：希[沃特]，符号 Sv。

3.1.21 集体剂量当量 collective dose equivalent

受给定辐射源照射的群体的各人群组平均每人在全身或任一特定器官或组织所受的剂量当量与各组成员数的乘积的总和。

单位：人・希[沃特]，符号人・Sv。

3.1.22 集体有效剂量当量 S_E collective effective does equivalent

受一定给辐射源照射的群体的人数与有效剂量当量的积分积：

$$S_E=\int_0^{\infty}H_E\cdot P(H_E)\cdot dH_E$$

式中：

$P(H)_E dH_E$——接受给定辐射源的有效剂量当量为 H_E 到 H_E+dH_E 的人群组的人数。

或者：

$$S_E=\sum_i \dot{H}_{E,i}P(\dot{H}_{E,i})$$

式中：

$P(\dot{H}_{E,i})$——受到一个给定辐射源照射的人员中第 i 个人群组的人数，该人数组中平均每人所受的有效剂量当量为 $\dot{H}_{E,i}$。

单位：人·希[沃特]，符号人·Sv。

3.1.23 待积剂量当量 H_{50} committed dose equivalent

人体单次摄入放射性物质后某一器官或组织在其后 50 年内将要累积的剂量当量，即：

$$H_{50}=\int_{t_0}^{t_0+50}\dot{H}(t)\mathrm{d}t$$

式中：

$\dot{H}(t)$——有关的剂量当量率；

t_0——摄入时刻。

单位：希[沃特]，符号 Sv。

3.1.24 待积有效剂量当量 $H_{E,50}$ committed effective dose equivalent

人体在摄入一次放射性物质的 50 年内将要累积的有效剂量当量：

$$H_{E,50}=\int_{t_0}^{t_0+50}\dot{H}_E(t)\mathrm{d}t$$

式中：

$\dot{H}_E(t)$——由摄入的放射性物质产生的有效剂量当量率；

t_0——摄入时刻。

单位：希[沃特]，符号 Sv。

3.2 实用量

3.2.1 周围剂量当量 $H^*(d)$ ambient dose equivalent

辐射场中某点处的周围剂量当量 $H^*(d)$定义为相应的扩展齐向场在 ICRU 球内逆齐向场的半径上深度 d 处所产生的剂量当量。对于强贯穿辐射，推荐 $d=10$ mm，对于弱贯穿辐射，推荐$d=0.07$ mm。

单位：希[沃特]，符号 Sv。

3.2.2 定向剂量当量 $H'(d,\Omega)$ directional dose equivalent

辐射场中某点处的定向剂量当量 $H'(d,\Omega)$是相应的扩展场在 ICRU 球体内、沿指定方向 Ω 的半径上深度 d 处产生的剂量当量。对弱贯穿辐射，推荐 $d=0.07$ mm，对于强贯穿辐射，推荐 $d=10$ mm。

单位：希[沃特]，符号 Sv。

3.2.3 个人剂量当量 $H_P(d)$ personal dose equivalent

人体某一指定点下面适当深度 d 处的软组织内的剂量当量 $H_P(d)$。这一剂量学量既适用于强贯穿辐射，也适用于弱贯穿辐射。对强贯穿辐射，推荐深度 $d=10$ mm；对弱贯穿辐射，推荐深度$d=0.07$ mm。

单位：希[沃特]，符号 Sv。

4 电离辐射量专用单位及其符号

4.1 戈[瑞] Gy gray

吸收剂量、比释动能和比(授与)能的国际单位制(SI)单位专用名。

$$1\ \mathrm{Gy}=1\mathrm{J}\cdot\mathrm{kg}^{-1}$$

4.2 拉德 rad

采用国际单位制前使用的吸收剂量、比释动能等的旧专用单位，符号 rad。它与现行法定的国际单位制单位戈瑞的换算关系为：1 rad＝0.01 Gy。

4.3 希[沃特] Sv sievert

剂量当量、当量剂量等的国际单位制(SI)单位专用名。

$$1\mathrm{Sv}=1\mathrm{J}\cdot\mathrm{kg}^{-1}$$

4.4 雷姆 rem

采用国际单位制前使用的剂量当量的旧专用单位，符号 rem。它与现行法定的国际单位制单位希沃特的换算关系为：1 rem＝0.01 Sv。

4.5 伦琴 R roentgen

采用国际单位制前使用的照射量的旧专用单位，符号 R。$1\mathrm{R}=2.58\times10^{-4}\mathrm{C}\cdot\mathrm{kg}^{-1}$。

4.6 贝可[勒尔] Bq becquerel

放射性活度的国际单位制(SI)单位专用名，它等于 $1\ \mathrm{s}^{-1}$。

4.7 居里 Ci curie

采用国际单位制前使用的放射性活度的旧专用单位，符号 Ci。它与现行的法定的国家单位制单位贝克勒尔的换算关系为：$1\mathrm{Ci}=3.7\times10^{10}\mathrm{Bq}$。

4.8 工作水平 WL working level

氡子体或氙子体所引起的 α 潜能浓度[即空气中氡或氙的各种短寿命子体(不论其组成如何)完全衰变时，所发出的 α 粒子在单位体积空气中的能量的总和]的非 SI 单位(WL)，相当于每升空气中发射出的 α 粒子能量为 1.3×10^{5} MeV。在 SI 单位中，1WL 对应于 $2.1\times10^{-5}\mathrm{J}\cdot\mathrm{m}^{-3}$。

4.9 工作水平月 WLM working level month

一种表示氡子体或氙子体照射量的单位，

$$1\mathrm{WLM}=170\mathrm{WL}\cdot\mathrm{h}$$

一个工作水平月相当于 $3.54\ \mathrm{mJ}\cdot\mathrm{h}\cdot\mathrm{m}^{-3}$。

5 国际单位制(SI)词头

用于构成十进倍数和分数单位的 SI 词头见下表：

所表示的因数	词头名称	词头符号
10^{18}	艾[可萨]	E
10^{15}	拍[它]	P
10^{12}	太[拉]	T
10^{9}	吉[咖]	G
10^{6}	兆	M
10^{3}	千	k
10^{2}	百	h
10^{1}	十	da
10^{-1}	分	d

表（续）

所表示的因数	词头名称	词头符号
10^{-2}	厘	c
10^{-3}	毫	m
10^{-6}	微	μ
10^{-9}	纳[诺]	n
10^{-12}	皮[可]	p
10^{-15}	飞[母托]	f
10^{-18}	阿[托]	a

注：[]内的字，在不致混淆的情况下，可以省略。

词头符号的字母一律用正体，所表示的因数小于 10^6 时，一律用小写体，大于或等于 10^6 时用大写体。

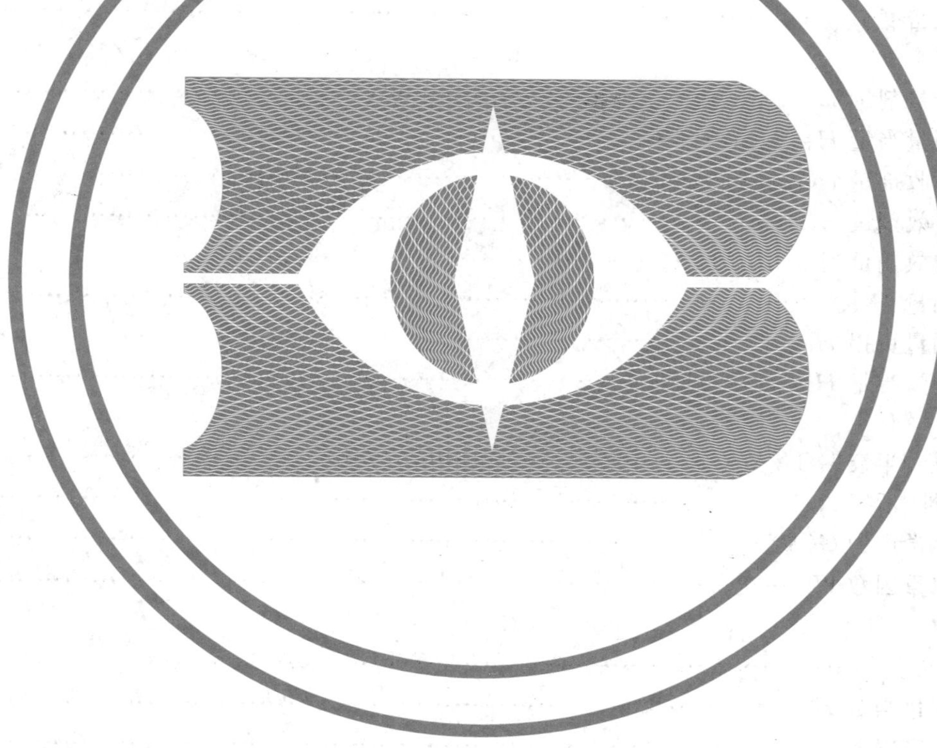

附 录 A
（资料性附录）
中文索引

序号　中文名称　词条号

附　录　B
（资料性附录）
英文索引

序号　英文名称　词条号

参 考 文 献

[1] GB 18871—2002 电离辐射防护与辐射源安全基本标准
[2] GB/T 4960.5—1996 核科学技术术语 辐射防护与辐射源安全
[3] GB/T 4960.1—1996 核科学技术术语 核物理与核化学
[4] GBZ/T 146—2002 医疗照射放射防护名词术语
[5] GBZ/T 144—2002 用于光子外照射放射防护的剂量转换系数

ICS 13.100
C 57

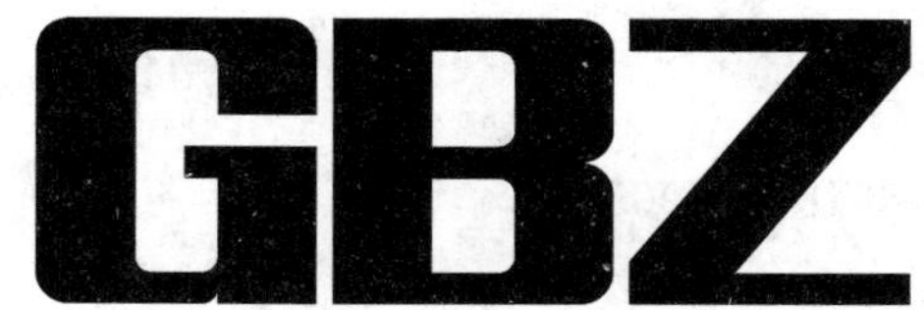

中华人民共和国国家职业卫生标准

GBZ/T 184—2006

医用诊断X射线防护玻璃板标准

Standards of protective glass plate against diagnostic medical X-rays

2006-11-03 发布 2007-04-01 实施

中华人民共和国卫生部 发布

前　言

本标准参照国际电工委员会 IEC 1331-2:1994《医用诊断 X 射线辐射防护器具　第 2 部分:防护玻璃板》(Protective devices against diagnostic medical X-radiation-Part 2:Protective glass plates)标准制定。

本标准由卫生部放射卫生防护标准专业委员会提出。

本标准由中华人民共和国卫生部批准。

本标准起草单位:中国疾病预防控制中心辐射防护与核安全医学所。

本标准主要起草人:林志凯、邓君、赵兰才、葛丽娟。

医用诊断X射线防护玻璃板标准

1 范围

本标准规定了医用诊断X射线防护玻璃板的尺寸、几何尺寸精度、光学质量和辐射衰减性能。

本标准适用于放射设备或放射器具中使用的屏蔽X射线的防护玻璃板，其中SC型防护玻璃板是用于光学目视影像的传输，Ⅵ型防护玻璃板是用于观察目的。

本标准不适用于其他透明辐射防护材料，例如：透明塑料防护板（含铅有机玻璃）、含铅眼镜或眼睛防护屏和含铅防护面罩。

2 规范性引用文件

下列文件中的条款通过本标准的引用而成为本标准的条款。凡是注日期的引用文件，其随后所有的修改单（不包括勘误的内容）或修订版均不适用于本标准，然而，鼓励根据本标准达成协议的各方研究是否可使用这些文件的最新版本。凡是不注日期的引用文件，其最新版本适用于本标准。

GBZ/T 147 X射线防护材料衰减性能的测定

3 术语和定义

下列术语和定义适用于本标准。

3.1

防护玻璃板 protective glass plate

具有光学性质适用于传输可见图像的防护器具。

3.2

SC型防护玻璃板 protective glass plate type SC

在X射线透视检查中，直接用于在荧光屏上观察影像并明确规定衰减性能的高光学质量的防护玻璃板。

3.3

Ⅵ型防护玻璃板 protective glass plate type Ⅵ

光学上用于提供清晰而透明的防护屏蔽并明确规定其衰减特性的低光学质量的防护玻璃板。

4 尺寸

4.1 防护玻璃板的厚度

防护玻璃板的标称厚度值和允许偏差在表1中给出。

表1 防护玻璃板的厚度

标称厚度/cm	最大厚度/mm	最小厚度/mm
0.5	5.0	3.5
0.65	6.5	5.0
0.75	7.5	6.0
0.85	8.5	7.0
1.0	10	8.5

表 1（续）

标称厚度/cm	最大厚度/mm	最小厚度/mm
1.2	12	10
1.45	14.5	12.5
1.8	18	16
2.5	25	23

4.2 **防护玻璃板的平面尺寸**

4.2.1 防护玻璃板的标称平面尺寸应采用法定计量单位，取厘米(cm)的整数值，需要时可用英制单位表示影像接收面积的标称平面尺寸。

4.2.2 对于 SC 型防护玻璃板，其标称平面尺寸应符合表 2 中给定的值。

表 2 SC 型防护玻璃板标称尺寸和允许偏差

标称面积/(cm×cm)	宽度/mm	允许偏差/mm	长度/mm	允许偏差/mm
24×24	235	0～2	235	0～2
24×30	235		295	
30×30	295		295	
30×40	295		395	
35×35	345		345	
40×40	395		395	

4.3 **标称尺寸的表示方法**

应用标称厚度(cm)、宽度(cm)和长度(cm)表示标称尺寸，例如：

0.85×30×40

5 防护玻璃板的几何精度

5.1 **方正度**

SC 型防护玻璃板的周边应处于两个完全的矩形框之间，内矩形框取其可允许偏差的最小尺寸，外矩形框取其可允许偏差的最大尺寸。

5.2 **平面度**

SC 型和Ⅵ型两种防护玻璃板的两表面上，其各点都应包含在由规定的标称厚度隔开的两个平行平面之间。

防护玻璃板两个表面中的任一表面上，沿任意一段 100 mm 长度上的所有点都应包含在两个相距 0.2 mm 的平行平面内。

5.3 **平行度**

防护玻璃板的表面应相互平行，使垂直于表面的入射光的光偏离不大于：

a) 0.003 rad(SC 型防护玻璃板)

b) 0.006 rad(Ⅵ型防护玻璃板)

5.4 **窄边**

SC 型防护玻璃板四个窄边上的任一表面，都应在相应平面尺寸(见 4.2 和表 2)的二分之一允许偏差范围内，其平面在 5°范围内垂直于防护玻璃板的平面表面。

5.5 **棱边**

SC 型防护玻璃板的棱边应有倒角，当棱边涉及二分之一最大允许平面尺寸时，倒角应不小于

1 mm×45°，当棱边涉及最大允许平面尺寸时，倒角应不大于 1 mm×45°。

6 防护玻璃板的光学质量

6.1 测定均匀性的区域定义

A 区域：具有某一尺寸并位于防护玻璃板中心的矩形区域。其尺寸为：

—等于整块防护玻璃板宽度和长度的一半，或

—长和宽各为 150 mm。

C 区域：周边向里 15 mm 内的边缘区域。

B 区域：A 区域和 C 区域之间的剩余区域。

6.2 气泡

SC 型防护玻璃板的非均匀性应不超过下述限值：

A 区域内：

a) 不应有直径超过 0.5 mm 的气泡；

b) 气泡数目与最大气泡直径的乘积不应超过 1.2 mm。

B 区域内：

a) 不应有直径超过 0.7 mm 的气泡；

b) 气泡数目与最大气泡直径的乘积不应大于 B 区面积同 A 区面积比值的 2.4 倍。

C 区域内：

a) 不应有直径大于 1.0 mm 的气泡；

b) 气泡数目与最大气泡直径的乘积不应超过 4 mm。

6.3 条纹和其他非均匀性

透过放在观察者面前 250 mm 处的防护玻璃板，观察相距约 3 m 处由黑白相间条纹组成的检验屏时，在 SC 型防护玻璃板的 A 区和 B 区不应看到条纹存在。

检验屏上每条黑白相间条纹的宽度应是 10 mm。用荧光灯照射图案，其光照度约为 1 000 lx（勒克斯）。

6.4 透光率

对于波长为 550 nm 的光波，防护玻璃板的透光率应不小于 80%。

对于从 550 nm 到 600 nm 范围的光波，透光率应基本一致。

7 衰减性能及测量方法

7.1 最小衰减当量

最小铅当量值（mmPb）应该不小于表 3 中给出的数值。

表 3 最小衰减当量值

标称厚度/cm	最小衰减当量值/mmPb	标称厚度/cm	最小衰减当量值/mmPb
0.5	0.77	1.2	2.2
0.65	1.1	1.45	2.75
0.75	1.32	1.8	3.52
0.85	1.54	2.5	5.06
1.0	1.87		

注：最小衰减当量值根据表 1 中的最小厚度乘以 0.22 得到。

7.2 衰减当量的测定

按照 GBZ/T 147 规定的方法测定。

8 标志、包装、运输和贮存

8.1 防护玻璃板在左下角不少于 10 mm 距离的表面上，应永久性标明生产厂家或供应商的名称或商标、产品型号、产品规格和标称衰减当量(mmPb)。

8.2 防护玻璃板两表面应衬有光洁柔软的包装纸，外包软包装，然后装入紧密贴合的硬纸盒箱中，箱内上下应放置软垫防震，箱内应附有检验合格证和使用说明书各一份。如果必须用清洗剂维护防护玻璃板，说明书中应包括正确使用清洗剂的指导方法。

8.3 检验合格证上应有下列内容：

a) 生产厂家或供应商的名称或商标；

b) 产品名称、产品型号、产品规格；

c) 符合本标准的说明。例如，说明产品型号、标称尺寸和衰减当量如下：

SC 型防护玻璃板

0.85×30×40　　2.5 mmPb/120 kV　　GBZ/T 184—2006

8.4 硬纸盒箱上应有下列内容：

a) 生产厂家或供应商的名称或商标；

b) 产品名称、产品型号、产品规格；

c) 符合本标准的说明。

8.5 装盒的防护玻璃板应竖直放入木箱内，箱内应有防潮、防震措施。

8.6 木箱上应有下列标志：

a) 生产厂家或供应商的名称或商标；

b) 产品名称、产品型号、产品规格；

c) 数量、净重、毛重；

d) 体积(长×宽×高)；

e) 出厂日期。

8.7 木箱外表面应有“小心轻放”、“防潮”、“易碎”等字样或标志。

8.8 运输中应防止剧烈震动，装卸时轻拿轻放。

防护玻璃板经包装后，应贮存在相对湿度不超过 80%、无腐蚀性气体和通风良好的室内。

ICS 13.100
C 57

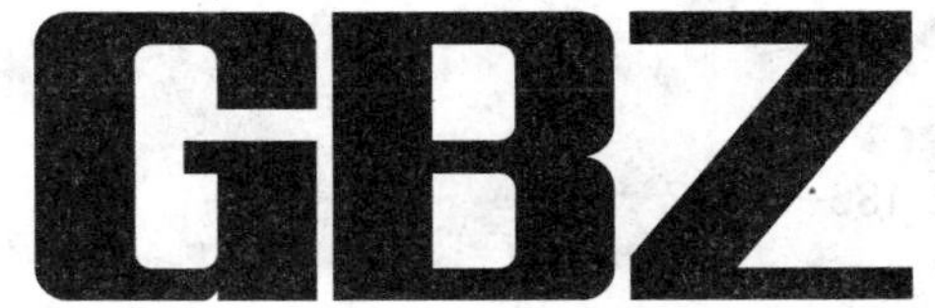

中华人民共和国国家职业卫生标准

GBZ 186—2007

乳腺X射线摄影质量控制检测规范

Specification for testing of quality control in X-ray mammography

2007-03-16 发布　　2007-10-01 实施

中华人民共和国卫生部　发布

前　言

本标准第4章和附录A是强制性条款。

本标准的附录A是规范性附录;附录B是资料性附录。

本标准由卫生部放射卫生防护标准专业委员会提出。

本标准由中华人民共和国卫生部批准。

本标准起草单位:中国疾病预防控制中心辐射防护与核安全医学所。

本标准主要起草人:岳保荣、范瑶华、尉可道、刘澜涛、程玉玺。

乳腺 X 射线摄影质量控制检测规范

1 范围

本标准规定了乳腺 X 射线摄影质量控制检测的要求及检测方法。

本标准适用于乳腺 X 射线摄影质量控制检测。

本标准不适用于计算机 X 射线摄影(computed radiography,CR)和数字 X 射线摄影(digital radiography,DR)的质量控制检测。

2 规范性引用文件

下列文件中的条款通过本标准的引用而成为本标准的条款。凡是注日期的引用文件,其随后所有的修改单(不包括勘误的内容)或修订版均不适用于本标准,然而,鼓励本标准达成协议的各方研究是否可使用这些文件的最新版本。凡不注日期的引用文件,其最新版本适用于本标准。

YY/T 0063 医用诊断 X 射线管组件焦点特性

3 术语和定义

下列术语和定义适用于本标准。

3.1

自动曝光控制 automatic exposure control(AEC)

在 X 射线发生装置中,通过一个或几个加载因素自动控制,以便在预选位置上获得理想照射量的操作方法,简称 AEC。

3.2

高对比分辨力 high contrast resolution

即空间分辨力(spatial resolution),在特定条件下,特定线对组测试卡影像中用目力可分辨的最小空间频率线对组,其单位为 lp/mm。

3.3

验收检测 acceptance test

X 射线诊断设备安装完毕或重大维修后,为鉴定其性能指标是否符合约定值而进行的质量控制检测。

3.4

状态检测 status test

对运行中的设备,为评价其性能指标是否符合要求而定期进行的质量控制检测。

3.5

稳定性检测 constancy test

为确定 X 射线设备或在给定条件下获得的数值相对于一个初始状态的变化是否符合控制标准而进行的质量控制检测。

3.6

基线值 baseline value

设备性能参数的参考值。试运行后状态检测合格得到的数值,或由相应标准给定的数值。

4 质量控制检测要求

4.1 一般要求

4.1.1 乳腺X射线摄影设备新安装及大修后应进行验收检测，使用中应定期进行状态检测和稳定性检测。各种检测都应有严格的检测记录，验收检测和状态检测还应有检测报告。

4.1.2 乳腺X射线摄影设备的检测项目及技术要求应符合附录A中表A.1和表A.2的要求。

4.1.3 质量控制检测一般用非介入检测方法。当验收检测中有效焦点尺寸检测结果有异议时，应采用YY/T 0063规定的狭缝测量法进行测量。

4.1.4 本标准中使用的检测模体由衰减层和结构元件组成，它们可以独立或组合方式使用。测量自动曝光控制系统应采用至少三种不同厚度的专用检测模体，分别为20 mm、40 mm、60 mm，模体厚度的误差应在±0.1 mm范围以内。半圆形模体的半径至少100 mm；矩形模体的尺寸至少100 mm×120 mm。

4.1.5 检测半值层所用的标准铝吸收片，其纯度应不低于99.9%，厚度尺寸误差应在±0.1 mm范围以内。

4.1.6 本标准中使用的探测器要求适合测量乳腺摄影X射线专用的探测器。

4.2 验收检测的要求

4.2.1 乳腺X射线摄影设备验收检测前，应有完整的技术资料，包括订货合同或双方协议、供货方提供的设备手册或组成清单、设备性能指标、使用说明书或操作维修规范。

4.2.2 乳腺X射线摄影设备安装后，应按照本标准，或按照购买合同所约定的技术要求进行验收检测。设备大修后，也应进行验收检测。

4.2.3 新安装乳腺X射线摄影设备的验收检测结果应符合随机文件中所列产品性能指标、双方合同或协议中的技术条款，但不得低于本标准附录A的要求。供货方未规定的项目应符合本标准的要求。

4.3 状态检测的要求

4.3.1 验收检测合格的乳腺X射线摄影设备在一段试运行期后进行状态检测，并建立相关参数的基线值。

4.3.2 乳腺X射线摄影设备应每年进行状态检测。稳定性检测结果与基线值的偏差大于控制标准，又无法判断原因时也应进行状态检测。

4.4 稳定性检测的要求

4.4.1 状态检测合格的乳腺X射线摄影设备，在使用中应按规定进行定期的稳定性检测。

4.4.2 每次稳定性检测应尽可能使用相同的设备并作记录；各次稳定性检测中，所选择的曝光参数及检测的几何位置应严格保持一致。

4.4.3 应遵循乳腺X射线摄影设备制造商在随机文件中提供稳定性检测的方法与周期的建议。

5 质量控制检测方法

5.1 标准照片密度

5.1.1 将4 cm厚的专用检测模体置于乳腺摄影乳房支撑台上。将装有胶片的暗盒插入乳房支撑台的暗盒匣中。

5.1.2 在自动曝光条件下曝光，冲洗胶片，测量距胸侧边沿4 cm处照片长轴中心的光密度，并与基线值进行比较，基线值的光密度应在1.4D～1.8D范围内。

5.2 胸壁侧射野的准直

5.2.1 将装有胶片的暗盒插入乳房支撑台的暗盒匣中，调整光野与胸侧支撑台边沿对齐，进行曝光，冲洗胶片。

5.2.2 观察胶片，胸侧胶片边缘应全部曝光。

5.3 胸壁侧射野与台边的准直

5.3.1 将装有胶片的暗盒置于乳房支撑台底部，胸壁侧暗盒超出支撑台边沿 4 cm 左右，进行曝光，冲洗胶片。

5.3.2 用刻度为 1 mm 的钢制直尺测量照片上曝光区域边沿与台边的距离。

5.4 光野与照射野的一致性

5.4.1 将装有胶片的暗盒插入乳房支撑台的暗盒匣中，调整光野与胸侧支撑台边沿对齐，并在四边作好光野的标记，进行曝光，冲洗胶片。

5.4.2 用刻度为 1 mm 的钢制直尺测量光野与照射野相应边沿的距离。

5.5 自动曝光控制

5.5.1 乳房支撑台上分别放置 2 cm、4 cm、6 cm 厚的模体，将装有胶片的暗盒分别插入乳房支撑台的暗盒匣中，在自动曝光控制下分别进行曝光。

5.5.2 测量距胸侧 4 cm 处照片长轴中心的光密度，2 cm 和 6 cm 模体影像光密度分别与 4 cm 影像光密度值比较。

5.6 管电压指示的偏离

5.6.1 应采用非介入方法，如用数字式高压测试仪进行检测。

5.6.2 验收检测时，如果是双焦点球管，大焦点最低要测量四个 kV 档，应能覆盖通常乳腺摄影所用的 kV 范围。小焦点只测量 28 kV 档。

5.6.3 状态检测和稳定性检测时，至少也要测量四个不同的 kV 档。

5.7 辐射输出量的重复性

5.7.1 摘去乳房压迫器，将探测器置于乳房支撑台胸侧向里 4 cm 处 X 射线束轴上，焦点距乳房支撑台表面的距离为 55 cm，焦点距探测器厚度有效点的距离为 50 cm(无厚度有效点标记的，以探测器厚度中心为准)。

5.7.2 选择最常用的管电流和曝光时间，其乘积的范围为 30 mAs～50 mAs，管电压为 28 kV，重复曝光 5 次，以下式计算 5 次输出量的重复性。

$$CV=\frac{1}{\overline{K}}\sqrt{\sum(K_i-\overline{K})^2/(n-1)} \qquad \cdots\cdots(1)$$

式中：

CV——变异系数；

K_i——每次空气比释动能读数，mGy；

$\overline{K}$——n 次空气比释动能测量值的平均值，mGy；

n——空气比释动能的测量总次数。

5.8 乳腺平均剂量

5.8.1 将 4 cm 厚的检测模体置于乳房支撑台上，焦点距乳房支撑台面的距离为 55 cm，在 28 kV 条件下自动曝光，记录 mAs。

5.8.2 焦点距乳房支撑台面的距离保持不变，移去检测模体，将探测器置于距胸壁侧 4 cm 处，焦点到探测器厚度有效点的距离为 50 cm(无厚度有效点标记的，以探测器厚度中心为准)，选用 5.8.1 曝光的 mAs，在 28 kV 条件下手动曝光。记录剂量仪读数，根据相应的公式(B.1)或公式(B.2)(参见附录 B)换算成乳腺平均剂量。

5.9 高对比分辨力

5.9.1 将装有胶片的暗盒插入乳房支撑台的暗盒匣中，用配有高对比分辨力卡的检测模体或直接用高对比分辨力卡，按照检测模体(或高对比分辨力卡)的说明书，选择合适的曝光条件进行曝光。

5.9.2 冲洗曝光胶片，在有遮幅的观片灯上读取分辨力值。

5.10 辐射输出量率

5.10.1 摘去乳房压迫器，将探测器置于乳房支撑台胸侧向里 4 cm 处 X 射线束轴上，焦点距乳房支撑台表面的距离为 55 cm，焦点距探测器厚度有效点的距离为 50 cm(无厚度有效点标记的，以探测器厚度中心为准)。

5.10.2 选择最常用的管电流和曝光时间，其乘积的范围为 30 mAs～50 mAs，管电压为 28 kV，进行曝光，记录剂量仪读数，计算 $mGy\ s^{-1}$，然后利用距离平方反比定律公式换算成支撑台暗盒胶片位置的 $mGy\ s^{-1}$。

5.11 特定辐射输出量

5.11.1 摘去压迫器，将探测器置于支撑台胸侧向里 4 cm 处 X 射线束轴上，焦点距乳房支撑台表面的距离为 55 cm，焦点距探测器厚度有效点的距离为 50 cm(无厚度有效点标记的，以探测器厚度中心为准)。

5.11.2 选择最常用的管电流和曝光时间，其乘积的范围为 30 mAs～50 mAs，管电压为 28 kV，进行曝光，记录剂量仪读数，计算 $\mu Gy(mAs)^{-1}$，然后利用距离平方反比定律公式换算成焦点距探测器 1 m 时的 $\mu Gy(mAs)^{-1}$。

5.12 X 射线管焦点尺寸

5.12.1 可用星卡、针孔成像或狭缝成像进行状态检测。对于验收检测，针孔或多针孔成像检测结果可供参考，但在仲裁时应采用 YY/T 0063 医用诊断 X 射线管组件焦点特性规定的检测方法。

5.12.2 星卡、针孔成像和狭缝成像方法按照各自说明书操作。

5.13 半值层

5.13.1 将探测器置于支撑台面上方 5 cm 处，调整 X 射线管焦点与探测器的距离为 50 cm，将压迫器调至焦点与探测器之间二分之一处。

5.13.2 在 28 kV，适当的 mAs 条件下曝光，记录剂量仪读数；

5.13.3 分别将不同厚度的铝吸收片放在压迫器上，用同样条件进行曝光，分别记录剂量仪读数。用作图法求得 28 kV 的半值层。

5.14 曝光时间的指示偏离

应采用数字式曝光计时仪器进行检测。

附　录　A
（规范性附录）
乳腺摄影 X 射线设备的检测项目与技术要求

表 A.1　乳腺摄影 X 射线设备的检测项目与技术要求

检测项目	检测方法及条件	验收检测要求	状态检测		稳定性检测		对应条款
			要求	周期	要求	周期	
标准照片密度	4 cm 厚的模体		与基线值相比在±0.2D 内	一年	与基线值相比在±0.2D 内	每周	5.1
胸壁侧的射野准直	胶片	射野全部覆盖胶片	射野全部覆盖胶片	一年	射野全部覆盖胶片	每周	5.2
胸壁侧射野与台边的准直	胶片	超出台边<5 mm	超出台边<5 mm	一年	超出台边<5 mm	半年	5.3
光野/照射野的一致性	胶片	三边分别在±8 mm 内	三边分别在±8 mm 内	一年	三边分别在±8 mm 内	半年	5.4
自动曝光控制	2，4，6 cm 厚的模体		与 4 cm 的值相比在±0.2D 内	一年	与 4 cm 的值相比在±0.2D 内	每周	5.5
管电压指示的偏离	数字式高压检测仪	在±1 kV 内	在±1 kV 内	一年	在±1 kV 内	半年	5.6
辐射输出量的重复性	剂量仪	在±5%内	在±5%内	一年	在±5%内	半年	5.7
乳腺平均剂量	4 cm 厚模体，剂量仪	<2 mGy（有滤线栅）	<2 mGy（有滤线栅）	一年	<2 mGy（有滤线栅）	半年	5.8
高对比分辨率	线对卡	>10 lp/mm	>10 lp/mm	一年	>10 lp/mm	半年	5.9
辐射输出量率	剂量仪	>7.0 mGy s^{-1}	>7.0 mGy s^{-1}	一年			5.10
特定辐射输出量	剂量仪 1 m，28 kVp	>45μGymAs^{-1}	>30μGy mAs^{-1}	一年			5.11
X 射线管的焦点尺寸	星卡、针孔、狭缝或多针孔	见附录 A 表 A2					5.12
半值层（HVL）	28 kV	0.3 mm Al	0.3mm Al	一年			5.13
曝光时间指示偏离	>200 ms <200 ms	在±10%内 在±15%内	在±10%内 在±15%内	一年			5.14

表 A.2 标称焦点尺寸的允许值

标称焦点尺寸/mm	焦点尺寸允许值/mm	
F	宽	长
0.1	0.10～0.15	0.10～0.15
0.15	0.15～0.23	0.15～0.23
0.2	0.20～0.30	0.20～0.30
0.25	0.25～0.38	0.25～0.38
0.3	0.30～0.45	0.45～0.65
0.4	0.40～0.60	0.60～0.85
0.5	0.50～0.75	0.70～1.1
0.6	0.60～0.9	0.90～1.3
0.7	0.7～1.1	1.0～1.5
0.8	0.8～1.2	1.1～1.6

附 录 B
(资料性附录)
乳腺平均剂量计算

$$D_g = D_{gN} X_a \quad \cdots\cdots (B.1)$$

式中:

D_g——乳腺平均剂量,单位是 mGy;

X_a——空气中的入射照射量;

D_{gN}——空气中的入射照射量为 $2.58\times10^{-4}C\cdot kg^{-1}$ 时乳腺所受的平均吸收剂量。不同乳房厚度的 D_{gN} 可由表 B.1 查得。

表 B.1 不同乳房厚度的 D_{gN} 值

乳房厚度(cm)	3.0	3.5	4.0	4.5	5.0	5.5	6.0	6.5	7.0
D_{gN}	2.2	1.95	1.75	1.55	1.4	1.25	1.15	1.05	0.95
条件:(1)钼靶、钼过滤,半值层 0.3 mmAl;(2)乳房组织由 50%的脂肪和 50%的腺体构成。D_{gN} 以 mGy 每 $2.58\times10^{-4}C\cdot kg^{-1}$。									

$$D = Kg \quad \cdots\cdots (B.2)$$

式中:

D——乳腺平均剂量,单位是 mGy;

K——空气比释动能,单位是 Gy;

g——转换因子,单位是 $mGy\cdot Gy^{-1}$,从表 B.2 可查得。

表 B.2 空气比释动能转换为乳腺平均剂量的转换因子 $g(mGy\cdot Gy^{-1})$

半值层/(mmAl)	乳房厚度/cm						
	2	3	4	4.5	5	6	7
0.25	339	234	174	155	137	112	94
0.30	390	274	207	183	164	135	114
0.35	433	309	235	208	187	154	130
0.40	473	342	261	232	209	172	145
0.45	509	374	289	258	232	192	163
0.50	543	406	318	285	258	214	177

参考文献

[1] IEC 1223-3-2(1996)Acceptance test—Imaging performance of mammographic X-ray Equipment.

[2] (UK)IPEM report No. 77(2000)Recommended Standards for the Routine Performance Testing of Diagnostic X-Ray imaging Systems.

[3] (UK)IPEM report No. 59(1994)The commissioning and routing testing of mammographic X-ray System.

[4] (US)Mammography Quality Standards Act Regulations(2002).

ICS 13.100
C 57

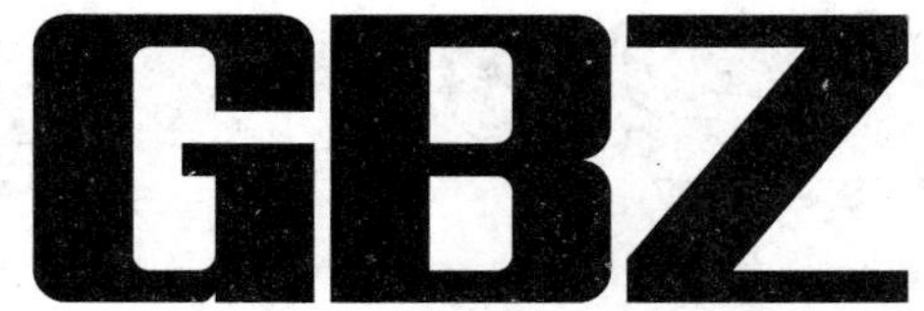

中华人民共和国国家职业卫生标准

GBZ 187—2007

计算机X射线摄影(CR)质量控制检测规范

Specification for testing of quality control in computed radiography(CR)

2007-03-16 发布 2007-10-01 实施

中华人民共和国卫生部 发布

前　言

本标准第4章至第6章和附录A是强制性条款。

本标准的附录A是规范性附录，附录B、C是资料性附录。

本标准由卫生部放射卫生防护标准专业委员会提出。

本标准由中华人民共和国卫生部批准。

本标准起草单位：中国疾病预防控制中心辐射防护与核安全医学所。

本标准主要起草人：尉可道、岳保荣、程玉玺、刘澜涛、范瑶华。

计算机 X 射线摄影(CR)质量控制检测规范

1 范围

本标准规定了计算机 X 射线摄影(CR)的质量控制检测项目、方法和评价标准。

本标准适用于医院计算机 X 射线摄影(CR)设备的质量控制检测。

2 规范性引用文件

下列文件中的条款通过本标准的引用而成为本标准的条款。凡是注日期的引用文件,其随后所有的修改单(不包括勘误的内容)或修订版均不适用于本标准,然而,鼓励根据本标准达成协议的各方研究是否可使用这些文件的最新版本。凡是不注日期的引用文件,其最新版本适用于本标准。

GB/T 11755.1 医用诊断 X 射线机管电压测试方法

GB/T 11757 医用诊断 X 射线机曝光时间测试方法

WS/T 76—1996 医用 X 射线诊断影像质量保证的一般要求

WS/T 189—1999 医用 X 射线诊断设备质量控制检测规范

YY/T 0063 医用诊断 X 射线管组件焦点特性

3 术语和定义

下列术语和定义适用于本标准。

3.1

计算机 X 射线摄影(CR)系统 computed radiography(CR)systems

采用可重复使用的成像板代替增感屏胶片作为载体经 X 射线曝光,用激光扫描获得影像信息,通过光学系统收集和放大,计算机采集,得到数字化的影像显示的一种 X 射线摄影设备。简称 CR 系统。

3.2

成像板 imaging plate(IP)

采用一种 X 射线储存发光材料(如氟卤化钡)制成的 X 射线面探测器。X 射线在 IP 中形成一幅电子空穴对分布的潜像,它在红色激光扫描激励下复合并发出紫光,其强度与 X 射线的强度成比例。CR 系统的扫描读出装置将 IP 的电子潜影读出并将数字化的影像显示在 CR 系统的显示屏上。简称 IP。

3.3

照射量指示 exposure indicators

CR 系统的生产厂提供的一种能反映影像采集过程中成像板所获取的人射照射量的特定技术方法。用这些照射量指示的技术方法实现受检者的辐射剂量限定和监测。

3.4

混叠 aliasing

对超过空间分辨力极限的一些高频率成分可能返回到低频率成分中,在影像中产生一种特殊的混叠的伪影。

3.5

尼奎斯特频率 $f_{Nyquist}$

由采样间距 a 确定的空间频率,它们的关系式为:$f_{Nyquist}=1/2$ a。

4 质量控制检测的一般要求

4.1 影像质量控制检测一般采用非介入检测方法。对CR系统的检测按WS/T 76—1996分为验收检测(设备新安装或大修后)、状态检测(每年一次)和稳定性检测(每周、每月和每半年)。

4.2 验收检测前应对CR系统的所有供货清单盘点和核查。应对每一块成像板和暗盒进行目视检查,是否有表面缺陷或刮擦痕迹;检查暗盒的开启和合拢是否灵活。验收检测前对CR主机设备的外围附属的各种设备,如激光打印机、工作站影像监视器、胶片观片灯箱都应进行初始调试和检验。

4.3 在验收检测中,当对CR系统中管电压、曝光时间及有效焦点尺寸检测结果有异议时,应分别采用GB/T 11755.1、GB/T 11757规定的介入检测方法和YY/T 0063规定的狭缝测量法进行检测。

4.4 当新安装的CR系统投入临床使用后,应定期进行状态检测和稳定性检测,前后的检测条件应严格保持一致,使各次检测结果有可比性。验收检测或状态检测表明其性能满意后,应进行初始稳定性检测,建立相关参数的基线值。

5 质量控制检测项目及技术要求

5.1 对CR系统的检测项目包括通用检测项目和专用检测项目两部分。通用检测项目与技术要求采用WS/T 189—1999规定的方法,评价标准参见附录A中表A.1。

5.2 对CR系统的专用检测项目与技术要求,在本标准6中作了详细规定,评价标准参见附录A中表A.2。

5.3 本标准给出几个生产厂的CR系统IP响应照射量的计算公式,参见附录B中表B.1。本标准推荐CR系统专用检测项目所需要的设备与用具,参见附录C中表C.1。本标准列出对CR系统检测项目参考文献。

6 质量控制检测方法与评价

6.1 IP的暗噪声

6.1.1 检测前对IP进行一次擦除处理。

6.1.2 任选3到5块未曝光的已擦除过的IP放入阅读器中,用自动定标或固定定标算法和系统增益至最大,进行扫描读取,使用窄的窗宽和低的窗位并分别获取硬或软拷贝影像。

6.1.3 读取每块IP的照射量指示值,其值均应在生产厂的保证值以下。

6.1.4 在观片灯箱上观察照片或在显示器上观察原始影像。

6.1.5 照片或影像全野应清晰、均匀一致,无伪影,如果超过2块IP影像上发现有不均匀一致或伪影,应对所有IP进行该项检测和评价。

6.2 IP响应的均匀性和一致性

6.2.1 此测试适用于所有IP。任选3块板分别用80 kVp,0.5 mm Cu和1 mm Al滤过,焦点到IP距离(SID)为180 cm,2.58×10^{-6}C/kg(10 mR)入射照射量对IP曝光,延迟10分钟读取,获取三幅硬拷贝照片或软拷贝影像。

6.2.2 用胶片光密度计分别测量一幅照片中央区和四个象限区中心点光密度,获取并记录五个点光密度值;或者对工作站一幅影像中选中央和四个象限的兴趣区(ROI)获取五个平均数字值。选取的各兴趣区面积应大致相同。

6.2.3 对单幅照片五个点计算平均光密度值或五个影像兴趣区的平均数字值,所有测量值在平均值的±10%内一致,则单一IP的响应均匀性良好。三块IP的平均值在其总平均值的±10%内一致,则3块IP的一致性良好。

6.3 照射量指示校准

6.3.1 任选3块不同尺寸/类型的IP,分别用80 kVp,0.5 mm Cu和1 mm Al滤过,焦点到IP距离

(SID)为 180 cm，2.58×10^{-6} C/kg(1 mR)入射照射量对 IP 曝光，延迟 10 分钟后读取或按厂家指定时间读取。

6.3.2　用生产厂提供的阅读方法对每块 IP 读取，获得 3 幅软拷贝影像，获取 CR 系统的照射量指示所显示的读数值，利用生产厂提供的计算公式，计算 IP 曝光后的响应照射量 $E_{响应}$。计算公式参见附录 B 中表 B.1。

6.3.3　每块 IP 接受的测量照射量($E_{测量}$)(mR)与其响应照射量($E_{响应}$)(mR)应在±20％内一致。对所有 3 块 IP 的平均值应在±10％内一致。

6.4　IP 的响应线性

6.4.1　使用单独一块 IP，在 80 kVp，0.5 mmCu 和 1 mm Al 滤过，在 SID 为 180 cm 下，分别在 2.58×10^{-8} C/kg(0.1 mR)、2.58×10^{-7} C/kg(1 mR)、2.58×10^{-6} C/kg(10 mR)入射照射量按顺序完成 3 次曝光—读取周期，每次保持恒定延迟时间读取。

6.4.2　用生产厂提供的阅读方法对 IP 3 次曝光在工作站上获取 3 幅影像，并记录 CR 系统照射量指示所显示的读数值，利用公式计算 IP 3 次曝光的响应照射量。公式参见附录 B 中表 B.1。

6.4.3　对单个 IP 在 3 个照射量档中，测量照射量(mR)与响应照射量(mR)应在±20％内一致。

6.5　激光束功能

6.5.1　用一把钢尺放在 IP 暗盒中心，使其长边垂直于激光束扫描线(通常激光束扫描线垂直于 IP 长边)，选择 60 kVp，不加滤过，SID 为 180 cm，用 1.29×10^{-6} C/kg(5 mR)入射照射量对 IP 曝光，获取一幅硬或软拷贝影像。

6.5.2　用 10～20 倍放大镜观察照片或用软件放大影像，观察钢尺长边应为一条连续的直线，表明激光束没有颤动，如果发现钢尺直边有颤动，则用工作站的 ROI 测量工具测量，不应大于±1 像素尺寸。

6.6　空间分辨力和分辨力一致性

6.6.1　选用三个相同型号分辨力测试卡，线对范围在 0.5 lp/mm～5 lp/mm，同时放置在一个 IP 暗盒上面，两个呈正交(水平和垂直)，另一个呈 45°角，在 60 kVp，不加滤过，SID 为 180 cm，约用 1.29×10^{-6} C/kg(5 mR)入射照射量对 IP 曝光和读取，获取一幅硬或软拷贝影像。

6.6.2　用一块乳腺摄影的屏/片密着检测板，对已擦除过的同一块 IP，在 6.6.1 的相同曝光条件下进行曝光和读取，获取另一幅硬或软拷贝影像。

6.6.3　用 10～20 倍放大镜在硬或软拷贝影像上观察三个线对卡影像中最大可分辨的线对数目，分别记录水平方向、垂直方向和 45°角上的该线对数目：$R_{水平}$、$R_{垂直}$和 $R_{45°}$。

6.6.4　在观察的整个影像区域内，若屏/片密着检测板金属网格的影像呈均匀一致，无模糊区域，表明 IP 分辨力一致性良好。

6.6.5　从观察影像中测出 $R_{水平}$、$R_{垂直}$和 $R_{45°}$与生产厂提供该 IP 的空间极限分辨力相比较，则 $R_{水平}/f_{Nyquist}$，$R_{垂直}/f_{Nyquist}$和 $R_{45°}/(1.41\times/f_{Nyquist})$均应大于 90％。

6.7　低对比度细节的探测

6.7.1　选择适当的低对比度细节探测模体，放置在一个 IP 的暗盒上面，根据所选用模体说明书要求，选取管电压，和适当的滤过，SID 为 180 cm，分别用约 2.58×10^{-8} C/kg(0.1 mR)，2.58×10^{-7} C/kg(1 mR)，1.29×10^{-6} C/kg(5 mR)的入射照射量依次对同一个暗盒完成三次曝光—读取周期，读取时应使用相同延迟时间采集三幅硬或软拷贝影像。

6.7.2　把三幅硬拷贝照片分别放在观片灯箱上或在工作站上的监视器分别观察硬或软拷贝模体影像，按模体说明书要求，观察和记录模体中细节影像可探测到最小细节。

6.7.3　验收检验应按模体说明书要求判断或者参照厂家的数据；状态或稳定性检验应与基线值进行比较。

6.8　空间距离准确性

6.8.1　将两把有刻度的钢尺分别垂直和水平放置在一个 IP 暗盒上面，用 60 kVp，无滤过，SID 为

180 cm，约 1.29×10^{-6} C/kg(5 mR)的入射照射量对 IP 曝光一读取，并采集一幅软拷贝影像。

6.8.2 用工作站上数字测距器对钢尺影像读取两个方向的测量距离(dm)，和钢尺的真实距离(do)，分别记录出它们的读数值。在垂直和水平两个方向上，则(dm－do)/do 均应在±2%以内符合。

6.9 IP 擦除完全性

6.9.1 将一块 3 mm 厚的 Pb 板(4 cm×4 cm)放置在一个 IP 暗盒中央区，用 60 kVp，无滤过，SID 为 180 cm，约 1.29×10^{-5} C/kg(50 mR)的高入射照射量对 IP 曝光一读取，然后，再用上述条件下，无 Pb 板的情况下，约用 2.58×10^{-7} C/kg(1 mR)低入射照射量对 IP 第二次曝光一读取，并获取一幅软拷贝影像。

6.9.2 在工作站上观察第二次曝光的影像，不应存在第一次曝光留下的 Pb 板的幻影，否则，表明 IP 板擦除不完全。然后应用"暗噪声"处理方式，将 IP 插入阅读器重复读取图像后，IP 的照射量指示值在厂家规定的暗噪声水平以下。

6.10 滤线栅效应(混叠)

6.10.1 一个 IP 暗盒直接放置在滤线栅托盘中，使滤线栅 Pb 条平行于激光束扫描线(通常激光束扫描线垂直于 IP 长边)，确保滤线栅固定不动。用 80 kVp，0.5 mm Cu 和 1 mm Al 滤过，使 SID 与滤线栅焦距相匹配，约 2.58×10^{-7} C/kg(1 mR)入射照射量对 IP 曝光一读取，无延迟时间获取一幅硬拷贝照片或软拷贝影像。

6.10.2 用上述相同曝光条件，使滤线栅 Pb 条垂直于激光束扫描线放置一块 IP，获取另一幅照片或影像。

6.10.3 对于滤线栅 Pb 条垂直于激光束扫描线所获取影像中不应出现波纹状的混叠伪影。

6.11 IP 通过量

6.11.1 选择四个同型号和同尺寸的 IP 暗盒，在无延迟时间下连续对其读取。

6.11.2 从第一个 IP 暗盒放入阅读器开始计时到第四个 IP 暗盒的影像在 CR 观察屏上显示计时停止，记录所需这段时间间隔 t(分钟)。

6.11.3 根据 IP 暗盒通过量的计算公式：Tm＝60×4/t，计算该 CR 系统的 IP 暗盒每小时通过量(Tm)。

6.11.4 测得每小时的 IP 暗盒通过量(Tm)与生产厂给出的每小时 IP 暗盒通过量(To)应在 10%内符合，可用公式(To－Tm)/To 计算。

附　录　A
（规范性附录）
CR 系统的检测项目与技术要求

表 A.1　CR 系统的通用检测项目与技术要求

编号	检测项目	检测方法及条件	验收检测要求	状态检测		稳定性检测	
				要求	周期	要求	周期
1	管电压指示的偏离		±10%	±10%	一年		
2	输出量		参照厂家数据	参照厂家数据		±30%基线值	半年
	输出量重复性		≤10%	≤10%	一年		
	输出量线性	相邻两档间	±20%	±20%	一年		
	有用线束半值层	80 kV	≥2.3 mm Al	≥2.3 mm Al	一年		
3	曝光时间指示的偏离	三相或直流	±10%	±10%	一年		
		单相，≥0.1s	±10%	±10%	一年		
		单相，<0.1s	±0.01s	±0.01s	一年		
4	自动曝光控制	影像光密度	±0.3 OD	±0.3 OD	一年	±30%基线值	半年
		空气比释动能	±20%	±20%	一年	±30%基线值	半年
5	几何光学特性：SID 值的偏离		±5%	±5%	一年	±5%	半年
	几何光学特性：有用线束垂直度偏离		≤6°	≤6°	一年	≤6°	半年
	几何光学特性：光野与照射野偏离		≤2%SID	≤2%SID	一年	≤2%SID	半年
6	滤线栅与有用线束中心偏离		无明显不对准	无明显不对准	一年		
7	有效焦点尺寸	星卡	见 WS/T 189—1999 中附录 A 表 A.4 标称焦点尺寸的允许值				

表 A.2　CR 系统专用检测项目与技术要求

编号	检测项目	验收检测要求	状态检测		稳定性检测	
			要求	周期	要求	周期
1	目视检查	IP 及暗盒质量状况 IP 初始清洁和擦除	IP 及暗盒质量状况，必要时清洁	一年	IP 及暗盒质量状况，常规清洁 IP	每周
2	IP 暗噪声	照射量指示值应在保证值之下，影像均匀，无伪影	照射量指示值应在保证值之下，影像均匀，无伪影	一年	照射量指示值应在保证值之下，影像均匀，无伪影	每周
3	IP 响应均匀性及一致性	在±10%（单板与多板）内	在±10%（单板与多板）内	一年	在±10%（单板与多板）内	半年
4	照射量指示校准	在±20%（单板）内 在±10%（多板）内	在±20%（单板）内 在±10%（多板）内	一年	在±20%（单板）内 在±10%（多板）内	每月
5	IP 响应线性	在±20%内	在±20%内	一年	在±20%内	半年

表 A.2（续）

编号	检测项目	验收检测要求	状态检测		稳定性检测	
			要求	周期	要求	周期
6	激光束功能	无颤动或颤动 在±1像素尺寸内	无颤动或颤动 在±1像素尺寸内	一年	无颤动或颤动 在±1像素尺寸内	每月
7	空间分辨力与 分辨力重复性	$R_{水平}/f_{Nyquist}>0.9$ $R_{垂直}/f_{Nyquist}>0.9$ $R_{45°}/(1.41\times f_{Nyquist})>0.9$ 网格影像均匀，无模糊区域	$R_{水平}/f_{Nyquist}>0.9$ $R_{垂直}/f_{Nyquist}>0.9$ $R_{45°}/(1.41\times f_{Nyquist})>0.9$ 网格影像均匀， 无模糊区域	一年	—	—
8	低对比度细节探测	参照厂家数据	参照厂家数据	一年	基线值±1个细节变化	半年
9	空间距离准确性	在±2%内	在±2%内	一年	在±2%内	半年
10	IP擦除完全性	不存在Pb板幻影， 达到暗噪声水平	不存在Pb板幻影， 达到暗噪声水平	一年	不存在Pb板幻影， 达到暗噪声水平	半年
11	滤线栅效应(混叠)	未发现混叠伪影	未发现混叠伪影	一年	—	—
12	IP通过量	在±10%内	在±10%内	一年	—	—

附 录 B
(资料性附录)
CR 系统的 IP 响应照射量的计算公式

表 B.1 四个生产厂提供的 CR 系统 IP 的响应照射量($E_{响应}$)的计算公式

厂商	Agfa	Fuji	Konica	Kodak
照射量指示表示的量与符号	照射量中位值 M 的对数 lgM	感度值 S	感度值 S	照射量指数 EI
照射量指示的关系式(E=照射量,mR)	lgM=log(CSE) −0.096 3 (S=感度,对于 MD−10 板 C=1)	S=200/E	S=200/E	EI=1 000 log(E)+2 000
计算响应照射量($E_{响应}$)公式	$E_{响应}$(mR)=[(2 276/S)×$10^{(\log M-3.276\ 8)}$]	$E_{响应}$(mR)=200/S	$E_{响应}$(mR)=200/S	log $E_{响应}$(mR)=(EI−2 000)/1 000

注:表中仅列出四个生产厂的计算公式,其他厂家 IP 的响应照射量计算应参考厂家给出的方法,如对 Lumisys 公司生产的 ACR2000 系统使用 MD-10 型号的 IP,已知该系统给出 IP 照射量为 2.064×10^{-6}C/kg(8 mR)能产生像素值为 600 响应作为参考。因此,对这种系统的 IP 照射量响应的校准,用下式表示其容许误差:$PV_{8mR}-600<\pm45$,式中,PV_{8mR} 表示接受 8mR 入射照射量时其 80%影像区域中平均像素值。

附 录 C
（资料性附录）
CR 系统专用检测项目所需要的设备与用具

表 C.1 CR 系统专用检测项目所需要的设备与用具

编号	名称	数量	规格要求
1	剂量测量仪器	1	已校准电离室或半导体探测器
2	胶片光密度计	1	光密度在 0～3.5 范围内读数一致性在±0.02 内
3	空间分辨力测试卡	3	扇形或线对，0.5 lp/mm～5 lp/mm 频率 (Pb 厚度≥0.05 mm)
4	低对比度细节探测模体	1	可选用多种，如 Leeds TO-16、UAB 或者 CDRAD 等模体
5	屏一片密着检测板	1	乳腺摄影用细金属网格
6	滤线栅	1	固定，10∶1 或 12∶1，103 线/英寸
7	钢尺	2	有刻度，长＞30 cm，宽 2.5 cm
8	放大镜	1	10～20 倍
9	铜滤过板	1	厚度 0.5 mm，20 cm×20 cm
10	铝滤过板	1	厚度 1.0 mm，20 cm×20 cm
11	计时器(秒表)	1	
12	铅块	1	厚度＞3 mm，4 cm×4 cm
13	测量用卷尺	1	长度＞2 m
14	固定用胶带	1	

参考文献

[1] AAPM Report No93:《 Acceptance testing and quality control of photostimulable storage phosphor imaging systems》Report of AAPM Task Group No 10(2006).

[2] AAPM Report No74:《Quality Control in Diagnostic Radiology》edited by S. J. Shepard et al., Report of AAPM Task Group No 12,Diagnostic X-ray Imaging Committee(2002).

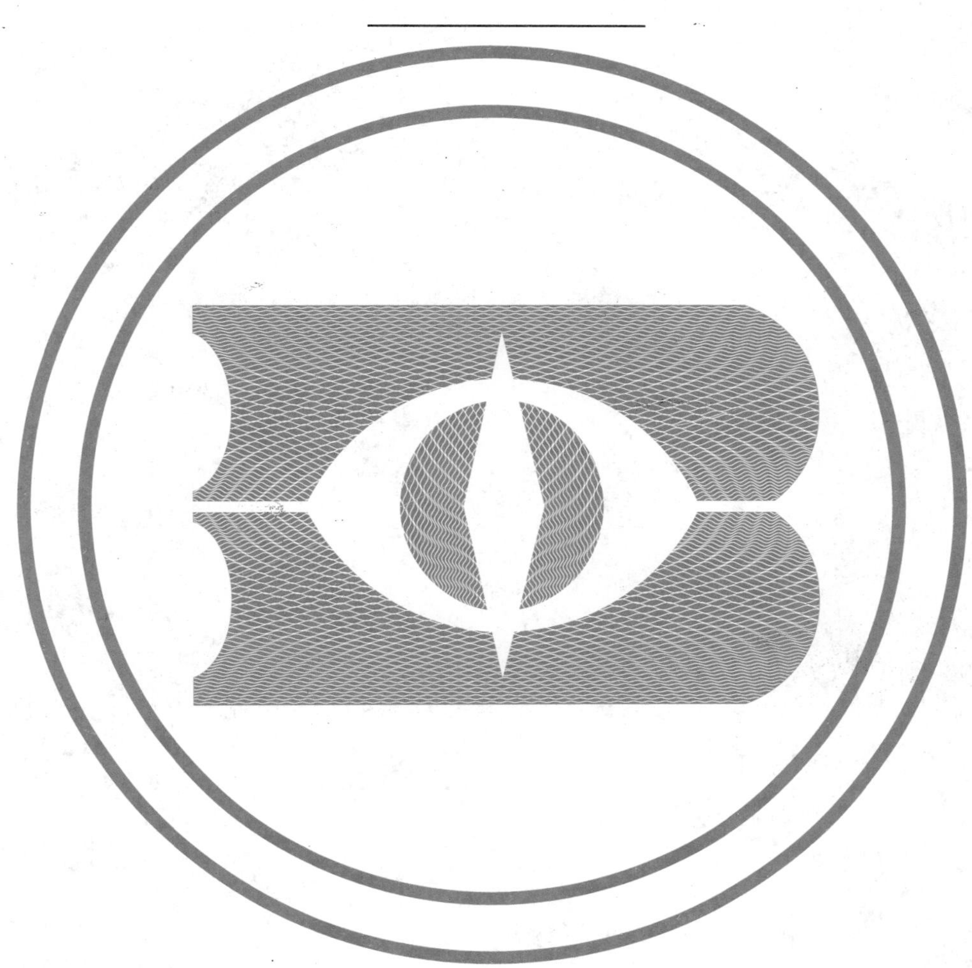

ICS 13.100
C 57

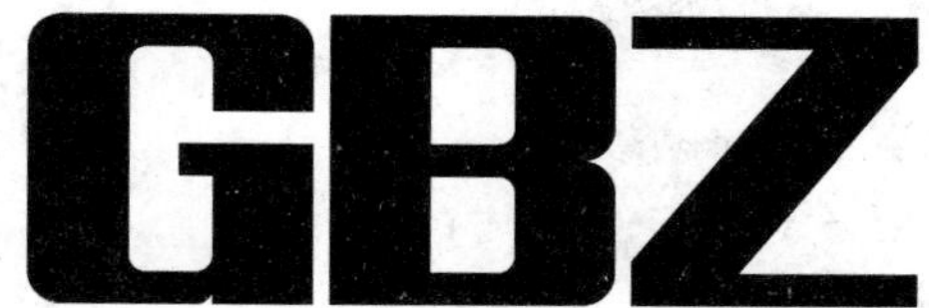

中华人民共和国国家职业卫生标准

GBZ/T 200.1—2007

辐射防护用参考人
第1部分:体格参数

Reference individuals for use in radiation protection—
Part 1:Physique parameters

2007-09-25 发布 2008-03-01 实施

中华人民共和国卫生部 发布

前　言

根据《中华人民共和国职业病防治法》，制定本标准。

GBZ/T 200《辐射防护用参考人》系列标准按部分发布，分为以下五部分：

——第1部分：体格参数；

——第2部分：主要组织器官质量；

——第3部分：主要生理学参数；

——第4部分：膳食组成和元素摄入量；

——第5部分：人体组成和主要组织器官元素含量。

本部分是GBZ/T 200系列标准的第1部分。

本部分的附录A为资料性附录。

本部分由卫生部放射卫生防护标准专业委员会提出。

本部分由中华人民共和国卫生部批准。

本部分起草单位：中国医学科学院放射医学研究所。

本部分起草人：王继先、赵永成。

辐射防护用参考人
第1部分:体格参数

1 范围

本部分规定了中国人男、女性别的新生儿、婴幼儿、学龄前、儿童、少年和成人各发育阶段(相应的代表年龄为0.25岁、1岁、5岁、10岁、15岁、20岁～50岁)的身高、体重、坐高、头围、胸围和体表面积等体格参数参考值。

本部分适用于辐射防护实践与干预中电离辐射内外照射剂量估算和人体模型的研制。其他有关行业可参照应用。

本部分不适用于使用个体实测数据的相关工作和对个体实施精确定向照射时的定位。

2 术语和定义

下列术语和定义适用于本标准。

2.1

参考人 reference individuals

某一特定人群的解剖、生理等参数的调查统计值经科学分析后形成的描述该人群的形态特性、组织特性、生理特性等的数据库。参考人典型化了某一特定人群,并用于代表该人群。以便于对人群中的不同个体能在同一生物学基础上统一对待,对不同群体间能用统一的标准进行比较。

2.2

人体模型 phantom

在辐射剂量学研究中和电离辐射的医学应用中,用于确定人体与辐射相互作用特性的实体模型和数学模型。根据不同需要,由组织等效材料构成的人体模拟物或具有约定尺寸的几何模型,既可以代表整个人体,也可代表特定的人体局部。

2.3

体格 physique

体形,反映人体发育的情况和健康状况。

3 参考值

3.1 不同性别、不同年龄参考人的身高、体重、坐高、头围、胸围和体表面积见表1。

表1 身高、体重、坐高、头围、胸围和体表面积的参考值

性别	年龄/岁	身高[a]/cm	体重[b]/kg	坐高[c]/cm	头围[d]/cm	胸围[e]/cm	体表面积[f]/m^2
男	0.25	62	7	41	42	40	0.36
	1	77	10	47	46	46	0.49
	5	110	19	62	51	54	0.73
	10	139	32	75	53	64	1.20
	15	168	55	90	56	81	1.74
	20～50	170	63	92	57	88	1.87

表 1（续）

性别	年龄/岁	身高[a]/cm	体重[b]/kg	坐高[c]/cm	头围[d]/cm	胸围[e]/cm	体表面积[f]/m^2
女	0.25	62	7	41	42	40	0.36
	1	77	10	47	46	46	0.49
	5	110	19	62	51	54	0.73
	10	139	32	75	53	64	1.20
	15	158	50	86	54	76	1.60
	20～50	158	54	86	55	84	1.66

注：

a 身高：立姿时从头顶点至站立地面的垂距。

b 体重：减去衣重而得到的身体重量。

c 坐高：坐姿时从头顶点至椅面的垂距。

d 头围：从眉间点为起点，经枕后点至起点的围长。

e 胸围：经乳头点的胸部水平围长（对中老年妇女用胸中点代替乳头点）。

f 体表面积：由身高和体重的关系式计算获得。

计算公式：

年龄为 0：　$A=W^{0.473}\times H^{0.655}\times 95.68$

年龄为 1～5：　$A=W^{0.423}\times H^{0.562}\times 381.89$

年龄 6 以上：　$A=W^{0.464}\times H^{0.663}\times 88.83$

式中：A 为体表面积（m^2）；W 为体重（kg）；H 为身高（cm）。

3.2　不同年龄参考人各部位的体表面积的分布见表 2。

表 2　人体各部位体表面积占全身总面积比例的参考值

年龄/岁	占全身总面积的比例/%			
	头	躯干	上肢	下肢
0.25	20.3	32.0	17.2	30.5
1	17.2	34.4	17.8	30.6
5	13.1	33.0	19.6	34.3
10	10.9	33.6	19.4	36.1
15	8.8	31.9	21.4	37.9
20～50	7.5	34.6	19.4	38.5

3.3　成人其他体格参数参考值见表 3。

表 3　成人其他体格参数参考值

参数	定 义	参考值/cm	
		男	女
头全高	从头顶点至颏下点的垂距	23	22
头最大宽	左、右颅侧点之间的直线距离	16	15
头最大长	从眉间点至枕后点的直线距离	19	18
颈围	经喉结节点的颈部水平围长	37	34
躯干长	颈椎点高与会阴高之差	64	60

表 3（续）

参数	定 义	参考值/cm	
		男	女
肩宽	左、右肩峰点之间的直线距离	38	36
胸宽	在乳头点高度上，胸廓两侧最突出部位间的横向水平直线距离，对中老年妇女用胸中点代替乳头点	29	27
胸厚	在乳头点高度上，躯干前、后最突出部位间平行于矢状面的水平直线距离，对中老年妇女用胸中点代替乳头点	22	20
腰围	经脐点的腰部水平围长	74	77
上臂长	从肩峰点至桡骨点的直线距离	32	29
前臂长	从桡骨点至桡骨茎突点的直线距离	24	22
手长	从连结桡骨茎突点和尺骨茎突点的掌侧面连线的中点至中指指尖点的直线距离	19	17
手宽	从桡侧掌骨点至尺侧掌骨点的直线距离	9	8
大腿长	从髂前上棘点至胫骨点的直线距离	47	44
小腿长	从胫骨点至内踝点的直线距离	37	35
足背高	从胫骨前下点至地面的垂距	8	7
足长	从足后跟点至最长的足趾尖点（第一或第二趾）之间，平行于足后跟点至第二趾尖点的连线的最大直线距离	25	23
足宽	右足从胫侧跖骨点至腓侧跖骨点的直线距离	10	9

附 录 A
（资料性附录）
正确使用本部分的说明

A.1 本部分参照 ICRP 第 89 号出版物，推荐了男、女的 0.25 岁、1 岁、5 岁、10 岁、15 岁和 20 岁～50 岁作为代表年龄，依此代表以下各发育阶段及其年龄范围，即新生儿期：出生至 6 个月；婴幼儿期：7 个月至 3 岁；学龄前期：4 岁至 6 岁；儿童期：7 岁至 13 岁；少年期：14 岁至 17 岁；成人期：18 岁以上。

A.2 在辐射防护领域用于前瞻性剂量估算和人体模型研制时，根据被估算对象的生长发育阶段选择相应代表年龄的体格参数参考值。

A.3 当需较精确的剂量估算时，常需要某一确定年龄的身高、体重参考值，此时可用内插法由图 A.1 和图 A.2 中曲线获得。

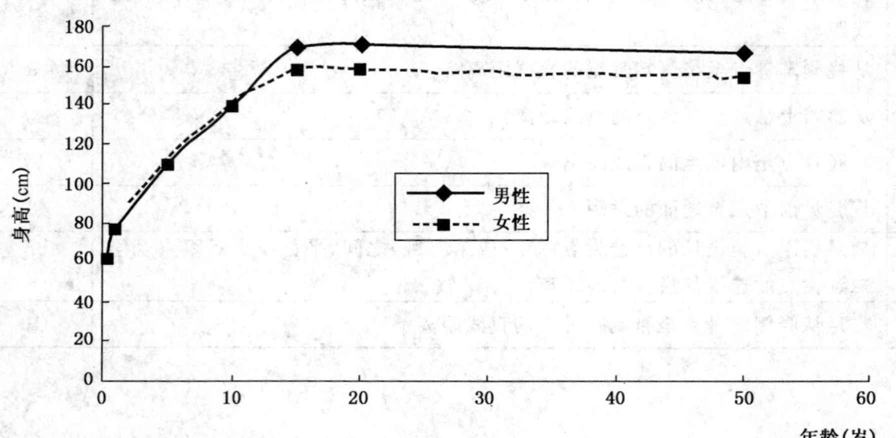

图 A.1 身高参考值随年龄变化的曲线

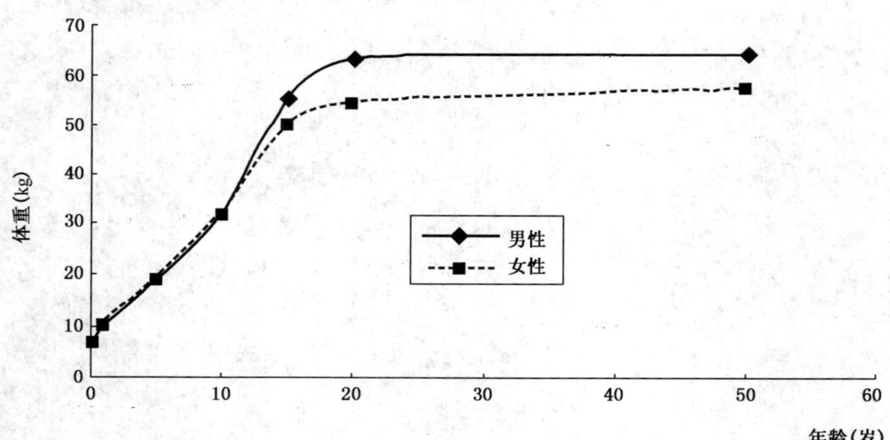

图 A.2 体重参考值随年龄变化的曲线

A.4 在个人回顾性剂量估算时，应尽可能使用该人的体格实际测量数据。

ICS 13.100
C 57

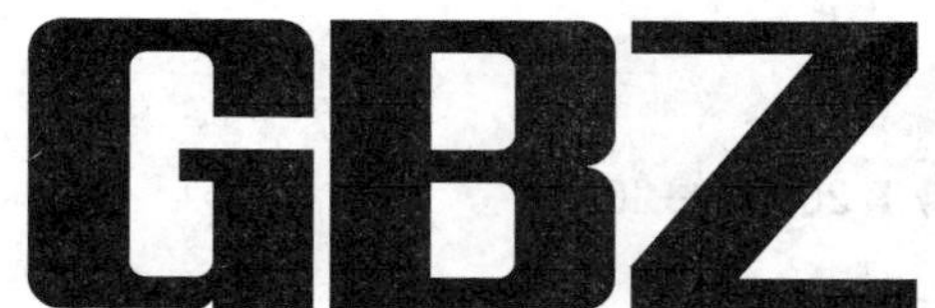

中华人民共和国国家职业卫生标准

GBZ/T 200.2—2007

辐射防护用参考人 第2部分:主要组织器官质量

Reference individuals for use in radiation protection—
Part 2:Masses of main organs and tissues

2007-09-25 发布 2008-03-01 实施

中华人民共和国卫生部 发布

前 言

根据《中华人民共和国职业病防治法》，制定本标准。

GBZ/T 200《辐射防护用参考人》系列标准按部分发布，分为以下五部分：

——第1部分：体格参数；

——第2部分：主要组织器官质量；

——第3部分：主要生理学参数；

——第4部分：膳食组成和元素摄入量；

——第5部分：人体组成和主要组织器官元素含量。

本部分是GBZ/T 200的第2部分。

本部分的附录A为资料性附录。

本部分由卫生部放射卫生防护标准专业委员会提出。

本部分由中华人民共和国卫生部批准。

本部分起草单位：中国医学科学院放射医学研究所。

本部分起草人：王继先、赵永成。

辐射防护用参考人
第2部分:主要组织和器官质量

1 范围

本部分规定了中国人男、女性别的新生儿、婴幼儿、学龄前、儿童、少年和成人各发育阶段(相应的代表年龄为0.25岁、1岁、5岁、10岁、15岁、20岁～50岁)的组织和器官的质量参考值。

本部分适用于辐射防护实践与干预中电离辐射内外照射剂量估算和人体模型的研制。其他相关行业可参照应用。

本部分不适用于使用个体实测数据的相关工作和对个体实施精确定向照射时的定位。

2 术语和定义

下列术语和定义及GBZ/T 200.1—2007确定的术语适用于本标准。

2.1

体脂 body fat

身体的脂肪组织,分基本脂肪和非基本脂肪两种。基本脂肪是构成细胞的结构成分;非基本脂肪是维持机体热量平衡的成分,摄入热量多余时脂肪蓄积,需要热量时该部分脂肪被消耗,数量不稳定。

2.2

瘦体重 lean body mass

不含非基本脂肪的体重。

2.3

皮肤 skin

由表皮、内皮和皮下组织组成。覆盖在人体表面,固定人体各组成部分并保护其不受损伤的组织。

2.4

骨骼 skeleton

由不同形式(不动、微动或可动)的骨连接在一起,构成骨骼,形成了人体体形的基础,并为肌肉提供了广阔的附着点。

2.5

红骨髓 red bone marrow

存在于长骨(如肱骨、股骨)的骨髓腔和扁平骨(如髂骨)的骨松质间的一种海绵状组织,能产生血细胞的骨髓略呈红色,称为红骨髓。

3 参考值

3.1 《电离辐射防护与辐射源安全基本标准》(GB 18871—2002)中有组织权重因数的组织器官的质量参考值见表1。

表1 在《电离辐射防护与辐射源安全基本标准》中有组织权重因数的组织器官的质量(g)参考值

器官/组织	0.25岁	1岁	5岁	10岁	15岁		20岁～50岁	
					男	女	男	女
睾丸[a]	2.0	2.6	3.1	4.7	33	—	40	—
卵巢[a]	—	—	0.5	1.4	—	9.8	—	11

表 1（续）

器官/组织	0.25 岁	1 岁	5 岁	10 岁	15 岁		20 岁～50 岁	
					男	女	男	女
红骨髓	110	190	305	710	900	750	1 100	800
结肠	44	56	102	170	291	225	310	240
肺	140	190	360	580	940	720	1 250	960
胃	23	30	47	75	120	95	145	110
膀胱	5	8	13	21	38	30	40	30
乳腺（女）[a]	—	—	—	38	—	200	—	300
肝	230	330	575	850	1 170	1 050	1 410	1 290
食管	7	10	13	25	30	28	40	30
甲状腺[b]	1.3	1.8	3.4	7.9	12	12	20	17
皮肤	320	450	775	1 200	2 200	1 700	2 400	1 800
骨表面	—	—	—	—	—	—	100	90

注：

[a] 双侧器官质量。

[b] 甲状腺质量引自 ICRP 第 89 号出版物。

3.2 其他组织器官质量参考值见表 2。

表 2 其他组织器官质量(g)参考值

器官/组织	0.25 岁	1 岁	5 岁	10 岁	15 岁		20 岁～50 岁	
					男	女	男	女
体脂[b]	600	1 000	1 900	5 000	6 500	9 000	9 000	12 500
瘦体重	6 400	9 000	17 100	27 000	48 500	41 000	54 000	41 500
骨骼	600	1 300	2 200	4 500	7 300	5 700	8 000	6 000
脑	650	950	1 200	1 350	1 480	1 360	1 460	1 330
心脏	35	50	95	150	240	200	325	290
肾[a]	40	60	115	175	230	220	290	260
脾	19	35	70	100	140	120	165	150
唾液腺	13	16	26	45	77	59	82	62
胆囊	1	2	3	4	8	6	9	7
小肠	83	110	190	325	540	420	620	450
胰	10	20	40	60	90	75	120	100
眼[a]	5	7	13	14	15	12	15	12
眼晶体[a]	0.15	0.20	0.35	0.35	0.40	0.35	0.40	0.35
肾上腺[a]	4.5	4.0	5.0	6.0	10	10	14	13
胸腺	25	27	33	37	37	32	30	27
脑垂体	0.20	0.20	0.30	0.40	0.53	0.61	0.70	0.80
体重	7 000	10 000	19 000	32 000	55 000	50 000	63 000	54 000

注：

[a] 双侧器官质量。

[b] 指非基本脂肪。

3.3 中国成年男子参考人红骨髓在骨骼中的分布见表3。

表3 红骨髓在成年男子骨骼中的分布参考值

部位	参考值/%	部位	参考值/%
头盖骨	7.6	胸椎骨	16.1
下颚骨	0.8	腰椎骨	12.3
肩胛骨	2.8	骶骨	9.9
锁骨	0.8	髋骨	17.5
胸骨	3.1	股骨上端	6.7
肋骨	16.1	肱骨上端	2.4
颈椎骨	3.9		

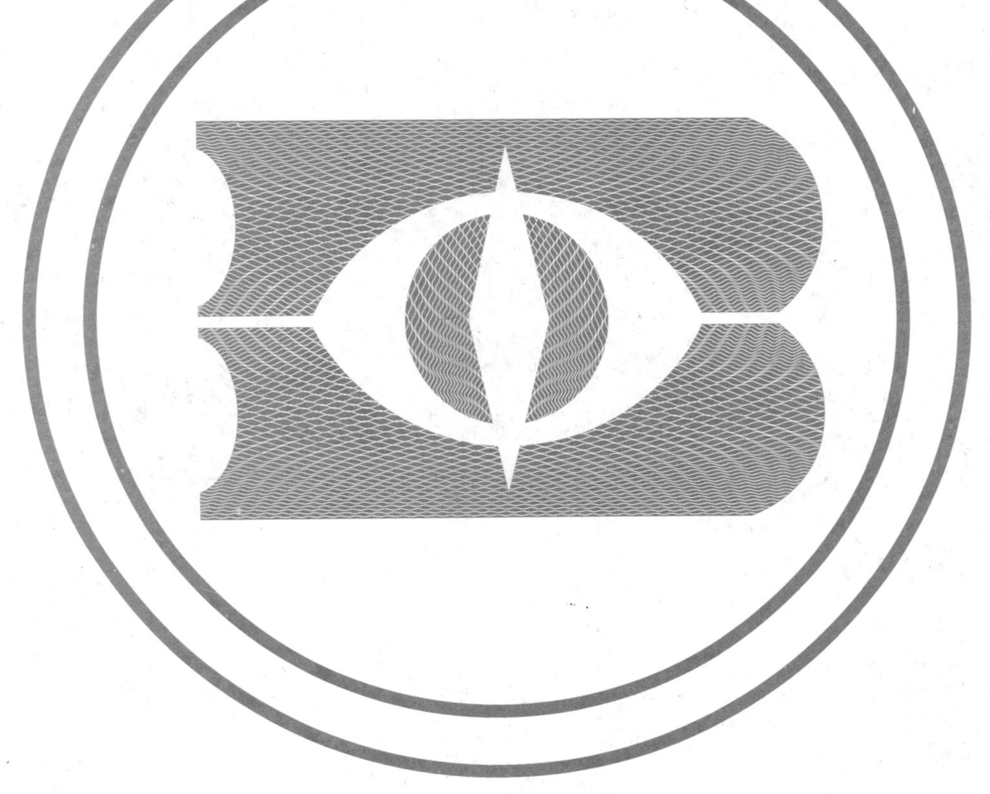

附　录　A
（资料性附录）
正确使用本部分的说明

A.1　本部分参照 ICRP 第 89 号出版物，推荐了男、女的 0.25 岁、1 岁、5 岁、10 岁、15 岁和 20 岁～50 岁作为代表年龄，依此代表以下各发育阶段及其年龄范围，即新生儿期：出生至 6 个月；婴幼儿期：7 个月至 3 岁；学龄前期：4 岁～6 岁；儿童期：7 岁～13 岁；少年期：14 岁～17 岁；成人期：18 岁以上。

A.2　在辐射防护领域用于前瞻性剂量估算和人体模型研制时，根据被估算对象的生长发育阶段选择相应代表年龄的组织器官质量参数参考值。

ICS 13.100
C 57

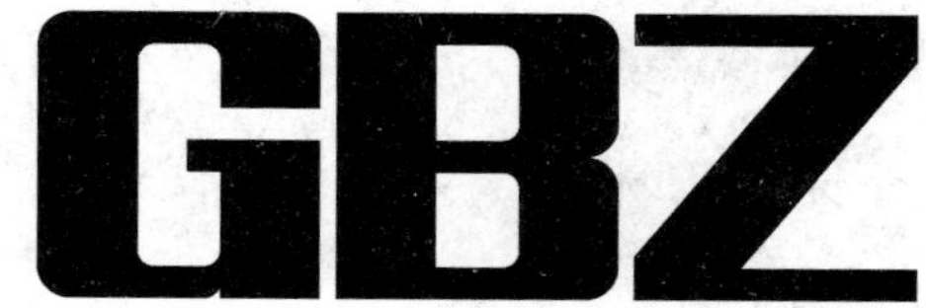

中华人民共和国国家职业卫生标准

GBZ/T 200.4—2009

辐射防护用参考人 第4部分:膳食组成和元素摄入量

Reference individuals for use in radiation protection—
Part 4:Dietary component and intakes of elements

2009-03-06 发布　　2009-12-01 实施

中华人民共和国卫生部　发布

前 言

根据《中华人民共和国职业病防治法》，制定本标准。

GBZ/T 200《辐射防护用参考人》标准按部分发布，分为以下五部分：

——第1部分：体格参数；

——第2部分：主要组织器官质量；

——第3部分：主要生理学参数；

——第4部分：膳食组成和元素摄入量；

——第5部分：人体组成和主要组织器官元素含量。

本部分为GBZ/T 200的第4部分。

本部分的附录A为资料性附录。

本部分由卫生部放射卫生防护标准专业委员会提出。

本部分由中华人民共和国卫生部批准。

本部分起草单位：中国医学科学院放射医学研究所。

本部分起草人：王继先、诸洪达、赵永成。

辐射防护用参考人
第 4 部分:膳食组成和元素摄入量

1 范围

本部分提出了中国人不同性别的学龄前期、儿童期、少年期和成人期各发育阶段(相应的代表年龄为 5 岁、10 岁、15 岁和 20 岁～50 岁)的膳食组成和膳食中的元素与放射性核素的摄入量参考值。

本部分适用于通过膳食摄入放射性核素所致的内照射剂量的估算。

2 术语和定义

GBZ/T 200.1—2007、GBZ/T 200.2—2007 确立的以及下列术语和定义适用于本标准。

2.1

膳食 dietary

人们日常吃的各类食物及其组成的总称。

2.2

食物消费量 food consumption

平均每人每日的各种食物的食入量。

2.3

膳食元素摄入量 element intakes

通过膳食每人每日平均食入各种元素的数量。

2.4

膳食放射性核素年摄入量 annual intake of radionuclides

通过膳食每人每年平均食入各种放射性核素的数量。

3 参考值

3.1 辐射防护用参考人的食物消费量见表 1。

表 1 不同年龄男、女食物消费量参考值

食物	消费量参考值/(g/d)			
	学龄前期(男、女)	儿童期(男、女)	少年期、成人期(男)	少年期、成人期(女)
谷类[a]	170	270	450	310
豆类	15	20	25	20
蔬菜	180	260	360	320
水果	55	85	80	120
肉、禽	55	70	80	60
奶类	95	110	45	25
蛋类	20	30	35	25
鱼虾	40	30	40	35
油脂	—	—	30	—
饮水	500	700	1 000	800
注:[a] 包括薯类。				

3.2 辐射防护用参考人的膳食元素摄入量见表 2。

表 2 不同年龄男、女膳食元素摄入量参考值

元素	单位	膳食元素摄入量参考值			
		学龄前期(男、女)	儿童期(男、女)	少年期、成人期(男)	少年期、成人期(女)
Na	mg/d	2 270	3 080	4 170	3 470
K	mg/d	1 220	1 650	2 160	1 800
Ca	mg/d	480	600	710	570
P	mg/d	520	670	870	660
Mg	mg/d	160	220	300	240
Cu	mg/d	1	1	1	1
Fe	mg/d	13	18	25	20
Zn	mg/d	6	8	11	8
Cr	μg/d	83	120	170	130
Se	μg/d	38	46	62	47
I	μg/d	230	310	410	330
Mo	μg/d	110	160	240	180
Co	μg/d	17	25	35	27
B	mg/d	1	1	2	2
Mn	mg/d	2	4	5	4
Ni	μg/d	110	160	230	170
V	μg/d	160	250	390	280
Pb	μg/d	124	168	186	160
Cd	μg/d	33	47	65	51
Hg	μg/d	14	21	31	23
As	μg/d	58	80	130	91
F	mg/d	1	1	2	1
Al	mg/d	7	10	16	12
Li	μg/d	27	40	57	45
U	μg/d	3	4	6	4
Th	μg/d	2	3	4	3
Ag	μg/d	14	20	27	20
Au	ng/d	130	180	250	210
Ba	μg/d	360	510	680	590
Br	mg/d	1	2	2	2
Ce	μg/d	8	12	17	13
Cs	μg/d	7	10	13	11
Eu	ng/d	200	290	430	330

表 2（续）

元素	单位	膳食元素摄入量参考值			
		学龄前期(男、女)	儿童期(男、女)	少年期、成人期(男)	少年期、成人期(女)
In	μg/d	38	53	64	53
La	μg/d	9	13	19	15
Rb	mg/d	2	2	3	3
Sb	μg/d	4	7	10	7
Sc	μg/d	1	2	3	2
Sr	mg/d	1	2	3	2
Ti	mg/d	1	1	2	2
Y	μg/d	21	32	46	36
Zr	μg/d	78	120	180	140

3.3　辐射防护用参考人的膳食放射性核素年摄入量见表 3。

表 3　不同年龄男、女膳食放射性核素年摄入量参考值

放射性核素	膳食放射性核素年摄入量参考值/(Bq/a)			
	学龄前期(男、女)	儿童期(男、女)	少年期、成人期(男)	少年期、成人期(女)
^{90}Sr	45	62	89	72
^{137}CS	15	20	27	22
^{226}Ra	15	22	30	25
^{228}Ra	38	52	72	60
^{210}Pb	84	89	120	100
^{210}Po	97	100	140	120

附 录 A
（资料性附录）
正确使用本标准的说明

A.1 各发育阶段的年龄范围和代表值：新生儿期指出生至6个月，代表年龄0.25岁；婴幼儿期指7个月至3岁，代表年龄1岁；学龄前期指4岁至6岁，代表年龄5岁；儿童期指7岁至13岁，代表年龄10岁；少年期指14岁至17岁，代表年龄15岁；成人期指18岁以上；以上各发育阶段的年龄范围和代表值是参照ICRP第89号出版物设定的。

A.2 考虑到新生儿期和婴幼儿期（0.25岁、1岁）男女食物均是以母乳为主，本部分未给出新生儿期和婴幼儿期的膳食组成和食物消费量及膳食元素摄入量和放射性核素年摄入量的参考值。

A.3 学龄前期和儿童期（5岁和10岁）男、女的膳食组成和食物消费量及膳食元素摄入量和放射性核素摄入量基本一致，故推荐了男、女同一的参考值。

A.4 少年期（15岁）男、女的膳食组成和食物消费量及膳食元素摄入量和放射性核素摄人量，分别与成人期男、女的基本一致，故对少年期男、女分别推荐了和成人期男、女同样的参考值。

A.5 在辐射防护领域用于前瞻性内照射剂量估算时，根据被估算对象的性别和生长发育阶段，选择相应代表年龄的膳食组成和食物消费量及膳食元素摄入量和放射性核素年摄入量参考值。

ICS 13.100
C 57

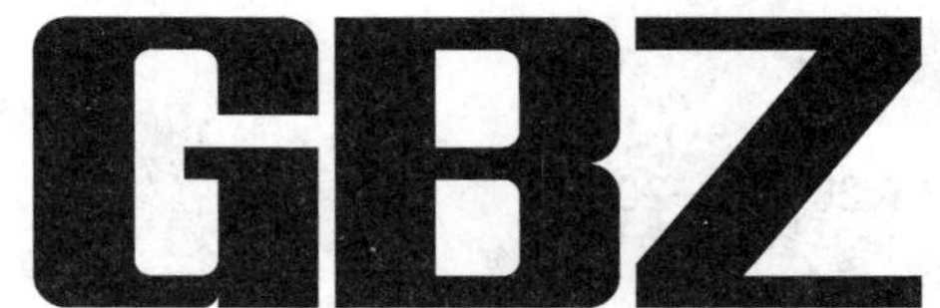

中华人民共和国国家职业卫生标准

GBZ/T 201.1—2007

放射治疗机房的辐射屏蔽规范
第1部分:一般原则

Radiation shielding requirements in room of radiotherapy installations—Part 1: General principle

2007-09-25 发布　　2008-03-01 实施

中华人民共和国卫生部　发布

前　言

根据《中华人民共和国职业病防治法》制定本标准。

GBZ/T 201《放射治疗机房的辐射屏蔽规范》系列标准按部分发布，分为以下五部分：

——第1部分：一般原则；

——第2部分：加速器；

——第3部分：γ放射源；

——第4部分：中子；

——第5部分：质子。

本部分是GBZ/T 201的第1部分。

本部分的附录A、附录B和附录C是资料性附录。

本部分由卫生部放射卫生防护标准专业委员会提出。

本部分由中华人民共和国卫生部批准。

本部分起草单位：北京市疾病预防控制中心。

本部分起草人：娄云、王时进、孟庆华、张泓。

放射治疗机房的辐射屏蔽规范
第1部分:一般原则

1 范围

本部分规定了医用放射治疗机房(以下简称治疗机房)辐射屏蔽的剂量参考控制水平、一般屏蔽要求和辐射屏蔽评价要求。

本部分适用于外照射源治疗装置的机房。

本部分不适用于人体植入放射性核素粒子源的放射治疗房间和放射性核素源敷贴治疗的房间。

2 术语和定义

下列术语和定义适用于本标准。

2.1

放射治疗机房外控制区 controlled areas out of radiotherapy room

直接与放射治疗机房相连接的与机房内治疗装置相关的放射工作人员工作区,如治疗装置控制室、治疗装置辅助机房等。

2.2

放射治疗机房外非控制区 uncontrolled areas out of radiotherapy room

放射治疗机房外,除放射治疗机房外控制区以外的其他区域,包括放射肿瘤医师诊室、候诊室等。

2.3

居留因子 *T* occupancy factor

在辐射源开束时间内,在区域内最大受照射人员驻留的平均时间占开束时间的份额。

2.4

使用因子 *U* use factor

初级辐射束(有用束)向某有用束屏蔽方向照射的时间占总照射时间的份额。

2.5

工作负荷 *W* workload

用以表示使用辐射源的工作量,用年(周)工作负荷表示。对于X射线管装置常以年(周)累积出束的“mA·min”描述;对于远距离放射治疗装置,常以装置距靶点1 m处的有用束或泄漏辐射的年(周)累积剂量“Gy”描述;对于近距离后装治疗装置,常以年(周)累积治疗照射时间“min”或“h”描述。

2.6

源轴距 source-axis distance(SAD)

沿着辐射束轴测量的辐射源与机架旋转轴之间的距离。

2.7

天空散射辐射 skyshine radiation

穿过辐射源屏蔽室顶的辐射与室顶上方空气作用产生的在辐射源屏蔽室外一定距离处地面附近人员驻留部位的散射辐射。

2.8

侧散射辐射 side-scattered radiation

辐射源射入屏蔽室顶的辐射与屋顶屏蔽物质作用所产生的并穿出屋顶的在辐射源至屏蔽室顶所张

立体角区域外的散射辐射。侧散射辐射所关心的位置为辐射源屏蔽室外一定距离处人员驻留的建筑物中高于屏蔽室屋顶的楼层。

2.9

屏蔽透射因子 shielding transmission factor

屏蔽效果的一种度量，指在辐射源与某位置之间有屏蔽体和没有屏蔽体时，该位置的辐射水平的比值。

2.10

泄漏辐射比率 leakage radiation ratio

在放射治疗装置治疗状态下，治疗装置机头有用束区外，距辐射源某距离处的泄漏辐射空气比释动能率与有用束中心轴上距辐射源相同距离处的空气比释动能率的比值。

2.11

周围剂量当量 $H^*(d)$ ambient dose equivalent

辐射场中某点处的周围剂量当量 $H^*(d)$ 定义为相应的扩展齐向场在 ICRU 球内逆齐向场的半径上深度 d 处所产生的剂量当量。对于强贯穿辐射，推荐 $d=10$ mm。

3 治疗机房辐射屏蔽的剂量参考控制水平

3.1 治疗机房墙和入口门外的周围剂量当量率参考控制水平

治疗机房墙和入口门外的周围剂量当量率应同时满足下列 3.1.1 和 3.1.2 的参考控制水平。

3.1.1 距治疗机房墙和入口门外表面 30 cm 处和邻近治疗机房的居留因子较大($T>1/4$)的人员驻留区域见式(1)。

$$\dot{H}_c \leqslant H_c/(t \cdot U \cdot T) \quad \cdots\cdots(1)$$

式中：

$\dot{H}_c$——周围剂量当量率参考控制水平，μSv/h；

H_c——周剂量控制水平(μSv/周)，其值如下：

放射治疗机房外控制区的工作人员：≤100 μSv/周

放射治疗机房外非控制区的人员：≤5 μSv/周

U——治疗装置向关注位置的方向照射的使用因子；

T——人员在放射治疗机房外控制区和放射治疗机房外非控制区驻留的居留因子，参见附录 A；

t——治疗装置周最大累积照射的小时数，h/周。t 是与治疗装置周工作负荷 W 相关的参数，应由放射治疗单位给定的放射治疗工作量导出，附录 B 是参考示例。

3.1.2 距治疗机房墙和入口门外表面 30 cm 处：

$$\dot{H}_c \leqslant 2.5\ \mu\text{Sv/h} \quad (\text{人员全居留场所}, T>1/2)$$

$$\dot{H}_c \leqslant 10\ \mu\text{Sv/h} \quad (\text{人员部分和偶然居留场所}, T \leqslant 1/2)$$

3.2 治疗机房顶屏蔽的辐射剂量率参考控制水平

3.2.1 在治疗机房上方已建、拟建二层建筑物或在治疗机房旁邻近建筑物的高度超过自辐射源点至机房顶内表面边缘所张立体角区域时，距治疗机房顶外表面 30 cm 处和或在该立体角区域内的高层建筑物中人员驻留处，辐射剂量率参考控制水平同 3.1。

3.2.2 除 3.2.1 的条件外，应考虑天空散射和侧散射辐射对治疗机房外的地面附近和楼层中公众的照射，以及穿出治疗机房顶的辐射对偶然到达顶外人员的照射，使用式(1)，并取 $H_c=5$ μSv/周、$T=1/40$，将其确定的治疗机房外表面 30 cm 处的周围剂量当量率 $\dot{H}_c$ 作为治疗机房顶屏蔽的辐射剂量率参考控制水平。

3.3 确定周围剂量当量率参考控制水平的程序

3.3.1 治疗机房墙和入口门外表面 30 cm 处的周围剂量当量率参考控制水平

(1) 选定评估点并判明各评估点所在的分区(放射治疗机房外控制区或放射治疗机房外非控制区);

(2) 按照放射治疗单位给定的放射治疗工作量,确定使用放射治疗装置的周工作负荷(W),并参考附录 B 的方法估算治疗装置的周最大照射时间(t);

(3) 按式(1)估算 $\dot{H}_c$,并与 3.1 的 3.1.2 的剂量率比较,取两者中较小的值作为周围剂量当量率参考控制水平。

3.3.2 邻近治疗机房的居留因子较大($T>1/4$)处的周围剂量当量率参考控制水平

(1) 按式(1)估算该关注处的 $\dot{H}_c$;

(2) 按 3.3.1 估算相应的治疗机房外表面 30 cm 处的剂量率,按距离平方反比规律推算出该关注处的 $\dot{H}_c$,并与 3.3.2 的(1)的结果比较,取两者中较小的值作为该关注处的周围剂量当量率参考控制水平。

4 治疗机房一般屏蔽要求

4.1 屏蔽所考虑的环境条件

4.1.1 治疗机房一般设于单独的建筑或建筑物底层的一端。治疗机房的坐落位置应考虑周围环境与场所的人员驻留条件及其可能的改变,并根据相应条件确定所需要的屏蔽。

4.1.2 在设计和评价治疗机房顶屏蔽时,应充分考虑"天空散射辐射"和"侧散射辐射"对治疗机房邻近场所中驻留人员的照射。

4.2 治疗机房布局要求

4.2.1 治疗装置控制室应与治疗机房分离。治疗装置辅助机械、电器、水冷设备,凡是可以与治疗装置分离的,应尽可能设置于治疗机房外。

4.2.2 直接与治疗机房相连的宽束治疗装置的控制室和其他居留因子较大的用室,应尽可能避开有用束可直接照射到的区域。

4.2.3 X 射线管治疗装置的治疗机房可不设迷路。γ 刀治疗装置的治疗机房,根据场所空间和环境条件,确定是否选用迷路。除此而外,其他治疗机房应设置迷路。

4.2.4 应根据治疗要求给定治疗装置源点的位置(它可能偏离机房的对称中心)或后装治疗源可能应用的源点的位置与范围。

4.3 需要屏蔽的辐射源项

4.3.1 治疗机房屏蔽的辐射源项包括:初级辐射(有用束)、次级辐射(包括泄漏辐射和散射辐射)、天空散射和侧散射辐射。

4.3.2 有用束可以是 4π 发射的点源或具有一定立体角范围的宽束辐射。有用束屏蔽相关的基本参量包括辐射类型、辐射质和辐射输出量。

4.3.3 宽束辐射的有用束对应的机房屏蔽为主屏蔽区,其范围应略大于有用束在机房屏蔽墙(或顶)的投影区,可按式(2)确定。

$$Y_P = 2[(a + SAD)/\tan\theta + 0.3] \qquad \cdots\cdots(2)$$

式中:

Y_P——机房有用束主屏蔽区的宽度,m;

SAD——源轴距,m;

θ——治疗束的最大张角(相对束中的轴线);

a——等中心点至"墙"的距离,m。

当主屏蔽区向机房内凸时,“墙”指与主屏蔽相连接的次屏蔽墙(或顶)的内表面;当主屏蔽区向机房外凸时,“墙”指主屏蔽区墙(或顶)的外表面。

4.3.4 在宽束辐射的有用束区外,应有相应的泄漏辐射屏蔽。治疗装置泄漏辐射的量,以距源1 m处的泄漏辐射剂量率直接给出,或给出相对有用束的泄漏辐射比率。屏蔽需注意到泄漏辐射的辐射质可能不同于有用束。对于X射线管治疗装置,泄漏辐射呈现“硬化”;而对加速器X射线治疗装置(特别是大于10 MV的X射线治疗装置),泄漏辐射呈现相对“软化”。

4.3.5 对于散射辐射:机房墙、顶(或其部分区域)的屏蔽可能需要考虑有用束的一次散射辐射;具有迷路的机房入口门的屏蔽可能需考虑有用束的二次散射辐射及泄漏辐射的一次散射辐射。散射辐射屏蔽应考虑散射辐射剂量和辐射质。

4.3.6 次级辐射屏蔽可能包含着泄漏辐射和散射辐射的复合作用。通常分别估计泄漏辐射和各项散射辐射,当它们的屏蔽厚度相差一个什值层(*TVL*)或更大时,采用其中较厚的屏蔽;当相差不足一个*TVL*时,则在较厚的屏蔽上增加一个半值层(*HVL*)厚度。

4.4 治疗机房屏蔽的考虑因素

4.4.1 在放射治疗装置可选择的治疗条件中,应以贯穿能力相对强的辐射质和常用的最高治疗输出量为辐射源参量,并考虑在各屏蔽位置的所有初、次级辐射因素。

4.4.2 治疗机房屏蔽的辐射剂量率参考控制水平。

4.4.3 治疗装置应用的周最大工作负荷和周治疗照射时间。

4.4.4 使用宽束治疗装置时,可能的有用束照射方向的使用因子(U)。

4.4.5 治疗机房外围不同场所中的人员区域居留因子(T),参见附录A。治疗机房外围与治疗装置直接相邻场所的人员是主要考虑对象。当直接与治疗机房相连的某个处所用于居留因子较小(如$T<1/8$)的场所时,还应考虑在较远处居留因子较大场所的公众成员。

4.5 带迷路的治疗机房屏蔽的考虑因素

4.5.1 在迷路内口处,应避免宽束有用束直接照射迷路外墙(参见附录C位置k),并尽可能避免4π有用束和泄漏辐射直接照射迷路外墙。

4.5.2 在满足4.5.1时,附录C位置k应考虑可能受到的有用束和(或)泄漏辐射的一次散射辐射照射。在不满足上述4.5.1时,附录C位置k应考虑4π有用束和(或)泄漏辐射的斜射照射。

4.5.3 应考虑治疗机房内辐射源至迷路内口相应墙区(参见附录C位置i)的照射,及其至迷路入口的散射辐射剂量(见附录C路径o-i-g)。

4.5.4 迷路内墙应有足够的屏蔽厚度,使得过辐射源点穿过迷路内墙直接射向迷路入口的辐射剂量(参见附录C路径o-g)仅占入口处控制剂量的一个分数(如1/4)。

4.5.5 迷路内、外墙总的屏蔽应满足对外墙外部场所(参见附录C位置f)中驻留人员防护。迷路内、外屏蔽墙应适当分配,使过辐射源垂直射向迷路内墙的辐射,经内墙屏蔽衰减后达到迷路外墙内表面(参见附录C位置j点),并经其散射至迷路入口的辐射剂量(参见附录C路径o-j-g),仅占上述4.5.3的一个分数(如1/4)。通常,迷路外墙内表面散射中心处(位置j点)的辐射剂量率应小于上述4.5.3入口处(位置g点)剂量率的100倍,迷路外墙的屏蔽透射因子应小于10^{-2}。

4.5.6 迷路入口门的辐射屏蔽应综合考虑以上4.5.3、4.5.4和4.5.5项辐射的总和及各项所占的剂量份额和辐射质。

4.5.7 治疗机房迷路应有足够长度。迷路的宽度应适合待安装设备和患者(病床)的通过。应注意到过宽的迷路将会增加迷路入口处的散射辐射剂量。在迷路内口(图C.1的h虚线处)设置“过梁”(迷路内口上部的横截墙),有利于减小迷路入口处的散射辐射剂量。

4.6 缝隙、管孔和可能的薄弱环节的屏蔽考虑因素

4.6.1 治疗机房以混凝土为屏蔽体时,应一次整体浇铸并有充分的震捣,以防出现裂缝和过大的气孔。

4.6.2 当治疗机房预留治疗装置安装口或主、次屏蔽墙采用不同密度的混凝土时,交接处应采用阶梯

式衔接。

4.6.3 当X射线管治疗机房设有观察窗时，带有屏蔽的观察窗应略大于窗口并镶嵌在所衔接的屏蔽墙内。

4.6.4 在治疗机房内、外墙上的电器部件(如配电箱、激光定位灯等)的部位，应与同侧墙具有同等的屏蔽。对嵌入式安装造成局部屏蔽减弱的地方，应进行屏蔽补偿。

4.6.5 穿过治疗机房墙的管线孔(包括通风、电器、水管等)应避开控制台等人员高驻留区，并采用多折曲路，有效控制管线孔的辐射泄漏。

4.7 中子屏蔽的考虑因素

4.7.1 在中子屏蔽的同时，应考虑包括对中子俘获γ射线的屏蔽。

4.7.2 加速器治疗X射线大于10 MV时，由于(γ,n)反应生成“杂散”中子，应据治疗装置生产厂家给出的且不高于国家标准的指标，考虑机房的中子屏蔽。

4.7.3 对于大于10 MV的X射线治疗机房，当采用单一的混凝土屏蔽时，墙、顶的屏蔽仅需考虑对X射线的屏蔽，忽略对“杂散”中子的屏蔽。但当场地受限制或改建时，部分机房屏蔽可能采用铅、铁等物质，此时需要同时估算对X射线、中子和中子俘获γ射线的屏蔽。

4.7.4 对于大于10 MV的X射线治疗机房，迷路入口的防护门应同时考虑X射线和“杂散”中子的散射辐射及中子俘获γ射线。

4.7.5 对于质子和重离子治疗机房，应考虑核反应生成的中子和轫致辐射的屏蔽。

4.8 其他辐射相关的考虑因素

4.8.1 X射线管治疗机房可能设有铅玻璃观察窗，其屏蔽应与同侧防护墙有同样的屏蔽透射因子。除此之外，其他放射治疗室不设观察窗和采光窗。

4.8.2 在治疗机房屏蔽估算中，可以把4π束和宽束辐射源视为“点”状源。对于放射性同位素治疗源，以射出其表面的有效活度作为点源的活度。

4.8.3 治疗机房辐射屏蔽涉及诸多物理量：治疗装置有用束给予患者受治部位的剂量为吸收剂量(Gy)、治疗装置的泄漏辐射和可能产生的杂散中子及其散射辐射剂量为周围剂量当量或空气比释动能(Sv或Gy)、人员在治疗机房外的受照剂量为有效剂量(Sv)、在治疗机房外的辐射场和剂量仪表的测量值为周围剂量当量(Sv)。为了治疗机房屏蔽剂量估算和评价的方便及统一，在辐射屏蔽及其设计范畴内，不进行诸物理量与本标准中的周围剂量当量之间的转换系数修正。

4.8.4 在所选用的屏蔽估算与评价方法中，往往包含着一定的安全因素，应给予说明。例如：工作负荷、居留因子、治疗装置的辐射防护剂量低于国家标准、使用辐射源的实际工作条件低于额定条件、人员实际驻留位置不同于治疗机房外表面30 cm估算位置，以及估算的量值和有效剂量之间不进行量值转换系数修正等。

4.8.5 治疗机房屏蔽材料的选择应考虑耐用性、承载强度，合理考虑建筑费用及所占空间等，通常适宜的材料为混凝土。有时，在改造治疗机房或使用空间受限制时，适当采用带有铅、铁、重晶石等材料或其与混凝土组成的分层复合屏蔽；当需要屏蔽中子时，采用聚乙烯与铅、混凝土组成的复合屏蔽。当所用屏蔽材料的密度与屏蔽资料给定值不同时，应按密度的比值进行修正。

4.8.6 治疗机房的建筑屏蔽结构(包括防护门)应考虑结构的承载能力，特别是选用复合屏蔽时，应有可靠的建筑基础结构。

4.8.7 辐射束不仅垂直屏蔽体入射，有时存在斜射情况。此时，应同时考虑辐射斜穿过屏蔽体行径的增长和辐射剂量累积因子的增大。

4.8.8 迷路的防护门结构应考虑门因自身重量而发生形变、频繁开关门的振动连接松动、屏蔽体老化龟裂等问题。防护门应尽可能减小缝隙泄漏辐射，通常防护门宽于门洞的部分应大于“门一墙”间隙的十倍。

4.8.9 治疗机房屏蔽墙外评价位置为距机房外表面30 cm处。关键评估点参见附录C，包括：过辐射源点至各墙、顶的垂线的相应位置(a、b、e、f 点);主、次屏蔽的交界处(c、d 点);迷路入口(g 点);迷路内口相应墙外(k 点);治疗装置控制室。此外,关键评价点还应包括:与治疗机房不直接相连的人员驻留时间长的场所;天空散射可能的剂量相对高的区域(例如距机房内辐射源点 20 m);侧散射可能的至机房近旁建筑物较高层室的剂量相对高的区域。

5 治疗机房辐射屏蔽核查原则

5.1 治疗机房辐射屏蔽设计核查

5.1.1 屏蔽目标核查

核查设计的屏蔽目标是否符合 3 的要求。

5.1.2 屏蔽设计和屏蔽效果核查中的治疗装置参数与条件

不同治疗机房的屏蔽设计和屏蔽效果核查,应据机房内安装的放射治疗装置选取下列相应的参数与条件:

(1) 可调放射治疗野:最大野;

(2) 可选辐射能量:最高能量;

(3) 可选有用束辐射输出量率:常用的高输出量率;

(4) 可调有用束照射方向:相应检测位置可能的较高剂量的照射方向;

(5) 可移动的辐射源点;常用的距检测点最近的位置;

(6) 可选辐射类型:贯穿能力强的辐射;

(7) 活度随时间衰减的放射性同位素源:最高装源活度;

(8) 模体:对散射辐射可能起主要作用的检测,放置模体。

5.1.3 治疗装置工作条件核查

根据设计的治疗机房,核查设计相应 5.1.2 的条件是否符合治疗装置的性能指标和医院放射治疗实际或规划。

5.1.4 屏蔽设计方法核查

根据治疗机房屏蔽设计中所使用的方法和所选用的参数,核查方法的依据及使用方法的正确性。

5.2 治疗机房辐射屏蔽效果核查

5.2.1 基本方法

根据仪表周围剂量当量率检测数据评定现有治疗装置的机房。

5.2.2 检测条件

使用仪表进行周围剂量当量率检测时,机房内治疗装置、工作参数与条件应按 5.1.2 设定。

5.2.3 检测仪表要求

(1) 仪表的测量范围、能量响应、抗干扰能力等性能适宜被测辐射源性能。

(2) 仪表具有计量检定合格证书并在其有效期内。

(3) 仪表的测量结果以周围剂量当量(率)$H^*(10)$[$\dot{H}^*(10)$]给出。

5.3 治疗机房一般屏蔽要求相关内容的核查

对治疗机房的设计和评价,应按 4 的要求进行。

附　录　A
（资料性附录）
不同场所的居留因子

A.1　不同场所的居留因子见表 A.1

表 A.1　不同场所的居留因子

场所	居留因子（T）		示例
	典型值	范围	
全居留	1	1	管理人员或职员办公室、治疗计划区、治疗控制室、护士站、咨询台、有人护理的候诊室以及周边建筑物中的驻留区
部分居留	1/4	1/2～1/5	1/2：相邻的治疗室、与屏蔽室相邻的病人检查室 1/5：走廊、雇员休息室、职员休息室
偶然居留	1/16	1/8～1/40	1/8：各治疗室房门 1/20：公厕、自动售货区、储藏室、设有座椅的户外区域、无人护理的候诊室、病人滞留区域、屋顶、门岗室 1/40：仅有来往行人车辆的户外区域、无人看管的停车场，车辆自动卸货/卸客区域、楼梯、无人看管的电梯

附 录 B
（资料性附录）
周工作负荷 W 和周照射时间 t 的示例

B.1 ^{192}Ir 后装放射治疗装置

若每日治疗 10 人，额定装源活度 370 GBq 时每人治疗照射 2 min；每周工作 5 天，周照射时间 t 为：

$$t=10\times5\times2=100\ \text{min/周}\approx1.7\ \text{h/周}$$

周工作负荷 W 也为 1.7 h/周。

B.2 ^{60}Co 放射治疗装置

治疗装置装源活度 185 TBq，源轴距（SAD）为 0.8 m，^{60}Co 源的 K_γ 常数为 $3.11\times10^5\ \mu\text{Gy}\cdot\text{m}^2/(\text{h}\cdot\text{TBq})$，在等中心处的剂量率（$\dot{D}_0$）为：

$$185\times3.11\times10^5\times10^{-6}\times60^{-1}\times0.8^{-2}=1.5\ \text{Gy/min}$$

在放射治疗中，治疗装置给出了等中心处的吸收剂量率（Gy/min），可以直接使用，在屏蔽计算中忽略了装源活度的不确定度和治疗模体内参考点的吸收剂量与空气比释动能的转换系数。

若每日治疗 40 人，每周工作 5 天，平均每人每野次治疗剂量 3 Gy，每人治疗照射 1.5 野次，周工作负荷 $W=40\times5\times3\times1.5=900$ Gy/周，周照射时间（t）：$t=W/\dot{D}_0=900$（Gy/周）/1.5（Gy/min）＝600 min/周＝10 h/周。

B.3 加速器治疗装置

（1） 常规放射治疗

放射治疗工作量为 40 人/天，每周工作 5 天，平均每人每野次治疗剂量 3 Gy，平均每人治疗照射 1.5野次，周工作负荷 $W=40\times5\times3\times1.5=900$ Gy/周。若加速器治疗束等中心处治疗模体内参考点的常用最高吸收剂量率（$\dot{D}_0$）为 4 Gy/min，周照射时间（t）：$t=W/\dot{D}_0=900$（Gy/周）/4（Gy/min）＝225 min/周＝3.75 h/周。

（2） 调强放射治疗

若治疗工作量同常规放射治疗，有用束屏蔽的工作负荷 W 和周照射时间 t 同常规放射治疗的时间。泄漏辐射的 W 和 t 约为常规放射治疗的 5 倍。

附 录 C
（资料性附录）
带有迷路的治疗机房及剂量关注点示意图

C.1 带有迷路的治疗机房及剂量关注点示意图见图 C.1。

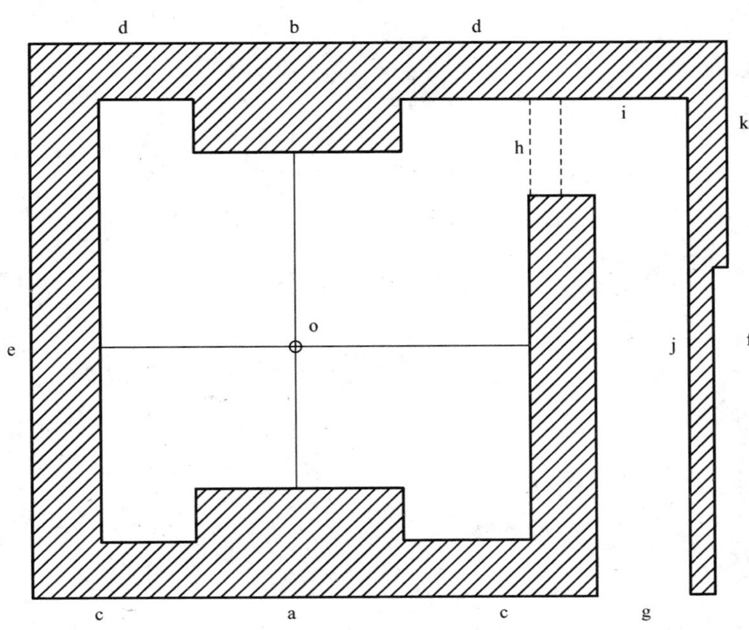

C.1 带有迷路的治疗机房及关注点示意图

图中“o”为辐射源点，其余为机房外围的剂量关注点

ICS 13.100
C 57

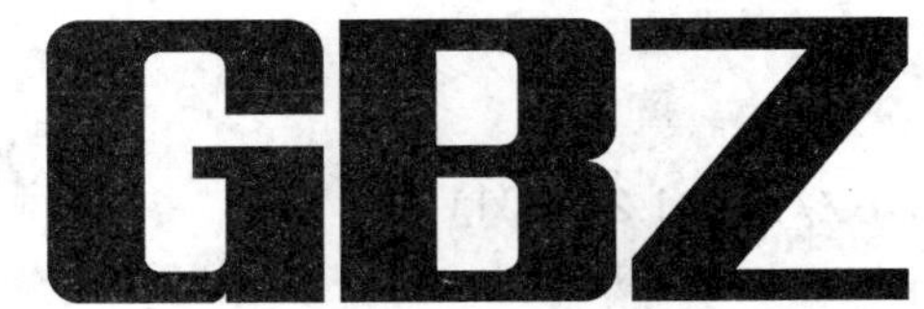

中华人民共和国国家职业卫生标准

GBZ/T 201.2—2011

放射治疗机房的辐射屏蔽规范 第2部分:电子直线加速器放射治疗机房

Radiation shielding requirements for radiotherapy room—
Part 2:Radiotherapy room of electron linear accelerators

2011-11-30 发布

2012-06-01 实施

中华人民共和国卫生部 发布

前　言

根据《中华人民共和国职业病防治法》制定本部分。

GBZ/T 201《放射治疗机房的辐射屏蔽规范》按部分发布，拟分为以下五部分：

——第1部分：一般原则；

——第2部分：电子直线加速器放射治疗机房；

——第3部分：γ射线源放射治疗机房；

——第4部分：中子源放射治疗机房；

——第5部分：质子加速器放射治疗机房。

GBZ/T 201的本部分按照GB/T 1.1—2009给出的规则起草。

本部分是GBZ/T 201的第2部分。

本部分由卫生部放射卫生防护标准专业委员会提出。

本部分由中华人民共和国卫生部批准。

本部分起草单位：北京市疾病预防控制中心。

本部分主要起草人：马永忠、王时进、娄云、冯泽臣、彭建亮、孟庆华。

放射治疗机房的辐射屏蔽规范
第 2 部分:电子直线加速器放射治疗机房

1 范围

GBZ/T 201 的本部分给出了电子直线加速器(以下称加速器)放射治疗机房的剂量控制要求,辐射屏蔽的剂量估算与检测评价方法。

本部分适用于 30 MeV 以下的加速器放射治疗机房。

本部分不适用于手术中加速器电子线治疗的机房。

2 规范性引用文件

下列文件对于本文件的应用是必不可少的。凡是注日期的引用文件,仅所注日期的版本适用于本文件。凡是不注日期的引用文件,其最新版本(包括所有的修改单)适用于本文件。

GBZ/T 201.1 放射治疗机房的辐射屏蔽规范 第 1 部分:一般原则

3 术语和定义

GBZ/T 201.1 界定的以及下列术语和定义适用于本文件。

3.1

有用线束 useful beam

在放射治疗装置中,有用线束指患者放射治疗用的辐射束。有用线束又称主射线束。治疗机房有用线束可直接照射到的区域称为主屏蔽区,其他区域称为次屏蔽区。

3.2

等中心 isocenter

医用放射治疗装置机架旋转轴和射线束参考轴的交点。等中心也处于治疗床旋转轴线上。

3.3

什值层 tenth-value layer,TVL

在 X、γ、n 等辐射束射入物质的路径中,将辐射剂量率减少至某处初始值 1/10 的路段上的物质厚度称为该物质的什值层,又称十值层,1/10 值层。辐射束在物质路径中,自入射表面起始的第一个什值层常常不同于以后的什值层,称为第一什值层,记为 TVL_1。在指明 TVL_1 的场合,符号 TVL 指第一个什值层以后的什值层;在没有指明 TVL_1 的场合,TVL 指辐射束在物质中任何深度下的什值层,或称平衡什值层(也记为 TVL_e)。

3.4

调强放射治疗 intensity modulated radiation therapy,IMRT

在一定的照射方向上,通过多叶光栅等部件调整治疗野的形状、大小、位置以形成优化的适宜分布来实现患者的三维立体放射治疗计划。

3.5

调强放射治疗因子 intensity modulated radiation therapy factor

调强因子

在治疗装置有用线束中心轴上距靶 1m 处的剂量率相同的条件下,调强放射治疗(IMRT)和常规放射治疗时，两者的平均每名患者治疗照射时间的比值，通常以符号 N 表示。

4 治疗机房的剂量控制要求与屏蔽考虑

4.1 关注点的选取原则

通常在治疗机房外、距机房外表面 30 cm 处，选择人员受照的周围剂量当量(以下简称为剂量)可能最大的位置作为关注点。在距治疗机房一定距离处，公众成员居留因子大并可能受照剂量大的位置也是需要考虑的关注点。

4.2 剂量控制要求

4.2.1 治疗机房墙和入口门外关注点的剂量率参考控制水平

治疗机房墙和入口门外关注点的剂量率应不大于下述 a)、b)和 c)所确定的剂量率参考控制水平 $\dot{H}_c$：

a) 使用放射治疗周工作负荷、关注点位置的使用因子和居留因子，可以依照附录 A，由以下周剂量参考控制水平(H_c)求得关注点的导出剂量率参考控制水平 $\dot{H}_{c,d}$(μSv/h)：
   1) 放射治疗机房外控制区的工作人员：$H_c \leqslant 100$ μSv/周；
   2) 放射治疗机房外非控制区的人员：$H_c \leqslant 5$ μSv/周。

b) 按照关注点人员居留因子的下列不同，分别确定关注点的最高剂量率参考控制水平 $\dot{H}_{c,max}$ (μSv/h)：
   1) 人员居留因子 $T \geqslant 1/2$ 的场所：$\dot{H}_{c,max} \leqslant 2.5$ μSv/h；
   2) 人员居留因子 $T < 1/2$ 的场所：$\dot{H}_{c,max} \leqslant 10$ μSv/h。

c) 由上述 a)中的导出剂量率参考控制水平 $\dot{H}_{c,d}$ 和 b)中的最高剂量率参考控制水平 $\dot{H}_{c,max}$，选择其中较小者作为关注点的剂量率参考控制水平 $\dot{H}_c$(μSv/h)。

4.2.2 治疗机房顶的剂量控制要求

治疗机房顶的剂量应按下述 a)、b)两种情况控制：

a) 在治疗机房正上方已建、拟建建筑物或治疗机房旁邻近建筑物的高度超过自辐射源点到机房顶内表面边缘所张立体角区域时，距治疗机房顶外表面 30 cm 处和(或)在该立体角区域内的高层建筑物中人员驻留处，可以根据机房外周剂量参考控制水平 $H_c \leqslant 5$ μSv/周和最高剂量率 $\dot{H}_{c,max} \leqslant 2.5$ μSv/h，按照 4.2.1 求得关注点的剂量率参考控制水平 $\dot{H}_c$(μSv/h)加以控制。

b) 除 4.2.2 中 a)的条件外，应考虑下列情况：
   1) 天空散射和侧散射辐射对治疗机房外的地面附近和楼层中公众的照射。该项辐射和穿出机房墙透射辐射在相应处的剂量(率)的总和，应按 4.2.2 中的 a)确定关注点的剂量率参考控制水平 $\dot{H}_c$(μSv/h)加以控制；
   2) 穿出治疗机房顶的辐射对偶然到达机房顶外的人员的照射，以相当于机房外非控制区人员周剂量率控制指标的年剂量 250 μSv 加以控制；
   3) 对不需要人员到达并只有借助工具才能进入的机房顶，考虑上述 1)和 2)之后，机房顶外表面 30 cm 处的剂量率参考控制水平可按 100 μSv/h 加以控制(可在相应处设置辐射告示牌)。

4.3 不同关注点应考虑的辐射

4.3.1 应考虑的辐射束

治疗机房屏蔽设计与评价,应估算的辐射束为治疗装置在 X 射线治疗时可达到的最高 MV 条件下的有用线束、泄漏辐射和其产生的散射辐射。

4.3.2 治疗机房不同位置应考虑的辐射束

4.3.2.1 主屏蔽区

加速器治疗机房中,有用线束的照射方向见图 1～图 4。图 1～图 3 中的 a、b 点及图 4 的 l 点的屏蔽厚度应按有用线束估算。

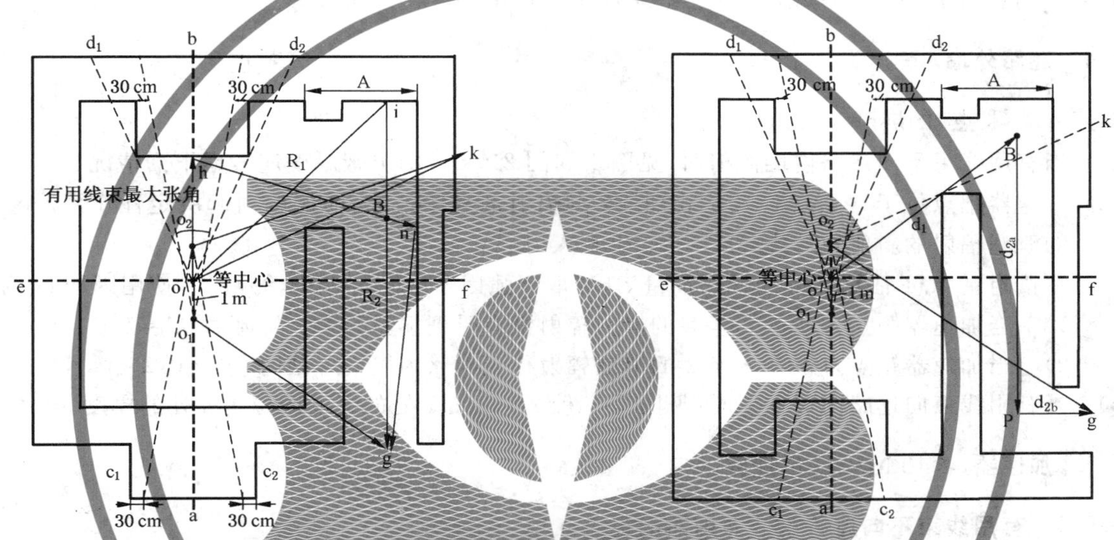

图 1 加速器机房的关注点和其主要照射路径示意图 1
(直迷路,有用线束不向迷路照射)

图 2 加速器机房的关注点和其主要照射路径示意图 2
(L 型迷路,有用线束不向迷路照射)

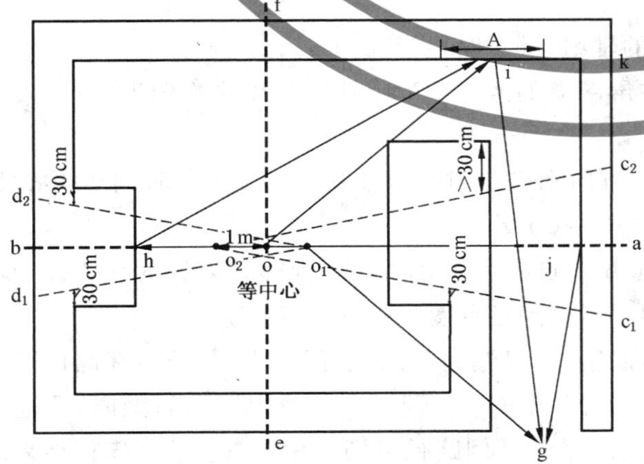

图 3 加速器机房迷路散射路径示意图 3
(直迷路,有用线束向迷路照射)

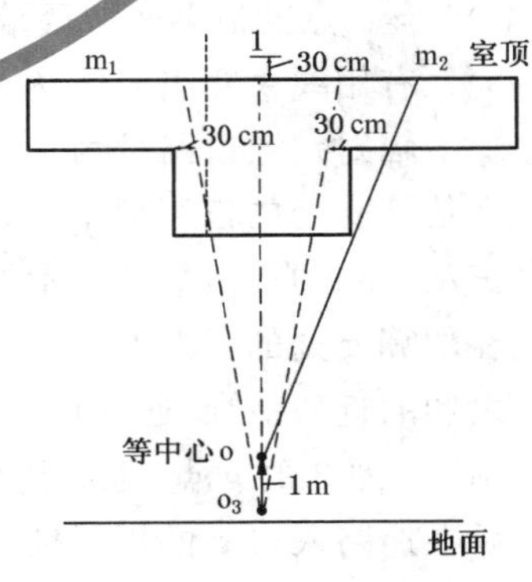

图 4 加速器机房顶的关注点局部纵剖面示意图

4.3.2.2 与主屏蔽区直接相连的次屏蔽区

图 1～图 3 中的 c_1、c_2、d_1、d_2 及图 4 的 m_1、m_2 点的屏蔽厚度应按下列辐射束估算：

a) 有用线束水平照射或向顶照射(使用因子 $U=0.25$)时人体的散射辐射，以等中心位置 o 为散射体中心，散射角 θ 接近 30°，屏蔽墙的斜射角与散射角相同。示例散射路径见图 1 中“o_1-o-d_2”和图 4 中“o_3-o-m_2”；

b) 加速器的泄漏辐射，以位置 o 为中心，使用因子 $U=1$，屏蔽墙的斜射角接近 30°，调强因子 $N=5$(调强治疗时，见附录 A)。示例路径见图 1 中“o-d_2”。

4.3.2.3 侧屏蔽墙

图 1 和图 2 的 e 点及图 3 的 e、f 点的屏蔽厚度应按加速器的泄漏辐射估算，以位置 o 为中心，使用因子 $U=1$、调强因子 $N=5$(调强治疗时)。示例路径见图 3 中“o-e”和“o-f”。

4.3.2.4 迷路外墙

迷路外墙(k 点)的屏蔽应考虑如下：

a) 当有用线束不向迷路内墙照射时(见图 1 和图 2)，k 点的屏蔽厚度应考虑下列情况：

加速器靶点位于 o_2(偏离 o 点 1m)时，k 点辐射剂量率最大，泄漏辐射起决定性作用。o_2 至 k 的泄漏辐射的斜射角较小，通常以 0°垂直入射保守估算；

在按附录 A.1 估算 k 处的导出剂量率时，取调强因子 $N=5$(调强治疗时)，使用因子 U 为：

1) 当加速器靶点自位置 o 至 k 的泄漏辐射没有受到迷路内墙的屏蔽时，$U=1$；

2) 当加速器靶点自位置 o 至 k 的泄漏辐射得到迷路内墙的屏蔽时，$U=0.25$。

b) 当有用线束向迷路内墙照射时(见图 3)，迷路外墙在 k 处的厚度同位置 a 处的厚度。

4.3.2.5 加速器(≤10 MV)机房迷路入口

4.3.2.5.1 有用线束不向迷路内墙照射时的迷路入口

有用线束不向迷路内墙照射的情景见图 1 和图 2，相应迷路入口处的辐射剂量考虑如下：

a) 迷路入口 g 点包括下列辐射：

1) 人体受有用线束照射时，散射至 i 点的辐射并再次受墙的二次散射至 g 处的辐射，散射路径为“o_1-o-i-g”；

2) 至 i 点的泄漏辐射受墙散射至 g 处的辐射，散射路径为“o_1-i-g”；

3) 有用线束穿出人体达到位置 h，受主屏蔽墙的散射至 n 处迷路外墙再次散射，到达 g 处的辐射。散射路径为“o_1-h-n-g”。

在估算 g 处的累积剂量时，以加速器向 b 方向水平照射并取使用因子 $U=1$ 时的 1)项为以上三项之和的近似估计。示例路径见图 1 中“o_1-o-i-g”。

在估算 g 处的辐射剂量率时，以加速器向 b 方向水平照射时 1)项人体散射辐射作为以上三项之和的近似估计，通常可忽略 2)、3)二项。示例路径见图 1 中“o_1-o-i-g”。

b) 图 1～图 3 的 g 点，也需核算加速器的泄漏辐射(以偏离 o 的位置 o_1 为中心)经迷路内墙屏蔽后在迷路入口 g 的辐射剂量。示例路径见图 1 中的“o_1-g”。当屏蔽内墙为斜型时，还应以位置 o_2 为中心，重复核算泄漏辐射在 g 处的剂量。示例路径见图 2 中的“o_2-g”。核算结果应为 g 处的参考控制水平的一个分数(应小于 1/4)。若此项辐射剂量值较高，应增加迷路内墙的屏蔽厚度。当加速器主屏蔽区加厚屏蔽部分凸向屏蔽墙外表面或凸向屏蔽墙内表面时，o_1 至 g 的泄漏辐射射入迷路内墙的斜射角有所不同，通常以 30°斜射角保守估计。

4.3.2.5.2 有用线束向迷路内墙照射时的迷路入口

有用线束向迷路内墙照射的情景见图 3，相应迷路入口处的辐射剂量考虑如下：

a) 入射至 i 墙的辐射散射至 g 处的辐射中，i 墙的入射辐射可能来自：
   1) 泄漏辐射；
   2) 患者散射；
   3) 向 b 处照射的有用线束穿过患者身体并射入屏蔽墙内表面 h 处的散射辐射。
b) 应核算穿过迷路内墙的有用线束受迷路外墙散射至 g 处的辐射剂量。示例路径见图 3 中"o_2-j-g"。此项值应为 g 处的参考控制水平的一个分数(一般小于 1/4)。若此辐射剂量值较高，应增加迷路内墙的屏蔽厚度。
c) g 处也需核算泄漏辐射(以位置 o_1 为中心)在 g 处的剂量。示例路径见图 3 中的"o_1-g"。核算结果应为 g 处的参考控制水平的一个分数(应小于 1/4)。若此项辐射剂量值较高，应增加迷路内墙的屏蔽厚度。

4.3.2.6 加速器(＞10 MV)机房迷路入口

对于大于 10 MV 加速器的机房，迷路入口需考虑下列辐射：

a) 图 1～图 3 的 g 点，应估算三项中子(加速器机头外的杂散中子、杂散中子在机房内壁的散射中子和相互作用中生成的热中子)在迷路内的散射中子和中子俘获 γ 射线在 g 处的辐射剂量。示例路径见图 1 中"o-B-g"和图 2 中"o-B-P-g"；
b) 除 a)外，还应按 4.3.2.5.1b)核算至 g 处的辐射剂量，注意到 4.3.2.5.1a)的散射辐射能量相对中子俘获 γ 射线能量较低，在防护中子俘获 γ 射线的屏蔽门外，此部分剂量往往是可以忽略的。

4.4 辐射源点至关注点的距离

辐射源点至关注点的距离按如下估算：

a) 直接与治疗机房连接的区域内，关注点为距治疗机房(包括治疗机房顶)外表面 30 cm 的相应位置；
b) 对于患者散射辐射，以等中心位置为散射辐射源点；
c) 对主屏蔽区的关注点，辐射源点到关注点的距离为等中心位置至关注点的距离与源轴距(SAD＝1 m)之和；
d) 在辐射屏蔽设计时，辐射源点至关注点的距离参数中，屏蔽体的厚度初始取为表 1 的预设加速器机房的屏蔽厚度。

表 1 预设加速器机房屏蔽厚度

最高治疗 X 射线 MV	不同屏蔽区的砼屏蔽厚度 cm	
	主屏蔽区	次屏蔽区
≤10	200	100
＞10	250	110

注 1：此表仅用于在屏蔽设计时估算辐射源点至关注点的距离。

注 2：表中值相应于砼的密度为 2.35 t/m³，当采用其他密度 ρ(t/m³)的砼或其他材料时，表中值乘以"2.35/ρ"。

5 屏蔽估算方法

5.1 使用什值层(TVL)的计算方法

5.1.1 有效屏蔽厚度

当X射线束以θ角斜射入厚度为X(cm)的屏蔽物质时,射线束在斜射路径上的有效屏蔽厚度X_e(cm)见式(1):

$$X_e = X \cdot \sec\theta \qquad \cdots\cdots(1)$$

$$X = X_e \cdot \cos\theta \qquad \cdots\cdots(2)$$

式(1)和式(2)中,θ为斜射角,即入射线与屏蔽物质平面的垂直线之间的夹角。

5.1.2 屏蔽厚度与屏蔽透射因子的相应关系

屏蔽厚度X(cm)与屏蔽透射因子B相互计算如下:

a) 对于给定的屏蔽物质的厚度X(cm),按式(1)计算有效屏蔽厚度X_e(cm),相应的辐射屏蔽透射因子B见式(3):

$$B = 10^{-(X_e + TVL - TVL_1)/TVL} \qquad \cdots\cdots(3)$$

b) 对于估算出的屏蔽透射因子B,按式(4)估算所需的有效屏蔽厚度X_e(cm),并按式(2)估算所需屏蔽厚度X(cm)。

$$X_e = TVL \cdot \log B^{-1} + (TVL_1 - TVL) \qquad \cdots\cdots(4)$$

式(3)和式(4)中,TVL_1(cm)和TVL(cm)为辐射在屏蔽物质中的第一个什值层厚度和平衡什值层厚度。当未指明TVL_1时,$TVL_1 = TVL$。

式(3)和式(4)中其他符号同式(1)和式(2)。

5.2 不同辐射的屏蔽估算方法

5.2.1 有用线束和泄漏辐射的屏蔽与剂量估算

以下列方法进行有用线束和泄漏辐射的屏蔽与剂量估算:

a) 关注点达到剂量率参考控制水平$\dot{H}_c$时,设计的屏蔽所需要的屏蔽透射因子B按式(5)计算,并按式(4)估算所需要的有效屏蔽厚度X_e,再按式(2)获得屏蔽厚度X(cm)。

$$B = \frac{\dot{H}_c}{\dot{H}_o} \cdot \frac{R^2}{f} \qquad \cdots\cdots(5)$$

式中:

$\dot{H}_c$——按4.2.1和A.2确定的剂量率参考控制水平,μSv/h;

$\dot{H}_o$——加速器有用线束中心轴上距产生治疗X射线束的靶(以下简称靶)1 m处的常用最高剂量率,μSv·m²/h(以Sv·m²/min为单位的值乘以6×10⁷);

R——辐射源点(靶点)至关注点的距离,m(见4.4);

f——对有用束为1;对泄漏辐射为泄漏辐射比率。

b) 在给定的屏蔽物质厚度X(cm)时,首先按式(1)计算有效厚度X_e(cm),按式(3)估算屏蔽物质的屏蔽透射因子B,再按式(6)计算相应辐射在屏蔽体外关注点的剂量率$\dot{H}$(μSv/h):

$$\dot{H} = \frac{\dot{H}_o \cdot f}{R^2} \cdot B \qquad \cdots\cdots(6)$$

式中各符号同式(5)。

c) 对加速器X射线治疗装置,屏蔽估算中所使用的 TVL_1 和 TVL 与X射线的MV值有关,对有用线束和泄漏辐射有不同的值,附录B表B.1列出混凝土屏蔽物质中的 TVL_1 和 TVL 值。当使用铅、铁等屏蔽物质时,其 TVL_1 和 TVL 值可以参考 NCRP No.151 的附录B表B.2。

5.2.2 患者一次散射辐射的屏蔽与剂量估算

患者一次散射辐射的屏蔽与剂量以下列方法估算:

a) 关注点达到剂量率参考控制水平 $\dot{H}_c$ 时,设计的屏蔽所需要的屏蔽透射因子 B 按式(7)计算,然后按式(4)估算所需要的有效屏蔽厚度 X_e(cm),再按式(2)转换为屏蔽厚度 X(cm)。

$$B=\frac{\dot{H}_c \cdot R_s^2}{\dot{H}_o \cdot \alpha_{ph} \cdot (F/400)} \qquad \cdots\cdots(7)$$

式中:

$\dot{H}_c$——按4.2.1和附录A.2确定的剂量率参考控制水平,μSv/h;

$\dot{H}_o$——加速器有用线束中心轴上距靶1 m处的常用最高剂量率,μSv·m²/h;

R_s——患者(位于等中心点)至关注点的距离,m;

α_{ph}——患者400 cm² 面积上垂直入射X射线散射至距其1 m(关注点方向)处的剂量比例,又称400 cm² 面积上的散射因子;

F——治疗装置有用束在等中心处的最大治疗野面积,cm²。

b) 在给定屏蔽物质厚度 X(cm)时,首先按式(1)计算有效厚度 X_e(cm),再按式(3)估算屏蔽物质的屏蔽透射因子 B,并按式(8)计算相应辐射在屏蔽体外关注点的剂量率 $\dot{H}$(μSv/h):

$$\dot{H}=\frac{\dot{H}_o \cdot \alpha_{ph} \cdot (F/400)}{R_s^2} \cdot B \qquad \cdots\cdots(8)$$

式中各符号同式(7)。

c) α_{ph} 与X射线的MV值及散射角(散射方向与入射方向的夹角)有关,其值见附录B表B.2。随着散射角的增大,散射辐射能量减小,见附录B表B.3。散射辐射在砼中的TVL值见附录B表B.4。铅中的TVL值可以参考 NCRP No.151 的附录B表B.5b。

5.2.3 穿过患者或迷路内墙的有用线束在屏蔽墙上的一次散射辐射剂量

有用线束穿过患者或迷路内墙,垂直射入屏蔽墙并散射至计算点的辐射剂量率按式(9)计算:

$$\dot{H}=\dot{H}_o \cdot \frac{(F/10^4)}{R^2} \cdot \alpha_w \cdot B_p \qquad \cdots\cdots(9)$$

式中:

$\dot{H}$——计算点的辐射剂量率,μSv/h;

$\dot{H}_o$——加速器有用线束中心轴上距靶1 m处的常用最高剂量率,μSv·m²/h;

F——治疗装置有用束在等中心处的最大治疗野面积,cm²;

10^4——将1 m² 面积转换为 10^4 cm²;

R——散射体中心点(有用线束在屏蔽墙上的投影点)与计算点的距离,m;

α_w——散射因子,单位面积(1 m²)散射体散射到距其1 m处的散射辐射剂量率与该面积上的入射辐射剂量率的比。α_w 与入射角和反散射角(入射方向和反散射方向相对散射体垂线的夹角)有关,0°和45°入射辐射在混凝土散射体上的 α_w 见附录B表B.5和表B.6。铅和铁散射体的 α_w 可以参考 NCRP No.151 的附录B表B.8c、B.8d、B.8e和B.8f;

B_p ——有用线束射入散射体(屏蔽墙)前的屏蔽透射因子。对于患者,可以取 0.34 或保守取为 1。对于有用线束向迷路墙照射时的迷路内墙,依内墙的屏蔽厚度按式(3)计算。

5.2.4 泄漏辐射在屏蔽墙上的一次散射辐射剂量

射入屏蔽墙上的泄漏辐射被散射至计算点的辐射剂量率$\dot{H}$按式(10)计算:

$$\dot{H}=\frac{f\cdot\dot{H}_o\cdot A\cdot\alpha_w}{R_L^2\cdot R^2} \qquad \cdots\cdots(10)$$

式中:

$\dot{H}$ ——计算点的辐射剂量率,μSv/h;

f ——加速器的泄漏辐射比率,通常取 10^{-3};

A ——散射面积 m^2。A 为自泄漏辐射始点(图 1 的位置 o 或 o_1、o_2)和计算点共同可视见的散射体区域的面积;

α_w ——散射体的散射因子,同式(9)。由于加速器的泄漏辐射能量小于有用线束的能量,建议保守地使用 6 MV 的散射因子;

R_L ——泄漏辐射始点(图 1 的位置 o 或 o_1、o_2)至散射体中心点的距离,m;

R ——散射体中心点至计算点的距离,m。

5.2.5 患者散射和泄漏辐射的复合辐射的屏蔽与剂量估算

需要考虑患者散射和泄漏辐射的复合作用的位置见图 1 的 d_2 点,该位置的屏蔽与剂量估算如下:

a) 某些关注点可能同时受到患者散射辐射和泄漏辐射的共同照射,图 1 的 d_2 点是一个示例。经屏蔽后在该位置来自散射辐射的剂量率大于来自泄漏辐射造成的剂量率并小于泄漏辐射剂量率的十倍。同时,屏蔽后在该位置的泄漏辐射周剂量大于散射辐射周剂量并小于散射辐射周剂量的十倍。依 GBZ/T 201.1—2007 的 4.3.6 的原则,分别按附录 A.2.2 的 a)和 A.2.2 的 b)计算有用线束患者散射辐射和加速器泄漏辐射所需要的屏蔽厚度,屏蔽设计取二者中较厚的。

b) 在给定屏蔽物质厚度 X(cm)时,分别按式(6)和式(8),估算泄漏辐射和患者散射辐射经屏蔽后在关注点的剂量率,二者之和为该关注点的总剂量率,以该处的剂量率参考控制水平 $\dot{H}_c$ 值进行评价。同时,应核算泄漏辐射和患者散射辐射在该处的周累积剂量,以 4.2.1a)或 4.2.2 的周剂量 H_c 评价。

5.2.6 加速器(≤10 MV)机房的迷路散射辐射屏蔽与剂量估算

5.2.6.1 有用线束不向迷路照射

机房的迷路散射情景见 4.3.2.5.1 的 a),典型的散射路径见图 1 的"o_1-o-i-g":

a) 自加速器的靶点 o_1 向位置 o 的患者照射至迷路 i 点的散射角 θ 接近 45°;i 处墙向 g 处的二次散射的散射角小于 10°,通常按 0°对待。i 处墙的散射面积为自入口(g)和等中心位置 o 共同可视见的区域(见图 1 的 A 区),包括治疗机房吊装顶上方的区域。

b) 入口 g 处的散射辐射剂量率 $\dot{H}_g$ 按式(11)计算:

$$\dot{H}_g=\frac{\alpha_{ph}\cdot(F/400)}{R_1^2}\cdot\frac{\alpha_2\cdot A}{R_2^2}\dot{H}_0 \qquad \cdots\cdots(11)$$

式中:

$\dot{H}_g$——g 处的散射辐射剂量率,μSv/h;

α_{ph} ——患者 400 cm^2 面积上的散射因子，见附录 B 表 B.2，通常取 45°散射角的值；

F ——治疗装置有用束在等中心处的最大治疗野面积，cm^2；

α_2 ——砼墙入射的患者散射辐射(能量见附录 B 表 B.3)的散射因子，通常取 i 处的入射角为 45°，散射角为 0°，α_2 值见附录 B 表 B.6，通常使用其 0.5 MeV 栏内的值；

A ——i 处的散射面积，m^2；

R_1 ——“o-i”之间的距离，m；

R_2 ——“i-g”之间的距离，m；

$\dot{H}_o$——加速器有用线束中心轴上距靶 1 m 处的常用最高剂量率，$\mu Sv\cdot m^2/h$。

c) g 处的散射辐射能量约为 0.2 MeV，防护门需要的屏蔽透射因子 B 按式(12)计算：

$$B=\frac{\dot{H}_c-\dot{H}_{og}}{\dot{H}_g} \qquad (12)$$

式中的 $\dot{H}_{og}$ 为图 1 中的 o_1 位置穿过迷路内墙的泄漏辐射在 g 处的剂量率，其值按式(6)计算，计算时迷路内墙的屏蔽透射因子按式(3)计算，X_e 由屏蔽内墙的厚度 X 按式(2)计算。当迷路内墙各段厚度不等时还需核算自 o_2 位置到 g 的辐射剂量率。

使用式(12)估算的 B 值，按式(4)估算防护门的铅屏蔽厚度。估算中，$TVL_1=TVL$，$X_e=X$(0°入射)。在 g 处的散射辐射能量约 0.2 MeV，铅中的 TVL 值为 0.5 cm。

d) 在给定防护门的铅屏蔽厚度 X(cm)时，防护门外的辐射剂量率 $\dot{H}$(μSv/h)按式(13)计算：

$$\dot{H}=\dot{H}_g\cdot 10^{-(X/TVL)}+\dot{H}_{og} \qquad (13)$$

式中 TVL=0.5 cm(铅)，其余各符号的意义同式(12)。

5.2.6.2 有用线束向迷路照射

机房情景见图 3，考虑的辐射照射见 4.3.2.5.2。在按式(9)估算图 3 中“o_2-j-g”项散射时，有用线束边缘(见图 3 位置 c_1)距 g 处可能较近，并且还存在迷路内墙的杂散辐射，建议增加 2 倍安全系数。

5.2.7 加速器(＞10 MV)机房的迷路散射辐射

对大于 10 MV 加速器的机房，迷路散射辐射应考虑下列各项：

a) 总中子注量 Φ_B

图 1 迷路的中子散射路径为“o-B-g”。B 点是从等中心点与迷路内墙端的连线和迷路长轴中心线之间的交点。在 B 点的总中子注量 Φ_B 按式(14)计算：

$$\Phi_B=\frac{Q_n}{4\pi d_1^2}+\frac{5.4Q_n}{2\pi S}+\frac{1.26Q_n}{2\pi S} \qquad (14)$$

式中的三项分别是加速器机头外的杂散中子、杂散中子在治疗室内壁的散射中子及所形成的热中子。

式中：

Φ_B ——等中心处 1 Gy 治疗照射时 B 处的总中子注量，(中子数/m^2)/Gy；

Q_n ——在等中心处每 1 Gy 治疗照射时射出加速器机头的总中子数，中子数/Gy。应向产品供应商获取 Q_n 指标，NCRP No.151 的表 B.9 中列出了一些型号的加速器的 Q_n 值可参考使用；

d_1 ——等中心点 o 至 B 点的距离，m；

S ——治疗机房的总内表面积(m^2)，包括四壁墙、顶面和底面，不包括迷路内各面积。

式(14)用于铅屏蔽加速器机头。对于钨屏蔽的加速器机头，式(14)的第一项和第二项均乘以衰减因子 0.85。

b) 机房入口的中子俘获γ射线的剂量率($\dot{H}_r$)

机房内及迷路中的中子在与屏蔽物质作用时产生中子俘获γ射线,机房入口门外 30 cm(g)处无防护门时的中子俘获γ射线的剂量率$\dot{H}_r$(μSv/h)按式(15)计算:

$$\dot{H}_r = 6.9 \times 10^{-16} \cdot \Phi_B \cdot 10^{-d_2/TVD} \cdot \dot{H}_o \qquad (15)$$

式中:

6.9×10^{-16}——该方法中的经验因子,Sv/(中子数/ m²);

Φ_B ——等中心处 1 Gy 治疗照射时 B 处的总中子注量,(中子数/ m²)/Gy;

d_2 ——B 点至机房入口(g)的距离,m;

TVD ——将γ辐射剂量减至其十分之一的距离(称为什值距离),对于 18 MV~25 MV 加速器为 5.4 m,对于 15 MV 加速器为 3.9 m;

$\dot{H}_o$ ——等中心点处治疗 X 射线剂量率(μGy/h),依 GBZ/T 201.1 的 4.8.3,屏蔽计算中可视为 μSv/h。

对于二阶迷路(见图 2)在式(15)中,以二阶迷路 d_{2a} 和 d_{2b} 之和代替 d_2,并且$\dot{H}_r$为式(15)的1/3。这种计算方法适用于 d_{2b} 并非过短、迷路宽度并非过小的情况。

c) 机房入口的中子剂量率($\dot{H}_n$)

机房内的中子经迷路散射后在机房入口门外 30 cm(g)处无防护门时的剂量率$\dot{H}_n$(μSv/h)见式(16):

$$\dot{H}_n = 2.4 \times 10^{-15} \cdot \Phi_B \cdot \sqrt{\frac{S_0}{S_1}} \cdot \left[1.64 \times 10^{-(d_2/1.9)} + 10^{-(d_2/T_n)}\right] \cdot \dot{H}_o \qquad (16)$$

式中:

2.4×10^{-15}——该计算方法中的经验因子,Sv/(中子数/ m²);

S_0 ——迷路内口的面积,m²;

S_1 ——迷路横截面积,m²;

d_2 ——B 点到迷路入口(g)的距离,m;

T_n ——迷路中能量相对高的中子剂量组分式(16)方括号中的第二项衰减至十分之一行径的距离(m),称为什值距离。T_n 是一个经验值,与迷路横截面积有关,T_n 按式(17)计算:

$$T_n = 2.06\sqrt{S_1} \qquad (17)$$

d) 入口门屏蔽

入口门屏蔽设计时,通常使中子和中子俘获γ射线屏蔽后有相同的辐射剂量率,对于中子俘获γ射线,以铅屏蔽;对于中子,以含硼(5%)聚乙烯屏蔽,所需的屏蔽防护厚度 X_γ 和 X_n 如式(18)、式(19):

$$X_\gamma = TVL_\gamma \cdot \log[2\,\dot{H}_\gamma/(\dot{H}_c - \dot{H}_{og})] \qquad (18)$$

$$X_n = TVL_n \cdot \log[2\,\dot{H}_n/(\dot{H}_c - \dot{H}_{og})] \qquad (19)$$

式中:

X_γ 和 X_n 分别为屏蔽上述两种辐射的不同屏蔽材料的厚度,cm;

TVL_γ 和 TVL_n 分别为中子俘获γ射线和中子在上述两种屏蔽材料中的什值层,cm;

$\dot{H}_\gamma$和$\dot{H}_n$分别为按式(15)和式(16)计算的入口处防护门内的辐射剂量率;

$\dot{H}_c$——按 4.2.1 和附录 A.2 确定的剂量率参考控制水平,μSv/h;

$\dot{H}_{og}$——图 1 中的 o_1 位置穿过迷路内墙的泄漏辐射在 g 处的剂量率。

当给定防护门屏蔽厚度 X_γ 和 X_n 时，防护门外的辐射剂量率 $\dot{H}$（μSv/h）见式(20)：

$$\dot{H}=\dot{H}_\gamma\cdot 10^{-(X_\gamma/TVL_\gamma)}+\dot{H}_n\cdot 10^{-(X_n/TVL_n)}+\dot{H}_{og}\cdot B_{og} \quad\cdots\cdots\cdots\cdots\cdots(20)$$

式中：

B_{og}——防护门对 $\dot{H}_{og}$ 的屏蔽透射因子，在 $\dot{H}_{og}$ 相对 g 处的总剂量率较小时，可以忽略 $\dot{H}_{og}\cdot B_{og}$ 项。

入口处中子和中子俘获 γ 射线的能量均不是单一能量，TVL_γ 和 TVL_n 参见附录 C。

e) 当入口防护门屏蔽厚度较薄时，应按 5.2.6 核算其在防护门外的辐射剂量。

5.3 不同类型放射治疗机房屏蔽估算示例

5.3.1 调强放射治疗

附录 D 的 D.1 列举了 6 MV、10 MV、15 MV 和 18 MV 调强放射治疗加速器有用线束不向迷路照射的示例机房的屏蔽设计和剂量估算方法，给出了典型屏蔽设计参数，也列举了以不同的示例条件修正典型屏蔽设计的方法。

5.3.2 螺旋断层加速器治疗

螺旋断层加速器放射治疗装置是一种特殊的适形调强放射治疗装置。在加速器机架旋转和治疗床推移中以窄带射线束适形调强断层扫描照射的方式实现治疗计划的照射。装置带有低能射线实时 CT 影像引导设备。装置使用 6 MV 加速器并带有有用线束区自屏蔽部件。

附录 D 的 D.2 列举了示例装置的性能、示例放射治疗工作负荷及机房屏蔽要点。

5.3.3 机器人臂赛博刀治疗

机器人臂赛博刀(Robotic Arm Cyberknife)是一种非等中心照射的适型调强加速器放射治疗装置。将小型加速器固定安装在机器人前臂，加速器在机器人臂的带动下可由空间任何方向以准直束线精确定位照射，并按治疗计划实现各方向小照射野适形调强放射治疗。治疗装置带有实时 X 射线立体定位跟踪设备。

附录 D 的 D.3 列举了示例装置的性能、示例放射治疗工作负荷及机房屏蔽要点。

6 辐射屏蔽防护剂量的检测与评价

6.1 检测位置

机房外辐射剂量率的检测位置如下：

a) 治疗机房墙外：沿墙外距墙外表面 30 cm 并距治疗机房内地平面 1.3 m 高度上的一切人员可以到达的位置，进行辐射剂量率巡测；对相应的关注点(见 4.3 和图 1～图 3)，进行定点辐射剂量率检测。对检测中发现的超过剂量率控制值的位置，向较远处延伸测量，直至剂量率等于控制值的位置。

b) 治疗机房顶外：剂量率巡测位置包括主屏蔽区的长轴、主屏蔽区与次屏蔽区的交线以及经过机房顶上的等中心投影点的垂直于主屏蔽区长轴的直线。对关注点(见 4.3 和图 4)进行定点辐射剂量率检测。

c) 使用加速器(＞10 MV)治疗装置时，在治疗机房入口门外 30 cm 处以及采用铅、铁等屏蔽的机房顶、外墙外，测量中子的剂量率水平。

6.2 检测仪表要求

对辐射剂量检测仪表的要求包括：

a) 仪表应能适应脉冲辐射剂量场测量，推荐 X 射线剂量测量选用电离室探测器的仪表，不宜使用 G-M 计数管仪表。对 10 MV 以上的装置，应配备测量中子剂量的仪表；

b) 仪表的能量响应应适合放射治疗机房外的辐射场；

c) 仪表最低可测读值应不大于 0.1 μSv/h；

d) 仪表宜能够测量辐射剂量率和累积剂量；

e) 仪表需经计量检定并在检定有效期内使用。

6.3 检测条件

不同位置检测时，加速器的照射条件与使用的模体如下。

6.3.1 总检测条件

对所有检测，治疗装置应设定在 X 射线照射状态，并处于可选的最高 MV、等中心处的常用最高剂量率、等中心处的最大照射野。当使用模体时，模体几何中心处于有用束中心轴线上，模体的端面与有用束中心轴垂直。

6.3.2 不同检测区的检测条件

以图 1 和图 4 的关注点代表各检测区，检测条件列于表 2。

表 2 不同检测区检测的条件

检 测 区	检测条件
有用束区(a、b、l)	有用束中心轴垂直于检测区平面；有用束方向无模体或其他物品；治疗野的对角线垂直于治疗机架旋转平面(即准直器角为 45°)。
侧墙区(e)	有用束中心轴竖直向下照射；在等中心处放置模体。
顶次屏蔽区(m_1、m_2)	有用束中心轴竖直向上照射；在等中心处放置模体。
次屏蔽区(d_1、d_2)、低能机房入口(g)	有用束中心轴垂直于 b 区水平照射，在等中心处放置模体；有用束中心轴垂直于 a 区水平照射，在等中心处放置模体。
迷路外墙(k)、次屏蔽区(c_1、c_2)	有用束中心轴垂直于 a 区水平照射；在等中心处放置模体。
高能机房入口(g)	有用束中心轴垂直于 a 区水平照射；照射野关至最小。
注：表 2 中使用的模体为组织等效模体或水模体，厚度 15 cm，模体的端面积应能覆盖最大照射野下的有用束投影范围，当端面积较小时，可将模体向加速器靶的方向移位，使之能覆盖最大野有用束的投影，但靶和模体端面之间的距离不应小于 70 cm(相应的模体端面不应小于 30 cm×30 cm)。	

6.4 检测报告与评价

对检测结果的报告与评价要求如下：

a) 报告的检测结果应扣除检测场所的本底读数(加速器关机条件下机房外的测读值)，并进行仪表的计量校准因子修正；

b) 依4.2和附录A，确定检测的治疗设备在治疗应用条件下的辐射剂量率控制目标值，直接用于检测结果评价。当审管部门在有效的文件中提出了不同的管理目标要求时，应遵从其要求，当仅有年剂量要求时，可按附录A导出等效的剂量率管理要求；

c) 对于剂量率超过控制(或管理)目标的检测点，应给出超标的区域范围，分析可能的超标原因，如局部施工缺欠、屏蔽厚度不足、在机房内治疗装置的辐射剂量高等。为判明上述最后一项原因，应检测机房内相应位置的辐射剂量，并应确认所使用的测量方法有效；

d) 当检测时治疗机房内的治疗装置未达到额定的设计条件时，检测报告应指明条件(特别是结论的条件)。

附　录　A
（资料性附录）
周工作负荷、周治疗照射时间和导出剂量率参考控制水平的示例

A.1　周工作负荷(W)与周治疗照射时间(t)

A.1.1　常规放射治疗

常规放射治疗以1个～4个治疗野定向照射，使患者治疗区获得计划的治疗剂量。典型的放射治疗工作量为60人/d，每周工作5 d，平均每人每野次治疗剂量1.5 Gy，平均每人治疗照射3野次，周工作负荷$W=60\times5\times1.5\times3=1\,350$ Gy/周。在未获得放射治疗单位的工作负荷时，在屏蔽设计中取$W=1\,500$ Gy/周。

设加速器等中心处治疗模体内参考点的常用最高吸收剂量率为$\dot{D}_{o}$(Gy/min)，周治疗照射时间(t)，见式(A.1)：

$$t=W/\dot{D}_{o} \qquad \cdots\cdots(\text{A.1})$$

当$\dot{D}_{o}=3$ Gy/min时，平均每名患者治疗照射时间为1.5 min。相应$W=1\,500$ Gy/周，周治疗时间t为500 min，即8.3 h。

A.1.2　调强放射治疗

以手动控制(或治疗计划控制)分次定向照射实现的调强放射治疗称为静态(或动态)调强放射治疗，平均每人照射野次约为常规放射治疗的2倍，调强因子$N=2$。

在治疗装置旋转过程中，以治疗计划指引的断续或连续调强放射治疗称为拉弧调强放射治疗，调强因子N约为4。在屏蔽设计中，通常取N为5。

在调强放射治疗中，相应有用线束和有用线束散射辐射，每周与常规放射治疗人数相同时，周工作负荷与常规放射治疗相同；但对泄漏辐射，周工作负荷为常规放射治疗工作负荷的N倍(当调强因子为N时)。

实际调强放射治疗中，周治疗患者数少于常规放射治疗，满负荷下的周总治疗装置出束时间小于20 h。

A.2　导出剂量率参考控制水平($\dot{H}_{c,d}$)

A.2.1　单一辐射

单一有用线束与单一泄漏辐射按如下方法导出剂量率参考控制水平：

a)　有用线束

有用线束在关注点的周剂量参考控制水平为H_c时，该关注点的导出剂量率参考控制水平$\dot{H}_{c,d}$(μSv/h)见式(A.2)：

$$\dot{H}_{c,d}=H_c/(t\cdot U\cdot T) \qquad \cdots\cdots(\text{A.2})$$

式中：

H_c——周参考剂量控制水平(μSv/周)，见4.2.1的a)；

t——治疗装置周治疗照射时间，h；

U ——有用线束向关注位置的方向照射的使用因子；

T ——人员在相应关注点驻留的居留因子。

b) 单一泄漏辐射

泄漏辐射在关注点的周剂量参考控制水平为 H_c时，该关注点的导出剂量率参考控制水平$\dot{H}_{c,d}$(μSv/h)见式(A.3)：

$$\dot{H}_{c,d}=H_c/(N\cdot t\cdot T) \qquad \text{(A.3)}$$

式中：

H_c——周参考剂量控制水平(μSv/周)，见 4.2.1 的 a)；

N ——调强治疗时用于泄漏辐射的调强因子，通常 $N=5$；

t ——治疗装置周治疗照射时间，h；

T ——人员在相应关注点驻留的居留因子。

A.2.2 复合辐射

与主屏蔽直接相连的次屏蔽区(见 4.3.2)，需要考虑加速器的泄漏辐射和有用线束水平照射的患者散射辐射：

a) 以 4.2.1b)、4.2.2a)或 4.2.2b)中的$\dot{H}_{c,max}$的一半，作为关注点的导出剂量率参考控制水平，依 5.2.2 估算屏蔽患者散射辐射所需要的屏蔽厚度；

b) 将 A.2.1b)的(A.3)式中的 H_c以 $0.5H_c$代替，作为关注点的导出剂量率参考控制水平，依 5.2.1 估算屏蔽泄漏辐射所需要的屏蔽厚度；

c) 取上述 a)和 b)中屏蔽厚度较厚者为该关注点的屏蔽设计。相应屏蔽下，泄漏辐射和有用线束患者散射辐射在关注点的剂量率之和为该处的剂量率控制值。

附　录　B
（资料性附录）
辐射屏蔽估算用的数据

B.1　有用束和泄漏辐射在混凝土中的什值层

见表 B.1。

表 B.1　有用束和泄漏辐射在混凝土中的什值层[a]

MV/MeV[b]	有　用　束		90°泄漏辐射	
	TVL_1(cm)	TVL(cm)	TVL_1(cm)	TVL(cm)
4 MV	35	30	33	28
6 MV	37	33	34	29
10 MV	41	37	35	31
15 MV	44	41	36	33
18 MV	45	43	36	34
20 MV	46	44	36	34
25 MV	49	46	37	35
30 MV	51	49	37	36
1.25 MeV(Co-60)	21	21	21	21

[a] 表中值取自 NCRP No.151。
[b] MV 指加速器的 X 射线末端能量，MeV 指 γ 射线能量。

B.2　患者受照面积 400 cm^2 的散射因子 α_{ph}

见表 B.2。

表 B.2　患者受照面积 400 cm^2 的散射因子 α_{ph}

散　射　角	散射因子 α_{ph}			
	6 MV	10 MV	18 MV	24 MV
10°	1.04×10^{-2}	1.66×10^{-2}	1.42×10^{-2}	1.78×10^{-2}
20°	6.73×10^{-3}	5.79×10^{-3}	5.39×10^{-3}	6.32×10^{-3}
30°	2.77×10^{-3}	3.18×10^{-3}	2.53×10^{-3}	2.74×10^{-3}
45°	1.39×10^{-3}	1.35×10^{-3}	8.64×10^{-4}	8.30×10^{-4}
60°	8.24×10^{-4}	7.46×10^{-4}	4.24×10^{-4}	3.86×10^{-4}

表 B.2（续）

散射角	散射因子 α_{ph}			
	6 MV	10 MV	18 MV	24 MV
90°	4.26×10^{-4}	3.81×10^{-4}	1.89×10^{-4}	1.74×10^{-4}
135°	3.00×10^{-4}	3.02×10^{-4}	1.24×10^{-4}	1.20×10^{-4}
150°	2.87×10^{-4}	2.74×10^{-4}	1.20×10^{-4}	1.13×10^{-4}
注：表中值取自 NCRP No.151。				

B.3 患者散射辐射的平均能量

见表 B.3。

表 B.3 患者散射辐射的平均能量

散射角	患者散射辐射的平均能量 MeV			
	6 MV	10 MV	18 MV	24 MV
0°	1.6	2.7	5.0	5.6
10°	1.4	2.0	3.2	3.9
20°	1.2	1.3	2.1	2.7
30°	0.9	1.0	1.3	1.7
40°	0.7	0.7	0.9	1.1
50°	0.5	0.5	0.6	0.8
70°	0.4	0.4	0.4	0.5
90°	0.2	0.2	0.3	0.3
注：表中值取自 NCRP No.151。				

B.4 患者散射辐射在混凝土中的什值层

见表 B.4。

表 B.4 患者散射辐射在混凝土中的什值层

散射角	TVL cm							
	Co-60	4 MV	6 MV	10 MV	15 MV	18 MV	20 MV	24 MV
15°	22	30	34	39	42	44	46	49
30°	21	25	26	28	31	32	33	36
45°	20	22	23	25	26	27	27	29

表 B.4（续）

散射角	TVL cm							
	Co-60	4 MV	6 MV	10 MV	15 MV	18 MV	20 MV	24 MV
60°	19	21	21	22	23	23	24	24
90°	15	17	17	18	18	19	19	19
135°	13	14	15	15	15	15	15	16

注：表中值取自 NCRP No.151。

B.5　混凝土对 0°入射辐射的散射因子 α_w（散射面积 10^4 cm^2）

见表 B.5。

表 B.5　混凝土对 0°入射辐射的散射因子 α_w（散射面积 10^4 cm^2）[a]

MV/MeV[b]	0°入射辐射的散射因子 α_w				
	0°	30°	45°	60°	75°
30 MV	3.0×10^{-3}	2.7×10^{-3}	2.6×10^{-3}	2.2×10^{-3}	1.5×10^{-3}
24 MV	3.2×10^{-3}	3.2×10^{-3}	2.8×10^{-3}	2.3×10^{-3}	1.5×10^{-3}
18 MV	3.4×10^{-3}	3.4×10^{-3}	3.0×10^{-3}	2.5×10^{-3}	1.6×10^{-3}
10 MV	4.3×10^{-3}	4.1×10^{-3}	3.8×10^{-3}	3.1×10^{-3}	2.1×10^{-3}
6 MV	5.3×10^{-3}	5.2×10^{-3}	4.7×10^{-3}	4.0×10^{-3}	2.7×10^{-3}
4 MV	6.7×10^{-3}	6.4×10^{-3}	5.8×10^{-3}	4.9×10^{-3}	3.1×10^{-3}
1.25 MeV(Co-60)	7.0×10^{-3}	6.5×10^{-3}	6.0×10^{-3}	5.5×10^{-3}	3.8×10^{-3}
0.5 MeV	19.0×10^{-3}	17.0×10^{-3}	15.0×10^{-3}	13.0×10^{-3}	8.0×10^{-3}
0.25 MeV	32.0×10^{-3}	28.0×10^{-3}	25.0×10^{-3}	22.0×10^{-3}	13.0×10^{-3}

[a] 表中值取自 NCRP No.151。

[b] MV 指加速器的 X 射线末端能量，MeV 指 γ 射线能量或等效能量。

B.6　混凝土对 45°入射辐射的散射因子 α_2（散射面积 10^4 cm^2）

见表 B.6。

表 B.6　混凝土对 45°入射辐射的散射因子 α_2（散射面积 10^4 cm^2）[a]

MV/MeV[b]	45°入射辐射的散射因子 α_2				
	0°	30°	45°	60°	75°
30 MV	4.8×10^{-3}	5.0×10^{-3}	4.9×10^{-3}	4.0×10^{-3}	3.0×10^{-3}
24 MV	3.7×10^{-3}	3.9×10^{-3}	3.9×10^{-3}	3.7×10^{-3}	3.4×10^{-3}

表 B.6（续）

MV/MeV[b]	45°入射辐射的散射因子 α_2				
	0°	30°	45°	60°	75°
18 MV	4.5×10^{-3}	4.6×10^{-3}	4.6×10^{-3}	4.3×10^{-3}	4.0×10^{-3}
10 MV	5.1×10^{-3}	5.7×10^{-3}	5.8×10^{-3}	6.0×10^{-3}	6.0×10^{-3}
6 MV	6.4×10^{-3}	7.1×10^{-3}	7.3×10^{-3}	7.7×10^{-3}	8.0×10^{-3}
4 MV	7.6×10^{-3}	8.5×10^{-3}	9.0×10^{-3}	9.2×10^{-3}	9.5×10^{-3}
1.25 MeV(Co-60)	9.0×10^{-3}	10.2×10^{-3}	11.0×10^{-3}	11.5×10^{-3}	12.0×10^{-3}
0.5 MeV	22.0×10^{-3}	22.5×10^{-3}	22.0×10^{-3}	20.0×10^{-3}	18.0×10^{-3}
0.25 MeV	36.0×10^{-3}	34.5×10^{-3}	31.0×10^{-3}	25.0×10^{-3}	18.0×10^{-3}

[a] 表中值取自 NCRP No.151。

[b] MV 指加速器的 X 射线末端能量，MeV 指 γ 射线能量或等效能量。

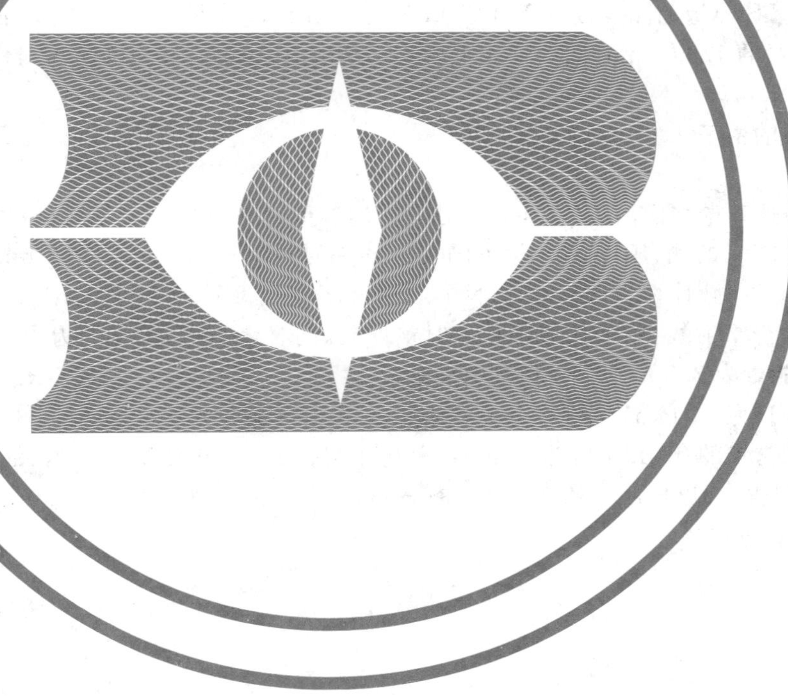

附　录　C
（资料性附录）
加速器(＞10 MV)机房的中子和中子俘获γ射线及其屏蔽

C.1　机房内的光中子

C.1.1　加速器治疗机头外的杂散中子称为直接光中子，它来源于 X 射线中能量大于 10 MeV 的光子与加速器的靶、准直器、均整器及电子束和光子束通道上的其他物质相互作用发生光核反应所产生的中子。直接光中子平均能量不超过 1 MeV。直接光中子与加速器厅壁作用发生弹性散射和非弹性散射，散射中子的能量约为 0.24 MeV。直接光中子和散射中子的平均能量约为 0.34 MeV。

C.1.2　混凝土中含有 4%～5%的水，对 0.34 MeV 中子的什值层衰减厚度为 21 cm，而混凝土对 10 MV～25 MV X 射线治疗装置 90°泄漏辐射的什值层为 31 cm～36 cm。当混凝土厚度为 110 cm 时，对中子的衰减为对 10 MV 泄漏辐射(*TVL*＝31 cm)衰减的 50 倍。直接光中子在距靶 1 m 处的最大值为(1～4)×10^{-3} Sv/Gy，泄漏辐射在距靶 1 m 处的值小于 10^{-3} Sv/Gy。110 cm 混凝土墙外的中子剂量小于 X 射线剂量的 1/10。治疗机房采用混凝土屏蔽墙时，墙的屏蔽只需考虑对 X 射线的屏蔽。

C.2　机房入口的中子

C.2.1　中子经迷路壁多次散射后，在入口处的平均能量约为 100 keV，在聚乙烯中的 TVL 为 45 mm。在聚乙烯中掺加 5%的硼，用以减少热中子的成分，硼对热中子的 TVL 为 12 mm，但对 2 MeV 中子的 TVL 为 38 mm。屏蔽计算中保守地取含硼 5%的聚乙烯的 TVL 为 45 mm。

C.2.2　中子俘获γ射线：中子作用于物质时被俘获，同时生成γ射线，称为中子俘获γ射线。中子俘获γ射线平均能量为 3.6 MeV，在迷路短时最高能量可以达到 10 MeV。NCRP No.151 报告书保守地引用了铅的 TVL 为 61 mm。IAEA No.47 报告在指出该保守值的同时，还指出另外的数据：对于长度大于 5 m 的迷路，铅的 TVL 可降为 6 mm。分析中村尚司、上蓑义朋发表在 Radioisotopes[32(5)：51-56，1986]上的报告，可以导出铅的 TVL 为 31 mm，在本规范中建议选用该值。

附 录 D
（资料性附录）
不同类型放射治疗机房屏蔽估算示例

D.1 调强放射治疗机房示例

D.1.1 示例条件

示例机房为地上一层建筑，有用线束不向迷路照射，采用钢筋混凝土(密度为 2.35 t/m³)结构屏蔽，机房示意图见图 D.1。

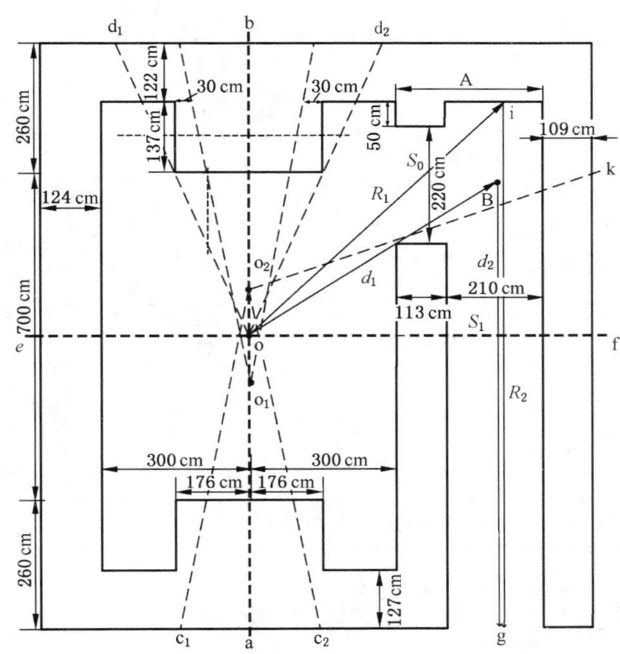

图 D.1 示例 X 射线治疗机房平面图(图中的屏蔽厚度为 15 MV 机房的示例厚度)

机房使用空间几何尺寸：长(主束墙间距)7 m、宽 6 m、高(机房顶主屏蔽区内表面至地面的距离)3.2 m。机房顶主屏蔽区向机房内凸。等中心位于机房的中心，距地面 1.3 m。迷路横宽 2.1 m，迷路内口宽度 2.2 m。

机房中的放射治疗装置：X 射线：6 MV、10 MV、15 MV 和 18 MV；等中心(距靶 1 m)处的剂量率 $\dot{H}_o=2.4\times10^8$ μSv/h；机头泄漏辐射比率 $f=10^{-3}$；等中心处的最大治疗野面积 40 cm×40 cm。

距机房墙、顶、门口外表面 30 cm 处的关注点见图 4 和图 D.1。墙和门外相应位置的剂量率控制水平设为 2.5 μSv/h，屋顶的剂量率控制水平设为 100 μSv/h。

D.1.2 墙和顶的混凝土屏蔽剂量估算与屏蔽设计厚度

D.1.2.1 估算过程示例及典型的机房屏蔽表

在以下按关注点的屏蔽估算过程中，对机房墙和顶的屏蔽均以 10 MV 加速器机房为示例，各能量加速器和各代表性关注点的屏蔽估算结果列于典型加速器机房屏蔽见表 D. 1。

表 D. 1　典型机房的混凝土屏蔽设计(混凝土厚度 *X* 和辐射源点与关注点的距离 *R*)

<table>
<tr><th>屏蔽区</th><th>关注点</th><th>入射角
θ°</th><th>砼厚度 X
距离 R
cm</th><th>6 MV</th><th>10 MV</th><th>15 MV</th><th>18 MV</th><th>说　明</th></tr>
<tr><td rowspan="2">有用束
主屏蔽墙</td><td rowspan="2">b</td><td rowspan="2">0°</td><td>X</td><td>212</td><td>236</td><td>259</td><td>270</td><td rowspan="2">$\dot{H}_c = 2.5\ \mu Sv/h$</td></tr>
<tr><td>R</td><td>692</td><td>716</td><td>739</td><td>750</td></tr>
<tr><td rowspan="2">与主屏蔽区
直接相连的
次屏蔽区</td><td rowspan="2">d_2</td><td rowspan="2">30°</td><td>X</td><td>105</td><td>113</td><td>122</td><td>126</td><td rowspan="2">$\dot{H}_{sc} = 1.25\ \mu Sv/h$
散射体中心位于等中心(o)处</td></tr>
<tr><td>R</td><td>684</td><td>711</td><td>738</td><td>752</td></tr>
<tr><td rowspan="2">侧屏蔽墙</td><td rowspan="2">e</td><td rowspan="2">0°</td><td>X</td><td>112</td><td>118</td><td>124</td><td>127</td><td rowspan="2">$\dot{H}_c = 2.5\ \mu Sv/h$
o 为辐射源点，$f = 10^{-3}$</td></tr>
<tr><td>R</td><td>442</td><td>448</td><td>454</td><td>457</td></tr>
<tr><td rowspan="2">迷路外墙</td><td rowspan="2">k</td><td rowspan="2">0°</td><td>X</td><td>99</td><td>104</td><td>109</td><td>111</td><td rowspan="2">$\dot{H}_c = 2.5\ \mu Sv/h$
o_2 为辐射源点，$f = 10^{-3}$</td></tr>
<tr><td>R</td><td>741</td><td>751</td><td>762</td><td>766</td></tr>
<tr><td rowspan="2">迷路内墙</td><td rowspan="2">g</td><td rowspan="2">30°</td><td>X</td><td>102</td><td>107</td><td>113</td><td>115</td><td rowspan="2">$\dot{H}_c = 0.5\ \mu Sv/h$
o_1 为辐射源点，$f = 10^{-3}$</td></tr>
<tr><td>R</td><td>785</td><td>804</td><td>824</td><td>833</td></tr>
<tr><td rowspan="2">有用束
主屏蔽顶</td><td rowspan="2">l</td><td rowspan="2">0°</td><td>X</td><td>169</td><td>188</td><td>207</td><td>214</td><td rowspan="2">$\dot{H}_c = 100\ \mu Sv/h$</td></tr>
<tr><td>R</td><td>489</td><td>508</td><td>526</td><td>534</td></tr>
<tr><td rowspan="2">与顶主屏蔽区
直接相连的次
屏蔽顶</td><td rowspan="2">m^2</td><td rowspan="2">30°</td><td>X</td><td>75</td><td>82</td><td>87</td><td>90</td><td rowspan="2">$\dot{H}_c = 50\mu Sv/h$
散射体中心位于等中心(o)处</td></tr>
<tr><td>R</td><td>449</td><td>471</td><td>492</td><td>501</td></tr>
<tr><td colspan="9">注：6 MV、10 MV、15 MV、18 MV 有用线束主屏蔽墙区半宽度分别为 169 cm、173 cm、176 cm、178 cm。</td></tr>
</table>

D. 1. 2. 2　有用线束主屏蔽区

有用线束主屏蔽区见图 D. 1 关注点 b 和图 4 关注点 1，依次估算相应位置的屏蔽厚度。

a)　首先使用表 1 的预设屏蔽厚度估算辐射源点至关注点的距离。例如：10 MV 机房位置 b，表 1 的预设值为 200 cm，$R = 100 + 350 + 200 + 30 = 680$(cm)。

按式(5)估算(取 $f = 1$)墙的屏蔽透射因子 B ：

$$B = \frac{2.5 \times 6.8^2}{2.4 \times 10^8} = 4.8 \times 10^{-7}$$

b)　由附录 B 表 B. 1 查出有用线束 TVL_1 和 TVL，按式(4)估算墙的屏蔽厚度(X_e)：

$$X_e = 37\log(4.8 \times 10^{-7})^{-1} + (41 - 37) = 238(cm)$$

c)　对于 0°入射，$X = X_e$，从辐射防护角度已完成了估算。为了使数据更确切，以 $X = 238$ cm 进行再次计算，$R = 100 + 350 + 238 + 30 = 718$ cm；$B = 5.4 \times 10^{-7}$；$X = 236$ cm；$R = 100 + 350 + 236 + 30 = 716$ cm。实际设计中 X 取整为 240 cm。示例的其他数据以同样方法处理。

d)　当使用计算机计算时，如 Excel 简单编程，将式(5)代入式(4)，不需使用表 1 预设屏蔽厚度，可迅速获得墙屏蔽厚度的精确解值。对其他关注点同样可以计算机迅速计算。

e)　对关注点 l 的屏蔽估算与上述方法相同，略。

D.1.2.3 侧屏蔽墙(图 D.1 关注点 e)

该区考虑泄漏辐射屏蔽,估算方法类似主屏蔽区。式(5)中 $f=10^{-3}$,式(4)中的 TVL_1 和 TVL 为附录 B 表 B.1 的泄漏辐射值。

使用表 1 的预设屏蔽厚度(100 cm),$R=100+300+30=430(cm)$。

$$B=\frac{2.5\times 4.3^2}{2.4\times 10^8\times 10^{-3}}=1.93\times 10^{-4}$$

$$X=X_e=31\times \log(1.93\times 10^{-4})^{-1}+(35-31)=119(cm)$$

使用 119 cm 重新计算,$R=119+300+30=449$ cm。

$$B=\frac{2.5\times 4.49^2}{2.4\times 10^8\times 10^{-3}}=2.1\times 10^{-4}$$

$$X=X_e=31\times \log(2.1\times 10^{-4})^{-1}+(35-31)=118(cm);R=448(cm)$$

D.1.2.4 与主屏蔽区相连的次屏蔽区(图 D.1 关注点 d_2,图 4 关注点 m_2)

与主屏蔽区相连的次屏蔽区见图 D.1 关注点 d_2 和图 4 关注点 m_2,依次估算相应位置的屏蔽厚度。

a) 对于位置 d_2、m_2 考虑泄漏辐射和患者散射辐射的复合作用。依 5.2.5,d_2 处墙外剂量率控制水平为 2.5 μSv/h,以患者散射辐射剂量率控制值 $\dot{H}_c=1.25$ μSv/h 估算 d_2 处的屏蔽。m_2 处顶外剂量率控制水平为 100 μSv/h,以患者散射辐射剂量率控制值 $\dot{H}_c=50$ μSv/h 估算 m_2 处的屏蔽。

b) 取患者散射角为 30°。使用表 D.1 的数据,$R_s=(716-100)/\cos 30°=711$ cm。由附录 B 表 B.2 查出 10 MV、30°的 α_{ph} 为 3.18×10^{-3}。

依 5.2.5,$\dot{H}_c=1.25(\mu Sv/h)$。按式(7)估算墙的屏蔽透射因子 B:

$$B=\frac{1.25\times 7.11^2}{2.4\times 10^8\times 3.18\times 10^{-3}\times 40^2/400}=2.07\times 10^{-5}$$

c) 由附录 B 表 B.4 查出 10 MV、$\theta=30°$患者散射辐射的混凝土 TVL 值为 28 cm。

按式(4)估算墙的有效屏蔽厚度(X_e):

$$X_e=28\log(2.07\times 10^{-5})^{-1}=131(cm)$$

d) 按式(2)估算墙的屏蔽厚度 X:

$$X=131\times \cos 30°=113 \text{ cm}$$

e) 关注点 m_2 的屏蔽估算与上述方法相同,略。

D.1.2.5 有用线束主屏蔽区半宽度计算和 d_2(图 D.1),m_2(图 4)位置的斜射角度核算

使用 GBZ/T 201.1 的式(2)计算有用线束主屏蔽区的半宽度 Y。图 D.2(a)为主屏蔽区向机房内凸的情景、图 D.2(b)为主屏蔽区向机房外凸的情景。由图 D.2(a)估算 b 方向主屏蔽区半宽度 Y 为:

$$Y=(100+a+X_2)\text{tg}14°+30=(100+350+236-113)\text{tg}14°+30=173(cm)$$

人体散射线在 d_2 处的斜射角 θ 为:

$$\theta=\text{tg}^{-1}(173/350)=26°$$

估算 d_2 处次屏蔽墙厚度时,使用 $\theta=30°$,是核算的实际散射角(26°)的近似。

考虑到机房的建筑结构以及有用线束向机房墙与顶连接处的照射,机房顶主屏蔽区与墙主屏蔽区同宽。有用线束向顶照射时,人体散射线在机房顶 m_2 处(见图 4)的斜射角将大于 30°,使用 30°估算该处的次屏蔽顶的厚度将是偏安全的。

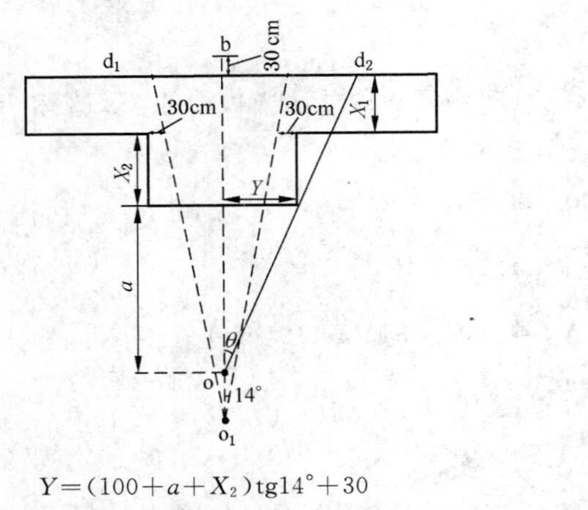

$Y=(100+a+X_2)\text{tg}14°+30$

$\theta=\text{tg}^{-1}(Y/a)$

（a） 主屏蔽区内凸

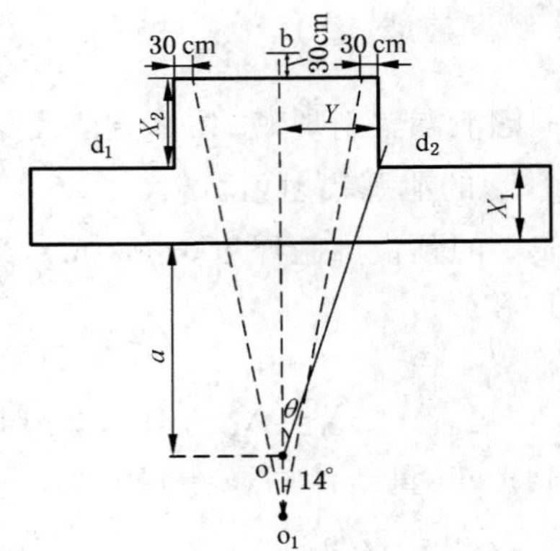

$Y=(100+a+X_1+X_2)\text{tg}14°+30$

$\theta=\text{tg}^{-1}[Y/(a+X_1)]$

（b） 主屏蔽区外凸

图 D.2 机房主屏蔽区示意图

D.1.2.6 迷路内墙

按如下依次估算迷路内墙的屏蔽厚度：

a） 依 4.3.2.5b)，当迷路入口（见图 D.3 g 点）以 2.5 μSv/h 剂量率控制时，穿过迷路内墙在 g 处的泄漏辐射剂量率应小于其 1/4，取为 0.5 μSv/h。这种泄漏辐射的几何条件见图 D.3。

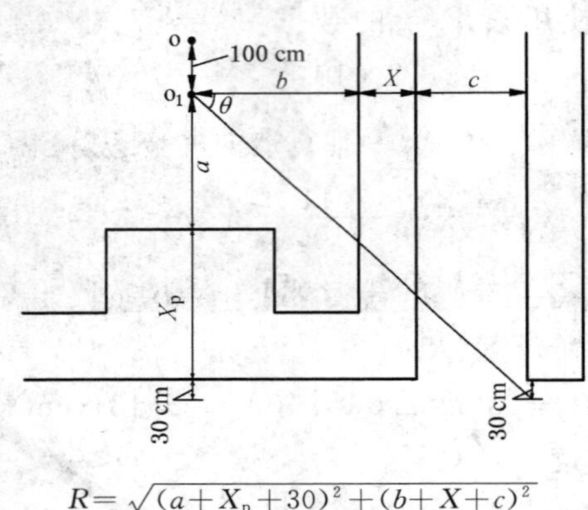

$R=\sqrt{(a+X_p+30)^2+(b+X+c)^2}$

$\theta=\text{tg}^{-1}[(a+X_p+30)/(b+X+c)]$

图 D.3 穿过迷路内墙在入口 g 的泄漏辐射的几何条件

b） 使用表 1 的预设屏蔽厚度（100 cm）和机房参数，按图 D.3 中的 R 式计算自 o_1 至 g 的距离 R：

$$R=\sqrt{(250+236+30)^2+(300+100+210)^2}=799(\text{cm})$$

泄漏辐射在迷路内墙的斜射角 $\theta=\text{tg}^{-1}[(256+236+30)/(300+100+210)]=40°$。

c） 取泄漏辐射因子 $f=10^{-3}$，按式(5)计算迷路内墙的屏蔽透射因子 B：

$$B=\frac{0.5\times7.99^2}{2.4\times10^8\times10^{-3}}=1.33\times10^{-4}$$

d） 查附录 B 表 B.1，10 MV 泄漏辐射的 $TVL_1=35$ cm，$TVL=31$ cm。使用式(4)计算迷路内墙的有效屏蔽厚度（X_e）：

$$X_e=31\times\log(1.33\times10^{-4})^{-1}+(35-31)=124(\text{cm})$$

e） 当加速器射入屏蔽体的斜射角大于 30°时，屏蔽体对辐射衰减中“累积因子”项增大，对于 40°

的斜射仍按 30°斜射计算。按式(2)估算迷路内墙的厚度(X)：

$$X = 124 \times \cos 30^\circ = 107\ \text{cm}。$$

f) 以 107 cm 代替预设屏蔽厚度 100 cm。重复计算，$R=804$ cm。

D.1.2.7 迷路外墙(图 D.1 位置 k)

自图 D.1 o_2 点的泄漏辐射至迷路外墙(k)的斜射角度小于 30°，以垂直入射保守计算。计算方法同 D.1.2.3。使用表 1 的预设屏蔽厚度(100 cm)，o_2 至 k 的距离 R 为：

$$R = 300 + 107 + 210 + 100 + 30 = 747(\text{cm})$$

$$B = \frac{2.5 \times 7.47^2}{2.4 \times 10^8 \times 10^{-3}} = 5.81 \times 10^{-4}$$

$$X = X_e = 31 \times \log(5.81 \times 10^{-4})^{-1} + (35 - 31) = 104(\text{cm})$$

使用 104 cm 代替预设屏蔽厚度 100 cm。重复计算，$R=751$ cm。

D.1.3 典型机房屏蔽表的应用

D.1.3.1 修正方法

据待设计的机房的实际条件与剂量控制要求，可按下列方法对典型机房屏蔽表(见表 D.1)进行修正。以右下角标 p 和 e 分别表示实际条件和屏蔽表中的示例条件。

a) 剂量率控制值修正，见式(D.1)：

$$K_1 = \dot{H}_{c,e} / \dot{H}_{c,p} \qquad \cdots\cdots\cdots\cdots (\text{D}.1)$$

b) 等中心处输出剂量率修正，见式(D.2)：

$$K_2 = \dot{H}_{o,p} / \dot{H}_{o,e} \qquad \cdots\cdots\cdots\cdots (\text{D}.2)$$

c) 辐射源点与关注点的距离修正，见式(D.3)：

$$K_3 = R_e^2 / [R_e + (R_p - R_e)]^2 \qquad \cdots\cdots\cdots\cdots (\text{D}.3)$$

d) 总修正因子 $K=K_1K_2K_3$。修正屏蔽厚度 ΔX_e，见式(D.4)

$$\Delta X_e = TVL \cdot \log K \qquad \cdots\cdots\cdots\cdots (\text{D}.4)$$

式(D.4)中 TVL 为相应关注点所屏蔽的辐射的什值层。

注意：机房可能有不同的布局，主屏蔽墙增厚部分处于机房内或机房外、有用束向迷路照射或平行迷路照射、迷路为一阶或二阶等。对不同的布局，斜射入屏蔽墙的入射角不同，不能按 K_3 进行距离修正。在机房布局与示例布局(见图 D.1)相同时，K_3 修正基本可用，但修正给出的值应为斜射值 ΔX_e，应以 $\Delta X = \Delta X_e \cos\theta$ 得到修正的屏蔽厚度。

D.1.3.2 典型机房屏蔽表的应用示例

示例 1：

设图 D.1 中 a 区左半部和 c_1 区为治疗装置辅助设备间，按 GBZ/T 201.1，该区为放射治疗机房外控制区，放疗工作人员在该区驻留的居留因子 $T=1/16$。依 4.2.1 的 b)，该区的剂量率控制值 $\dot{H}_c$ 应为 10 μSv/h。设治疗机房使用 18 MV 治疗机，$TVL=43$ cm(见附录 B 表 B.1)。机房条件与 D.1.1 的条件相同(除 $\dot{H}_c$ 外)。依 D.1.3.1，修正因子 $K=2.5/10=0.25$。

有用束区(位置 a)，依式(D.4)：

$$(\Delta X)_a = TVL \cdot \log K = 43 \cdot \log 0.25 = -26(\text{cm})$$

a 区的屏蔽由 270 cm(见表 D.1 位置 b)减为 244 cm

同样，对 c_1 区，30°患者散射辐射的 $TVL=32$ cm(见附录 B 表 B.4)，

$$(\Delta X_e)_{c_1} = 32 \cdot \log 0.25 = -19(\text{cm})$$

$$(\Delta X)_{c_1} = -19 \cdot \cos 30° = -16(\text{cm})$$

c_1 区的屏蔽由 126 cm(见表 6.1 位置 d_2)减至 110 cm。

示例 2:

设图 D.1 的 e 区为道路,行人的居留因子 $T=1/16$,道路宽 10 m,路旁为后勤工作区,居留因子$T=1$。相应区的剂量管理目标为 100 μSv/a,相应的周剂量控制值 $H_c=2$ μSv/周。机房内使用 6 MV X 射线调强治疗装置,周工作负荷 $W=103$ Gy/周,调强因子 $N=5$,等中心处的治疗剂量率$\dot{D}_o$为 3 Gy/min,(相应的$\dot{H}_o=1.8\times10^8$ μSv/h)。

1) 依表 D.1,e 点机房外表面 30 cm 处距等中心点 4.4 m,后勤区距等中心点 14.1 m。按距离平方反比关系和居留因子,比较后勤区和道路行人区:

$$(14.1^2/4.4^2)\times 1/16 = 0.64 < 1$$

后勤区的屏蔽要求严于道路行人区,按后勤区考虑 e 墙的屏蔽

2) 依附录 A 的式(A.1),周治疗照射时间 t 为:

$$t = W/\dot{D}_o = 10^3/3 = 333(\text{min}) = 5.6(\text{h})$$

依附录 A 的(A.3)式,导出剂量率控制水平$\dot{H}_{c,d}$为:

$$\dot{H}_{c,d} = H_c/(N\cdot t\cdot T) = 2/(5\times5.6\times1) = 0.07(\mu\text{Sv/h})$$

依 4.2.1 的 c),后勤区的剂量率控制水平$\dot{H}_c=0.07(\mu\text{Sv/h})$。

3) 按照 D.1.3.1:

$$K_1 = 2.5/0.07 = 35.7$$

$$K_2 = (1.8\times10^8)/(2.4\times10^8) = 0.75$$

$$K_3 = 4.4^2/14.1^2 = 0.097$$

$$K = K_1\cdot K_2\cdot K_3 = 35.7\times0.75\times0.097 = 2.6$$

e 区考虑泄漏辐射屏蔽,$TVL=29$ cm(见附录 B 表 B.1)

依式(D.4):

$$\Delta X = 29\log 2.6 = 12 \text{ cm}$$

e 区屏蔽墙应由 110 cm(见表 D.1)增至 122 cm。

D.1.4 机房入口防护门屏蔽

D.1.4.1 加速器(≤10 MV)机房入口

图 D.1 机房入口的散射路径为“o_1-o-i-g”,患者一次散射角接近 45°,墙入射角也为 45°,墙散射角约为 10°(近似按 0°计算)。附录 D.1 示例的 6 MV 和 10 MV 的散射路径上的几何尺寸相近,$R_1=650$ cm,$R_2=1\,050$ cm。患者 400 cm² 面积上的 45°散射因子 $\alpha_{ph}=1.39\times10^{-3}$(6 MV)(见附录 B 表 B.2)。等中心处最大治疗野为 40 cm×40 cm。混凝土墙 45°入射、0°散射、1 m² 面积的散射因子 $\alpha_2=6.4\times10^{-3}$(6 MV)(见附录 B 表 B.6)。在迷路内墙设有过梁,内口高度为 3.2 m。墙散射面积为 3.2 m×3.2 m=10 m²。依式(11)计算入口 g 处的散射辐射剂量率$\dot{H}$(μSv/h)。

$$\dot{H} = 1.39\times10^{-3}\times(1\,600/400)\times6.4\times10^{-3}\times10\times6.5^{-2}\times10.5^{-2}\times2.4\times10^8 = 23.8(\mu\text{Sv/h})$$

依式(12),门外辐射剂量率达到 2.5 μSv/h 所需的铅屏蔽透射因子 B 为:

$$B = (2.5-0.5)/23.8 = 0.08$$

入口处散射辐射能量约为 0.2 MeV,铅的 TVL 为 5 mm,相应 $B=0.08$ 的铅厚度(X)为:

$$X = TVL\cdot\log B^{-1} = 4.8(\text{mm})$$

10 MV X 射线的散射因子小于 6 MV X 射线的散射因子,10 MV 和 6 MV 示例机房门入口防护门为 5 mm 铅。

D.1.4.2 加速器(>10 MV)机房入口

以一台 18 MV 加速器治疗机为例,查 NCRP No.151 的表 B.9 得知 $Q_n=0.46\times10^{12}$(中子数/Gy)。

依图 D.1 的几何尺寸，机房内表面积 $S=2\times6\times8+2\times4.2\times(6+8)=214\ m^2$；散射距离 $d_1=6.16$ m；$d_2=9.6$ m。

由式(14)：

$$\Phi_B=\frac{0.46\times10^{12}}{2\pi}\left(\frac{1}{2\times6.16^2}+\frac{5.4}{214}+\frac{1.26}{214}\right)=3.26\times10^9(\text{中子数}/m^2)/Gy$$

由式(17)：

$$T_n=2.06\sqrt{2.1\times4.2}=6.1(cm)$$

由式(16)：

$$\dot{H}_n=2.4\times10^{-15}\times3.26\times10^9\times\sqrt{2.2/2.1}\times[1.64\times10^{-(9.6/1.9)}+10^{-(9.6/6.1)}]\times 2.4\times10^8=52(\mu Sv/h)$$

依附录 C，取含硼 5%聚乙烯的 $TVL_n=4.5$ cm，按式(19)计算：

$$X_n=4.5\log[2\times52/(2.5-0.5)]=7.7(cm)$$

由式(13)：

$$\dot{H}_r=6.9\times10^{-16}\times3.26\times10^9\times10^{-(9.6/5.4)}\times2.4\times10^8=9.0(\mu Sv/h)$$

依附录 C，取铅的 $TVL_r=3.1$ cm，按式(18)计算：

$$X_r=3.1\log[2\times9.0/(2.5-0.5)]=3.0(cm)$$

聚乙烯 7.8 cm 等效于 0.7 cm 铅；防护门铁板包面 4 mm，约等效于铅 3 mm，扣除此两部分，防护门需铅 2.0 cm。

最终防护门为：2 mmFe+10 mmPb+77 mm 含硼 5%的聚乙烯+10 mmPb+2 mmFe。

D.2 螺旋断层加速器放射治疗装置与机房屏蔽示例

D.2.1 示例加速器性能指标

加速器的 X 射线为 6 MV，靶至等中心的距离为 85 cm；等中心处治疗野：床行进方向的长度 1 cm～5 cm 可调，在治疗束中心轴旋转平面上与治疗束中心轴垂直的方向上的宽度为 40 cm；等中心处有用束最大剂量率为 10 Gy/min；距等中心点 85 cm 处的泄漏辐射比率为 10^{-3}。

在加速器机架旋转治疗筒内，有用束对应的筒壁区带有 13 cm 的铅板，由于其和治疗筒结构件的总屏蔽效能，使有用束对应的治疗筒外的辐射剂量与泄漏辐射相当。

治疗装置还带有 3.5 MV X 射线低辐射输出剂量的 CT 影像引导设备，其所至患者剂量约 11 mGy/人。6 MV X 射线治疗机房满足对该 CT 的辐射屏蔽要求。

D.2.2 示例治疗工作负荷与出束照射时间

治疗患者人均治疗过程中历经时间 15 min/人，平均每小时治疗人数：4 人(60/15=4)，40 h 总治疗人数为 160 人/周。平均患者病变区治疗剂量 2 Gy/人，调强治疗中等中心处平均剂量为 8.8 Gy/min，人均总出束时间 2.5 min/人，最高总出束时间 5 min/人。平均周出束时间：2.5×160=400 min/周(即 6.7 h/周)，最高周出束时间小于 12 h/周。调强治疗周总工作负荷(泄漏辐射相应值)$W_L=400\times8.8=$ 3 500 Gy/周。机架旋转调强治疗中，取机架向墙或顶照射的使用因子 U 为 0.1。

D.2.3 治疗机房屏蔽要点

D.2.3.1 忽略患者散射辐射，按屏蔽泄漏辐射考虑机房屏蔽。对有用线束直接投射的区域，也按屏蔽泄漏辐射考虑。

D.2.3.2 充分考虑治疗装置的周工作负荷和出束照射时间，按 4.1 和附录 A 确定机房外的剂量率参考控制水平，$\dot{H}_c$。

D.2.3.3 按式(5)和式(6)估算机房屏蔽厚度时，$\dot{H}_0=6\times10^8\times0.85^2=4.3\times10^8\ \mu Sv/h$，$f=10^{-3}$。

D.3 机器人臂赛博刀(robotic arm cyberknife)与机房屏蔽示例

D.3.1 示例赛博刀性能指标

加速器的X射线为6 MV；在准直束中心轴上距靶80 cm处的剂量率为4 Gy/min；准直筒12套，直径5 mm至60 mm，可手动更换；泄漏辐射比率为10^{-3}。

D.3.2 示例治疗工作负荷与出束照射时间

治疗患者人均治疗过程中的历经时间为60 min/人，每天(二班)治疗人数为10人/d～12人/d，周治疗人数50人/周～60人/周。平均患者病变区治疗剂量12 Gy/人。人均出束时间40 min/人，周总出束时间30 h/周～40 h/周。依每个患者的病变区，治疗装置的准直束由80个～200个不同的方向照射，有用束向水平、地面方向照射的使用因子$U<0.05$，向顶照射的使用因子(U)更小。

D.3.3 治疗机房屏蔽要点

D.3.3.1 各面均按有用束($U<0.05$)考虑机房屏蔽；

D.3.3.2 机房外的剂量率参考控制水平$\dot{H}_c$建议取为10 μSv/h；

D.3.3.3 按式(5)和式(6)估算机房屏蔽厚度时，$\dot{H}_0=4\times0.8^2\times60\times10^6=1.5\times10^8\ \mu Sv/h$。

参 考 文 献

[1] NCRP Report No. 151. Structural Shielding Design and Evaluation for Megavoltage X-and Gamma-Ray Radiotherapy Facilities,NCRP,2005

[2] IAEA Safety Reports series No. 47. Radiation Protection in the Design of Radiotherapy Facilites,IAEA,2006

[3] 中村尚司,上蓑义朋.医疗用・工业电子加速器の中性子遮蔽设计と中性子计测,中性子的简易遮蔽设计计算法,Radioisotopes,1986,35(2):51-56

[4] Balog J,Lncas D,Desouza C,et al. Helical tomotherapy radiation leakage and shielding considerations,Med. Phys,2005,32(3):710-717

[5] Rodgers,J. E. Cyberknife treatment room design and radiation protection,Robotic Radiosurgery,2005,1:41-50

ICS 13.280
C 57

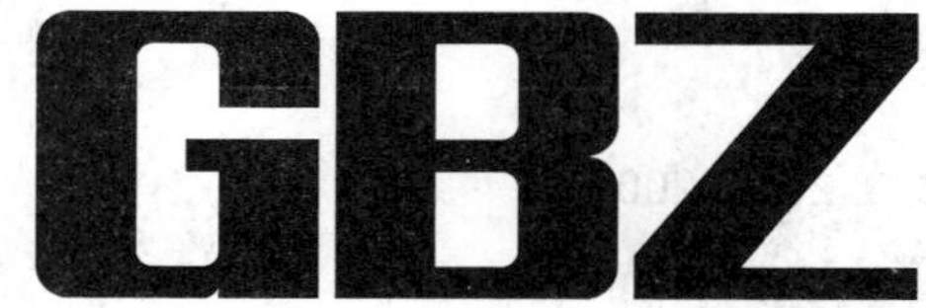

中华人民共和国国家职业卫生标准

GBZ/T 202—2007
代替 GB/T 16139—1995

用于中子外照射放射防护的剂量转换系数

Dose conversion coefficients for use in radiological protection against neutron external radiation

2007-09-25 发布　　2008-03-01 实施

中华人民共和国卫生部　发布

前　言

根据《中华人民共和国职业病防治法》制定本标准。

本标准是在 GB/T 16139—1995 的基础上，采用国际放射防护委员会（ICRP）第 74 号出版物（ICRP1996）、国际辐射单位与测量委员会（ICRU）第 57 号报告（ICRU1998）以及国际标准化组织（ISO）标准 ISO 8529-3（1998）和 ISO 8529-1（2001）中的数据进行修订的。本标准自实施之日起，GB/T 16139—1995 同时废止。

本标准与 GB/T 16139—1995 相比，主要修改如下：

——标准名称修改为“用于中子外照射放射防护的剂量转换系数”；

——更新了量的定义，与《电离辐射防护与辐射源安全基本标准》（GB 18871—2002）中的定义一致；

——重新编写正文内容，删除了原标准“体模中的最大剂量当量（MADE）”和有关监测结果的评价部分的内容；

——对转换系数的部分数据进行了更新和能量扩展，能量从原标准的 1.00 E－6 MeV～1.35 E＋1 MeV扩展到 1.00 E－9 MeV～1.80 E＋2 MeV，删去了原标准中 MADE 和 $H'(0.07)$的数据。

本标准附录 A 和附录 C 是规范性附录，附录 B、附录 D 和附录 E 是资料性附录。

本标准由卫生部放射卫生防护标准专业委员会提出。

本标准由中华人民共和国卫生部批准。

本标准起草单位：军事医学科学院放射与辐射医学研究所。

本标准主要起草人：杨国山、谢向东、郭勇、周红梅。

本标准所代替标准的历次版本发布情况：

——GB/T 16139—1995。

用于中子外照射放射防护的剂量转换系数

1 范围

本标准给出了中子注量、防护量、实用量之间的转换系数。

本标准适用于成人(年满18周岁)全身照射。

本标准不适用于成人局部照射和可能导致确定性效应的事故照射。

2 术语和定义

下列术语和定义适用于本标准。

2.1

中子注量 ϕ neutron fluence

空间中一给定点处的中子注量是dN除以da所得的商,见式(1)。

$$\Phi = \mathrm{d}N/\mathrm{d}a \qquad (1)$$

式中:

dN——入射到以该点为中心的小球体中的中子数;

da——小球体的截面积,单位平方米(m^2)。

中于注量的单位是m^{-2},称为每平方米。

2.2

弱贯穿辐射和强贯穿辐射 weakly penetrating radiation and strongly penetrating radiation

如果辐射所产生的皮肤当量剂量或眼晶体当量剂量与其相应限值的比值比该辐射所产生的有效剂量与其相应限值的比值大,则此辐射称为弱贯穿辐射;反之则此辐射称为强贯穿辐射。

2.3

防护量 radiation protection quantity

在外照射放射防护实践中用于评价随机性效应的剂量学量。防护量包括器官剂量、器官当量剂量和有效剂量。

2.4

器官剂量 D_T organ or tissue dose

人体某一指定组织或器官T中的平均吸收剂量,见式(2)。

$$D_T = \frac{1}{m_T}\int_{m_T} D\mathrm{d}m \qquad (2)$$

式中:

m_T——组织或器官T的质量,单位千克(kg);

D——质量元dm中的吸收剂量。吸收剂量和器官剂量的单位是焦耳每千克(J·kg^{-1})称为戈[瑞](Gy)。

2.5

当量剂量 $H_{T,R}$ equivalent dose

当量剂量$H_{T,R}$定义见式(3)。

$$H_{T,R} = D_{T,R} \cdot \omega_R \qquad (3)$$

式中:

$D_{T,R}$——辐射R所致的T器官剂量;

ω_R——辐射 R 的辐射权重因数。

当辐射场是由具有不同 ω_R 值的不同类型的辐射所组成时，当量剂量计算见式(4)。

$$H_T = \sum_R \omega_R \cdot D_{T,R} \qquad \cdots\cdots(4)$$

当量剂量的单位是焦耳每千克($J \cdot kg^{-1}$)，称为希[沃特](Sv)。

2.6

有效剂量 E　equivalent dose

有效剂量 E 定义为人体各组织或器官的当量剂量乘以相应的组织权重因数的和，见式(5)。

$$E = \sum_T \omega_T \cdot H_T \qquad \cdots\cdots(5)$$

式中：

H_T——组织或器官 T 所受的当量剂量；

ω_T——组织或器官 T 的组织权重因数。有效剂量的单位是焦耳每千克($J \cdot kg^{-1}$)，称为希[沃特](Sv)。

2.7

ICRU 球　ICRU sphere

直径为 30 cm、密度为 1 $g \cdot cm^{-3}$ 的组织等效球体，元素组成按质量计为 O:76.2%、H:10.1%、C:11.1%、N:2.6%。

2.8

ICRU 平板　ICRU slah

30 cm×30 cm×15 cm、密度为 1 $g \cdot cm^{-3}$ 的组织等效平板，元素组成同 ICRU 球。

2.9

实用量　operational quantity

在外照射放射防护实践中可用监测仪器测出并可作为防护量的合理近似的量。实用量包括周围剂量当量、定向剂量当量和个人剂量当量。

2.10

扩展场　expanded field

由实际的辐射场导出的一个假设的辐射场。在其中的整个有关体积内，注量及其角分布和能量分布与参考点处实际辐射场相同。

2.11

扩展齐向场　expanded and aligned field

由实际的辐射场导出的一个假设的辐射场。在其中的整个有关体积内，注量及其能量分布与参考点处实际辐射场相同，但注量是单向的。

2.12

剂量当量 H　dose equivalent

组织中某点处的剂量当量 H 是 D、Q 和 N 的乘积，见式(6)。

$$H = DQN \qquad \cdots\cdots(6)$$

式中：

D——该点处的吸收剂量；

Q——辐射的品质因数；

N——其他修正因数的乘积。剂量当量的单位为焦耳每千克($J \cdot kg^{-1}$)，称为希[沃特](Sv)。

2.13

周围剂量当量 $H^*(d)$　ambient dose equivalent

相应于测量点处的扩展齐向场在 ICRU 球内、逆扩展齐向场的半径上深度 d 处产生的剂量当量。

对强贯穿辐射，推荐 $d=10$ mm，记为 $H^*(10)$。对弱贯穿辐射，推荐 $d=0.07$ mm，记为 $H^*(0.07)$。周围剂量当量的单位是焦耳每千克（$J \cdot kg^{-1}$），称为希[沃特]（Sv）。

2.14

定向剂量当量 $H'(d,\Omega)$　directional dose equivalent

相应于测量点处的扩展场在 ICRU 球内、沿指定方向 Ω 的半径上深度 d 处产生的剂量当量。对弱贯穿辐射，推荐 $d=0.07$ mm。对强贯穿辐射，推荐 $d=10$ mm。定向剂量当量的单位是焦耳每千克（$J \cdot kg^{-1}$），称为希[沃特]（Sv）。

2.15

个人剂量当量 $H_p(d)$　individual dose equivalent

人体某一指定点下面某一适当深度 d 处的软组织内的剂量当量。对强贯穿辐射，推荐 $d=10$ mm，记为 $H_p(10)$；对弱贯穿辐射，推荐 $d=0.07$ mm，记为 $H_p(0.07)$。个人剂量当量的单位是焦耳每千克（$J \cdot kg^{-1}$），称为希[沃特]（Sv）。

2.16

拟人模型　anthropomorphic models

用于计算人体吸收剂量分布的人体数学模型，即用数学式表示的人体组织或器官。

2.17

照射几何条件　irradiation geometries

表示入射辐射束相对于身体或模体的取向。本标准中由前向后、由后向前、由侧面（包括左侧面和右侧面）照射和旋转照射几种照射几何条件都是指单向宽束中子，即平面平行中子束而言的，照射时中子束垂直于身体或拟人模体的长轴线。各向同性照射几何条件是指该辐射场中每单位立体角的中子注量与方向无关。各种照射几何条件分别用以下符号表示：

AP——由前向后照射；
PA——由后向前照射；
LAT——由侧面照射；
RLAT——由右侧面照射；
LLAT——由左侧面照射；
ROT——旋转照射；
ISO——各向同性照射。

3　中子注量与防护量的转换系数

3.1　单能中子束在 AP、PA、LLAT、RLAT、LAT、ROT、ISO 照射几何条件下由单能中子注量到器官剂量的转换系数 D_T/Φ，以及由单能中子注量到有效剂量的转换系数 E/Φ，见附录 A；

3.2　一些实际中子源由中子注量到有效剂量的转换系数 E/Φ，参见附录 B。

4　中子注量与实用量的转换系数

4.1　由单能中子注量到周围剂量当量的转换系数 $H^*(10)/\Phi$，以及由单能中子注量到用 ICRU 平板作为模体的个人剂量当量的转换系数 $H_p(10,\alpha)/\Phi$，见附录 C。

4.2　一些实际中子源由中子注量到周围剂量当量的转换系数 $H^*(10)/\Phi$，以及一些实际中子源由中子注量到用 ICRU 平板作为模体的个人剂量当量的转换系数 $H_p(10,\alpha)/\Phi$，参见附录 D。

5　中子外照射防护监测中实用量的运用

5.1　周围剂量当量

在中子照射的环境和场所监测中使用周围剂量当量作为监测量，空间某点的周围剂量当量值可作为位于该处的人体所受有效剂量的近似值。

5.2 **定向剂量当量**

中子辐射是强贯穿辐射，在中子监测中不使用定向剂量当量这个量。

5.3 **个人剂量当量**

个人剂量当量是个人监测中使用的实用量，其中：

a) $H_p(10)$适用于强贯穿辐射。躯干前半部分某一点的$H_p(10)$值可作为AP照射时有效剂量的近似值；

b) $H_p(0.07)$适用于弱贯穿辐射。$H_p(0.07)$值可作为剂量计附近皮肤所受当量剂量的近似值；

c) 当校准个人剂量计时，可将ICRU平板作为人体替代物，经此种方法校准的个人剂量当量称为ICRU平板个人剂量当量。在单向辐射束照射的特殊情况下，可以用入射束与人体(或平板)表面法线方向之间的夹角α表示照射几何条件，记为$H_p(d,\alpha)$。

6 转换系数的运用及实用量与防护量之间的相互关系

6.1 中子注量与实用量之间的转换系数，用于中子监测仪器的研制、评价和校准。

6.2 中子注量与防护量之间的转换系数，可在进行工程设施、操作和监测方案设计时，由中子注量计算人体器官吸收剂量和有效剂量。

6.3 由于中子注量是在现场条件下可测的量，所以中子注量Φ与防护量的转换系数对于辐射监测结果的解释和辐射防护评价是有用的。

6.4 防护量与实用量之间的比值依赖于中子能量和照射几何条件，当中子能量和照射几何确定时，可由附录A至附录D中有关数据得到防护量与实用量之间的比值。

6.5 对于场所监测，单能中子的$E/H^*(10)$的比值可由附录C中的表C.1和附录A中的表A.16计算而得。几种实际中子源的$E/H^*(10)$的比值可由附录D的表D.1和表D.2和附录B的表B.1和表B.2计算而得，由表E.1可以了解在这些情况下$H^*(10)$对E的偏离程度。

6.6 对于个人监测，在AP照射几何条件下，单能中子的$E/H_p(10)$的比值可由附录C中的表C.1和附录A中的表A.16计算而得，该比值与$E/H^*(10)$相近。几种实际中子源的$E/H_p(10)$的比值可由附录D的表D.1和表D.2和附录B的表B.1和表B.2计算而得，其中，同位素中子源的结果参见表E.1，可以了解在这些情况下$H_p(10)$对E的偏离程度。

附　录　A
（规范性附录）
由单能中子注量到器官剂量和有效剂量的转换系数

A.1　单能中子以各种几何条件入射成年人拟人计算模型上时，每单位中子注量对应的转换系数 D_T/Φ 和 E/Φ 见表 A.1～表 A.16。各表数据引自 ICRP 第 74 号出版物。照射几何条件包括 AP、PA、LLAT、RLAT、LAT、ROT、ISO 照射。

表 A.1　单能中子以各种几何条件入射到成年人拟人计算模型上时，每单位中子注量对应的女性性腺（卵巢）吸收剂量 D_T/Φ（pGy cm²）

中子能量（MeV）	各种照射几何条件下的 D_T/Φ				
	AP	PA	LAT	ROT	ISO
1.0E−9	0.75	0.80	0.20	0.50	0.38
1.0E−8	1.00	0.95	0.26	0.72	0.43
2.5E−8	1.19	1.16	0.30	0.88	0.51
1.0E−7	1.60	1.63	0.43	1.13	0.69
2.0E−7	1.82	1.88	0.49	1.25	0.79
5.0E−7	2.10	2.23	0.56	1.41	0.92
1.0E−6	2.29	2.47	0.61	1.51	1.01
2.0E−6	2.45	2.65	0.66	1.61	1.10
5.0E−6	2.61	2.80	0.72	1.73	1.19
1.0E−5	2.69	2.85	0.75	1.79	1.24
2.0E−5	2.75	2.87	0.78	1.85	1.28
5.0E−5	2.79	2.84	0.81	1.89	1.31
1.0E−4	2.81	2.80	0.82	1.89	1.32
2.0E−4	2.82	2.77	0.81	1.88	1.30
5.0E−4	2.84	2.73	0.80	1.84	1.27
1.0E−3	2.86	2.71	0.78	1.80	1.25
2.0E−3	2.88	2.68	0.77	1.77	1.24
5.0E−3	2.91	2.68	0.76	1.76	1.25
1.0E−2	2.94	2.70	0.77	1.78	1.28
2.0E−2	2.97	2.72	0.79	1.83	1.33
3.0E−2	2.99	2.76	0.81	1.88	1.37
5.0E−2	3.04	2.85	0.84	1.97	1.44
7.0E−2	3.09	2.95	0.87	2.04	1.49
1.0E−1	3.17	3.10	0.91	2.14	1.55
1.5E−1	3.32	3.22	0.97	2.27	1.63
2.0E−1	3.46	3.38	1.02	2.38	1.70
3.0E−1	3.74	3.77	1.12	2.57	1.82
5.0E−1	4.54	4.70	1.30	2.90	2.10
7.0E−1	5.70	5.74	1.44	3.27	2.47
9.0E−1	7.08	6.98	1.66	3.93	2.89
1.0E+0	7.81	7.67	1.81	4.38	3.12

表 A.1（续）

中子能量 (MeV)	各种照射几何条件下的 D_T/Φ				
	AP	PA	LAT	ROT	ISO
1.2E+0	9.33	9.22	2.26	5.45	3.73
2.0E+0	15.5	15.7	4.85	10.8	6.78
3.0E+0	22.8	23.2	8.44	17.1	11.3
4.0E+0	29.2	29.6	11.9	22.4	16.0
5.0E+0	34.6	35.0	15.1	27.0	21.0
6.0E+0	39.4	39.6	18.1	30.9	23.9
7.0E+0	43.6	43.5	20.8	34.3	27.0
8.0E+0	47.4	46.9	23.3	37.3	29.7
9.0E+0	50.8	49.9	25.6	39.9	32.2
1.0E+1	53.7	52.7	27.7	42.3	34.5
1.2E+1	58.7	58.1	31.6	46.5	38.4
1.4E+1	62.5	63.0	35.2	50.1	41.6
1.5E+1	64.1	65.3	36.8	51.8	43.0
1.6E+1	65.5	67.5	38.4	53.3	44.3
1.8E+1	67.8	71.5	41.5	56.1	46.5
2.0E+1	69.6	75.0	44.4	58.7	48.4
3.0E+1	75.7	83.6	54.8	68.8	—[a]
5.0E+1	82.7	89.0	70.3	81.7	—
7.5E+1	89.7	90.0	84.4	91.9	—
1.0E+2	96.6	91.0	95.4	99.0	—
1.3E+2	103	91.5	105	104	—
1.5E+2	110	91.8	112	109	—
1.8E+2	118	92.0	121	113	—

注：[a] 无可用数据。

表 A.2　单能中子以各种几何条件入射到成年人拟人计算模型上时，每单位中子注量对应的男性性腺(睾丸)吸收剂量 D_T/Φ(pGy cm^2)

中子能量 (MeV)	各种照射几何条件下的 D_T/Φ				
	AP	PA	LAT	ROT	ISO
1.0E−9	2.00	0.36	0.15	0.68	0.65
1.0E−8	2.50	0.47	0.19	0.83	0.75
2.5E−8	2.75	0.55	0.22	0.97	0.81
1.0E−7	3.31	0.70	0.27	1.24	0.99
2.0E−7	3.59	0.78	0.31	1.36	1.09
5.0E−7	3.91	0.89	0.35	1.50	1.20
1.0E−6	4.10	0.96	0.38	1.59	1.27
2.0E−6	4.22	1.03	0.41	1.65	1.31
5.0E−6	4.27	1.12	0.43	1.69	1.34
1.0E−5	4.22	1.17	0.44	1.69	1.33
2.0E−5	4.13	1.21	0.45	1.64	1.30
5.0E−5	3.95	1.25	0.46	1.57	1.25
1.0E−4	3.81	1.25	0.46	1.51	1.20

表 A.2（续）

中子能量 (MeV)	各种照射几何条件下的 D_T/Φ				
	AP	PA	LAT	ROT	ISO
2.0E−4	3.66	1.24	0.46	1.46	1.15
5.0E−4	3.50	1.21	0.45	1.41	1.10
1.0E−3	3.42	1.18	0.44	1.39	1.06
2.0E−3	3.41	1.16	0.43	1.37	1.05
5.0E−3	3.51	1.15	0.42	1.39	1.07
1.0E−2	3.69	1.15	0.43	1.45	1.12
2.0E−2	4.00	1.14	0.43	1.54	1.22
3.0E−2	4.25	1.15	0.44	1.64	1.30
5.0E−2	4.80	1.18	0.45	1.83	1.47
7.0E−2	5.44	1.21	0.47	2.00	1.66
1.0E−1	6.48	1.25	0.49	2.25	1.97
1.5E−1	8.25	1.29	0.51	2.77	2.50
2.0E−1	9.97	1.34	0.53	3.25	3.00
3.0E−1	13.1	1.45	0.59	4.17	3.93
5.0E−1	18.4	1.70	0.73	5.83	5.57
7.0E−1	22.4	1.95	0.85	7.34	7.02
9.0E−1	25.7	2.24	1.03	8.75	8.34
1.0E+0	27.1	2.41	1.15	9.42	8.96
1.2E+0	29.6	3.02	1.55	10.7	10.1
2.0E+0	36.7	6.43	4.22	15.3	14.1
3.0E+0	42.7	11.9	8.03	20.2	18.2
4.0E+0	47.4	17.3	11.6	24.5	21.7
5.0E+0	51.7	21.5	14.8	28.2	24.8
6.0E+0	55.8	25.4	17.9	31.5	27.6
7.0E+0	59.7	29.1	20.7	34.5	30.2
8.0E+0	63.3	32.7	23.3	37.2	32.7
9.0E+0	66.7	36.0	25.7	39.7	35.1
1.0E+1	69.6	39.3	27.9	42.0	37.4
1.2E+1	74.3	45.4	31.9	46.1	41.9
1.4E+1	77.4	50.5	35.3	49.6	46.4
1.5E+1	78.5	52.6	36.9	51.2	48.7
1.6E+1	79.3	54.4	38.3	52.6	50.8
1.8E+1	80.1	57.6	41.0	55.3	52.8
2.0E+1	80.4	60.1	43.5	57.7	53.5
3.0E+1	77.7	68.7	53.1	62.8	—[a]
5.0E+1	69.0	78.7	65.2	69.7	—
7.5E+1	61.3	88.7	76.1	76.5	—
1.0E+2	57.1	98.2	85.4	82.7	—
1.3E+2	55.1	107	94.1	88.7	—
1.5E+2	54.8	116	103	94.7	—
1.8E+2	55.9	127	113	102	—

注：[a] 无可用数据。

表 A.3 单能中子以各种几何条件入射到成年人拟人计算模型上时，每单位中子注量对应的性腺(卵巢和睾丸的平均)吸收剂量 D_T/Φ(pGy cm^2)

中子能量(MeV)	各种照射几何条件下的 D_T/Φ				
	AP	PA	LAT	ROT	ISO
1.0E−9	1.38	0.58	0.19	0.59	0.51
1.0E−8	1.75	0.71	0.23	0.78	0.59
2.5E−8	1.97	0.85	0.26	0.93	0.66
1.0E−7	2.46	1.17	0.35	1.18	0.84
2.0E−7	2.70	1.33	0.40	1.31	0.94
5.0E−7	3.01	1.56	0.46	1.45	1.06
1.0E−6	3.20	1.72	0.50	1.55	1.14
2.0E−6	3.34	1.84	0.53	1.63	1.20
5.0E−6	3.44	1.96	0.57	1.71	1.26
1.0E−5	3.46	2.01	0.60	1.74	1.28
2.0E−5	3.44	2.04	0.61	1.75	1.29
5.0E−5	3.37	2.04	0.63	1.73	1.28
1.0E−4	3.31	2.03	0.64	1.70	1.26
2.0E−4	3.24	2.00	0.63	1.67	1.23
5.0E−4	3.17	1.97	0.62	1.63	1.18
1.0E−3	3.14	1.95	0.61	1.60	1.16
2.0E−3	3.14	1.92	0.60	1.57	1.15
5.0E−3	3.21	1.91	0.59	1.57	1.16
1.0E−2	3.32	1.92	0.60	1.61	1.20
2.0E−2	3.49	1.93	0.61	1.69	1.27
3.0E−2	3.62	1.96	0.62	1.76	1.33
5.0E−2	3.92	2.02	0.65	1.90	1.45
7.0E−2	4.26	2.08	0.67	2.02	1.58
1.0E−1	4.83	2.17	0.70	2.19	1.76
1.5E−1	5.79	2.25	0.74	2.52	2.06
2.0E−1	6.72	2.36	0.78	2.82	2.35
3.0E−1	8.44	2.61	0.86	3.37	2.87
5.0E−1	11.5	3.20	1.01	4.36	3.84
7.0E−1	14.1	3.84	1.14	5.30	4.75
9.0E−1	16.4	4.61	1.35	6.34	5.62
1.0E+0	17.5	5.04	1.48	6.90	6.04
1.2E+0	19.4	6.12	1.91	8.08	6.93
2.0E+0	26.1	11.0	4.53	13.1	10.5
3.0E+0	32.7	17.6	8.23	18.7	14.8
4.0E+0	38.3	23.5	11.7	23.5	18.9
5.0E+0	43.2	28.3	15.0	27.6	22.9
6.0E+0	47.6	32.5	18.0	31.2	25.8
7.0E+0	51.6	36.3	20.8	34.4	28.6
8.0E+0	55.4	39.8	23.3	37.2	31.2
9.0E+0	58.7	43.0	25.7	39.8	33.6
1.0E+1	61.7	46.0	27.8	42.2	35.9
1.2E+1	66.5	51.8	31.8	46.3	40.1
1.4E+1	70.0	56.8	35.2	49.8	44.0
1.5E+1	71.3	58.9	36.8	51.5	45.8
1.6E+1	72.4	61.0	38.4	53.0	47.5
1.8E+1	74.0	64.5	41.3	55.7	49.7
2.0E+1	75.0	67.6	44.0	58.2	51.0
3.0E+1	76.7	76.1	53.9	65.8	—[a]
5.0E+1	75.8	83.9	67.8	75.7	—
7.5E+1	75.5	89.4	80.3	84.2	—
1.0E+2	76.8	94.6	90.4	90.8	—
1.3E+2	79.3	99.4	99.3	96.5	—
1.5E+2	82.5	104	107	102	—
1.8E+2	87.1	109	117	107	—

注：[a] 无可用数据。

表 A.4 单能中子以各种几何条件入射到成年人拟人计算模型上时，每单位中子注量对应的骨(红骨髓)吸收剂量 D_T/Φ(pGy cm^2)

中子能量(MeV)	各种照射几何条件下的 D_T/Φ				
	AP	PA	LAT	ROT	ISO
1.0E−9	0.61	1.14	0.37	0.62	0.48
1.0E−8	0.76	1.41	0.48	0.80	0.62
2.5E−8	0.91	1.61	0.56	0.94	0.71
1.0E−7	1.21	2.07	0.71	1.21	0.88
2.0E−7	1.38	2.31	0.80	1.35	0.97
5.0E−7	1.59	2.62	0.91	1.52	1.09
1.0E−6	1.72	2.82	0.99	1.63	1.18
2.0E−6	1.83	2.99	1.05	1.72	1.24
5.0E−6	1.93	3.12	1.10	1.81	1.29
1.0E−5	1.97	3.10	1.12	1.85	1.31
2.0E−5	1.98	3.16	1.13	1.85	1.33
5.0E−5	1.96	3.11	1.12	1.82	1.32
1.0E−4	1.93	3.04	1.11	1.79	1.31
2.0E−4	1.89	2.97	1.08	1.75	1.28
5.0E−4	1.83	2.89	1.05	1.71	1.24
1.0E−3	1.78	2.84	1.03	1.69	1.21
2.0E−3	1.75	2.81	1.01	1.68	1.18
5.0E−3	1.76	2.81	1.01	1.69	1.18
1.0E−2	1.81	2.87	1.03	1.74	1.21
2.0E−2	1.91	3.01	1.09	1.79	1.29
3.0E−2	2.00	3.13	1.15	1.86	1.36
5.0E−2	2.15	3.37	1.25	1.99	1.50
7.0E−2	2.29	3.63	1.35	2.12	1.62
1.0E−1	2.46	4.03	1.49	2.32	1.78
1.5E−1	2.71	4.65	1.71	2.68	2.04
2.0E−1	2.92	5.26	1.92	3.03	2.28
3.0E−1	3.28	6.41	2.32	3.68	2.77
5.0E−1	4.08	8.56	3.11	4.92	3.70
7.0E−1	5.09	10.6	3.90	6.12	4.61
9.0E−1	6.21	12.6	4.71	7.27	5.49
1.0E+0	6.79	13.5	5.12	7.83	5.93
1.2E+0	7.99	15.5	6.07	9.08	6.85
2.0E+0	12.8	22.5	9.99	13.9	10.3
3.0E+0	18.3	29.7	14.3	19.2	14.3
4.0E+0	23.2	35.2	17.8	23.8	17.9
5.0E+0	27.4	39.3	20.9	27.8	21.1
6.0E+0	31.1	42.6	23.6	31.1	23.8
7.0E+0	34.5	45.5	26.0	34.0	26.3
8.0E+0	37.5	48.1	28.2	36.7	28.7
9.0E+0	40.2	50.5	30.2	39.1	30.9
1.0E+1	42.6	52.7	32.1	41.3	33.1
1.2E+1	46.6	56.6	35.5	44.8	37.6
1.4E+1	49.9	59.6	38.6	47.7	41.4
1.5E+1	51.2	60.9	40.0	49.0	43.1
1.6E+1	52.4	62.0	41.4	50.1	44.5
1.8E+1	54.5	63.7	44.0	52.1	46.8
2.0E+1	56.2	65.1	46.4	53.8	48.4
3.0E+1	62.0	68.9	53.3	59.4	—[a]
5.0E+1	68.8	71.8	61.6	65.9	—
7.5E+1	75.0	74.0	69.0	71.7	—
1.0E+2	80.5	76.2	75.3	76.8	—
1.3E+2	85.6	78.5	81.4	81.7	—
1.5E+2	90.5	81.0	87.3	86.5	—
1.8E+2	96.1	84.1	94.4	92.2	—

注：[a] 无可用数据。

表 A.5　单能中子以各种几何条件入射到成年人拟人计算模型上时，每单位中子注量对应的结肠吸收剂量 D_T/Φ(pGy cm²)

中子能量(MeV)	各种照射几何条件下的 D_T/Φ					
	AP	PA	RLAT	LLAT	ROT	ISO
1.0E−9	0.89	0.77	0.11	0.45	0.53	0.40
1.0E−8	1.06	0.96	0.16	0.48	0.66	0.51
2.5E−8	1.28	1.13	0.19	0.53	0.80	0.59
1.0E−7	1.79	1.42	0.28	0.64	1.08	0.75
2.0E−7	2.09	1.58	0.32	0.72	1.22	0.85
5.0E−7	2.48	1.80	0.39	0.83	1.40	0.97
1.0E−6	2.75	1.96	0.44	0.93	1.51	1.07
2.0E−6	2.91	2.07	0.46	1.00	1.61	1.14
5.0E−6	3.02	2.19	0.49	1.08	1.71	1.22
1.0E−5	3.04	2.25	0.50	1.14	1.76	1.27
2.0E−5	3.05	2.29	0.50	1.18	1.78	1.30
5.0E−5	3.05	2.31	0.51	1.23	1.78	1.32
1.0E−4	3.04	2.31	0.50	1.26	1.77	1.33
2.0E−4	3.04	2.30	0.50	1.27	1.75	1.32
5.0E−4	3.04	2.29	0.50	1.28	1.72	1.29
1.0E−3	3.04	2.28	0.50	1.28	1.69	1.28
2.0E−3	3.05	2.27	0.50	1.29	1.67	1.27
5.0E−3	3.06	2.27	0.50	1.31	1.65	1.27
1.0E−2	3.07	2.30	0.50	1.33	1.66	1.28
2.0E−2	3.04	2.33	0.50	1.31	1.69	1.31
3.0E−2	3.04	2.37	0.50	1.32	1.72	1.34
5.0E−2	3.05	2.46	0.51	1.35	1.79	1.39
7.0E−2	3.10	2.55	0.52	1.39	1.85	1.45
1.0E−1	3.20	2.67	0.53	1.45	1.93	1.52
1.5E−1	3.43	2.84	0.55	1.52	2.04	1.61
2.0E−1	3.66	3.00	0.57	1.60	2.16	1.70
3.0E−1	4.22	3.31	0.62	1.80	2.45	1.86
5.0E−1	5.49	3.90	0.77	2.29	3.05	2.23
7.0E−1	6.94	4.53	0.92	2.86	3.69	2.67
9.0E−1	8.52	5.40	1.12	3.51	4.47	3.14
1.0E+0	9.35	5.93	1.26	3.85	4.92	3.39
1.2E+0	11.1	7.15	1.61	4.65	5.92	4.07
2.0E+0	17.4	12.6	3.61	8.44	10.4	7.14
3.0E+0	24.5	18.7	6.04	12.8	15.4	11.3
4.0E+0	30.5	23.8	8.32	16.8	19.8	15.5
5.0E+0	35.6	28.2	10.5	20.6	23.6	19.4
6.0E+0	40.0	32.0	12.6	24.5	27.0	22.6
7.0E+0	43.9	35.6	14.7	28.2	30.2	25.4
8.0E+0	47.4	38.9	16.7	31.7	33.2	28.0
9.0E+0	50.5	42.1	18.5	35.0	36.0	30.4
1.0E+1	53.3	45.1	20.3	38.0	38.7	32.5
1.2E+1	58.1	50.6	23.4	43.8	43.4	35.7
1.4E+1	62.1	55.3	26.1	48.2	47.5	38.6
1.5E+1	63.8	57.4	27.4	50.0	49.2	40.1
1.6E+1	65.4	59.3	28.6	51.4	50.8	41.6
1.8E+1	68.2	62.8	30.9	53.4	53.7	44.7
2.0E+1	70.7	65.7	33.0	54.4	56.1	48.1
3.0E+1	79.2	76.4	42.1	—[a]	63.9	—[a]
5.0E+1	87.8	87.7	56.0	—	72.8	—
7.5E+1	92.9	95.1	70.1	—	80.8	—
1.0E+2	95.4	99.4	82.7	—	88.2	—
1.3E+2	96.7	102	94.6	—	95.4	—
1.5E+2	97.3	104	106	—	103	—
1.8E+2	97.5	106	120	—	112	—

注：[a] 无可用数据。

表 A.6 单能中子以各种几何条件入射到成年人拟人计算模型上时，每单位中子注量对应的肺吸收剂量 D_T/Φ(pGy cm^2)

中子能量 (MeV)	各种照射几何条件下的 D_T/Φ				
	AP	PA	LAT	ROT	ISO
1.0E−9	0.77	0.81	0.33	0.58	0.47
1.0E−8	0.95	1.05	0.42	0.72	0.55
2.5E−8	1.11	1.27	0.49	0.86	0.63
1.0E−7	1.52	1.67	0.63	1.13	0.81
2.0E−7	1.74	1.89	0.71	1.27	0.92
5.0E−7	2.03	2.18	0.81	1.44	1.05
1.0E−6	2.21	2.38	0.88	1.56	1.15
2.0E−6	2.32	2.53	0.94	1.65	1.22
5.0E−6	2.39	2.59	0.99	1.74	1.28
1.0E−5	2.40	2.60	1.01	1.78	1.31
2.0E−5	2.39	2.59	1.03	1.80	1.32
5.0E−5	2.36	2.55	1.03	1.79	1.31
1.0E−4	2.34	2.52	1.02	1.77	1.30
2.0E−4	2.34	2.51	1.01	1.75	1.27
5.0E−4	2.33	2.50	1.00	1.70	1.25
1.0E−3	2.33	2.50	0.98	1.68	1.23
2.0E−3	2.32	2.49	0.97	1.65	1.21
5.0E−3	2.31	2.49	0.95	1.63	1.20
1.0E−2	2.31	2.50	0.96	1.65	1.22
2.0E−2	2.31	2.46	0.95	1.62	1.23
3.0E−2	2.32	2.47	0.96	1.64	1.26
5.0E−2	2.38	2.58	1.00	1.72	1.32
7.0E−2	2.46	2.71	1.05	1.83	1.39
1.0E−1	2.62	3.00	1.13	1.99	1.51
1.5E−1	3.06	3.68	1.26	2.29	1.68
2.0E−1	3.49	4.30	1.39	2.60	1.86
3.0E−1	4.43	5.43	1.67	3.24	2.22
5.0E−1	6.28	7.70	2.26	4.57	3.06
7.0E−1	8.21	9.97	2.92	5.98	4.09
9.0E−1	10.1	12.2	3.64	7.38	5.21
1.0E+0	11.1	13.3	4.04	8.08	5.78
1.2E+0	12.9	15.5	4.96	9.51	6.94
2.0E+0	19.7	23.6	9.12	15.0	11.5
3.0E+0	27.1	31.8	13.9	21.3	16.8
4.0E+0	33.1	38.0	18.0	26.6	21.4
5.0E+0	38.2	43.1	21.5	31.2	25.2
6.0E+0	42.6	47.3	24.6	35.0	28.2
7.0E+0	46.4	50.9	27.4	38.3	30.8
8.0E+0	49.7	54.1	29.9	41.4	33.1
9.0E+0	52.7	57.0	32.2	44.1	35.3
1.0E+1	55.3	59.7	34.3	46.7	37.4
1.2E+1	59.7	64.3	38.2	50.9	41.9
1.4E+1	63.3	67.9	41.5	54.5	45.9
1.5E+1	64.8	69.5	43.0	56.1	47.8
1.6E+1	66.2	70.8	44.5	57.5	49.4
1.8E+1	68.5	73.1	47.1	60.0	51.8
2.0E+1	70.5	74.9	49.5	62.1	52.4
3.0E+1	77.0	80.3	58.3	69.2	—[a]
5.0E+1	83.1	83.9	69.6	76.7	—
7.5E+1	86.4	85.2	79.1	82.2	—
1.0E+2	88.1	85.4	86.7	86.4	—
1.3E+2	89.1	85.5	93.2	90.0	—
1.5E+2	89.7	85.5	99.3	93.3	—
1.8E+2	90.2	85.5	106	97.1	—

注：[a] 无可用数据。

表 A.7 单能中子以各种几何条件入射到成年人拟人计算模型上时，每单位中子注量对应的胃吸收剂量 D_T/Φ(pGy cm^2)

中子能量 (MeV)	各种照射几何条件下的 D_T/Φ					
	AP	PA	RLAT	LLAT	ROT	ISO
1.0E−9	1.23	0.50	0.11	0.49	0.59	0.45
1.0E−8	1.60	0.64	0.14	0.55	0.73	0.58
2.5E−8	1.90	0.77	0.16	0.60	0.87	0.67
1.0E−7	2.59	1.03	0.21	0.72	1.17	0.84
2.0E−7	2.97	1.16	0.23	0.82	1.32	0.93
5.0E−7	3.46	1.35	0.27	0.99	1.51	1.06
1.0E−6	3.78	1.48	0.29	1.13	1 64	1.15
2.0E−6	4.01	1.59	0.31	1.21	1.75	1.23
5.0E−6	4.17	1.71	0.33	1.29	1.86	1.31
1.0E−5	4.20	1.77	0.34	1.32	1.91	1.35
2.0E−5	4.17	1.82	0.35	1.33	1.91	1.38
5.0E−5	4.08	1.85	0.35	1.34	1.89	1.40
1.0E−4	4.00	1.85	0.35	1.34	1.86	1.39
2.0E−4	3.95	1.83	0.35	1.34	1.84	1.37
5.0E−4	3.91	1.80	0.34	1.35	1.82	1.33
1.0E−3	3.91	1.77	0.34	1.35	1.80	1 31
2.0E−3	3.92	1.76	0.34	1.35	1.78	1.28
5.0E−3	3.90	1.76	0.34	1.36	1.77	1.27
1.0E−2	3.87	1.77	0.34	1.38	1.79	1.29
2.0E−2	3.87	1.79	0.34	1.38	1.79	1.32
3.0E−2	3.85	1.81	0.34	1.39	1.82	1.36
5.0E−2	3.94	1.86	0.35	1.44	1.90	1.43
7.0E−2	4.05	1.91	0.36	1.50	1.99	1.51
1.0E−1	4.32	1.98	0.37	1.60	2.13	1.61
1.5E−1	5.09	2.07	0.38	1.73	2.34	1.72
2.0E−1	5.85	2.17	0.39	1.87	2.55	1.85
3.0E−1	7.39	2.32	0.42	2.20	3.04	2.14
5.0E−1	10.3	2.65	0.49	2.94	4.06	2.81
7.0E−1	12.9	2.95	0.54	3.83	5.14	3.62
9.0E−1	15.4	3.42	0.63	4.81	6.21	4.45
1.0E+0	16.6	3.72	0.70	5.32	6.75	4.88
1.2E+0	18.8	4.64	0.90	6.43	7.87	5.76
2.0E+0	26.4	8.82	2.09	11.3	12.3	9.40
3.0E+0	34.1	14.5	3.99	16.8	17.5	13.8
4.0E+0	40.4	19.8	5.87	21.8	22.1	17.9
5.0E+0	45.6	24.2	7.77	26.3	26.1	21.5
6.0E+0	50.1	28.0	9.65	30.6	29.5	24.3
7.0E+0	54.0	31.6	11.5	34.6	32.7	26.8
8.0E+0	57.4	34.8	13.3	38.2	35.7	29.2
9.0E+0	60.5	37.8	15.1	41.5	38.5	31.4
1.0E+1	63.2	40.5	16.8	44.5	41.2	33.6
1.2E+1	67.8	45.4	20.1	49.7	46.1	38.1
1.4E+1	71.4	49.5	23.1	53.9	50.2	42.0
1.5E+1	72.9	51.4	24.6	55.6	51.9	43.7
1.6E+1	74.3	53.0	26.0	57.1	53.5	45.2
1.8E+1	76.5	56.0	28.7	59.7	56.2	47.7
2.0E+1	78.4	58.6	31.2	61.7	58.5	49.5
3.0E+1	84.1	68.5	41.9	—[a]	65.6	—[a]
5.0E+1	87.7	81.1	58.2	—	73.6	—
7.5E+1	88.0	92.5	74.0	—	81.5	—
1.0E+2	86.8	102	87.5	—	89.2	—
1.3E+2	85.1	110	99.9	—	97.1	—
1.5E+2	83.3	117	112	—	105	—
1.8E+2	81.0	125	125	—	115	—

注：[a] 无可用数据。

表 A.8 单能中子以各种几何条件入射到成年人拟人计算模型上时，每单位中子注量对应的膀胱吸收剂量 D_T/Φ(pGy cm²)

中子能量 (MeV)	各种照射几何条件下的 D_T/Φ				
	AP	PA	LAT	ROT	ISO
1.0E−9	1.28	0.50	0.18	0.55	0.46
1.0E−8	1.63	0.65	0.24	0.67	0.57
2.5E−8	1.94	0.77	0.28	0.81	0.66
1.0E−7	2.65	1.02	0.36	1.13	0.83
2.0E−7	3.03	1.14	0.40	1.29	0.92
5.0E−7	3.51	1.31	0.46	1.48	1.04
1.0E−6	3.84	1.42	0.50	1.61	1.13
2.0E−6	4.06	1.52	0.54	1.72	1.20
5.0E−6	4.24	1.63	0.59	1.81	1.29
1.0E−5	4.28	1.69	0.61	1.84	1.33
2.0E−5	4.27	1.73	0.63	1.85	1.35
5.0E−5	4.19	1.75	0.63	1.82	1.36
1.0E−4	4.11	1.76	0.63	1.80	1.35
2.0E−4	4.05	1.74	0.62	1.78	1.33
5.0E−4	3.99	1.71	0.61	1.76	1.30
1.0E−3	3.97	1.69	0.60	1.75	1.28
2.0E−3	3.98	1.69	0.58	1.73	1.25
5.0E−3	4.01	1.69	0.58	1.74	1.24
1.0E−2	3.97	1.71	0.58	1.76	1.26
2.0E−2	4.00	1.72	0.60	1.76	1.30
3.0E−2	4.01	1.74	0.61	1.78	1.34
5.0E−2	4.08	1.79	0.64	1.85	1.42
7.0E−2	4.22	1.83	0.67	1.93	1.50
1.0E−1	4.51	1.90	0.71	2.05	1.60
1.5E−1	5.18	1.96	0.75	2.24	1.72
2.0E−1	5.87	2.03	0.80	2.43	1.85
3.0E−1	7.24	2.20	0.89	2.86	2.12
5.0E−1	9.84	2.57	1.09	3.77	2.69
7.0E−1	12.3	2.91	1.25	4.72	3.33
9.0E−1	14.7	3.36	1.49	5.72	3.99
1.0E+0	15.8	3.63	1.64	6.22	4.33
1.2E+0	18.0	4.42	2.10	7.27	5.10
2.0E+0	25.8	8.19	4.79	11.4	8.43
3.0E+0	34.0	13.4	8.48	16.3	12.7
4.0E+0	40.5	18.3	12.0	20.9	16.9
5.0E+0	46.0	22.5	15.3	25.0	20.6
6.0E+0	50.6	26.4	18.4	28.9	23.6
7.0E+0	54.6	30.1	21.3	32.4	26.3
8.0E+0	58.0	33.7	24.0	35.7	28.8
9.0E+0	61.1	37.0	26.6	38.7	31.1
1.0E+1	63.7	40.2	29.0	41.5	33.3
1.2E+1	68.2	45.7	33.3	46.0	37.5
1.4E+1	71.7	50.3	37.0	49.9	41.0
1.5E+1	73.2	52.2	38.7	51.6	42.5
1.6E+1	74.5	53.8	40.3	53.2	43.9
1.8E+1	76.8	56.7	43.3	56.0	46.3
2.0E+1	78.7	59.1	46.0	58.6	48.1
3.0E+1	84.5	67.1	57.0	67.5	—[a]
5.0E+1	88.6	77.4	72.6	78.5	—
7.5E+1	89.3	89.3	86.0	88.0	—
1.0E+2	88.5	101	96.6	95.8	—
1.3E+2	87.0	113	106	103	—
1.5E+2	85.3	125	114	109	—
1.8E+2	83.1	138	124	117	—

注：[a] 无可用数据。

表 A.9　单能中子以各种几何条件入射到成年人拟人计算模型上时，每单位中子注量对应的乳腺(女性)吸收剂量 D_T/Φ(pGy cm^2)

中子能量(MeV)	各种照射几何条件下的 D_T/Φ				
	AP	PA	LAT	ROT	ISO
1.0E−9	1.68	0.28	0.38	0.69	0.59
1.0E−8	1.92	0.31	0.45	0.84	0.67
2.5E−8	2.11	0.37	0.50	0.93	0.73
1.0E−7	2.42	0.50	0.59	1.08	0.86
2.0E−7	2.58	0.57	0.64	1.16	0.92
5.0E−7	2.75	0.68	0.72	1.27	0.99
1.0E−6	2.85	0.75	0.77	1.34	1.04
2.0E−6	2.91	0.80	0.79	1.39	1.06
5.0E−6	2.91	0.85	0.81	1.39	1.08
1.0E−5	2.86	0.88	0.80	1.37	1.08
2.0E−5	2.79	0.88	0.80	1.33	1.07
5.0E−5	2.66	0.88	0.78	1.27	1.05
1.0E−4	2.56	0.88	0.76	1.23	1.02
2.0E−4	2.46	0.88	0.74	1.18	0.97
5.0E−4	2.36	0.87	0.71	1.15	0.92
1.0E−3	2.32	0.86	0.70	1.16	0.89
2.0E−3	2.33	0.86	0.69	1.17	0.87
5.0E−3	2.44	0.86	0.70	1.22	0.89
1.0E−2	2.63	0.87	0.74	1.30	0.97
2.0E−2	2.92	0.85	0.81	1.44	1.14
3.0E−2	3.15	0.86	0.90	1.57	1.29
5.0E−2	3.65	0.88	1.09	1.82	1.59
7.0E−2	4.23	0.90	1.27	2.06	1.87
1.0E−1	5.16	0.95	1.53	2.40	2.28
1.5E−1	6.76	0.98	2.00	3.18	2.98
2.0E−1	8.30	1.03	2.45	3.94	3.64
3.0E−1	11.2	1.17	3.30	5.36	4.82
5.0E−1	15.9	1.55	4.86	7.84	6.89
7.0E−1	19.5	2.02	6.24	9.91	8.69
9.0E−1	22.5	2.64	7.51	11.6	10.3
1.0E+0	23.8	3.01	8.11	12.4	11.1
1.2E+0	26.1	3.90	9.33	13.7	12.5
2.0E+0	32.9	7.70	13.7	17.8	17.3
3.0E+0	38.6	12.4	17.8	21.6	22.1
4.0E+0	43.1	16.8	20.8	24.9	26.0
5.0E+0	47.2	20.9	23.2	28.1	29.3
6.0E+0	51.0	24.6	25.2	31.2	31.7
7.0E+0	54.6	28.2	27.1	34.2	33.9
8.0E+0	58.0	31.5	28.8	37.2	36.2
9.0E+0	61.1	34.5	30.3	40.0	38.3
1.0E+1	63.9	37.4	31.8	42.5	40.6
1.2E+1	68.3	42.2	34.6	46.6	45.9
1.4E+1	71.4	46.3	37.2	49.6	50.4
1.5E+1	72.5	48.1	38.5	50.8	52.3
1.6E+1	73.3	49.7	39.7	51.7	53.8
1.8E+1	74.5	52.6	42.2	53.0	56.0
2.0E+1	75.1	55.2	44.7	53.9	57.0
3.0E+1	74.3	64.4	37.3	54.9	—[a]
5.0E+1	68.1	74.8	32.0	53.4	—
7.5E+1	61.3	83.3	31.4	52.4	—
1.0E+2	56.3	89.7	32.7	52.9	—
1.3E+2	52.9	95.0	35.2	54.5	—
1.5E+2	50.7	99.7	38.6	56.9	—
1.8E+2	49.0	105	43.6	60.5	—

注：[a] 无可用数据。

表 A.10 单能中子以各种几何条件入射到成年人拟人计算模型上时，每单位中子注量对应的肝吸收剂量 D_T/Φ(pGy cm²)

中子能量 (MeV)	各种照射几何条件下的 D_T/Φ					
	AP	PA	RLAT	LLAT	ROT	ISO
1.0E−9	0.98	0.70	0.60	0.11	0.61	0.46
1.0E−8	1.20	0.92	0.71	0.12	0.71	0.56
2.5E−8	1.45	1.10	0.85	0.14	0.86	0.66
1.0E−7	2.06	1.46	1.13	0.18	1.20	0.86
2.0E−7	2.36	1.65	1.30	0.20	1.37	0.97
5.0E−7	2.74	1 91	1.53	0.23	1.59	1.11
1.0E−6	2.99	2.09	1.69	0.25	1.74	1.22
2.0E−6	3.15	2.23	1.80	0.27	1.87	1.30
5.0E−6	3.27	2.37	1.89	0.28	1.98	1.38
1.0E−5	3.30	2.44	1.92	0.29	2.03	1.41
2.0E−5	3.28	2.48	1.93	0.30	2.04	1.43
5.0E−5	3.22	2.49	1.91	0.31	2.03	1.43
1.0E−4	3.16	2.48	1.90	0.31	2.01	1.42
2.0E−4	3.15	2.45	1.88	0.31	1.99	1.39
5.0E−4	3.13	2.40	1.85	0.30	1.96	1.35
1.0E−3	3.13	2.36	1 83	0.30	1.95	1.33
2.0E−3	3.10	2.34	1.80	0.30	1.94	1.31
5.0E−3	3.08	2.32	1.77	0.29	1.94	1.30
1.0E−2	3.08	2.34	1.78	0.30	1.96	1.32
2.0E−2	3.06	2.32	1.76	0.31	1.94	1.35
3.0E−2	3.09	2.33	1.79	0.32	1.95	1.39
5.0E−2	3.18	2.41	1.86	0.33	2.02	1.47
7.0E−2	3.30	2.50	1.95	0.35	2.10	1.54
1.0E−1	3.51	2.64	2.09	0.36	2.24	1.64
1.5E−1	3.99	2.85	2.29	0.38	2.45	1.74
2.0E−1	4.47	3.08	2.51	0.39	2.67	1.85
3.0E−1	5.56	3.55	2.97	0.42	3.19	2.08
5.0E−1	7.69	4.59	4.01	0.46	4.29	2.66
7.0E−1	9.75	5.77	5.24	0.49	5.45	3.50
9.0E−1	11.7	6.99	6.52	0.58	6.68	4.41
1.0E+0	12.7	7.62	7.19	0.63	7.30	4.89
1.2E+0	14.6	9.00	8.59	0.79	8.57	5.85
2.0E+0	21.4	14.7	14.4	1.84	13.6	9.78
3.0E+0	28.6	21.3	21.2	3.42	19.4	14.6
4.0E+0	34.6	26.9	26.6	5.21	24.5	18.9
5.0E+0	39.7	31.4	31.3	7.11	29.0	22.8
6.0E+0	44.2	35.4	35.2	8.99	32.9	25.5
7.0E+0	48.2	39.1	38.7	10.9	36.4	28.0
8.0E+0	51.8	42.4	41.7	12.7	39.6	30.4
9.0E+0	55.0	45.4	44.5	14.4	42.4	32.7
1.0E+1	57.8	48.3	47.0	16.2	44.9	34.9
1.2E+1	62.4	53.3	51.3	19.4	49.0	39.7
1.4E+1	66.0	57.4	55.1	22.3	52.5	43.8
1.5E+1	67.5	59.1	56.7	23.7	54.0	45.5
1.6E+1	68.7	60.6	58.2	25.0	55.5	47.0
1.8E+1	70.8	63.1	61.0	27.4	58.1	49.2
2.0E+1	72.4	65.2	63.4	29.5	60.4	50.6
3.0E+1	76.9	71.7	71.7	—[a]	68.9	—[a]
5.0E+1	80.1	78.1	80.4	—	78.5	—
7.5E+1	82.0	83.6	86.6	—	85.3	—
1.0E+2	83.6	88.5	90.9	—	89.7	—
1.3E+2	85.3	93.2	94.3	—	92.8	—
1.5E+2	87.2	97.8	97.3	—	95.1	—
1.8E+2	89.5	103	100	—	97.4	—

注：[a] 无可用数据。

表 A.11　单能中子以各种几何条件入射到成年人拟人计算模型上时，每单位中子注量对应的食道吸收剂量 D_T/Φ（pGy cm²）

中子能量（MeV）	各种照射几何条件下的 D_T/Φ				
	AP	PA	LAT	ROT	ISO
1.0E－9	0.50	0.95	0.30	0.53	0.40
1.0E－8	0.73	1.13	0.37	0.64	0.48
2.5E－8	0.88	1.30	0.42	0.77	0.56
1.0E－7	1.24	1.79	0.52	1.05	0.75
2.0E－7	1.43	2.04	0.59	1.20	0.86
5.0E－7	1.69	2.37	0.68	1.38	0.99
1.0E－6	1.87	2.59	0.76	1.51	1.09
2.0E－6	2.00	2.76	0.81	1.62	1.17
5.0E－6	2.13	2.94	0.88	1.73	1.26
1.0E－5	2.19	3.03	0.91	1.79	1.31
2.0E－5	2.22	3.08	0.93	1.81	1.34
5.0E－5	2.24	3.12	0.94	1.83	1.36
1.0E－4	2.24	3.12	0.94	1.82	1.36
2.0E－4	2.26	3.12	0.95	1.82	1.34
5.0E－4	2.28	3.11	0.94	1.82	1.31
1.0E－3	2.31	3.09	0.94	1.81	1.29
2.0E－3	2.35	3.05	0.94	1.81	1.29
5.0E－3	2.41	3.02	0.95	1.82	1.29
1.0E－2	2.45	3.01	0.96	1.84	1.32
2.0E－2	2.47	2.96	0.95	1.86	1.31
3.0E－2	2.49	2.97	0.96	1.88	1.33
5.0E－2	2.52	3.03	0.98	1.93	1.37
7.0E－2	2.55	3.11	1.02	1.97	1.42
1.0E－1	2.63	3.25	1.07	2.03	1.49
1.5E－1	2.70	3.42	1.13	2.09	1.58
2.0E－1	2.82	3.62	1.20	2.18	1.67
3.0E－1	3.14	4.08	1.36	2.39	1.85
5.0E－1	4.06	5.11	1.72	2.89	2.25
7.0E－1	5.34	6.35	2.09	3.50	2.68
9.0E－1	6.83	7.60	2.53	4.33	3.13
1.0E＋0	7.65	8.23	2.77	4.81	3.38
1.2E＋0	9.45	9.46	3.41	5.87	4.14
2.0E＋0	16.0	14.2	6.59	10.5	7.59
3.0E＋0	23.7	19.7	11.1	16.6	12.2
4.0E＋0	30.0	24.7	15.3	22.2	16.7
5.0E＋0	35.2	29.4	19.3	26.9	20.7
6.0E＋0	39.6	33.7	23.0	31.2	23.4
7.0E＋0	43.2	37.8	26.4	34.9	25.9
8.0E＋0	46.3	41.5	29.6	38.3	28.2
9.0E＋0	49.0	44.9	32.5	41.3	30.5
1.0E＋1	51.3	48.1	35.3	44.0	32.7
1.2E＋1	55.1	53.5	40.3	48.6	37.7
1.4E＋1	58.0	57.9	44.3	52.3	41.9
1.5E＋1	59.2	59.7	46.0	53.9	43.7
1.6E＋1	60.3	61.3	47.5	55.4	45.2
1.8E＋1	62.2	64.0	50.1	58.0	47.5
2.0E＋1	63.7	66.2	52.2	60.3	48.8
3.0E＋1	69.2	73.0	62.3	67.8	—[a]
5.0E＋1	76.9	79.5	74.0	76.5	—
7.5E＋1	85.3	85.0	83.1	84.1	—
1.0E＋2	93.5	90.0	90.3	90.8	—
1.3E＋2	101	94.8	96.7	97.2	—
1.5E＋2	109	99.6	103	103	—
1.8E＋2	118	105	110	111	—

注：[a] 无可用数据。

表 A.12 单能中子以各种几何条件入射到成年人拟人计算模型上时，每单位中子注量对应的甲状腺吸收剂量 D_T/Φ(pGy cm^2)

中子能量(MeV)	各种照射几何条件下的 D_T/Φ				
	AP	PA	LAT	ROT	ISO
1.0E−9	1.41	0.29	0.51	0.74	0.59
1.0E−8	1.77	0.36	0.58	0.81	0.64
2.5E−8	1.99	0.41	0.64	0.90	0.69
1.0E−7	2.37	0.51	0.76	1.10	0.77
2.0E−7	2.56	0.56	0.86	1.22	0.84
5.0E−7	2.78	0.63	1.01	1.39	0.93
1.0E−6	2.91	0.69	1.12	1.50	1.00
2.0E−6	3.00	0.75	1.18	1.57	1.05
5.0E−6	3.04	0.82	1.23	1.62	1.11
1.0E−5	3.02	0.87	1.24	1.63	1.14
2.0E−5	2.97	0.91	1.24	1.61	1.15
5.0E−5	2.88	0.95	1.24	1.57	1.15
1.0E−4	2.80	0.97	1.24	1.54	1.14
2.0E−4	2.74	0.98	1.23	1.52	1.11
5.0E−4	2.67	0.98	1.22	1.49	1.07
1.0E−3	2.66	0.98	1.21	1.49	1.04
2.0E−3	2.67	0.97	1.20	1.46	1.01
5.0E−3	2.74	0.96	1.20	1.47	1.01
1.0E−2	2.85	0.96	1.23	1.52	1.04
2.0E−2	3.00	0.96	1.24	1.62	1.11
3.0E−2	3.11	0.97	1.28	1.70	1.17
5.0E−2	3.44	0.99	1.38	1.88	1.30
7.0E−2	3.89	0.99	1.49	2.07	1.42
1.0E−1	4.68	1.01	1.67	2.35	1.59
1.5E−1	6.10	1.04	2.04	2.90	1.89
2.0E−1	7.52	1.08	2.43	3.44	2.17
3.0E−1	10.2	1.17	3.22	4.51	2.72
5.0E−1	14.7	1.37	4.91	6.55	3.74
7.0E−1	18.3	1.59	6.80	8.48	4.69
9.0E−1	21.3	1.93	8.62	10.3	5.60
1.0E+0	22.6	2.14	9.51	11.2	6.05
1.2E+0	24.9	2.70	11.1	12.8	6.97
2.0E+0	32.1	5.67	17.2	18.7	10.5
3.0E+0	38.2	10.2	23.7	24.9	14.7
4.0E+0	43.1	14.0	29.2	30.1	18.5
5.0E+0	47.3	17.5	34.1	34.6	22.0
6.0E+0	51.2	20.6	38.5	38.7	24.9
7.0E+0	54.7	23.3	42.4	42.3	27.7
8.0E+0	58.0	25.7	46.0	45.5	30.4
9.0E+0	61.0	27.8	49.2	48.4	33.2
1.0E+1	63.7	29.7	52.1	51.0	36.0
1.2E+1	68.1	33.3	57.2	55.5	41.4
1.4E+1	71.4	36.7	61.3	59.3	47.5
1.5E+1	72.7	38.4	63.1	61.0	50.9
1.6E+1	73.8	40.1	64.7	62.5	54.6
1.8E+1	75.5	43.3	67.4	65.4	58.2
2.0E+1	76.7	46.5	69.6	67.9	57.0
3.0E+1	78.9	60.6	79.3	76.3	—[a]
5.0E+1	77.3	81.8	88.1	84.4	—
7.5E+1	73.6	99.2	91.7	88.6	—
1.0E+2	70.3	111	91.1	90.2	—
1.3E+2	67.5	120	88.8	90.8	—
1.5E+2	65.2	127	85.7	90.8	—
1.8E+2	63.0	133	81.7	90.3	—

注：[a] 无可用数据。

表 A.13 单能中子以各种几何条件入射到成年人拟人计算模型上时，每单位中子注量对应的皮肤吸收剂量 D_T/Φ(pGy cm^2)

中子能量 (MeV)	各种照射几何条件下的 D_T/Φ				
	AP	PA	LAT	ROT	ISO
1.0E−9	1.35	1.30	0.66	1.00	0.82
1.0E−8	1.38	1.34	0.68	1.02	0.83
2.5E−8	1.43	1.40	0.70	1.06	0.84
1.0E−7	1.54	1.51	0.73	1.15	0.86
2.0E−7	1.61	1.58	0.75	1.19	0.87
5.0E−7	1.68	1.66	0.77	1.24	0.89
1.0E−6	1.72	1.71	0.78	1.27	0.90
2.0E−6	1.75	1.74	0.78	1.29	0.91
5.0E−6	1.76	1.75	0.78	1.29	0.92
1.0E−5	1.75	1.74	0.77	1.28	0.92
2.0E−5	1.72	1.71	0.75	1.26	0.91
5.0E−5	1.67	1.66	0.73	1.22	0.89
1.0E−4	1.62	1.61	0.71	1.18	0.87
2.0E−4	1.56	1.55	0.68	1.12	0.83
5.0E−4	1.49	1.48	0.66	1.06	0.79
1 0E−3	1.46	1.45	0.66	1.06	0.79
2.0E−3	1.48	1.48	0.69	1.11	0.82
5.0E−3	1.66	1.65	0.80	1.27	0.93
1.0E−2	1.94	1.93	0.98	1.50	1.10
2.0E−2	2.38	2.38	1.31	1.89	1.52
3.0E−2	2.73	2.72	1.59	2.22	1.87
5.0E−2	3.35	3.34	2.08	2.79	2.48
7.0E−2	3.92	3.90	2.52	3.30	3.02
1.0E−1	4.72	4.70	3.11	3.99	3.74
1.5E−1	5.94	5.92	4.02	5.11	4.78
2.0E−1	7.03	7.01	4.84	6.13	5.69
3.0E−1	8.95	8.93	6.29	7.89	7.24
5.0E−1	12.0	12.0	8.67	10.8	9.78
7.0E−1	14.5	14.4	10.6	13.1	11.9
9.0E−1	16.5	16.5	12.3	15.1	13.7
1.0E+0	17.4	17.3	13.1	15.9	14.5
1.2E+0	19.0	18.9	14.5	17.4	16.0
2.0E+0	23.9	23.9	19.0	22.2	20.7
3.0E+0	28.5	28.4	23.5	26.7	25.3
4.0E+0	32.5	32.4	27.4	30.6	29.0
5.0E+0	36.4	36.3	30.9	34.6	32.2
6.0E+0	40.2	40.1	34.1	38.3	34.9
7.0E+0	43.9	43.8	37.1	41.7	37.3
8.0E+0	47.4	47.4	39.8	44.9	39.7
9.0E+0	50.7	50.7	42.3	47.8	41.9
1.0E+1	53.6	53.6	44.5	50.3	44.1
1.2E+1	58.2	58.2	48.3	54.2	48.5
1.4E+1	61.2	61.3	51.4	57.0	52.5
1.5E+1	62.3	62.4	52.7	58.0	54.3
1.6E+1	63.0	63.1	53.9	58.9	56.0
1.8E+1	63.8	63.9	56.0	60.1	58.3
2.0E+1	64.1	64.1	57.7	60.8	59.0
3.0E+1	61.6	61.6	57.0	57.5	—[a]
5.0E+1	55.1	54.9	55.4	53.1	—
7.5E+1	51.5	51.2	55.1	52.3	—
1.0E+2	51.8	51.5	56.8	54.1	—
1.3E+2	54.7	54.4	59.8	57.3	—
1.5E+2	59.1	59.0	63.8	61.6	—
1.8E+2	65.7	65.8	69.5	67.8	—

注：[a] 无可用数据。

表 A.14 单能中子以各种几何条件入射到成年人拟人计算模型上时，每单位中子注量对应的骨(表面)吸收剂量 D_T/Φ(pGy cm^2)

中子能量 (MeV)	各种照射几何条件下的 D_T/Φ				
	AP	PA	LAT	ROT	ISO
1.0E−9	0.77	0.94	0.47	0.67	0.54
1.0E−8	0.95	1.15	0.59	0.85	0.62
2.5E−8	1.10	1.34	0.69	1.00	0.72
1.0E−7	1.43	1.69	0.88	1.26	0.92
2.0E−7	1.60	1.88	0.98	1.39	1.01
5.0E−7	1.80	2.12	1.09	1.56	1.13
1.0E−6	1.93	2.29	1.17	1.67	1.21
2.0E−6	2.03	2.40	1.22	1.75	1.26
5.0E−6	2.09	2.48	1.26	1.81	1.30
1.0E−5	2.10	2.50	1.27	1.82	1.31
2.0E−5	2.08	2.50	1.26	1.80	1.30
5.0E−5	2.03	2.47	1.23	1.76	1.27
1.0E−4	1.98	2.43	1.20	1.72	1.24
2.0E−4	1.93	2.39	1.17	1.67	1.20
5.0E−4	1.88	2.33	1.13	1.61	1.16
1.0E−3	1.86	2.29	1.10	1.58	1.13
2.0E−3	1.86	2.24	1.09	1.56	1.12
5.0E−3	1.88	2.22	1.09	1.56	1.13
1.0E−2	1.91	2.26	1.12	1.61	1.18
2.0E−2	1.97	2.36	1.17	1.68	1.24
3.0E−2	2.02	2.45	1.22	1.75	1.31
5.0E−2	2.13	2.65	1.34	1.89	1.44
7.0E−2	2.27	2.85	1.46	2.05	1.57
1.0E−1	2.51	3.16	1.66	2.28	1.75
1.5E−1	2.92	3.65	2.00	2.70	2.08
2.0E−1	3.32	4.12	2.33	3.10	2.38
3.0E−1	4.08	5.01	2.95	3.84	2.99
5.0E−1	5.48	6.66	4.08	5.21	4.12
7.0E−1	6.79	8.28	5.14	6.48	5.14
9.0E−1	8.04	9.80	6.14	7.69	6.11
1.0E+0	8.64	10.5	6.62	8.27	6.58
1.2E+0	9.79	11.9	7.54	9.41	7.49
2.0E+0	13.9	16.6	10.9	13.5	10.8
3.0E+0	18.3	21.5	14.4	17.8	14.5
4.0E+0	22.1	25.6	17.5	21.6	17.8
5.0E+0	25.5	29.2	20.4	24.9	20.8
6.0E+0	28.7	32.4	22.9	27.8	23.7
7.0E+0	31.7	35.3	25.3	30.6	26.3
8.0E+0	34.4	38.0	27.5	33.1	28.6
9.0E+0	37.0	40.4	29.5	35.4	30.7
1.0E+1	39.3	42.7	31.4	37.4	32.6
1.2E+1	43.3	46.7	34.7	41.1	35.5
1.4E+1	46.6	50.1	37.7	44.1	37.9
1.5E+1	48.0	51.5	39.0	45.4	39.1
1.6E+1	49.3	52.8	40.2	46.6	40.2
1.8E+1	51.6	55.0	42.6	48.7	42.6
2.0E+1	53.5	56.9	45.1	50.5	45.6
3.0E+1	60.3	63.3	52.6	57.1	—[a]
5.0E+1	68.4	69.9	61.8	65.2	—
7.5E+1	75.3	74.3	69.7	72.2	—
1.0E+2	81.0	77.3	76.2	77.7	—
1.3E+2	86.0	79.5	82.0	82.5	—
1.5E+2	90.6	81.4	87.4	86.8	—
1.8E+2	95.7	83.3	93.7	91.5	—

注：[a] 无可用数据。

表 A.15　单能中子以各种几何条件入射到成年人拟人计算模型上时，每单位中子注量对应的其余器官吸收剂量 D_T/Φ(pGy cm^2)

中子能量(MeV)	各种照射几何条件下的 D_T/Φ				
	AP	PA	LAT	ROT	ISO
1.0E−9	0.80	0.85	0.29	0.57	0.44
1.0E−8	1.00	1.11	0.43	0.72	0.57
2.5E−8	1.20	1.27	0.53	0.88	0.67
1.0E−7	1.59	1.64	0.71	1.18	0.86
2.0E−7	1.79	1.84	0.79	1.34	0.95
5.0E−7	2.05	2.09	0.90	1.53	1.07
1.0E−6	2.21	2.26	0.96	1.65	1.14
2.0E−6	2.33	2.40	1.01	1.74	1.21
5.0E−6	2.43	2.54	1.05	1.80	1.27
1.0E−5	2.45	2.61	1.07	1.82	1.29
2.0E−5	2.45	2.64	1.07	1.80	1.30
5.0E−5	2.42	2.64	1.05	1.77	1.30
1.0E−4	2.38	2.62	1.04	1.73	1.28
2.0E−4	2.33	2.55	1.01	1.70	1.24
5.0E−4	2.29	2.47	0.97	1.67	1.18
1.0E−3	2.27	2.42	0.95	1.66	1.15
2.0E−3	2.27	2.39	0.93	1.67	1.13
5.0E−3	2.31	2.41	0.94	1.70	1.14
1.0E−2	2.37	2.48	0.97	1.74	1.18
2.0E−2	2.46	2.61	1.03	1.80	1.24
3.0E−2	2.53	2.73	1.08	1.84	1.31
5.0E−2	2.67	2.95	1.19	1.92	1.44
7.0E−2	2.84	3.17	1.29	2.03	1.56
1.0E−1	3.10	3.48	1.43	2.20	1.72
1.5E−1	3.53	3.94	1.65	2.51	1.97
2.0E−1	3.94	4.39	1.85	2.81	2.20
3.0E−1	4.71	5.23	2.22	3.38	2.66
5.0E−1	6.23	6.88	3.00	4.57	3.53
7.0E−1	7.82	8.60	3.89	5.88	4.37
9.0E−1	9.43	10.3	4.83	7.25	5.21
1.0E+0	10.2	11.1	5.31	7.94	5.63
1.2E+0	11.8	12.9	6.30	9.33	6.71
2.0E+0	17.8	19.6	10.3	14.6	11.1
3.0E+0	24.3	26.8	14.9	20.6	16.3
4.0E+0	29.9	32.8	19.0	25.7	21.0
5.0E+0	34.7	37.7	22.6	30.0	25.1
6.0E+0	38.9	41.8	25.6	33.9	28.0
7.0E+0	42.7	45.4	28.4	37.3	30.6
8.0E+0	46.1	48.6	30.8	40.4	33.0
9.0E+0	49.1	51.5	33.1	43.1	35.3
1.0E+1	51.8	54.1	35.2	45.6	37.5
1.2E+1	56.5	58.7	39.0	49.8	41.9
1.4E+1	60.4	62.4	42.5	53.3	45.9
1.5E+1	62.1	63.9	44.1	54.8	47.8
1.6E+1	63.6	65.3	45.7	56.2	49.6
1.8E+1	66.3	67.7	48.4	58.6	52.1
2.0E+1	68.6	69.7	50.5	60.7	53.0
3.0E+1	76.6	76.5	58.2	68.4	—[a]
5.0E+1	85.3	83.9	70.6	77.9	—
7.5E+1	91.3	89.8	81.9	86.3	—
1.0E+2	95.3	94.6	91.3	93.1	—
1.3E+2	98.4	98.9	99.6	99.1	—
1.5E+2	101	103	107	105	—
1.8E+2	103	107	116	111	—

注：[a] 无可用数据。

表 A.16 单能中子以各种几何条件入射到成年人拟人计算模型上时，每单位中子注量对应的有效剂量 E/Φ(pSv cm²)

中子能量 (MeV)	各种照射几何条件下的 E/Φ					
	AP	PA	RLAT	LLAT	ROT	ISO
1.0E−9	5.24	3.52	1.36	1.68	2.99	2.40
1.0E−8	6.55	4.39	1.70	2.04	3.72	2.89
2.5E−8	7.60	5.16	1.99	2.31	4.40	3.30
1.0E−7	9.95	6.77	2.58	2.86	5.75	4.13
2.0E−7	11.2	7.63	2.92	3.21	6.43	4.59
5.0E−7	12.8	8.76	3.35	3.72	7.27	5.20
1.0E−6	13.8	9.55	3.67	4.12	7.84	5.63
2.0E−6	14.5	10.2	3.89	4.39	8.31	5.96
5.0E−6	15.0	10.7	4.08	4.66	8.72	6.28
1.0E−5	15.1	11.0	4.16	4.80	8.90	6.44
2.0E−5	15.1	11.1	4.20	4.89	8.92	6.51
5.0E−5	14.8	11.1	4.19	4.95	8.82	6.51
1.0E−4	14.6	11.0	4.15	4.95	8.69	6.45
2.0E−4	14.4	10.9	4.10	4.92	8.56	6.32
5.0E−4	14.2	10.7	4.03	4.86	8.40	6.14
1.0E−3	14.2	10.7	4.00	4.84	8.34	6.04
2.0E−3	14.4	10.8	4.00	4.87	8.39	6.05
5.0E−3	15.7	11.6	4.29	5.25	9.06	6.52
1.0E−2	18.3	13.5	5.02	6.14	10.6	7.70
2.0E−2	23.8	17.3	6.48	7.95	13.8	10.2
3.0E−2	29.0	21.0	7.93	9.74	16.9	12.7
5.0E−2	38.5	27.6	10.6	13.1	22.7	17.3
7.0E−2	47.2	33.5	13.1	16.1	27.8	21.5
1.0E−1	59.8	41.3	16.4	20.1	34.8	27.2
1.5E−1	80.2	52.2	21.2	25.5	45.4	35.2
2.0E−1	99.0	61.5	25.6	30.3	54.8	42.4
3.0E−1	133	77.1	33.4	38.6	71.6	54.7
5.0E−1	188	103	46.8	53.2	99.4	75.0
7.0E−1	231	124	58.3	66.6	123	92.8
9.0E−1	267	144	69.1	79.6	144	108
1.0E+0	282	154	74.5	86.0	154	116
1.2E+0	310	175	85.8	99.8	173	130
2.0E+0	383	247	129	153	234	178
3.0E+0	432	308	171	195	283	220
4.0E+0	458	345	198	224	315	250
5.0E+0	474	366	217	244	335	272
6.0E+0	483	380	232	261	348	282
7.0E+0	490	391	244	274	358	290
8.0E+0	494	399	253	285	366	297
9.0E+0	497	406	261	294	373	303
1.0E+1	499	412	268	302	378	309
1.2E+1	499	422	278	315	385	322
1.4E+1	496	429	286	324	390	333
1.5E+1	494	431	290	328	391	338
1.6E+1	491	433	293	331	393	342
1.8E+1	486	435	299	335	394	345
2.0E+1	480	436	305	338	395	343
3.0E+1	458	437	324	—[a]	395	—[a]
5.0E+1	437	444	358	—	404	—
7.5E+1	429	459	397	—	422	—
1.0E+2	429	477	433	—	443	—
1.3E+2	432	495	467	—	465	—
1.5E+2	438	514	501	—	489	—
1.8E+2	445	535	542	—	517	—

注：[a] 无可用数据。

附 录 B
（资料性附录）
一些实际中子源由中子注量到有效剂量的转换系数

B.1 一些实际中子源由中子注量到有效剂量的转换系数见表 B.1 和表 B.2。

表 B.1 ISO 同位素中子源由中子注量到有效剂量的转换系数（pSv cm^2）[a]

中子源	各种照射几何条件下的 E/Φ					
	AP	PA	RLAT	LLAT	ROT	ISO
$^{252}Cf(D_2O$ 慢化)[b]	92.7	62.6	31.8	36.8	44.0	57.2
^{252}Cf	329	215	114	132	156	203
$^{241}Am-B(\alpha,n)$	404	278	152	175	200	259
$^{241}Am-Be(\alpha,n)$	406	300	174	198	220	277

[a] 根据 ISO 8529-1(2001)提供的能谱数据，对 ICRP 第 74 号出版物的转换系数在对数-对数坐标上使用四点三次拉格朗日插值，再在此能谱上求平均值。

[b] 直径为 30 cm 的球形重水慢化体，外包 1 mm 厚的镉。

表 B.2 由加速器和反应堆产生的单能中子的注量到有效剂量的转换系数（pSv cm^2）[a]

中子源		各种照射几何条件下的 E/Φ					
		AP	PA	RLAT	LLAT	ROT	ISO
加速器中子							
能量，MeV	反应						
0.144	$T(p,n)^3He$ $^7Li(p,n)^7Be$	77.8	51.0	20.7	24.9	44.2	34.3
0.25	$T(p,n)^3He$ $^7Li(p,n)^7Be$	117	69.7	29.6	34.6	63.5	48.8
0.565	$T(p,n)^3He$ $^7Li(p,n)^7Be$	203	110	50.7	57.6	107	81.1
1.2	$T(p,n)^3He$	310	175	85.8	99.8	173	130
2.5	$T(p,n)^3He$	411	281	152	176	261	201
2.8	$D(d,n)^3He$	425	298	164	188	275	213
5.0	$D(d,n)^3He$	474	366	217	244	335	272
14.8	$T(d,n)^4He$	494	431	289	327	391	337
19.0	$T(d,n)^4He$	483	436	302	337	395	345
反应堆中子							
能量，MeV	过滤器						
2.5E−8	石墨	7.60	5.16	1.99	2.31	4.40	3.30
0.002	钪	14.4	10.8	4.00	4.87	8.39	6.05
0.024	铁	25.9	18.8	7.07	8.67	15.1	11.2
0.144	硅	77.8	51.0	20.7	24.9	44.2	34.3

注：[a] 根据 ISO 8529-1(2001)提供的能量数据，对 ICRP 第 74 号出版物的转换系数在对数-对数坐标上使用四点三次拉格朗日插值得到。

附　录　C
（规范性附录）
由单能中子注量到周围剂量当量和以 ICRU 平板作为模体的个人剂量当量的转换系数

C.1　由单能中子注量到周围剂量当量和以 ICRU 平板作为模体的个人剂量当量的转换系数见表 C.1。

表 C.1　由单能中子注量到周围剂量当量和以 ICRU 平板作为模体的个人剂量当量的转换系数（pSv cm^2）[a]

中子能量 MeV	$H^*(10)/\Phi$	$H_p(10,0°)/\Phi$	$H_p(10,15°)/\Phi$	$H_p(10,30°)/\Phi$	$H_p(10,45°)/\Phi$	$H_p(10,60°)/\Phi$	$H_p(10,75°)/\Phi$
1.00E−9	6.60	8.19	7.64	6.57	4.23	2.61	1.13
1.00E−8	9.00	9.97	9.35	7.90	5.38	3.37	1.50
2.53E−8	10.6	11.4	10.6	9.11	6.61	4.04	1.73
1.00E−7	12.9	12.6	11.7	10.3	7.84	4.70	1.94
2.00E−7	13.5	13.5	12.6	11.1	8.73	5.21	2.12
5.00E−7	13.6	14.2	13.5	11.8	9.40	5.65	2.31
1.00E−6	13.3	14.4	13.9	12.0	9.56	5.82	2.40
2.00E−6	12.9	14.3	14.0	11.9	9.49	5.85	2.46
5.00E−6	12.0	13.8	13.9	11.5	9.11	5.71	2.48
1.00E−5	11.3	13.2	13.4	11.0	8.65	5.47	2.44
2.00E−5	10.6	12.4	12.6	10.4	8.10	5.14	2.35
5.00E−5	9.90	11.2	11.2	9.42	7.32	4.57	2.16
1.00E−4	9.40	10.3	9.85	8.64	6.74	4.10	1.99
2.00E−4	8.90	9.84	9.41	8.22	6.21	3.91	1.83
5.00E−4	8.30	9.34	8.66	7.66	5.67	3.58	1.68
1.00E−3	7.90	8.78	8.20	7.29	5.43	3.46	1.66
2.00E−3	7.70	8.72	8.22	7.27	5.43	3.46	1.67
5.00E−3	8.00	9.36	8.79	7.46	5.71	3.59	1.69
1.00E−2	10.5	11.2	10.8	9.18	7.09	4.32	1.77
2.00E−2	16.6	17.1	17.0	14.6	11.6	6.64	2.11
3.00E−2	23.7	24.9	24.1	21.3	16.7	9.81	2.85
5.00E−2	41.1	39.0	36.0	34.4	27.5	16.7	4.78
7.00E−2	60.0	59.0	55.8	52.6	42.9	27.3	8.10
1.00E−1	88.0	90.6	87.8	81.3	67.1	44.6	13.7
1.50E−1	132	139	137	126	106	73.3	24.2
2.00E−1	170	180	179	166	141	100	35.5
3.00E−1	233	246	244	232	201	149	58.5
5.00E−1	322	335	330	326	291	226	102
7.00E−1	375	386	379	382	348	279	139
9.00E−1	400	414	407	415	383	317	171
1.00E0	416	422	416	426	395	332	180
1.20E0	425	433	427	440	412	355	210

表 C.1（续）

中子能量 MeV	$H^*(10)/\Phi$	$H_p(10,0°)/\Phi$	$H_p(10,15°)/\Phi$	$H_p(10,30°)/\Phi$	$H_p(10,45°)/\Phi$	$H_p(10,60°)/\Phi$	$H_p(10,75°)/\Phi$
2.00E0	420	442	438	457	439	402	274
3.00E0	412	431	429	449	440	412	306
4.00E0	408	422	421	440	435	409	320
5.00E0	405	420	418	437	435	409	331
6.00E0	400	423	422	440	439	414	345
7.00E0	405	432	432	449	448	425	361
8.00E0	409	445	445	462	460	440	379
9.00E0	420	461	462	478	476	458	399
1.00E1	440	480	481	497	493	480	421
1.20E1	480	517	519	536	529	523	464
1.40E1	520	550	552	570	561	562	503
1.50E1	540	564	565	584	575	579	520
1.60E1	555	576	577	597	588	593	535
1.80E1	570	595	593	617	609	615	561
2.00E1	600	600	595	619	615	619	570
3.00E1	515						
5.00E1	400						
7.50E1	330						
1.00E2	285						
1.25E2	260						
1.50E2	245						
1.75E2	250						
2.01E2	260						

注：[a] 引自 ICRP 第 74 号出版物。

附 录 D
（资料性附录）
一些实际中子源由中子注量到周围剂量当量和以 ICRU 平板作为模体的个人剂量当量的转换系数

D.1 一些实际中子源由中子注量到周围剂量当量和以 ICRU 平板作为模体的个人剂量当量的转换系数见表 D.1 和表 D.2。

表 D.1 ISO 同位素中子源由中子注量到周围剂量当量和用 ICRU 平板作为模体的个人剂量当量的转换系数（pSvcm²）[a]

中子源	$H^*(10)/\Phi$	$H_p(10,0°)/\Phi$	$H_p(10,15°)/\Phi$	$H_p(10,30°)/\Phi$	$H_p(10,45°)/\Phi$	$H_p(10,60°)/\Phi$	$H_p(10,75°)/\Phi$
$^{252}Cf(D_2O$ 慢化)[b]	105	110	109	109	102	87.4	56.1
^{252}Cf	385	400	397	409	389	346	230
$^{241}Am-B(\alpha,n)$	408	426	424	443	431	399	289
$^{241}Am-Be(\alpha,n)$	391	411	409	424	415	389	293

注：[a] 引自 ISO 8529-3(1998)。

[b] 直径为 30 cm 的球形重水慢化体，外包 1 mm 厚的镉。

表 D.2 由加速器和反应堆产生的单能中子的注量到周围剂量当量和用 ICRU 平板作为模体的个人剂量当量的转换系数（pSv cm²）[a]

中子源		$H^*(10)/\Phi$	$H_p(10,0°)/\Phi$	$H_p(10,15°)/\Phi$	$H_p(10,30°)/\Phi$	$H_p(10,45°)/\Phi$	$H_p(10,60°)/\Phi$	$H_p(10,75°)/\Phi$
加速器中子								
能量(MeV)	反应							
0.144	$T(p,n)^3He$ $^7Li(p,n)^7Be$	127	134	131	121	102	69.9	22.9
0.25	$T(p,n)^3He$ $^7Li(p,n)^7Be$	203	215	214	201	173	125	47.0
0.565	$T(p,n)^3He$ $^7Li(p,n)^7Be$	343	355	349	347	313	245	115
1.2	$T(p,n)^3He$	425	433	427	440	412	355	210
2.5	$T(p,n)^3He$	416	437	434	454	441	410	294
2.8	$D(d,n)^3He$	413	433	431	451	441	412	302
5.0	$D(d,n)^3He$	405	420	418	437	435	409	331
14.8	$T(d,n)^4He$	536	561	563	581	572	576	517
19.0	$T(d,n)^4He$	584	600	596	621	614	620	568
反应堆中子								
能量(MeV)	过滤器							
2.5E−8	石墨	10.6	11.4	10.6	9.11	6.61	4.04	1.73
0.002	钪	7.7	8.72	8.22	7.27	5.43	3.46	1.67
0.024	铁	19.3	20.2	19.9	17.2	13.6	7.85	2.38
0.144	硅	127	134	131	121	102	69.9	22.9

注：[a] 引自 ISO 8529-3(1998)。

附 录 E
（资料性附录）
一些实际中子源实用量与防护量的比较

E.1 一些实际中子源实用量与防护量的比较见表 E.1。

表 E.1 ISO 同位素中子源有效剂量与周围剂量当量的比值以及有效剂量与用 ICRU 平板作为模体的个人剂量当量的比值[a]

中子源	照射几何条件	$E/H^*(10)$	$E/H_p(10,0°)$
^{252}Cf(D_2O 慢化)[b]	AP	0.88	0.84
	ROT	0.42	0.40
^{252}Cf	AP	0.85	0.82
	ROT	0.41	0.39
^{241}Am－B(α,n)	AP	0.99	0.95
	ROT	0.49	0.47
^{241}Am－Be(α,n)	AP	1.04	0.99
	ROT	0.56	0.54

注：[a] 根据 ISO 8529-3(1998)的数据计算得到。

[b] 直径为 30 cm 的球形重水慢化体，外包 1 mm 厚的镉。

ICS 13.100
C 57

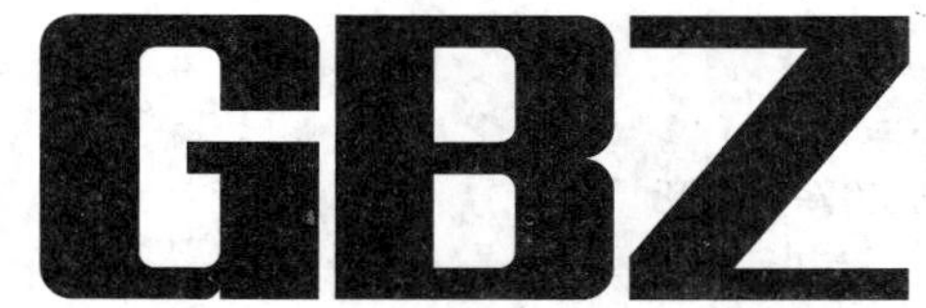

中华人民共和国国家职业卫生标准

GBZ 207—2008

外照射个人剂量系统性能检验规范

Testing criteria of personnel dosimetry performance

2008-03-12 发布　　2008-10-01 实施

中华人民共和国卫生部　发布

前　言

根据《中华人民共和国职业病防治法》制定本标准。

本标准第7章及附录为推荐性，其余为强制性。

本标准的附录A、附录D是规范性附录，附录B、附录C和附录E是资料性附录。

本标准由卫生部放射卫生防护标准专业委员会提出。

本标准由中华人民共和国卫生部批准。

本标准起草单位：中国医学科学院放射医学研究所。

本标准主要起草人：张良安、张梦龙、丁艳秋、武权、寇明英、杨翊。

外照射个人剂量系统性能检验规范

1 范围

本标准规定了外照射个人剂量系统的性能检验、考核及常规性能检验的要求以及性能检验中的质量控制。

本标准适用于对外照射个人剂量监测技术服务机构所用个人剂量系统的性能检验考核和常规性能检验。

2 术语和定义

下列术语和定义适用于本标准。

2.1

辐照检验室 irradiating laboratory,IL

具有辐照源、校准设备和相关设施的一个检验室,由这个实验室照射给出的个人剂量当量值的相对不确定度应优于5%(95%置信水平)。

2.2

检验参与者 testing participator

拟申请或具有开展个人剂量监测服务资质、并接受检验组织对其所用个人剂量系统实施性能检验考核的技术服务机构。

2.3

检验组织 testing organization

由职业卫生主管部门指定的、独立于检验参与者以外的一个组织或机构,主要负责对检验参与者所用个人剂量系统的性能进行考核。检验组织可以有自己的辐照检验室(IL),也可利用符合条件的其他辐照检验室(IL)。

2.4

浅表和深部吸收剂量 $D_p(0.07)$和 $D_p(10)$ shallow and deep absorbed dose

指在30 cm×30 cm×15 cm板型模体中特定深部的吸收剂量。对弱贯穿辐射浅表吸收剂量的参考深部是$d=0.07$ mm,对强贯穿辐射深部吸收剂量的参考深部是$d=10$ mm。$D_p(d)$的单位:$J \cdot kg^{-1}$;专门名称:“戈瑞”;符号“Gy”。

2.5

浅表和深部个人剂量当量 $H_p(0.07)$和 $H_p(10)$ shallow and deep personal dose equivalent

指在30 cm×30 cm×15 cm板型模体中特定深部的个人剂量当量。对弱贯穿辐射浅表个人剂量当量的参考深部是$d=0.07$ mm,对强贯穿辐射深部个人剂量当量的参考深部是$d=10$ mm。$H_p(d)$的单位:$J \cdot kg^{-1}$;专门名称:“希沃特”;符号:“Sv”。

2.6

事故剂量 accident dosimetry

一般指因事故造成且高于0.1 Gy的剂量,该剂量水平有可能引发并能观察到确定性效应。因此,事故剂量要用深部(10 mm)吸收剂量$D_p(10)$表示。

2.7

参考剂量点 reference dose point,RDP

特定的辐射场内的一点。为检验方便,RDP选定在模体表面。

2.8

残留最大能量　residual maximum energy, E_{res}

参考剂量点处已进行散射和吸收修正后的β粒子能量谱的最大值。

2.9

允许水平　tolerance level, L

为个人剂量计或个人剂量系统的性能设定的可接受水平。

3　性能检验考核

3.1　性能检验考核

在技术服务机构开展个人剂量监测服务前，由检验组织按第3章～第5章要求对技术服务机构所用个人剂量系统实施性能检验考核。在开展服务期间也应定期进行这种考核，考核周期以每3年～4年一次为宜。

3.2　考核程序和时限

3.2.1　检验参与者可按其技术能力，选择表A.1中所列检验类型中的一类或几类检验。

3.2.2　检验参与者应在检验组织规定的时限(通常为几个月)内按3.3.1的要求，将足够数量的剂量计提供给检验组织，并提供以下信息：

a)　就送检剂量计能够代表客户所用剂量计的说明。

b)　剂量计照射时的特殊要求，如对剂量计在模体上的方向性的简单描述。

c)　若检验参与者希望给出不同于参考剂量点的其他特定点的剂量值时，应予以说明；等等。

3.2.3　检验组织应在收到剂量计后45天内，按3.3～3.5选用合适的照射源和照射角度、条件和适当的模体，对剂量计进行照射并将已照射的剂量计返回给检验参与者。

除对Ⅰ类(事故光子)和Ⅴ类(中子-光子)的检验应分别标明其检验类型外，检验组织不得在公布检验结果之前，向检验参与者泄漏其他任何信息。

3.2.4　检验参与者应在收到已照射的剂量计后45天内，按第4章要求给出已照射剂量计的测量值，并作为考核结果向检验组织报告。

3.2.5　检验组织应在收到检验参与者的报告后30天内，按第5章要求对检验参与者所报的考核结果进行判定，并向检验参与者通报判定结论。

3.3　剂量计的照射

3.3.1　照射分组

每类检验要求检验参与者送检15个剂量计和3个跟随本底剂量计。15个剂量计等分成5个照射组，在不同的辐射场中受照射。此外，还应根据需要提供一定数量的备用剂量计，以便用于替换。

3.3.2　照射条件

a)　对Ⅰ类(事故光子)检验时，除^{137}Cs和^{60}Co各一组照射外，另外三组照射参考表B.1的辐照场。

b)　对Ⅱ类(光子)检验时，除γ能量≥500 keV一组照射外，另外四组照射参考表B.1的辐照场。

c)　对Ⅲ类(β)检验时，除β能量≥500 keV和<500 keV的照射至少各一组外，另外三组照射参考表B.2的辐照场。

d)　对Ⅳ类(β-光子混合场)检验时，除γ能量≥500 keV、β能量≥500 keV和<500 keV各一组照射外，另外二组照射参考表B.2的辐照场。

e)　对Ⅴ类(中子-光子混合场)检验时，其中一组是随机选用D_2O慢化的或未经慢化的^{252}Cf中子源照射，一组用高能光子(≥500 keV)照射，其他三组照射参考表B.1的辐照场。

3.3.3　照射角度

a)　对γ辐射场，当辐照能量低于70 keV时，应使用垂直入射的方式照射剂量计。在平均能量大于 70 keV 时，照射的入射角度应在 0°，40°，60°，90°中适当选择。

b) 对 β 辐射场、β-光子混合场和中子-光子混合场照射，应使用垂直入射的方式照射剂量计。

3.3.4 选择照射的量

a) 对Ⅰ类（事故光子）检验选用吸收剂量，其他类检验选用个人剂量当量。

b) 各组照射的剂量数值由检验组织按附录 A 中给定的范围选定，且选定的最大剂量点的个人剂量当量应小于最小剂量点设定值的 3 倍。

3.4 照射用的辐照源

3.4.1 ^{137}Cs 和（或）^{60}Co γ 射线源

这些源可以是带有准直器的射线束，也可以是无屏蔽的在自由空气中的射线束，其照射条件应通过测量和验证，给出的 $H_p(d)$ 的相对扩展不确定度应在 5% 以内（相对扩展不确定度计算方法参见附录 C）。

3.4.2 恒定电压的 X 射线源

X 射线机的管电压范围至少覆盖 30 kV 到 300 kV，其连续 X 射线谱的参考性能参数见附录 B。这些照射条件应通过测量和验证，给出的 $H_p(d)$ 的相对扩展不确定度应在 5% 以内。

3.4.3 ^{241}Am 源

该源应为窄束谱光子源，给出的 $H_p(d)$ 的相对扩展不确定度应在 5% 以内。

3.4.4 ^{90}Sr/^{90}Y β 粒子源

该源具有一个吸收 ^{90}Sr β 粒子的 100 mg·cm^{-2} 过滤片，给出的 $H_p(d)$ 的相对扩展不确定度应在 5% 以内，并应当满足以下条件：

a) 残留最大能量≥1.80 MeV。

b) 模体（见附录 D）内 100 mg·cm^{-2} 处的吸收剂量 $D(1)$ 除以模体内 7 mg·cm^{-2} 处的吸收剂量 $D(0.07)$ 的商应在 0.98～1.04 范围内。

c) 模体内 1 000 mg·cm^{-2} 处的吸收剂量 $D(10)$ 应当小于模体内 7 mg·cm^{-2} 处的吸收剂量 $D(0.07)$ 的 1%。

3.4.5 ^{204}Tl 和（或）^{85}Kr β 粒子源

该源给出的 $H_p(d)$ 的相对扩展不确定度应在 5% 以内，并应满足以下条件：

a) 残留最大能量≥0.53 MeV。

b) 模体内 20 mg·cm^{-2} 处的吸收剂量 $D(0.2)$ 除以模体内 7 mg·cm^{-2} 处的吸收剂量 $D(0.07)$ 的商在 0.75～0.85 范围内。

3.4.6 ^{252}Cf 中子源

它可以裸用，也可以在直径是 30 cm 的 D_2O 慢化球的中心，表面覆盖有 0.05 cm±0.003 cm 的镉，给出的 $H_p(d)$ 的相对扩展不确定度应在 8% 以内。

3.5 模体的应用

3.5.1 模体

光子和中子的性能检验应当在一个组织等效的 PMMA（聚甲基丙烯酸甲酯异丁烯酸盐）薄板模体上进行，模体的具体要求见附录 D。

3.5.2 剂量计在模体上的布放方法

a) 模体前端面的几何中心应在照射线束的中心轴线上。

b) 应将剂量计安放在模体表面，剂量计的灵敏面应面向辐照源，在模体上的布放应尽可能与实际应用情况一致（见附录 D）。

c) 检验剂量计照射时，剂量计的背部平面应平行于模体表面。

d) 垂直入射是垂直于模体正面的入射；非垂直入射的入射角 α 是一个连线（模体中心与射线束中心线的连线）与模体正面的垂直线（过模体中心）间的夹角。

e) 辐照源中心与模体正面中心的距离，对^{241}Am源：≥0.5 m，对其他光子源：≥1 m；对β源：≥0.3 m；对中子源：0.5 m。

f) 照射时可以选择同时辐照几个剂量计，但应注意布放剂量计的辐照场的均匀性，应注意保持这些剂量计间的吸收剂量（或个人剂量当量）的不确定度应尽可能的低。

g) 剂量元件灵敏体积的边界与模体边缘的距离，对光子照射：≥7.5 cm；对中子照射：≥10 cm。

4 测试或考核结果的给出

4.1 光子

4.1.1 深部个人剂量当量 $\boldsymbol{H}_{\mathrm{p}}(10)$

对于给定的光子谱，$H_{\mathrm{p}}(10)$按式(1)赋值。

$$H_{\mathrm{p}}(10)=\bar{c}_{\kappa d\alpha}\kappa_{a} \qquad (1)$$

式中：

κ_a——无模体时模体正面中心处的空气比释动能；

$\bar{c}_{\kappa d\alpha}$——从空气比释动能到深部个人剂量当量的转换系数，参见附录E。

4.1.2 浅表个人剂量当量 $\boldsymbol{H}_{\mathrm{p}}(0.07)$

对于给定的光子谱，$H_{\mathrm{p}}(0.07)$按式(2)赋值。

$$H_{\mathrm{p}}(0.07)=\bar{c}_{\kappa s\alpha}\kappa_{a} \qquad (2)$$

式中：

$\bar{c}_{\kappa s\alpha}$——从空气比释动能到浅表个人剂量当量的转换系数，参见附录E。

4.1.3 事故（吸收）剂量 $\boldsymbol{D}_{\mathrm{p}}(10)$

对于给定的光子谱，$D_{\mathrm{p}}(10)$按式(3)赋值。

$$D_{\mathrm{p}}(10)=\bar{c}_{\kappa d\alpha}\kappa_{a} \qquad (3)$$

式中：

$\bar{c}_{\kappa d\alpha}$——从空气比释动能到事故（吸收）剂量的转换系数。

这个值在数值上与空气比释动能到深部个人剂量当量的转换系数相等，应注意的是，此时的转换系数无量纲。

4.2 β粒子

浅表个人剂量当量 $H_{\mathrm{p}}(0.07)$，按式(4)赋值。

$$H_{\mathrm{p}}(0.07)=D_{\mathrm{p}}(0.07) \qquad (4)$$

式中：

$D_{\mathrm{p}}(0.07)$——模体中0.07 mm处的吸收剂量。

4.3 中子

中子源所致深部个人剂量当量应是中子本身及其伴生γ射线所致深部个人剂量当量之和。其中：

a) 中子所致深部个人剂量当量，用式(5)赋值。

$$H_{\mathrm{p}}(10)=\bar{c}_{\varphi}\phi_{n} \qquad (5)$$

式中：

ϕ_n——在模体参考剂量点(RDP)处空气中测定的中子注量；

$\bar{c}_{\varphi}$——由中子注量换算成深部个人剂量当量的转换系数。

对于D_2O慢化的^{252}Cf源，$\bar{c}_{\varphi}$为91 pSv·cm^2；对未慢化的^{252}Cf源，$\bar{c}_{\varphi}$为340 pSv·cm^2。

b) 中子源伴生γ射线所致深部个人剂量当量，应按式(6)赋值。

$$H_{\mathrm{p}}(10)=\bar{c}_{\varphi}\phi_{n}\eta \qquad (6)$$

式中：

η——中子源伴生的γ射线的深部个人剂量当量率与中子个人剂量当量率的比值。

η 与房间的几何尺寸和照射距离有关，表 B.3 中列出了典型值的例子。

4.4 混合场

混合辐射场的浅表(或深部)个人剂量当量是每一种辐射浅表(或深部)个人剂量当量的相加。

4.5 修正

a) 当剂量计中心偏离射线轴时，应考虑对个人剂量当量值进行修正。

b) 如果要求在特定模体位置赋值，而不是按参考剂量点 RDP 赋值，则应对两者间的差异进行修正。

4.6 不确定度

4.6.1 没有特别说明时，本标准中的不确定度是指相对扩展不确定度，其具体评定方法参见附录 C。

4.6.2 检验组织应给出每组照射的扩展不确定度，其具体要求如下：

a) 对光子源，包含因子取 $k=3$，95%置信限水平，扩展不确定度应≤5%。

b) 对 β 源，包含因子取 $k=2$，95%置信限水平，扩展不确定度应≤5%。

c) 对中子源，包含因子取 $k=2$，95%置信限水平，扩展不确定度应≤8%。

5 考核结果的判定

5.1 判定指标

5.1.1 单组性能 P_i

P_i 是对第 i 照射组剂量计单组性能的判定指标，按式(7)计算。

$$P_i=[H'_i-H_i]/H_i \qquad \cdots\cdots(7)$$

式中：

H_i——辐照检验室给出的第 i 组剂量计的个人剂量当量值；

H'_i——检验参与者报告的第 i 组剂量计的个人剂量当量值。

对于事故剂量，采用式(7)的方法计算，但应用吸收剂量(D)替换个人剂量当量(H)。

5.1.2 偏离 B

偏离 B 是对每一类型检验的综合判定指标，用式(8)计算。

$$B=\bar{P}=(1/n)\sum_{i=1}^{n}P_i \qquad \cdots\cdots(8)$$

式中：

n——每类检验中的照射组数；

$\bar{P}$——该类检验中全部 n 个照射组的单组性能 P_i 的平均值。

本检验规范中，$n=5$。

5.1.3 综合标准偏差 s

s 是每一类型检验中各照射组单项性能 P_i 的标准差，用式(9)计算。

$$s=\sqrt{\frac{\sum_{i=1}^{5}(P_i-\bar{P})^2}{4}} \qquad \cdots\cdots(9)$$

式中各符号及其含义同于式(8)。

5.2 判定方法

5.2.1 单组性能 P_i 的判定

不同检验类型可设有不同的允许水平 L，其值可从表 A.1 中查得。对于某一特定检验类型，当 $|P_i|\leqslant L$ 时，则判定该类型的第 i 照射组的单组性能为合格；如同一类型单组性能检验不合格的组数≥2 时，则判定个人剂量系统对该类型的单组性能检验不合格。对Ⅰ类(事故光子)检验时，不作后一

项(浅表)判定。

5.2.2 综合性能的判定

对于某一特定检验类型,如满足式(10)时,则判定个人剂量系统对该类型的综合性能检验为合格。

$$|B|+S\leqslant L \qquad \cdots\cdots(10)$$

式中,允许水平 L 的取值见表 A.1。综合性能的判定不适用于单组性能检验,仅适用于个人剂量系统的性能检验和比对。

5.2.3 单组性能或综合性能判定中,只要有一种不合格的就应判定该个人剂量系统性能不合格。

6 常规性能检验

6.1 常规性能检验

技术服务机构在开展个人剂量监测服务期间,应按本章要求自行对其所用个人剂量系统定期进行常规性能检验。常规性能检验周期为 6 个月。

6.2 精确度和准确性

6.2.1 个人剂量系统的精确度和准确性检验,通常用单能光子 ^{137}Cs 和 ^{60}Co 校准源进行。

6.2.2 应在不同的剂量水平下检验个人剂量检测系统的精确度(单次测量结果的检验标准差,$u_A(x_i)$,其计算方法参见附录 C)和准确性(读数值与约定真值偏离的平均值)。

6.2.3 精确度和准确性均应≤10%。

6.3 最低可探测水平

6.3.1 应对个人剂量系统的最低可探测水平(MDL)进行检验。

6.3.2 MDL 检验程序

a) 取一致性控制在 5%以内的剂量元件 10 个,进行常规退火处理。

b) 将已退火处理后的元件放置在无其他附加辐射场的天然本底环境中,放置周期应与用于服务监测的周期一致。

c) 按常规测量程序测读 10 个剂量元件,用附录 B 的方法计算测读值 x_i 的 $u_A(x_i)$。

d) 应用式(11)计算 MDL。

$$\mathrm{MDL}=3\times u_A(x_i) \qquad \cdots\cdots(11)$$

6.3.3 当个人剂量系统的 MDL 变化大于 10%时,应查其原因,并在修复后方可开展服务。

6.4 线性

6.4.1 应对每批剂量元件(以 j 表示批次),间隔 6 个月做一次线性检验。

6.4.2 第 j 批剂量元件线性检验程序

a) 取一致性控制在 5%以内的剂量元件 30 个,进行常规退火处理。

b) 每 5 个剂量元件为一组,共分 6 个组(以 i 表示组别),其中一组留作本底,另外五组分别照射 0.1,0.4,2,10,50 mSv。

c) 按常规程序测读 30 个剂量元件,计算每组扣本底测量值的均值(d_{ji})。

d) 用式(12)计算第 j 批的线性误差(e_j):

$$e_j=\sum_i \frac{1}{5}\left|1-\frac{d_{ji}}{D_{ji}}\right|\times 100\% \qquad \cdots\cdots(12)$$

式中:

d_{ji}——j 批第 i 组的个人剂量当量测量均值;

D_{ji}——j 批第 i 组的个人剂量当量照射值。

6.4.3 线性误差(e_j)>10%时,这批剂量元件不宜用于个人剂量监测服务。

7 性能检验中的质量控制

7.1 个人剂量元件的一致性选择

一批新的个人剂量元件使用前，或在其使用3次后，均应对该批元件进行一致性选择，选择时的精确度应控制在±5%以内。只有经过一致性选择的同一批剂量元件才能使用同一个刻度因子。

7.2 个人剂量系统的条件优化选择

在个人剂量系统正式使用前，以及个人剂量系统或其测读系统发生改变时，均应对影响测读结果的主要因素(高压、加热或光激方式、读数时期和周期等)进行条件优化选择。优化选择时，可以按式(13)计算目标量 T 值，并选择 T 值最小时的工作条件为系统的最佳条件。

$$T=\frac{3u_A}{R_1} \qquad \cdots\cdots(13)$$

式中：

R_1——照射1 mGy时的测量读出值；

u_A——本底(未经照射)测量值的A类不确定度(参见附录C)。

7.3 设备状态检查

7.3.1 在进行一项测量任务的前后，均应检查测读设备的状态，只有状态正常时，才能正式测读个人剂量元件，并应做好状态记录。

7.3.2 约50次测量后，需使用已知照射量辐照了的剂量元件进行测量。当其测量误差的绝对值大于10%时，应当停机查找原因，问题解决后再开始测量。

附 录 A
（规范性附录）
检验类型及其相关参数

检验类型及其相关参数见表 A.1。

表 A.1 检验类型、照射的剂量范围和允许水平

检验类型		照射的剂量范围	允许水平(L)	
编号	项目		深部	浅表
Ⅰ	事故光子	0.1 Gy～5 Gy	0.3	不检验
Ⅱ	光子	0.3 mSv～100 mSv	0.4	0.4
Ⅲ	β	1.5 mSv～100 mSv	不检验	0.4
Ⅳ	B-光子混合	2.0 mSv～100 mSv	0.4	0.4
Ⅴ	中子-光子混合	1.5 mSv～50 mSv	0.4	不检验

附　录　B
（资料性附录）
照射用辐照源的性能

B.1　照射用辐照源的性能见表 B.1、表 B.2、表 B.3。

表 B.1　光子线束的技术特性[a]

线束编码	附加滤片/mm[b]				半值层/mm		均匀系数[c]		平均能量 keV	FWHM[d] keV
	Al	Cu	Sn	Pb	Al	Cu	Al	Cu		
HK30	0.52				0.38	0.013	63	72	20	13
HK60	3.2				2.42	0.079	74	72	36	26
HK100	3.9	0.15			6.56	0.3	81	64	57	43
HK200		1.15			14.7	1.7	95	71	100	87
HK250		1.6			16.6	2.47	96	75	120	106
HK280		3			18.6	3.37	98	84	145	79
HK300		2.5			18.7	3.4	97	82	145	121
WS60		0.3				0.18		86	44	21
WS80		0.5				0.35		80	56	29
WS110		2				0.96		86	79	40
WS150			1			1.86		89	104	57
WS200			2			3.08		93	137	78
WS250			4			4.22		96	172	96
WS300			6.5			5.2		97	206	115
NS20	1				0.32		86		16	52
NS30	4				1.15		88		24	7.5
NS40		0.21				0.084		92	33	9.9
NS60		0.6				0.24		92	47	17
NS80		2				0.58		94	65	21
NS100		5				1.11		95	83	23
NS120		5	1			1.71		97	100	28
NS150			2.5			2.36		96	117	28
NS200		2	3	1		3.99		99	164	49
NS250			2	3		5.19		99	208	58
NS300			3	5		6.12		100	251	68
LK30	4	0.18			1.47		99		26	5.5
LK35		0.25			2.2		99		30	6.8
LK55		1.2				0.25		99	47	11
LK70		2.5				0.49		99	60	14
LK100		0.5	2			1.24		99	86	19
LK125		1	4			2.04		99	109	23

表 B.1（续）

线束编码	附加滤片/mm[b]				半值层/mm		均匀系数[c]		平均能量 keV	FWHM[d] keV
	Al	Cu	Sn	Pb	Al	Cu	Al	Cu		
LK170		1	3	1.5		3.47		99	148	28
LK210		0.5	2	3.5		4.54		100	185	34
LK240		0.5	2	5.5		5.26		100	213	37
^{241}Am									59	
^{137}Cs									662	
^{60}Co									1 250	

a 本表的特性参数为 ISO 特性光子束，引自 ANS/HPS N13.11-2001。

b LK30、NS20-NS30 和 HK30 的固有滤过大约是 1.0 mm Be，其他的固有滤过已调到 4 mm Al。

c 均匀系数是第一半值层与第二半值层之比乘 100。

d 连续能谱曲线上的半高宽。

表 B.2 β粒子源和场的特性

β源	半衰期 a	滤 片	平均能量 MeV	残留最大能量 MeV	$D(0.2)/D(0.07)$	$D(1)/D(0.07)$	$D(10)/D(0.07)$
^{204}Tl	3.78	一个半径 4 cm、厚度 50 μm的 PET 片，外加一片同中心的半径 2.75 cm、厚度 190 μm 的 PET 片	0.25	0.53	0.80±0.05	—	—
^{85}Kr	10.77	一个半径 4 cm、厚度 50 μm的 PET 片，外加一片同中心的半径 2.75 cm、厚度 190 μm 的 PET 片	0.26	0.53	0.80±0.05	—	—
^{90}Sr/^{90}Y	28.78	—	0.84	1.80	—	1.01±0.03	<0.01

注：PET 片即组织等效的聚乙烯对苯二酸酯片。

表 B.3 中子源和场的特性

中子源	半衰期 a	平均能量 MeV	中子发射率/单位质量 $s^{-1}kg^{-1}$	1 m[a] 处中子剂量当量率/单位质量 Sv $s^{-1}kg^{-1}$	γ光子与中子剂量当量率的比值 η
^{252}Cf(D_2O 慢化)	2.65	0.55	2.1×10^{15}	1.5	0.18
^{252}Cf	2.65	2.13	2.4×10^{15}	6.5	0.05

a 1 m 指距中子源中心点的距离。

附 录 C
（资料性附录）
不确定度的计算

C.1 两类不确定度

一般来说，检测的数据有 2 种：一种是没有误差的准确值（如测量的次数，一个小组的人数等）；另一种检测的数据总含有一定的误差，例如，个人剂量检测。这时，用精确度表示在相同条件下进行检测的可重复性，用准确度表示检测结果与真值的接近程度，由于这种情况下精确度和准确度都不可能为 0，测量结果不可能绝对准确，这种测量结果的不准确程度就用不确定度来表征。不确定度包括 A 类不确定度和 B 类不确定度。

C.1.1 A 类不确定度 u_A

u_A 是一组观测值（$x_1, x_2, \cdots x_n$）的测量平均值的标准差 $\sigma(\bar{x})$。理论上讲，测量样本量增加时，A 类不确定度会减少。A 类不确定度的典型来源是：

a) 剂量元件灵敏度非一致性。

b) 零剂量时剂量元件读数的变异。

c) 由于灵敏度和本底引起的剂量元件读数的变异。

C.1.2 B 类不确定度 u_B

u_B 不会因重复测量而减少。通常 B 类标准不确定度的主要来源如下：

a) 剂量元件的能量依赖性。

b) 剂量元件的方向依赖性。

c) 响应的非线性。

d) 探测器的信号衰退、湿度及温度的依赖性。

e) 光照射影响。

f) 非电离辐射对剂量元件测量结果的影响。

g) 机械振动影响。

h) 校准误差。

i) 不同地区天然本底辐射影响的差异。

C.2 A 类不确定度及其评定方法

对随机变量 x_i进行 n 次独立的等精度测量得到的测量值为：x_1、x_2、…、x_n，其算术平均值计算见式(C.1)。

$$\bar{x} = \frac{\sum_{i}^{n} x_i}{n} \qquad \text{(C.1)}$$

则单次测量结果的检验标准差见式(C.2)。

$$u_A(x_i) = s(x_i) = \sqrt{\frac{\sum_{i=1}^{n} (\bar{x} - x_i)^2}{n-1}} \qquad \text{(C.2)}$$

用式(C.3)计算测量平均值的不确定度。

$$u_A(\bar{x}) = s(\bar{x}) = \frac{s(x_i)}{\sqrt{n}} \qquad \text{(C.3)}$$

C.3 B类不确定度的评定方法

在个人剂量检测时，B类标准不确定度的典型分布假设为直角几率密度分布，因某一影响因素 i 的参数变异 a_i 引起的B类标准不确定度可用式(C.4)计算。

$$u_{B,i}=\frac{a_i}{\sqrt{3}} \qquad \cdots\cdots(C.4)$$

当影响因素不止一个时，可用式(C.5)计算总的B类不确定度 U_B。

$$u_B=\sqrt{\sum_i u_{B,i}^2}=\sqrt{\frac{1}{3}\sum_i a_i^2} \qquad \cdots\cdots(C.5)$$

几种常见情况下 a_i 的确定：

a) 仪器示值误差(Δ_m)已知的情况，$a=\Delta_m$

表盘式仪表，a 为最小分度值的一半；

数字式仪表，a 为末位数最小分度的一个单位。

b) 能测量或已知B类来源的变异范围

给出量是单向时；例如，校准扩展不确定度为 U，$a=U$；

给出量是双向时；例如，LiF TLD剂量元件的能量响应为±10%，则 a=量的均值×10%。

C.4 A类和B类的合成标准不确定度的评定方法

合成标准不确定度可用式(C.6)和式(C.7)计算。

$$u_C=\sqrt{u_A^2+u_B^2} \qquad \cdots\cdots(C.6)$$

或

$$u_C=\sqrt{u_A^2+\frac{1}{3}\sum_i a_i^2} \qquad \cdots\cdots(C.7)$$

假设个人剂量监测的合成不确定度 u_C 服从正态分布，可直接用式(C.7)估算一个剂量系统的不确定度，其相应的置信水平为67%。要获得高的置信水平，应当将合成不确定度 u_C 乘以一个包含因子 k，见式(C.8)。

$$U=\kappa u_C=\kappa\sqrt{u_A^2+\frac{1}{3}\sum_i a_i^2} \qquad \cdots\cdots(C.8)$$

通常称 U 为扩展不确定度。在其计算中和结果表述中，均应清楚标明包含因子 κ 的取值。在个人剂量系统性能检验中，通常只有辐照检验室的照射参考值，其扩展不确定度的包含因子取 $\kappa=3$；其余均取 $\kappa=2$。

出具的扩展不确定度的有效数字，一般取2位。在个人剂量监测领域，扩展不确定度既可以用绝对形式，也可以用相对形式报告。

C.5 不确定度评定举例

某次TLD平行样品测量，一共测了6次，其读数分别为：

29.18　28.19　27.27　28.25　26.26　27.24　mGy

剂量元件的能量响应为±5%；角度响应为±3%；非线性为±2%；校准的不确定度为2%。其他B类不确定度影响可以忽略。

a) A类不确定度计算

$$\bar{x}=\frac{1}{6}\sum_{i=1}^{6}x_i\approx 27.7\ (\text{mGy})$$

$$\sigma=\sqrt{\frac{\sum_{i=1}^{6}(x_i-\bar{x})^2}{(n-1)}}\approx 1.019\ (\mathrm{mGy})$$

$$u_A=S(\bar{x})=\frac{S(x_i)}{\sqrt{6}}=\frac{1.019}{2.499}\approx 0.416(\mathrm{mGy})$$

b) B类不确定度计算

剂量元件的能量响应为±5%，因此，$a_{能响}=27.7\times 5\%\approx 1.39(\mathrm{mGy})$；

剂量元件的角度响应为±3%，因此，$a_{角度}=27.7\times 3\%\approx 0.83(\mathrm{mGy})$；

剂量元件的非线性为±2%，因此，$a_{线性}=27.7\times 2\%\approx 0.55(\mathrm{mGy})$；

校准的不确定度为2%，因此，$a_{校准}=27.7\times 2\%\approx 0.55(\mathrm{mGy})$。

$$u_B=\sqrt{\frac{1}{3}\sum_i a_i^2}=\sqrt{\frac{1}{3}(1.39^2+0.83^2+0.55^2+0.55^2)}\approx 1.04(\mathrm{mGy})$$

c) 扩展不确定度计算

$$u_C=\sqrt{u_A^2+u_B^2}=\sqrt{0.416^2+1.04^2}\approx 1.12(\mathrm{mGy})$$

取$\kappa=2$(置信水平为95%)

$$U_{0.95}=2\times 1.12\approx 2.2(\mathrm{mGy})$$

$$\frac{U_{0.95}}{\bar{x}}\times 100\%=\frac{2.2}{27.7}\times 100\%\approx 7.9\%$$

d) 测量结果表述

平均值　$\bar{x}=27.7$ mGy

$k=2$，95%可信水平

扩展不确定度　$U_{0.95}=2.2$ mGy

相对扩展不确定度　7.9%

平均值的95% 可信范围为：[25.5 mGy，29.9 mGy]

最后三行是不确定度的不同表述方式，可取其一。

附　录　D
（规范性附录）
检验模体及照射条件

D.1　检验模体

个人剂量计性能检验用的模体应是组织等效板模、腕模或指模。

a)　板模：30 cm×30 cm×15 cm，见图 D.1 中 a)，一般用于人体配带的剂量计测量。

b)　腕模：直径为 7.3 cm，高为 30 cm 的圆柱，见图 D.1 中 b)，用于手腕个人剂量监测。

c)　指模：直径为 1.9 cm，高为 30 cm 的圆棒，见图 D.1 中 c)，用于手指个人剂量监测。

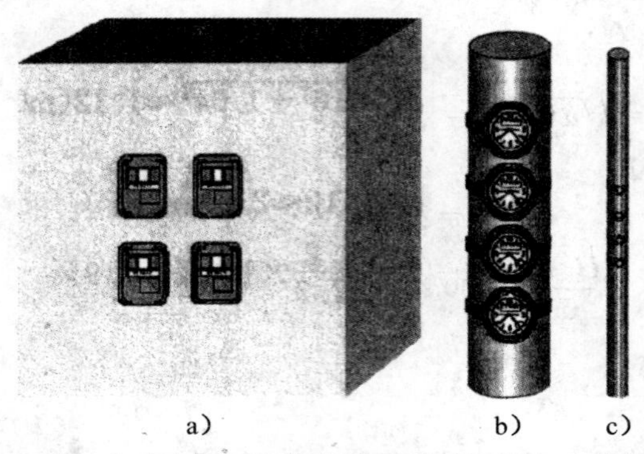

图 D.1　个人剂量计性能检验中使用的三种模体

D.2　照射条件

a)　在辐照场可用于检定和检验照射的范围内，在靠近边界但不影响检定和检验照射的某一位置固定安装监测电离室(图 D.2)。

b)　检定和检验照射的参考剂量点与辐射源之间的距离应大于或等于 2 m。

c)　斜向照射见示意图 D.2 中的 b)。当 $\alpha=0°$ 时，为垂直照射条件。

d)　在照射源照射束中心轴线上参考剂量点处，可以使用作为次级标准用的仪器验证该处的自由空气比释动能，见图 D.2 中的 a)。

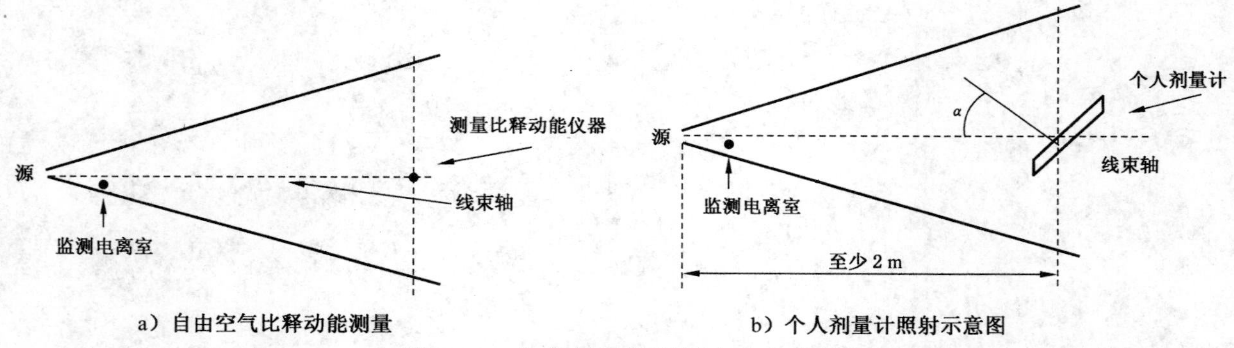

图 D.2　个人剂量计照射方法示意图

附　录　E
（资料性附录）
从空气比释动能到深部和浅表个人剂量当量的转换系数

对于不同入射角 α 从空气比释动能到深部和浅表个人剂量当量的转换系数见表 E.1。

表 E.1　从空气比释动能到深部和浅表个人剂量当量的转换系数(Sv/Gy)

线束编码	深部个人剂量当量转换系数($\bar{c}_{K,d,\alpha}$)			浅表个人剂量当量转换系数($\bar{c}_{K,s,\alpha}$)		
	$\alpha=0°$	$\alpha=40°$	$\alpha=60°$	$\alpha=0°$	$\alpha=40°$	$\alpha=60°$
HK30	0.39	0.32	0.20	1.01	1.00	0.99
HK60	1.19	1.07	0.86	1.29	1.27	1.22
HK100	1.68	1.56	1.31	1.58	1.53	1.46
HK200	1.75	1.66	1.46	1.62	1.59	1.54
HK250	1.67	1.59	1.43	1.56	1.55	1.51
HK280	1.60	1.54	1.39	1.51	1.51	1.48
HK300	1.59	1.53	1.39	1.51	1.50	1.48
WS60	1.55	1.42	1.18	1.49	1.44	1.37
WS80	1.77	1.65	1.39	1.64	1.58	1.50
WS110	1.87	1.76	1.52	1.71	1.67	1.59
WS150	1.77	1.68	1.49	1.64	1.61	1.56
WS200	1.65	1.57	1.42	1.55	1.53	1.50
WS250	1.54	1.49	1.36	1.47	1.47	1.45
WS300	1.47	1.44	1.33	1.42	1.43	1.43
NS20	0.27	0.20	0.09	0.98	0.98	0.97
NS30	0.79	0.68	0.49	1.10	1.09	1.07
NS40	1.17	1.06	0.85	1.27	1.24	1.19
NS60	1.65	1.52	1.27	1.55	1.50	1.42
NS80	1.88	1.76	1.50	1.72	1.66	1.58
NS100	1.88	1.76	1.53	1.72	1.68	1.60
NS120	1.81	1.71	1.51	1.67	1.63	1.58
NS150	1.73	1.64	1.46	1.61	1.58	1.54
NS200	1.57	1.51	1.38	1.49	1.49	1.46
NS250	1.48	1.44	1.33	1.42	1.43	1.43
NS300	1.42	1.40	1.30	1.38	1.40	1.40
LK30	0.91	0.79	0.60	1.14	1.13	1.10

表 E.1（续）

线束编码	深部个人剂量当量转换系数($\bar{c}_{K,d,\alpha}$)			浅表个人剂量当量转换系数($\bar{c}_{K,s,\alpha}$)		
	α=0°	α=40°	α=60°	α=0°	α=40°	α=60°
LK35	1.09	0.98	0.77	1.22	1.20	1.16
LK55	1.67	1.54	1.29	1.57	1.52	1.43
LK70	1.87	1.75	1.49	1.71	1.65	1.56
LK100	1.87	1.76	1.53	1.71	1.67	1.60
LK125	1.77	1.68	1.49	1.64	1.61	1.56
LK170	1.62	1.55	1.41	1.53	1.52	1.49
LK210	1.52	1.47	1.36	1.45	1.46	1.44
LK240	1.47	1.44	1.33	1.42	1.43	1.42
^{241}Am	1.89	1.77	1.50	1.72	1.66	1.57
^{137}Cs	1.21	1.20	1.16	1.21	1.23	1.24
^{60}Co	1.17	1.16	1.14	1.18	1.18	1.19
注：本表材料取自 ANSI/HPS N13.11-2001。						

ICS 13.100
C 57

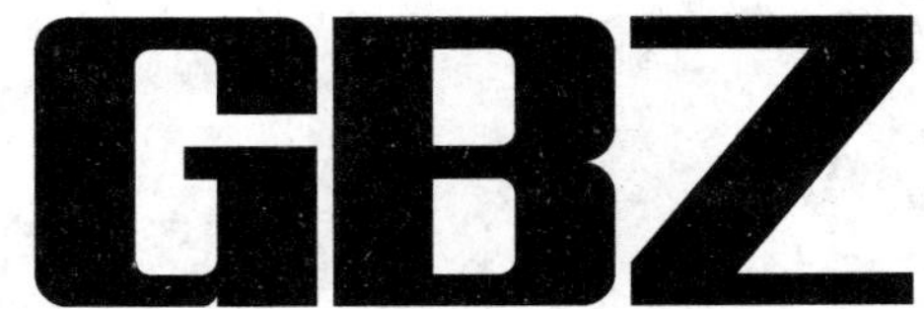

中华人民共和国国家职业卫生标准

GBZ/T 208—2008

基于危险指数的放射源分类

Classification of radioactive sources based on dangerous index

2008-03-12 发布　　2008-10-01 实施

中华人民共和国卫生部　发布

前　　言

根据《中华人民共和国职业病防治法》制定本标准。

本标准的附录A、附录B和附录C是规范性附录，附录D是资料性附录。

本标准由卫生部放射卫生防护标准专业委员会提出。

本标准由中华人民共和国卫生部批准。

本标准起草单位：军事医学科学院放射与辐射医学研究所。

本标准起草人：叶常青、朱茂祥。

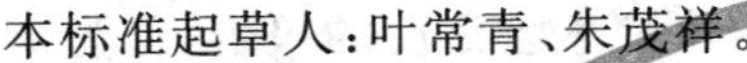

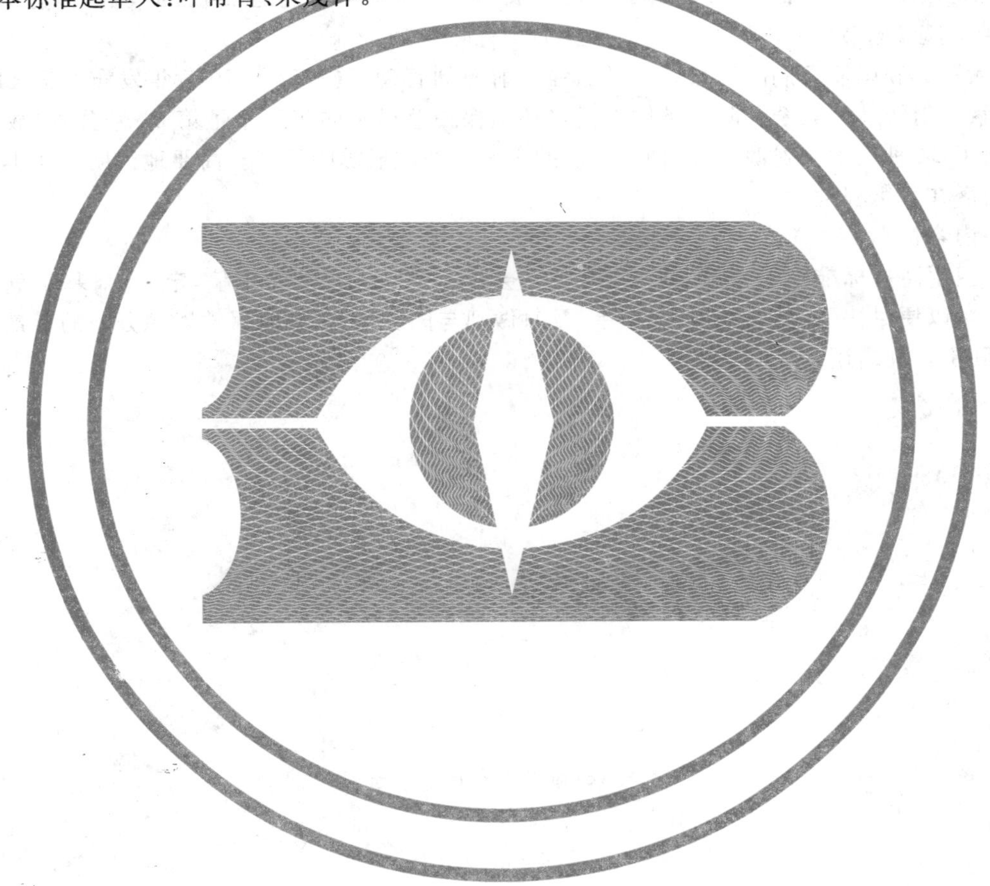

引　言

资料表明，在国内外已有多起因放射源失控而导致人员伤亡的辐射事故。所以，放射源的监管控制引起国内外的普遍重视。

2001年一份题为《放射源分类》技术文件首次由国际原子能机构(IAEA)发布。2003年9月IAEA理事会核准了经修订的《放射源安全与保安行为准则》。同年，2001年的《放射源分类》修订版本也发布。在此基础上，它被改写成IAEA的安全标准，以示其在技术上的成熟性。2006年，在以往已经给出65种核素放射源危险活度的基础上，又提出了一份扩展到300多种核素危险活度的报告，作为IAEA《应急事故准备与响应》丛书之一。

依据《中华人民共和国职业病防治法》，为了加强放射源的管理，国务院于2005年发布了第449号令《放射性同位素与射线装置安全和防护条例》；国家环境保护总局于同年发布了第62号公告《放射源分类办法》，给出了64种核素放射源，含2种中子源的Ⅰ～Ⅴ类放射源的活度。简要地说明了各类放射源对人体健康的潜在危害程度。

本标准主要内容依据IAEA 2006年的报告。

卫生部放射卫生防护标准专业委员会2007年工作会议审定了本标准送审稿，定名为《基于危险指数的放射源分类》，以便尽快引入IAEA的新成果，及时做到与国际接轨，同时对放射源分类的背景资料有全面了解，以利于正确应用。

基于危险指数的放射源分类

1 范围

本标准规定了放射源的危险活度及其分类。

本标准适用于在工业、医疗、农业、科研和教育等民用领域使用的放射源，军事或国防计划中使用的放射源也可参照(参考)。对被恶意使用的放射源可供参考。

本标准不适用于核材料(含有钚-239的源除外)、产生辐射的射线装置(此类装置生产的或者作为靶材料在此类装置中使用的放射源除外)、运输中的放射性货包及照射情景十分不同于本标准设定情景的那些情况，例如废物管理和考虑废弃源的处置方案时。

2 规范性引用文件

下列文件中的条款通过本标准的引用而成为本标准的条款。凡是注日期的引用文件，其随后所有的修改单(不包括勘误的内容)或修订版本均不适用于本标准，然而，鼓励根据本标准达成协议的各方研究是否可使用这些文件的最新版本。凡是不注日期的引用文件，其最新版本适用于本标准。

GB 18871　电离辐射防护与辐射源安全基本标准

3 术语和定义

下列术语和定义适用于本标准。

3.1

放射源　radioactive source

被永久地密封在包壳内或被严密束缚的制成固体形式的放射性物质，及其在泄漏或破裂时释放的任何放射性物质，而且这类放射性物质不能被免除监管控制。但它不包括为处置目的而封装的放射性物质或研究堆和动力堆核燃料循环中的核材料。

3.2

废源　disused source

虽然其实践已经授权，但在该实践中已不再使用和不打算使用的放射源。

3.3

失控源　orphan source

未被置于监管控制之下的放射源。它或是从未接受过监管机构控制，或是因遗弃、丢失、错放、被盗或未经授权的擅自转移而失去控制。

3.4

危险活度　dangerous activity

特定放射源的核素在设定的多种照射情景条件下足以引起严重确定性效应的最小活度估算值称为此源的危险活度(又称 D 值，dangerous quantity)。在估算时，有些因素如由放射事故或恶意行为造成的社会与经济后果，因为定量和比较效应的方法学问题还未解决而未予以考虑。

3.5

危险指数　dangerous index

用于判定放射源和含源实践危险程度的一个指数，即危险指数等于放射源核素的实际使用活度(A)除以该核素的危险活度(D)。它用于对放射源和含源实践的危险分类。这一分类是基于安排应急响应的需要，而不应与为其他目的所确定的放射源分类相混淆。

3.6

确定性效应　deterministic effect

通常指具有剂量阈值的一种辐射健康效应，超过阈值时剂量越大该效应越严重。严重的确定性效应可引起人员死亡或威胁生命，或发生能导致生活质量下降的持久性损伤。

4　确定放射源危险活度时考虑的因素

4.1　照射情景和受照器官、组织。

4.2　设定的照射情景和参考剂量见附录 A。其中，放射源失控而使人员受到照射的不同情景设定见 A.1。不同照射情景中所用的情景参数值见表 A.1。

4.3　受照器官和组织包括红骨髓、结肠、肺、甲状腺、皮肤、软组织、眼晶状体和生殖器官。对不同器官和组织所需考虑的照射情景见表 A.2。推导放射源危险活度时诱发不同器官组织严重确定性效应所需的参考剂量见表 A.3。

5　放射源的危险活度（*D* 值）

5.1　放射源的危险活度（D 值）见附录 B。

5.2　放射性核素在非漏散状态两种照射情景和漏散状态四种照射情景下的危险活度最小值分别为 D_1 值和 D_2 值，D 值则是取 D_1 值和 D_2 值中较小者。当由核素的临界质量推导来的临界活度 D_C 与 D_1、D_2 相比更小时，则该 D_C 值作为临界照射条件下的危险活度被取为该核素的 D 值。

a）　表 B.1 给出的 D 值是取自于非漏散物质的危险活度最小值 D_1。

b）　表 B.2 给出的 D 值是取自于漏散物质的危险活度最小值 D_2。

c）　表 B.3 给出的 D 值是取自于临界照射条件下的危险活度 D_C。

5.3　表 B.4 给出了由于不会引起严重确定性效应而未给出 D 值的放射性核素。

6　放射源和含源实践的危险程度分类

6.1　放射源和含源实践按其对人体的潜在的危险程度分为 5 类，各类放射源对人体健康的可能影响见表 C.1。

6.2　用于一般实践的源按危险指数的分类列于表 C.2。表 C.2 中某些实践的简要描述参见附录 D。

6.3　根据实践所用放射源的核素及其实际使用活度 A，以相应核素的危险活度（D）作为归一因子，求得比值（A/D）作为危险指数，进而根据表 C.2 对实践所用放射源分类。

6.4　选择某些常见实践所用放射性核素的实际使用活度，取最大值、最小值和典型值三种情况，求得相应的危险指数。按表 C.2 的建议类别进行候选分类，其结果见表 C.3 的最后一列。并以表 C.3 中给出的危险指数典型值排序作为横轴，以相应的危险指数为纵轴，得到图 C.1。

7　特殊情况下源或实践的危险程度分类

7.1　未知的或本标准未列出的实践

对未知的或在表 C.1 中未列出的实践，但其使用的环境条件已知时，源的类别可由放射性核素的活度除以表 B.1～表 B.3 中给出的相应核素的 D 值而确定。由此给出的危险指数与表 C.2 的危险指数作比较，进而分类（这时可将其他因素考虑进去，如同类实践的危险类别、是否易于移动等）。

7.2　短半衰期非密封源

有些实践，例如核医学，采用的短半衰期放射性核素可以是非密封的，包括诊断用的 ^{99m}Tc 和治疗用的 ^{131}I。在这种情况下本标准的分类体系仍能用于确定这些源的类别，但是在选择分类的危险指数时应当以逐例分析为基础做出合理判断。

7.3 源的聚集

假如一项实践涉及的源聚集到单一的贮存场所，或者在所利用的场所内许多源十分靠拢，例如贮存设施、生产过程或运输工具，为了分类的目的其总活度可作为单个源来处理。

a) 各个源的放射性核素相同时。将放射性核素的总活度除以相应的 D 值，计算得出的危险指数与表 C.2 右列的危险指数作比较，将此实践分配到某一类别。

b) 各个源(i)的放射性核素(n)不相同时。按式(1)求得危险指数的总和，然后确定它的类别。

$$\text{危险指数的总和} = \sum_n \frac{\sum_i A_{i,n}}{D_n} \qquad \cdots\cdots(1)$$

式中：

$A_{i,n}$——由放射性核素 n 构成的第 i 个源的活度；

D_n——放射性核素 n 的 D 值。

8 放射源危险类别的最终确定

监管机构可以根据其对相关因素的详尽了解，例如源的结构方式、是否在偏僻或条件苛刻的环境中使用、既往事故经验和是否易于携带等，来对这种分类结果进行修改。

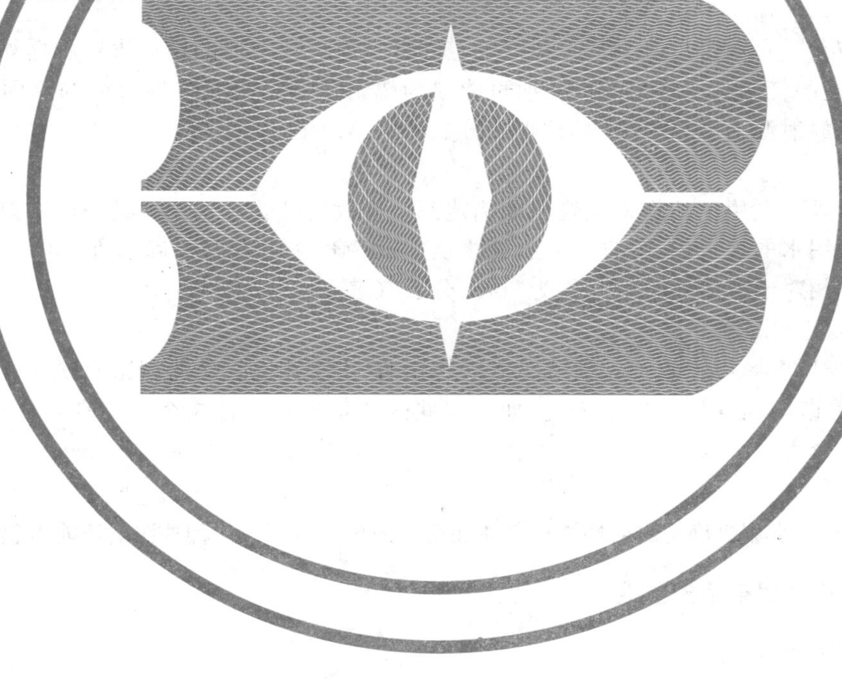

附 录 A
（规范性附录）
确定放射源危险活度时设定的照射情景和参考剂量

A.1 照射情景设定

A.1.1 情景Ⅰ

取“口袋”情景。由近距离源所致的局部照射有两种情景：①源拿在手中的“手持”情景，手持的时间不会超过 1 h；②源放在口袋内的“口袋”情景，在口袋内携带时间可能约 10 h（表 A.1 的 $T_{Ⅰ}$）。

A.1.2 情景Ⅱ

属于“房间”情景。在房间内受到有一定距离未屏蔽源的外照射是失控源（被窃或遗失）造成严重辐射损伤最常见的原因。在此情景中假设全身与未屏蔽的而有包壳的放射源相距 1 m。受照 100 h（表 A.1 的 $T_{Ⅱ}$）能使吸收剂量率超过参考水平的剂量率（即对红骨髓照射剂量率 10 mGy/h），这个剂量率是决定人员是否撤离的合理的较低值。

A.1.3 情景Ⅲ

属于“吸入”情景。它用于从吸入危险角度确定漏散性放射性物质的量。火灾和爆炸可使放射性物质漏散，由于吸入这些气载物质产生的内照射可能成为辐射诱发严重确定性效应的原因。吸入的放射性物质活度相对于放射源活度的分数称为“吸入分数”（表 A.1 的 $F_{Ⅲ}$）。

A.1.4 情景Ⅳ

属于“食入”情景。它用于从食入危险角度确定漏散性放射性物质的量。破裂的放射源或可溶性放射性物质漏散到饮用水的水体内后，食入放射性物质能成为辐射诱发严重确定性效应的原因。食入的放射性物质的活度相对于放射源的活度称为“食入分数”（表 A.1 的 $F_{Ⅳ}$）。

A.1.5 情景Ⅴ

属于表面“污染”情景。它用于确定局部皮肤接触性照射引起危险的漏散性放射性物质的活度。1986 年前苏联切尔诺贝利事故的经验表明，如果皮肤的严重确定性效应合并全身照射，它能导致其他的辐射诱发损伤和死亡。

A.1.6 情景Ⅵ

属于“浸没”情景。它用于确定放射性惰性气体在房间内扩散时作为一种外照射源能引起危险的活度。

A.2 用于导出 *D* 值的照射情景参数

用于导出 *D* 值的照射情景参数见表 A.1。

表 A.1 用于导出 *D* 值的照射情景参数

情景		照射情景参数		
序号	名称	符号	参数名称	数值
Ⅰ	口袋	$T_{Ⅰ}$ $M_{Ⅰ}$	照射持续时间 质量限量[a]	3.6×10^{4} s 5×10^{2} g
Ⅱ	房间	$T_{Ⅱ}$ $M_{Ⅱ}$	照射持续时间 质量限量[a]	3.6×10^{5} s 1×10^{6} g
Ⅲ	吸入	$F_{Ⅲ}$ $M_{Ⅲ}$	吸入分数[b] 质量限量[c]	1×10^{-4} 1×10^{6} g

表 A.1（续）

情景		照射情景参数		
序号	名称	符号	参数名称	数值
Ⅳ	食入	$F_{Ⅳ}$ $M_{Ⅳ}$	食入分数[d] 质量限量[e]	1×10^{-5} 1×10^{6} g
Ⅴ	皮肤污染	$F_{Ⅴ}$ $S_{Ⅴ}$ $R_{Ⅴ}$ $T_{Ⅴ}$ $M_{Ⅴ}$	漏散物质分数[f] 污染表面面积[f] 皮肤污染量与表面污染量之比[f] 照射持续时间[f] 质量限量[g]	1×10^{-2} 1×10^{4} cm^2 1×10^{-1} 1.8×10^{4} s 1×10^{6} g
Ⅵ	浸没	$F_{Ⅵ}$ $V_{Ⅵ}$ $T_{Ⅵ}$ ·$M_{Ⅵ}$	物质释放到房间内的分数[f,h] 房间容积[f] 照射持续时间[f] 质量限量[e]	1 3×10^{2} m^3 1.8×10^{3} s 1×10^{6} g

[a] “房间”照射情景时，假如从一个未屏蔽源产生 10 mGy·h^{-1} 剂量率需要的质量超过 1×10^{6} g，则这个源属于无限大源，此质量被视为此种照射情景时源的质量限值；因为源自屏蔽的限制，这样质量的源不可能产生 10 mGy·h^{-1} 的剂量率。

[b] 为漏散性物质以小于 10 μm 气溶胶形式释放到 300 m^3 房间的份额（1×10^{-1}）与事故时个体在 0.5 h 期间吸入漏散性物质的份额（1×10^{-3}）的乘积。

[c] 已有经验表明，事故中最大吸入量为 100 g，以吸入分数为 1×10^{-4} 则 $M_{Ⅲ}$ 取 1×10^{6} g。

[d] 1988 年巴西戈亚尼亚 ^{137}Cs 事故的经验，约 1 GBq ^{137}Cs 被一名儿童无意地食入，此量约为源活度的 1×10^{-5}。另外，保守地假设：①放射性物质在水中 100% 溶解；②均匀地与 1×10^{6} L 水混合；③每人每天饮用 2 L 污染水，共 5 d。由此预计，饮用污染水将食入在漏散源中放射性物质的 1×10^{-5}（$1\times10^{1}/1\times10^{6}$）。

[e] 取 $M_{Ⅲ}$ 值。

[f] 采用 IAEA 的《放射性物质安全运输规定》（2002）中设定的情景参数。

[g] 假设源的 1×10^{-2} 放射性物质漏散出来，均匀污染 1 m^2 的表面，皮肤污染水平为表面污染水平的 10%，而手部未加控制污染的最大厚度为 0.1 g·cm^{-2}，由此推算源的质量限值是 1×10^{6} g。

[h] 不考虑惰性气体在外界环境扩散所致的浸没照射。

A.3 不同器官和组织所需考虑的照射情景

不同器官和组织所考虑的照射情景见表 A.2。

表 A.2 不同器官和组织所需考虑的照射情景[a]

器官和组织	推导 D_1 值的考虑情景		推导 D_2 值的考虑情景			
	（Ⅰ）口袋内	（Ⅱ）房间内	（Ⅲ）吸入	（Ⅳ）食入	（Ⅴ）皮肤污染	（Ⅵ）浸没
红骨髓	—[b]	★	★	★	—	★
结肠	—	★	★	★	—	★
肺部位	—	★	★	★	—	★
皮肤部位	—	—	—	—	★	—
软组织	★[c]	—	—	—	—	—
甲状腺	—	★	★	★	—	★
眼晶状体	—	★	—	—	—	★
生殖器官	—	★	—	—	—	★

[a] D_1 值和 D_2 值指放射源失控且预计会引起严重的确定性效应时，源中放射性核素分别处于非漏散和漏散状态的危险活度。而 D 值则是取 D_1 值和 D_2 值中最小的数值。括号内罗马数字为照射情景的序号。

[b] “—”为不考虑的情景。

[c] “★”为需考虑的情景。

A.4 严重确定性效应的参考剂量

推导放射源危险活度时所用的器官组织及其严重确定性效应的参考剂量见表 A.3。

表 A.3 不同器官组织及其严重确定性效应的参考剂量

效应类型	组织	效应	参考剂量
致死性严重确定性效应	红骨髓	造血功能低下症候群	2 d 内 1 Gy;对太大而难以携带的源,100 h 内 1 Gy
	结肠	胃肠道症候群	2 d 内 1 Gy;对太大而难以携带的源,100 h 内 1 Gy
	肺	肺炎、肺纤维化	2 d 内 6 Gy(低 LET 辐射);365 d 内 25 Gy(高 LET 辐射)
	皮肤	湿性脱屑或更重病变	大于 100 cm^2 的体表 0.5 cm 深度处 25 Gy
非致死性严重确定性效应	软组织	组织坏死、影响肢体功能	大于 100 cm^2 的体表 0.5 cm 深度处 25 Gy
	甲状腺	甲状腺功能低下	365 d 内 5 Gy
	眼晶状体	混浊和白内障	取"躯干"照射的参考剂量[a]
	生殖器官	生育能力丧失,精子和卵子生成障碍	取"躯干"照射的参考剂量[a]

[a] "躯干"用于简化由远距源所致的外照射效应,它包括红骨髓、结肠、甲状腺、眼晶状体和生殖器官。

附　录　B
（规范性附录）
放射源的危险活度（*D* 值）

B.1　放射源的危险活度见表 B.1、表 B.2 和表 B.3。

表 B.1　取自最小值为非漏散物质危险活度（D_1）的 *D* 值[a]

放射性核素[b]	危险活度（TBq）	放射性核素[b]	危险活度（TBq）	放射性核素[b]	危险活度（TBq）	放射性核素[b]	危险活度（TBq）
^{7}Be	1E+00	^{65}Zn	1E−01	^{93}Y	6E−01	^{117m}Sn	5E−01
^{11}C	6E−02	^{69m}Zn+	2E−01	^{88}Zr+	2E−02	^{119m}Sn	7E+01
^{13}N	6E−02	^{67}Ga	5E−01	^{95}Zr+	4E−02	^{123}Sn	7E+00
^{18}F	6E−02	^{68}Ga	7E−02	^{97}Zr+	4E−02	^{125}Sn	1E−01
^{22}Na	3E−02	^{72}Ga	3E−02	^{94}Nb	4E−02	^{126}Sn+	3E−02
^{24}Na	2E−02	^{68}Ge+	7E−02	^{95}Nb	9E−02	^{122}Sb	1E−01
^{28}Mg	2E−02	^{77}Ge	6E−02	^{97}Nb	1E−01	^{124}Sb	4E−02
^{26}Al	3E−02	^{72}As	4E−02	^{99}Mo+	3E−01	^{125}Sb	2E−01
^{31}Si	1E+01	^{73}As	4E+01	^{95m}Tc	1E−01	^{126}Sb	2E−02
^{32}P	1E+01	^{74}As	9E−02	^{96}Tc	3E−02	^{121}Te	1E−01
^{38}Cl	5E−02	^{76}As	2E−01	^{96m}Tc+	3E−02	^{121m}Te+	1E−01
^{39}Ar	3E+02	^{77}As	8E+00	^{98}Tc	5E−02	^{123m}Te	6E−01
^{41}Ar	5E−02	^{75}Se	2E−01	^{99m}Tc	7E−01	^{127}Te	1E+01
^{42}K	2E−01	^{76}Br	3E−02	^{97}Ru	3E−01	^{129}Te	1E+00
^{43}K	7E−02	^{77}Br	2E−01	^{103}Ru+	1E−01	^{129m}Te+	1E+00
^{47}Ca+	6E−02	^{82}Br	3E−02	^{105}Ru+	8E−02	^{131m}Te+	4E−02
^{44}Sc	3E−02	^{81}Kr	3E+01	^{106}Ru+	3E−01	^{132}Te+	3E−02
^{46}Sc	3E−02	^{85}Kr	3E+01	^{99}Rh	1E−01	^{123}I	5E−01
^{47}Sc	7E−01	^{85m}Kr	5E−01	^{101}Rh	3E−01	^{124}I	6E−02
^{48}Sc	2E−02	^{87}Kr	9E−02	^{102}Rh	3E−02	^{126}I	1E−01
^{44}Ti+	3E−02	^{81}Rb	1E−01	^{102m}Rh	1E−01	^{132}I	3E−02
^{48}V	2E−02	^{83}Rb	1E−01	^{193m}Rh	9E+02	^{133}I	1E−01
^{51}Cr	2E+00	^{84}Rb	7E−02	^{105}Rh	9E−01	^{134}I	3E−02
^{52}Mn	2E−02	^{86}Rb	7E−01	^{103}Pd+	9E+01	^{135}I	4E−02
^{54}Mn	8E−02	^{82}Sr	6E−02	^{105}Ag	1E−01	^{122}Xe	6E−02
^{56}Mn	4E−02	^{85}Sr	1E−01	^{108m}Ag	4E−02	^{123}Xe+	9E−02
^{52}Fe+	2E−02	^{85m}Sr+	1E−01	^{110m}Ag	2E−02	^{127}Xe	3E−01
^{59}Fe	6E−02	^{87m}Sr	2E−01	^{111}Ag	2E+00	^{131m}Xe	1E+01
^{60}Fe+	6E−02	^{91}Sr+	6E−02	^{109}Cd	2E−01	^{133}Xe	3E+00
^{55}Co+	3E−02	^{92}Sr+	4E−02	^{115}Cd+	2E−01	^{135}Xe	3E−01
^{56}Co	2E−02	^{87}Y+	9E−02	^{115m}Cd	3E+00	^{129}Cs	3E−01
^{57}Co	7E−01	^{88}Y	3E−02	^{111}In	2E−01	^{131}Cs	2E+01
^{58}Co	7E−02	^{90}Y	5E+00	^{113m}In	3E−01	^{132}Cs	1E−01
^{58m}Co+	7E−02	^{91}Y	8E+00	^{114m}In	8E−01	^{134}Cs	4E−02
^{60}Co	3E−02	^{91m}Y+	1E−01	^{115m}In	4E−01	^{134m}Cs+	4E−02
^{65}Ni	1E−01	^{92}Y	2E−01	^{113}Sn+	3E−01	^{136}Cs	3E−02
^{64}Cu	3E−01						
^{67}Cu	7E−01						

表 B.1（续）

放射性核素[b]	危险活度（TBq）	放射性核素[b]	危险活度（TBq）	放射性核素[b]	危险活度（TBq）	放射性核素[b]	危险活度（TBq）
^{137}Cs	1E−01	^{146}Gd+	3E−02	^{184}Re	8E−02	^{202}Tl	2E−01
^{131}Ba+	2E−01	^{153}Gd	1E+00	^{184m}Re+	7E−02	^{201}Pb+	9E−02
^{133}Ba	2E−01	^{159}Gd	2E+00	^{186}Re	4E+00	^{202}Pb+	2E−01
^{133m}Ba	3E−01	^{157}Tb	1E+02	^{188}Re	1E+00	^{203}Pb	2E−01
^{140}Ba+	3E−02	^{158}Tb	9E−02	^{189}Re	1E+00	^{212}Pb+	5E−02
^{137}La	2E+01	^{160}Tb	6E−02	^{185}Os	1E−01	^{205}Bi	4E−02
^{140}La	3E−02	^{159}Dy	6E+00	^{191}Os	2E+00	^{206}Bi	2E−02
^{139}Ce	6E−01	^{165}Dy	3E+00	^{191m}Os+	1E+00	^{207}Bi	5E−02
^{141}Ce	1E+00	^{166}Dy+	1E+00	^{193}Os	1E+00	^{212}Bi+	5E−02
^{143}Ce+	3E−01	^{166}Ho	2E+00	^{194}Os+	7E−01	^{211}At	5E−01
^{144}Ce+	9E−01	^{166m}Ho	4E−02	^{189}Ir	1E+00	^{222}Rn	4E−02
^{142}Pr	1E+00	^{171}Er	2E−01	^{190}Ir	5E−02	^{224}Ra+	5E−02
^{147}Nd+	6E−01	^{167}Tm	6E−01	^{192}Ir	8E−02	^{226}Ra+	4E−02
^{149}Nd+	2E−01	^{171}Tm	3E+02	^{194}Ir	7E−01	^{228}Ra+	3E−02
^{143}Pm	2E−01	^{169}Yb	3E−01	^{188}Pt+	4E−02	^{228}Ac	3E−02
^{144}Pm	4E−02	^{175}Yb	2E+00	^{191}Pt	3E−01	^{231}Th	1E+01
^{145}Pm	1E+01	^{172}Lu	4E−02	^{193m}Pt	1E+01	^{230}Pa+	1E−01
^{148m}Pm	3E−02	^{173}Lu	9E−01	^{195m}Pt	2E+00	^{233}Pa	4E−01
^{149}Pm	6E+00	^{174}Lu	8E−01	^{197}Pt	4E+00	^{235}Np	1E+02
^{151}Pm	2E−01	^{174m}Lu+	6E−01	^{197m}Pt+	9E−01	^{236}Npb+	7E−03
^{145}Sm+	4E+00	^{177}Lu	2E+00	^{193}Au	6E−01	^{236}Np−a	8E−01
^{153}Sm	2E+00	^{172}Hf+	4E−02	^{194}Au	7E−02	^{239}Np	5E−01
^{147}Eu	2E−01	^{175}Hf	2E−01	^{195}Au	2E+00	^{237}Pu	2E+00
^{148}Eu	3E−02	^{181}Hf	1E−01	^{198}Au	2E−01	^{244}Am	9E−02
^{149}Eu	2E+00	^{182}Hf	5E−02	^{199}Au	9E−01	^{241}Cm+	1E−01
^{150b}Eu	2E+00	^{178}Ta	7E−02	^{194}Hg+	7E−02	^{248}Cm	5E−03
^{150a}Eu	5E−02	^{179}Ta	6E+00	^{195m}Hg+	2E−01	^{249}Bk	1E+01
^{152}Eu	6E−02	^{182}Ta	6E−02	^{197}Hg	2E+00	^{252}Cf	2E−02
^{152m}Eu	2E−01	^{178}W	9E−01	^{197m}Hg+	7E−01	^{254}Cf	3E−04
^{154}Eu	6E−02	^{181}W	5E+00	^{203}Hg	3E−01		
^{155}Eu	2E+00	^{187}W	1E−01	^{200}Tl	5E−02		
^{156}Eu	5E−02	^{188}W+	1E+00	^{201}Tl	1E+00		

[a] 由于子体的生成，在源的寿期后期（长达 10 a）它可能更危险。然而，*D* 值是以母体核素衰变前的活度，即生产时的活度表示。

[b] 当计算所有的放射性核素危险活度时均计入生长的放射性子体；+表示对所考虑的照射情景来说放射性核素的子体在所致的剂量中已成为有意义的来源。

表 B.2　取自最小值为漏散物质危险活度(D_2)的 D 值[a]

放射性核素[b]	危险活度(TBq)	放射性核素[b]	危险活度(TBq)	放射性核素[b]	危险活度(TBq)	放射性核素[b]	危险活度(TBq)
^{3}H	2E+03	^{99}Tc	3E+01	^{210}Po	6E−02	^{241}Am	6E−02
^{10}Be	3E+01	^{109}Pd	2E+01	^{223}Ra+	1E−01	^{242m}Am+	3E−01
^{14}C	5E+01	^{113m}Cd	4E+01	^{225}Ra+	1E−01	^{243}Am+	2E−01
^{32}Si+	7E+00	^{121m}Sn+	7E+01	^{225}Ac	9E−02	^{240}Cm	3E−01
^{33}P	2E+02	^{125m}Te	1E+01	^{227}Ac+	4E−02	^{242}Cm	4E−02
^{35}S	6E+01	^{127m}Te+	3E+00	^{227}Th	8E−02	^{243}Cm	2E−01
^{36}Cl	2E+01[c]	^{125}I	2E−01	^{228}Th+	4E−02	^{244}Cm	5E−02
^{45}Ca	1E+02	^{131}I	2E−01	^{229}Th+	1E−02	^{246}Cm	2E−01
^{49}V	2E+03	^{143}Pr	3E+01	^{230}Th+	7E−02[c]	^{248}Cf+	1E−01
^{55}Fe	8E+02	^{147}Pm	4E+01	^{234}Th+	2E+00	^{249}Cf	1E−01
^{59}Ni	1E+03[c]	^{151}Sm	5E+02	^{231}Pa+	6E−02	^{250}Cf	1E−01
^{63}Ni	6E+01	^{148}Gd	4E−01	^{230}U+	4E−02	^{251}Cf	1E−01
^{69}Zn	3E+01	^{169}Er	2E+02	^{232}U+	6E−02[c]	^{253}Cf	4E−01
^{71}Ge	1E+03	^{170}Tm	2E+01	^{236}U	2E−01[c]	^{239}Pu	6E−02[d]
^{79}Se	2E+02	^{185}W	1E+02	^{237}Np+	7E−02[c]	/^{9}Be	
^{89}Sr	2E+01	^{193}Pt	3E+03	^{236}Pu	1E−01	^{241}Am	6E−02[d]
^{90}Sr+	1E+00	^{204}Tl	2E+01	^{238}Pu	6E−02	/^{9}Be	
^{93m}Nb	3E+02	^{210}Pb+	3E−01	^{239}Pu	6E−02		
^{93}Mo+	3E+02[c]	^{210}Bi+	8E+00	^{240}Pu	6E−02		
^{97m}Tc	4E+01	^{210m}Bi	3E−01	^{241}Pu+	3E+00		

[a] 由于子体的生成,在源的寿期后期(长达10a)它可能更危险。然而,D 值是以母体核素衰变前的活度,即生产时的活度表示。

[b] 当计算放射性核素的危险活度时均计入放射性子体的生长,表示对所考虑的照射情景来说放射性核素的子体在所致的剂量中已成为有意义的来源。

[c] 由此活度引起的应急事件可使空气浓度超过导致生命或健康发生即刻危险(IDLH)的水平。

[d] 给出的是 α 放射性核素的活度,例如^{239}Pu 或^{241}Am 的活度。

表 B.3　取自最小值为临界照射条件下危险活度(D_C)的 D 值[a]

放射性核素[b]	危险活度(TBq)	放射性核素[b]	危险活度(TBq)	放射性核素[b]	危险活度(TBq)
^{233}U	7E−02	$U_{富集}$>20%	8E−05	^{245}Cm	9E−02
^{234}U+	1E−01	^{236b}Np+	7E−03	^{247}Cm	1E−03
^{235}U+	8E−05	^{242}Pu[c]	7E−02[b]	^{247}Bk	8E−02
$U_{富集}$10%~20%	8E−04	^{244}Pu+[c]	3E−04[b]		

[a] 由于子体的生成,在源的寿期后期(长达10a)它可能更危险。然而,D 值是以母体核素衰变前的活度,即生产时的活度表示。

[b] 当计算此核素的危险活度时均计入放射性子体的生长,+表示对所考虑的照射情景来说放射性核素的子体在所致的剂量中已成为有意义的来源。

[c] 由此活度引起的应急事件可使空气浓度超过导致生命或健康发生即刻危险(IDLH)的水平。

B.2 不需给出危险活度的放射性核素

不需给出危险活度的放射性核素见表 B.4。

表 B.4 不需给出危险活度的放射性核素

核素清单								
^{37}Ar	^{40}K	^{41}Ca	^{53}Mn	^{87}Rb	^{93}Zr+	^{97}Tc	^{107}Pd	^{129}I
^{135}Cs	^{147}Sm	^{187}Re	^{205}Pb	^{232}Th+	^{238}U+	$U_{天然}$	$U_{贫化}$	

注 1：表内核素不会引起严重确定性效应。

注 2：+表示对所考虑的照射情景来说放射性核素的子体在所致的剂量中已成为有意义的来源。

附 录 C
（规范性附录）
放射源和含源实践的危险程度分类

C.1 各类放射源的有害健康效应的潜在危险见表C.1、表C.2和表C.3。

表C.1 各类放射源在无防护条件下造成早期有害健康效应的潜在危险[a]

类别[b]	靠近单个源对人员的危险	因火灾或爆炸使源的放射性物质漏散的事故中对人员的危险及其他风险
1	极度危险：这种源在无防护条件时可能对操作它或者意外接触它几分钟的人造成永久性损伤。靠近这种无屏蔽放射性物质几分钟到1 h的时间，可能导致人员死亡	也许可能—尽管不太可能—对近距离的人员造成永久性损伤或有生命危险。给几百米以外的人员很小或者不会造成直接健康效应。但是需要根据防护标准对污染区进行清理。对于大型源，需要清理的区域面积可能达到1 km^2 甚至更大[c]
2	非常危险：这种源在无防护条件时可能对操作它或者意外接触它（从若干分钟到若干小时）的人造成永久性损伤。靠近这种无屏蔽放射性物质若干小时到若干天，可能导致人员死亡	也许可能—尽管非常不可能—对近距离的人员造成永久性损伤或有生命危险。给百米或更远的人员很小或者不会造成直接健康效应。但是需要根据防护标准对污染区进行清理。需要清理的区域面积不可能超过1 km^2 [c]
3	危险：这种源在无防护条件时可能对操作它或者意外接触它若干小时的人造成永久性损伤。靠近这种无屏蔽放射性物质若干天到若干周，可能会—尽管不太可能发生—导致人员死亡	也许可能—尽管极不可能—对近距离的人员造成永久性损伤或有生命危险。给几米远的人员很小或者不会造成直接健康效应。但是需要根据防护标准对污染区进行清理。需要清理的区域面积不可能超过1 km^2 的很小一部分[c]
4	不太可能有危险：极不可能有任何人因这种放射性物质而受到永久性损伤。但是，这种无屏蔽放射性物质在无防护条件时可能—尽管不太可能—在许多小时内对操作它或意外接触它的人、或在许多周内靠近它的人造成暂时性损伤	不可能给人员造成永久性损伤[d]
5	不可能有危险：没有人因这种源受到永久性损伤[c]	不可能给人员造成永久性损伤[d]

[a] 对放射源和含源实践危险程度的分类可以为应急响应做出决定时提供一个基本的依据，此分类体系将作为与放射源安全和保安有关的许多活动（包括：开发或改进安全标准、开发或改进国家管理的内部结构、在资源限制的范围内决定需优先管理的实践、优化放射源保安措施、应急计划和响应、改进对放射源的控制等）的一项基本数据。除了表内2种风险外，第3种风险是源可能污染公共供水系统。1类源即使放射性物质极易溶于水也很不可能将公共供水系统污染到危险的程度。2类～5类源实际上不可能将供水系统污染到危险的程度。

[b] 有的实践由于源活度的范围大而分配在几个类别。如近距放射后装治疗机，分高剂量率近距放射后装治疗（HDR）、低剂量率近距放射后装治疗（LDR）和永久性植入。如刻度源，它的活度源范围能从很低的活度到100 TBq以上。此时，要逐例考虑它的类别分配，还要考虑其他因素。如有些低活度的放射性同位素热电发生器（RTG）可分配到第2类，但由于它可能被移动、不易被监管，并可含有大量的鈈和锶，故将所有的RTG分到第1类。

[c] 需要清理的区域面积将取决于许多因素（包括活度、放射性核素、放射性物质的漏散方式，以及天气）。

[d] 有些因素在分类标准中不予考虑：包括：由放射事故或恶意行为造成的社会-经济后果（因为定量和比较这些效应的方法学问题还未解决）、辐射的随机性效应（因为相对于严重确定性效应它不太重要）以及由于医用目的而精心安排的照射。

表 C.2 用于一般实践的源的建议类别

类别	常见实践[a]的分类	危险指数(A/D)[b]
1	放射性同位素热电发生器(RTG) 辐照装置 远距放射治疗源 多束远距放射治疗(γ刀)源	≥1 000
2	工业γ射线探伤源 高/中剂量率近距放射治疗源	1 000>A/D≥10
3	固定式工业仪表:料位计,核子秤,挖泥船测量仪表,螺旋管道测量仪,鼓风炉测量仪 测井仪表	10>A/D≥1
4	低剂量率近距放射治疗源(眼部敷贴和永久性植入除外) 厚度计/料位计 非固定式仪表(例如湿度计/密度计) 骨密度仪 静电消除器	1>A/D≥0.01
5	低剂量率近距放射治疗眼部敷贴和永久植入源 X射线荧光(XRF)分析仪 电子俘获设备 穆斯堡尔谱仪 正电子发射断层成像(PET)检查源	0.01>A/D≥ 豁免水平[c]/D

[a] 考虑了除了危险指数之外的其他因素。

[b] 本列可仅根据危险指数来确定源的类别,可用于未知的或未列出的实践、短半衰期非密封源或聚集源。

[c] 豁免值在 GB 18871 的表 A.1 中给出。

表 C.3 某些常见的实践使用的放射性核素的活度及候选类别

第1类[f]

实践	放射性核素	序号[g]	使用活度,A (TBq)			D值 (TBq)	危险指数(A/D)			候选类别		
			Ma	Mi	Ty		Ma	Mi	Ty	Ma	Mi	Ty
RTS[a]	^{90}Sr	9	2.5E+4	3.3E+2	7.4E+2	1E+0	2.5E+4	3.3E+2	7.4E+2	1	2	2
	^{238}Pu	11	1.0E+1	1.0E+0	1.0E+1	6E−2	1.7E+2	1.7E+1	1.7E+2	2	2	2
辐照装置[b]	^{60}Co	1	5.6E+5	1.9E+2	1.5E+5	3E−2	1.9E+7	6.2E+3	4.9E+6	1	1	1
	^{137}Cs	2	1.9E+5	1.9E+2	1.1E+5	1E−1	1.9E+6	1.9E+3	1.1E+6	1	1	1
辐照装置[c]	^{137}Cs	5	1.6E+3	9.3E+1	5.6E+2	1E−1	1.6E+4	9.3E+2	5.6E+3	1	2	1
	^{60}Co	3	1.9E+3	5.6E+1	9.3E+2	3E−2	6.2E+4	1.9E+3	3.1E+4	1	1	1
辐照器[d]	^{137}Cs	8	4.4E+2	3.7E+1	2.6E+2	1E−1	4.4E+3	3.7E+2	2.6E+3	1	2	1
	^{60}Co	7	1.1E+2	5.6E+1	8.9E+1	3E−2	3.7E+3	1.9E+3	3.0E+3	1	1	1
γ刀[e]	^{60}Co	4	3.7E+2	1.5E+2	2.6E+2	3E−2	1.2E+4	4.9E+3	8.6E+3	1	1	1
远距治疗源	^{60}Co	6	5.6E+2	3.7E+1	1.5E+2	3E−2	1.9E+4	1.2E+3	4.9E+3	1	1	1
	^{137}Cs	10	5.6E+1	1.9E+1	1.9E+1	1E−1	5.6E+2	1.9E+2	1.9E+2	2	2	2

[a] 放射性同位素热电发生器。

[b] 用于灭菌和食品保鲜。

[c] 自屏蔽。

[d] 血液/组织辐照。

[e] 多束远距放射治疗源。

[f] Ma—最大值,Mi—最小值,Ty—典型值。

[g] 该实践的序号,见图 C.1。

第 2 类[b]

实践	放射性核素	序号[c]	使用活度,A (TBq)			D 值 (TBq)	危险指数(A/D)			候选类别		
			Ma	Mi	Ty		Ma	Mi	Ty	Ma	Mi	Ty
工业射线探伤源	^{60}Co	12	7.4E+0	4.1E−1	2.2E+0	3E−2	2.5E+2	1.4E+1	7.4E+1	2	2	2
	^{192}Ir	13	7.4E+0	1.9E−1	3.7E+0	8E−2	9.3E+1	2.3E+0	4.6E+1	2	3	2
	^{75}Se	16	3.0E+0	3.0E+0	3.0E+0	2E−1	1.5E+1	1.5E+1	1.5E+1	2	2	2
	^{169}Yb	20	3.7E−1	9.3E−2	1.9E−1	3E−1	1.2E+0	3.1E−1	6.2E−1	3	4	4
	^{170}Tm	21	7.4E+0	7.4E−1	5.6E+0	2E+1	3.7E−1	3.7E−2	2.8E−1	4	4	4
近距放射治疗源:高/中剂量率	^{60}Co	17	7.4E−1	1.9E−1	3.7E−1	3E−2	2.5E+1	6.2E+0	1.2E+1	2	3	2
	^{137}Cs	19	3.0E−1	1.1E−1	1.1E−1	1E−1	3.0E+0	1.1E+0	1.1E+0	3	3	3
	^{192}Ir	18	4.4E−1	1.1E−1	2.2E−1	8E−2	5.6E+0	1.4E+0	2.8E+0	3	3	3
刻度源[a]	^{60}Co	14	1.2E+0	2.0E−2	7.4E−1	3E−2	4.1E+1	6.8E−1	2.5E+1	2	4	2
	^{137}Cs	15	1.1E+2	5.6E−2	2.2E+0	1E−1	1.1E+3	5.6E−1	2.2E+1	1	4	2

a 刻度源可在除 1 类以外的所有类别中找到。本表已根据其放射性核素和活度将它们分别列入相应的类别。监管机构可以根据特定的因素和环境对源的类别进行修改。

b Ma—最大值,Mi—最小值,Ty—典型值。

c 该实践的序号,见图 C.1。

第 3 类[c]

实践	放射性核素	序号[d]	使用活度,A (TBq)			D 值 (TBq)	危险指数(A/D)			候选类别		
			Ma	Mi	Ty		Ma	Mi	Ty	Ma	Mi	Ty
料位计	^{137}Cs	25	1.9E−1	3.7E−2	1.9E−1	1E−1	1.9E+0	3.7E−1	1.9E+0	3	4	3
	^{60}Co	23	3.7E−1	3.7E−3	1.9E−1	3E−2	1.2E+1	1.2E−1	6.2E+0	2	4	3
刻度源[a]	^{241}Am	24	7.4E−1	1.9E−1	3.7E−1	6E−2	1.2E+1	3.1E+0	6.2E+0	2	3	3
核子秤	^{137}Cs	30	1.5E+0	1.1E−4	1.1E−1	1E−1	1.5E+1	1.1E−3	1.1E+0	2	5	3
	^{252}Cf	35	1.4E−3	1.4E−3	1.4E−3	2E−2	6.8E−2	6.8E−2	6.8E−2	4	4	4
鼓风炉测量仪	^{60}Co	28	7.4E−2	3.7E−2	3.7E−2	3E−2	2.5E+0	1.2E+0	1.2E+0	3	3	3
挖泥船测量仪	^{60}Co	31	9.6E−2	9.3E−3	2.8E−2	3E−2	3.2E+0	3.1E−1	9.3E−1	3	4	4
	^{137}Cs	32	3.7E−1	7.4E−3	7.4E−2	1E−1	3.7E+0	7.4E−2	7.4E−1	3	4	4
螺旋管道测量仪	^{137}Cs	33	1.9E−1	7.4E−2	7.4E−2	1E−1	1.9E+0	7.4E−1	7.4E−1	3	4	4
研究堆启动源[a]	^{241}Am/Be	29	1.9E−1	7.4E−2	7.4E−2	6E−2	3.1E+0	1.2E+0	1.2E+0	3	3	3
测井源	^{241}Am/Be	22	8.5E−1	1.9E−2	7.4E−1	6E−2	1.4E+1	3.1E−1	1.2E+1	2	4	2
	^{137}Cs	34	7.4E−2	3.7E−2	7.4E−2	1E−1	7.4E−1	3.7E−1	7.4E−1	4	4	4
	^{252}Cf	36	4.1E−3	1.0E−3	1.1E−3	2E−2	2.0E−1	5.0E−2	5.6E−2	4	4	4
起搏器[b]	^{238}Pu	26	3.0E−1	1.1E−1	1.1E−1	6E−2	4.9E+0	1.8E+0	1.9E+0	3	3	3
刻度源[a]	^{239}Pu/Be	27	3.7E−1	7.4E−2	1.1E−1	6E−2	6.2E+0	1.2E+0	1.9E+0	3	3	3

a 刻度源可在除 1 类以外的所有类别中找到。本表已根据其放射性核素和活度将它们分别列入相应的类别。监管机构可以根据特定的因素和环境对源的类别进行修改。

b ^{238}Pu 源不再用于制造起搏器。

c Ma—最大值,Mi—最小值,Ty—典型值。

d 该实践的序号,见图 C.1。

第 4 类[d]

实践	放射性核素	序号[e]	使用活度,A (TBq)			D 值 (TBq)	危险指数(A/D)			候选类别		
			Ma	Mi	Ty		Ma	Mi	Ty	Ma	Mi	Ty
近距放射治疗源;低剂量率	^{137}Cs	40	2.6E−2	3.7E−4	1.9E−2	1E−1	2.6E−1	3.7E−3	1.9E−1	4	5	4
	^{226}Ra	55	1.9E−3	1.9E−4	5.6E−4	4E−2	4.6E−2	4.6E−3	1.4E−2	4	5	4
	^{125}I	56	1.5E−3	1.5E−3	1.5E−3	2E−1	7.4E−3	7.4E−3	7.4E−3	5	5	5
	^{192}Ir	39	2.8E−2	7.4E−4	1.9E−2	8E−2	3.5E−1	9.3E−3	2.3E−1	4	5	4
	^{198}Au	54	3.0E−3	3.0E−3	3.0E−3	2E−1	1.5E−2	1.5E−2	1.5E−2	4	4	4
	^{252}Cf	41	3.1E−3	3.1E−3	3.1E−3	2E−2	1.5E−1	1.5E−1	1.5E−1	4	4	4
测厚仪	^{85}Kr	61	3.7E−2	1.9E−3	3.7E−2	3E+1	1.2E−3	6.2E−5	1.2E−3	5	5	5
	^{90}Sr	59	7.4E−3	3.7E−4	3.7E−3	1E+0	7.4E−3	3.7E−4	3.7E−3	5	5	5
	^{241}Am	37	2.2E−2	1.1E−2	2.2E−2	6E−2	3.7E−1	1.9E−1	3.7E−1	4	4	4
	^{147}Pm	63	1.9E−3	7.4E−5	1.9E−3	4E+1	4.6E−5	1.9E−6	4.6E−5	5	5	5
	^{244}Cm	38	3.7E−2	7.4E−3	1.5E−2	5E−2	7.4E−1	1.5E−1	3.0E−1	4	4	4
料位计	^{241}Am	47	4.4E−3	4.4E−4	2.2E−3	6E−2	7.4E−2	7.4E−3	3.7E−2	4	5	4
	^{137}Cs	50	2.4E−3	1.9E−3	2.2E−3	1E−1	2.4E−2	1.9E−2	2.2E−2	4	4	4
刻度源[a]	^{90}Sr	45	7.4E−2	7.4E−2	7.4E−2	1E+0	7.4E−2	7.4E−2	7.4E−2	4	4	4
湿度仪	^{241}Am/Be	48	3.7E−3	1.9E−3	1.9E−3	6E−2	6.2E−2	3.1E−2	3.1E−2	4	4	4
密度计	^{137}Cs	58	3.7E−4	3.0E−4	3.7E−4	1E−1	3.7E−3	3.0E−3	3.7E−3	5	5	5
湿度/密度计	^{241}Am/Be	49	3.7E−3	3.0E−4	1.9E−3	6E−2	6.2E−2	4.9E−3	3.1E−2	4	5	4
	^{137}Cs	57	4.1E−4	3.7E−5	3.7E−4	1E−1	4.1E−3	3.0E−4	3.7E−3	5	5	5
	^{226}Ra	60	1.5E−4	7.4E−5	7.4E−5	4E−2	3.7E−3	1.9E−3	1.9E−3	5	5	5
	^{252}Cf	62	2.6E−6	1.1E−6	2.2E−6	2E−2	1.3E−4	5.6E−5	1.1E−4	5	5	5
骨密度仪	^{109}Cd	64	7.4E−4	7.4E−4	7.4E−4	2E+1	3.7E−5	3.7E−5	3.7E−5	5	5	5
	^{153}Gd	46	5.6E−2	7.4E−4	3.7E−2	1E+0	5.6E−2	7.4E−4	3.7E−2	4	5	4
	^{125}I	43	3.0E−2	1.5E−3	1.9E−2	2E−1	1.5E−1	7.4E−3	9.3E−2	4	5	4
	^{241}Am	44	1.0E−2	1.0E−3	5.0E−3	6E−2	1.7E−1	1.7E−2	8.3E−2	4	4	4
静电消除器	^{241}Am	51	4.1E−3	1.1E−3	1.1E−3	6E−2	6.8E−2	1.9E−2	1.9E−2	4	4	4
	^{210}Po	52	4.1E−3	1.1E−3	1.1E−3	6E−2	6.8E−2	1.9E−2	1.9E−2	4	4	4
同位素发生器[b]	^{99}Mo	42	3.7E−1	3.7E−2	3.7E−2	3E−1	1.2E+0	1.2E−1	1.2E−1	3	4	4
医用非密封源[c]	^{131}I	53	7.4E−3	3.7E−3	3.7E−3	2E−1	3.7E−2	1.9E−2	1.9E−2	4	4	4

[a] 刻度源可在除 1 类以外的所有类别中找到。本表已根据其放射性核素和活度将它们分别列入相应的类别。监管机构可以根据特定的因素和环境对源的类别进行修改。

[b] 诊断用同位素发生器。

[c] 医用非密封源通常是 4 类和 5 类。这种源的非密封性质及其短半衰期要求在分类时对其逐例进行处理。

[d] Ma—最大值,Mi—最小值,Ty—典型值。

[e] 该实践的序号,见图 C.1。

第 5 类[c]

实践	放射性核素	序号[d]	使用活度,A(TBq)			D 值(TBq)	危险指数(A/D)			候选类别		
			Ma	Mi	Ty		Ma	Mi	Ty	Ma	Mi	Ty
X射线荧光(XRF)分析仪	^{55}Fe	79	5.0E−3	1.1E−4	7.4E−4	8E+2	6.2E−6	1.4E−7	9.3E−7	5	5	5
	^{109}Cd	73	5.6E−3	1.1E−3	1.1E−3	2E+1	2.8E−4	5.6E−5	5.6E−5	5	5	5
	^{57}Co	67	1.5E−3	5.6E−4	9.3E−4	7E−1	2.1E−3	7.9E−4	1.3E−3	5	5	5
电子俘获探测器源	^{63}Ni	76	7.4E−4	1.9E−4	3.7E−4	6E+1	1.2E−5	3.1E−6	6.2E−6	5	5	5
	^{3}H	77	1.1E−2	1.9E−3	9.3E−3	2E+3	5.6E−6	9.3E−7	4.6E−6	5	5	5
避雷器	^{241}Am	69	4.8E−4	4.8E−5	4.8E−5	6E−2	8.0E−3	8.0E−4	8.0E−4	5	5	5
	^{226}Ra	74	3.0E−6	2.6E−7	1.1E−6	4E−2	7.4E−5	6.5E−6	2.8E−5	5	5	5
	^{3}H	78	7.4E−3	7.4E−3	7.4E−3	2E+3	3.7E−6	3.7E−6	3.7E−6	5	5	5
近距放射治疗源:低剂量率眼部敷贴和永久植入源	^{90}Sr	68	1.5E−3	7.4E−4	9.3E−4	1E+0	1.5E−3	7.4E−5	9.3E−4	5	5	5
	^{106}Ru/Rh	72	2.2E−5	8.1E−6	2.2E−5	3E−1	7.4E−5	2.7E−5	7.4E−5	5	5	5
	^{103}Pd	75	1.1E−3	1.1E−3	1.1E−3	9E+1	1.2E−5	1.2E−5	1.2E−5	5	5	5
PET 检查源[a]	^{68}Ge	70	3.7E−4	3.7E−5	1.1E−4	7E−1	5.3E−4	5.3E−5	1.6E−4	5	5	5
穆斯堡尔谱仪	^{57}Co	65	3.7E−3	1.9E−4	1.9E−3	7E−1	5.3E−3	2.6E−4	2.6E−3	5	5	5
氚靶	^{3}H	71	1.1E+0	1.1E−1	2.6E−1	2E+3	5.6E−4	5.6E−5	1.3E−4	5	5	5
医用非密封源[b]	^{32}P	66	2.2E−2	2.2E−3	2.2E−2	1E+1	2.2E−3	2.2E−4	2.2E−3	5	5	5

a 正电子发射断层成像(PET)。

b 医用非密封源通常是 4 类和 5 类。这种源的非密封性质及其短半衰期要求在分类时对其逐例进行处理。

c Ma—最大值,Mi—最小值,Ty—典型值。

d 该实践的序号,见图 C1。

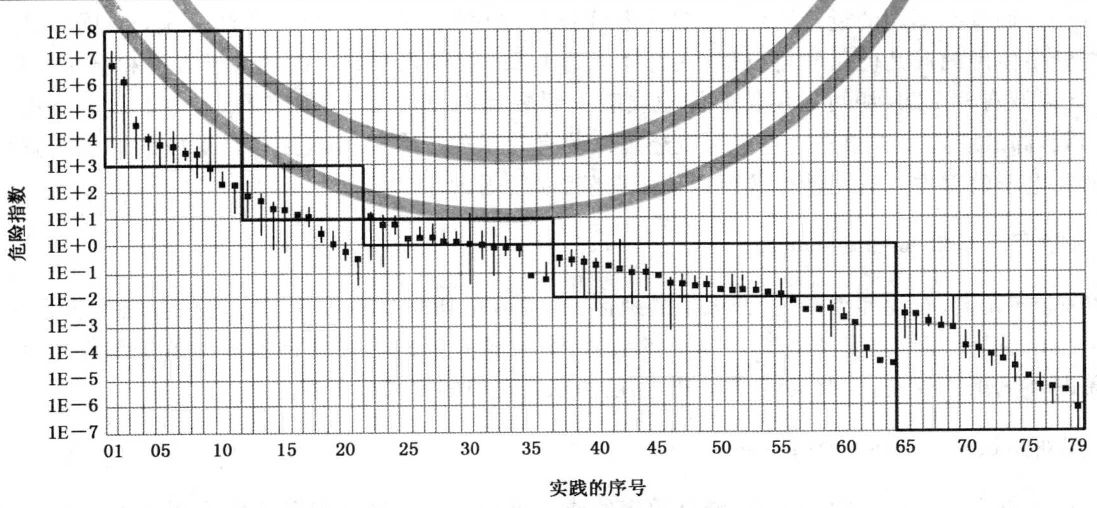

图 C.1 基于危险指数的实践的相对排序

注 1:竖杆上下端为该实践危险指数的最大值和最小值,中间方点是典型值。

注 2:图下方实践的序号同于表 C.3 各分表第 3 列。

注 3:方框是仅根据危险指数的分类,最终的分类要考虑其他的因素;自左向右各方框依次为Ⅰ～Ⅴ类。

附　录　D
（资料性附录）
选用实践的简要描述

D.1　远距治疗机　teletherapy units

远距治疗机常见于一些医疗机构。源的尺寸较小，一般为柱状（直径几厘米，长数厘米），置于一个大的屏蔽装置内。多束远距治疗机（γ刀）可将来自排列起来的200多个^{60}Co源的γ辐射聚焦到脑部病变。由于此源的活度高，故通常专门设计安装此治疗机的机房，它有厚的屏蔽墙和其他防护设备。

D.2　放射性同位素热电发生器　radioisotope thermoelectric generators，RTS

放射性同位素热电发生器用于提供小量的电能。用热电转换器将由高活度源放射性衰变时发生的热能转化为电能。典型的RTS含有^{238}Pu或^{90}Sr。这些设备原先主要用于军事目的和空间开发。

D.3　辐照装置　irradiator facilities

辐照装置用于食品、医用产品和供应品的消毒、灭菌，以及其他专门用途。用于材料辐照的源，其尺寸十分不一，有的很大，有的仅为钢笔大小，每个装置可以装有许多枚源。辐照装置是专门设计的，包括厚的屏蔽墙、连锁设备及其他防护设备。其他的辐照器是自屏蔽的，用于科研使用和血液辐照。

D.4　工业放射照相源和装置　industrial radiography sources and device

工业放射照相源和装置的应用十分普遍，由于对源的屏蔽而使此装置一般较重。源的尺寸一般较小，直径不到1 cm，长仅几厘米，便于使用。源易于携带同时带来易被窃或丢失的问题。源的体积小，因而能被个人未经授权的转移，能被误放入外衣的口袋中。可以用固定的装置或者用小的可携带的设备来做工业放射照相。

D.5　近距治疗机　brachytherapy units

有三种剂量率不同的近距治疗，低剂量率（LDR）、中剂量率（MDR）和高剂量率（HDR）近距治疗。这些装置中使用的源几何尺寸可以很小（直径不到1 cm，长仅几厘米），因此易于丢失和移位。HDR和MDR源以及有些LDR源可以用长的传输线装入到装置内（遥控的卸载装置）。为了在不使用时对源进行屏蔽，卸载装置可以很重。这种装置还可以装有轮子便于在机房内搬移。遥控的卸载装置可含有电工的和电子的部件。近距治疗源可以位于医院、诊所等医疗单位。

D.6　测井源　well logging sources

在矿产（煤炭、石油和天然气）开采中的地区，通常可见到测井源和装置。这种源通常包含在长（典型的为1 m～2 m）而细（直径小于10 cm）的装置内，它含有探测器和各种各样的电子部件。由于使用此装置的环境条件较差，故此类装置较重，但包含在装置内的源的实际尺寸不大。

D.7　工业用仪表　industrial gauges

工业用仪表有各种形状和大小，或是固定的或是可移动的。这些设备通常可以连续运行许多年而很少需要专门维修。工业仪表用于过程的控制，测量流量、体积、密度或检测物料存在与否，可以放置于人员不适合持久停留的场所（例如在高炉内）。当废料、尘土、油脂、石油或其他物料积聚在设备内并复盖报警标记物时它仍可以出现信号。依特定的用途，工业仪表可以含有较小量的放射性材料，或者含有活度接近 1TBq 的源。此类装置通常不大，但可以位于距辐射探测器有一定距离的地方，在探测器内可以有电工或电子部件。一个工厂可以有许多这样的仪表。由于这些仪表可以与过程控制的设备相联接，故在一个工厂内这些仪表和源的所在位置不易被发现。由此，如果工厂决定改进或中止现有的作业，则可导致源的失控。

D.8 湿度/密度仪 moisture/density devices

湿度密度仪是工业仪表的一种类型，它小而可携带的。这些仪表含有源和为测量所需的探测器和电子部件。仪表的源尺寸小，典型的大小是长几厘米和直径几厘米；这种源可以全部位于仪表内，或者在杆状/柄状装配工具的一端。这些设备体积小，但容易失控或被窃。

参 考 文 献

[1] 国务院. 放射性同位素与射线装置安全和防护条例. 国务院第449号令. 2005年9月.

[2] 国家环境保护总局. 放射源分类办法. 国家环境保护总局第62号公告. 2005年12月.

[3] 国家标准. 电离辐射防护与辐射源安全基本标准, GB 18871—2002.

[4] FAO/UN, IAEA, ILO, OECDNEA, PAHO, UNOCOHA & WHO. International Basic Safety Standards for Protection against Ionizing Radiation and for the Safety of Radiation Sources, Safety Series No. 115, IAEA, Vienna. 1996.

[5] IAEA. Categorization of radiation sources. IAEA-TECDOC-1191, IAEA, Vienna. 2001.

[6] IAEA. Categorization of radioactive sources. IAEA-TECDOC-1344, IAEA, Vienna, 2003.

[7] IAEA. Security of radioactive sources-Interim Guidance for comment. IAEA-TECDOC-1355, IAEA, Vienna. 2003.

[8] IAEA. 放射源安全和保安行为准则(Code of conduct on the safety and security of radioactive sources.)IAEA/CODEOC/2004, IAEA, Vienna. 2004.

[9] IAEA. Regulatory control of radiation sources. IAEA Safety Standards Series No. GS-G-1.5, IAEA, Vienna. 2004.

[10] IAEA(国际原子能机构). 放射源的分类. 国际原子能机构安全导则第RS-G-1.9号, 国际原子能机构, 维也纳. 2006.

[11] IAEA. Dangerous quantities of radioactive materials (D-values). EPR-D -VALUES 2006, IAEA, 2006.

ICS 13.100
C 57

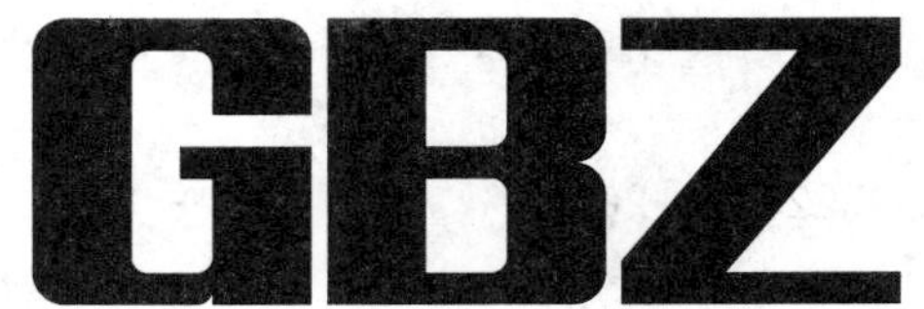

中华人民共和国国家职业卫生标准

GBZ/T 220.2—2009

建设项目职业病危害放射防护评价规范 第2部分:放射治疗装置

The specification of radiological protection assessment for occupational hazard in construction project—Part 2:radiotherapy facility

2009-10-26 发布 2010-02-01 实施

中华人民共和国卫生部 发布

前　言

根据《中华人民共和国职业病防治法》制定本部分。

GBZ/T 220《建设项目职业病危害放射防护评价规范》标准按部分发布，分为以下五部分：

——第1部分：核电厂；

——第2部分：放射治疗装置；

——第3部分：γ辐照加工装置；

——第4部分：中高能加速器；

——第5部分：加速器工业应用。

本部分为GBZ/T 220的第2部分。

本部分的附录A、附录B、附录C、附录D、附录E、附录F是资料性附录。

本部分由卫生部放射卫生防护标准专业委员会提出。

本部分由中华人民共和国卫生部批准。

本部分起草单位：山东省医学科学院放射医学研究所。

本部分主要起草人：邓大平、卢峰、朱建国、宋钢、陈英民、李海亮、毕明卫。

建设项目职业病危害放射防护评价规范 第2部分:放射治疗装置

1 范围

本部分规定了放射治疗装置职业病危害放射防护评价的一般要求及评价方法。

本部分适用于射线装置(如医用电子加速器、深部X射线治疗机等)和装(配)有密封放射源装置(如医用γ射线远距离治疗机、γ射线立体定向治疗系统、后装机等)的放射治疗建设项目职业病危害放射防护预评价和控制效果评价。

本部分不适用于核医学实践中放射性同位素治疗和放射性敷贴治疗等建设项目职业病危害放射防护评价。

2 规范性引用文件

下列文件中的条款通过本部分的引用成为本部分的条款。凡是注日期的引用文件,其随后的所有修改单(不包括勘误的内容)或修订版均不适用于本部分,然而,鼓励根据标准达成协议的各方研究是否可使用这些文件的最新版本。凡不注日期的引用文件,其最新版本适用于本部分。

GB 18871 电离辐射防护与辐射源安全基本标准

GB/T 19046 医用电子加速器验收试验和周期检验规程

GBZ 126 医用电子加速器卫生防护标准

GBZ 161 医用γ射束远距治疗防护与安全标准

GBZ 168 X、γ射线头部立体定向外科治疗放射卫生防护标准

GBZ/T 181 建设项目职业病危害放射防护评价报告编制规范

GBZ/T 201.1 放射治疗机房的辐射屏蔽规范 第1部分:一般原则

3 术语和定义

下列术语和定义适用于本标准。

3.1

瞬时剂量率控制水平 instantaneous doserate control level

瞬时剂量率是指放射治疗装置在某种照射方式下的周围剂量当量率。瞬时剂量率控制水平是根据年剂量控制水平和工作负荷导出并考虑到人员心理承受能力等因素确定下来的一个量值。

4 一般要求

4.1 评价类型

按照项目进程的不同阶段,分为两类评价:

a) 在可行性论证阶段应进行职业病危害的预评价,即放射防护预评价;

b) 在竣工验收阶段应进行职业病危害的控制效果评价,即放射防护效果评价。

4.2 评价内容

评价应包括工程分析、源项分析和辐射危害因素识别、辐射危害因素控制措施及核实、辐射危害评价、放射防护管理及事故应急措施等内容。评价内容中不涉及与放射无关的非放射危害因素的评价。

评价内容除应符合GBZ/T 181外,对于两类不同评价还应分别遵循5和6的要求,并以5.3和6.4

为重点。

4.3 评价依据

4.3.1 对放射治疗装置建设项目的放射防护评价，应以相应的放射卫生防护法律、法规和标准为依据。

4.3.2 对放射治疗装置建设项目中的屏蔽设施及其防护效果的评价，应以GBZ/T 201.1为依据，并按照以下步骤，推导出适用于本建设项目的瞬时剂量率控制水平。

a) 确定适用于本建设项目的工作负荷、居留因子和使用因子等各项有关参数；

b) 按不同人员可能的驻留情况划分不同分区；

c) 按照GBZ/T 201.1中关于"确定周围剂量当量率控制水平的程序"要求的规定，确定本建设项目每一区域的瞬时剂量率控制水平，用于以后的屏蔽计算。

4.4 评价方法

使用的评价方法包括类比法、检查表法、风险评估法等，一般采用类比法，采用类比法时应充分考察类比项目的可类比性。评价时也可以采用其他方法，但应在报告书中就其依据来源、适用性和可靠性、优缺点和采用理由等方面给出必要说明。

4.5 评价资料

评价所需资料主要由建设单位提供、评价单位现场调查和检测得到。属建设单位提供的，必要时可要求其提供有关的溯源性文件或对之进行核查。属评价单位自主采用的，应该做到合理有据。评价资料应存档以备核查。

5 放射防护预评价

5.1 建设项目概况

评价单位应收集建设项目概况资料，明确建设项目所包含的建筑设施及其分区布局状况；并到建设单位现场调查建设项目拟选址周围的环境和人员状况，使用合适的剂量仪监测选址及其周围50 m范围内环境本底辐射水平。

5.2 辐射源项分析

5.2.1 收集放射治疗装置的设备资料，对辐射源项进行分析，重点明确与辐射防护有关的参数，如拟使用的放射源活度、射线能量、泄漏辐射率、最大照射野面积等。

5.2.2 根据放射治疗装置的使用过程，分析治疗过程中与电离辐射危害有关的环节，包括对可能出现的异常或紧急状态进行辐射安全分析。

5.2.3 在对源项分析和治疗过程分析的基础上确定放射治疗装置的评价因素，几种常见放射治疗装置的一般评价因素参见附录A。

5.3 防护措施评价

5.3.1 列出放射治疗装置及其附属设施的平面布置图，例如屏蔽墙的厚度、使用的建筑材料、穿墙管道设计、通风设计等。

5.3.2 建设项目布局及对邻近区域辐射影响的评价

5.3.2.1 根据建设项目卫生学评价的原则，对建设项目的布局给出评价，提出合理布局的建议。对放射工作场所的分区按照GB 18871中关于"辐射工作场所分区"要求进行。

5.3.2.2 放射治疗装置机房周围50 m范围内有高于机房室顶的建筑时，应计算侧散射辐射，对高层建筑内的相关位置进行放射防护评价。侧散射辐射计算的示意图和一般核算方法参见附录B。

5.3.2.3 放射治疗装置机房为单层建筑时，应计算天空散射辐射，对机房周围地面相关位置进行放射防护评价。天空散射辐射计算的示意图和一般核算方法参见附录C。

5.3.3 屏蔽设施评价

5.3.3.1 对放射治疗装置机房屏蔽设施进行核算评价。屏蔽设施核算评价的内容包括机房主屏蔽墙、机房副屏蔽墙、机房防护门、机房穿墙管道等。几种常见放射治疗装置机房屏蔽墙及防护门的一般核算方法参见附录D。

5.3.3.2 后装治疗机机房墙体均应作为主屏蔽墙进行评价。核算屏蔽墙外剂量时应采用建设单位提供的放射源可能到达墙体的最近位置处进行核算。

5.3.3.3 对γ射线立体定向治疗系统,治疗射束不能直接照射到机房墙体时,可按泄漏辐射和散射辐射屏蔽要求评价屏蔽方案设计。

5.3.3.4 医用电子加速器、医用γ射线远距离治疗机、深部治疗X射线机等放射治疗机房应根据建设单位提供的等中心位置考虑屏蔽墙外辐射剂量,且应对主屏蔽墙的宽度进行评价。主屏蔽墙宽度的一般核算方法参见附录E。

5.3.4 安全防护设施评价

5.3.4.1 对建设单位拟购买的放射治疗装置的辐射安全性能进行分析评价,主要分析其故障保护系统、安全联锁系统等内容。

5.3.4.2 对建设单位拟采取的安全防护装置和安全防护措施进行评价,例如门机联锁装置、剂量报警装置、通讯对讲设施、个人防护用品等。

5.3.5 其他评价内容

5.3.5.1 对于能量超过10 MeV的医用电子加速器治疗装置,感生放射性数据资料可使用类比方法或者GBZ 126中的数据。

5.3.5.2 应对放射治疗机房内通风口设计的合理性进行评价,防止形成无效通风。根据进排风口的位置确定通风容积,根据排风口风机的标称通风量和通风容积评价机房内的通风换气次数。

5.4 辐射防护监测计划

建设单位监测计划中至少应包括对设备、场所和人员的安排和要求。分析建设单位制定的辐射防护监测计划,并对辐射防护监测计划的内容是否详实可靠和具有可操作性作出评价。

5.5 辐射危害评价

根据建设单位提供的工作负荷预计情况及屏蔽设施放射防护核算结果对工作人员和公众进行正常运行状态下的年剂量估算和评价。对于具有多种照射方式的放射治疗设备,其年剂量估算时,可首先计算不同照射方式下的剂量,再根据不同照射方式所占比例计算年剂量,也可根据最大核算结果进行保守估算。能量超过10 MeV的医用电子加速器治疗装置,其工作人员年剂量应包括治疗操作时治疗头部件的感生放射性辐射照射剂量。

5.6 应急准备与响应

建设单位提供的应急计划中应包括:

a) 分析放射治疗装置可能出现的紧急状况并提出具体的、可能发生的事故应急处理措施(如治疗照射不能停止时的应急处理、人体受超剂量照射时的应急处理)。对建设单位应急计划中未明确的内容,评价单位应给出建议。
b) 明确应急组织结构、人员情况及职责等内容。

5.7 放射防护管理

建设单位应提供放射防护管理组织、管理制度、工作人员健康管理等方面的内容。报告书评价的重点是放射防护管理是否健全,制度的内容是否详实可行,能否满足放射治疗的要求等。放射防护管理制度至少应包括《放射防护三级责任制度》、《工作人员健康查体和档案管理制度》、《工作人员个人剂量监测制度》以及《放射治疗设备质量控制制度》等,上述制度内容可以用附录形式给出并作为评价依据。

5.8 结论和建议

全面总结评价报告书的内容,给出建设项目职业病危害分类。对拟建项目的布局、职业病危害因素、拟采取的放射防护措施等内容做出简洁、概括性的结论,明确建设项目从职业病危害放射防护角度是否可行，并针对具体情况提出防护和管理建议。

6 放射防护效果评价

6.1 建设项目分析

评价单位到建设单位进行现场调查，核实建设项目所包含的建筑设施及其分区布局状况、建设项目周围的环境和人员状况以及周围 50 m 范围内环境本底辐射水平。

6.2 辐射源项分析

根据放射治疗装置的说明书、操作规程等资料，重点核实辐射源产生的射线种类、射线能量、辐射强度等内容，分析建设单位放射治疗装置使用过程，明确治疗过程中与辐射安全有关的环节。

6.3 防护措施评价

6.3.1 根据施工图，现场核实建筑设施是否完全按照图纸要求和预评价报告提出的建议进行建设，重点查看与放射防护设计有关的内容，例如屏蔽墙的厚度、使用的建筑材料、穿墙管道设计、通风设计等。

6.3.2 现场核实放射治疗装置的安全防护性能，主要内容包括：

a) 控制台显示内容是否符合相应国家标准要求；

b) 装置的故障保护系统是否完善、有效；

c) 对重要安全联锁装置的有效性应进行现场测试，如急停开关、门机联锁等。

6.3.3 现场核实建设单位采取的安全防护措施是否落实到位，主要内容包括：

a) 监视和对讲系统；

b) 警示灯和警示标志的设置情况；

c) 个人防护用具的配备情况；

d) 防护监测仪器的配备情况等。

上述防护措施可用现场拍摄的图片形式在报告书中体现并评价。

6.4 辐射监测与评价

6.4.1 建设项目单位的自主监测

核实的内容包括建设项目单位或其委托监测机构的资质、监测制度、监测内容、监测记录等。监测的类型应包括个人剂量监测、放射治疗工作场所监测和放射治疗质量控制监测等。

6.4.2 评价单位的验证监测

6.4.2.1 评价报告书中应对监测仪器作出说明，包括能量响应、量程范围、混合辐射场响应、相对偏差及仪器的刻度情况等。

6.4.2.2 在对源项分析和治疗过程分析的基础上确定放射治疗装置验证监测的内容。

6.4.2.3 对屏蔽墙、机房防护门进行防护效果验收监测时，放射治疗装置应采用监测位置处辐射剂量最大的照射方式。当这种照射方式不明确时，应对各个可能的照射方式分别进行监测。效果评价报告书中应对监测条件作出说明。监测时，放射治疗装置应采用的照射方式参见附录 F。

6.4.2.4 能量超过 10 MeV 的医用电子加速器感生放射性测量方法按照 GBZ 126 附录 A 中关于“感生放射性产生的吸收剂量率测试”的要求进行。

6.4.2.5 应对使用密封放射源的放射治疗设备进行表面污染监测，间接查验放射源的密封安全性能，监测时可采用试纸擦拭法。

6.4.2.6 评价机房内通风换气次数所采用的风速测量值应是排风口处多点测量的平均值。

6.4.2.7 评价报告书中应包括对放射治疗设备的质量控制监测内容，加速器的质控监测按照 GB/T 19046 和 GBZ 126 的规定进行；医用 γ 射束远距治疗的质控监测按照 GBZ 161 的规定进行；X、γ 射线立体定向外科治疗的质控监测按照 GBZ 168 的规定进行。

6.5 辐射危害综合评价

根据验证监测结果及5.5对工作人员及公众进行年剂量估算。分析异常和事故状态下人员受照情况及其健康影响，提出减少异常和事故照射发生的建议。

6.6 应急准备与响应

分析建设单位制定的应急计划，核查的主要内容同5.6，以及预评价报告书中建议的落实情况。

6.7 放射防护管理

分析建设单位制定的放射防护管理制度与实施措施，包括日常放射防护与安全管理、职业健康检查制度和实施程序、个人剂量监测制度和实施程序、放射工作人员放射防护知识培训制度与实施程序、各种档案建立与管理制度等内容满足放射防护管理要求的程度，核查的主要内容同5.7，以及预评价报告书中建议的落实情况。

6.8 结论和建议

全面总结评价报告书的内容，对建设项目的布局、职业病危害因素、采取的放射防护措施、防护措施的防护效果等内容做出简洁、概括性的结论，对建设项目的防护设施和管理措施提出改进和完善的建议。

附　录　A
（资料性附录）
常见放射治疗装置的一般评价因素

A.1　常见放射治疗装置的一般评价因素参见表 A.1。

表 A.1　常见放射治疗装置的一般评价因素

放射治疗装置	评价因素
深部治疗 X 射线机	X 射线
后装治疗机	γ射线、泄漏核素污染
医用γ射线远距离治疗机	γ射线、泄漏核素污染
γ射线立体定向治疗系统	γ射线、泄漏核素污染
能量＜10 MeV 加速器	X 射线
能量≥10 MeV 加速器	X 射线、电子线、电子线所产生的轫致辐射、中子、中子俘获γ射线、感生放射性

附　录　B
（资料性附录）
侧散射辐射示意图及一般核算方法

B.1　侧散射辐射示意图见图 B.1

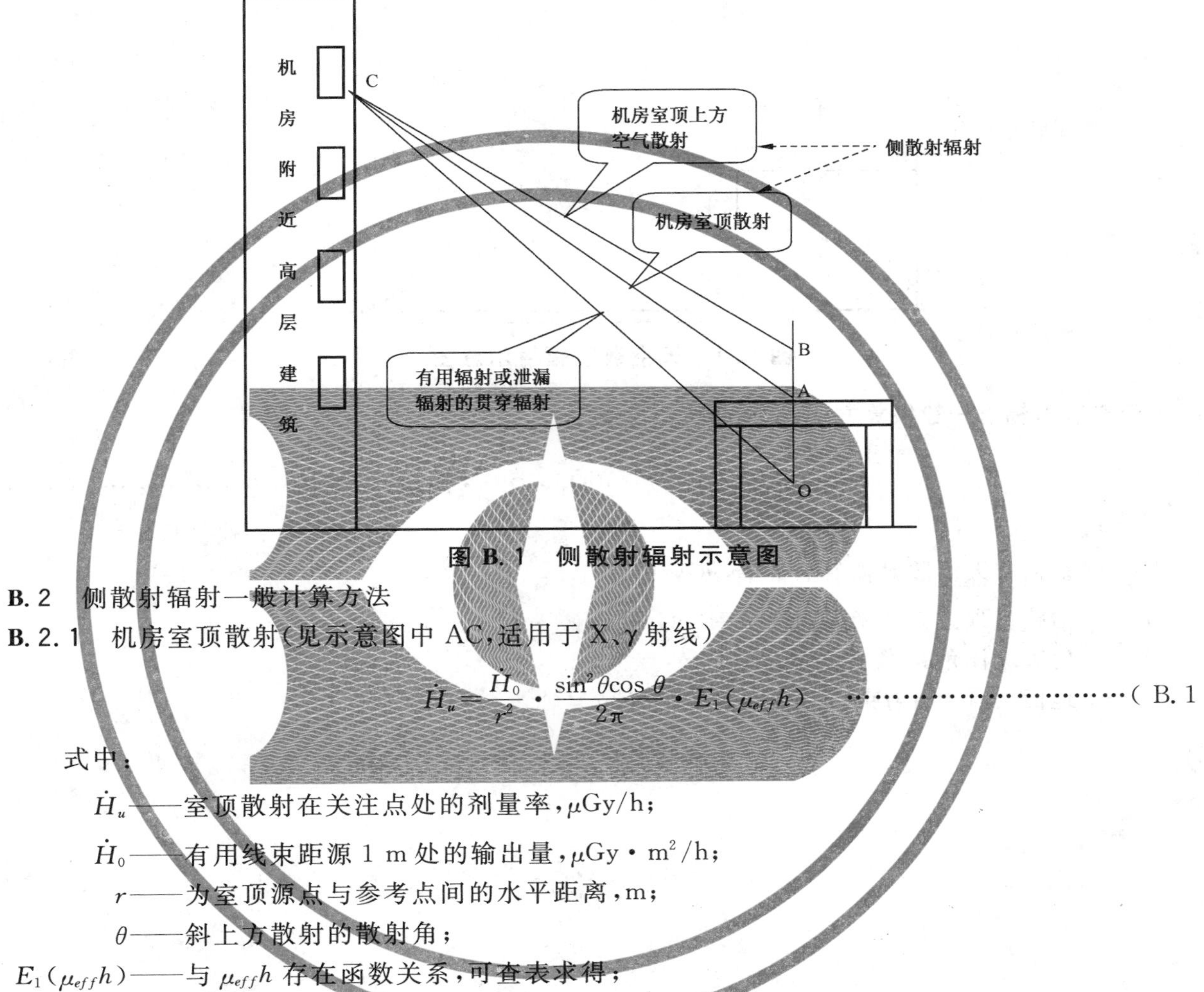

图 B.1　侧散射辐射示意图

B.2　侧散射辐射一般计算方法

B.2.1　机房室顶散射(见示意图中 AC,适用于 X、γ 射线)

$$\dot{H}_u=\frac{\dot{H}_0}{r^2}\cdot\frac{\sin^2\theta\cos\theta}{2\pi}\cdot E_1(\mu_{eff}h) \qquad \text{(B.1)}$$

式中:

$\dot{H}_u$——室顶散射在关注点处的剂量率,μGy/h;

$\dot{H}_0$——有用线束距源 1 m 处的输出量,μGy・m^2/h;

r——为室顶源点与参考点间的水平距离,m;

θ——斜上方散射的散射角;

$E_1(\mu_{eff}h)$——与 $\mu_{eff}h$ 存在函数关系,可查表求得;

μ_{eff}——X 射线的混凝土线有效衰减系数,m^{-1}。

h——室顶的屏蔽厚度, m。

B.2.2　机房室顶上方空气散射(见示意图中 BC,适用于 X、γ 射线)

$$\dot{H}_a=\frac{\dot{H}_0}{2\pi R}E_1(\mu_{eff}h)I_1^{\circ}(E_0,\mu R) \qquad \text{(B.2)}$$

式中:

$\dot{H}_a$——室顶上方空气散射在关注点处的剂量率,μGy/h;

$\dot{H}_0$——有用线束距源 1 m 处的输出量率,μGy・m^2/h;

R——室顶源点与参考点间的水平距离, m;

$E_1(\mu_{eff}h)$——与 $\mu_{eff}h$ 存在函数关系,可查表求得;

$I_1^{\circ}(E_0,\mu R)$——空气散射函数,与 E_0 及 μR 相关,可查表求得。

附　录　C
（资料性附录）
天空散射辐射示意图及一般核算方法

C.1　天空散射辐射示意图见图 C.1

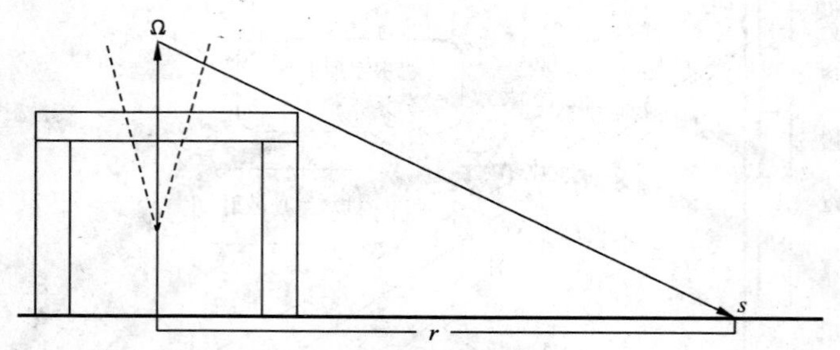

图 C.1　天空散射辐射示意图

C.2　天空散射辐射一般核算方法(适用于 X、γ 射线)

$$\dot{H}_s = 2.5 \times 10^{-2} \cdot \dot{H}_1 \cdot \Omega^{1.3} \cdot r^{-2} \quad \cdots\cdots\cdots (C.1)$$

式中：

$\dot{H}_s$——地面的天空散射辐射剂量率，μGy/h；

$\dot{H}_1$——治疗室顶上方 2 米处的剂量率，μGy/h；

Ω——射束立体角；

r——地面某点 s 与射束中心轴的水平距离，m。

附　录　D
（资料性附录）
放射治疗装置机房屏蔽墙及防护门的一般核算方法

D.1　放射治疗机房屏蔽墙的防护厚度核算

D.1.1　加速器放射治疗装置机房屏蔽墙对X射线的防护核算

根据瞬时剂量率控制水平要求，按十分之一值层厚度法（TVL）可估算出符合剂量率目标要求的主、副屏蔽墙的厚度。计算公式如下：

$$K=\frac{\dot{H}_0}{\dot{H}_p r^2} \qquad \text{(D.1)}$$

$$K=10^{\frac{d_p}{TVL}} \qquad \text{(D.2)}$$

由式（D.1）及式（D.2），并考虑斜入射可得式（D.3）

$$d_p=TVL\left[\log_{10}\left(\frac{\dot{H}_0}{\dot{H}_p r^2}\right)\right]\cos\theta_0 \qquad \text{(D.3)}$$

式中：

K——考虑距离衰减因素后，将参考点剂量（率）降低到控制水平时的辐射剂量（率）衰减倍数；

$\dot{H}_p$——对参考点处要求的瞬时剂量率控制水平，μSv/h；

$\dot{H}_0$——距靶1 m处的有用线束或泄漏的辐射剂量率，μSv·m²/h；

r——参考点与靶点间的距离，m；

d_p——符合剂量率目标要求的主（副）屏蔽墙的厚度，m；

$\cos\theta_0$——入射角θ_0的余弦；

TVL——对不同能量的宽束X射线，防护材料的十分之一值层厚度，m。

D.1.2　后装治疗机机房屏蔽墙对X射线的防护核算

后装机治疗状态下，放射源发出的γ射线穿过患者躯体后向周围散射。辐射防护屏蔽计算时，从偏安全的角度出发，忽略人体对射线的衰减作用，将放射源视为裸源进行防护计算。

后装机γ射线透过屏蔽墙体后到达墙外参考点，参考点处的吸收剂量率按下式计算：

$$D_0=\frac{A\times\Gamma_k}{d^2}\times B \qquad \text{(D.4)}$$

式中：

D_0——参考点处的吸收剂量率，μGy/h；

A——放射源活度，GBq；

Γ_k——比释动能率常数，μGy·m²/h·GBq；

d——参考点距放射源的距离，m；

B——辐射透射比。

D.1.3　γ射线立体定向治疗系统放射治疗装置机房屏蔽墙对X射线的防护核算

γ射线立体定向治疗系统治疗时，有用γ射线不能直接照射到屏蔽墙体上，而是通过治疗焦点处的人体散射后射向周围。γ射线立体定向治疗系统的辐射防护计算，要考虑散射辐射和泄漏辐射。

屏蔽墙体外参考点处泄漏辐射剂量率计算公式如下：

$$D_0=\frac{D\times\eta}{d^2}\times B \qquad \text{(D.5)}$$

式中：

D_0——墙外参考点处的吸收剂量率，μGy/h；

D——焦点处的最大吸收剂量率，μGy·m²/h；

η——设备表面相对于焦点处的标称漏射率；

d——墙外参考点距设备泄漏参考点的距离，m；

B——相应墙体厚度的辐射透射比。

D.2 防护门屏蔽厚度的核算

D.2.1 采用迷路设计的加速器机房防护门的 X 射线防护核算

D.2.1.1 漏射线穿过迷路内墙

计算公式可参考式(D.3)。

D.2.1.2 漏射线的一次散射及主射束的两次散射

对于防护门则必须同时考虑散射辐射及泄漏辐射共同作用的影响。有关防护门外泄漏辐射剂量率的计算公式可参考式(D.3)。而多次散射辐射剂量率计算的通用公式则为：

$$\dot{H}_s = \frac{\dot{H}_0}{R_0^2}\prod_{i=1}^{n}\frac{\cos\theta_{0i}\cdot\Delta S_i}{R_i^2}\cdot\alpha(E_{oi},\theta_{oi},\theta_i,\phi_i) \quad\cdots\cdots\cdots\cdots\cdots\cdots\cdots\cdots (\text{D.6})$$

式中：

$\dot{H}_s$——多次散射辐射剂量率，μGy/h；

$\dot{H}_0$——距入射至 ΔS_i 的辐射源 1 m 处的辐射输出量率，μGy·m²/h；

R_0——辐射源至 ΔS_i 的距离，m；

θ_{oi}——第 i 次散射的入射角；

θ_i——第 i 次散射的散射角；

ΔS_i——第 i 次散射的散射面积，m²；

R_i——第 i 次散射的散射终点至 ΔS_i 的距离，m；

E_{oi}——第 i 次散射的入射辐射的能量；

ϕ_i——第 i 次散射的散射方位角；

$\alpha(E_{oi},\theta_{oi},\theta_i,\phi_i)$——剂量微分反照率系数。

D.2.1.3 防护门处 X 散射辐射能量计算

计算公式可参考式(D.7)。

$$E_1 = \frac{E_0}{1+1.96\cdot E_0(1-\cos\theta_s)} \quad\cdots\cdots\cdots\cdots\cdots\cdots\cdots\cdots\cdots\cdots (\text{D.7})$$

式中：

E_1——散射辐射的能量，MeV；

E_0——入射线的能量，MeV；

θ_s——散射方向与入射方向的夹角。

由公式(D.7)计算出防护门处 X 射线能量后，可查表得到相应屏蔽材料的 TVT。

D.2.2 采用迷路设计的加速器机房防护门的中子辐射防护核算

D.2.2.1 泄漏中子穿透迷路内墙到达防护门处的剂量率计算

可采用公式：

$$H(\mathrm{r}) = \frac{H_0}{r^{-1.2}} \quad\cdots\cdots\cdots\cdots\cdots\cdots\cdots\cdots\cdots\cdots (\text{D.8})$$

式中：

$H(\mathrm{r})$——机房内考查点的中子当量剂量率，μSv/h；

H_0——距靶 1 m 处的中子当量剂量率，μSv/h；

r——考查点到靶点的距离，m；

根据公式(D.8)计算出在无迷路内墙时到达防护门处的中子剂量率，再根据下述公式计算出穿透迷路内墙到达防护门处的中子剂量率：

$$H_{D,n1}=\frac{H(r)}{10^{(dp/TVL)}} \quad \cdots\cdots (D.9)$$

式中：

$H_{D,n1}$——穿透迷路内墙直接到达防护门处的中子剂量率，μSv/h；

$H(r)$——公式(D.8)计算出的在无迷路内墙时防护门处的中子剂量率，μSv/h；

d_p——迷路内墙厚度，cm；

TVL——相应中子能量的混凝土十分之一层厚度，cm。

D.2.2.2 经迷路散射到达防护门处的中子剂量率计算

可采用公式：

$$H_{D,n2}=\frac{H_0\times\alpha\times A}{d_1^2\times d_2^2} \quad \cdots\cdots (D.10)$$

$$\alpha=\alpha(E_0)\times(\cos\theta_0)^{2/3}\times(\cos\theta) \quad \cdots\cdots (D.11)$$

式中：

$H_{D,n2}$——经迷路散射到达防护门处的中子剂量率，μSv/h；

H_0——距靶点 1 米处泄漏中子剂量率，μSv·m²/h；

α——中子散射率；

A——散射墙面积，m²；

d_1——散射墙参考点距靶点的距离，m；

d_2——散射墙参考点距防护门距离，m；

$\alpha(E_0)$——加速器中子能谱范围内的混凝土中子散射率，推荐值 0.11；

θ_0——入射角；

θ——散射角。

D.2.2.3 加速器机房防护门处中子的平均能量计算

1) 原发中子能量

原发中子的平均能量与入射电子的动能和靶物质的反应阈能有关，表 D.1 列出了几种加速器的原发中子平均能量。

表 D.1 原发中子平均能量(MeV)

加速器能量	靶物质	原发中子平均能量
10	钨	0.65
15	钨	1.8
25	钨	2.2
25	铅	2.3

2) 泄漏中子能量

根据半能层厚度(NCRP No.79 给出了几种常见的机头屏蔽物质的半能层厚度)和原发中子的平均能量使用公式(D.12)可以计算出泄漏中子能量。

$$E_L=\frac{E_0}{2^{d/HEL}} \quad \cdots\cdots (D.12)$$

式中：

E_L——泄漏中子的平均能量，MeV；

E_0——原发中子的平均能量，MeV；

d——加速器机头屏蔽物质厚度，cm；

HEL——屏蔽物质和原发中子平均能量所对应的半能层厚度，cm。

3） 加速器机房内混合中子场的平均能量计算

混合中子场平均能量计算公式(NCRP No.79 推荐)为：

$$E=E_L\times\left(1-\frac{4.1\times4\pi R^2}{S+5.4\times4\pi R^2}\right) \quad\cdots\cdots\cdots\cdots\cdots\cdots\cdots\cdots\cdots\cdots(\text{D}.13)$$

式中：

E——混合中子场平均能量，MeV；

E_L——泄漏中子的平均能量，MeV；

R——机房内测量点距靶点的距离，cm；

S——机房内表面积，cm^2。

4） 防护门处的中子能量计算

机房内的散射中子平均能量约为泄漏中子的0.24倍(NCRP No.79 推荐)，可以推测在防护门处的中子平均能量将更低，采用迷路内口处的混合中子平均能量的0.24倍来估计防护门处的中子平均能量是偏安全的。

D.2.3 采用迷路设计的加速器机房防护门的中子俘获γ辐射防护核算

一般认为防护门处的中子俘获γ辐射约为此处中子当量剂量率的0.07～0.2倍范围，建议采用0.1倍进行屏蔽计算。

俘获γ辐射屏蔽的十分之一层厚度在文献上有不同的报道，从安全角度考虑，建议采用10 MeV能量进行屏蔽计算。

附　录　E
（资料性附录）
放射治疗装置机房主屏蔽墙宽度的一般核算方法

E.1　放射治疗装置机房主屏蔽墙宽度的核算

机房主屏蔽区范围应略大于有用束在机房屏蔽墙（或顶）的投影区，可依下式确定：

$$Y_p = 2[r(a + SAD)/SAD + 0.3] \quad \cdots\cdots (E.1)$$

式中：

Y_p——机房有用束主屏蔽区的宽度，m；

SAD——源轴距，m；

r——放射治疗装置等中心位置处最大方形照射野对角线长度的1/2，m；

a——等中心点至主屏蔽墙外表面的距离，m。

附 录 F
（资料性附录）
机房屏蔽设施防护效果监测时应采用的照射方式

F.1 机房屏蔽设施防护效果监测时应采用的照射方式见表F.1。

表F.1 机房屏蔽设施防护效果监测时应采用的照射方式

放射治疗装置	机房屏蔽设施	评价因子	放射治疗装置应采用的照射方式
深部治疗X射线机	屏蔽墙 防护门	X射线	放射治疗使用的最高kV、最高mA； 治疗位置处最大照射野； 治疗位置处置水模体； 有用射束垂直向下照射。
后装治疗机	屏蔽墙	γ射线	放射源活度最大； 放射源位于可能到达测试屏蔽墙的最近位置处； 治疗位置处无模体。
	防护门	γ射线	放射源活度最大； 放射源位于可能到达防护门的最近位置处； 治疗位置处无模体。
医用γ射线远距离治疗机	屏蔽墙	γ射线	放射源活度最大； 有用射束朝向测试屏蔽墙外测量位置处； 等中心最大照射野； 治疗位置处无模体。
	防护门	γ射线	放射源活度最大； 有用射束0°、90°、180°、270°四种朝向分别测试； 等中心最大照射野； 治疗位置处置水模体。
γ射线立体定向治疗系统	屏蔽墙 防护门	γ射线	焦点剂量率最大； 焦点处最大照射野； 治疗位置处置头模或体模。
最高能量<10 MeV加速器	屏蔽墙	X射线	等中心常用最高剂量率； 有用射束朝向测试屏蔽墙外测量位置处； 等中心最大照射野； 治疗位置处无模体。
	防护门	X射线	等中心常用最高剂量率； 有用射束0°、90°、180°、270°四种朝向分别测试； 等中心最大照射野； 治疗位置处置水模体。
最高能量≥10 MeV加速器	屏蔽墙	X射线 电子线（电子线韧致辐射）	各能量挡或常用最高能量挡X射线、电子线； 等中心常用最高剂量率； 有用射束朝向测试屏蔽墙外测量位置处； 等中心最大照射野； 治疗位置处无模体。

表 F.1（续）

放射治疗装置	机房屏蔽设施	评价因子	放射治疗装置应采用的照射方式
最高能量≥10 MeV 加速器	防护门	X射线	各能量档或常用最高能量挡X射线； 等中心常用最高X射线剂量率； 有用射束0°、90°、180°、270°四种朝向分别测试； 等中心最大照射野； 治疗位置处置水模体。
		中子 中子俘获γ射线	能量≥10 MeV的各挡或常用最高能量挡X射线； 等中心常用最高X射线剂量率； 有用射束0°、90°、180°、270°四种朝向分别测试； 等中心10 cm×10 cm照射野； 治疗位置处置水模体。

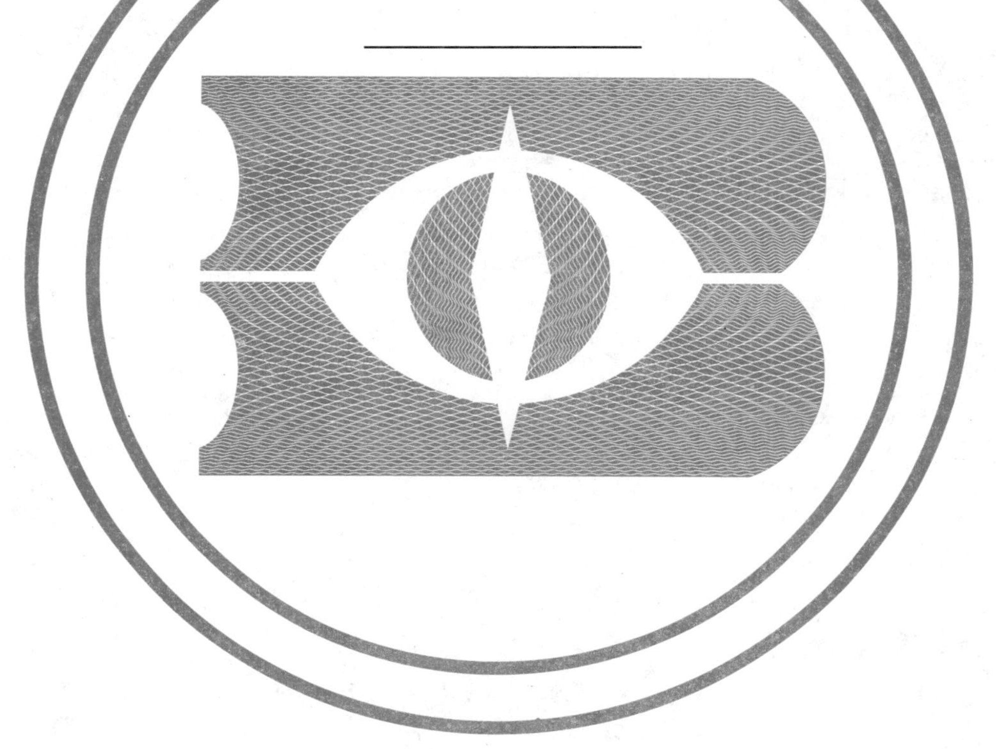

ICS 13.100
C 57

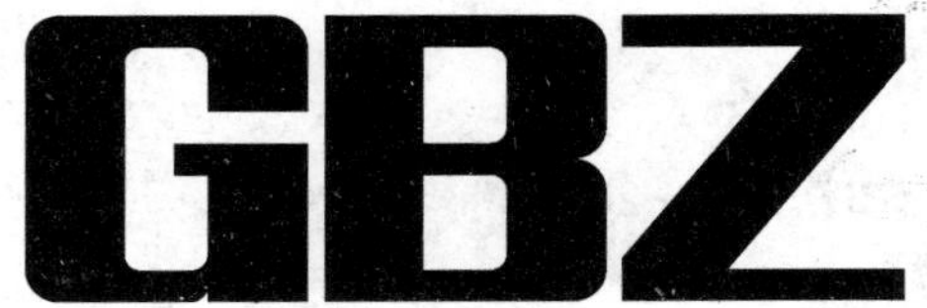

中华人民共和国国家职业卫生标准

GBZ 232—2010

核电厂职业照射监测规范

Specifications for monitoring for occupational exposure of nuclear power plant

2010-06-04 发布 2010-12-01 实施

中华人民共和国卫生部 发布

前　言

本标准编制所依据的起草规则为 GB/T 1.1—2009《标准化工作导则　第 1 部分:标准的结构和编写》。

根据《中华人民共和国职业病防治法》制定本标准。

本标准第 4 章、第 5 章、第 6 章、第 7 章、第 8 章、第 9 章为强制性内容,其余为推荐性内容。

本标准由卫生部放射卫生防护标准专业委员会提出。

本标准由中华人民共和国卫生部批准。

本标准起草单位:中国疾病预防控制中心辐射防护与核安全医学所。

本标准主要起草人:赵兰才、侯长松、张勇、林志凯、朱卫国、张奇、朱培、刘柏群。

核电厂职业照射监测规范

1 范围

本标准规定了核电厂职业照射监测的一般要求、不同类别监测的技术要求及其监测结果评价和质量保证。

本标准适用于为控制核电厂职业照射而进行的辐射监测。

核电厂以外的其他核反应堆运行单位可参照使用。

2 规范性引用文件

下列文件对于本文件的应用是必不可少的。凡是注明日期的引用文件，仅注日期的版本适用于本文件。凡不注明日期的引用文件，其最新版本(包括所有的修改单)适用于本文件。

GB/T 14056.1—2008 表面污染测定 第1部分：β发射体($E_{\beta max}$>0.15 MeV)和α发射体

GB/T 16141 放射性核素的α能谱分析方法

GB/T 16145 生物样品中放射性核素的γ能谱分析方法

GB/T 16148 放射性核素摄入量及内照射剂量估算规范

GB 18871 电离辐射防护与辐射源安全基本标准

GBZ 128 职业性外照射个人监测规范

GBZ 129 职业性内照射个人监测规范

GBZ/T 151 放射事故个人外照射剂量估算原则

GBZ 166—2005 职业性皮肤放射性污染个人监测规范

3 术语和定义

下列术语和定义适用于本文件。

3.1

核电厂 nuclear power plant

用铀、钚等作核燃料，将其在裂变反应中产生的能量转变为电能的发电厂。又称核电站。

3.2

常规监测 routine monitoring

按照预先制定的程序与内容规律性地进行的监测。按监测对象划分，常规监测可分为常规个人监测、常规工作场所监测等不同类型。

3.3

任务(操作)监测 task (operational) monitoring

旨在为特定的任务(操作)提供有关操作管理的即时决策或放射防护最优化所需的资料而进行的非常规性监测。

3.4

特殊监测 special monitoring

当工作场所被怀疑不符合要求的情况下进行的调查研究性监测。特殊监测的实施一般是基于对某一事件的识别，如自动辐射监测装置发出报警，个人监测数据出现异常等。

3.5

自主监测 self-monitoring

核电厂营运单位内设机构或组织对本单位进行的监测。

3.6

表面放射性污染 surface radioactive contamination

人体、衣物、设备、装置与仪器表面及工作台面、地面、墙面等介质表面出现不希望有的、超过其天然存在量的放射性物质的现象。

3.7

固定表面污染 fixed surface contamination

正常工作条件下，放射性物质与介质表面牢固结合，不能转移的表面污染。

3.8

可去除表面污染 removable surface contamination

正常工作条件下，放射性物质能发生转移并可以去除的表面污染。或称松散表面污染。

4 一般要求

4.1 核电厂营运单位应当设立专门的监测机构或组织，取得相应资质后进行自主监测，或委托具备相应职业卫生技术服务资质的监测机构进行职业照射监测。职业照射监测包括常规个人监测、工作场所的常规监测、特殊监测与任务监测。

4.2 从事核电厂职业照射监测的机构或组织应当具有职业照射监测的工作条件、技术能力和完善的质量保证体系，能独立开展相应的职业照射监测工作。

4.3 从事职业照射监测的人员应掌握放射卫生防护的基本知识、监测技术和质量控制程序，接受卫生行政部门或其授权机构组织的放射防护相关知识培训，经考核合格后上岗。

4.4 核电厂营运单位应当制定本单位的职业照射监测计划。

4.4.1 制定职业照射监测计划，应当有助于实现以下目标：

a) 评估工作场所的辐射状况；

b) 对工作人员受到的照射进行评价；

c) 审查控制区和监督区划分是否适当；

d) 改善工作人员的防护条件，降低和控制工作人员的受照剂量。

4.4.2 职业照射监测计划应当包括：

a) 接受职业照射的人员及其岗位分布；

b) 监测类型及其拟监测的量；

c) 监测的时间、地点与频度；

d) 监测用仪器类型及性能要求；

e) 监测方法与程序；

f) 监测结果的评价；

g) 监测、评价结果的记录与保存；

h) 监测的质量保证。

4.4.3 核电厂营运单位应当每年对职业照射监测计划的执行情况进行一次评估，根据评估结果及时调整监测计划。

5 常规个人监测

5.1 进入控制区和监督区工作的人员应当根据受照方式分别接受不同种类个人监测。

5.1.1 控制区和监督区所有人员均应接受外照射个人监测。

5.1.2 在控制区工作的人员及其他有可能受到体表或体内放射性污染的人员，特别是设备维修人员应当同时接受外照射个人监测和内照射个人监测。

5.1.3 参与放射性物质逸出事件处理等疑有体表污染的人员应接受皮肤放射性污染监测，必要时还应接受内照射个人监测。

5.1.4 在重水堆核电厂控制区工作的人员，应当接受尿中^{3}H的监测。

5.2 外照射个人监测按照GBZ 128的规定执行，同时应符合以下要求。

5.2.1 在中子和γ射线混合辐射场工作的人员，应当佩戴测量中子剂量的剂量计和测量γ射线剂量的剂量计，分别测定中子和γ射线引起的个人剂量。

5.2.2 从事设备维修及其他可能受到非均匀照射的操作时，工作人员除应佩带常规个人剂量计外，还应在身体可能受到较大照射的部位，或与主要器官相对应的体表部位佩带局部剂量计，如头箍剂量计、腕部剂量计、指环剂量计或足踝剂量计。局部剂量计应能测量β射线引起的外照射。

5.2.3 临时进入核电厂控制区的人员(包括参观人员和检修人员)，应佩带直读式个人剂量计，检修人员应佩带报警式个人剂量计。

5.2.4 常规外照射个人监测的量一般为深部个人剂量当量$H_p(10)$和浅表个人剂量当量$H_p(0.07)$。对于强、弱贯穿辐射均明显存在的混合辐射场，应使用能识别两者的鉴别式个人剂量计，分别测量$H_p(10)$、和$H_p(0.07)$。

5.2.5 核电厂γ射线外照射监测的周期一般为30 d，最长不应超过60 d。

5.3 内照射个人监测按照GBZ 129的规定执行，同时应符合以下要求。

5.3.1 核电厂内照射常规个人监测一般可使用专门测量装置对全身或器官中放射性核素活度进行直接测量，也可采用排泄物及其他生物样品分析等监测方法。

5.3.2 核电厂内照射监测的重点核素是裂变产物和活化产物，如^{131}I、^{137}Cs、^{60}Co、^{58}Co、^{110m}Ag、^{3}H与^{14}C等核素。

5.3.3 核电厂营运单位应按以下原则确定内照射监测周期：

a) 换料大修前、后30 d内应分别进行1次内照射监测；

b) 内照射监测周期一般为180 d；

c) 对内照射风险较低的人员可适当延长，但是最长不应超过1年。

5.3.4 采用排泄物及其他生物样品分析等监测方法时，应按照GB/T 16145、GB/T 16141、GBZ 129等相应标准的规定采集、处理样品并进行测定。

5.4 工作人员的皮肤放射性污染监测方法可参照GBZ 166—2005第3章执行。

6 工作场所的常规监测

6.1 核电厂营运单位应对控制区和监督区的工作场所进行常规放射性监测。

6.1.1 在控制区的出口，应设置表面污染监测装置，对离开控制区人员的体表和衣物进行放射性污染监测。

6.1.2 对控制区有可能受到放射性污染的设备表面、工作台面、地面等表面应当进行放射性表面污染监测。

6.1.3 工作人员日常工作场所和巡检可能到达的区域一般只需进行γ射线周围剂量当量率$H^*(10)$监测，但是对于弱贯穿辐射很明显的强、弱贯穿辐射混合辐射场，还应进行定向剂量当量率$H^*(0.07)$测量。

6.1.4 工作人员可能到达的存在中子辐射的区域应进行中子周围剂量当量监测。

6.1.5 放射性物质有可能逸出的区域应对空气中气溶胶进行总β放射性活度浓度监测。

6.1.6 不同区域的监测项目、频度应不少于表1的要求。

表1 核电厂工作场所的常规监测项目与频度

监测项目	区域	监测频度
表面污染	控制区	2次/月
γ射线周围剂量当量	控制区	2次/月
	监督区	1次/月
中子周围剂量当量	控制区	自定
气溶胶总β放射性活度浓度	控制区	1次/月

6.2 用于放射性监测的表面污染监测仪表、γ射线巡测仪、中子剂量当量仪等辐射监测仪表的量程范围、能量响应特性和最小可探测限值等性能应满足监测需要，并具有有效检定或校准证书。

6.3 选择监测点应遵循以下原则：

a) 监测结果具有代表性；

b) 工作人员工作或停留时间较长；

c) 辐射水平变化较大；

d) 辐射监测仪表受到的干扰较小，能保持正常工作状态。

6.4 进行γ射线周围剂量当量与中子周围剂量当量测量时，探测器有效中心点应在人员站立地表面向上距离为1 m处。

6.5 进行大气气溶胶总β放射性活度浓度测量时，取样点应在工作人员站立地表面向上约1.5 m处的呼吸带。

6.6 表面放射性污染的监测应根据可能的污染类型确定相应的监测方法。表面放射性污染的直接测量与间接测量方法分别按照GB/T 14056.1—2008的4.2和4.3进行。

7 特殊监测与任务监测

7.1 需要对某一事件展开调查或工作人员执行预期达到或超过剂量管理目标值的操作任务时，应当进行特殊监测或任务监测。

7.2 发生或可能发生7.1的情况时，应当立即启动第6章规定的工作场所监测，必要时增加空气气溶胶等监测的频度和监测项目，包括进行核素分析。

7.3 从事有可能发生临界事故的操作等预期外照射剂量超过剂量限值的操作时，工作人员除应佩带常规个人剂量计外，还应佩带报警式个人剂量计。

7.4 当工作人员受到事故照射或应急照射时，除了根据其佩带的剂量计估算事故剂量外，还应参考其他方法测得的剂量资料，例如受到中子照射后感生放射性核素的测量资料，以及基于外周血淋巴细胞染色体畸变分析的生物剂量资料。事故剂量估算的原则参见GBZ/T 151。

7.5 在已知或怀疑有放射性物质摄入时，或常规排泄物测量结果超过导出调查水平以及鼻涕、鼻拭等采集样品或其他监测结果发现异常时，应当按照5.3的规定进行内照射监测，参照GB/T 16148的规定对摄入途径与时间进行分析与判断，估算放射性核素摄入量与内照射剂量。

7.6 工作人员在事故或执行操作任务受外伤时，应对伤口部位或切除组织部位进行放射性测量，根据需要再作直接测量以及尿和粪排泄监测。

7.7 对工作人员进行医学干预后，应制定特殊监测计划，对放射性污染物在体内的分布、滞留和排泄进行追踪监测，并根据这些数据对该摄入者的待积有效剂量作出专门估算。

8 监测结果评价

8.1 监测机构应当按照 GB 18871 等国家标准和相关国家职业卫生标准及行业有关规定，对职业照射监测结果进行评价。

8.2 用于常规个人监测评价的量是年有效剂量和当量剂量。核电厂工作人员的有效剂量和当量剂量限值见附录 A。

8.3 核电厂营运单位及其主管部门应当遵照放射防护最优化原则，规定本单位或本部门工作人员受照剂量的管理目标值，核电厂工作人员推荐性管理目标值见附录 B。

8.4 核电厂营运单位应根据常规个人监测评价结果分别采取相应的措施：

a) 年有效剂量小于 5 mSv 时，只需记录个人监测的剂量结果；

b) 年有效剂量达到或超过 5 mSv 时，除记录个人监测结果外，还应做进一步调查；

c) 年有效剂量达到或超过管理目标值时，除记录个人监测结果并进行调查外，还应进一步改进防护措施；

d) 年有效剂量大于剂量限值时，除记录个人监测结果外，还应估算工作人员主要受照器官或组织的当量剂量；必要时，应估算人员的有效剂量，以进行安全评价，并查明原因，改进防护措施。

8.5 职业照射的总剂量，应包括在规定期间内职业性外照射引起的剂量以及在同一期间内因摄入放射性核素所致内照射的待积剂量之和。计算待积剂量的期限，对成年人的摄入一般应为 50 年。

8.6 对仅接受 γ 射线外照射监测的人员，其年受照剂量低于限值 20 mSv 时，可使用个人剂量当量 $H_P(10)$ 或周围剂量当量 $H^*(10)$ 进行评价；在年剂量监测结果超过当量剂量或有效剂量相应限值时，可利用多个局部剂量计，分别测得主要受照器官或组织的当量剂量，并估算有效剂量。

8.7 对同时接受内外照射监测的人员，应按照 GBZ 128 的规定计算年总有效剂量并确定是否符合有效剂量的控制要求。

8.8 工作场所的常规监测结果主要用于对个人监测数据的验证与补充，发现异常时应及时调查原因，采取有效防护措施，并报告本单位辐射防护主管部门。

8.9 表面放射性污染监测结果主要用于对工作台、设备、墙壁、地面、工作服、手套、工作鞋、手、皮肤、内衣、工作袜等表面放射性污染的控制，工作场所的表面污染应不超过附录 C 规定的控制水平。

9 质量保证

9.1 应将质量保证贯穿于从监测计划制定到监测结果评价的全过程。监测计划应有质量保证要求，监测设备的计量学特性（如准确度、稳定性、量程和分辨能力等）应符合要求，执行测量与分析程序，监测记录、结果、评价应妥善保管。

9.2 核电厂营运单位或其委托的监测机构制定的质量保证计划应符合下列要求：

a) 健全的监测和质量保证组织机构；

b) 应用并保持标准监测器具、标准物质和参考辐射，使用标准的或经验证可靠的监测方法；

c) 对仪器、装置的检定或校准每年不少于一次；

d) 对监测过程中每一环节进行质量控制；

e) 监测结果的量值必须能溯源到国家基准并符合不确定度要求；

f) 按照有关职业卫生法规要求安排技术人员的培训。

9.3 核电厂营运单位或其委托的监测机构应保证其监测结果的不确定度符合下列要求：

a) 参加实验室外照射个人监测比对的结果，其不确定度应优于 10％；

b) 对工作人员每月受到接近 2 mSvγ 射线的监测，监测值与约定参考值一般应在－33％～＋50％范围内相符；

c) 当外照射监测的剂量水平更低时，对任何辐射，可进一步放宽对不确定度的要求，直到不超过2倍因子，即监测值与约定参考值应在－50％～＋100％范围内相符；

d) 内照射个人监测结果的不确定度应符合GBZ 129的相关要求；

e) 表面污染监测仪的示值与约定参考值应在±20％范围内相符。

9.4 数据处理应使用适宜的统计学方法(如数据修约方法，均值及标准差计算和表示方法等)，以尽量减少数据处理过程中可能产生和积累的计算误差。

9.5 尽可能在现场用复查的方法，或使用适宜的统计学方法剔除异常数据。在剔除异常数据的同时，还应调查和分析其产生原因，并记录在案。

9.6 核电厂营运单位或其委托的监测机构应按规定的格式记录监测有关内容：

a) 监测原始记录应包括：记录的唯一编号，监测时间，监测地点，采样及样品预处理、仪器名称型号，温度、气压等条件与监测人姓名，每一步测量结果及相关计算公式；

b) 质量控制记录应包括：监测仪器的校准、检验和维修情况，检验源、标准源和参考辐射的有关信息，质量控制样品及其分析或测量情况，实验室间比对情况。

9.7 核电厂营运单位或其委托的监测机构应按规定的格式填写监测报告，监测报告应包括：

a) 报告的唯一编号；

b) 监测项目；

c) 监测依据；

d) 监测仪器名称、型号与编号；

e) 监测结果及其与相关标准的比较；

f) 监测单位或个人的签章；

g) 报告日期。

9.8 核电厂营运单位应妥善保存监测报告、监测原始记录与质量控制记录。

9.8.1 放射工作人员个人剂量监测资料应终生保存。

9.8.2 个人剂量监测资料以外的监测报告、监测原始记录与质量控制记录保存至核电厂退役；国家职业卫生等主管部门另有规定的，依照其规定执行。

附 录 A
（规范性附录）
核电厂工作人员的剂量限值

A.1 核电厂营运单位应对工作人员的职业照射进行控制，使之不超过表 A.1 规定的剂量限值。

表 A.1 职业照射剂量限值

年有效剂量	连续 5 年平均为 20 mSv，任何一年为 50 mSv
眼晶体的年当量剂量	150 mSv
皮肤和手足的年当量剂量	500 mSv

A.2 在确认核电厂是根据良好的工程实践设计和实施的，营运单位的放射防护已按照 GB 18871 进行优化，但是其职业照射仍然超过表 A.1 第 1 行规定限值的情况下，经审管部门批准，可对此剂量限值作如下临时变更：

a） 将表 A.1 所列剂量平均期破例延长到 10 个连续年；并且，在此期间内，任何工作人员所接受的年平均有效剂量不应超过 20 mSv，任何单一年份不应超过 50 mSv；此外，当任何一个工作人员自此延长平均期开始以来所接受的剂量累计达到 100 mSv 时，应对这种情况进行审查；

b） 剂量限制的临时变更应遵循审管部门的规定，但任何一年内不得超过 50 mSv，临时变更的期限不得超过 5 年。

附　录　B
（资料性附录）
核电厂工作人员职业照射的管理目标推荐值

核电厂营运单位及其主管部门应当遵照放射防护最优化原则，规定本单位或本部门工作人员受照剂量的管理目标值，核电厂工作人员管理目标推荐值见表 B.1。

表 B.1　职业照射管理目标推荐值

年有效剂量	15 mSv
眼晶体的年当量剂量	100 mSv
皮肤和手足的年当量剂量	300 mSv

附　录　C
（规范性附录）
核电厂工作场所的表面污染控制水平

核电厂工作场所的表面污染控制水平如表 C.1 所列。

表 C.1　放射性表面污染控制水平　　单位为贝可每平方厘米

表面类型		α放射性物质		β放射性物质
		极毒性	其他	
工作台、设备、墙壁、地面	控制区（不包括高污染子区）	4	4×10	4×10
	监督区	4×10^{-1}	4	4
工作服、手套、工作鞋	控制区 监督区	4×10^{-1}	4×10^{-1}	4
手、皮肤、内衣、工作袜		4×10^{-2}	4×10^{-2}	4×10^{-1}

注 1：表中所列数值系指表面上固定污染和可去除污染的总数。

注 2：手、皮肤、内衣、工作袜污染时，应及时清洗，尽可能清洗到本底水平。其他表面污染水平超过表中所列数值时，应采取去污措施。

注 3：设备、墙壁、地面经采取适当的去污措施后，仍超过表中所列数值时，可视为固定污染，经审管部门或审管部门授权的部门检查同意，可适当放宽控制水平，但不得超过表中所列数值的 5 倍。

注 4：氚和氚化水的表面污染控制水平，可为表中所列数值的 10 倍。

注 5：表面污染水平可按一定面积上的平均值计算：皮肤和工作服取 100 cm^2，地面取 1 000 cm^2。

ICS 13.100
C 57

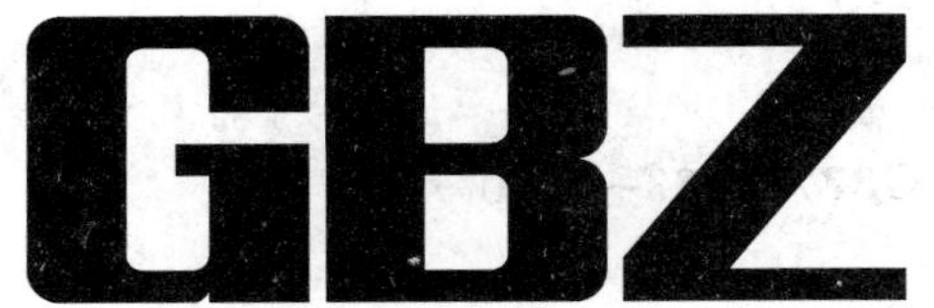

中华人民共和国国家职业卫生标准

GBZ/T 233—2010

锡矿山工作场所放射卫生防护标准

Radiological protection standards for the workplaces of tin mine

2010-06-04 发布　　2010-12-01 实施

中华人民共和国卫生部　发布

前　言

本标准编制所依据的起草规则为 GB/T 1.1—2009《标准化工作导则　第 1 部分:标准的结构和编写》。

根据《中华人民共和国职业病防治法》制定本标准。

本标准由卫生部放射卫生防护标准专业委员会提出。

本标准由中华人民共和国卫生部批准。

本标准起草单位:湖南省劳动卫生职业病防治所。

本标准主要起草人:杨芬芳、陈东辉、张雷、艾健康、凌光华、许志勇、张奇志。

锡矿山工作场所放射卫生防护标准

1 范围

本标准规定了锡矿山的放射卫生防护基本要求、工作场所监测和个人监测以及工作场所管理目标值。

本标准适用于锡矿山开采、选矿、冶炼等在其工作场所造成的天然放射性核素及其子体所致职业照射的防护。其他伴生放射性矿的矿山或选冶场所可参照执行。

2 规范性引用文件

下列文件对于本文件的应用是必不可少的。凡是注日期的引用文件，仅所注日期的版本适用于本文件。凡是不注日期的引用文件，其最新版本(包括所有的修改单)适用于本文件。

GB 18871—2002 电离辐射防护与辐射源安全基本标准

GBZ 128 职业性外照射个人监测规范

GBZ/T 182 室内氡及其衰变产物测量规范

EJ 978 铀地质、矿山、选冶厂辐射工作人员个人监测与管理规定

3 术语和定义

下列术语和定义适用于本文件。

3.1

伴生放射性矿 mines associated with natural radioactivity

含有较高水平天然放射性核素浓度的非铀矿(如稀土矿和磷酸盐矿等)。

3.2

氡浓度 radon concentration

单位体积空气中氡的放射性活度，SI单位为贝可每立方米(Bq/m^3)。

3.3

平衡当量(氡)浓度 EEC equilibrium equivalent (radon) concentration

氡与其短寿命衰变产物处于平衡状态，并具有与实际非平衡混合物相同的α潜能浓度时氡的活度浓度，SI单位为贝可每立方米(Bq/m^3)。

3.4

平衡因子 equilibration factor

氡的平衡当量浓度与氡的实际浓度之比 F。

3.5

氡子体α潜能浓度 potential alpha energy concentration of radon daughters

氡(^{222}Rn)的子体完全衰变为^{210}Po(但不包括^{210}Pb的衰变)时，所发射的α粒子能量的总和，单位为微焦耳每立方米(μJ/m^3)或工作水平(WL)。

3.6

工作水平　working level,WL

氡子体所引起的α潜能浓度[即空气中氡的各种短寿命子体(不论其组成如何)完全衰变时,所发出的α粒子在单位体积空气中的能量总和]的非SI单位(WL),相当于每升空气中发射出的α粒子能量为1.3×10^{5} MeV,在SI单位中1 WL对应于2.1×10^{-5} J/m³。

3.7

工作场所监测　workplace monitoring

为评价或控制辐射或放射性物质的照射,对工作场所剂量或污染所进行的测量及对测量结果的解释。

4　放射卫生防护基本要求

4.1　锡矿山的放射卫生防护,应遵循实践的正当性、防护与安全的最优化和剂量限值三项基本原则。

4.2　锡矿山从业人员应接受放射卫生防护知识培训,以了解氡及其子体、其他放射性核素可能对健康造成的危害。

4.3　凡工作人员个人年有效剂量大于1 mSv或物料中天然铀比活度大于1 Bq/g的锡矿山均应进行放射卫生防护的审管。

4.4　工作场所氡浓度超过500 Bq/m³、氡子体α潜能浓度超过1.80 μJ/m³ 或γ辐射空气吸收剂量率超过1 μGy/h,应采取通风防尘等防护措施,在该类场所工作的工作人员应接受个人剂量监测和职业健康检查。

4.5　工作场所氡浓度超过1 000 Bq/m³ 或氡子体α潜能浓度超过3.57 μJ/m³ 时,应加强场所通风、防尘、隔绝氡源等降氡措施,矿工个体佩带防氡口罩。

4.6　对γ辐射空气比释动能率超过1 μGy/h的工作场所,应制订严格措施,限制工作人员在此场所停留时间。

4.7　对空气中长寿命核素α气溶胶浓度超过0.25 Bq/m³ 时,应采取除尘、洒水和清洗等降尘措施。

4.8　任何表面受到放射性污染后,应及时采取综合去污措施,尽可能清洗到本底水平。

4.9　工作场所氡浓度超过500 Bq/m³、氡子体α潜能浓度超过1.80 μJ/m³ 或γ辐射空气吸收剂量率超过1 μGy/h时,应对场所γ外照射和氡浓度及氡子体α潜能浓度进行长期监测。

4.10　工作人员总的年有效剂量超过10 mSv时,应采取纠正或改进措施,降低工作场所氡浓度、矿尘浓度和工作人员γ外照射剂量或立即更换工种,并进行医学检查等。

5　锡矿山工作场所监测

5.1　监测项目

5.1.1　矿山井下工作场所的监测项目

包括空气中氡浓度及氡子体α潜能浓度、粉尘浓度、γ辐射空气吸收剂量率监测等项。

5.1.2　选冶厂工作场所的监测项目

除5.1.1规定的项目外,增加空气中长寿命核素α气溶胶浓度、α和β放射性表面污染水平监测等项。

5.2　采样布点原则

5.2.1　空气中氡浓度及氡子体α潜能浓度监测的布点原则

5.2.1.1　空气采样点应布设在工作人员经常活动范围内有代表性的地点。采样高度应在工作人员呼吸带附近，一般为1.5 m左右。

5.2.1.2 掘进工作面的采样点应选在距工作面5 m～10 m的下风侧，支护天井布点设在保护台上，吊罐或爬罐天井设在罐上。

5.2.1.3 采场的采样点应设在工作点的下风侧。采场面积小于100 m^2时，可布设一个采样点，大于100 m^2应在主要工作点布设两个以上的采样点。

5.2.2 γ辐射监测的布点原则

5.2.2.1 掘进巷道应沿巷道中心距工作面不小于0.5 m，距底板高度1 m左右布设一个γ辐射监测点。

5.2.2.2 采场γ辐射监测布点数应根据采场面积和采矿方法确定，硐室型采场可按10 m^2～20 m^2布设一个测点，测点距矿壁不小于0.5 m，距底板高度1 m左右。巷道型采场的布点同5.2.2.1。

5.2.2.3 矿山地面和选冶厂应在有人作业处布设γ辐射监测点，如选冶厂、原矿仓、粉矿仓和破碎车间等，测点距地面高度1 m左右。

5.3 监测方法、灵敏度要求和监测周期

5.3.1 空气中氡浓度及氡子体α潜能浓度的监测

5.3.1.1 监测方法

空气中氡浓度及氡子体α潜能浓度的监测方法，可根据不同工作场所从GBZ/T 182中选择。

5.3.1.2 灵敏度要求

在测量不确定度小于15%情况下，氡浓度的测量下限应低于10 Bq/m^3，测量上限应大于1×10^4 Bq/m^3。氡子体α潜能浓度的测量下限应低于0.04 $\mu J/m^3$，测量上限大于36 $\mu J/m^3$。

5.3.1.3 监测周期

矿山井下采场或矿脉内掘进巷道的氡浓度及氡子体α潜能浓度每月至少监测2次，井下其他工作场所每月监测不少于1次，地面工作场所可每季度监测1次。对于氡浓度及氡子体α潜能浓度分别低于100 Bq/m^3和0.4 $\mu J/m^3$的井下工作场所也可每季度监测1次。而对于氡浓度及氡子体α潜能浓度分别达到500 Bq/m^3和1.8 $\mu J/m^3$时的工作场所需每周监测1次，直至连续四周监测结果低于前面所限制的数值时，可恢复到原监测周期。

5.3.2 γ辐射空气吸收剂量率监测

5.3.2.1 监测方法

工作场所的γ辐射可采用便携式γ辐射仪在现场直接测量。

5.3.2.2 灵敏度要求

γ辐射空气吸收剂量率的测量下限应低于0.01 μGy/h。

5.3.2.3 监测周期

矿山井下主要工作面的γ辐射至少应半年监测1次，其余工作场所可每年监测1次。当γ辐射空气吸收剂量率大于1 μGy/h时，应每月监测1次，直至连续3个月低于上述剂量率值时，可按原监测周期进行监测。

5.3.3 α、β放射性表面污染监测

5.3.3.1 监测方法

α、β放射性表面污染通常采用便携式α/β污染监测仪现场直接测量。表面形状复杂或容器管道内部污染应采用擦拭法测量。

5.3.3.2 灵敏度要求

α放射性表面污染测量下限应低于0.004 Bq/m²,β放射性表面污染测量下限应低于0.04 Bq/m²。

5.3.3.3 监测周期

一般情况下选冶厂工作场所的工作台、设备、墙壁和地面可每年进行1次普查。当氡及其子体α潜能浓度分别达到500 Bq/m³ 和1.8 μJ/m³ 或γ辐射空气吸收剂量率大于1 μGy/h时应每季度进行抽测。

5.3.4 空气中长寿命核素α气溶胶浓度或粉尘浓度监测

5.3.4.1 监测方法

采用滤膜采样,实验室内α计数测量方法(用延时法或能谱法测量样品的α粒子计数率)也可采用便携式α气溶胶测量仪现场测量。

粉尘浓度监测可采用滤膜采样称重法或便携式粉尘测量仪现场直接测量。

5.3.4.2 灵敏度要求

在测量不确定度小于15%情况下,α气溶胶浓度测量下限应低于0.03 Bq/m³。粉尘浓度测量下限应低于0.02 mg/m³。

5.3.4.3 监测周期

矿山井下采场或矿脉内掘进工作面的粉尘浓度应每月至少监测2次,其他工作场所可每月监测1次。当氡子体α潜能浓度达到1.8 μJ/m³ 时应进行空气中长寿命核素α气溶胶浓度的监测。

6 个人监测

6.1 当工作场所的γ辐射空气吸收剂量率超过1 μGy/h时,工作人员应佩戴γ个人剂量计进行个人监测。

6.2 工作场所空气中氡浓度超过500 Bq/m³ 或氡子体α潜能浓度超过1.8 μJ/m³ 时,工作人员应佩戴氡子体个人剂量计进行个人监测。

6.3 γ个人剂量计的监测周期、佩带要求和测量不确定度应满足GBZ 128的要求;氡子体个人剂量计参照EJ 978的要求。

7 锡矿山工作场所管理目标值

7.1 锡矿山工作人员的有效剂量管理目标值为10 mSv/a。

7.2 锡矿山井下工作场所空气中氡浓度及氡子体α潜能浓度的管理目标值分别为1 000 Bq/m³ 和3.57 μJ/m³。其取值依据参见附录A中表A.1。

7.3 从事锡矿山工作人员既受到外照射又受到多种放射性核素内照射时，应满足式(1)的规定。但在工作场所，一般不考虑式(1)中第二项因食入而引起的照射，与另两项有关的剂量估算方法参见附录B。

$$\frac{H_p}{DL}+\sum_j \frac{I_{j,\text{ing}}}{I_{j,\text{ing},\text{L}}}+\sum_j \frac{I_{j,\text{inh}}}{I_{j,\text{inh},\text{L}}}\leqslant 1 \quad \cdots\cdots\cdots\cdots(1)$$

式中：

H_p ——该年内γ辐射照射所致的个人剂量当量，单位为毫希(mSv)；

DL ——相应的有效剂量的年剂量管理目标值，单位为毫希(mSv)；

$I_{j,\text{ing}}$ ——同一年内食入放射性核素 j 的摄入量，单位为贝可(Bq)；

$I_{j,\text{inh}}$ ——同一年内吸入放射性核素 j 的摄入量，单位为贝可(Bq)；

$I_{j,\text{ing},\text{L}}$ ——食入放射性核素 j 的年摄入量导出值(ALI)，单位为贝可(Bq)；

$I_{j,\text{inh},\text{L}}$ ——吸入放射性核素 j 的年摄入量导出值(ALI)，单位为贝可(Bq)。

7.4 由上述锡矿山工作人员有效剂量管理目标值推导出的常见核素年摄入量导出限值($I_{j,\text{ing},\text{L}}$ 和 $I_{j,\text{inh},\text{L}}$)和空气导出浓度见附录C。

7.5 锡矿山工作场所表面污染水平按表1控制。应用表1时应注意：

a) 表1中所列数值系指表面上固定污染和松散污染的总数；

b) 手、皮肤、内衣、工作袜受污染时，应及时清洗，尽可能清洗到本底水平。其他表面污染水平超过表1中所列数据时，应采取去污措施；

c) 表面污染控制水平可按一定面积上的平均值计算：皮肤和工作服取100 cm^2，设备取300 cm^2，地面取1 000 cm^2。

表1 工作场所的放射性表面污染控制水平 单位为贝可每平方厘米

表面类型	α放射性物质		β放射性物质
	极毒性	其他	
工作台、设备、墙壁、地面	0.4	4	4
工作服、手套、工作鞋	0.4	0.4	4
手、皮肤、内衣、工作袜	0.04	0.04	0.4

附　录　A
（资料性附录）
锡矿山氡浓度及氡子体α潜能浓度值的推导

A.1　根据GB 18871—2002表B.2所列工作场所氡子体照射与有效剂量的转换，可以由锡矿山矿工个人年有效剂量E_p如下推导工作场所氡浓度C_{Rn}及氡子体α潜能浓度C_p的管理限值。

A.2　工作场所氡子体α潜能浓度C_p与年有效剂量E_p的关系见式(A.1)：

$$C_p = \frac{E_p}{1.4 \times t} \quad \text{(A.1)}$$

式中：

C_p ——工作场所氡子体α潜能浓度，单位为毫焦耳每立方米(mJ/m³)；

E_p ——年有效剂量，单位为毫希(mSv)；

1.4——剂量转换系数，单位为毫希除以毫焦耳小时每立方米之商[mSv/(mJ·h·m⁻³)]；

t ——工作时间，单位为小时(h)。

A.3　工作场所氡浓度C_{Rn}与氡子体α潜能浓度C_p的关系见式(A.2)：

$$C_{Rn} = \frac{180 \times C_p}{F} \quad \text{(A.2)}$$

式中：

C_{Rn} ——工作场所空气中氡浓度，单位为贝可每立方米(Bq/m³)；

C_p ——工作场所空气中氡子体α潜能浓度，单位为微焦耳每立方米(μJ/m³)；

F ——平衡因子；

180——转换系数，单位为贝可每微焦耳(Bq/μJ)。

A.4　根据GB 18871—2002推荐的年工作时间2 000 h，平衡因子分别取0.4、0.5、0.55和0.60，根据不同的个人年有效剂量E_p，则由上二式可得到相应的工作场所氡及氡子体浓度的导出值，计算结果见表A.1。

表A.1　由锡矿山矿工的个人年有效剂量E_p导出的氡浓度C_{Rn}及氡子体α潜能浓度C_p值

年工作时间 h	E_p mSv·a⁻¹	C_p μJ·m⁻³	C_{Rn} Bq·m⁻³			
			F=0.4	F=0.50	F=0.55	F=0.6
2 000	20	7.14	3 200	2 600	2 300	2 100
2 000	15	5.36	2 400	1 900	1 750	1 600
2 000	10	3.57	1 600	1 300	1 150	1 000
2 000	5	1.79	800	650	580	540

附　录　B
（资料性附录）
锡矿山工作人员所受剂量的估算方法

B.1　吸入氡子体所致年有效剂量 E_p 按式(B.1)估算：

$$E_p = 1.4 \times \sum_i C_{p,i} t_i \qquad \text{(B.1)}$$

式中：

E_p ——吸入氡子体所致年有效剂量，单位为毫希(mSv)；

1.4——剂量转换系数，单位为毫希除以毫焦耳小时每立方米之商[mSv/(mJ·h·m^{-3})]；

$C_{p,i}$——第 i 工作场所年平均氡子体 α 潜能浓度，单位为毫焦耳每立方米(mJ/m^3)；

t_i ——在第 i 工作场所的年工作时间，单位为小时(h)。

B.2　吸入铀系长寿命核素 α 气溶胶或铀所致年待积有效剂量 E_α 按式(B.2)估算：

$$E_\alpha = kb \sum C_{\alpha i} t_i \qquad \text{(B.2)}$$

式中：

E_α ——吸入空气中长寿命核素 α 气溶胶或铀所致年待积有效剂量，单位为毫希(mSv)；

k ——剂量转换系数，对于铀矿尘 $k=7.0\times10^{-3}$(考虑铀系 5 个 α 长寿命核素处于放射性平衡)，单位为毫希每贝可(mSv/Bq)；

b ——呼吸速率，取值为 1.2 m^3/h；

$C_{\alpha i}$——第 i 工作场所年均铀系长寿命核素 α 气溶胶浓度或铀浓度，单位为贝可每立方米(Bq/m^3)；

t_i ——在第 i 工作场所一年的实际工作时间，单位为小时(h)。

B.3　γ 外照射所致年有效剂量 E_γ 按式(B.3)估算：

$$E_\gamma = 0.7 \times \sum_i \dot{D}_i \times t_i \qquad \text{(B.3)}$$

式中：

E_γ ——γ 外照射所致年有效剂量，单位为毫希(mSv)；

0.7——考虑了辐射场与自身屏蔽等因素的修正因子，单位为毫希每毫戈(mSv/mGy)；

$\dot{D}_i$ ——第 i 工作场所的年均 γ 辐射空气吸收剂量率，单位为毫戈每小时(mGy/h)；

t_i ——在第 i 工作场所一年的实际工作时间，单位为小时(h)。

B.4　按式(B.4)计算工作人员的年有效剂量 $E_{总}$：

$$E_{总} = E_p + E_\gamma + E_\alpha \qquad \text{(B.4)}$$

式中：

$E_{总}$——考虑了辐射场与自身屏蔽等因素的修正因子，(mSv/mGy)。工作人员总的年有效剂量，单位为毫希(mSv)；

E_p ——吸入氡子体所致的年有效剂量，单位为毫希(mSv)；

E_γ ——γ 辐射产生的年有效剂量，单位为毫希(mSv)；

E_α ——吸入铀系长寿命核素 α 气溶胶或铀所致年待积有效剂量，单位为毫希(mSv)。

附　录　C
（规范性附录）
锡矿山常见核素的年摄入量导出限值和导出空气浓度

C.1　锡矿山工作人员年摄入量导出限值和工作场所导出空气浓度见表C.1。

表C.1　工作人员年摄入量导出限值和工作场所导出空气浓度

核素	工作人员年摄入量导出限值			工作场所导出空气浓度
	吸入		食入	
	吸入类型	$I_{j,\mathrm{inh,L}}$ Bq	$I_{j,\mathrm{ing,L}}$ Bq	DAC Bq/m^3
^{210}Pb	F	9.09×10^3	1.47×10^4	3.79×10^0
^{214}Pb	F	3.45×10^6	1.43×10^8	1.44×10^3
^{210}Bi	F	9.09×10^6	7.69×10^6	3.79×10^3
	M	1.63×10^5	—	6.79×10^1
^{214}Bi	F	8.33×10^5	9.09×10^7	3.47×10^2
	M	4.76×10^5	—	1.98×10^2
^{210}Po	F	1.67×10^4	4.17×10^4	6.96×10^0
	M	3.33×10^3	—	1.39×10^0
^{226}Ra	M	3.13×10^3	3.57×10^4	1.30×10^0
^{228}Ra	M	3.85×10^3	1.49×10^4	1.60×10^0
^{230}Th	M	2.50×10^2	4.76×10^4	1.04×10^{-1}
	S	7.69×10^2	1.15×10^5	3.20×10^{-1}
^{232}Th	M	2.38×10^2	4.55×10^4	9.92×10^{-2}
	S	4.35×10^2	1.09×10^5	1.81×10^{-1}
^{234}Th	M	1.59×10^6	2.94×10^6	6.63×10^2
	S	1.37×10^6	2.94×10^6	5.71×10^2
^{234}U	F	1.56×10^4	2.04×10^5	6.50×10^0
	M	3.23×10^3	1.20×10^6	1.35×10^0
	S	1.18×10^3	—	4.90×10^{-1}
^{238}U	F	1.72×10^4	2.27×10^5	7.17×10^0
	M	3.85×10^3	1.32×10^6	1.60×10^0
	S	1.37×10^3	—	5.71×10^{-1}

C.2　核素j的年摄入量导出限值$I_{j,\mathrm{L}}$按式(C.1)计算：

$$I_{j,\mathrm{L}}=\frac{DL}{e_j} \qquad \cdots\cdots (\mathrm{C.1})$$

式中：

$I_{j,\mathrm{L}}$——核素j的年摄入量导出限值，单位为贝可(Bq)。可分为吸入$I_{j,\mathrm{inh,L}}$和食入$I_{j,\mathrm{ing,L}}$两种情况；

DL ——有效剂量管理目标值,单位为希(Sv);

e_j ——GB 18871—2002 中表 B.3 给出的放射性核素 j 的单位摄入量所致的待积有效剂量的相应值,单位为希每贝可,(Sv/Bq)。

C.3 辐射工作场所空气中导出空气浓度 DAC,按式(C.2)计算:

$$DAC = \frac{I_{j,\text{inh},\text{L}}}{2\,000 \times 1.2} \qquad \text{(C.2)}$$

式中:

DAC ——辐射工作场所空气中导出空气浓度,单位为贝可每立方米,(Bq/m³);

$I_{j,\text{inh},\text{L}}$ ——工作人员吸入年摄入量导出值,单位为贝可(Bq);

2 000 ——工作人员每年工作小时数,单位为小时(h);

1.2 ——工作人员呼吸率,单位为立方米每小时,(m³/h)。

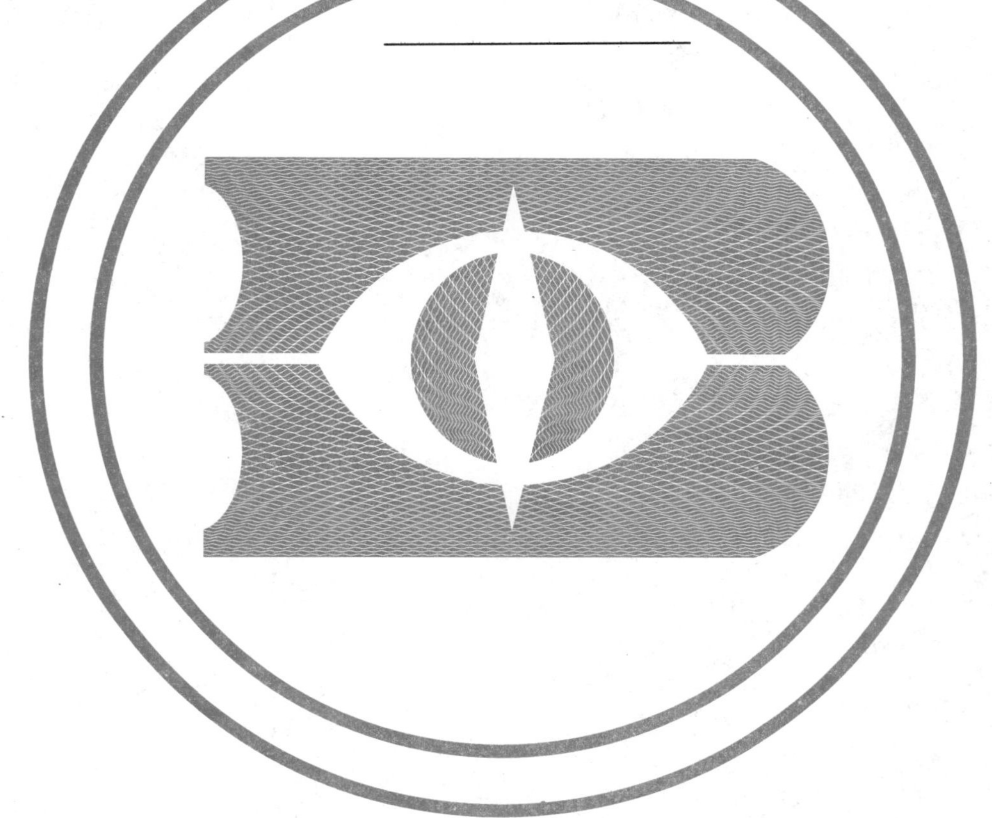